JN434362

제4판

인체해부학

Human Anatomy

Color Atlas and Text

J.A. Gosling MD, MB ChB, FRCS
Professor of Anatomy
Stanford University
USA

P.F. Harris MD, MB ChB, MSc
Emeritus Professor of Anatomy
University of Manchester
UK

I. Whitmore MD, MB BS, LRCP, MRCS
Professor of Anatomy
Stanford University
USA

P.L.T. Willan MB ChB, FRCS
Formerly Professor of Anatomy
University of UAE,
Al-Ain
United Arab Emirates

대한구강해부학회 역

김 규 천 (부산대학교 치의학전문대학원 교수)
김 민 석 (전남대학교 치의학전문대학원 교수)
김 선 헌 (전남대학교 치의학전문대학원 교수)
김 흥 중 (조선대학교 치과대학 교수)
김 희 진 (연세대학교 치과대학 교수)
박 병 건 (전북대학교 치의학전문대학원 교수)
박 봉 수 (부산대학교 치의학전문대학원 교수)
배 용 철 (경북대학교 치의학전문대학원 교수)
백 기 석 (서울대학교 치의학대학원 교수)
신 제 원 (경희대학교 치의학전문대학원 교수)
이 승 표 (서울대학교 치의학대학원 교수)
이 영 훈 (전북대학교 치의학전문대학원 교수)
이 은 주 (전남대학교 치의학전문대학원 교수)
이 희 수 (강릉대학교 치과대학 교수)
장 미 숙 (서울대학교 치의학대학원 교수)
정 수 일 (경북대학교 치의학전문대학원 교수)
정 한 성 (연세대학교 치과대학 교수)
조 성 원 (연세대학교 치과대학 교수)
조 의 식 (전북대학교 치의학전문대학원 교수)
주 성 숙 (경희대학교 치의학전문대학원 교수)
한 두 석 (원광대학교 치과대학 교수)
허 경 석 (연세대학교 치과대학 교수)
(가나다순)

dh 대한나래출판사

DaehanNarae Publishing, Inc.

Deokwon Bldg. #202
102-65 Yongdu-dong
Dongdaemun-gu
SEOUL 130-820, KOREA
TEL: +82-2-922-0840
FAX: +82-2-922-0841
E-mail: dhpub@chol.com
Website: www.dhpub.com

This edition of ***Human Anatomy - Color Atlas and Text, 4th edition*** *by* ***Gosling, Harris, Whitmore, Willan*** is published by arrangement with Elsevier Limited, Oxford, UK

Copyright © 2002 by Elsevier Inc.
Translation Copyright © 2008 by Elsevier (Singapore) Pte., Ltd.

All Rights Reserved.
No part of this publication may be reproduced, stored in a retrieval system, or transmitted in any form or by any means, electronic, mechanical, photocopying, recording or otherwise, without prior permission of the publisher.

Translated by DaehanNarae Publishing, Inc.

Printed in Korea

제4판 서문

이번 신판의 몇몇 특정 페이지에서는 중요사항들을 설명하기 위해 해부사진과 함께 설명을 위한 간략한 지문들을 적절히 배합하였다. 또한 구조들간의 관계들을 쉽게 표현하기 위해 지문들과 그림들을 밀접하게 연관시켰다. 읽기 쉽게 활자는 보다 크게 하였으며, 용어는 최근 국제적으로 통용되며, 풍부한 영어 어휘를 제공하는 Terminologia Anatomica와 Nomina Anatomica의 기준에 맞추었다. 저자들은 누락된 부분들을 교정하고 모호한 부분과 오류들을 제거하여 본문을 개편하였다. 임상적인 기술을 위한 페이지는 단순화 시켰으며, 연습문제를 위한 페이지에서는 주로 쓰이는 객관식 문제를 이용하여 다시 기술하였다.

많은 단면사진(cross-section)들을 방사선사진을 판독하는 최근의 임상기술에 맞추어 새로운 단면사진들로 바꾸었다. 3판의 단면사진 중 바꿀 수 있는 사진은 매우 드물었다. 이전에는 그림에 라벨(label)을 적어 넣어 이루어졌던 교재의 자체평가는 시신의 단면사진, MRI와 CT영상을 기반으로 한 관찰 기술 페이지(observation skills pages)를 몇몇 장에 포함시킴으로써 보다 향상시켰다.

이전의 두 개의 판본에서 도입되었던 추가 설명은 남겨두었다. 등의 단면사진, 임상 및 연습문제의 페이지의 서문부분이 그러하다. 뇌와 척수의 표면 특징들을 설명한 도해와 골학(osteology), 방사선사진들 또한 추가되었다.

Humpherson 박사가 이번 판에 참여하지 못한 것을 유감으로 생각하며 이전 판에서 그가 동등한 일원으로 참여한 것에 큰 감사를 드리고 싶다.

J.A.G., P.F.H., I.W., P.L.T.W.

제1판 서문

현재 많은 해부학 도해와 교과서가 있으나, 각 책의 장점을 갖춘 책을 필요로 하고 있다. 이 책은 필요한 내용을 정리하여 엮고자 하였다. 일러스트와 간결한 설명, 해부사진의 독특한 구성으로, 이 책은 학생들이 사람해부학을 좀 더 이해하기 쉽게 하였다.

이 책 작업은 해부 실습실의 시신을 기본적으로 하여 만들었다. 그러므로 표면해부와 방사선해부에 관한 자료의 비중은 적으며, 마찬가지로 해부학적 구조의 임상적 및 기능적 중요성에 대한 설명은 간단히 하였다. 그러나 살아있는 사람과 시신의 해부학적 차이는 적절히 비교하였다.

각 해부의 중요한 특성을 나타내기 위해 특별히 준비하여 사진을 찍었다. 해부사진 자체는 원래 이해하기가 어려우므로, 각 사진에 해당하는 그림을 같이 실었다. 각 그림은 해부에서 나타낸 특징을 강조하기 위해 칼라로 칠하고 명칭을 표시하였다. 같은 구조를 여러 단계로 해부한 사진을 연속적으로 위치시켜 학생들이 삼차원적 이미지를 이해하는 데 도움을 주고자 하였다.

첫 장은 해부학용어를 소개하고, 몸의 기본 조직에 대한 일반적 설명과 일부 계통에 대한 전반적 내용을 실었다. 여섯 장 연속으로 실제 해부를 통해 해부학을 설명하였으므로, 부위별로 접근하였다. 뼈의 특징은 특히 근육과 관절과 같은 뼈와 관련된 구조를 설명할 때에만 언급하였다. 귀와 눈의 내부 구조는 현미경적 범위까지 필요하므로 이 책에서 다루지 않았다. 뇌와 척수의 해부학은 특별강연에서 주로 다루는 내용이므로 역시 이 책에서 제외하였다.

이 책의 자세한 내용은 의과대와 치과대 학생들을 위한 국소해부학에 적절한 수준이다. 또한 해부학이 커리큘럼의 일부인 의학을 직업으로 할 학생들과 대학원생들에게 유용할 것이다. 이 책의 용어는 임상실습에서 가장 흔하게 쓰는 것으로 사용하였다. 적절한 곳에 대체용어로 Nomina Anatomica에 있는 용어를 괄호 안에 덧붙였다.

해부와 본문을 준비하는 데 거의 5년이 걸렸다. 우리의 목적은 고품질과 시각적으로 훌륭한 해부학책을 만드는 데 있었으며, 이 책을 준비한 시간과 노력이 완성된 책에 반영되길 바란다.

J.A.G., P.F.H., J.R.H., I.W., P.L.T.W.
맨체스터, 1985

모든 편집자를 위한 감사의 글

저자는 방사선사진을 맨체스터 대학의 방사선과에서 제공받았고, CT와 MR 판독은 R.S. Harris와 A.R. Moody 교수로부터 도움을 받았다.

이 책의 출판을 담당한 출판사의 여러 직원들이 항상 도움을 주었고, 필요할 때는 정중하게 압력을 주었다. 그들의 자극으로 우리는 다양한 마감시간을 가질 수 있었다.

가족들의 지치지 않는 지지와 인내가 없었다면 편집자들은 출판을 하지 못 했을 것이다.

우리는 모두에게 감사의 말씀을 전한다.

역자 서문

해부학은 가장 오래된 학문 중 하나로 우리 몸 구조의 모양이나 관계 등을 관찰하여 기록한 학문이다. 해부학은 의학 및 치의학에서 가장 기초가 되는 학문으로 임상의학 및 임상치의학을 공부하기 위한 첫 단계로 가장 중요한 교육과정 중 하나이다.

"인체해부학"은 대한구강해부학회 소속 각 치과대학의 해부학 교수님들이 공동으로 출간하게 된 역서로, 해부사진과 함께 설명이 적절히 배합된 해부학 교과서로 그림 또는 삽화 위주의 이전 교과서와는 달리 해부학 그림책과 교과서의 중간적인 형태의 책이다. 따라서 해부학을 처음 공부하는 학생들이 실제 해부사진들을 보면서 생생하게 공부할 수 있다는 장점을 가지고 있다.

이 책에서는 임상적인 기술과 연습 문제를 수록하여 임상해부학적으로 많이 접하게 되는 사례들을 객관식 문제를 통해 익히도록 하였으며, 단면사진들을 많이 첨부하여 방사선사진 판독에 필요한 기초지식을 익히는 데 도움을 주고자 정리되어 있다.

이 책에서 사용한 용어는 국제적으로 통용되는 Terminologia Anatomica와 Nomina Anatomica의 기준으로 설명되었으며, 모든 우리말은 해부학 용어집 4판의 용어를 사용하였다.

끝으로 이와 같이 좋은 책을 공동으로 번역하여 주신 전국 치과대학 해부학 교수님들과 번역의 기회를 주신 대한나래출판사의 최용원 대표와 관계하신 분들께 큰 감사를 드리고 싶다.

2008년 2월

역자 대표 **김 희 진**

목차

독자 지침(User Guide)

구성

이 교재는 기본적인 해부학 개념을 바탕으로 한 단원으로 시작되며, 이어 각각의 해부학적 위치를 설명하기 위한 7개의 단원이 이어진다. 여기에서는 강의를 위한, 그리고 표면에서 보다 깊은 구조로 접근하기 적절한 해부 순서를 제공하였다. 팔과 다리는 몸쪽에서 먼쪽으로 서술되었으며, 관절은 해당되는 단원의 끝 부분에서 다루었다.

본문과 그림

설명 사항들은 자체적으로 포함된 전개부위에서 설명되었고, 가능한 한 사진과 관련된 지문들은 같이 나열하였다. 본문 내에 다른 연관된 지문들과 그림들을 상호 참조하도록 하였다.

관련 그림(Accompanying diagrams)

각 사진들에서 해부된 구조 중 특별한 구조들에 초점을 맞추기 위해 색깔이 첨가된 선 도형을 이용하였다. 대부분의 색깔은 일관되게 사용되었으며, 이는 다음의 규칙에 따라 이루어졌다.

동맥 artery	신경 nerve
창자간막 mesentery	유리연골 hyaline cartilage
뼈 bone	섬유연골 fibrocartilage
지방 fat	기관 organ
정맥 vein	인대 ligament
근육 muscle	샘 gland
주머니 capsule	관 duct

꼬리표(labels)와 지시선(leader lines)

각 도해에서 특별히 관심을 가져야 할 구조들은 꼬리표를 달았다. 하나의 구조가 여러 개의 지시선과 함께 꼬리표를 달아 이름 붙여야 할 경우에는 지시선이 그 구조의 다른 부위를 가리키도록 하였다. 그러나 2개 이상의 구조에 이름 붙일 때에는 처음 구조는 주 지시선이 가리키도록 하였고, 뒤따르는 구조는 꼬리표에서 보다 짧은 지시선을 달아 표시하였다. 공간(space or cavity)은 끝이 화살표로 끝나는 지시선을 사용하였다. 화살표 머리는 공간을 가리킨다.

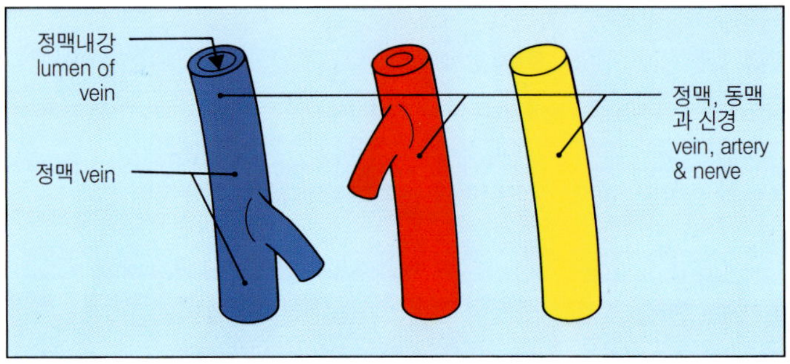

방향 안내

각 그림은 약어로 쓰여 있는 방향 안내가 함께 되어있다:

L 왼쪽	P 뒤쪽	pr 몸쪽
R 오른쪽	A 앞쪽	d 먼쪽
S 위쪽	la 가쪽	
I 아래쪽	m 안쪽	

대각선 방향으로 바라 본 모습은 크고 작은 화살표 머리와 길고 짧은 화살표 기둥에 의해 나타내었다. 다음 예들은 표본의 방향을 나타낸다.

앞쪽에서;

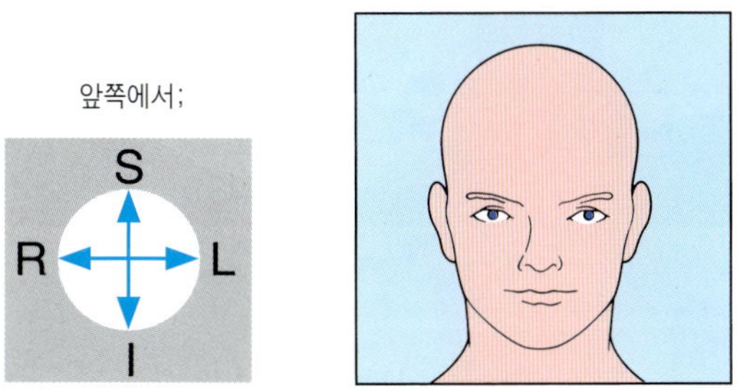

뒷쪽에서;

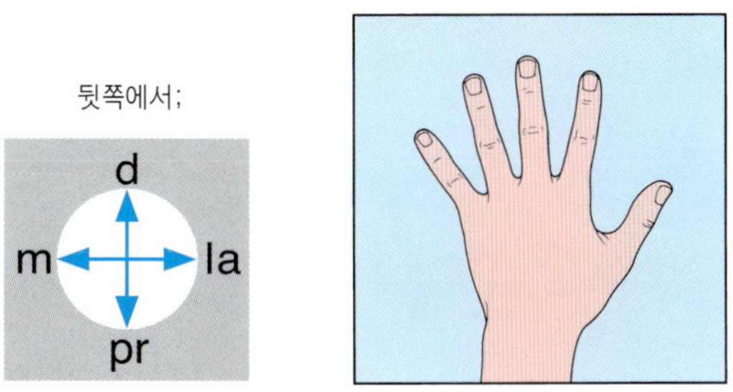

왼쪽과 약간 앞쪽에서;

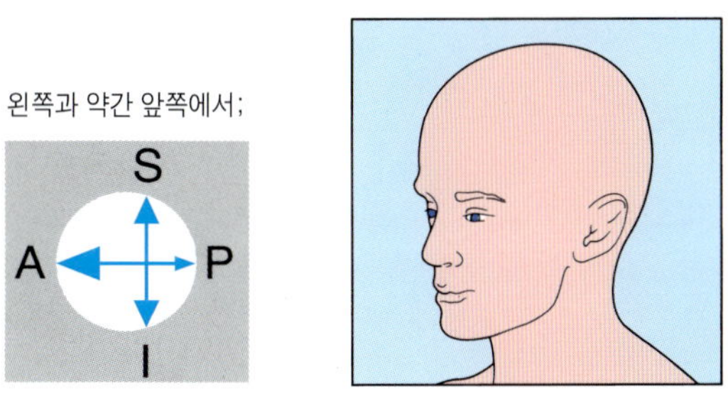

왼쪽에서,약간 위 앞쪽

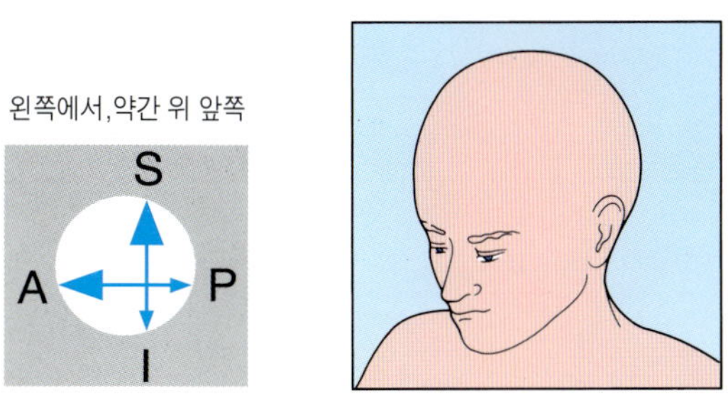

전문용어

이 책은 영어 용어를 사용하는 Terminologia Anatomica를 따랐다.

자체평가

사진에 꼬리표, 지시선, 덧붙여진 표시들을 자유롭게 표시하였다. 따라서 독자들은 그림 도식도를 가리고 사진만으로 공부하거나 그림 주위의 꼬리표를 가리고 공부하여 지식을 검사하기 위해 이 책을 쉽게 사용할 수 있다.

제 1 장 기초 해부학 개념
Basic Anatomical Concepts

자세와 움직임의 용어

자세(position)와 움직임에 대한 해부학적 용어는 애매모호하고 혼란스럽기 때문에 이를 피하기 위해 국제적으로 결정한 규칙에 따라 정의된다. 규칙에 따르면 해부학적 자세는 몸을 똑바로 세우고 두 발을 모으며, 얼굴과 눈, 손바닥을 앞쪽으로 향하게 하는 자세이다(그림 1.1).

이러한 해부학적 자세에서 서로 직각을 이루는 3개의 평면이 정의될 수 있다. 수직면(vertical or longitudinal plane)은 **관상면**(coronal plane) 또는 **시상면**(sagittal plane)이라는 용어를 사용한다. 시상면이 몸을 앞에서 뒤로 통과하는 평면인 반면에, 관상면(또는 이마면 frontal plane)은 몸의 한쪽 가에서 다른 가쪽으로 통과하는 평면이

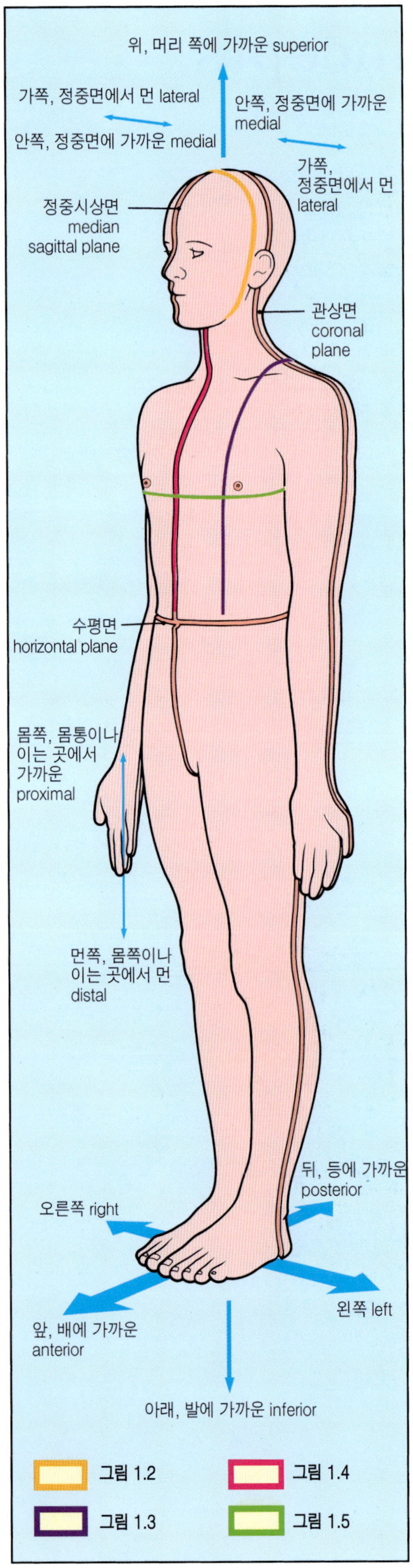

그림 1.1 해부학적 위치와 용어.

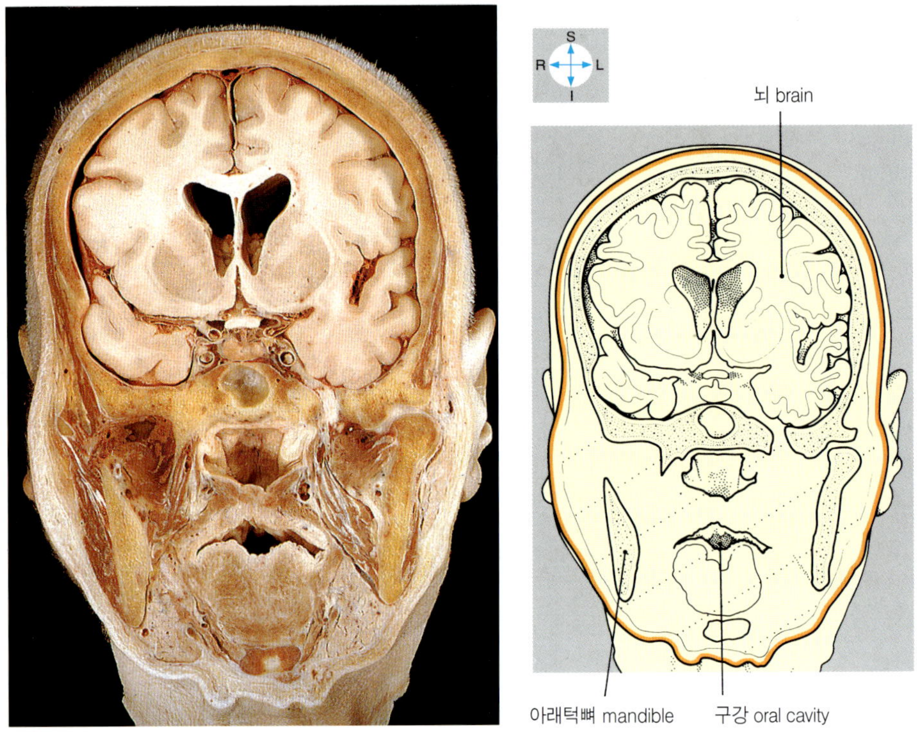

그림 1.2 머리관상면.

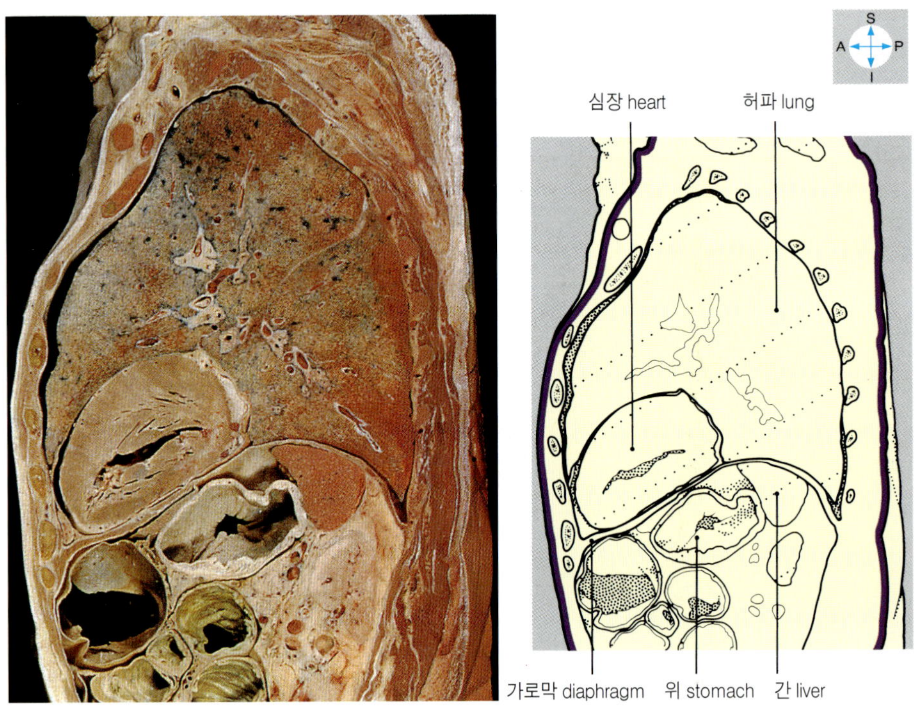

그림 1.3 몸통의 시상단면. 이 단면은 정중면에서 왼쪽으로 치우친 면이다.

다(그림 1.2, 1.3). **정중시상면(median sagittal plane)**은 시상면의 특별한 종류로 몸의 중앙선을 통과하여 몸을 좌우로 나누는 평면이다(그림 1.4).

수평면(horizontal plane 또는 **가로면(transverse plane)**은 몸을 한쪽 가장자리에서 다른 가장자리 쪽 부분으로 자르거나 앞에서 뒤로 자르는 면이다(그림1.5). 신체의 일부나 기관의 긴축에 대해 직각으로 자른면 또한 가로면이라고 부른다(마찬가지로, 세로로 자른 부분은 장축에 평행하게 된다).

안쪽(내측, medial)과 **가쪽(외측, lateral)**이라는 용어는 정중시상면과 관련하여 구조물의 위치를 상대적으로 나타낼 때 사용된다. 예를 들어, 반지손가락(네번째손가락, ring finger)은 새끼손가락(다섯번째손가락, little finger)에 비해 가쪽이지만, 엄지손가락(thumb)에 비해서는 안쪽이다. 몸의 앞쪽과 뒤쪽은 대개 **앞(전, anterior** 또는 배쪽, ventral)과 **뒤(후, posterior** 또는 등쪽 dorsal)라는 용어를 각각 사용한다(그림 1.1 참조). 따라서 하나의 구조물이 다른 것보다 앞쪽에 있을 경우 앞(anterior)이라는 용어를 사용할 수 있다.

위(상, superior)와 **아래(하, inferior)**는 구조물의 머리쪽과 발쪽 위치를 상대적으로 나타낼 때 사용되는 용어이다(그림 1.1). 아래쪽(inferior 또는 caudal)에 있는 것보다 머리쪽(head 또는 cranial)을 향해 가깝게 있는 구조물들이 위쪽(superior)으로써 정의된다. 따라서 심장은 가로막(횡격막, diaphragm)의 위쪽에 놓여있고, 가로막은 심장보다 아래쪽에 놓여있다. 팔다리(사지, limb)에 있어서는 **몸쪽(근위부, proximal)**과 **먼쪽(원위부, distal)**이라는 용어가 상당한 의미가 있다. 예를 들어, 팔꿉관절(elbow joint)은 손목(wrist)에 대해서는 몸쪽이지만 어깨(shoulder)에 비해서는 먼쪽이 된다.

얕음(천, superficial)과 **깊음(심, deep)**은 몸의 표면과 관련하여 구조물의 상대적인 위치를 표시하는 데 이용된다. 따라서 갈비뼈(늑골, ribs)는 허파(폐, lung)보다 얕은 곳에 있지만 가슴벽(thoracic wall)의 피부보다는 깊은 곳에 있게 된다(그림 1.5).

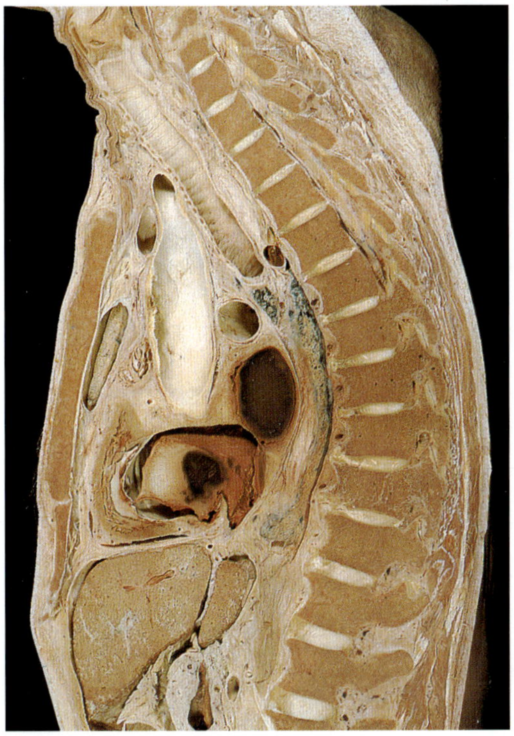

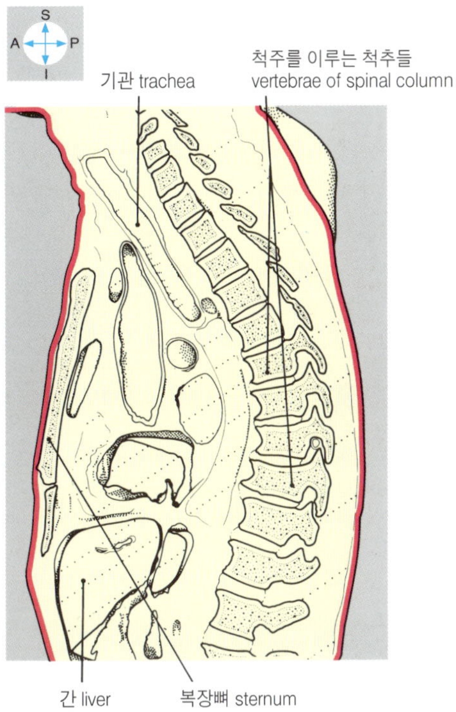

그림 1.4 몸통의 정중시상단면.

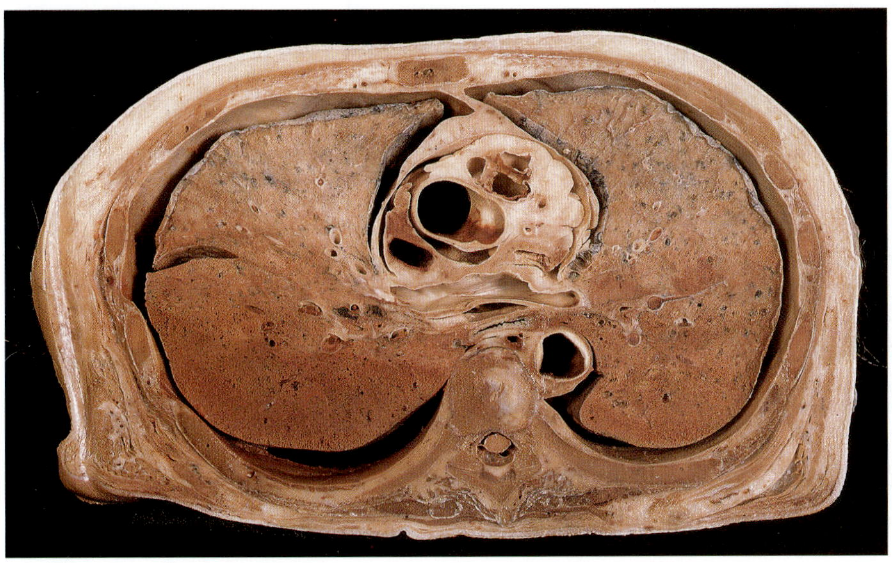

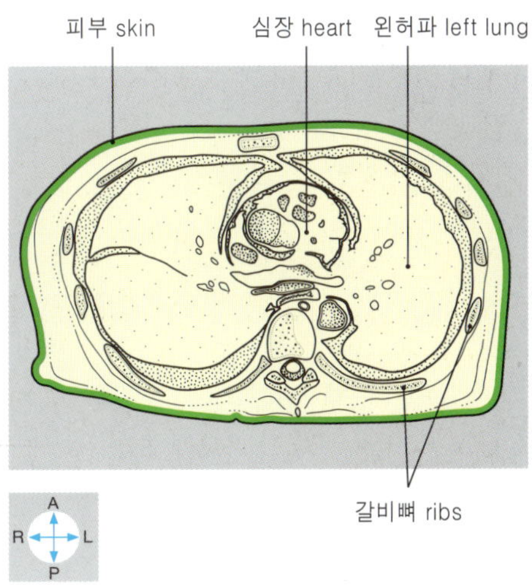

그림 1.5 6번, 7번등뼈 사이원판 높이의 가로 단면, 아래에서 본 그림, 그림 2.69와 비교.

관절의 움직임 또한 특정 용어로 나타낼 수 있다. 해부학적 자세에서 몸의 다른 부위에 비해 한 부분이 앞쪽을 향해 움직이는 것을 **굽힘(굴곡, flexion)**이라고 한다. **폄(신전, extension)**은 같은 부분을 뒤쪽으로 움직이는 것을 의미한다(그림 1.6). 그러나 태아(fetus)에 있어서는 성장하는 팔과 다리가 다른 방향으로 회전하기 때문에 모든 관절에 있어서의 굽힘과 폄의 움직임은 반대방향으로 나타난다. **벌림(외전, abduction)**은 구조물이 정중시상면에서부터 가쪽 방향으로 움직이는 것을 이르는 반면, **모음(내전, adduction)**은 그 구조물을 중앙선을 향하도록 움직이는 것을 말한다(그림 1.7). 손가락과 발가락의 경우, 벌림과 모음은 가운데 손가락 또는 두 번째 발가락을 지나는 세로 단면을 중심으로 각각 정의된다. 신체 일부분의 장축을 중심으로 회전운동 하는 것을 돌림(회전, rotation)이라고 한다. **안쪽돌림(내측회전, medial or internal rotation)**은 사지의 앞쪽면이 안쪽을 향하도록 돌리는 것이고, **가쪽돌림(외측회전, lateral or external rotation)**은 앞쪽면을 바깥쪽으로 돌리는 것을 의미한다(그림 1.8). 굽힘과 폄, 벌림과 모음, 안쪽돌림과 가쪽돌림이 조합된 움직임(예, 어깨관절에서 관찰되는 '풍차돌림' 과 같은 움직임)을 **휘돌림(회선, circumduction)**이라고 한다.

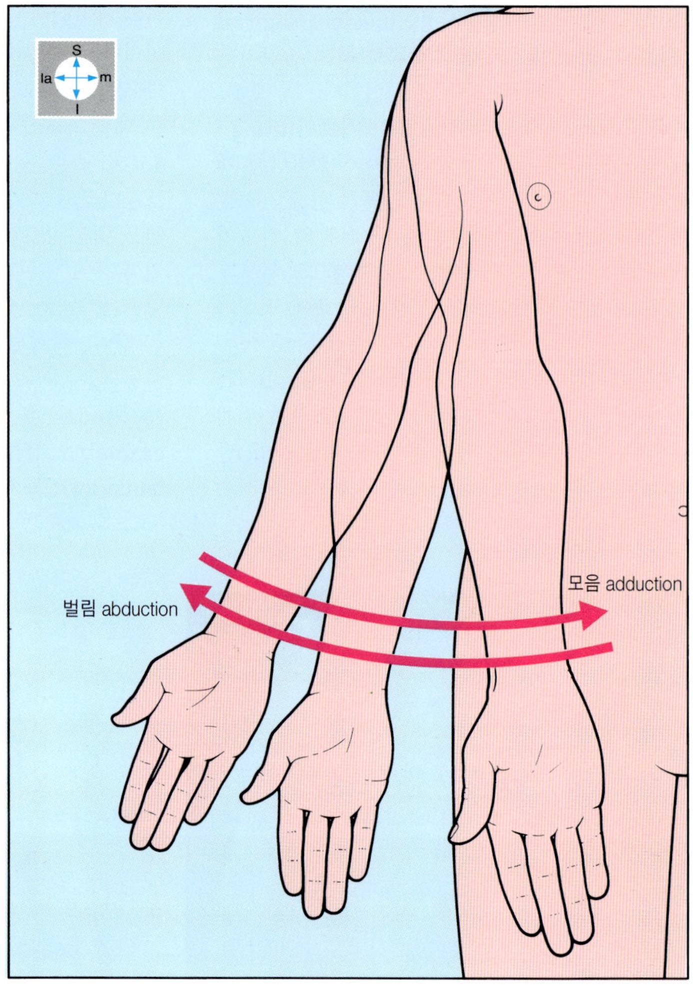

그림 1.7 벌림과 모음의 움직임. 벌림에서 어깨관절의 굽힘운동은 팔을 몸통의 앞쪽으로 보낸다.

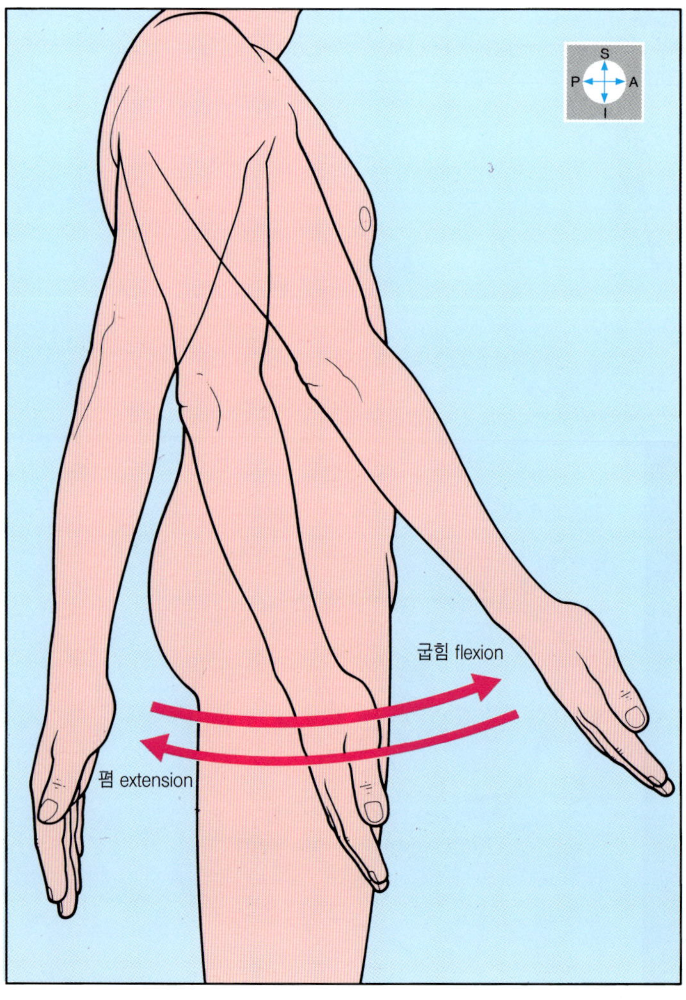

그림 1.6 어깨관절의 폄과 굽힘.

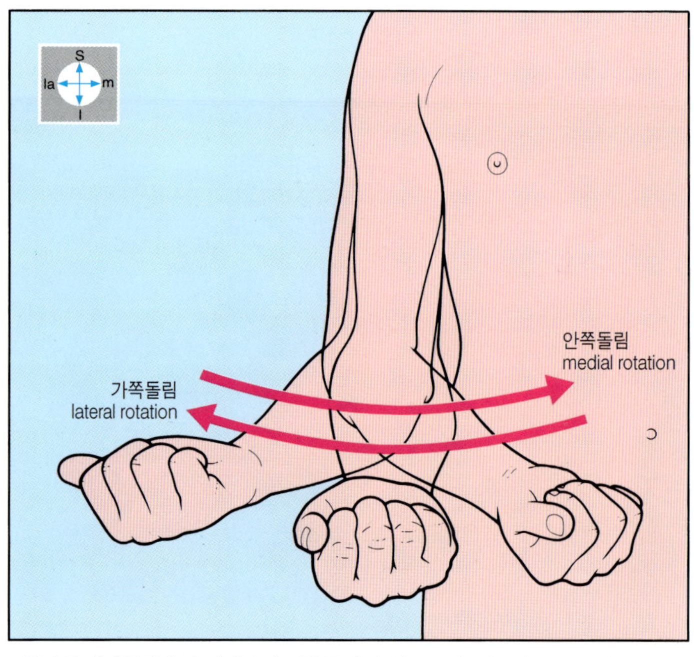

그림 1.8 어깨관절에서 아래팔의 가쪽돌림과 안쪽돌림, 팔꿈치는 굽혀졌다.

기본조직과 구조 (Basic Tissue and Structure)

피부(Skin)

피부는 몸의 표면을 싸고 있는 보호적 덮개이며, 얕은 층인 표피(epidermis)와 깊은 층인 진피(dermis)로 구성된다(그림 1.9). 표피의 표면은 죽은 세포로 이루어진 상피층으로, 떨어져나간 후 더 깊은 곳에 위치하는 종자층(germinal layer)의 세포에 의해 교체된다. 진피는 혈관과 림프관, 신경을 포함하는 결합조직의 층이다. 몸의 대부분에서 피부는 얇고 하방의 구조물 위에서 움직일 수 있다. 피부의 특수화된 조직으로는 손톱(fingernail), 발톱(toenail), 털주머니(hail follicle), 땀샘(sweat gland)이 있다. 손바닥(palm)과 발바닥(sole) 및 손가락과 발가락(digit)의 표면에 상응하는 부분에서는 털주머니가 없고 표피가 상대적으로 두껍다. 이러한 부위에 있는 피부는 또한 아래쪽 구조물들과 단단히 결합되어 있어서 꽉 쥐거나 서 있는 동안 피부가 움직이는 것을 감소시킨다. 피부에는 분할선(lines of tension)이 나타나고, 이는 수술시에 중요하다. 이러한 분할선을 따라 수술한 후 생기는 흉터는 분할선을 가로질러 수술한 후 생기는 흉터에 비해 더 좁게 나타난다.

피부는 대개 혈관이 잘 발달되어 있고 다양한 피부밑혈관으로부터 혈액을 받아들인다. 이러한 혈액 공급에 대한 지식은 피부판(skin flap)의 사용과 관련된 수술을 향할 때 중요하다. 피부는 또한 촉각, 압력, 열, 추위, 진동, 통증에 반응하기 위한 신경이 풍부하게 분포하고 있다. 손가락 끝과 같은 부위의 피부는 특히 촉감과 압력에 대해 민감하다. 피부는 척수신경(spinal nerve)이나 뇌신경(cranial nerve)의 얕은가지(피부가지)에 의해 신경이 분포하고 있다. 뇌신경 또는 척수신경에 의해 각각 지배를 받는 피부의 영역을 피부분절(dermatome)이라고 한다(그림 1.35, 1.36 참조).

피부밑조직(Subcutaneous tissue[얕은근막, Superficial fascia])

피부밑조직은 피부 바로 하방에 위치하는 성긴 결합조직층으로 얕은정맥얼기와 림프관을 포함하고 피부신경과 동맥들이 가로질러 분포한다(그림 1.9). 피부밑조직은 또한 지방을 포함하고 있는데, 이는 부위별로 또는 개인에 따라 두께에 상당히 차이가 난다. 예를 들어, 엉덩이(buttock)의 지방층은 특히 두꺼우며, 손등에서는 상대적으로 얇다.

깊은근막(심근막, Deep fascia)

깊은근막은 피부밑조직의 바로 밑에서 한 층의 치밀결합조직층을 형성한다(그림 1.9). 비록 가슴(thorax)과 배(abdomen)에서는 얇지만, 팔다리의 넓다리근막(fascia lata)과 목의 목근막(investing fascia)에서는 상당히 두껍다. 손목(wrist)과 발목(ankle) 관절 근처에서 깊은 근막은 두꺼워져서 지지띠(reticula)를 형성하는데, 이것은 관절을 가로지르면서 힘줄(tendon)을 제자리에 유지시켜준다. 깊은근막은 근육을 위한 부착점을 제공하기도 하고, 근육사이중격(intermuscular septa)에 부착되어 근육을 부분으로 나누기도 한다.

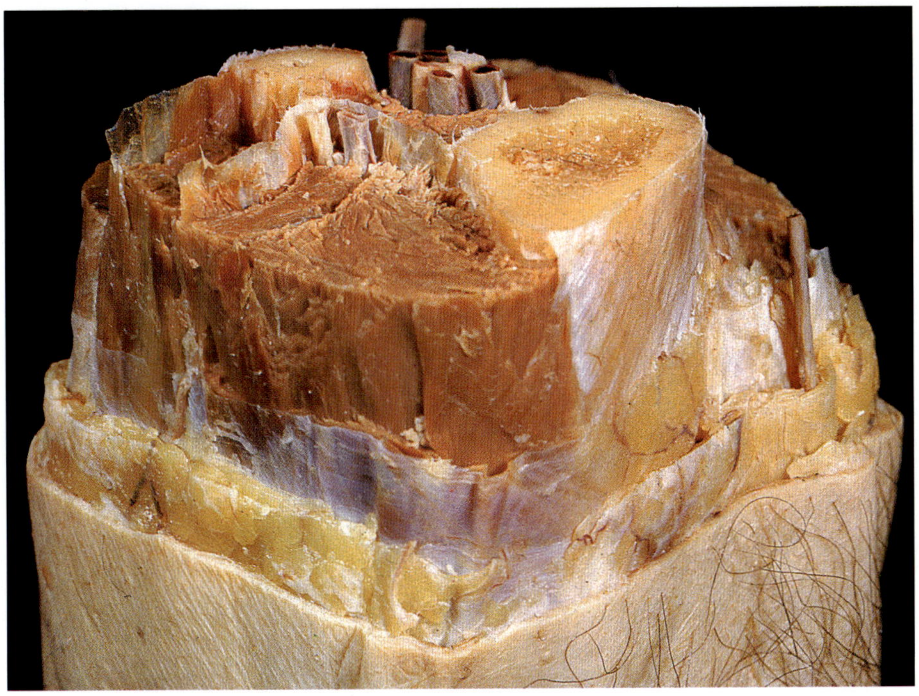

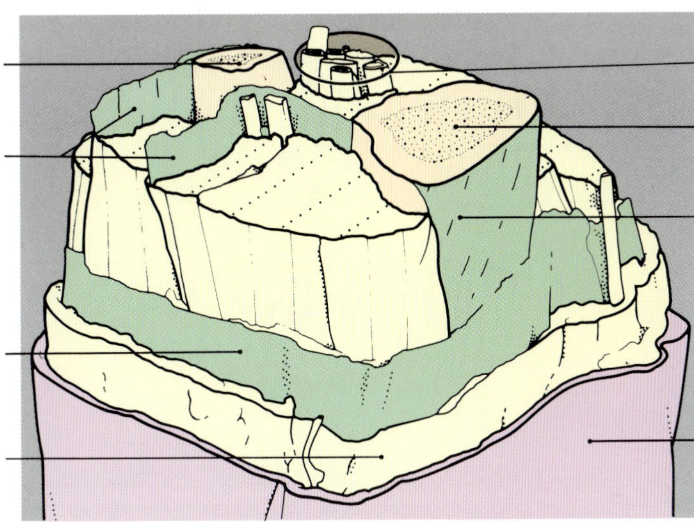

그림 1.9 오른장딴지 중간 부분을 단계별로 제거한 그림, 피부, 근막, 근육사이중격이 보인다.

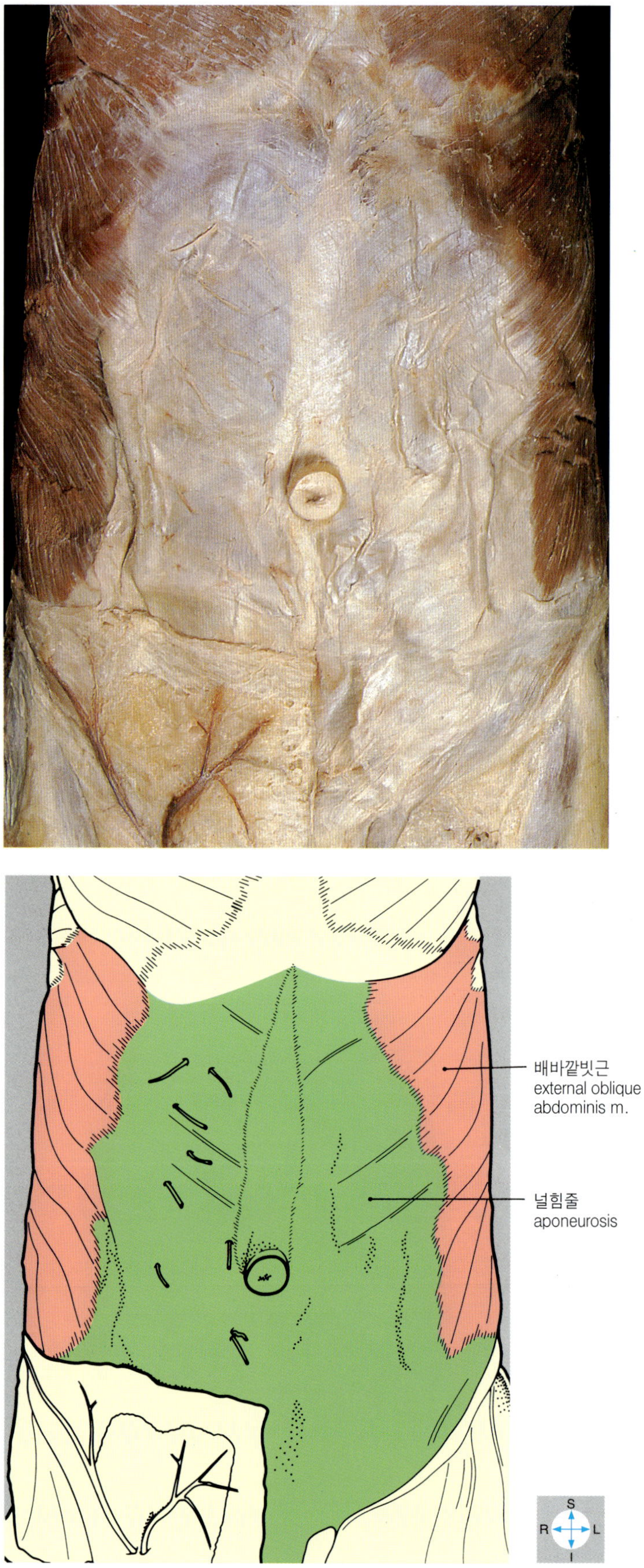

그림 1.10 배바깥빗근은 널힘줄을 가진 납작한 근육이다.

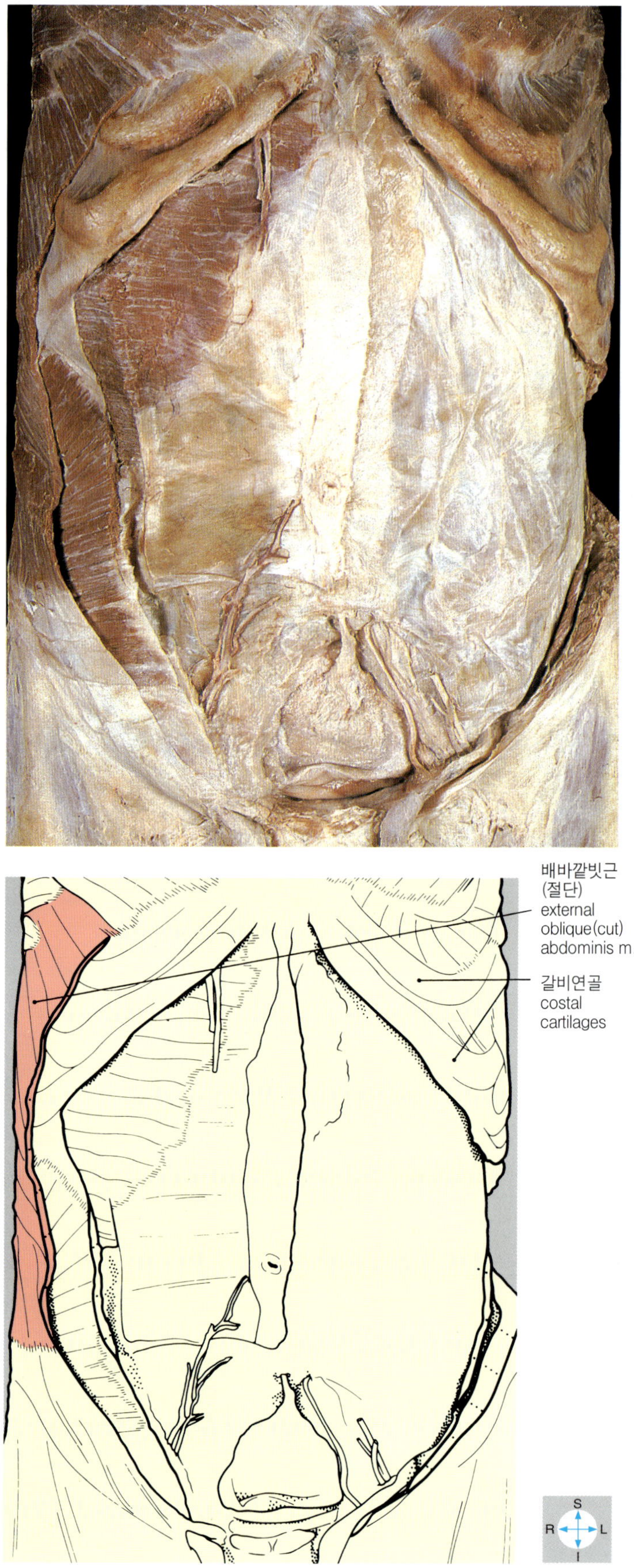

그림 1.11 배바깥빗근 절단, 두께가 보인다.

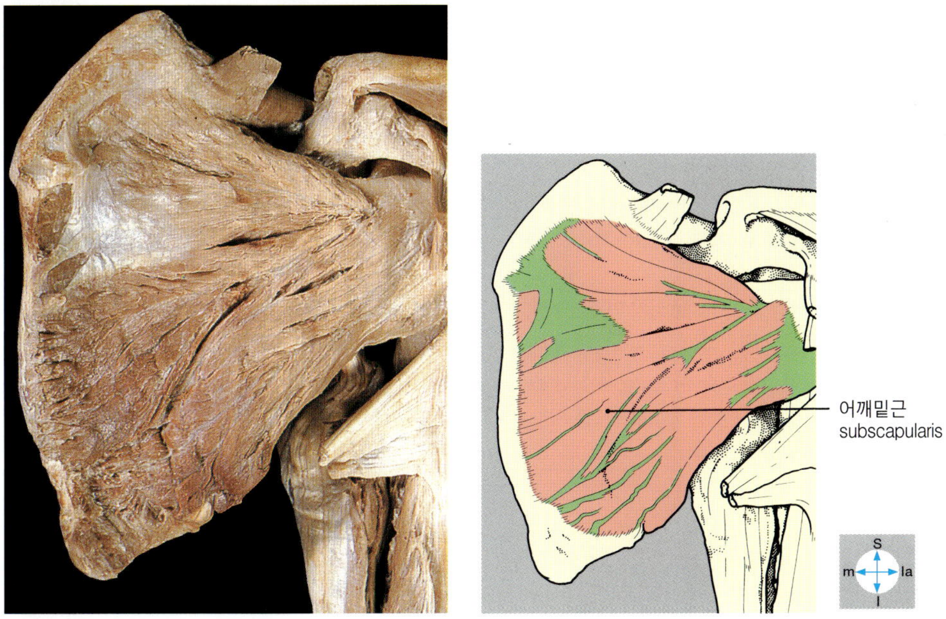

그림 1.12 어깨밑근은 뭇깃근이다.

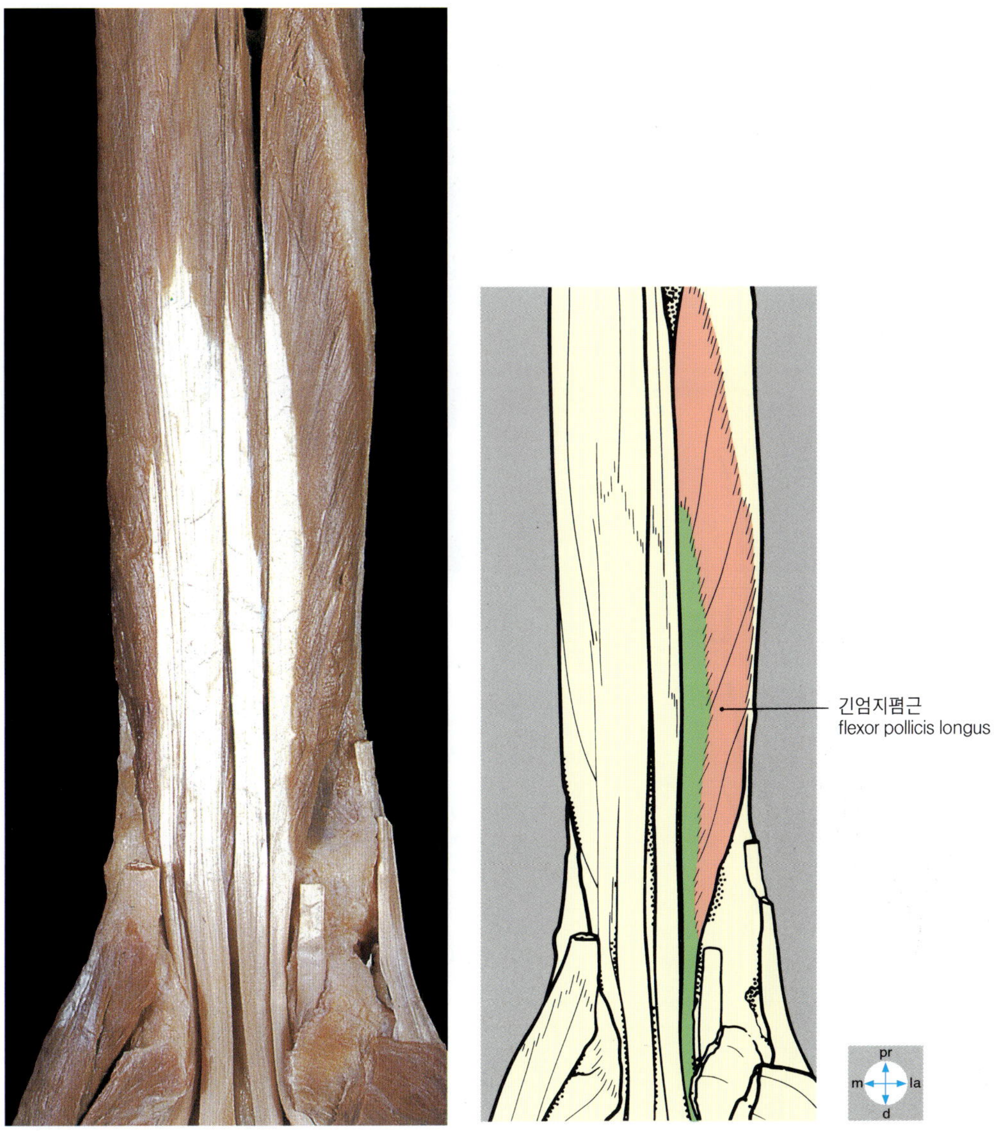

그림 1.13 긴엄지폄근은 깃근이다.

근육(Muscle)

근육은 활성화되면 그 구성세포가 수축하여 길이가 짧아지며 그의 길이를 따라 장력(tension)을 발생시키는 조직이다. 근육에는 민무늬근육(smooth muscle), 심장가로무늬근(cardiac striated muscle), 수의적 가로무늬근(voluntary striated muscle)의 세 가지 기본적인 유형이 있다. 가로무늬(striated)와 민무늬(smooth)는 근육의 미세형태를 나타낸다.

민무늬근(smooth muscle)은 소화기계, 비뇨생식기계, 호흡기계의 장기와 혈관의 벽에서 관찰된다. 민무늬근은 느리고 지속적인 수축을 할 수 있기 때문에 대개 자율신경계(autonomic nerve system)의 지배를 받으며, 몇몇 기관에서는 내분비계통(endocrine system)의 호르몬의 영향을 받기도 한다.

심장가로무늬근(myocardium)은 심장의 벽을 형성하며 자발적으로 수축한다. 심장근의 주기적인 활동(수축)은 특수하게 분화된 심장의 전도계(conducting system)에 의해 일어나며 자율신경계에 의해 조절된다.

수의적 가로무늬근(뼈대근, skeletal muscle)은 관절에서 운동을 일으키는 근육의 가장 기본적인 구조로 이 근육의 활동은 몸신경계통(somatic nervous system)에 의해 조절되고 수의적이거나 반사적이다(21쪽 참조). 각각의 근세포(근섬유)는 각각의 운동 신경 말단을 가지고 있다. 근육은 뼈막(periosteum)에 직접적으로 부착되어 있거나 깊은근막, 근육사이중격 또는 힘줄의 형태를 띠는 섬유성 결합 조직에 의해 부착되기도 한다. 힘살(belly)이 직접 넓은 부분에 부착하는 경우도 있지만, 힘줄(tendon)은 대개 뼈의 좁은 부분에 부착된다. 유사한 기능을 하는 근육은 함께 모이는 경향이 있으며, 팔다리에서의 이러한 경향은 부분적인 집단을 형성함으로써 나타난다(예: 아래팔의 펴짐부분).

대개의 경우 근육의 양끝은 뼈에 부착되어 있다. 근육이 수축할 때 상대적으로 고정된 상태를 유지하는 부착부위를 이는곳(기시부, origin)이라고 하고, 반대로 더 움직이는 부위를 닿는곳(정지부, insertion)이라고 한다. 그러나 어떤 움직임에 있어서는 이는곳이 닿는곳보다 더 많이 움직이기 때문에 이러한 용어들은 단지 제한적인 의미만을 갖는다.

뼈대근의 근섬유는 근육의 기능을 반영하여 여러 다른 유형으로 배열되어 있다(그림 1.10~1.15). 때때로 근육은 얇고 납작한 판 모양으로 발견된다(예: 바깥빗근, external oblique m.). 띠근육(strap muscle)의 경우에는 근육의 한쪽 끝에서 다른 쪽 끝까지 이어지는 긴 섬유로 구성되어있다(예: 넙다리빗근, sartorius m.). 깃근육(pennate m.)은 근섬유가 근육의 장축에 대해 비스듬히 주행하는 특징을 갖는다. 예를 들어 긴엄지굽힘근(flexor pollicis longus m.)과 같은 반깃근육(unipennate m.)은 이는곳으로부터 닿는곳의 힘줄까지 한 방향으로만 근섬유가 배열되어 있고,

등쪽뼈사이근(dorsal interossei m.)과 같은 두깃근육(bipennate m.)은 근섬유들이 닿는곳 힘줄의 양쪽에 부착되어 있다. 어깨밑근(subscapularis m.)과 같은 뭇깃근육(multipennate m.)의 경우 여러 방향의 이는곳과 닿는곳의 힘줄을 가지며 근섬유는 그들 사이로 경사져서 배열되어 있다. 두힘살근(digastric m.)과 같은 몇몇 근육은 중간 힘줄에 의해 연결된 두개의 힘살부분(belly)을 가지고 있다.

몇 개의 힘줄이 모여 널힘줄(aponeurosis)이라는 얇은 판 모양의 힘줄을 형성하기도 하지만, 대부분의 힘줄은 단면이 두껍거나 둥글고 또는 납작하다(그림 1.10 참조). 힘줄이 돌출된 부위를 가로지르거나 제한된 공간을 통과할 때 그것들은 종종 마찰을 최소화하기 위해 이중 윤활막에 의해 덮여 있다. 관절을 지날 때 힘줄은 두꺼운 섬유성 조직의 띠와 동일한 장소에 있는데, 이는 관절이 움직일 때 활시위 모양이 되는 것을 막아준다. 그 예로 손목과 발목 관절에서의 지지띠(retinacula)와 손가락, 발가락에서의 힘줄집(tendon sheath)을 들 수 있다(그림 1.16, 1.17).

골격근에서의 신경 공급은 운동섬유와 감각섬유 모두를 포함하고 있는데, 대개 근육의 힘살부위를 통과한다. 유사한 기능을 하는 근육집단은 같은 척수신경 분절에서 나온 신경섬유가 분포하는 경향이 있다.

대사적 활성이 높은 조직의 경우 근육은 여러 혈관으로부터의 동맥혈을 풍부하게 공급받는다. 팔다리에서의 근육의 수축과 이완은 각 부분에서 정맥을 눌러준다. 정맥은 한 방향으로 향하게 하는 판막(valve)이 있기 때문에 이러한 '근육펌프' 작용은 팔다리에서 몸통으로 향하는 정맥혈의 이동을 도와주게 된다.

연골(Cartilage)

연골은 다양하고 단단한 결합 조직으로, 주변 조직에 있는 혈관으로부터 확산에 의해 영양분을 공급받는다. 연골은 조직학적인 구조에 의해 유리연골(초자연골, hyaline cartilage), 섬유연골

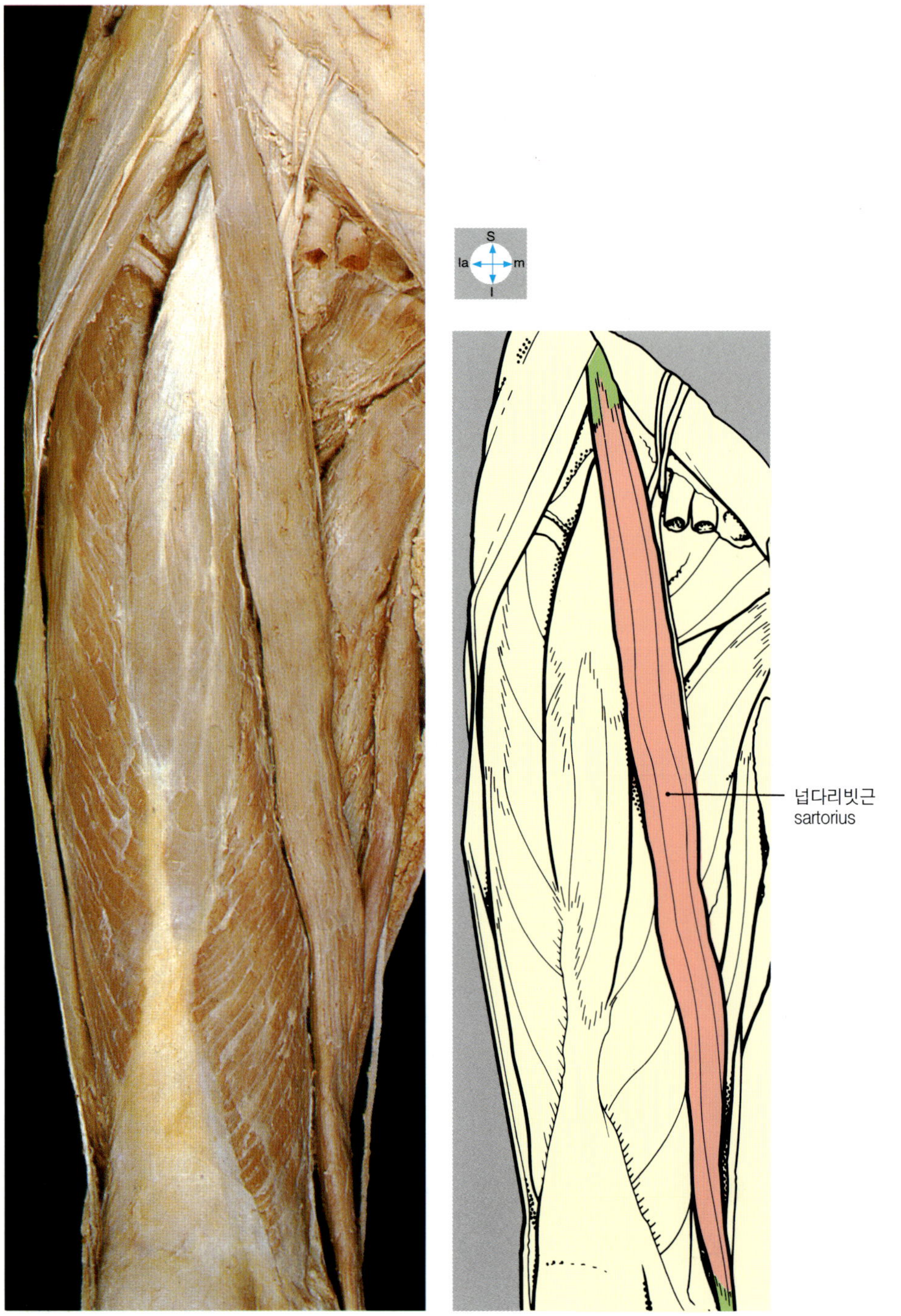

그림 1.14 넙다리빗근은 띠근육이다.

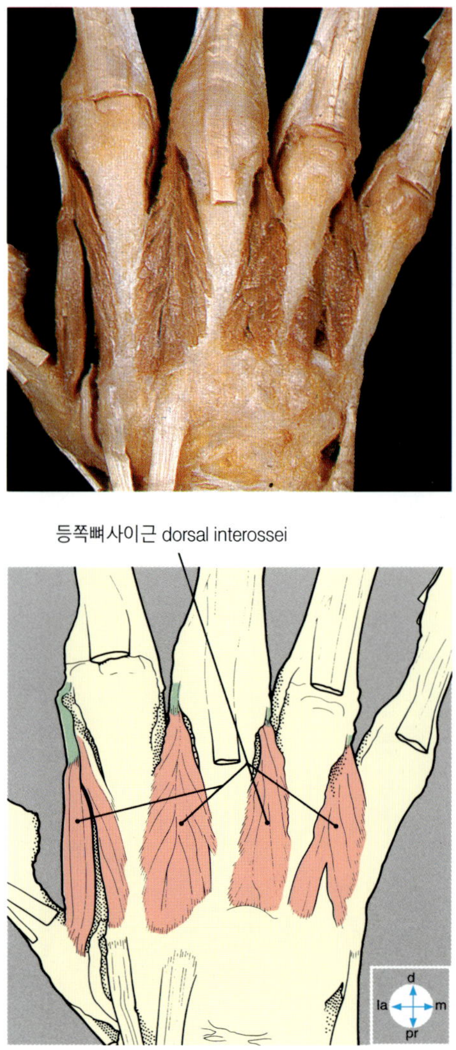

그림 1.15 등뼈사이근은 깃근이다.

(fibrocartilage), 탄력연골(elastic cartilage)로 분류된다.

유리연골은 갈비뼈연골(costal cartilage), 후두(larynx)와 기관(trachea)의 연골 및 성장하는 뼈에서 나타난다. 윤활관절(synovial joint)에서 유리연골은 움직이는 동안 마찰을 줄여주는 투명하고 매끈한 관절면을 형성한다(그림 1.23). 관절연골은 관절 공간에 있는 윤활액으로부터 확산에 의해 부분적으로 영양분을 공급받는다.

섬유연골(fibrocartilage)은 질기고 탄력성이 없는 아교섬유(collagen fiber)를 기질 내에 포함하고 있으며, 이는 유리연골보다 더 강하고 더 유연하다. 섬유연골은 척추사이원반(interverte-bral disc), 두덩결합(pubic symphysis), 복장뼈(sternum)의 자루몸통연결(manubriostermal joint), 몇몇 윤활관절에서의 관절원반(articular disc, 예: 턱관절) 등에서 발견된다.

탄력연골은 바깥귀(external ear)와 후두덮개(epiglottis)에서 나타나는데, 연골 중에서 가장 유연한 형태이다. 그것은 주로 탄력섬유를 포함하고 있으며 노란색 외형을 갖는다. 연골은 나이가 들면서 석회화되기 시작하며 더 단단하고 더 견고해진다.

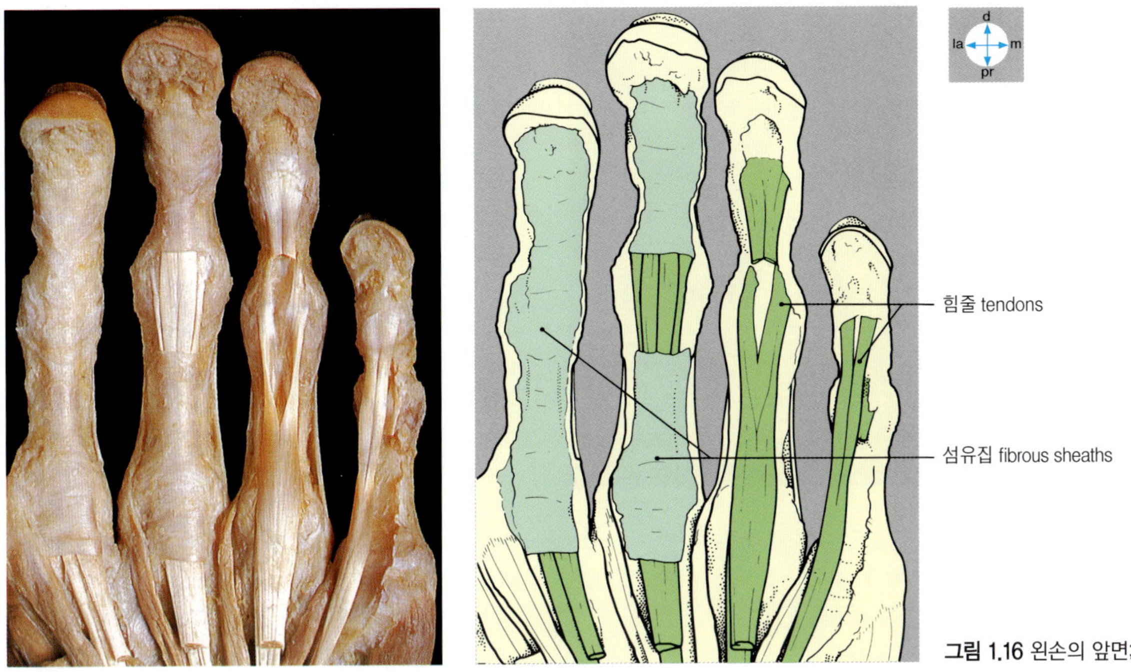

그림 1.16 왼손의 앞면; 힘줄과 섬유집을 노출시켰다.

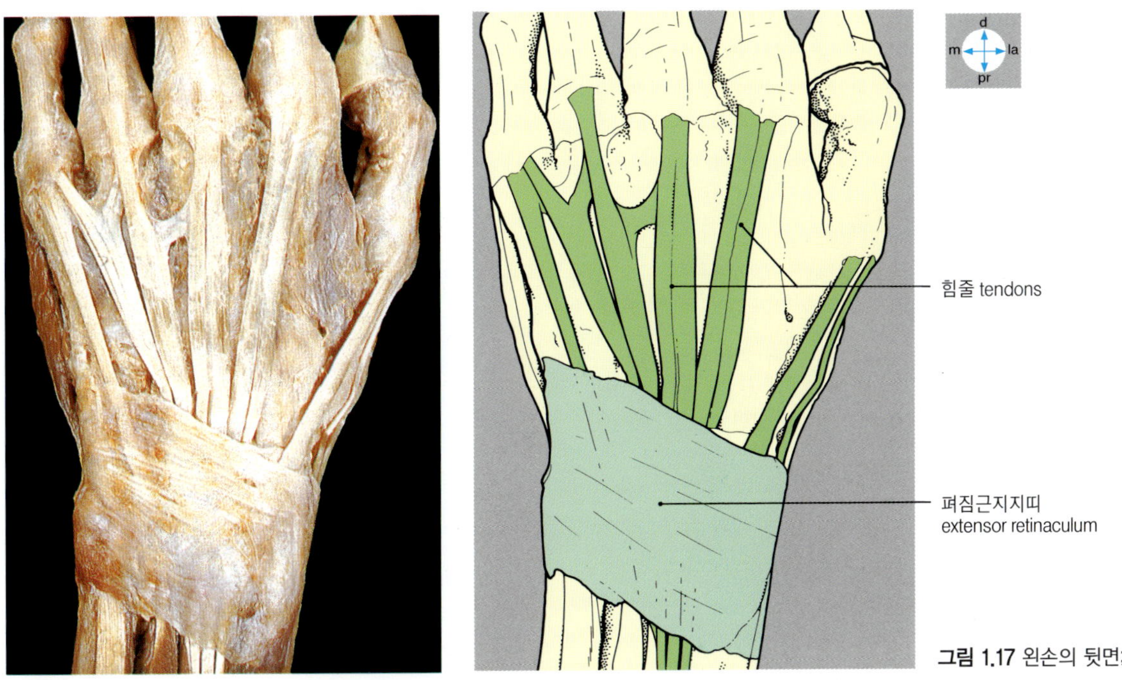

그림 1.17 왼손의 뒷면; 손목의 펴짐근지지띠를 노출시켰다.

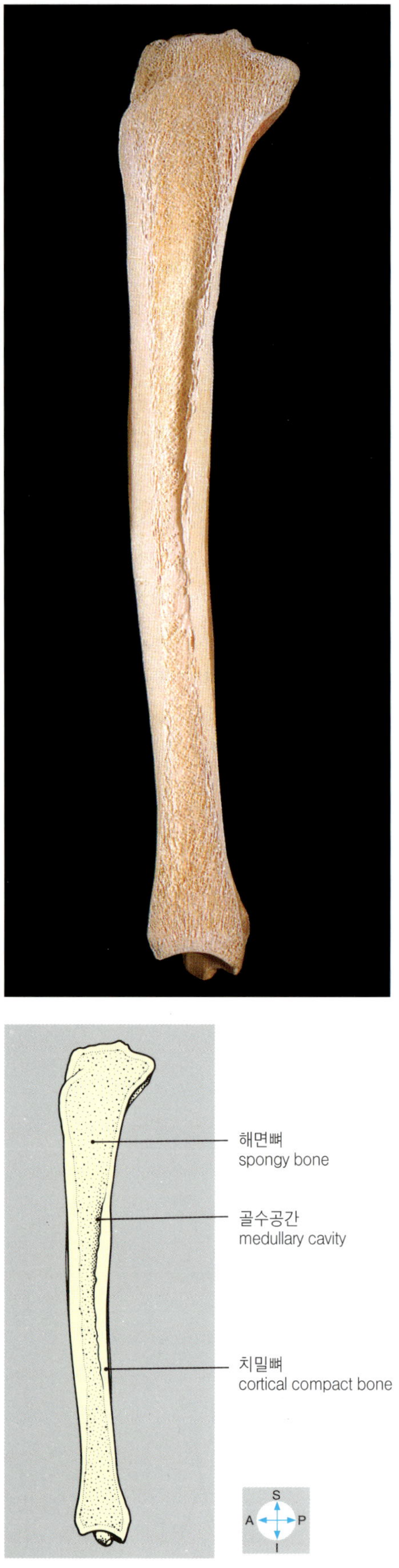

그림 1.18 성인 정강뼈의 세로단면.

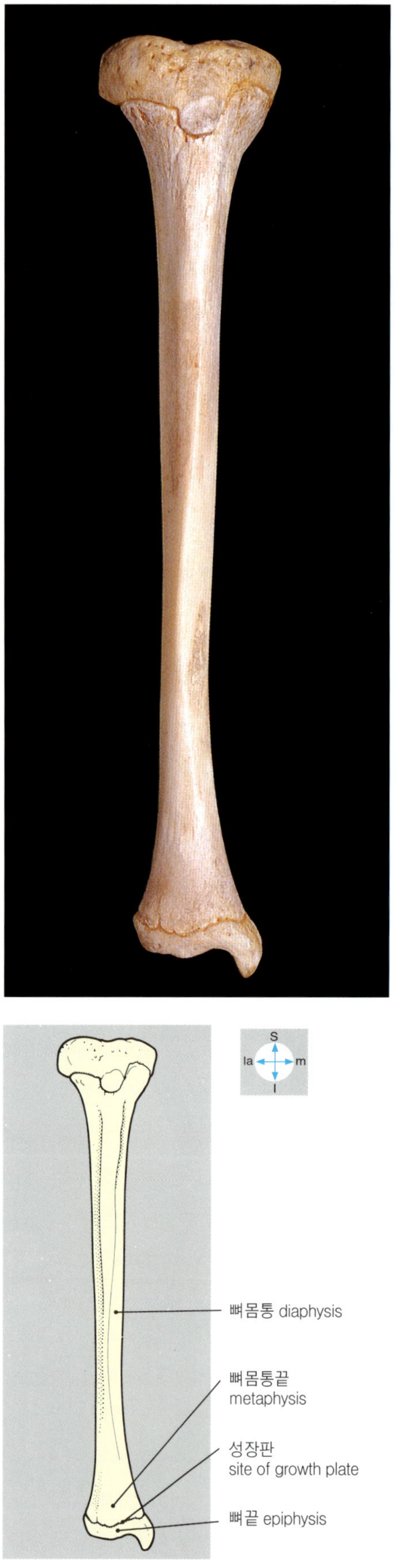

그림 1.19 어린이 정강뼈의 앞면.

뼈(Bone)

뼈는 뼈대(skeleton)의 기본을 형성하며 견고함을 갖게 하는 단단한 석회화된 기질을 갖는 것이 특징이다. 대부분의 뼈에서 두개의 부분이 관찰되는데 뼈의 바깥쪽 피질 부분은 견고하여 치밀뼈(compact bone)라고 부르고, 중심부에의 스폰지 형태를 띠는 부분을 해면뼈(spongy, cancellous bone)라고 한다. 대부분의 뼈는 골수(bone marrow)로 채워진 공간인 수질(medulla)이 있으며, 이곳은 혈구 형성을 위한 잠재적인 부위이다(그림 1.18).

인체의 뼈대를 구성하는 수많은 뼈들은 모양과 크기에 있어서 매우 다양하며 긴뼈(long bone, 예: 넙다리뼈, 대퇴골), 짧은뼈(short bone, 예: 손목뼈), 납작뼈(flat bone, 예: 머리뼈의 마루뼈), 불규칙뼈(irregular bone, 예: 위턱뼈), 종자뼈(sesamoid bone, 예: 무릎뼈)로 분류된다. 종자뼈는 힘줄 내에서 성장하며, 일반적으로 힘줄이 관절이나 뼈로 된 돌기 위를 지나는 부분에 위치한다. 어떤 뼈는 내부에 공기로 채워진 공간 때문에 함기화(pneumatize)되었다고 표현한다(예: 벌집뼈).

뼈는 뼈바깥막(골막, periosteum)이라는 한 층의 얇은 섬유성조직으로 덮여 있는데, 이것은 근육, 힘줄, 인대 등을 위한 부착점을 제공한다(그림 1.9 참조). 뼈바깥막은 뼈의 성장과 재생을 위한 세포를 제공하며 신경이 풍부하게 분포되어 있어 통증에 대해 매우 민감하다.

뼈는 뼈바깥막에 분포하는 혈관과 영양동맥에 의해 혈액을 공급받는데, 이들은 영양구멍을 통하여 뼈 속으로 골수에 풍부한 혈액 공급을 공급한다. 골절된 뼈는 가끔 손상된 수질 혈관이나 뼈바깥막 혈관으로부터 상당히 많은 피를 흘리게 된다.

발생과 관련하여 긴뼈에서는 다른 부분에 각각의 이름이 있다(그림 1.19). 줄기(shaft 또는 뼈몸통, diaphysis)는 골화(ossification)가 가장 먼저 되는 부분으로써, 대개 뼈의 끝부분을 형성하는 이차골화중심(secondary centers 또는 뼈끝 epiphysis)과는 성장판(growth plate)에 의해 구분된다. 성장판 근처에 있는 뼈끝 부분을 뼈몸통끝(metaphysis)라고 하며 혈관이 특히 많이 분포해있다. 뼈의 길이성장이 멈출 때 성장판은 사라지고 뼈끝은 뼈몸통과 융합된다.

뼈대(Skeleton)

뼈대는 뼈와 연골로 구성되어 있으며, 이들은 관절에 의해서 서로 연결되어 있어 인체에 견고함과 지지력을 제공한다. 뼈대는 몸통(axial)과 팔다리(appendicular)성분으로 나누어져 있다. 몸통 뼈대(axial skeleton)는 머리뼈(skull), 척주뼈(vertebral column), 갈비뼈(rib), 갈비뼈연골(costal cartilage)과 복장뼈(sternum)를 포함한다. 팔다리뼈대(appendicular skeleton)는 팔다리뼈와 이들과 관련된 이음뼈(girdle)로 구성되어 있다. 이 책에서 각각의 뼈들은 적절한 부분에서 설명되어 있다.

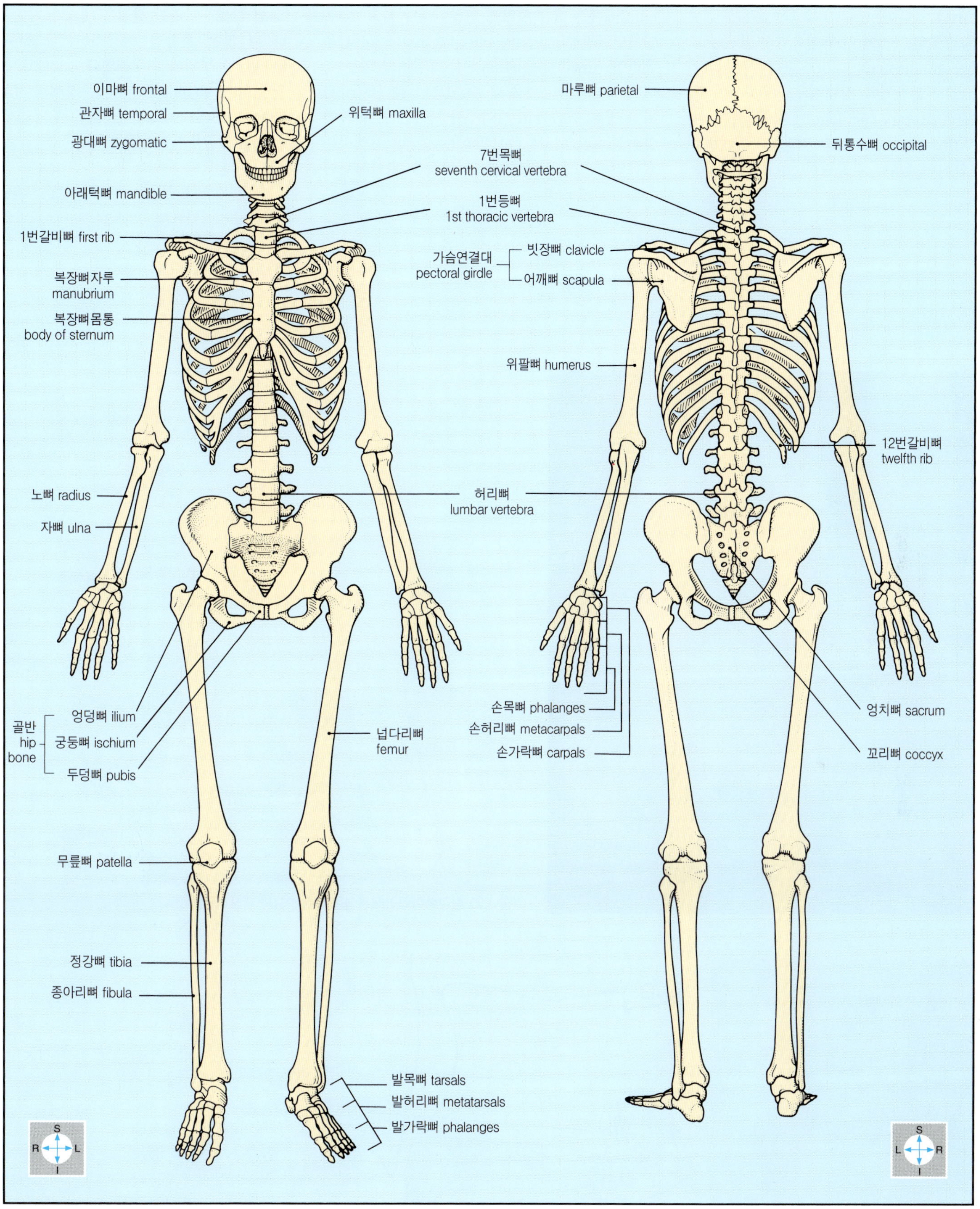

그림 1.20 골격의 앞면과 뒷면.

관절(Joint)

관절은 그들의 구조에 따라 섬유관절(fibrous), 연골관절(cartilaginous joint), 윤활관절(synovial joint)로 분류된다. 상대적으로 운동성이 적은 섬유관절(fibrous cartilage)에서 두 뼈는 섬유성조직(fibrous tissue, 예: 머리뼈의 봉합)에 의해 결합되어 있다. 연골관절(cartilaginous joint)에서는 뼈끝 사이에 연골이 위치하고 있다. 일차연골관절(primary cartilaginous joint)은 유리연골(hyaline cartilage)을 포함하고 있는데, 대개 제한된 운동만을 할 수 있으며 갈비뼈(ribs)와 복장뼈(sternum) 사이에서 나타난다. 이차연골관절(secondary cartilaginous joint)에서는 섬유연골(fibrocartilage)이 뼈끝을 결합시킨다(그림 1.22). 이러한 관절은 대개 일차연골관절보다 더 많은 운동을 허용하는데, 모두 중앙선(midline) 부위에 위치해있다. 그 예로 척추사이원반(intervertebral disc), 복장뼈의 자루몸통연결(manubriosternal joint), 두덩결합(pubic symphysis)을 들 수 있다.

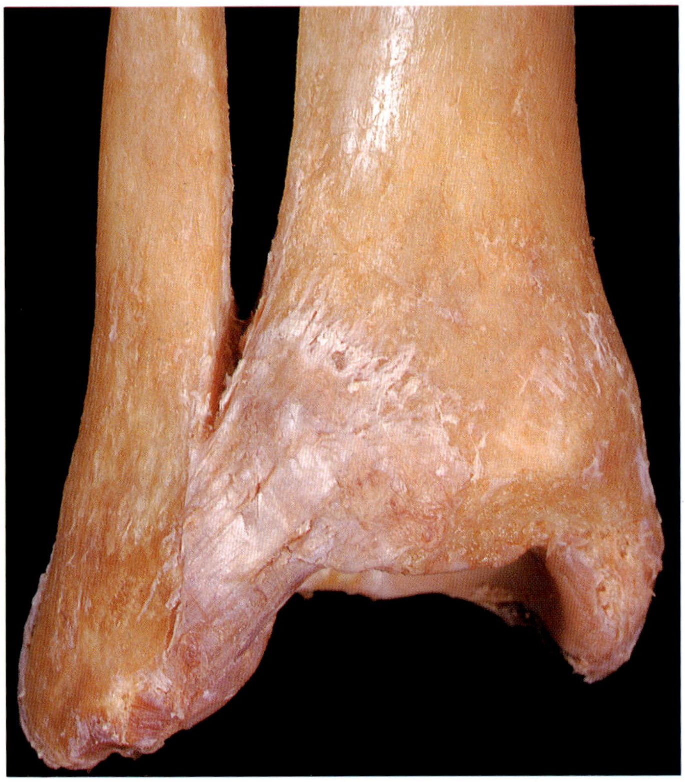

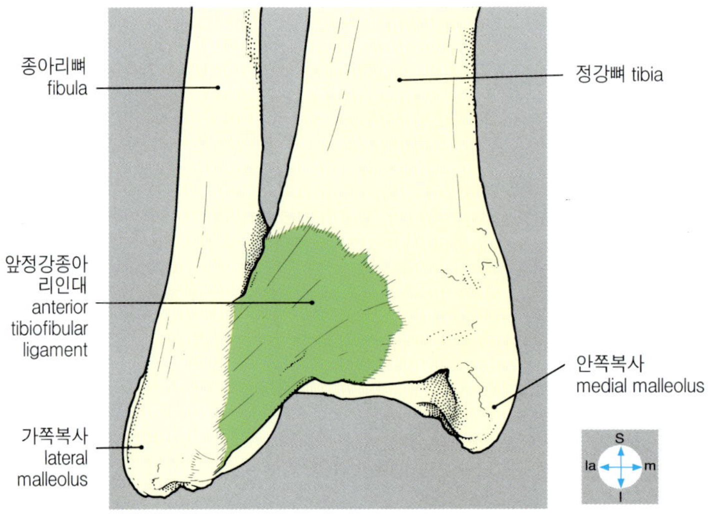

그림 1.21 정강종아리아래관절은 섬유관절의 대표적인 예이다.

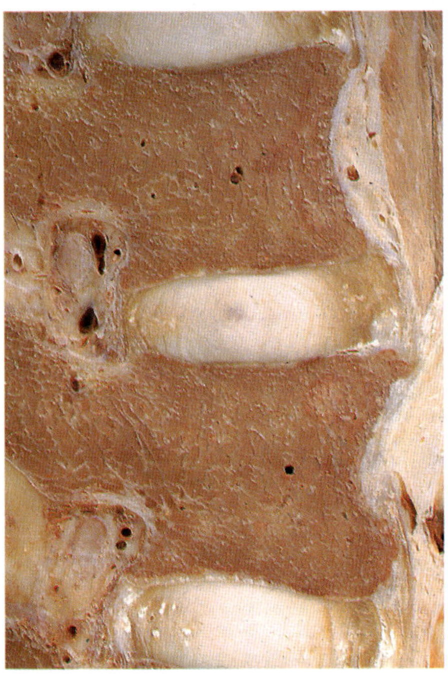

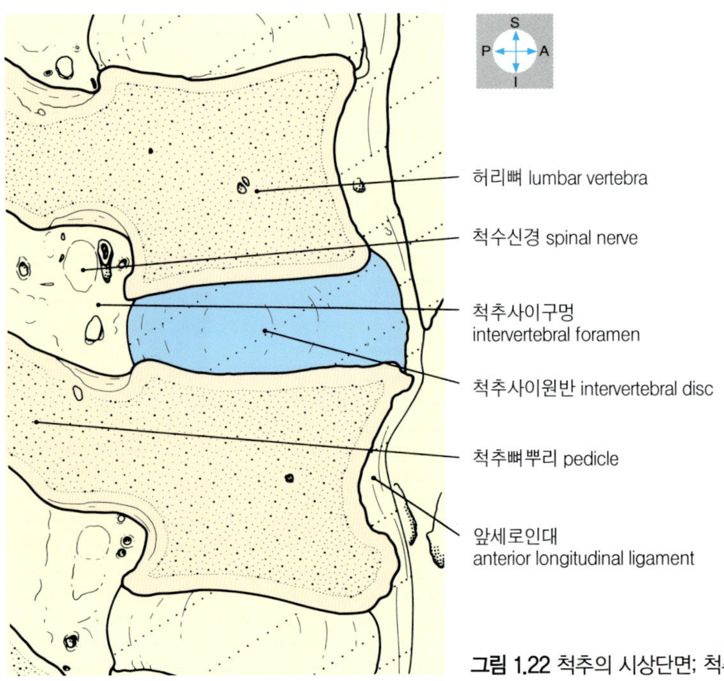

그림 1.22 척추의 시상단면: 척추사이원반과 이차연골관절을 보여준다.

윤활관절(Synovial joint)

윤활관절은 가장 흔하게 볼 수 있는 관절로써 복잡하고 대개 운동성이 높다. 윤활관절은 평면(plane) 안장(saddle), 절구관절(ball-and-socket joint)과 같이 관절면의 형태에 따라 구분하거나 또는 평면(sliding)관절, 중쇠관절(pivot joint), 경첩관절(hinge joint)과 같이 그들이 허용하는 운동성의 정도에 따라 분류한다. 전형적인 윤활관절에 있어서 관절면은 유리연골로 덮여있고, 뼈들은 섬유성 관절주머니(fibrous capsule), 즉 관절 연결의 말단부 주위에 부착되어 있는 관 모양의 주머니에 의해 연결되어 있다(그림 1.23). 모든 윤활 관절에 있어서 내부는 윤활막으로 싸여 있다. 이러한 얇고 혈관성의 막은 관절공간(synovial joint) 내부로 윤활액(synovial fluid)를 분비하여 연골에 영양분을 공급하고 관절에서 윤활 작용을 한다.

관절주머니(fibrous capsule)는 피막성인대(예: 두덩넙다리인대, pubofemoral ligament)로 알려진 강화된 띠를 형성하기 위해 대개 두꺼워져 있다. 게다가 피막으로부터 분리된 섬유성 띠는 피막의 인대(예: 갈비빗장인대, costoclavicular ligament)를 형성할 수 있다. 몇몇 관절에는 윤활막에 의해 덮여있는 피막내인대(intracapsular ligament, 예: 넙다리뼈의 머리인대)가 있다. 힘줄은 종종 피막과 융합되어 있거나(예: 근육둘레띠, rotator cuff), 뼈에 부착되기 전에 윤활막에 싸여 관절 내부를 주행한다(예: 어깨관절에서의 위팔두갈래근, biceps brachii m.)(그림 1.24).

윤활주머니(bursae)는 윤활막에서 액체를 포함

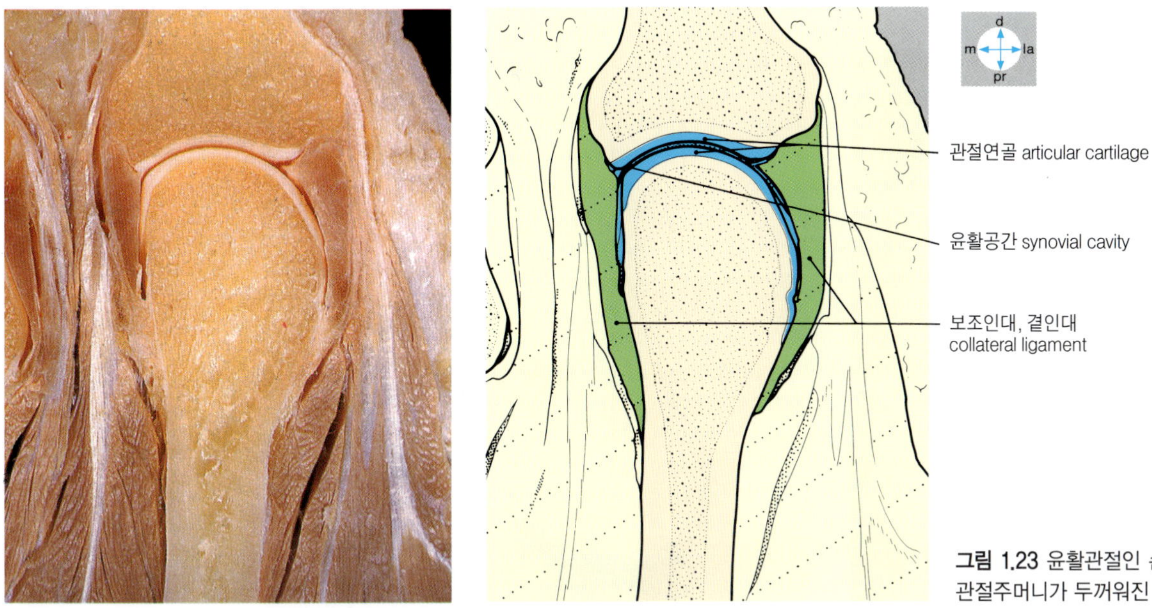

그림 1.23 윤활관절인 손 허리 손가락관절의 관상단면. 보조인대는 관절주머니가 두꺼워진 것이다.

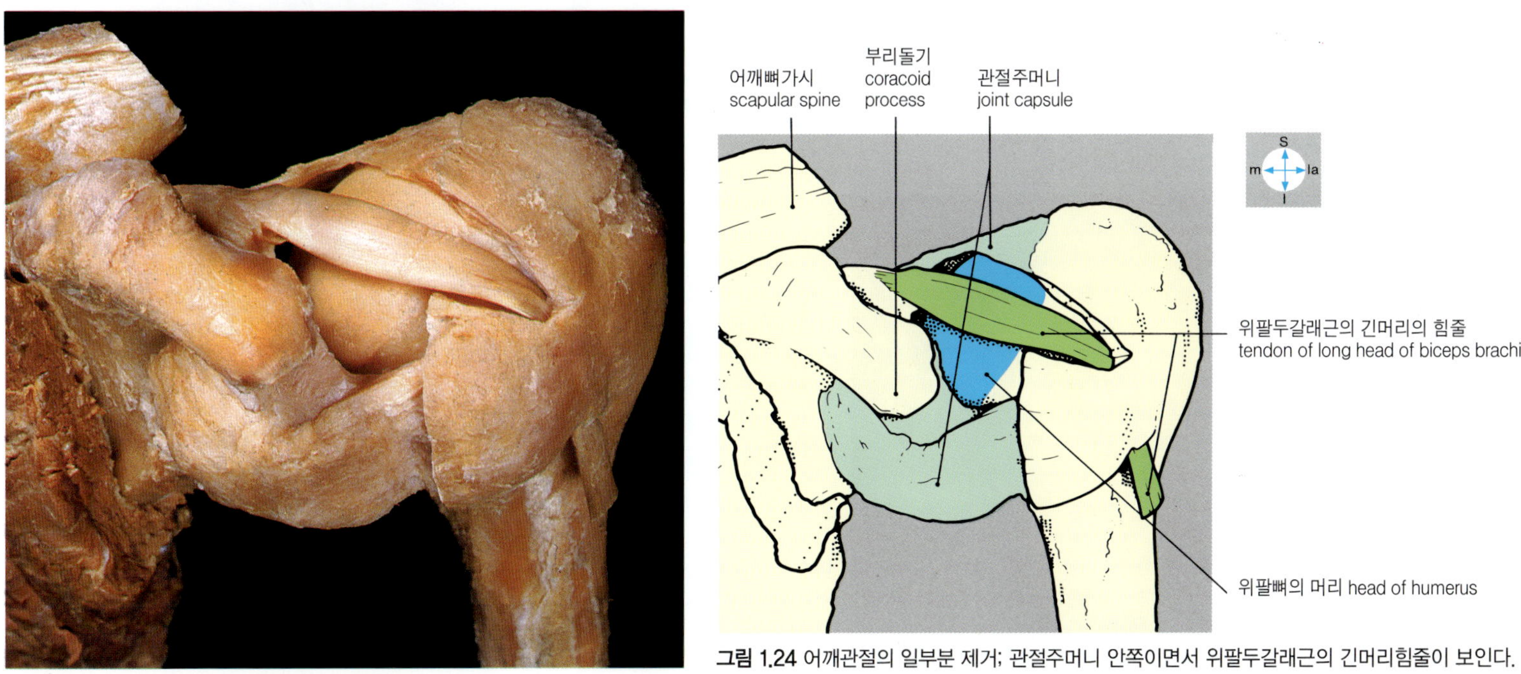

그림 1.24 어깨관절의 일부분 제거; 관절주머니 안쪽이면서 위팔두갈래근의 긴머리힘줄이 보인다.

하며 힘줄과 근육을 다른 구조물로부터 분리시킨다(그림 1.25). 관절 근처에 있는 윤활 주머니인 어깨밑윤활주머니(subscapular bursae)는 피막의 작은 구멍을 통해 관절 공간과 교통할 수 있다.

어떤 관절에서는 연골로 된 원반이 뼈끝을 덮고 있는 관절연골 사이에서 나타난다(예: 무릎)(그림 1.26). 이것은 각각의 뼈끝에 맞는 형태를 취하고 있어서 안정성 있는 자유로운 움직임을 취할 수 있게 해 준다. 또한 관절의 각 절반에 있어서 다른 유형의 움직임이 행해질 수 있다.

몇 가지 요인이 과도한 움직임을 제한하고 관절의 안정성에 기여하기 때문에 안정성(stability)은 각각의 윤활관절마다 다양하게 나타난다. 이러한 요인으로는 관절면의 형태, 피막과 그에 관련된 인대의 길이, 주위 근육의 탄력 및 존재한다면 내관절원반과 인대 등을 들 수 있다. 어깨관절의 경우 주위 근육의 탄력이 관절을 안정화시키는 반면 엉덩관절(hip joint)에서는 인대와 뼈의 형태

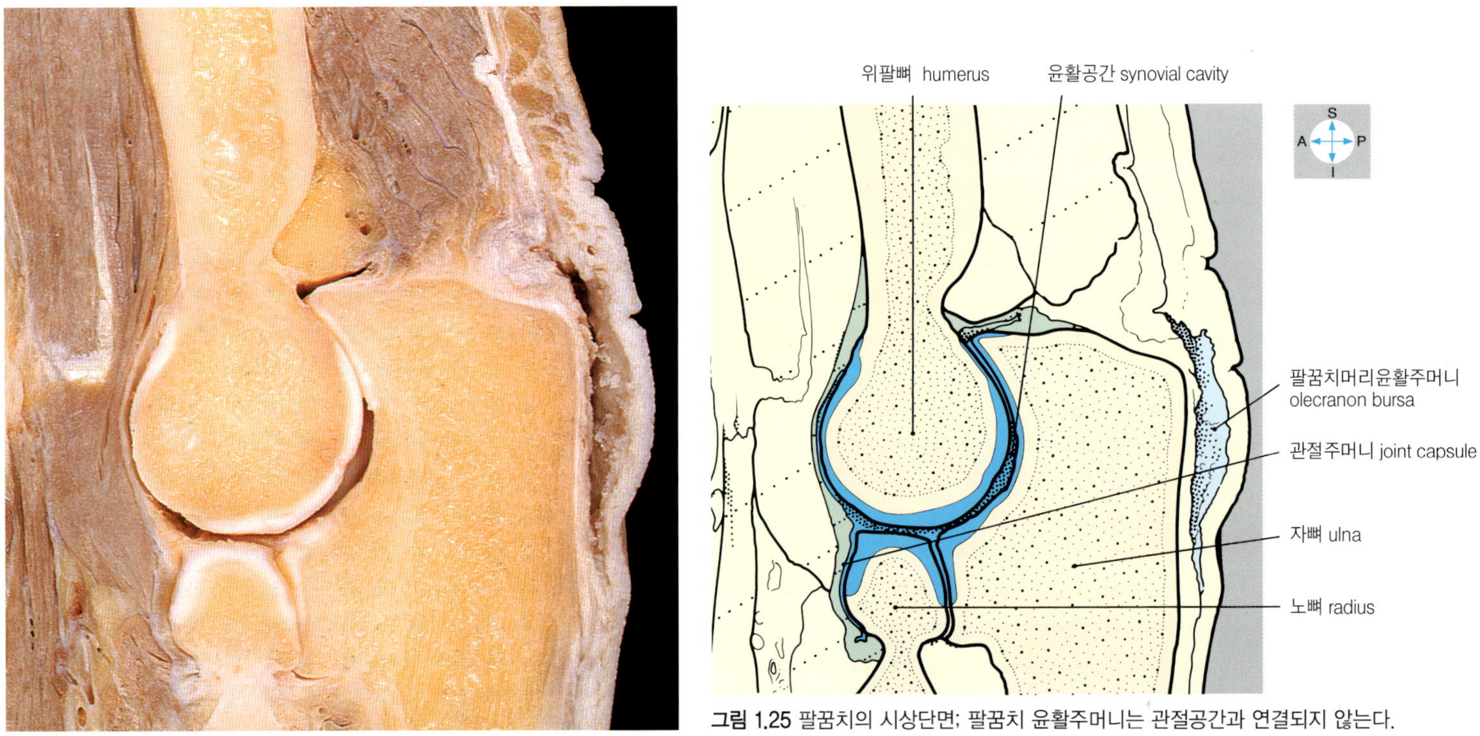

그림 1.25 팔꿈치의 시상단면; 팔꿈치 윤활주머니는 관절공간과 연결되지 않는다.

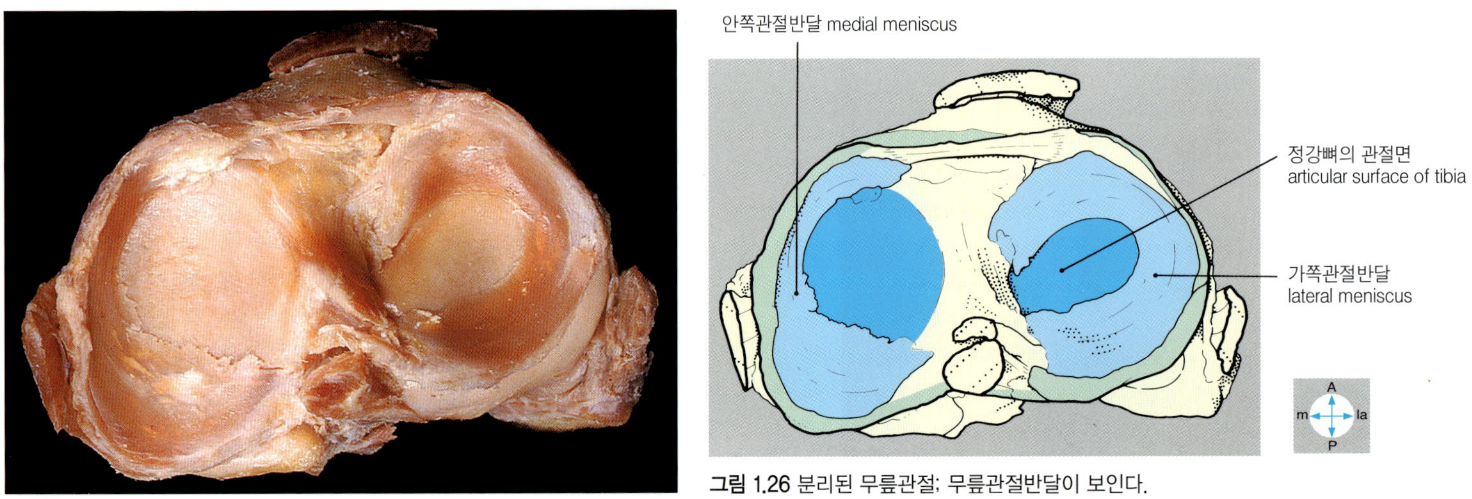

그림 1.26 분리된 무릎관절; 무릎관절반달이 보인다.

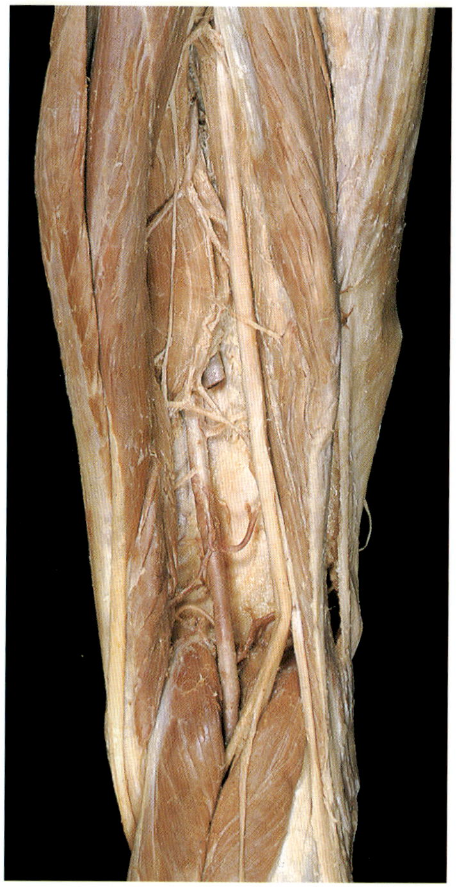

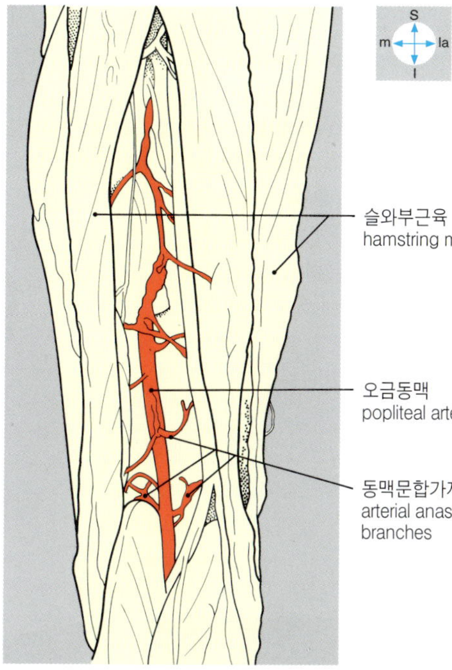

그림 1.27 무릎관절의 오금동맥 문합가지.

가 주요 안정성을 제공하게 된다.

관절, 특히 관절의 피막은 근육의 신경공급에서부터 유도되어 관절에 작용하는 감각신경이 풍부하게 분포하고 있다. 예를 들어 겨드랑신경(axillary n.)은 어깨 관절과 어깨세모근(deltoid m.)에 분포하고 있다.

관절 주위의 혈관은 빈번하게 문합(anastomoses)구조를 형성하는데, 이러한 구조는 관절이 다른 방향으로 움직일 때 혈액이 대체의 경로를 통해 흐를 수 있도록 도와주고 윤활막에 적절한 혈액이 흐를 수 있도록 보장해준다(예: 무릎관절; 그림 1.27).

장막과 몸통공간 (Serous membranes and cavity)

심장막(pericardium), 가슴막(pleura)과 배막(peritoneum)은 주변 구조물로부터 심장, 허파, 배부위 내장을 분리시키는 장막(serous membrane)을 가지고 있다. 그 막이 공간의 바깥쪽 벽을 덮으면 벽쪽(parietal)이라 하고, 어떤 고유한 기관을 덮고 있으면 내장쪽(visceral)이라고 부른다. 벽쪽과 내장쪽 부분은 내장의 뿌리 주변에서 이어져 있으며, 공간에 의해 서로 분리되어 있고, 일반적으로 장액(serous fluid)의 얇은 막을 포함하고 있다. 막은 매우 가까이 있으나 사이에 있는 액체에 의해 윤활작용을 받고 있으며, 이 때문에 내장과 그 주변 구조물들 사이에서의 움직임이 가능하다(그림 1.28).

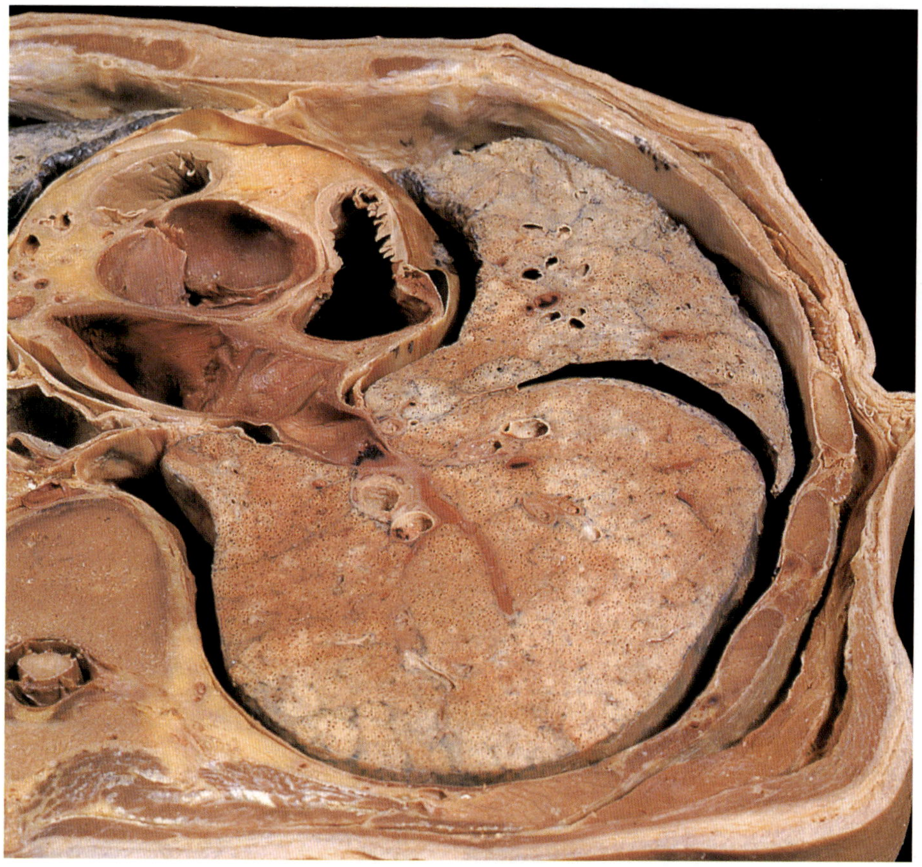

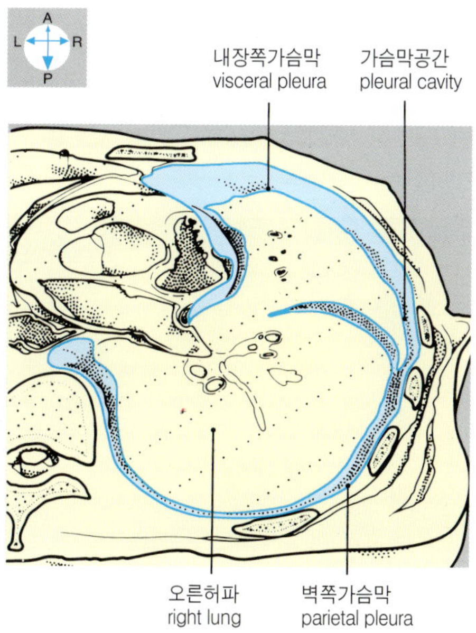

그림 1.28 5번등뼈 높이에서의 가로단면; 오른쪽 가슴막 공간이 보인다. 위에서 본 그림.

혈관(Blood vessel)

혈관은 혈액을 몸 전체로 운반하며, 동맥(artery), 모세혈관(capillary), 정맥(vein)의 3가지 주요유형으로 분류된다.

동맥은 상대적으로 두꺼운 벽을 가진 혈관으로 심장으로부터 나가는 혈액을 직경이 점점 작아지는 분지된 혈관 계통으로 전달한다(그림 1.31). 일부 동맥이 그들이 혈액을 공급하는 구조물의 이름을 따서 명명되는 반면(예: 콩팥동맥, renal a.), 몇몇 동맥은 그들이 통과하는 지역의 이름을 따기도 한다(예: 넙다리동맥, femoral a.). 대동맥(aorta)과 같이 직경이 큰 혈관은 탄력성 있는 벽을 가지며 따라서 탄력형동맥(elastic a.)이라고 부른다. 탄력형동맥은 앞팔의 노동맥(radial a.)과 같이 벽이 더 근육성인 동맥을 형성하기도 한다(근육형동맥, muscular a.). 특히 두꺼운 민무늬근(smooth muscle)으로 덮여있는 것은 미세소동맥(arteriole)의 특징이기도 하다. 소동맥 민무늬근의 탄력은 자율신경계와 호르몬의 지배를 받고, 이는 동맥 혈관계에 있어서 압력의 유지를 위한 중요한 인자이기도 하다. 일반적으로 동맥혈이 그들의 목적지까지 가기 위한 다른 대체된 경로는 거의 없다. 그러나 일부지역(예: 관절과 뇌의 기저부)에서는 동맥혈이 하나 이상의 혈관에 의해 제공된다(그림 1.27 참조). 그러한 동맥들은 동맥연결인 문합(anastomoses)에서 서로 직접적으로 교통할 수 있다.

모세혈관은 가장 작은 동맥과 정맥에 연결되어 있으며 낮은 압력으로 조직에 혈액을 전달할 수 있다. 집합적으로 이러한 얇은 벽을 가진 미세한 혈관인 모세혈관은 매우 넓은 표면적을 가지고 있어서 기체와 대사산물의 교환이 혈액과 조직 사이에서 잘 일어나도록 한다.

정맥은 낮은 압력 하에서 모세혈관으로부터 온 혈액을 심장으로 운반한다(그림 1.32 참조). 정맥은 깊게 위치할 수도 있고(동맥을 동반하여) 또는 얕게 위치할 수도 있으며(얕은 근막에 위치함), 대개 정맥연결인 문합(anastomoses)에 의해 서로 연결되어 있다. 동맥을 동반한 정맥(동반정맥, accompanying v.)은 반행정맥(venae comitantes)라고 불리는 몇 개의 연결된 혈관을 따라 배열되어 있다. 팔다리에서 깊은 정맥은 국소적인 근육 활동에 의한 압력에 의해 수축될 수 있으며, 정맥혈을 심장 쪽으로 운반하는데 도움을 받는다. 많은 정맥들은 혈액의 흐름을 심장 쪽으로 향하게 하는 일방향성의 판막(valve)을 가지고 있다(그림 1.30). 정맥의 패턴은 다양하고, 수많은 문합을 이루는 연결은 정맥혈이 심장을 향할 때 대체 경로를 제공한다. 일부 지역에서는 다양하게 연결된 정맥들이 정맥얼기(예: 골반정맥얼기, pelvic venous plexus)라는 그물구조를 형성한다. 머리뼈 공간 내에서 정맥혈은 머리뼈의 내부를 따라 이어지는 경질막(dura mater)에 의해 형성된 특수한 혈관에 의해 운반된다. 이러한 경질막동굴(dural sinuses)은 뇌로부터 혈액을 받는다.

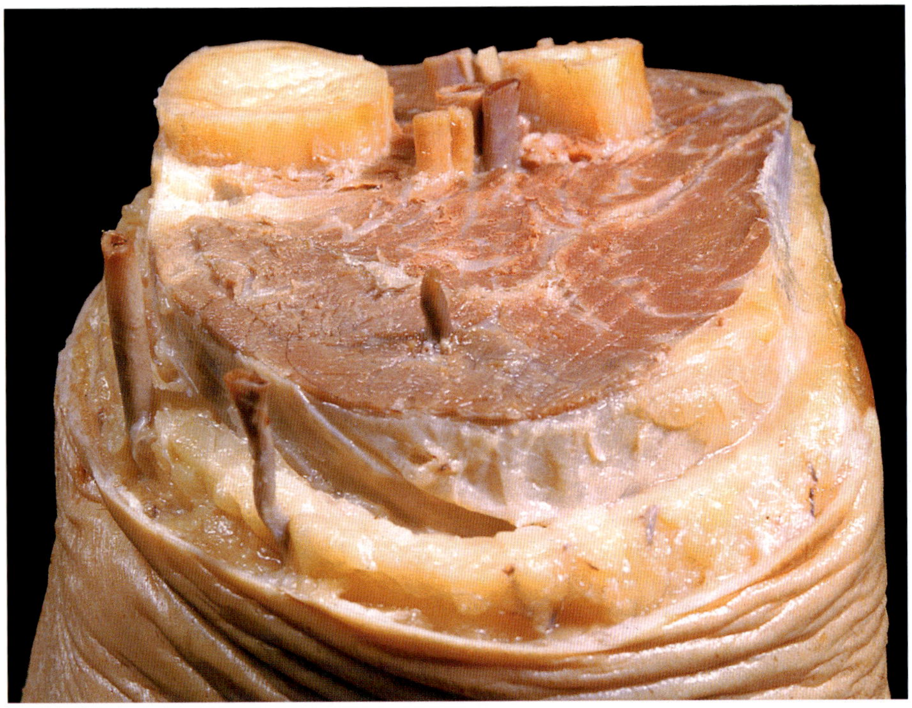

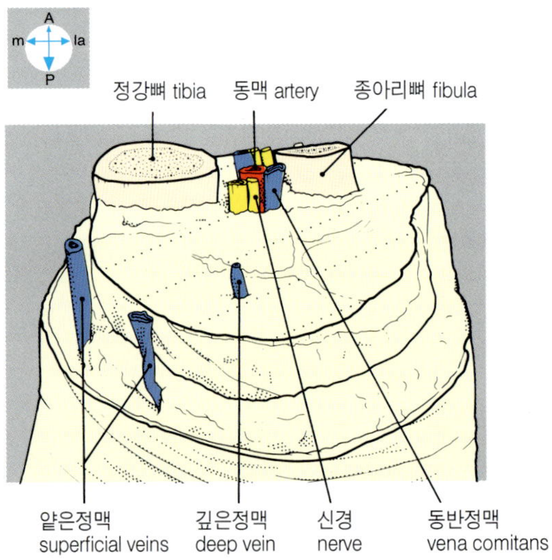

그림 1.29 오른 장딴지 깊이에 따른 단면; 혈관 분포를 보여준다.

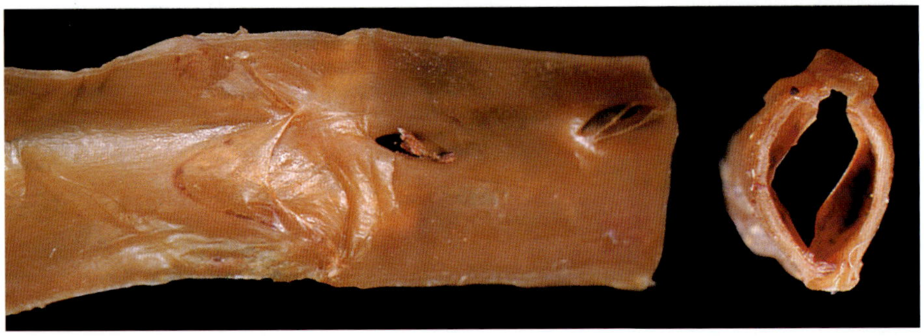

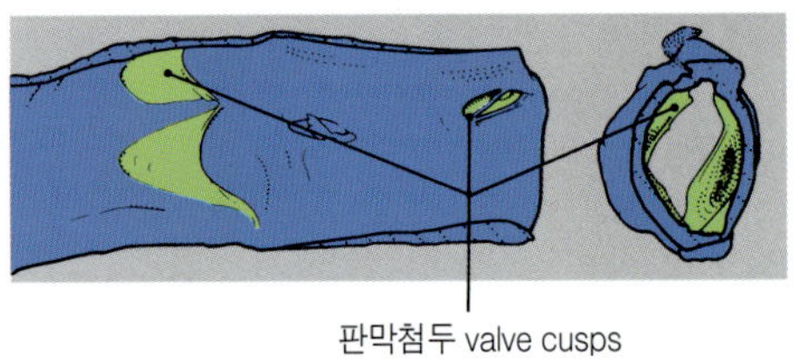

그림 1.30 복제정맥(saphenous vein)의 가로단면, 세로단면.

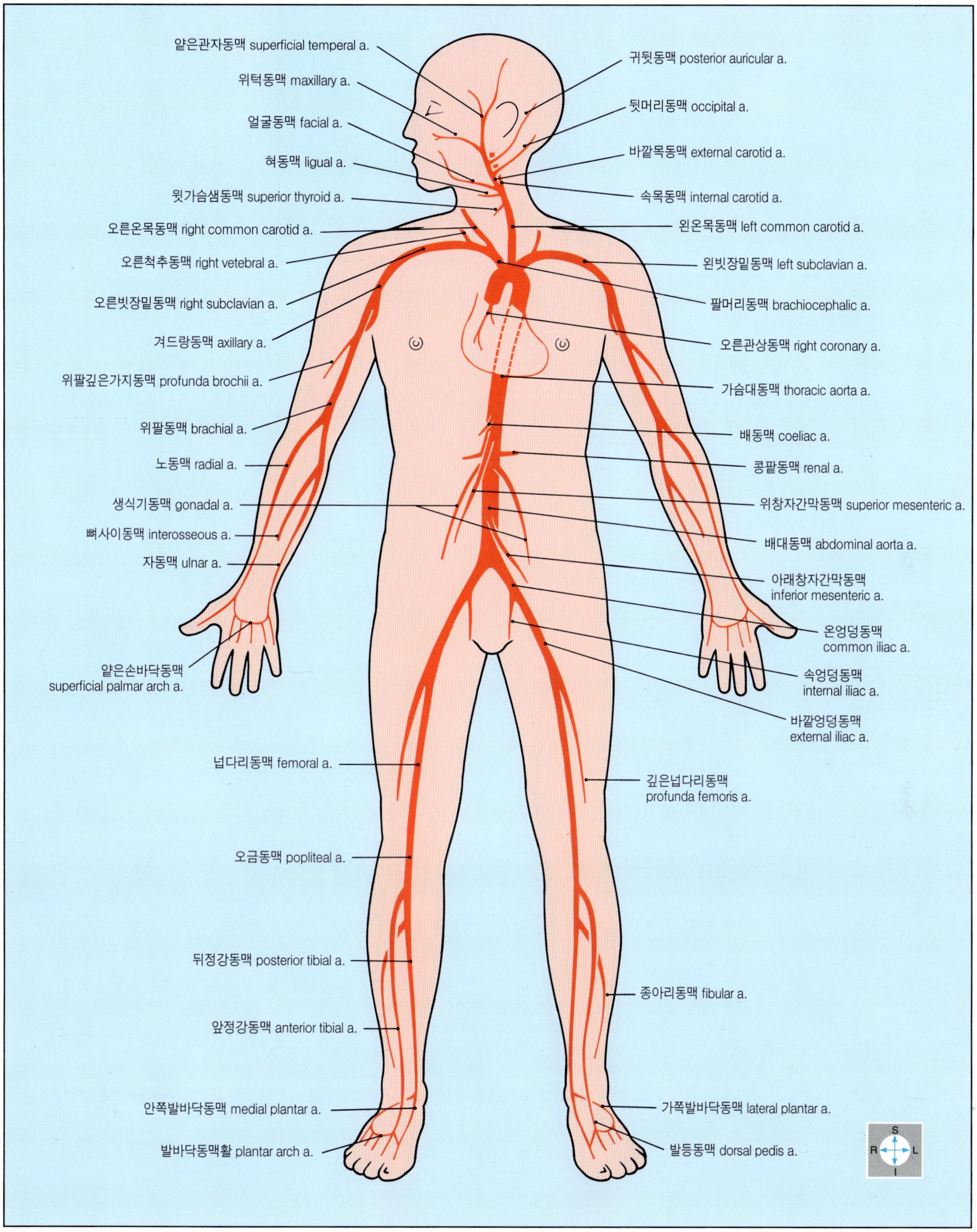

그림 1.31 동맥계의 주요동맥.

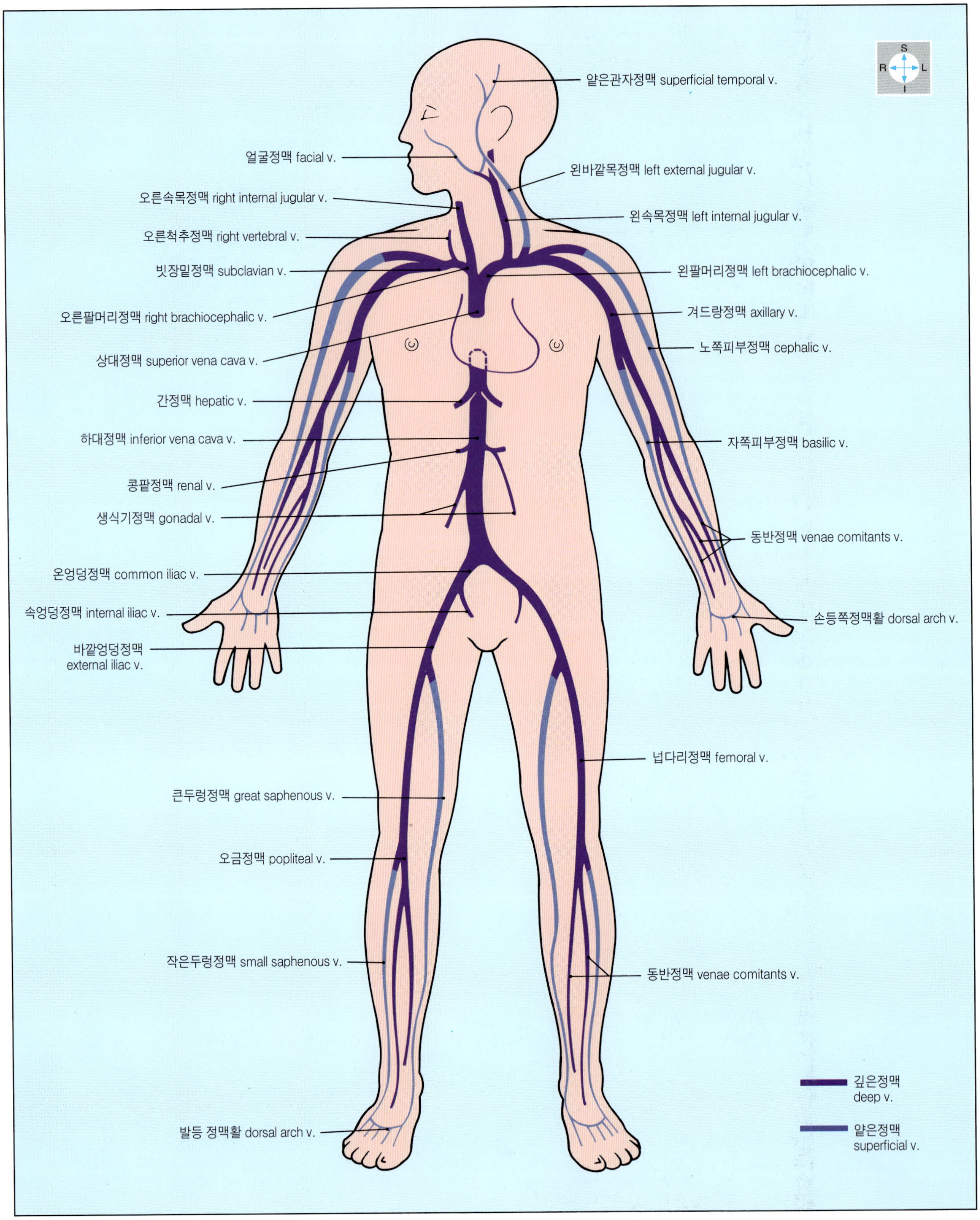

그림 1.32 정맥계 주요정맥.

림프관과 림프절 (Lymphatic vessel and nodes)

조직액(tissue fluid)은 림프관(lymphatics)이라는 미세하게 열린 끝의 채널에 의해 모아진다. 어떤 특정한 부위나 기관으로부터 이러한 판막 구조의 림프관은 림프절(lymph nodes)이라고 불리는 림프 조직이 모여 있는 곳으로 조직액이 배출되도록 하며 이곳에서 림프를 걸러준다. 림프절의 집단은 종종 기관의 근처(예: 문림프절, hilar nodes)나 팔다리의 시작 부분에서 발견이 된다(예: 겨드랑림프절, axillary lymph node). 궁극적으로 림프는 가슴림프관(thoracic duct)과 오른림프관줄기(right lymphatic trunk)라고 불리는 큰 림프관 채널을 통해 목의 아래 부위에서 정맥 계통으로 배출된다.

림프절이 그것을 통과하는 액체를 여과하기 때문에 림프절은 감염이나 악성종양의 전이와 관련이 있다. 따라서 암이 있는 조직을 제거하는 수술을 하는 의사는 그 기관에서 배출되는 림프절 또한 절제해야 한다.

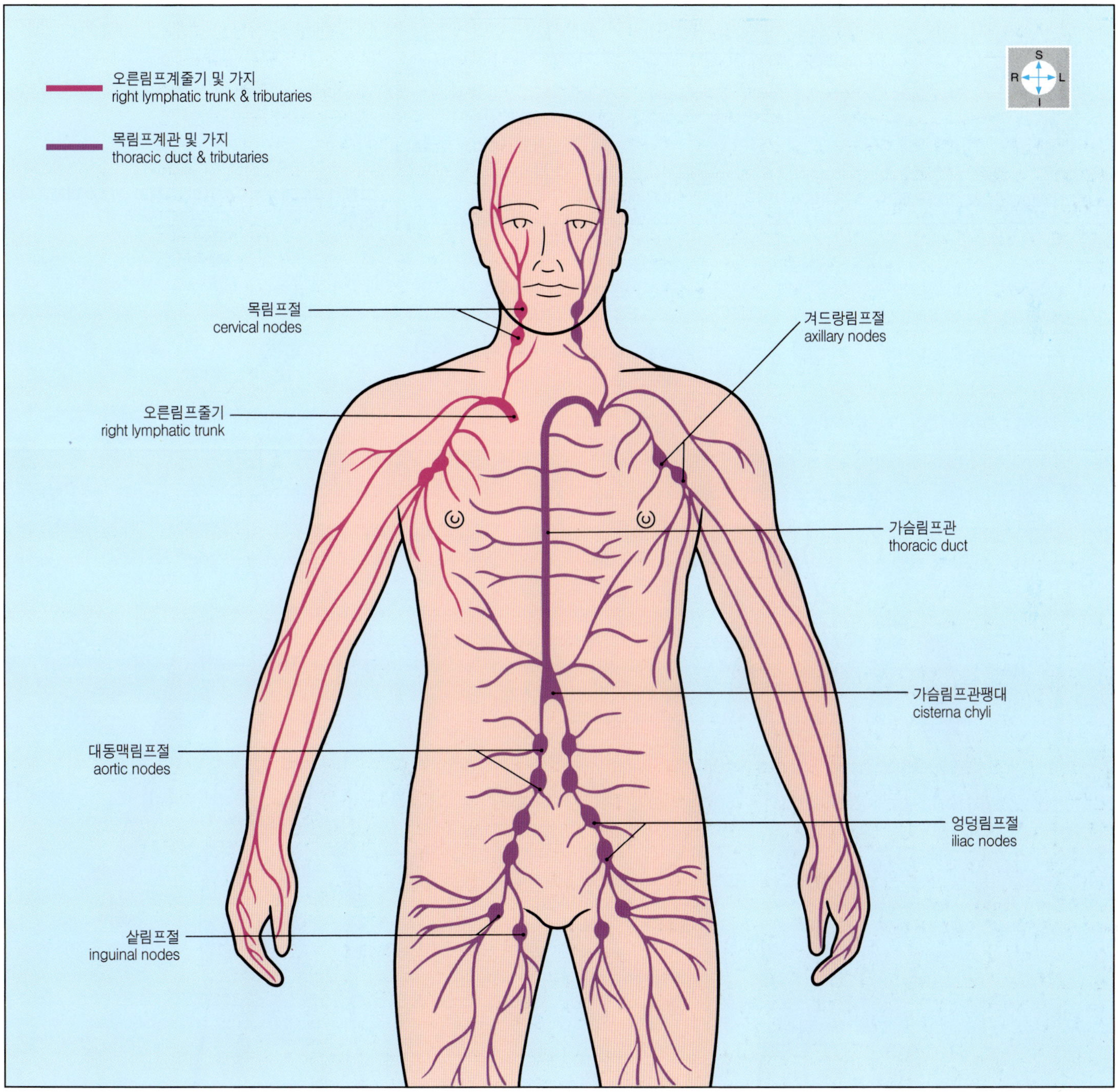

그림 1.33 주요 림프절과 림프관.

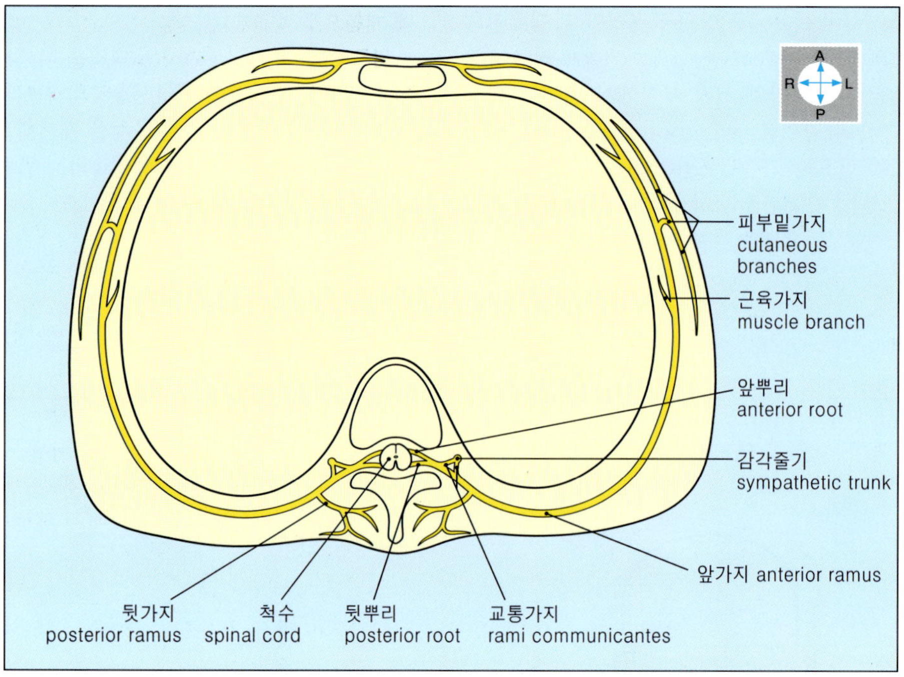

그림 1.34 가슴척수신경의 주행과 가지; 아래쪽에서 본 것.

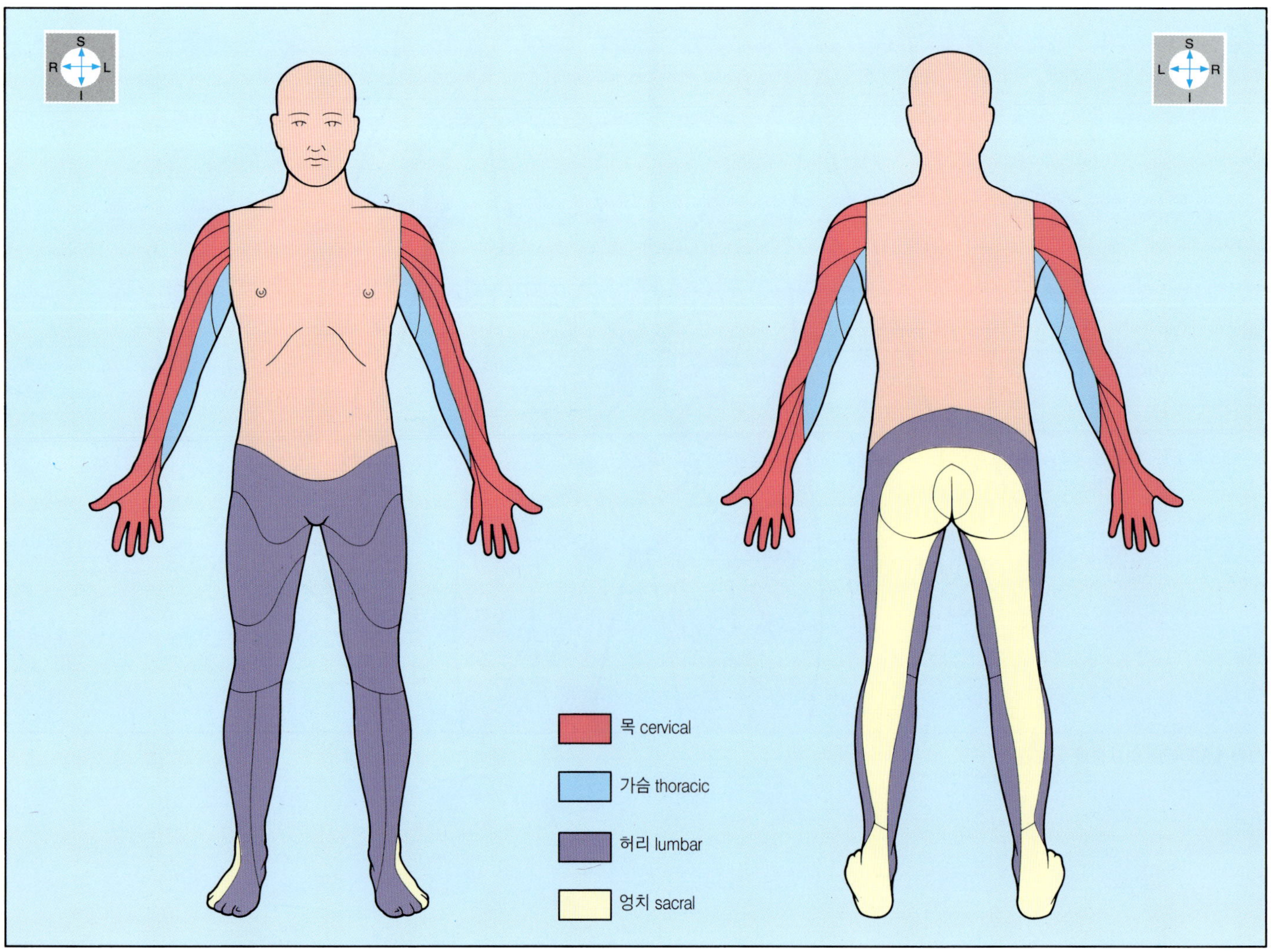

그림 1.35 사지피부절.

신경조직(Nervous tissue)

신경조직은 신경세포(neuron)와 신경아교세포(neuroglia)라는 두 가지 종류의 세포로 구성되어 있다. 신경세포는 신경자극(impulse)을 전달(conduction)하는 기능적 단위이다. 그것은 신경세포체(cell body)와 돌기(process)들로 이루어져 있다. 돌기의 한 종류로써 하나의 신경세포 당 한 개만 존재하는 돌기인 축삭(axon)이 있다. 축삭은 상대적으로 짧을 수도 있고, 하나의 축삭이 각각 하나의 신경 섬유를 형성하는 말초신경(peripheral nerve)에서처럼 때때로 매우 길 수도 있다. 신경아교세포는 지지 역할을 수행하며 축삭 주위에 말이집(myelin sheath)을 형성하는 신경집세포(슈반세포, schwann cell)를 포함한다. 수초(sheath)는 축삭에서 절연체 역할을 하며 자극 전달의 속도를 높여준다.

신경계통은 중추신경과 말초신경 부분으로 구성된다. 뇌와 척수는 중추신경계통(central nervous system)을 구성한다.

말초신경계통(peripheral nervous system)은 척수신경(spinal nerve)과 뇌신경(cranial nerve), 자율신경(autonomic nerve), 이와 관련된 신경절(ganglia)로 구성된다. 신경세포 돌기의 다발과 그들을 지지하는 신경집세포(슈반세포)가 말초신경을 형성한다.

몇 개의 신경돌기는 결합조직에 의해 서로 결합되어 신경다발을 형성하며, 이러한 수많은 신경다발은 섬유성수초(신경바깥막, epineurium)에 둘러싸여 완전한 하나의 말초신경을 형성한다. 신경세포체 또한 말초신경계의 일부를 형성하며 대개 신경절(ganglia)의 형태로 모여 있게 된다. 말초신경계는 몸신경(somatic nerve)부분과 자율신경(autonomic nerve) 부분으로 나누어진다.

몸신경(체성신경, Somatic nerve)

일반적으로 몸신경은 골격근 내에 분포하고 있으며, 내장(viscera)부분을 제외한 신체의 모든 부분으로부터 온 감각 정보를 전달한다. 12쌍의 뇌신경(cranial nerve)이 뇌에 부착되어 있는데 이들은 각각 후각신경(olfactory n.), 시각신경(optic n.), 눈돌림신경(oculomotor n.) 도르래신경(trochlear n.), 삼차신경(trigeminal n.), 갓돌림신경(abducens n.), 얼굴신경(facial n.) 속귀신경(vestibulocochlear n.), 혀인두신경(glossopharyngeal n.), 미주신경(vagus n.), 더부신경(accessory n.)과 혀밑신경(hypoglossal n.)으로 명명된다. 뇌신경의 대부분은 머리와 목의 구조물에 분포하지만, 미주신경은 가슴과 복부 내장에까지도 분포하고 있다.

척수신경(spinal nerve) 또한 쌍을 이루고 있고, 각각은 앞뿌리(anterior root)와 뒤뿌리(posterior root)에 의해 척수의 특별한 분절에 부착되어 있다. 척수신경에는 8쌍의 목신경(cervical nerve, C1–C8), 12쌍의 가슴신경(thoracic nerve, T1–T12), 5쌍의 허리신경(lumbar nerve, L1–L5), 5쌍의 엉치신경(sacral nerve, S1–S5) 및 한쌍 또는 두 쌍의 꼬리신경(coccygeal nerve, C0)으로 구성되어 있다(그림 1.39 참조).

가슴신경은 체벽 분배의 전형적인 패턴에 따라 나누어져 있다(그림 1.34). 한 개의 척수신경에 의해 지배를 받는 피부의 영역을 피부분절(dermatome)이라고 한다(그림 1.35, 1.36). 몸통에서 피부분절의 패턴은 인접한 지역 사이에서 상당히 겹친다. 이와 유사하게 단일 척수신경에 의해 지배를 받는 근육은 근육분절(myotome)을 형성한다.

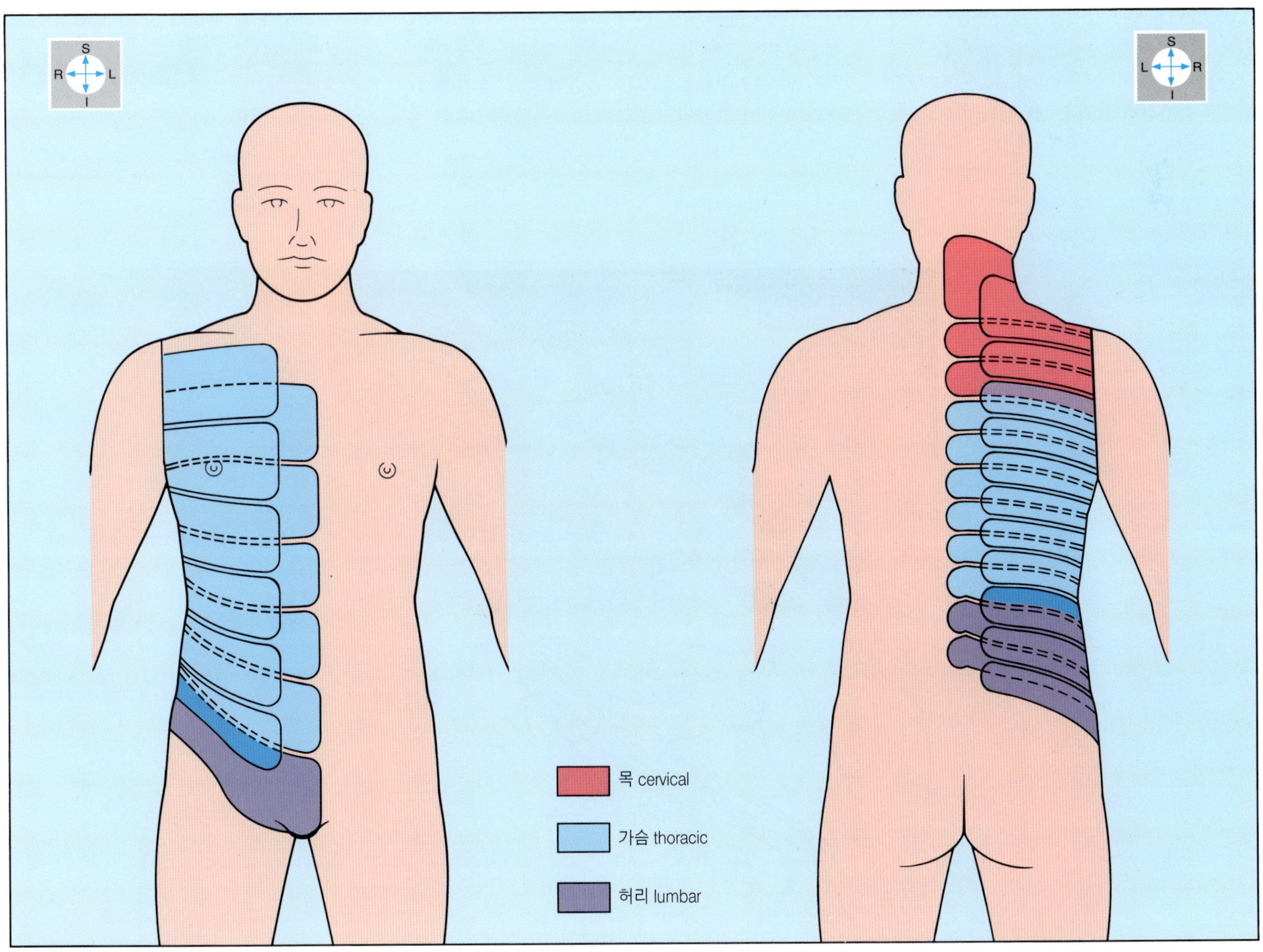

그림 1.36 몸통의 피부절.

몸통에서의 일반적인 신경의 분포패턴은 팔다리에서 변형되어 있는데, 각각은 얼기(예: 팔신경얼기, brachial plexus)라는 복잡한 연결망에 의해 몇 개의 척수신경에 의해 지배를 받는다(그림 1.37). 얼기형성은 근육분절의 패턴을 변형시켜서 척수신경분절은 그들이 수행하는 주요 활동에 따라 적당한 근육에 분포하게 된다. 예를 들어, 팔꿉관절(elbow joint)의 굽힘근육(flexor muscle)은 척수신경 분절 중 C5와 C6에 의해 신경 지배를 받는다. 감각신경의 세포체(sensory cell body)는 중추신경계통 근처 말초신경의 신경절(ganglia, 예: 삼차신경절, trigeminal ganglion), 뒤뿌리신경절(posterior root ganglia)에 위치하고 있다. 그러나 몸운동신경(somatic motor nerve)의 세포체는 중추신경계에 있다.

자율신경(Autonomic nerves)

자율신경계통(autonomic nerve system)은 민무늬근과 심장근육, 샘조직 등에 분포하고 있다. 그것은 교감신경계통(sympathetic)과 부교감신경계통(parasympathetic)의 두 부분으로 나누어지는데, 대부분의 경우 두 신경계통의 작용은 길항적(antagonist)이다(예: 부교감신경성 자극이 심장박동을 감소시키는 반면 교감신경성은 증가시킨다). 교감신경성분과 부교감신경성분 모두에서 유수의 신경절이전축삭(myelinated preganglionic axon)은 중추신경계를 나와서 몸 전체에 퍼져 있는 말초신경절(peripheral ganglia) 내 신경세포(neuron)에서 연접(synapse)을 형성한다. 신경절을 통과하여 효과기(effector organ)를 향하는 신경절이후축삭(postganglionic axon)은 수초화 되어있지 않다(non-myelinated). 자율신경계의 감각 섬유들은 말초신경 내 자율신경계통의 날신경섬유(원심성섬유 efferent fiber)를 동반하지만, 그들의 신경세포체는 몸감각신경세포(somatic sensory neuron)와 함께 뒤뿌리신경절(posterior root ganglia)에 위치하고 있다.

자율신경이 나타나는 중추신경계통의 부위는 교감신경과 부교감신경에 있어서 서로 다르다(그림 1.38).

교감신경(Sympathetic nerves)

신경절이전교감신경섬유(preganglionic sympathetic fiber)는 모든 가슴분절(thoracic segment)과 위쪽 2개의 허리분절(upper two lumbar segment)의 척수신경에서 중추신경을 빠져나가(thoracolumbar outflow) 백색교통가지(white rami communicantes)를 통과하여 신경절이 형성된 교감신경줄기로 들어간다. 두 개의 교감신경줄기(sympathetic trunk)는 척주(vertebral column)의 양쪽 가에 놓여 있으며 그것의 길이를 따라 위아래로 주행한다. 각각의 줄기는 교감신경절과 연결신경줄기로 구성되어 있다.

혈관이나 팔다리를 포함한 체벽에 분포한 땀샘을 향하는 무수신경절이후축삭(unmyelinated postganglionic axon)은 회색교통가지(grey rami communicantes)에 의해 신경절에서 나와 척수신경에 의해 분포되어 있다. 특별한 내장신경가지(visceral branch)는 직접적으로 줄기에서 나와 적절한 기관에 분포한다.

신경절이후교감신경섬유는 동맥의 벽과 밀접하게 연관되어 있는 얼기의 형태로 그들의 목적지까지 전달된다.

부교감신경(Parasympathetic nerves)

부교감신경계통(parasympathetic nerve trunk)에서 수초화된(myelinated) 신경절이전섬유는 뇌신경의 일부인 Ⅲ, Ⅶ, Ⅸ, Ⅹ신경과 엉치척수신경의 일부인 S2, S3, S4에서 나와 중추 신경계를 벗어난다(craniosacral autonomic outflow). 이러한 신경절이전섬유는 표적기관(target organ)의 근처에 있거나 표적기관의 벽에 위치하는 신경절에서 연접을 한다. 상대적으로 짧고 수초화 되어있지 않은 신경절이후축삭은 이러한 신경절에서 시작하여 적절한 조직에 분포한다. 머리에는 뇌신경 Ⅲ, Ⅶ, Ⅸ에서 오는 신경절이전부교감신경섬유를 받아들이는 네 쌍의 신경절이 있다(섬모체신경절, 날개입천장신경절, 턱밑신경절, 귀신경절). 이러한 신경절에서 나오는 신경절이후섬유(postganglionic fiber)는 눈, 눈물샘, 코샘, 침샘 등에 분포한다. 미주신경으로부터 나온 신경절이전섬유는 목, 가슴, 복부 내장에 분포하는 신경절이후신경세포와 연접을 형성한다. 엉치신경에서 오는 신경절이전섬유(골반내장신경 또는 발기신경)는 골반의 장기에 분포한다. 미주신경과 엉치신경에 관계된 부교감신경절은 대개 분포하는 기관의 벽에 세포의 작은 다발을 형성하게 된다(그림 1.38).

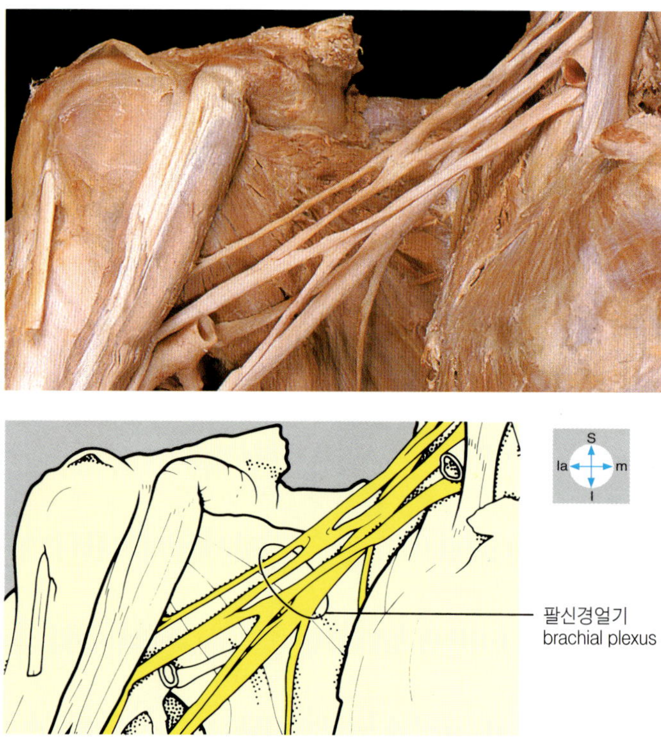

그림 1.37 겨드랑이 절개; 팔신경얼기가 보인다.

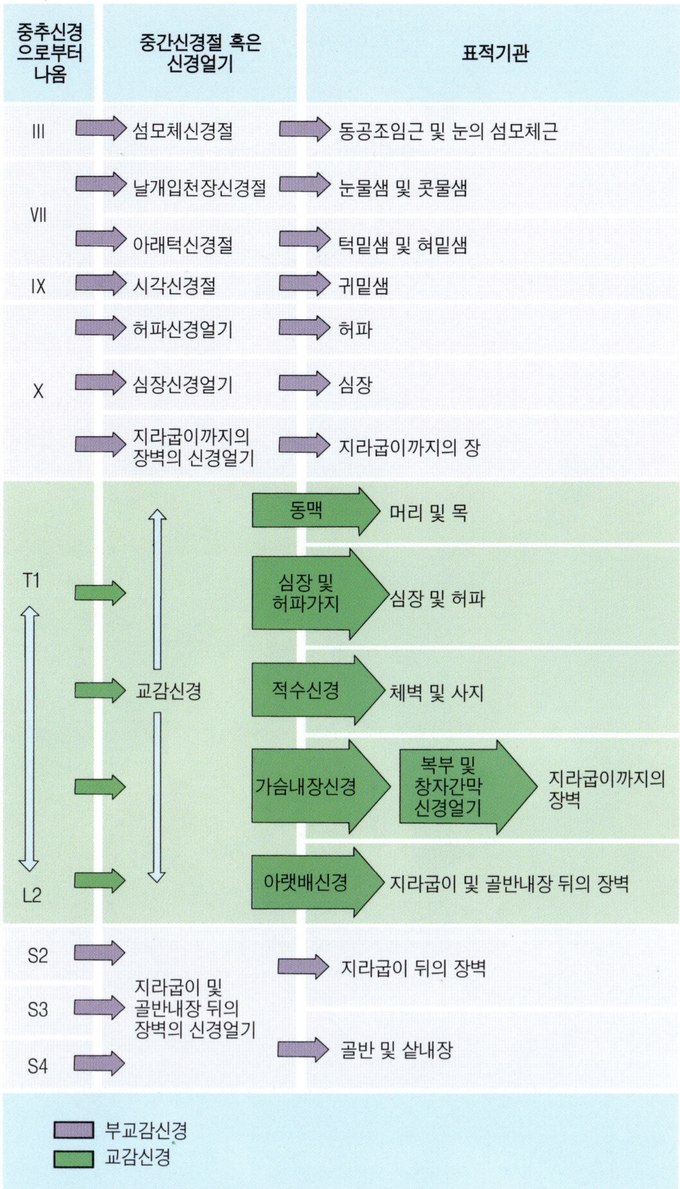

그림 1.38 교감 부교감 신경의 분지.

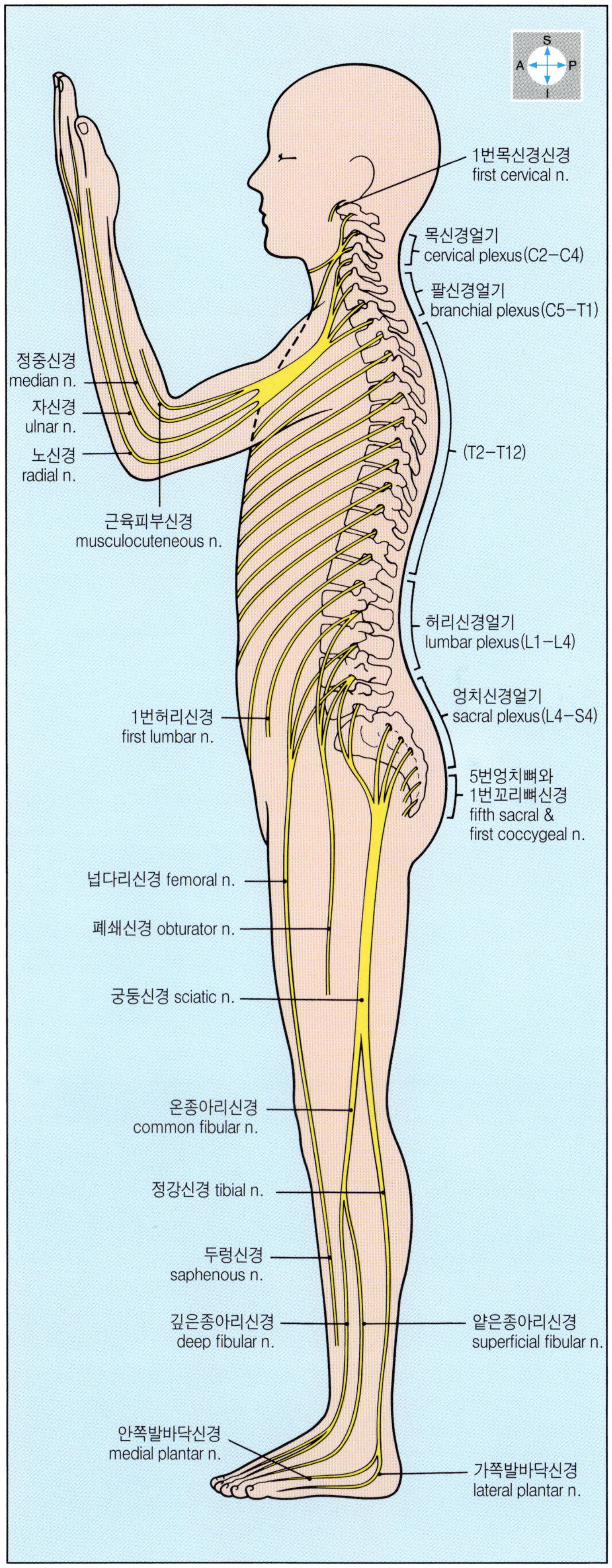

그림 1.39 척수신경의 앞가지 분포; 가쪽에서 봄.

제 2 장 가슴 Thorax

서론

가슴(thorax)은 복장뼈(sternum), 갈비뼈연골(costal cartilage), 갈비뼈(ribs), 등뼈(thoracic vertebrae) 및 그것들이 덮고 있는 구조물을 함께 포함하는 몸통부위이다. 가슴의 위쪽 경계는 첫번째 갈비뼈와 갈비뼈연골, 복장뼈의 복장뼈자루(manubrium), 첫번째 등뼈이다. 이러한 구조물들에 의해 경계가 형성되는 공간은 위가슴우리문(superior thoracic aperture, thoracic inlet)이라고 하며, 목의 뿌리부분(root of the neck)과 가슴 사이에 구조물들이 통과할 수 있도록 한다. 아래쪽으로는 가슴공간(흉강, thoracic cavity)이 가로막(횡격막 diaphragm)이라고 불리는 섬유근육성판(fibromuscular sheet)에 의해 배의 구조물로부터 분리되어있다. 식도(esophagus)와 다른 가슴안의 구조물들이 가로막을 통과하여 배부위에 도착하거나, 배에서 밖으로 빠져나간다. 가로막이 위쪽으로 볼록한(convex)모양이기 때문에 배 안쪽의 몇몇 구조물들은 낮은 쪽 갈비뼈와 갈비뼈 연골에 의해 덮여있다.

갈비뼈, 갈비뼈연골, 복장뼈는 몇몇 근육의 부착점을 제공하는 반견고성 구조(semi rigid framework)를 형성하는데, 일부는 인접한 갈비뼈와 갈비뼈연골에 연결이 되고 나머지는 팔이음뼈(pectoral girdle)나 위팔뼈(상완골, humerus)에 부착하거나 가슴에서 아래로 내려가 배벽(abdominal wall)의 근육조직(musculature)을 형성한다. 빗장뼈(clavicle)의 안쪽끝(medial end)은 복장뼈 자루의 위쪽 경계와 관절하여 위복장뼈패임(suprasternal notch)의 측면에 위치하게 된다. 복장뼈자루는 자루몸통관절(manubriosternal joint)에서 복장뼈 몸통과 관절하여 대개 수평면의 경계를 형성한다. 이 위치에서 두번째 갈비뼈 연골이 복장뼈와 연결되기 때문에 임상적 검사를 행할 때 유용한 경계지표가 된다. 첫번째 갈비뼈가 빗장뼈에 의해 가려져 있기 때문에 갈비뼈를 셀 때 두번째 갈비뼈 연골에서부터 세기 시작하는 것이 일반적이다. 가슴벽은 갈비뼈 가장자리에 의

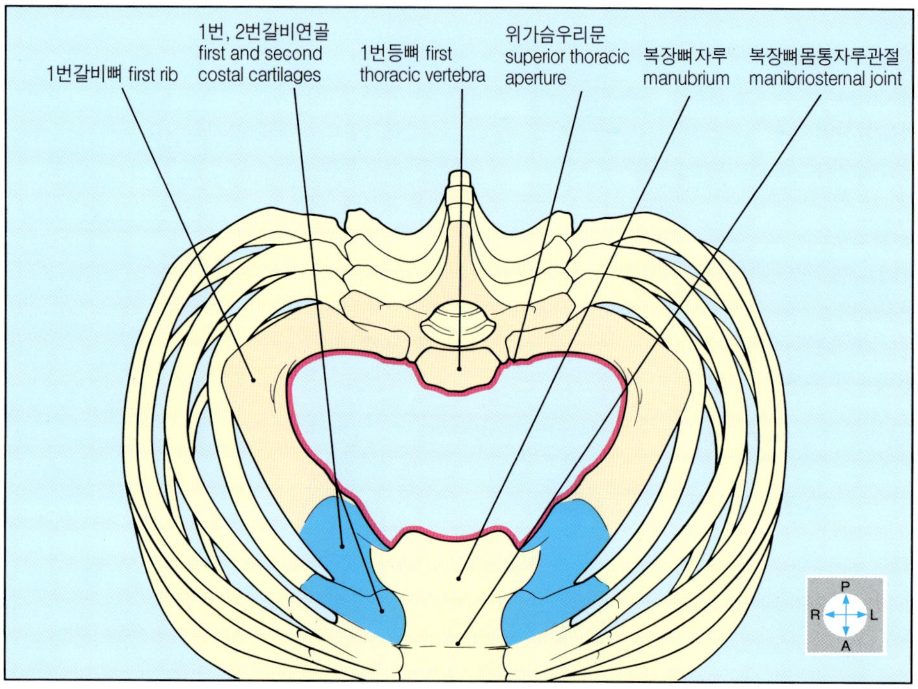

그림 2.1 위가슴우리문의 경계.

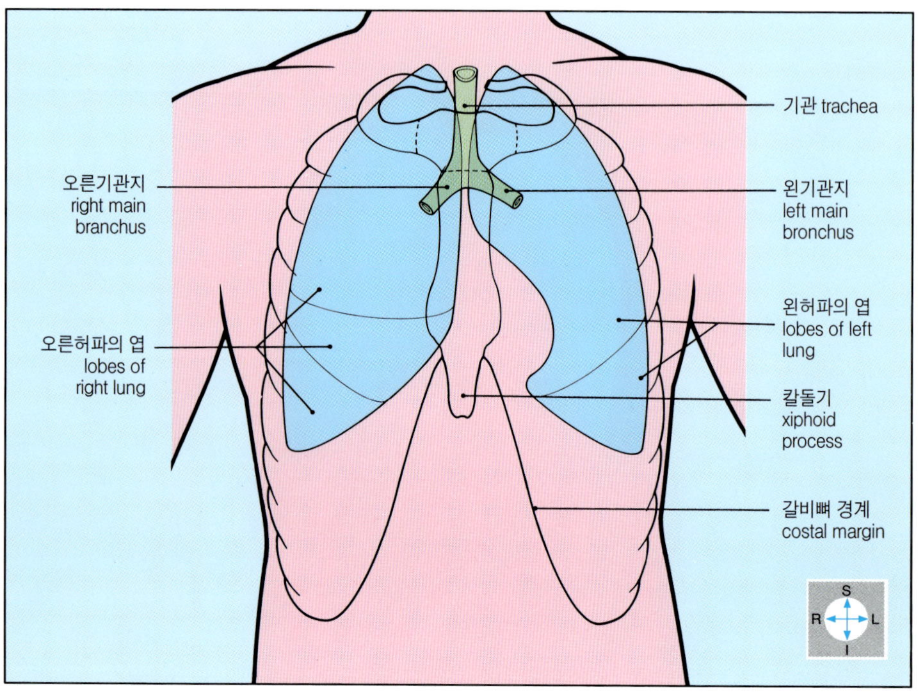

그림 2.2 기관, 기관지와 허파.

해 아래쪽 경계가 형성되는데, 이것은 아래쪽 갈비뼈의 갈비뼈연골에 의해 형성되는 것이다. 갈비뼈 가장자리는 위쪽을 향해 뻗어있고 안쪽으로는 복장뼈의 아래쪽 끝까지 닿아있으며, 배벽의 위쪽 경계를 형성한다. 복장뼈의 아래쪽 부분인 칼돌기(검상돌기, xiphoid process)는 갈비뼈 가장자리 사이에서 중앙선 부분에 대개 위치한다. 인접한 갈비뼈와 갈비뼈연골 사이의 공간은 갈비사이근육(늑간근, intercostal muscle)에 의해 채워져 있으며, 이것은 가슴벽의 호흡운동 시에 활동하게 된다. 갈비사이 혈관과 신경은 각각의 공간에서 이러한 근육사이로 주행하며, 인접 조직과 덮고 있는 피부에 가지를 낸다. 남녀 모두에 있어서 젖꼭지(유두, nipple)는 가슴 표면의 특징으로, 해부학적인 위치는 개인에 따라 다르다. 젖(유방 breast)의 샘조직은 젖꼭지아래 깊은 곳에서 가슴벽의 근육을 덮고 있는 피부하조직의 지방에 묻힌 채로 위치한다. 뒤쪽으로는 위쪽 갈비뼈가 어깨뼈(견갑골, scapula)와 관련 근육에 의해 덮여 있다.

가슴벽 내에 포함된 공간은 몇 가지 중요한 기관에 의해 채워져 있다. 일부 기관은 가슴 안에 한정되어 있는 반면(예: 심장) 어떤 기관은 목에서부터 배까지 지역을 가로지르며 통과하기도 한다(예: 식도). 각각의 폐는 가슴 공간의 많은 부분을 차지하고 있으며(그림 2.2) 가슴막(흉막, pleura)이라고 불리는 장막성 주머니에 의해 덮여있다. 각각의 막은 대개 장액성 액체의 얇은 막을 포함하는 막힌 공간을 형성하고 있으며, 이러한 액체는 폐와 가슴벽을 서로 자유롭게 움직일 수 있도록 한다. 각각의 가슴막 공간은 가슴세로칸(종격, mediastinum)이라고 불리는 중간에 위치한 분할에 의해 이웃 가슴막공간과 서로 분리되어있다. 가슴세로칸이라는 용어는 심장과 심장의 큰 혈관(그림 2.3, 2.4), 기관(trachea)과 식도(esophophagus)의 가슴안 부분을 포함하며, 이 중간 부분을 차지하고 있는 모든 구조물을 나타낼 때 사용된다.

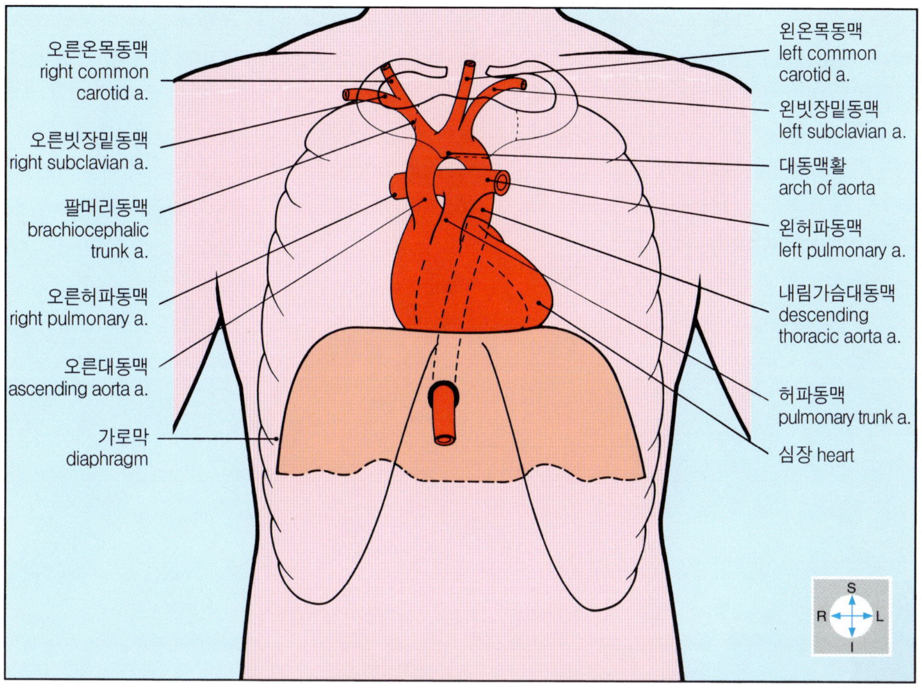

그림 2.3 심장과 큰 동맥들.

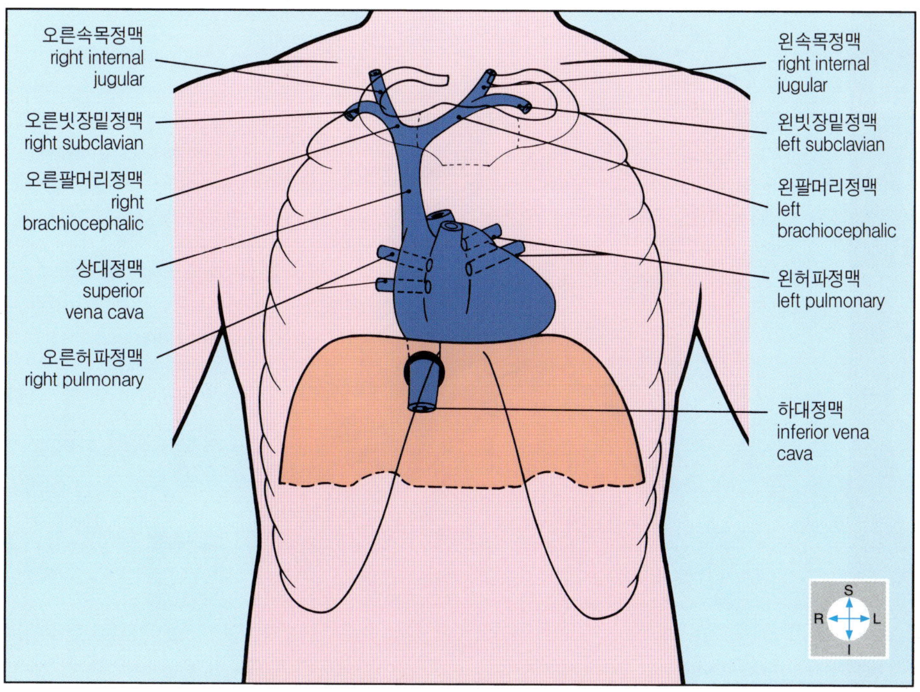

그림 2.4 심장과 큰 정맥들.

가슴의 뼈대(Skeleton of Thorax)

가슴 부분의 뼈대는 12개의 등뼈(흉추골, thoracic vertebrae), 12쌍의 갈비뼈(늑골, ribs), 갈비뼈연골(늑연골, costal cartilage), 복장뼈(흉골, sternum)로 구성되어있다(그림 2.5). 목의 아랫부분과 가슴공간의 위쪽 부분 사이에서 연속된 구조물들은 위가슴우리문(superior thoracic aperture)을 통과하며, 이러한 경계는 첫번째 등뼈몸통, 갈비뼈와 갈비뼈연골의 첫째 쌍, 복장뼈의 위쪽 경계에 의해 형성된다. 가슴안(흉강, thoracic cavity)과 배안(복강, abdominal cavity) 사이에서 구조물들이 통과하는 열한번째와 열두번째 갈비뼈, 갈비뼈 가장자리(일곱번째에서 열번째 갈비뼈 연골이 융합되서 형성)에 의해 형성된다.

갈비뼈(늑골, Ribs)

비록 갈비뼈가 모양과 크기에 있어서 모두 다르지만, 대부분(세번째-아홉번째)의 갈비뼈는 공통적인 특징을 가지고 있으며, 따라서 전형적인 갈비뼈(typical ribs)라고 표현된다. 각각의 전형적인 갈비뼈는 머리(head), 목(neck), 결절(tubercle), 몸통(shaft), 위아래 경계와 안쪽 바깥쪽 경계를 포함하고 있다. 갈비뼈의 머리는 등뼈의 몸통과 관절하는 부위이다. 머리의 윗부분은 위쪽 등뼈와 만나는 반면, 아랫부분은 해당 갈비뼈와 같은 높이의 등뼈와 윤활관절(synovial joint)을 형성한다. 머리의 중간부분은 척추사이원반(intervertebral disc)에 면해있다. 갈비뼈의 목은 머리와 결절에 연결되어 있으며, 가로돌기(횡돌기, transverse process) 앞쪽에 놓여있다. 갈비뼈의 결절은 뒤쪽을 향하고 있으며, 결절 표면의 안쪽 부분은 해당 높이의 척추의 가로돌기 위의 관절면과 윤활관절을 형성한다.

갈비뼈 몸통은 갈비뼈의 나머지 부분을 형성하며 앞쪽의 얕은 오목 부분에서 끝나는데 이곳에서 갈비뼈연골과 연결된다. 결절에서 가쪽으로 지나가면서 몸통은 아래쪽으로 경사지게 되고, 앞쪽과 바깥쪽으로 돌기 전까지 아래쪽과 뒤쪽으로 향하면서 갈비뼈각(angle of rib)을 형성한다. 갈비뼈각의 몸통은 아래쪽으로 날카로운 경계를 갖는데 이것이 갈비뼈고랑(costal groove)의 경계가 된다.

첫째 갈비뼈는 비전형적(atypical)이다. 첫째 갈비뼈의 머리는 첫째 등뼈의 몸통하고만 관절하는 하나의 관절면이 있다. 갈비뼈 몸통은 짧으며, 넓고, 위쪽과 아래쪽 표면을 갖는다. 또한 위쪽 표면은 능선(ridge)이 있어서 앞목갈비근 결절(scalene tubercle)이라는 돌기를 갈비뼈 안쪽 경계에 형성하여 앞쪽에 앞목갈비근(scalenus m.)이 부착된다. 두 개의 고랑이 몸통의 윗면을 가로지르는데, 하나는 능선 앞쪽에 위치하고(빗장밑정맥고랑, groove for the subclavian v.), 다른 하나는 뒤쪽에 위치한다(빗장밑동맥[subclavian a.]과 팔신경얼기[brachial plexus]의 가장 아래쪽 줄기가 지나감). 열번째, 열한번째, 열두번째 갈비뼈도 또한 비전형적인데, 각각의 머리는 하나의 관절면(facet)을 가지고 있으며 대개 결절이나 갈비뼈각이 없다.

갈비뼈연골(Costal cartilage)

모든 갈비뼈는 갈비뼈연골이 있으며, 갈비뼈 중 위쪽 7쌍(참갈비뼈, true ribs)은 복장뼈(sternum)의 가쪽과 관절한다. 여덟째부터 열두번째 갈비뼈 쌍(거짓갈비뼈, false ribs)은 복장뼈에 붙거나 붙지 못한다. 여덟째에서 열번째 갈비뼈 쌍은 바로 위에 있는 갈비뼈연골과 서로 합쳐져서 복장뼈에 붙는 반면, 열한번째와 열두번째 갈비뼈(뜬갈비뼈, floating fibs) 끝이 뾰족하며 배벽(abdominal wall)의 근육 속에서 자유롭게 끝난다.

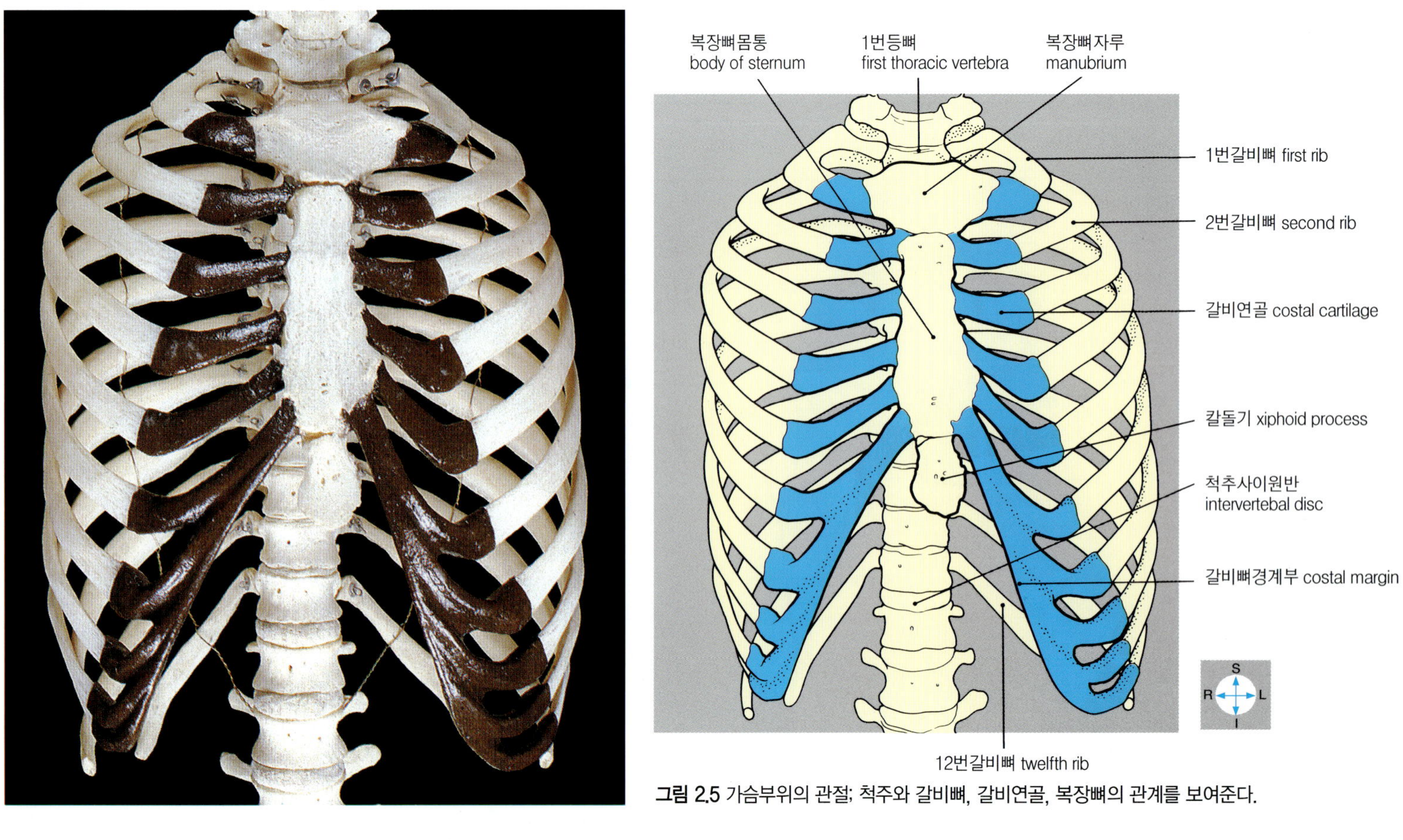

그림 2.5 가슴부위의 관절; 척주와 갈비뼈, 갈비연골, 복장뼈의 관계를 보여준다.

복장뼈(Sternum)

복장뼈는 납작한 뼈이며 복장뼈자루(manubrium), 복장뼈몸통(body of sternum)과 칼돌기(xiphoid process)로 구성되어 있다(그림 2.7). 복장뼈자루는 양쪽 빗장뼈(clavicle)의 안쪽 끝부분과 복장빗장관절(sternoclavicular joint)에서 관절하고, 첫째 갈비뼈 연골과도 관절한다. 자루의 위쪽 끝은 넓으며 위가슴우리문(superior thoracic aperture)의 일부를 형성한다. 손으로 만져질 수 있는 두번째 연골성결합인 자루몸통관절(manubriosternal joint)은 복장뼈 자루와 몸통이 결합한 것으로 두번째 갈비뼈연골이 붙기 위한 유용한 자리를 제공하며, 갈비뼈연골은 관절의 가쪽 경계에서 복장뼈와 인접하게 된다. 복장뼈몸통의 가쪽 경계는 두번째에서 일곱번째 갈비뼈연골에 의해 움푹 패여 있다. 칼돌기는 아래갈비뼈각(subcostal angle) 부분에 놓여있으며 복장뼈의 몸통으로부터 아래쪽과 뒤쪽으로 튀어나와 있다.

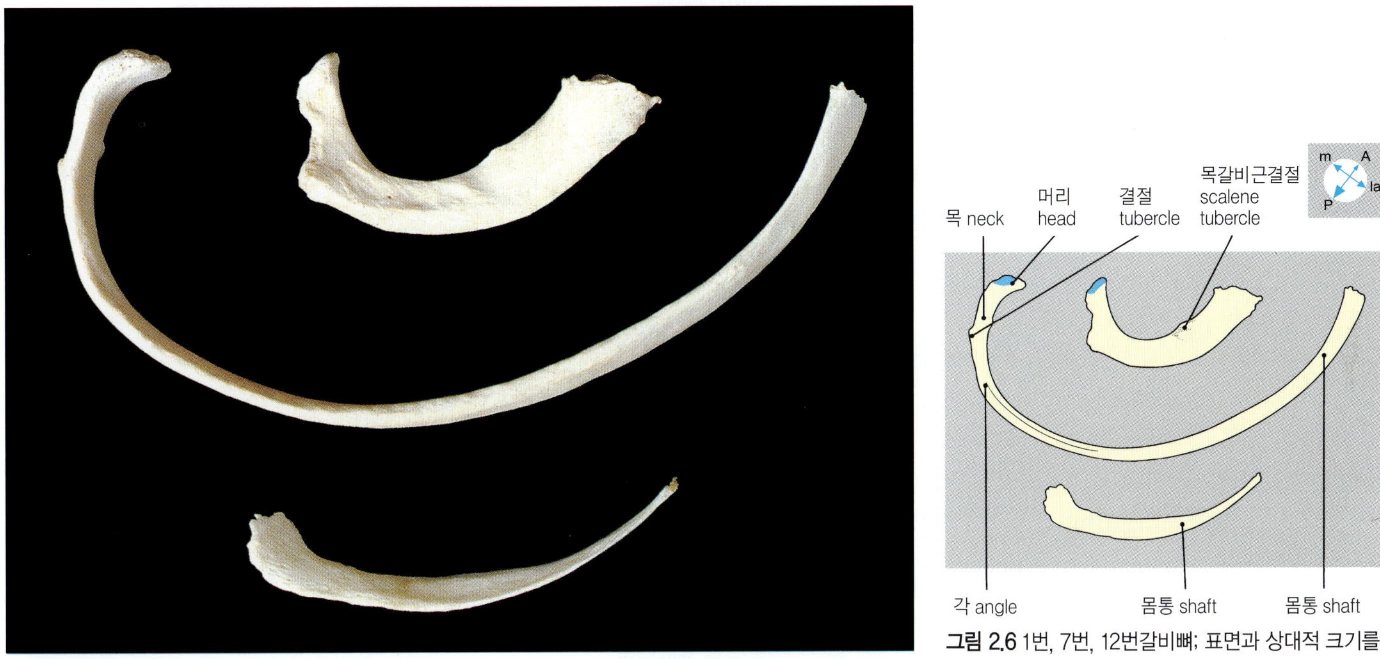

그림 2.6 1번, 7번, 12번갈비뼈; 표면과 상대적 크기를 보여준다.

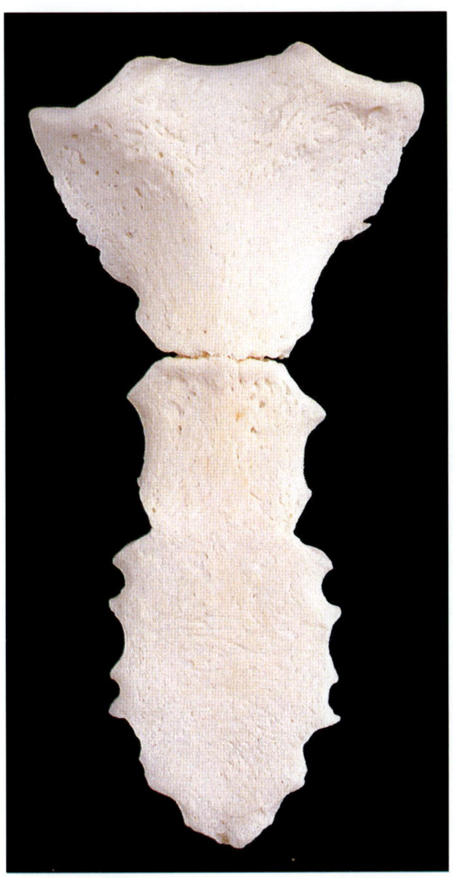

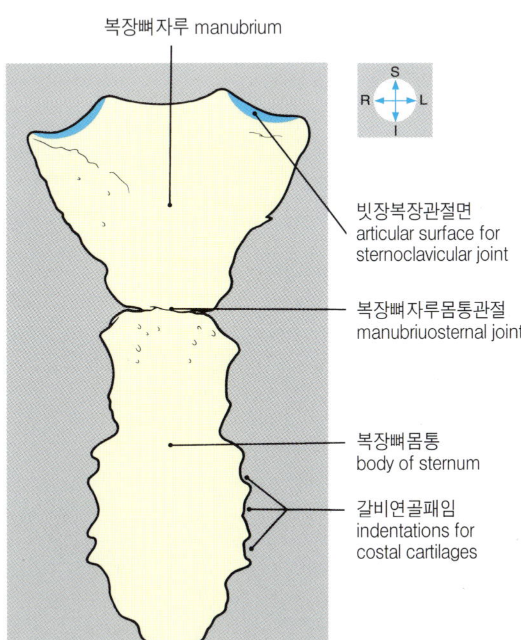

그림 2.7 복장뼈몸통과 자루; 칼돌기는 제거되었다.

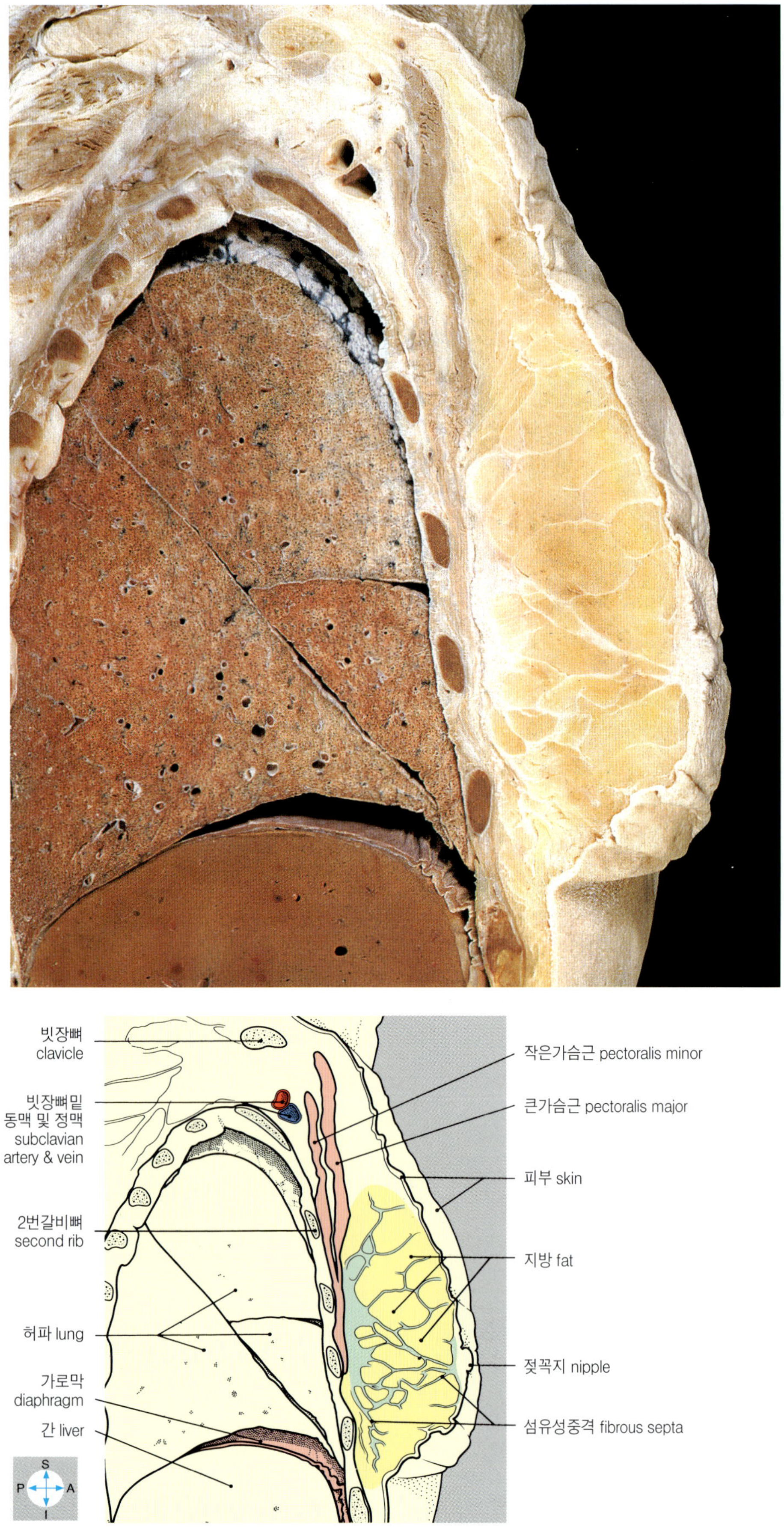

그림 2.8 오른쪽 유방과 가슴벽 아래구조물의 시상단면. 유방의 샘조직 구조는 구별하기 힘들다.

가슴벽(Thoracic Wall)

젖(유방, Breast)

젖은 샘조직(glandular tissue)과 앞 가슴벽의 피부밑조직에 묻혀있는 상당한 양의 지방을 포함한다(그림 2.8). 남성과 성숙 이전의 여성에서 샘조직은 발달되어 있지 않다. 비록 성인 여성마다 젖의 모양과 크기가 다양하지만, 큰가슴근(pectoralis major m.), 앞톱니근(seratus anterior m.), 배곧은근(rectus abdominis m.)을 덮는 깊은 근막 위에 놓인 젖의 밑바닥부분은 일정한 위치를 유지한다. 성인 여성에 있어서 밑바닥은 대략 원형이며, 세로로 둘째 갈비뼈에서 여섯째 갈비뼈 높이까지 위치한다. 안쪽으로는 샘조직이 복장뼈의 가쪽 경계에까지 놓여있다. 젖의 일부는 위가쪽으로 뻗어있고 겨드랑부위(액와, axilla)의 앞쪽 접힘까지 이른다. 이것을 겨드랑돌기(axillary process)라고 하며, 깊은근막(deep fascia) 아래쪽으로 통과하는 젖의 유일한 부분이다.

젖의 샘조직은 15~20개의 방사상으로 배열된 젖샘소엽을 가지며, 각각은 젖샘관(유관, lactiferous duct)으로 열려있다. 이러한 젖샘관은 독립적으로 젖꼭지(유두, nipple)의 표면으로 열린다. 젖꼭지는 짙은 분홍빛을 띤 피부인 젖꽃판(유륜, areola)에 의해 둘러싸여 있으며, 임신 중에는 이곳에 갈색 색소가 발달하게 된다.

젖의 샘 조직에서는 섬유성 중격이 가로질러 지나가는데, 이는 젖샘소엽을 더 작은 소단위로 나누고 젖의 피부를 가슴벽을 덮고 있는 깊은 근막에 느슨하게 부착시켜준다(그림 2.8). 일반적으로 젖은 아래부분 근육 위에서 자유롭게 움직일 수 있다.

혈액공급(Blood supply)

젖의 지방과 샘조직 성분은 가슴벽의 깊은 구조물에도 혈액을 공급하는 동맥으로부터 혈액을 공급받는다. 이러한 혈관은 속가슴동맥(internal thoracic a.), 둘째, 셋째, 넷째 갈비사이동맥(intercostal a.)으로부터 꿰뚫고 나오는 관통가지들을 포함한다. 겨드랑동맥으로부터 나오는 가쪽가슴동맥(lateral thoracic a.)과 가슴봉우리동맥(thoracoacromial a.) 또한 젖에 혈액을 공급한다. 샘조직의 혈액은 동맥과 함께 주행하는 정맥에 의해 밖으로 빠져나간다.

림프배출(Lymph drainage)

젖 내부에서 림프관은 기관의 모든 부위에서 림프를 모을 수 있도록 서로 연결된 통로를 형성한다. 젖의 위쪽과 가쪽면은 대개 빗장아래림프절(infraclavicular lymph node)과 가슴근림프절(pectoral lymph node)을 통과하여 겨드랑림프절(axillary lymph node)의 중앙부와 첨단부로 림프를 배출한다. 젖의 안쪽과 아래쪽면의 림프는 속가슴혈관을 따라 배열된 깊은 샘 조직으로 배출된 후 기관지세로칸림프줄기(bronchomediastinal lymph trunk)를 통과하여 목아래부분의 림프 혈관과 합류된다(292쪽 참조). 림프관은 또한 중앙선을 가로질러 반대쪽 젖의 혈관으로 들어가기도 한다.

근육(Muscle)

갈비뼈, 갈비뼈연골, 복장뼈의 바깥쪽에는 위팔과 어깨뼈(scapula)의 움직임과 관련이 있는 근육들이 부착되어 있으며, 이들은 각각 큰가슴근(pectoralis major m.), 작은가슴근(pectoralis minor m.), 앞톱니근(serratus anterior m.)이라고 부른다. 또한 아래쪽 갈비뼈의 가쪽 표면은 배곧은근(rectus abdominis m.)과 앞배벽의 배바깥빗근(external oblique m.)의 부착점을 제공한다(128, 130쪽 참조).

큰가슴근(대흉근, Pectoralis major m.)

큰 부채모양(fan-shaped)의 근육인 큰가슴근은 빗장뼈(clavicle), 복장뼈(sternum), 위쪽 갈비뼈연골에 부착되어 있으며 겨드랑(axilla)부위 앞벽의 부피를 형성한다(그림 2.9). 근육에서 빗장뼈쪽 머리는 빗장뼈의 안쪽 절반의 앞 표면에 부착되어있다. 복장갈비뼈쪽 머리는 복장뼈의 자루와 몸통에 부착되어 있으며 위쪽 여섯 개 갈비뼈연골에도 부착되어 있다. 가쪽으로는 이 두부분의 근육 모두가 위팔뼈(humerus)의 결절사이고랑(intertubercular sulcus)의 가쪽모서리(lateral lip)를 따라 위팔뼈에 닿아있다(112쪽 참조).

큰가슴근은 팔신경얼기(brachial plexus)로부터 나오는 안쪽, 가쪽 가슴근신경(pectoral n.)에 의해 지배를 받는다. 기능적으로 어깨관절에서 팔의 모음(adductor)과 굽힘(flexor)의 강력한 작용을 하며 위팔뼈의 안쪽돌림(medial rotation)과도 관계가 있다. 팔이 고정되었을 때, 큰가슴근의 복장갈비뼈부분은 갈비뼈를 들어올림으로써 흡기(inspiration)를 도와주는 보조 근육으로써 작용을 한다.

작은가슴근(소흉근, Pectoralis minor m.)

작은가슴근은 큰가슴근의 깊은 곳에 위치하고 있으며, 대개 3, 4, 5번 갈비뼈에 부착되어있다(그림 2.10). 이 근육은 어깨뼈(scapula)의 부리돌기(coracoid process)의 안쪽 경계에 닿는다. 작은가슴근은 안쪽과 가쪽 가슴근신경의 지배를 받으며, 어깨뼈의 내밈(protraction)과 회전에 관한 운동을 돕는 역할을 한다.

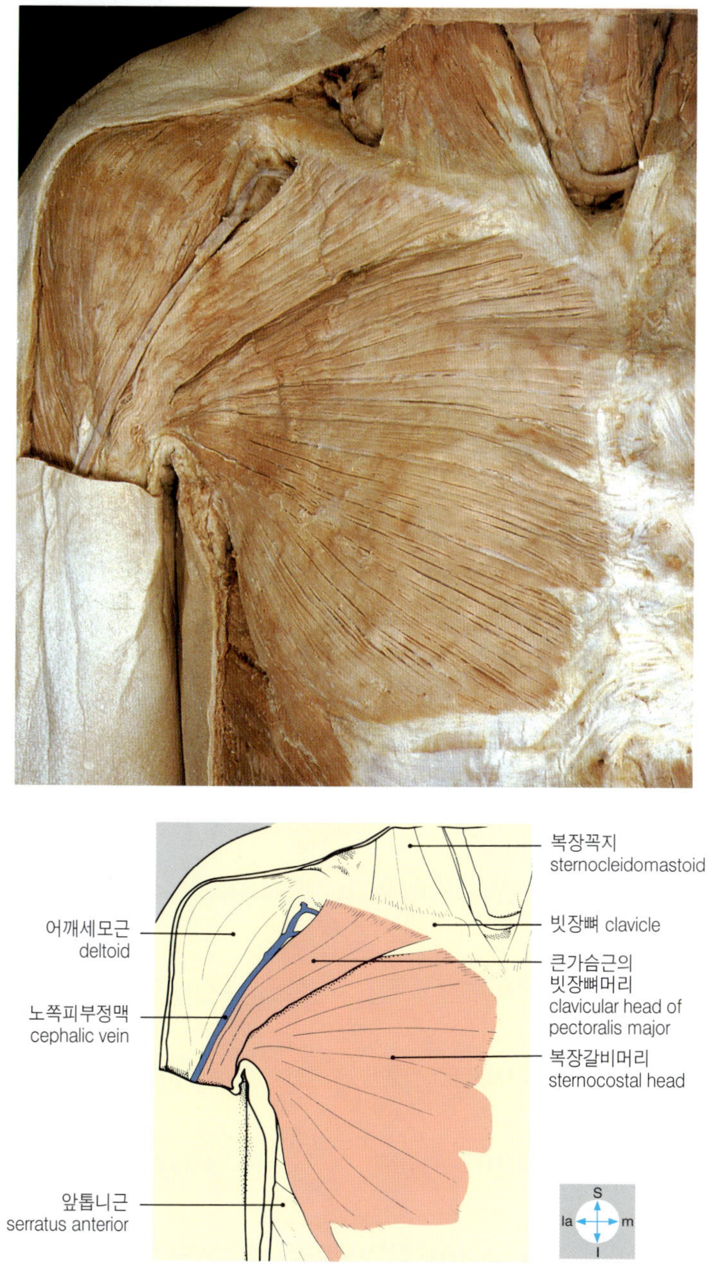

그림 2.9 큰가슴근; 피부와 피부아래조직근막을 제거하여 큰가슴근을 드러내었다.

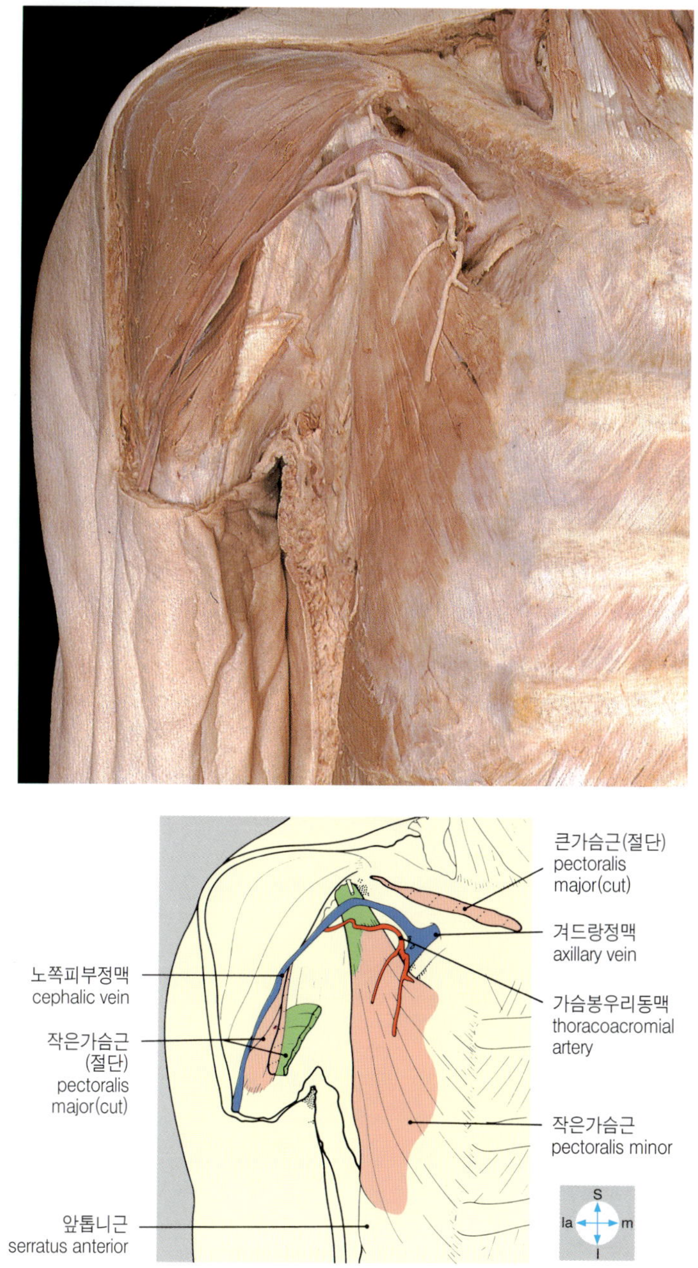

그림 2.10 작은가슴근; 큰가슴근을 제거하여 드러내었다.

앞톱니근(전거근, Serratus anterior m.)

앞톱니근은 큰 근육으로 어깨뼈와 가슴벽사이에 위치하고 있으며 위쪽 8개 갈비뼈의 가쪽면에 부착되어 있고, 겨드랑부위의 가쪽벽을 형성한다(그림 2.11). 위쪽 4개의 갈비뼈에서 나온 근육섬유는 어깨뼈의 위각(superior angle)과 어깨뼈 안쪽 모서리의 갈비뼈쪽 표면에 닿아있다. 다섯번째에서 여덟째 갈비뼈로부터 나온 근육은 어깨뼈 아래각(inferior angle)의 갈비뼈쪽 표면에 닿는다.

앞톱니근에는 팔신경얼기 중에서 목에서 기시한 위쪽 세 개의 신경뿌리(C5~C7)에서 나온 척수신경들이 분포한다. 앞톱니근은 어깨뼈의 강력한 내밈에 관여하며 등세모근(trapezius m.)을 도와 위팔을 벌리는(abduction) 동안 어깨뼈의 회전을 가능케 한다. 또한 팔이 움직이는 동안 어깨뼈를 안정화시키는 역할도 한다.

갈비사이공간(Intercostal space)

두 개의 인접한 갈비뼈 사이에 생기는 간격을 갈비사이공간(intercostal space)라고 한다. 양쪽 가슴(thorax)에서 위에서부터 번호를 매겨 그러한 공간이 각각 11개씩 존재하며, 근육, 막, 신경, 혈관에 의해 채워져 있다. 각각의 가슴사이공간과 그 안의 신경혈관 구조물에 매겨진 번호는 위쪽에서 그 공간을 제한하는 갈비뼈의 번호와 일치한다. 12번째 갈비뼈 바로 아래에 있는 신경과 혈관은 갈비아래신경(subcostal n.)과 갈비밑혈관(subcostal vessel)이라고 부른다. 갈비사이신경과 혈관은 갈비사이근육과 공간 깊은 곳에 위치한 벽쪽가슴막(parietal pleura)에 분포한다. 이러한 혈관에서 나온 가지는 또한 몸통벽의 근육, 얕은 근막(superficial fascia)과 피부에도 혈액을 공급한다. 대부분의 갈비사이신경은 가슴벽과 배벽을 덮는 피부에 분포하는 피부가지(cutaneous branch)를 가진다.

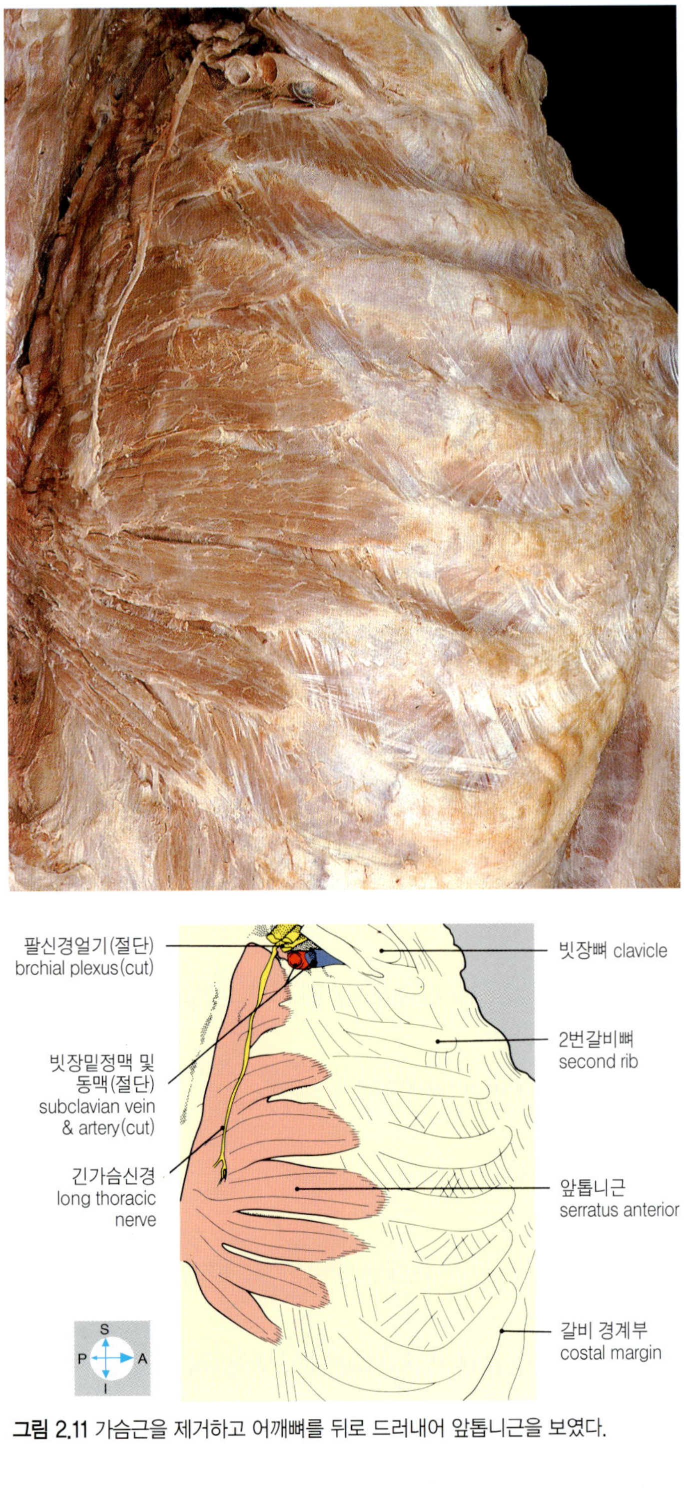

그림 2.11 가슴근을 제거하고 어깨뼈를 뒤로 드러내어 앞톱니근을 보였다.

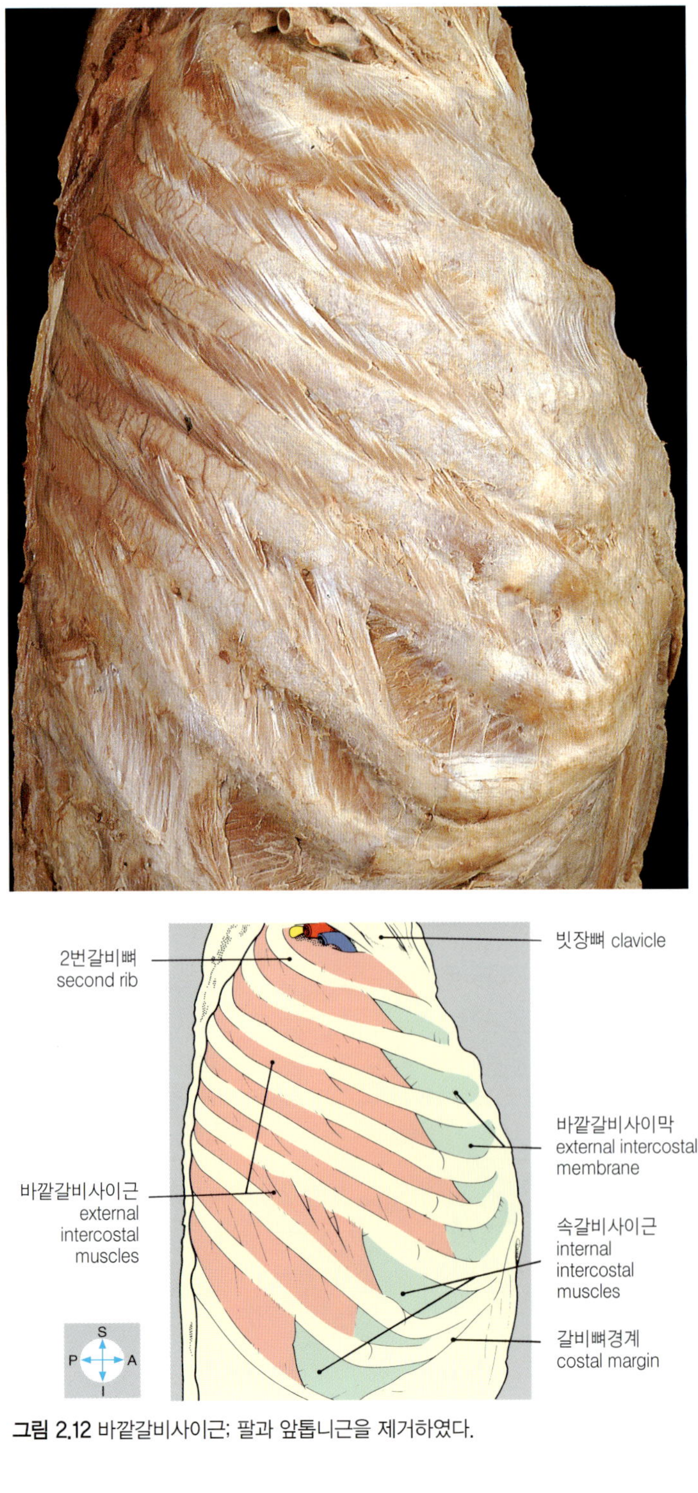

그림 2.12 바깥갈비사이근; 팔과 앞톱니근을 제거하였다.

갈비사이근육(Intercostal muscle)

세 층의 갈비사이근육(intercostal m.)이 존재하며, 이들은 얕은층, 중간층, 깊은층에 위치하고 있다. 각각은 바깥갈비사이근(외늑간근 external intercostal m.), 속갈비사이근(내늑간근 internal intercostal m.), 맨속갈비사이근(최내늑간근 innermost intercostal m.)이라고 부른다.

바깥갈비사이근(Eexternal intercostal m.)

바깥갈비사이근의 근섬유는 한 갈비뼈의 아래쪽 경계로부터 그 바로 아래 위치한 갈비뼈의 위쪽 경계에까지 아래쪽, 앞쪽으로 경사져있다(그림 2.12). 근육은 결절(tubercle)에서부터 나와 뒤쪽으로는 갈비뼈 연접부까지 및 앞쪽으로는 갈비뼈 연골까지 이어져있다. 갈비뼈연골사이에서 근섬유는 얇은 근막의 판인 바깥갈비사이막(external intercostal membrane)으로 바뀌는데, 이 막은 복장뼈의 가쪽 경계에까지 닿는다(그림 2.13).

속갈비사이근(Internal intercostal m.)

속갈비사이근은 바깥 갈비사이근의 안쪽 깊은 곳에 위치하고 있다(그림 2.14). 두 근육의 근섬유들은 서로 직각을 이루며, 속갈비사이근의 섬유는 한 갈비뼈의 아래쪽 경계로부터 아래에 인접한 갈비뼈의 위쪽 경계 사이에서 아래 뒤쪽으로 주행한다. 앞쪽으로는 각각의 근육이 갈비뼈 연골의 사이에서 계속되어 복장뼈 가쪽 경계에 이른다(그림 2.13). 뒤쪽에서는 각각의 근육이 갈비뼈각(angle of the rib)까지만 분포하며, 그곳에서 속갈비사이막에 의해 교체되어 갈비뼈의 결절까지 이어진다.

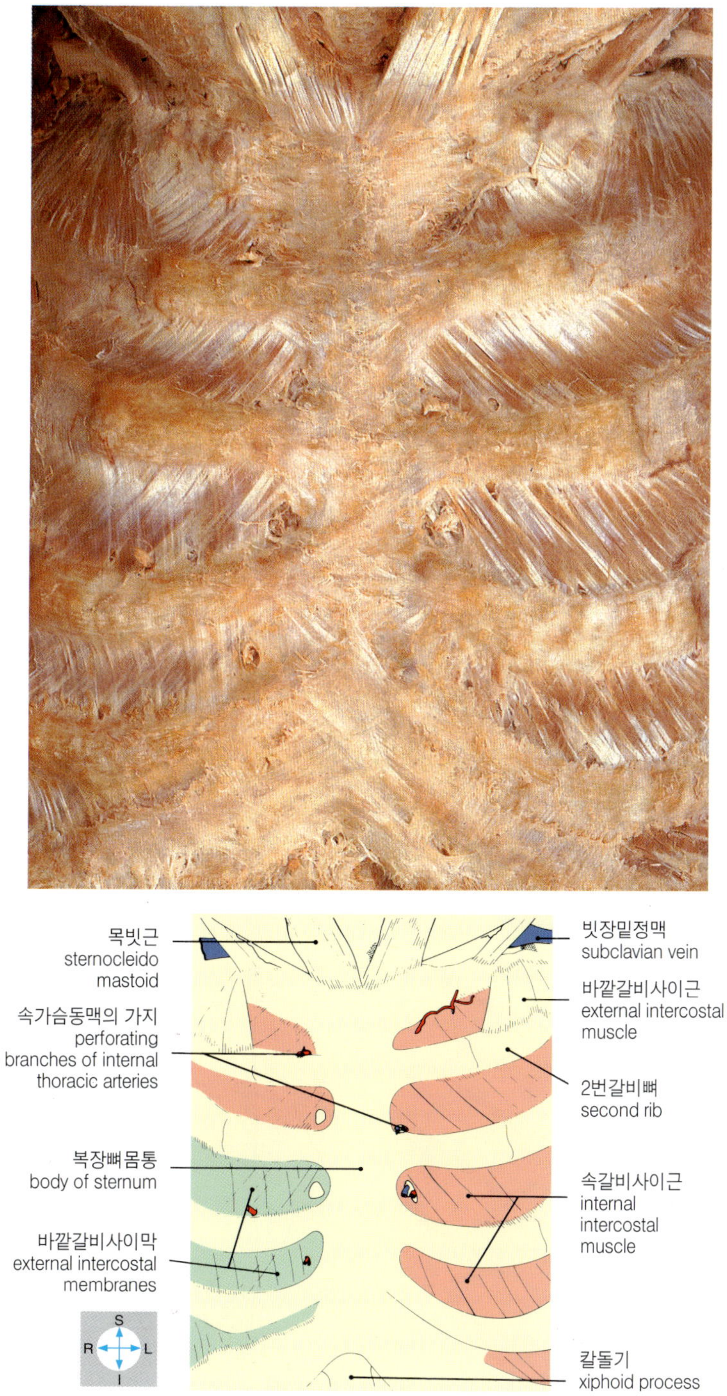

그림 2.13 바깥갈비사이막과 속갈비사이근의 앞쪽 근섬유

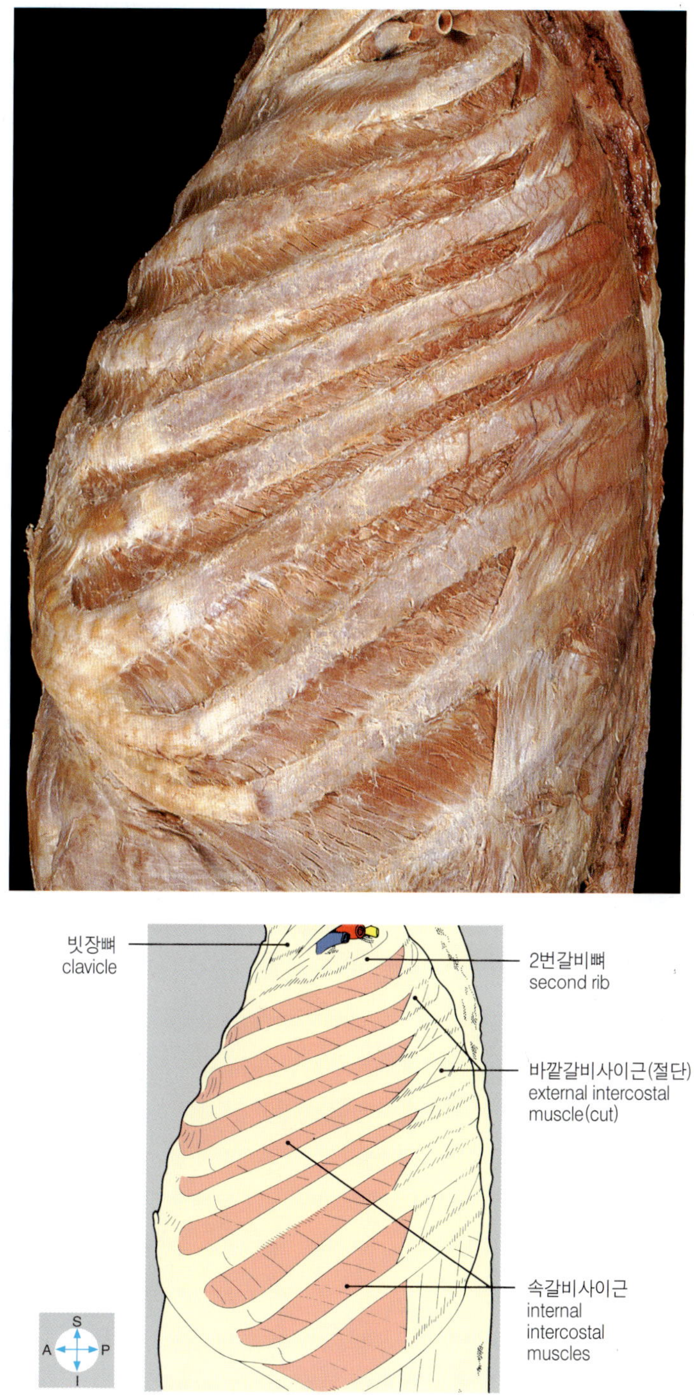

그림 2.14 속갈비사이근; 바깥갈비사이근의 앞쪽 부분을 제거하였다.

맨속갈비사이근(Innermost intercostal m.)

맨속갈비사이근은 속갈비사이근 아래 깊은 곳에 위치한다(그림 2.15). 이 근육은 앞쪽으로는 가슴가로근(transverse thoracis m., sternocostalis m.), 뒤쪽으로는 갈비밑근(subcostalis)을 포함하는 근육의 불완전한 층의 가쪽 경계를 형성한다. 각각의 맨속갈비사이근은 한 갈비뼈의 안쪽을 인접갈비뼈의 안쪽과 연결시켜준다.

신경분포(Innervation)

어떤 특정 갈비사이공간에 위치하는 모든 갈비사이 근육은 동일한 부분의 갈비사이 신경이 분포하고 있다.

작용(Actions)

비록 갈비사이근육의 주요 역할이 허파의 환기(ventilation)와 관련이 있지만, 정상적인 호흡의 경우 가슴벽의 근육은 호흡에 단지 미미한 작용만을 수행한다. 숨을 들이쉬는 것(inspiration)은 대개 가로막(diaphragm)에 의해 일어나며, 가로막이 밑으로 내려가면서 가슴안의 수직 길이가 증가하게 된다. 특히 깊게 숨을 들이쉴 때 바깥가슴사이근육에 의해 가슴안의 가로 직경과 앞뒤 직경이 증가하며, 갈비뼈를 위쪽, 바깥쪽, 앞쪽으로 향하게 하여 갈비사이공간을 넓게 만든다. 조용한 호흡을 하는 경우 숨을 내쉬는 것(expiration)은 주로 폐와 가슴벽의 탄력적 반동 때문에 일어나며 속갈비사이근의 일부 활동과도 관련이 있다. 격렬한 신체적 운동을 할 때나 기침을 할 때와 같은 강제적 호기의 경우조차도 가슴벽의 근육보다는 배벽의 근육에 의해 주요 근육 활동이 일어난다. 그러나 속갈비사이근은 갈비뼈를 아래쪽이나 안쪽으로 움직이게 함으로써 갈비사이공간을 좁혀 강제적 호기에 기여한다.

갈비사이혈관과 신경 (Intercostal vessel and nerve)

각각의 갈비사이공간은 중요한 동맥, 정맥, 신경을 포함하고 있으며 이들은 집합적으로 모여 신경혈관다발(neurovascular bundle)을 형성한다(그림 2.15). 이러한 다발은 속갈비사이근과 맨속갈비사이근 사이의 신경혈관평면(neurovascular plane)에 위치하고 있으며, 갈비뼈의 갈비뼈고랑을 채우면서 갈비사이공간의 위쪽부분을 따라 주행한다. 대개 다발 속에서 정맥은 위쪽에 놓여있고, 신경은 아래쪽에 놓여있다. 신경과 혈관의 곁가지(collateral)는 신경혈관다발로부터 뒤쪽에서 기시하여 갈비사이근육에 혈액과 신경자극을 전달하기 위해 갈비사이공간의 아래쪽 경계를 따라 앞쪽으로 주행한다.

갈비사이동맥(늑간동맥, Intercostal a.)

갈비사이동맥은 갈비사이공간의 앞쪽 끝과 뒤쪽 끝으로부터 유입된다. 앞쪽으로는, 목 아랫부분의 빗장밑동맥(subclavian a.)으로부터 나온 속가슴동맥이 위쪽 6쌍의 가슴사이공간에 가쪽으로 주행하는 가지들을 낸다(그림 2.16). 아래쪽 5개 양쪽 갈비사이공간은 속가슴동맥의 종말가지 중의 하나인 근육가로막동맥(musculaophrenic a.)으로부터 나온 앞갈비사이동맥이 있다. 이러한 앞쪽 갈비사이동맥들은 뒤쪽 갈비사이동맥과 끝부분이 서로 연결(문합)되어 있다.

아래 9개 갈비사이공간을 지나는 뒤갈비사이동

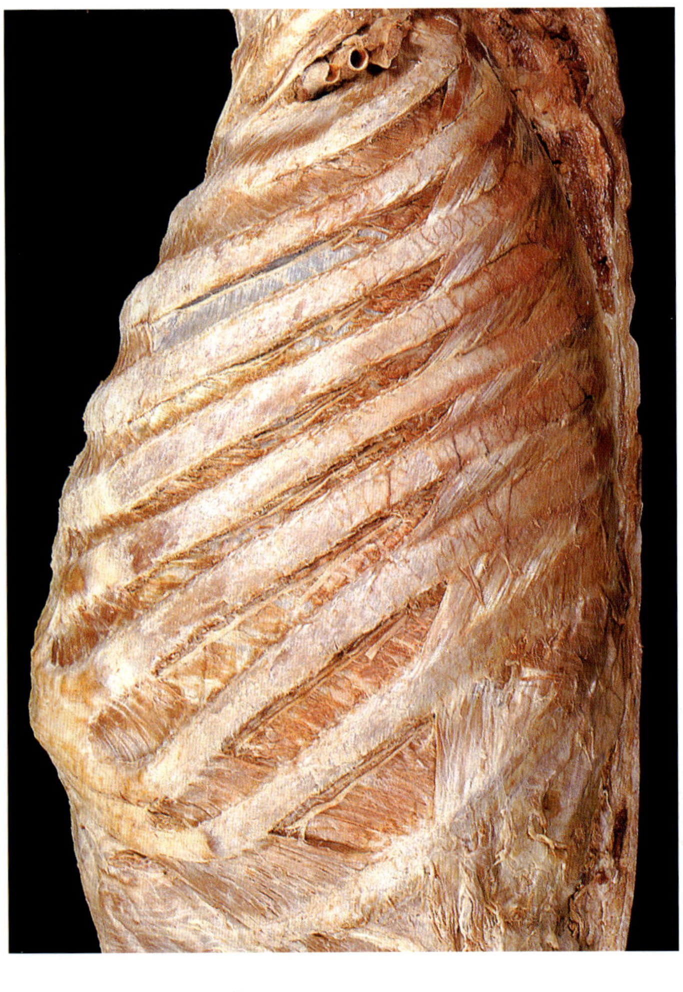

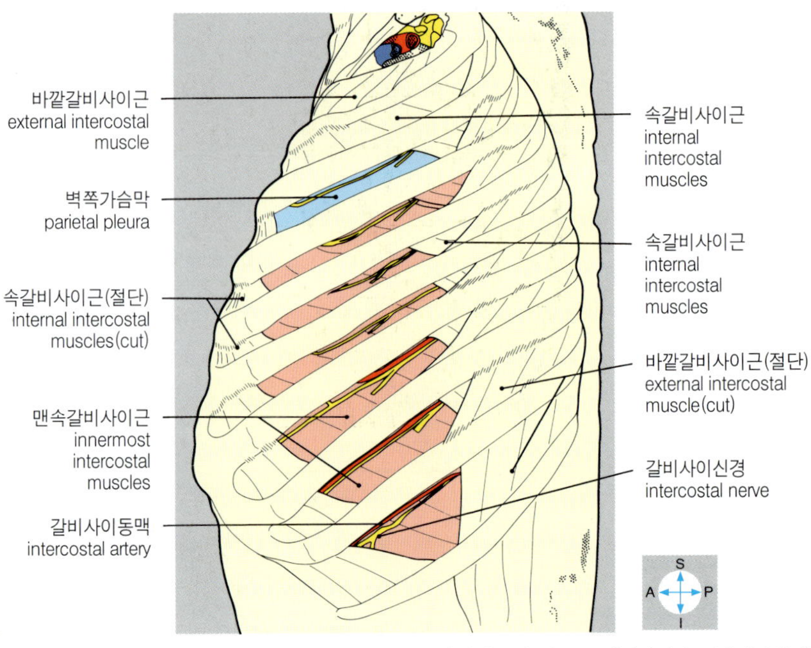

그림 2.15 맨속갈비사이근과 속갈비사이신경; 속갈비사이근의 일부를 제거하였다. 3번갈비사이공간의 맨속갈비사이근을 제거하여 벽쪽가슴막을 드러내었다.

맥(posterior intercostal a.)이 내림가슴대동맥으로부터 직접적인 가지로써 분지를 한다(그림 2.63 참조). 첫번째와 두번째 갈비사이공간에서 뒤갈비사이동맥은 목갈비동맥(costocervical trunk)의 갈비사이가지로부터 유래되었다. 빗장밑동맥과 그것의 갈비사이가지로부터 기시한 목갈비동맥은 첫번째 갈비뼈의 목을 가로지르면서 가슴안으로 들어온다. 앞쪽과 뒤쪽 갈비사이동맥 사이, 및 어깨동맥(scapular a.)과 뒤갈비사이동맥의 사이에 형성된 연결은 매우 중요한데, 그 이유는 대동맥활(aortic arch)이 비정상적으로 좁아져있는 경우, 즉 대동맥협착(coarctation)이 일어났을 때 혈액이 내림대동맥에 도착할 수 있게 해주기 때문이다.

갈비사이정맥(늑간정맥, Intercostal v.)

앞쪽의 경우 아래쪽 5개 갈비사이공간으로부터 나오는 갈비사이정맥은 근육가로막정맥(musculophrenic v.)에 연결된다. 위쪽 여섯 개의 갈비사이 정맥과 근육가로막 정맥은 속가슴정맥으로 이어지는데, 속가슴정맥은 그 자체가 목의 뿌리부분에서 팔머리정맥(brachiocephalic v.)의 지류가 된다. 뒤쪽의 경우 갈비사이정맥은 홀정맥계통(기정맥계통, azygos venous system)에 연결된다. 오른쪽에서 아래쪽 8개의 공간에 있는 갈비사이정맥은 직접적으로 홀정맥으로 들어간다(그림 2.63 참조). 두번째와 세번째 공간으로부터의 정맥은 하나의 단일 혈관인 오른쪽 위 갈비사이정맥으로 합해지고, 홀정맥활(azygos v.)로 유입된다. 첫번째 뒤갈비사이정맥(supreme intercostal v.)은 가슴을 빠져나와 목의 뿌리부분, 대개 오른쪽 척추정맥에서 끝난다.

왼쪽의 경우, 아래쪽 8개의 뒤갈비사이정맥은 반홀정맥(hemiazygos v.) 또는 덧반홀정맥(accessory hemiazygos v.)으로 유입된다(그림 2.64 참조). 왼쪽위갈비사이정맥은 두번째와 세번째 갈비사이공간에서 빠져나가 대동맥활의 왼쪽을 지나 왼쪽 팔머리정맥에서 끝난다. 오른쪽 경우, 첫번째 위갈비사이정맥(supreme intercostal v.)은 가슴을 빠져나와 대개 척추정맥에서 끝나지만, 때때로 팔머리 정맥에서 끝나기도 한다.

갈비사이신경(늑간신경, Intercostal n.)

갈비사이신경은 위쪽 11개 가슴척수신경(thoracic spinal n.)의 앞가지(anterior rami)로 구성되어있다. 각각의 갈비사이신경은 뒤쪽에서 신경혈관평면으로 들어와 갈비사이공간의 갈비사이근육에 분포하는 곁가지를 낸다(그림 2.64 참조). 첫번째를 제외하고, 각각의 갈비사이 신경은 덮고 있는 근육을 뚫고 겨드랑 중간선 근처에 가쪽 피부가지를 낸다(그림 1.34 참조). 이 피부신경은 앞가지와 뒷가지로 나뉘어져 인접 피부에 분포한다. 두번째에서 여섯번째 공간에 위치한 갈비사이신경은 복장뼈 가쪽 경계 근처의 얕은 근막에 유입되어 안쪽과 가쪽피부가지로 나뉜다. 첫 번째 가슴척수신경의 앞가지에 위치하는 대부분의 신경섬유는 팔신경얼기와 함께 팔에 분포한다(78쪽 참조). 작은 첫 번째 가슴사이신경은 곁가지이며 피부를 덮고 있는 근육이 아니라 갈비사이 공간의 근육에 분포하고 있다.

아래 다섯 개의 갈비사이공간에 위치한 갈비사이신경은 갈비뼈 가장자리 근처의 신경혈관평면으로 이어져 있으며, 배벽의 근육과 피부에 분포하고 있다(131쪽 참조).

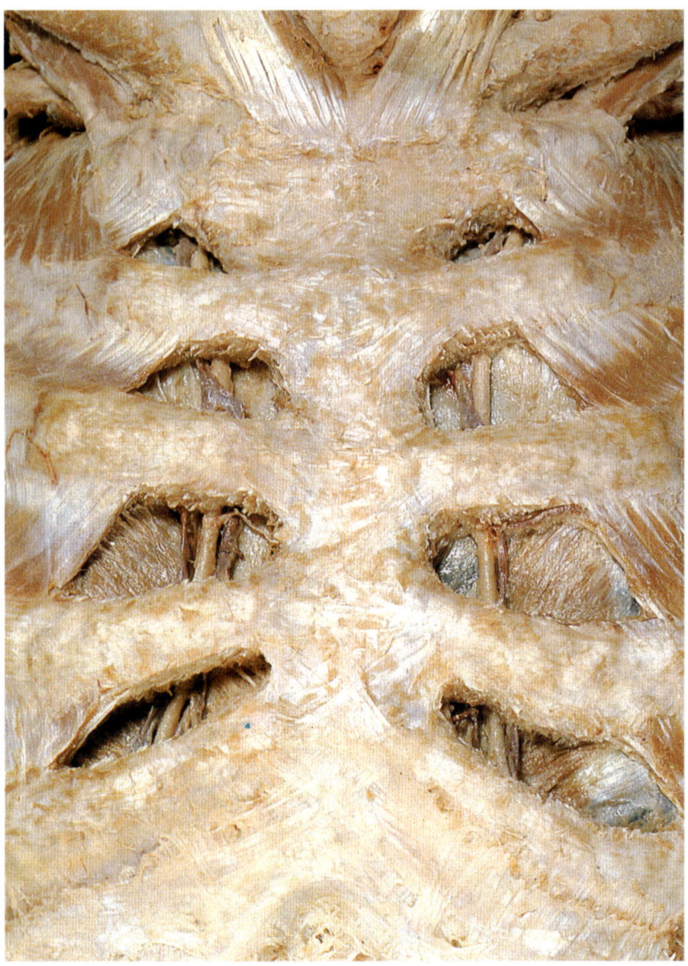

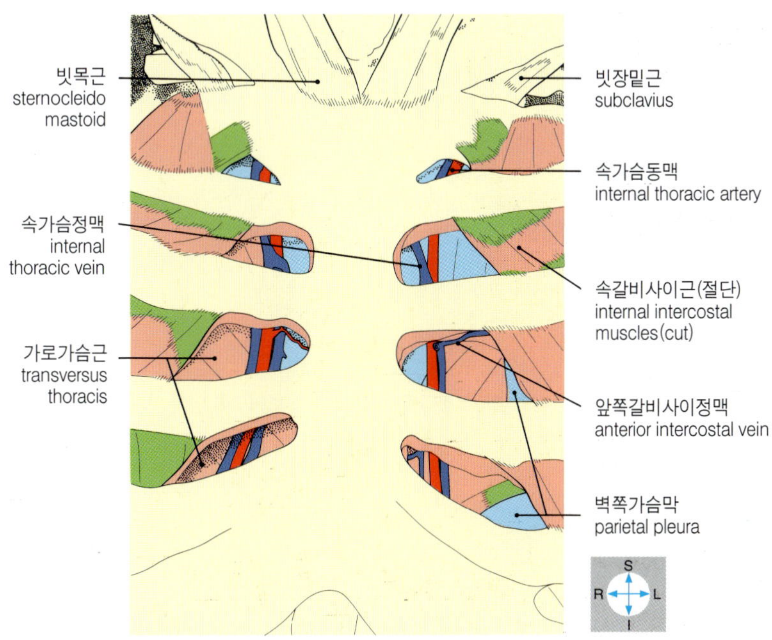

그림 2.16 속가슴혈관; 갈비사이근의 앞쪽을 제거하였다.

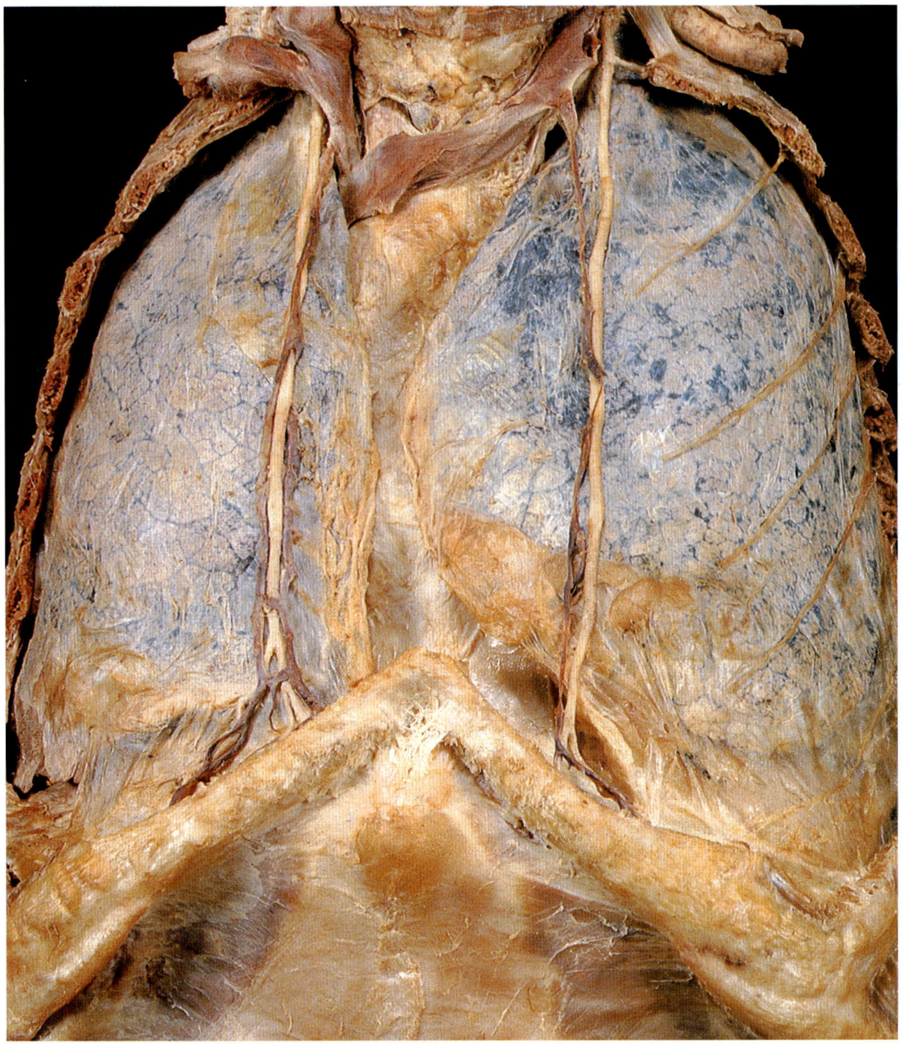

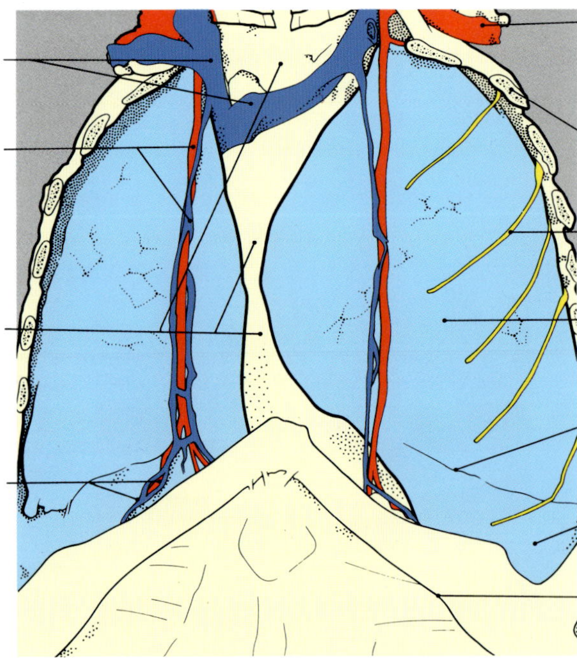

그림 2.17 속가슴혈관과 벽쪽가슴막의 갈비부분이 양쪽 폐와 함께 보이도록 앞쪽 가슴벽이 제거되었다.

가슴막(Pleura)

가슴공간(thoracic cavity)은 가슴벽(wall of thorax) 안에 있으며, 가로막(diaphragm)에 의해 배공간(abdominal cavity)과 구별된다. 가슴공간은 오른쪽과 왼쪽 허파(lung)를 포함하고 있으며, 각각의 허파는 가슴막(pleura)이라는 장막(serous membrane)에 의해 싸여 있다. 양쪽 허파 사이에는 심장과 큰 혈관들, 기관과 식도를 포함하고 있는 가슴세로칸(mediastinum)이라는 중앙 부분(central partition)이 있다. 그 위에는 많은 가슴세로칸의 구조물들이 위가슴우리문(superior thoracic aperture)을 지나 목의 뿌리(root of neck)로 들어간다. 식도(oesophagus)를 포함한 구조물들이 가로막에 있는 구멍(opening)을 통해 가슴세로칸과 배(abdomen) 사이를 연결한다(189쪽 참조).

가슴막은 허파를 둘러싸고 가슴공간의 벽(walls of thoracic cavity) 안쪽을 싸고 있으며, 내장쪽부분(visceral part)과 벽쪽부분(parietal part)으로 세분된다. 내장쪽층(visceral layer)은 허파의 표면을 덮고 있으며, 허파뿌리(lung root) 주위에서 벽쪽층과 이어진다. 벽쪽층은 가슴세로칸의 가쪽면과 가로막의 위쪽면 및 가슴벽의 안쪽면을 덮고 있다(그림 2.17). 벽쪽층과 내장쪽층은 일반적으로 닿아있지만, 가슴막공간(pleural cavity)은 그 두 층 사이에 있고, 장액의 얇은 막(thin film of serous fluid)을 가지고 있다. 장액은 두 가슴막 표면을 가깝게 붙여 주고 호흡운동 시 마찰을 줄여준다. 상처나 질환은 가슴막 공간 안에 공기(pneumothorax)나 액체(pleural effusion)를 축적시켜 허파를 허탈상태로 만든다.

벽쪽가슴막(Parietal pleura)

벽쪽가슴막은 덮고 있는 표면에 의해서 이름이 붙여졌다. 그래서 가슴세로칸가슴막(mediastinal pleura)은 가슴세로칸의 가쪽 표면을 형성하는 구조물의 형태와 일치하고 가로막신경(phrenic nerve)의 감각신경가지들이 분포하고 있다. 아래쪽에는 가로막가슴막(diaphragmatic pleura)이 가로막의 윗표면을 덮고 있다. 중앙 부분은 각 가로막신경의 감각신경가지들이 분지하는 반면에 주변부는 아래쪽 갈비사이신경들(lower intercostal nerves)의 지배를 받는다. 가슴벽의 안쪽 표면을 덮는 가슴막은 갈비가슴막(costal pleura)이라고 불리고 갈비사이신경들(intercostal nerves)에 의해 구역적으로 지배받는다(그림 2.17).

가로막의 주변부는 가슴벽과의 부착점으로 갈수록 경사가 아래로 가파르며, 갈비가로막오목(costodiaphragmatic recess)이라는 좁은 관을 형성한다. 이 오목은 가쪽과 뒤쪽으로 특히 깊은데, 이 오목 안에서 벽쪽가슴막의 갈비 부분과 가로막 부분이 서로 접하게 된다(그림 4.104 참조).

목의 뿌리까지 뻗어있는 벽쪽가슴막을 가슴막꼭대기(cervical pleura)라 하고, 첫번째 갈비사이신경에 의해 지배받는다. 가슴막꼭대기는 가슴막위막(suprapleural membrane)이라는 견고한 근막층(fascial layer)에 의해 보강되어 환기(ventilation)시 허파꼭대기(apex of lung)와 가슴막의 위방향운동(upward movement)을 막아준다(그림 7.15 참조).

벽쪽가슴막의 표면 표시들(Surface markings of the parietal pleura)

벽쪽가슴막은 가슴벽에서부터 가슴세로칸과 가로막 모두로 방향이 바뀌기 때문에 가슴막이 접히는 선(line of pleural reflection)은 몸의 표면에서 상세하게 나타날 수 있다. 빗장뼈(clavicle)의 안쪽 1/3지점 위 약 2.5cm인 위쪽 끝에서부터 따라 내려오면 이 선은 복장빗장관절(sternoclavicular joint) 뒤로 내려와 복장뼈몸통자루관절(manubriosternal joint) 위치의 중앙선에 다다르게 된다. 오른쪽에서는 가슴막접힘(pleural reflection)이 수직으로 여섯째 갈비연골(costal cartilage)의 위치로 내려오고 반면에 왼쪽은 심장이 가슴막을 가쪽으로 밀어서 넷째에서 여섯 번째 갈비 연골까지 가슴막이 접히는 선은 복장뼈(sternum)의 모서리의 가쪽으로 위치한다(그림 2.17). 이러한 위치의 변동은 넷째와 다섯째 갈비사이공간의 중간끝을 노출시킨다. 여섯째 갈비연골에서부터 가쪽으로 따라가보면 표면은 양쪽 모두 똑같이 빗장중간선(midclavicular line)의 여덟째 갈비뼈와 중간겨드랑선(midaxillary line)의 열째갈비뼈를 지난다.

뒤쪽은 벽쪽가슴막이 수평으로 이어져 열두째 갈비뼈의 중앙선에서 5cm지점을 지나 2.5cm 더 안쪽으로 이어진다. 그래서 벽쪽가슴막의 작은 공간이 열두째 갈비의 위치아래 있게 된다.

내장쪽가슴막(Visceral pleura)

내장쪽가슴막은 허파뿌리(root of lung) 주위에서 세로칸벽쪽가슴막(mediastinal parietal pleura)과 이어진다(그림 2.18). 허파로 출입하는 구조물들은 이 가슴막소매(pleural sleeve)의 윗부분을 차지한다. 아랫부분은 허파인대(pulmonary ligament)라는 가슴막의 빈 접힘(empty fold of pleura)으로 구성되어 있다(그림 2.25 참조). 내장쪽가슴막은 허파의 표면과 견고하게 붙어있으며, 허파틈새(fissures) 깊은 곳까지 뻗어 들어간다. 벽쪽층과는 달리 내장쪽가슴막은 체성신경분포(somatic innervation)를 가지고 있지 않다.

내장쪽가슴막의 표면 표시들(Surface markings of the visceral pleura)

내장쪽가슴막은 허파의 표면을 덮기 때문에 내장쪽가슴막의 표면은 허파의 표면과 동일하다(41쪽 참조).

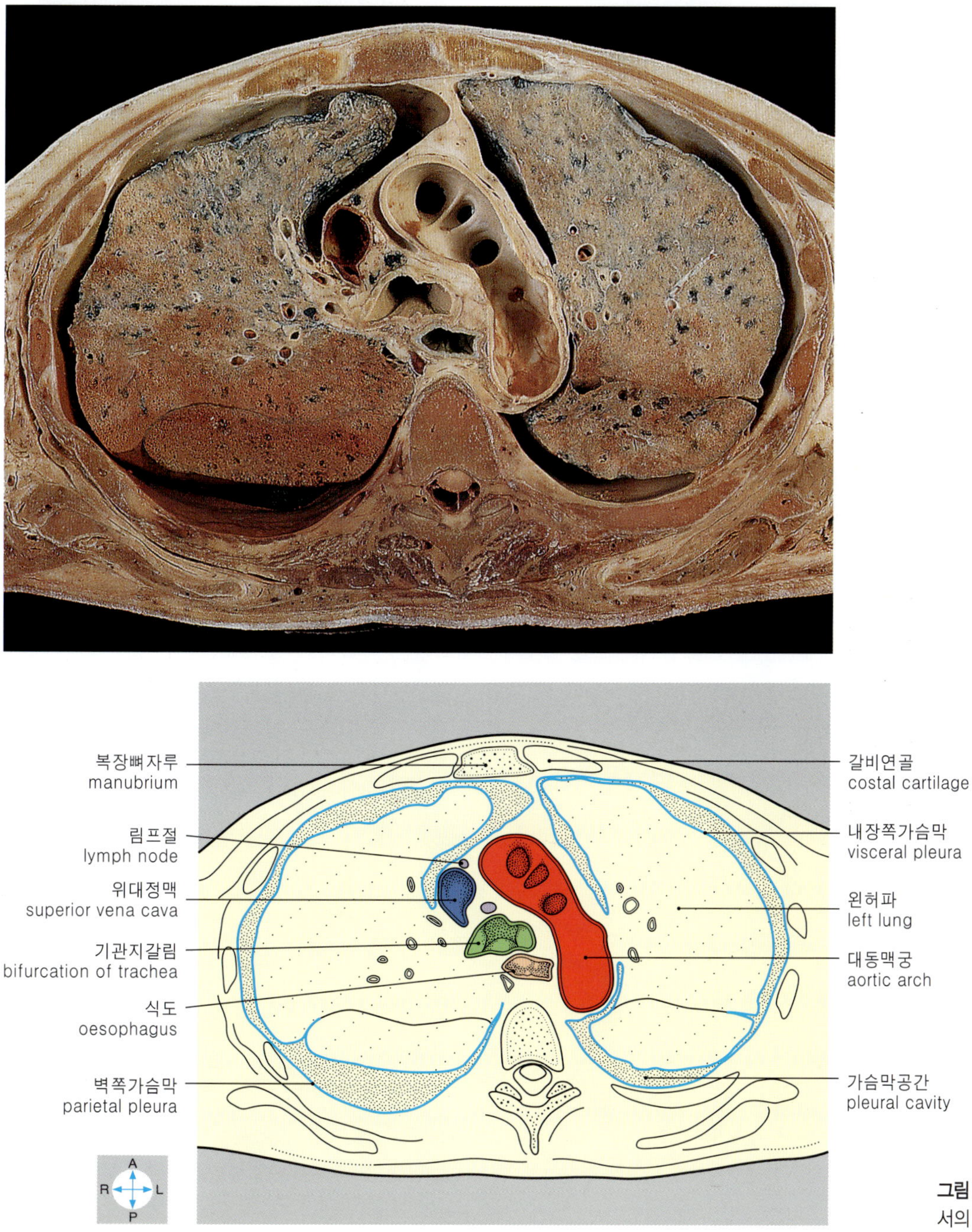

그림 2.18 대동맥궁과 기관지갈림을 보여주는 넷째등뼈높이에서의 가로단면. 그림 2.67과 비교.

허파(Lungs)

두 개의 허파는 가슴공간에 있으며, 가슴세로칸의 구조물에 의해 떨어져 있다. 유아의 허파는 핑크색이지만 성인의 허파는 흡입한 탄소의 축적으로 인해 반점이 있는 모습을 나타낸다. 살아있는 허파는 단단하고 주변 구조물의 자국이 종종 남아 있는 조직고정처리된 허파(embalmed lung)와는 달리, 탄력적이고 환기하는 동안 부피를 변화시킬 수 있다. 각 허파는 내장쪽가슴막에 싸여 있고, 아랫방향으로 뻗은 기저(base)의 가로막면(diaphragmatic surface)과 위로 꼭대기를 가진 원뿔모양이다. 갈비면(costal surface)은 부드럽게 볼록한 반면에 세로칸면(mediastinal surface)은 불규칙하고 기관문(hilum of organ)을 가지고 있다. 틈새는 일반적으로 존재하며, 각각의 허파를 보통 오른쪽에는 세 개의 엽(lobe), 왼쪽은 두 개의 엽으로 나눈다. 허파의 대부분은 호흡관(respiratory tract)의 주변부와 관련 허파혈관계(pulmonary vascular system)로 구성되어 있다. 기관지(bronchi)와 허파혈관(pulmonary vessel)은 허파로 들어가면 넓게 세분된다(그림 2.26 참조).

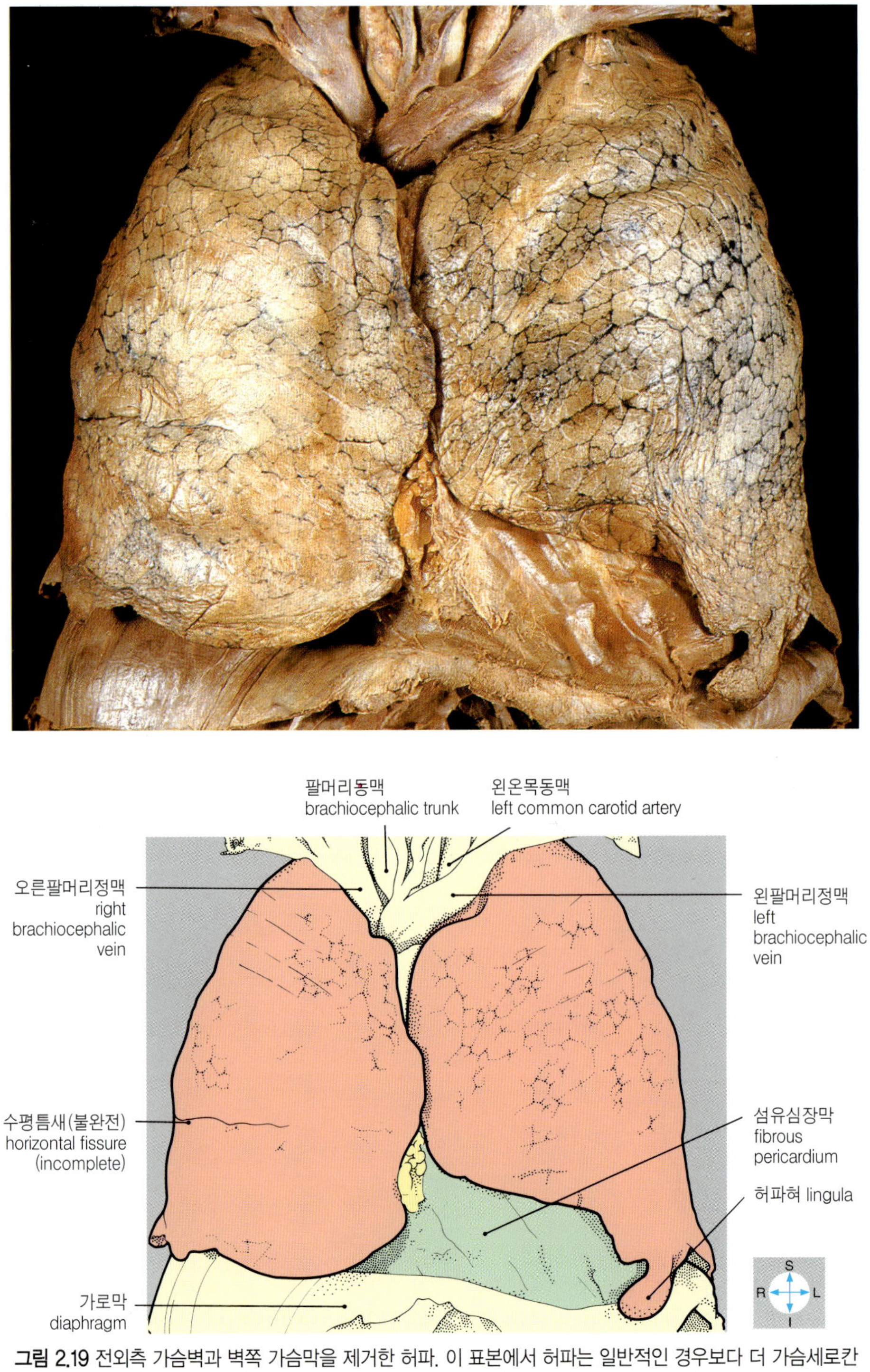

그림 2.19 전외측 가슴벽과 벽쪽 가슴막을 제거한 허파. 이 표본에서 허파는 일반적인 경우보다 더 가슴세로칸을 차지하고 있다.

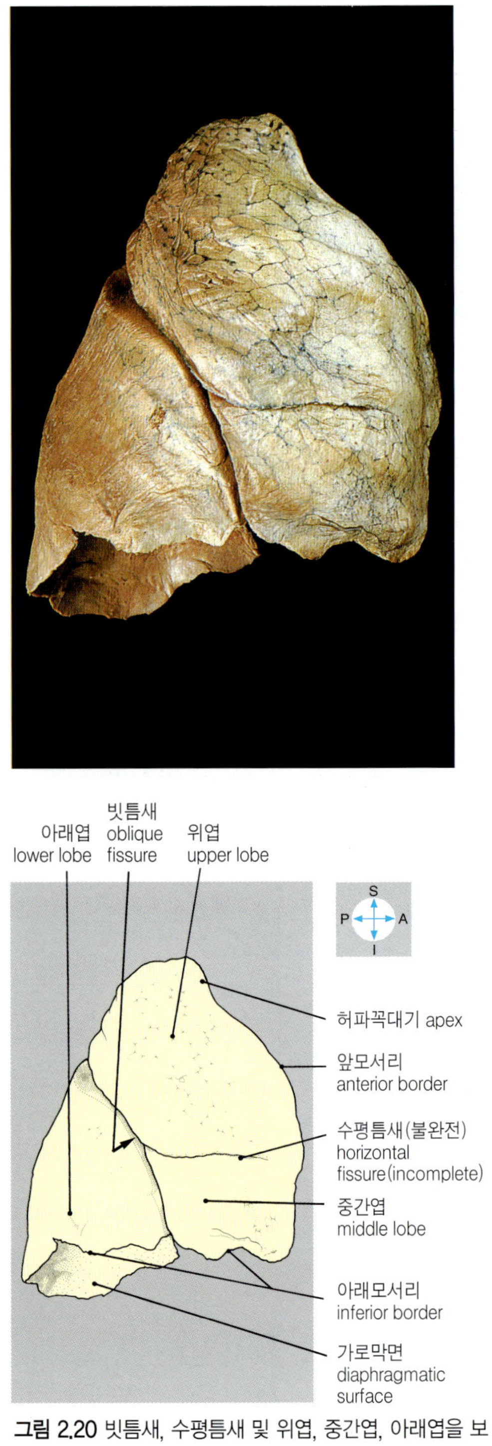

그림 2.20 빗틈새, 수평틈새 및 위엽, 중간엽, 아래엽을 보여주는 오른허파의 갈비면.

틈새(Fissures)

변이(variation)가 있기는 하지만, 각 허파는 보통 빗틈새(oblique fissure)에 의해 위엽(upper lobe)과 아래엽(lower lobe)으로 나뉜다. 오른쪽은 위엽이 수평틈새(horizontal fissure)에 의해 더 세분된다. 수평틈새는 허파의 앞모서리(anterior border)에서 빗틈새로 이어지며, 중간엽(middle lobe)을 구분 짓는다. 왼쪽은 수평틈새가 보통 없으며, 중간엽은 허파혀(lingula)로 나타난다(그림 2.21).

면, 모서리와 관계 (Surfaces, borders and relations)

갈비면(costal surface)은 볼록하고 가슴막의 목부분까지 위로 뻗어 허파꼭대기(apex of lung)를 이룬다. 허파꼭대기는 빗장밑동정맥(subclavian a. & v.)과 관계있다. 아래면(inferior surface, base)은 두드러지게 오목하고, 가로막의 위로 볼록한 면에 고정되어있다. 갈비면(costal surface)과 가로막면(diaphragm surface)은 날카로운 아래모서리(inferior border)에서 만난다. 앞모서리(anterior border) 또한 날카로우며, 갈비면과 세로칸면(mediastinal surface)이 연결되는 곳에서 형성된다. 반면에 뒤모서리(posterior

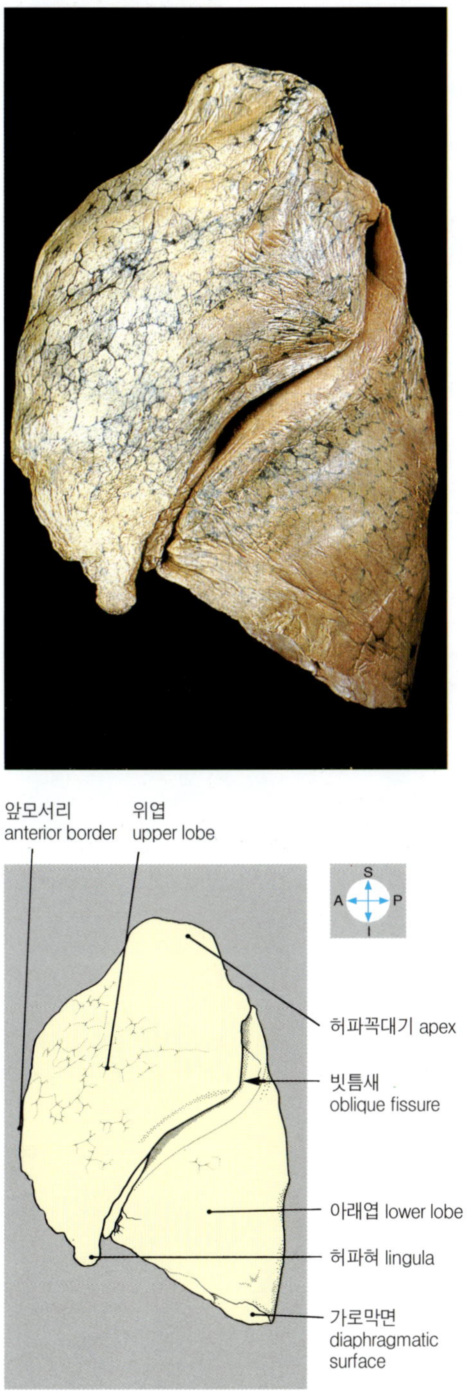

그림 2.21 빗틈새와 위,아래엽을 보여주는 왼허파의 갈비면.

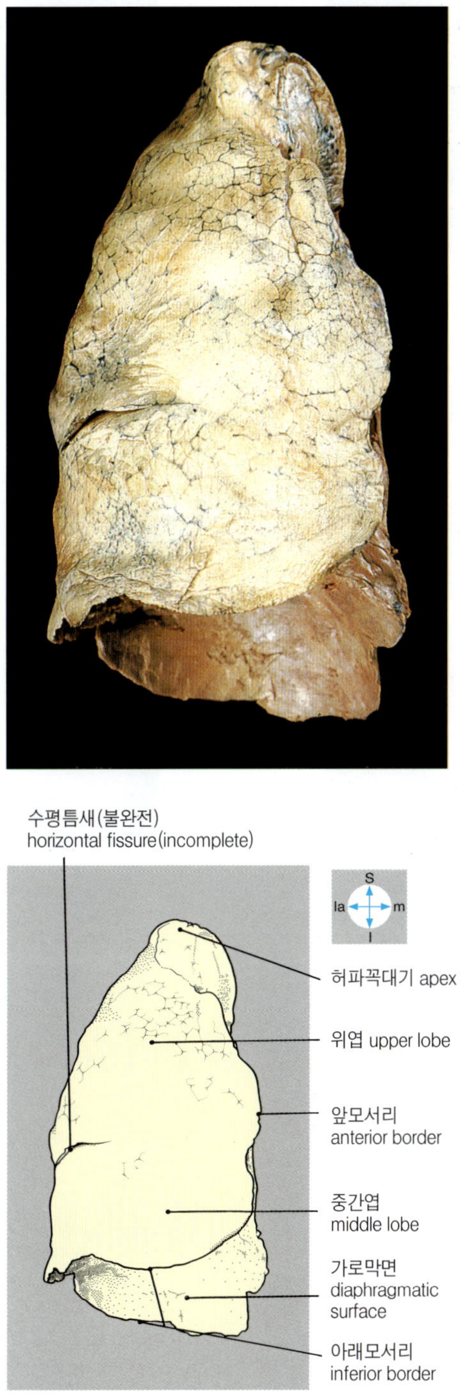

그림 2.22 오목한 아래면과 날카로운 앞모서리와 아래모서리를 보여주는 오른허파.

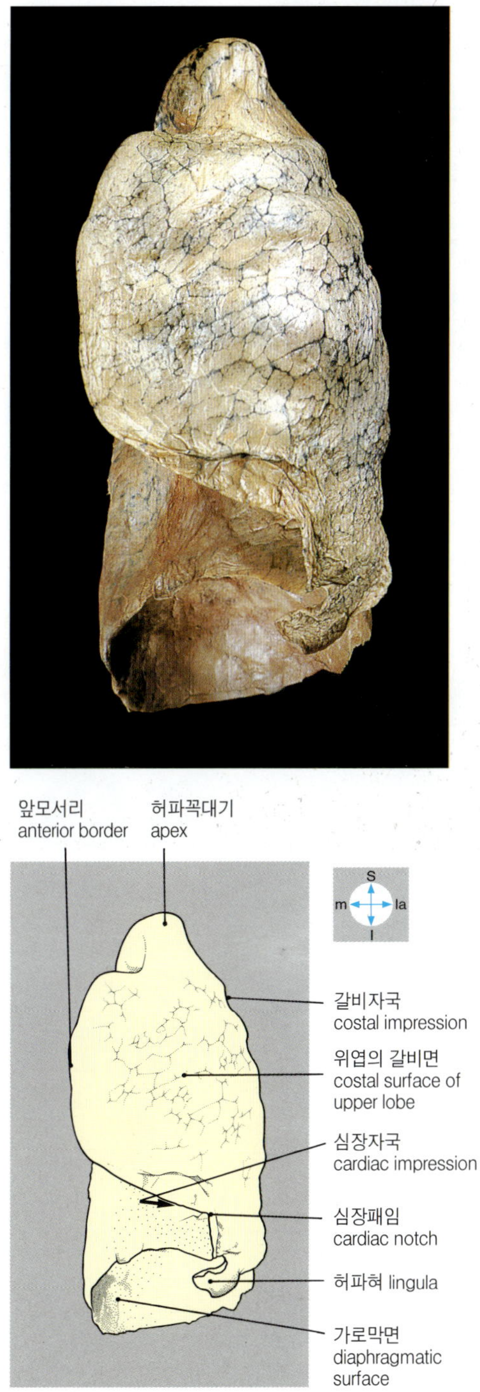

그림 2.23 심장패임과 허파혀를 보여주는 왼허파. 둘 다 이 표본에서 명백하게 관찰된다.

border)는 둥글고 윤곽이 뚜렷하지 않다.

각각의 허파는 허파뿌리(lung root)에 의해 가슴세로칸과 부착되어 있고, 허파뿌리의 주된 구성물은 허파혈관(pulmonary vessel)과 기관지(bronchi)이다. 기관지혈관, 림프관 및 자율신경이 함께 가는 이러한 구조물은 문(hilum)을 통해 허파를 출입한다. 보통 두 개의 허파정맥(pulmonary v.)이 각 허파로부터 나오고 아래정맥(inferior v.)이 문에서 가장 아래 위치한 구조물이다(그림 2.24, 2.25). 기관지와 허파동맥(pulmonary a.)은 근접하여 있어서 그것들은 문을 통과하며, 왼쪽에서는 주기관지(main bronchus)는 허파동맥의 앞쪽에 위치한다. 그러나 오른쪽은 주기관지가 허파에 도달하기 전에 두 개의 가지 즉, 위엽기관지와 아래엽기관지로 자주 나뉘고 각각의 기관지는 허파동맥의 가지와 동행한다. 두 허파의 문들은 종종 림프절(lymph node)을 가지고 있으며, 후천적 검은색 침착(acquired dark coloration)에 의해 알아볼 수 있다(그림 2.27 참조).

두 개의 허파는 다른 중앙관계(medial relation)를 가지고 있다. 오른쪽은 허파의 가슴세로

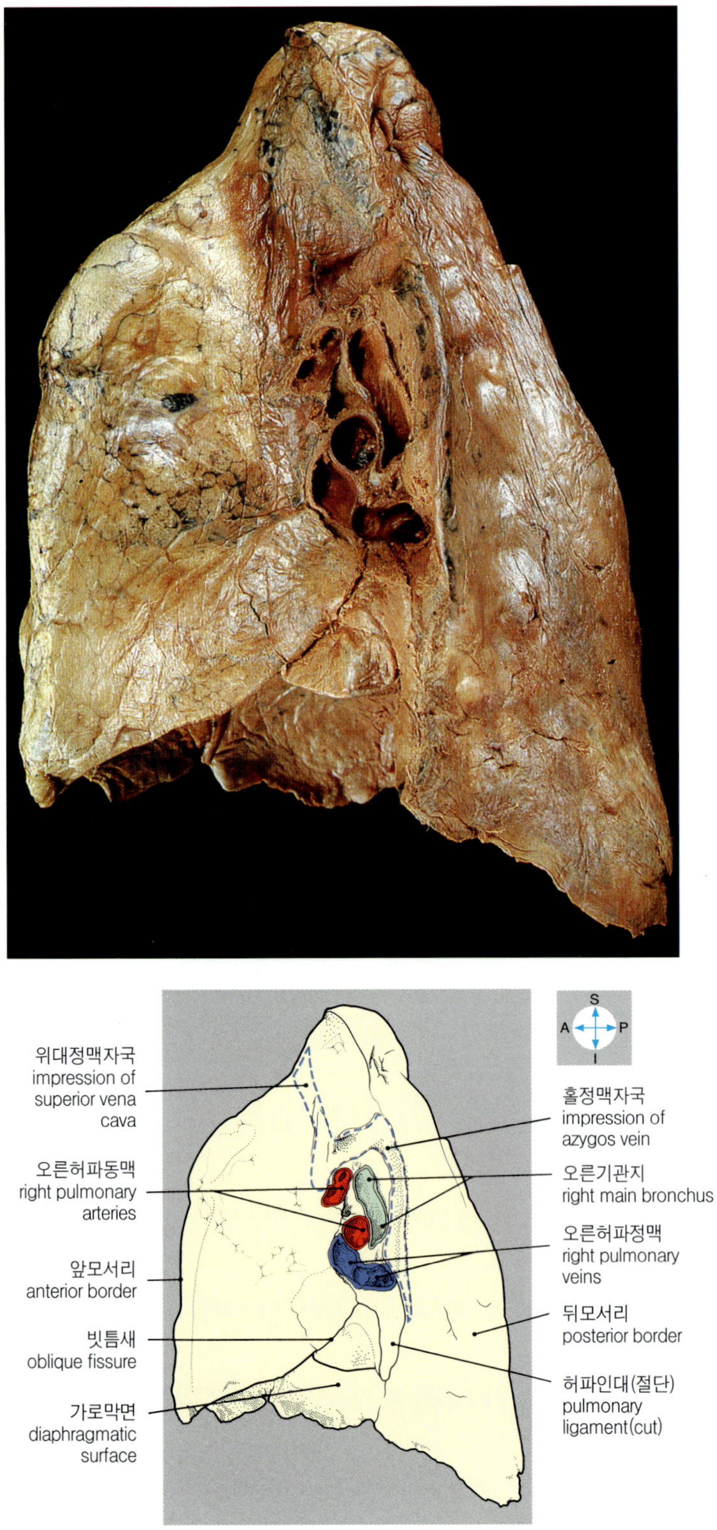

그림 2.24 오른허파의 가슴세로칸면.

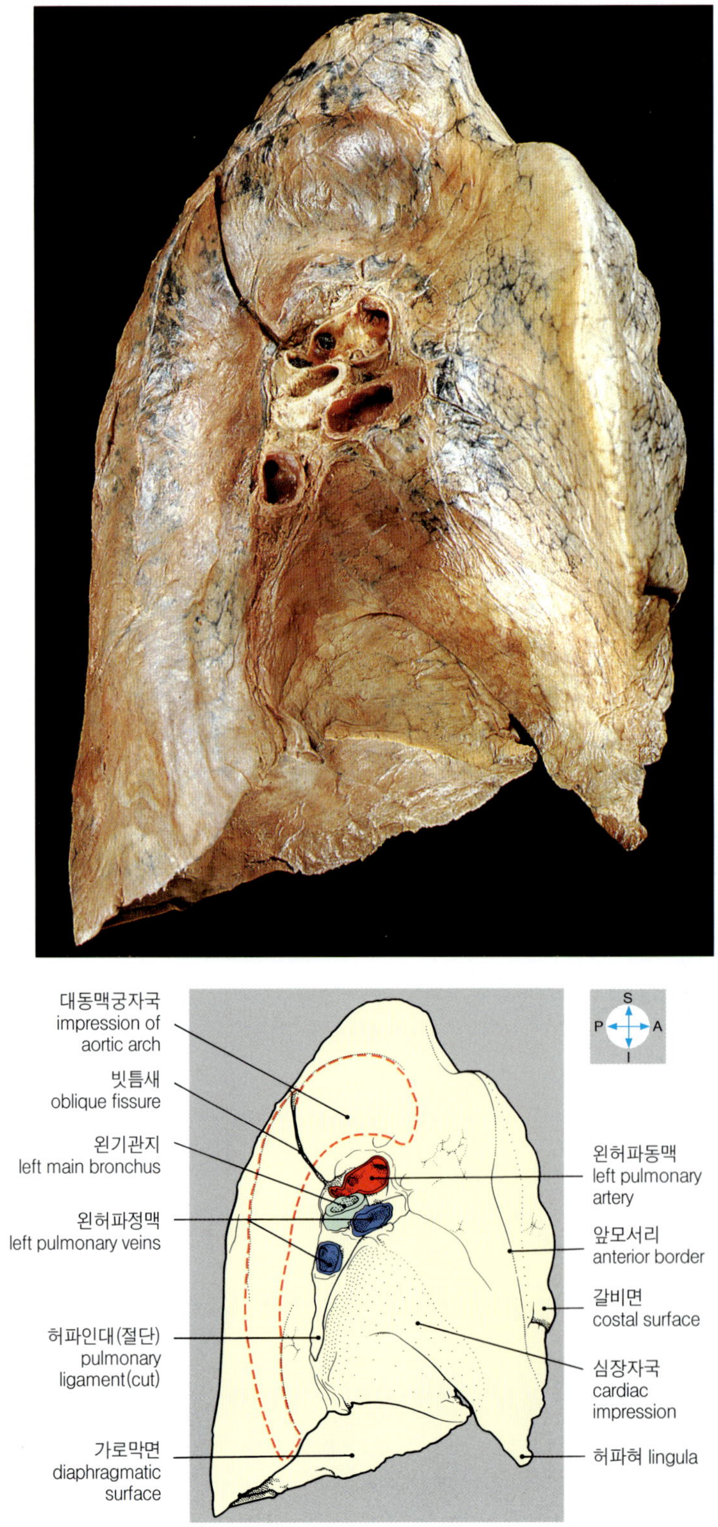

그림 2.25 왼허파의 가슴세로칸면.

칸면의 앞쪽 부분이 오른쪽 팔머리정맥(brachiocephalic v.), 위대정맥 및 심장의 오른심방을 덮는 심막과 관계를 가진다. 오른쪽가로막신경(right phrenic n.)이 이러한 구조물과 세로칸가슴막 사이에 있게 된다. 이 신경은 문의 앞쪽에서 내려와 가로막에 다다르게 된다. 문의 위쪽부분은 홀정맥(azygos v.)과 관계가 있다(그림 2.24). 홀정맥은 앞쪽으로 원을 그리며 위대정맥에서 끝나게 된다. 기관 및 기관과 동행하는 오른쪽미주신경(right vagus n.)은 오른위엽(right upper lobe)과 관계가 있다.

왼쪽은 허파의 가슴세로칸면이 섬유성심막(fibrous pericardium)과 심장에 의해 만들어진 뚜렷한 자국을 가지게 된다(그림 2.25). 왼쪽가로막신경(left phrenic n.)은 세로칸가슴막과 관계를 가지며, 문의 앞을 지나 심막을 가로질러 내려간다. 대동맥(aorta)은 뚜렷한 고랑을 만들어 그곳에서 허파뿌리를 둘러싸고 문 뒤로 내려가서 내림가슴대동맥(descending thoracic aorta)을 이룬다(그림 2.25).

표면표시들(Surface markings)

각각의 허파꼭대기는 빗장뼈의 안쪽 1/3 위로 올라와 있다. 여기에서부터 허파의 앞모서리는 벽쪽가슴막의 접힘을 따라가며 복장빗장관절(sternoclavicular joint)과 복장뼈몸통자루관절(manubriosternal joint) 뒤로 지나간다. 오른쪽은 모서리가 둘째 갈비연골 위치에서 여섯째 갈비연골 위치까지 중앙선에 가깝게 수직으로 내려온다(그림 2.2 참조). 왼쪽은 심장이 허파와 벽쪽가슴막을 이동시켜 심막이 넷째와 다섯째 갈비사이공간의 중앙 끝에서 노출된다. 양쪽에서 허파의 아래모서리는 빗장중앙선(midclavicular line)의 여섯째 갈비뼈와 겨드랑중앙선(midaxillary line)의 여덟째 갈비뼈, 및 중앙선에서 뒤로 5cm 떨어진 열째 갈비뼈를 지난다. 허파의 아래모서리는 가슴막접힌선(line of pleural reflection)보다 더 높은 위치에 자리한다. 허파에 의해 채워지지 않는 가슴막공간(pleural cavity)의 이 부분은 갈비가로막오목(costodiaphragmatic recess)이라 불린다(그림 4.103 참조).

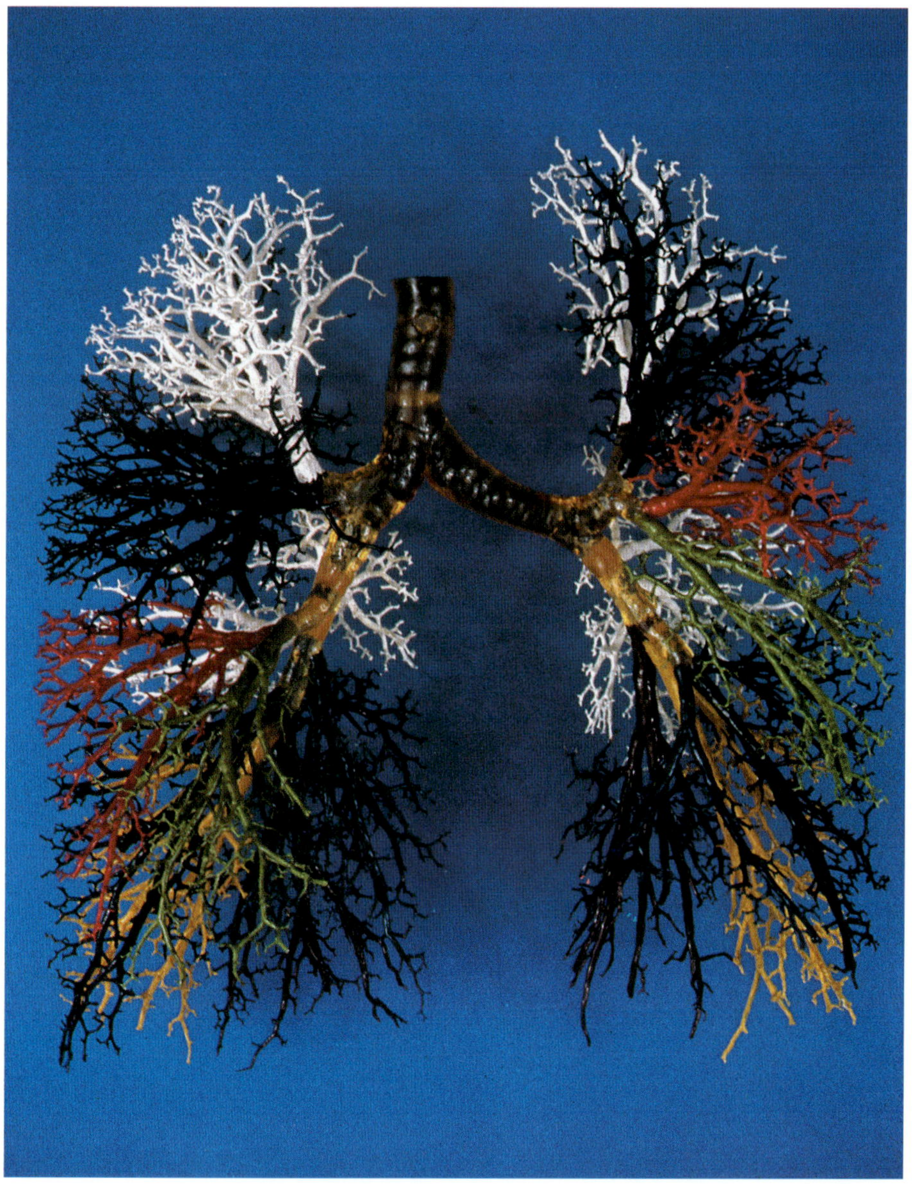

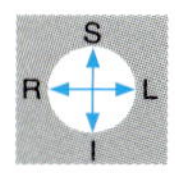

그림 2.26 기관지 아랫부분과 기관지 나무의 레진 침식물 주형. 색이 입혀진 부분이 구역기관지와 그 가지들을 나타내는 반면에, 표본의 황색 부분은 기관지, 주기관지, 엽기관지와 연관된 부분이다.

기관지(Bronchi)

가슴세로칸에서 기관(trachea)의 분기점은 오른 및 왼기관지(right and left main bronchi)를 만든다(그림 2.26 참조). 오른기관지는 왼기관지보다 더 넓고 더 가파르게 함입된다(그림 2.27). 기관지는 소엽(이차)기관지(lobar[secondary] bronchi)를 만들어 각각의 소엽으로 들어간다. 오른쪽에는 위엽기관지(upper lobe bronchus)가 허파뿌리의 문 밖에서 생기는 반면에 왼쪽에서는 엽기관지(lobular bronchi)가 허파안에서 모두 생긴다. 각 엽은 구역(삼차)기관지(segmental[tertiary] bronchi)로 더 세분되고 이 구역기관지는 일정하게 위치하게 되며, 허파구역(bronchopulmonary segment)이라는 허파의 특별한 구역에 분포하게 된다. 각 엽은 이러한 일정한 수의 구역(segment)으로 구성된다. 각 구역 안에서 기관지는 세기관지로 더 세분되고 그것이 호흡세기관지(respiratory bronchiole)가 된다. 그리고 그것은 차례로 하파꽈리관(alveolar duct)과 허파꽈리(alveolus)로 이어지게 된다. 내림가슴대동맥(descending thoracic aorta)에서 분지된 기관지동맥(bronchial a.)은 기관지와 동행하여 분포한다. 기관지에서 정맥환류(venous return)는 기관지정맥(bronchial v.)을 통하고 홀정맥계(azygos venous system)에서 끝나게 된다(62쪽 참조).

허파혈관(Pulmonary vessels)

오른 및 왼허파동맥은 가지들로 나뉘어 허파안의 기관지의 세분지들과 동행한다. 기관지와 허파동맥은 허파구역안의 중심에 자리한다. 그 동맥들은 궁극적으로 허파꽈리벽(alveolar wall)에서 허파모세혈관(pulmonary capillary)을 생성한다. 산소화된 혈액(oxygenated blood)은 이 모세혈관에서 방출되어 구역사이(intersegmental position)에 위치한 허파정맥의 지류(tributary of pulmonary v.)로 흘러들어간다. 이 혈관은 두 개의 허파정맥으로 각 문을 통하여 나와 각각 좌심방(left atrium)으로 들어가게 된다(그림 2.24, 2.25 참조).

자율신경(Autonomic nerve)

대부분 허파뿌리 뒤에 있는 허파신경얼기(pulmonary plexus)는 교감신경섬유(symphathetic fiber)와 부교감신경섬유(parasymphathetic)를 모두 가지고 있다. 그리고 그 두 신경섬유는 기관지와 함께 허파안으로 들어간다. 교감신경은 교감신경줄기의 위가슴신경절(upper thoracic ganglia)에서 기원하고 기관지벽의 평활근과 허파혈관에 분포한다. 부교감신경섬유는 미주신경(vagus n.)에서 나와서 기관지평활근(bronchial smooth muscle)과 점액샘(mucous gland)에 분포한다.

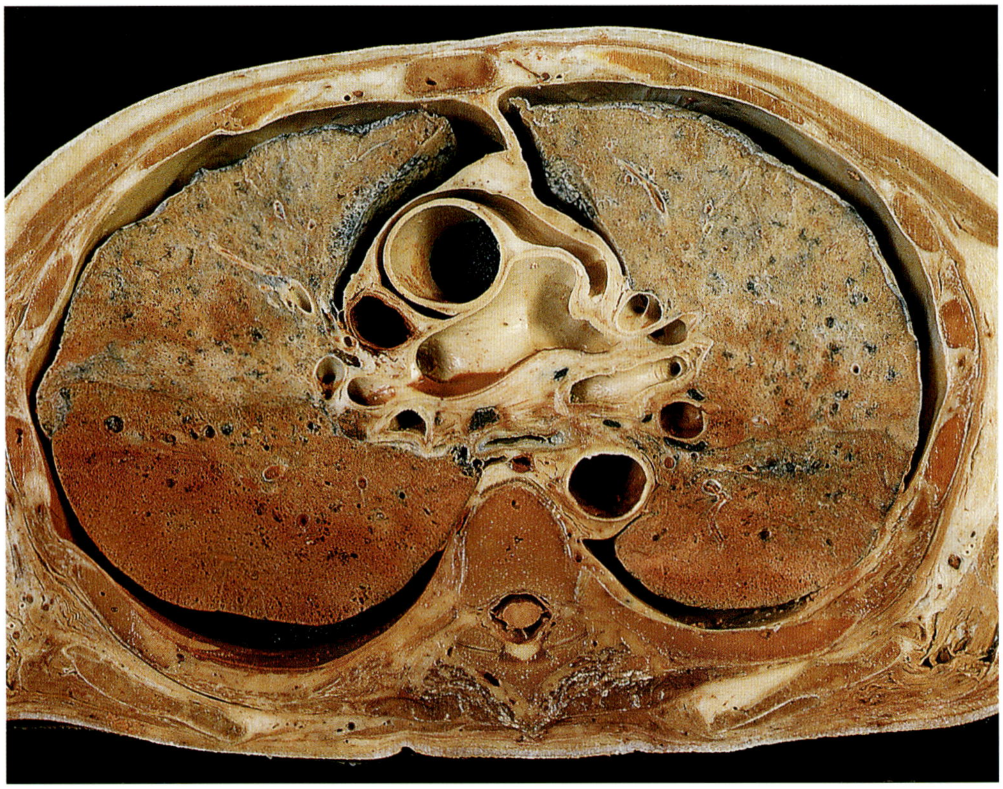

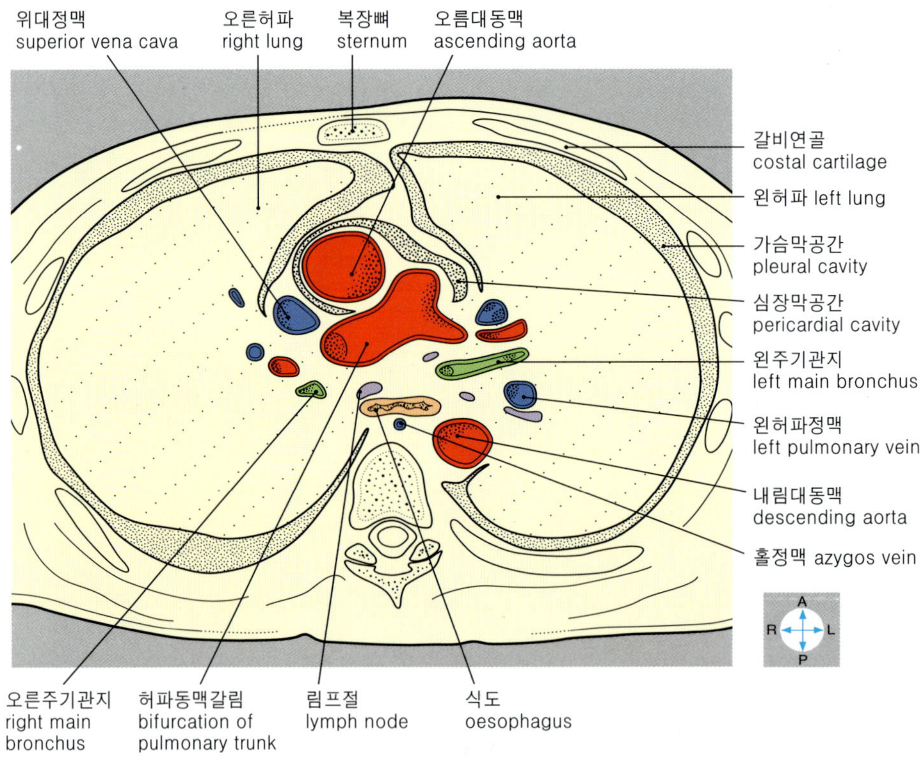

그림 2.27 허파동맥갈림을 보여주는 다섯 번째 등뼈 높이에서의 가로단면. 아래면. 그림 2.68과 비교.

가슴세로칸(Mediastinum)

가슴에서 두 개의 가슴막공간(pleural cavity) 사이의 중앙부분은 전체적으로 가슴세로칸(mediastinum)이라고 불리는 구조물들의 집합을 가지고 있다. 여기에는 심장과 큰 혈관, 기관 및 식도들이 있다. 가슴세로칸은 위로는 위가슴우리문(superior thoracic aperture)에서부터 아래로는 가로막(diaphragm)까지, 앞으로는 복장뼈(sternum)부터 뒤로는 등뼈몸통(thoracic vertebral body)까지 뻗어 있다(그림 2.28). 관례상 가슴세로칸은 복장뼈몸통자루관절(manubriosternal joint)과 넷째 등뼈(fourth thoracic vertebra)를 통과하는 가상의 수평면을 기준으로 윗부분과 아랫부분으로 나뉜다. 위세로칸(superior mediastinum)은 이 평면과 위가슴우리문 사이에 있으며, 위대정맥(superior vena cava)과 그 지류들, 대동맥활(arch of aorta)과 그 가지들 및 기관이 포함되어 있다. 또한 식도, 가슴림프관(thoracic duct) 및 왼 및 오른미주신경(left and right vagus n.)과 왼 및 오른가로막신경(left and right phrenic n.) 또한 이 영역을 지나간다. 아래세로칸(inferior mediastinum)은 가상의 평면과 가로막 사이에 있으며, 세 부분으로 구성되어 있다. 이 세 부분 중 가장 큰 것은 중간세로칸(middle mediastinum)으로 심장과 섬유심장막이 포함되어 있다. 중간세로칸 앞에 앞세로칸(anterior mediastinum)이 있으며, 적은 양의 지방과 가슴샘의 잔유물(remnant of thymus)을 포함하고 있다. 뒤세로칸(posterior mediastinum)은 섬유심장막 뒤에 있고 내림가슴대동맥(descending thoracic aorta), 식도 및 가슴림프관이 지나간다. 교감신경줄기는 등뼈몸통과 나란히 달린다.

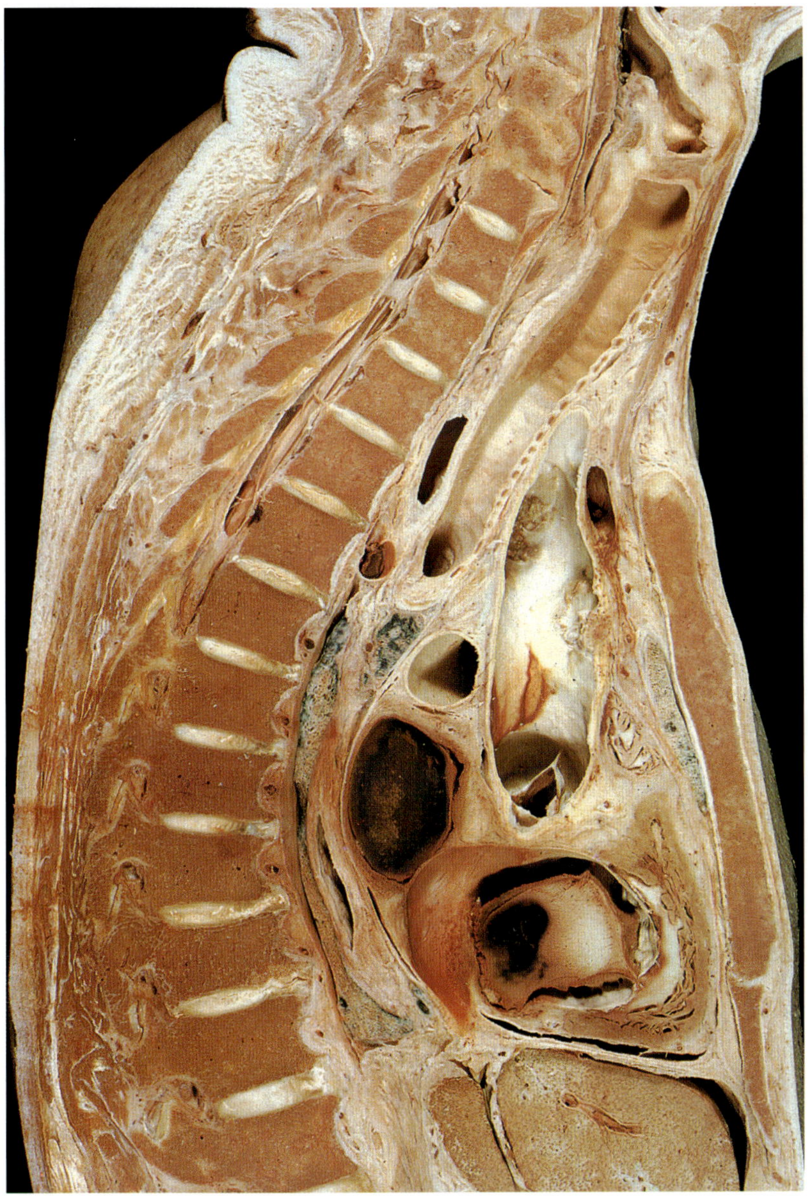

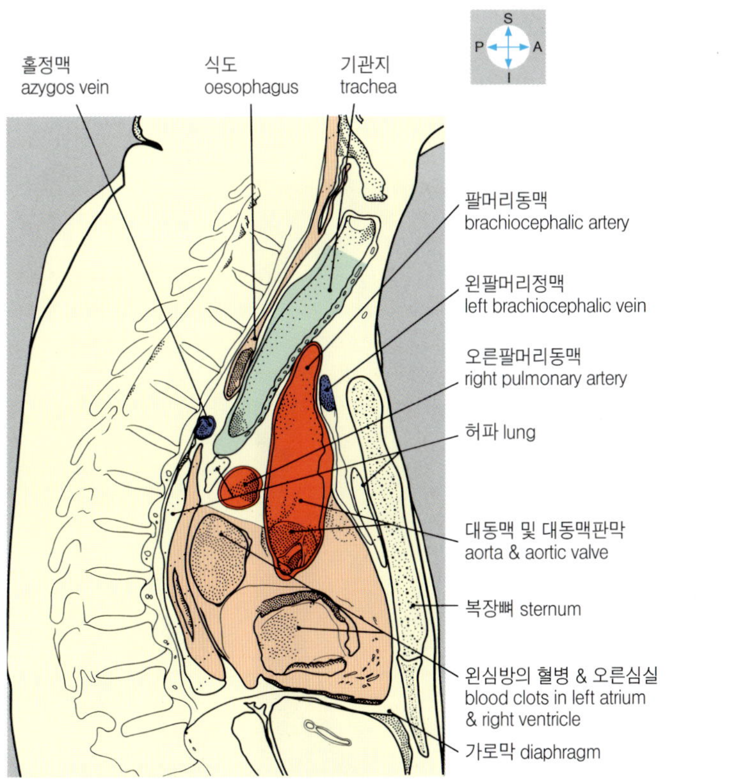

그림 2.28 가슴세로칸의 몇 구조물을 보여주는 흉부의 정중시상단면.

심장막(Pericardium)

섬유심장막(Fibrous pericardium)

섬유심장막은 심장을 둘러싸는 치밀결합조직의 장막주머니(sac of dense connective tissue)이다. 심장과 큰 동맥과 정맥의 뿌리를 감싸고 장막심장막(serous pericardium)에 의해 그 안쪽 표면이 덮여있다. 섬유심장막의 넓은 바닥부위(base)는 가로막의 중심힘줄(central tendon)에 붙어있고 아래대정맥에 의해 뚫려있다(그림 2.29).

위에는 장막주머니가 대동맥의 바깥막층(adventitial layers of aorta), 허파동맥(pulmonary trunk) 및 위대정맥(superior vena cava)과 융합되어있다. 양쪽에는 각각 장막주머니의 뒷부분(posterior part of sac)이 허파정맥의 벽과 융합되어있다.

섬유심장막의 앞면은 두 허파의 앞부분 및 가슴막의 앞접힘(anterior reflection)과 관계가 있다. 가슴막접힘들 사이에 심장막은 복장뼈몸통과 넷째와 다섯째 왼갈비연골과 그와 연관된 갈비사이 구조물들(intercostal structures)에 가깝게 위치한다. 유아기와 아동기 동안에 대부분 위가슴세로칸에 위치하는 가슴샘(thymus)은 심장막의 앞표면과 관계가 있으며, 사춘기가 지나면 가슴샘은 퇴화하여 점차 지방으로 대치된다.

가쪽은 심장막이 세로칸가슴막(mediastinal pleura)에 의해 덮여 있고 오른 및 왼가로막신경이 가로질러 가로막으로 내려간다. 이러한 신경들은 섬유심장막, 벽쪽장막심장막 및 세로칸가슴막에 감각신경섬유를 공급한다. 섬유심장막으로의 혈액공급의 대부분은 가로막신경과 동행하는 심장가로막혈관을 지나 속가슴동정맥(internal thoracic a. & v.)에 의해 이루어진다. 섬유심장막 뒤에 식도, 내림가슴대동맥 및 가슴림프관이 있다(61쪽 참조).

장막심장막(Serous pericardium)

섬유심장막 안쪽에 장막심장막이 있으며, 벽쪽층(parietal layer)과 내장쪽층(visceral layer)으로 구성되어 있다. 두 층 사이에는 장액(serous fluid)의 얇은 막이 들어있는 좁은 공간의 심장막공간(pericardial cavity)이 있다. 벽쪽층은 섬유심장막의 안쪽 표면을 따라 위치하고 섬유심장막에 단단히 고정되어있다. 내장쪽층은 심장과 큰 혈관의 뿌리 바깥 표면을 덮고 있다(그림 2.30).

이 두 층은 서로 자유롭게 미끄러지며 큰 혈관이 섬유심장막을 뚫고 들어가는 곳에서 이어진다. 벽쪽층과 내장쪽층 사이의 접힘은 두 개의 심장막소매(sleeve)를 형성한다. 한 심장막소매는 오름대동맥(ascending aorta)과 허파동맥을 둘러싸고 다른 한 심장막소매는 더 펼쳐져서 위·아래대정맥(superior and inferior vena cava)과 허파정맥을 둘러싼다. 두 심장막소매(pericardial sleeve)는 서로 가까이 있으며, 그 사이의 좁은 통로를 심장막가로동굴(transverse pericardial sinus)라 부른다(그림 2.40 참조). 두 번째 동굴은 심장의 왼심방 뒤에 있다. 이것이 심장막빗동굴(oblique pericardial sinus)이고, 위쪽으로 허파정맥과 위대정맥 주위의 심장막접힘(pericardial reflection)까지 이다(그림 2.35 참조).

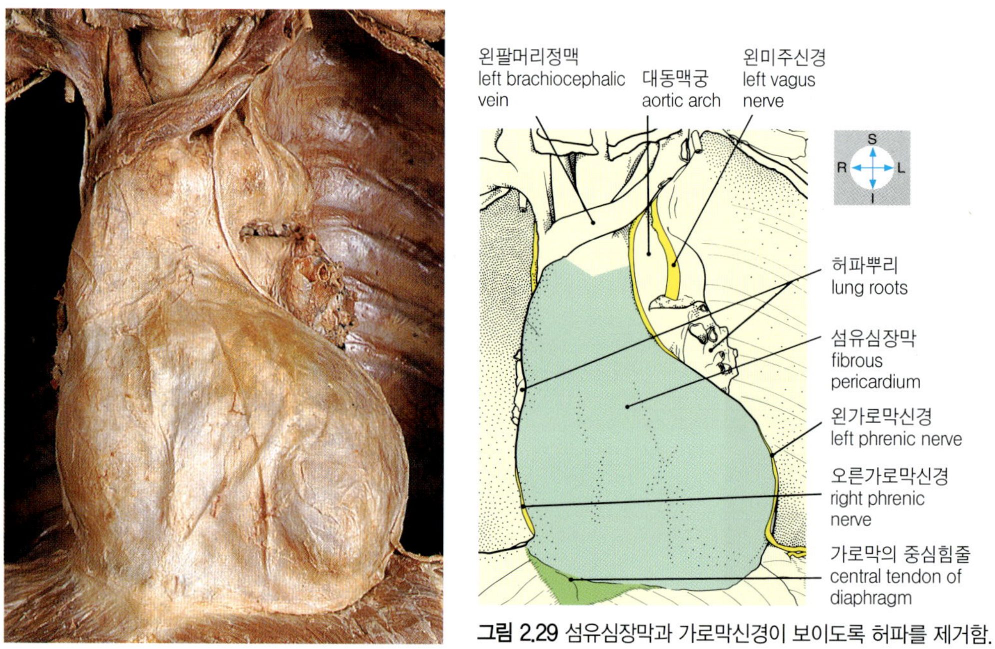

그림 2.29 섬유심장막과 가로막신경이 보이도록 허파를 제거함.

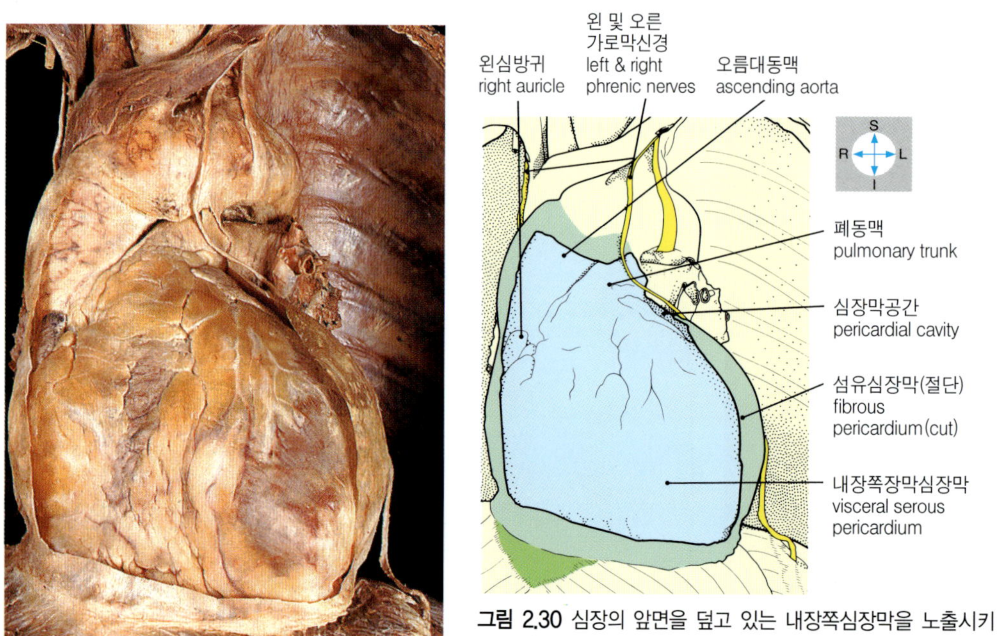

그림 2.30 심장의 앞면을 덮고 있는 내장쪽심장막을 노출시키기 위해 섬유심장막이 일부 절개되었음.

심장(Heart)

외형(External features)

심장막으로 싸여진 심장은 중간세로칸(middle mediastinum)에 위치한다. 심장은 원뿔 모양으로 복장뼈 뒤에 있고, 바닥(base)은 뒤쪽을 바라보며, 끝(apex)은 아래쪽과 왼쪽으로 튀어나와 왼허파에 심장자국을 만든다. 심장은 네 개의 방(chamber)으로 구성되어 있으며, 오른 및 왼심방(right and left atrium)과 오른 및 왼심실(right and left ventricle)이 그것이다(그림 2.31). 지방으로 가득찬 고랑(fat-filled groove)인 방실사이고랑(coronary or atrioventricular sulcus)은 심실의 표면으로부터 심방의 표면을 구분하고 오른 및 왼심장동맥(right and left coronary a.)과 심장정맥굴(coronary sinus)이 위치한다. 오른심방은 위 · 아래대정맥과 심장정맥굴을 받는다. 오른 및 왼 허파정맥은 왼심방으로 들어간다. 오른심실은 허파정맥과 연결된 반면 왼심실은 오름대동맥으로 열려있다.

모서리(Borders)

앞가슴벽으로의 투영(projection)으로 심장의 바깥선을 나타내는 것은 임상에서 유용하다. 이런 식으로 나타내보면 심장은 오른, 아래 및 왼모서리를 가지고 있다(그림 2.32). 오른모서리는 오른심방에 의해 형성되고 셋째와 여섯째 오른갈비연골 사이에 정중선으로부터 약 3cm 되는 곳을 달린다. 아래모서리는 주로 오른 심방과 왼심실에 의해 형성된다. 왼쪽 끝은 모서리가 심장끝을 형성하는 왼심실의 그 부분에 의해 완성된다. 아래모서리는 정중선에서 약 3cm 떨어진 여섯째 오른갈비연골에서 끝으로 달리며 끝은 보통 정중선에서 약 6cm 떨어진 다섯째 왼갈비사이공간 뒤에 위치한다. 살아있는 사람의 경우 끝은 보통 앞가슴벽에서 잘 들을 수 있는 심장박동(impulse)을 만들어 낸다. 왼심방귀와 함께 왼심실은 심장의 왼모서리를 형성하고, 끝에서 정중선에서 약 3cm 떨어진 왼갈비사이공간으로 위중앙쪽으로 경사진다.

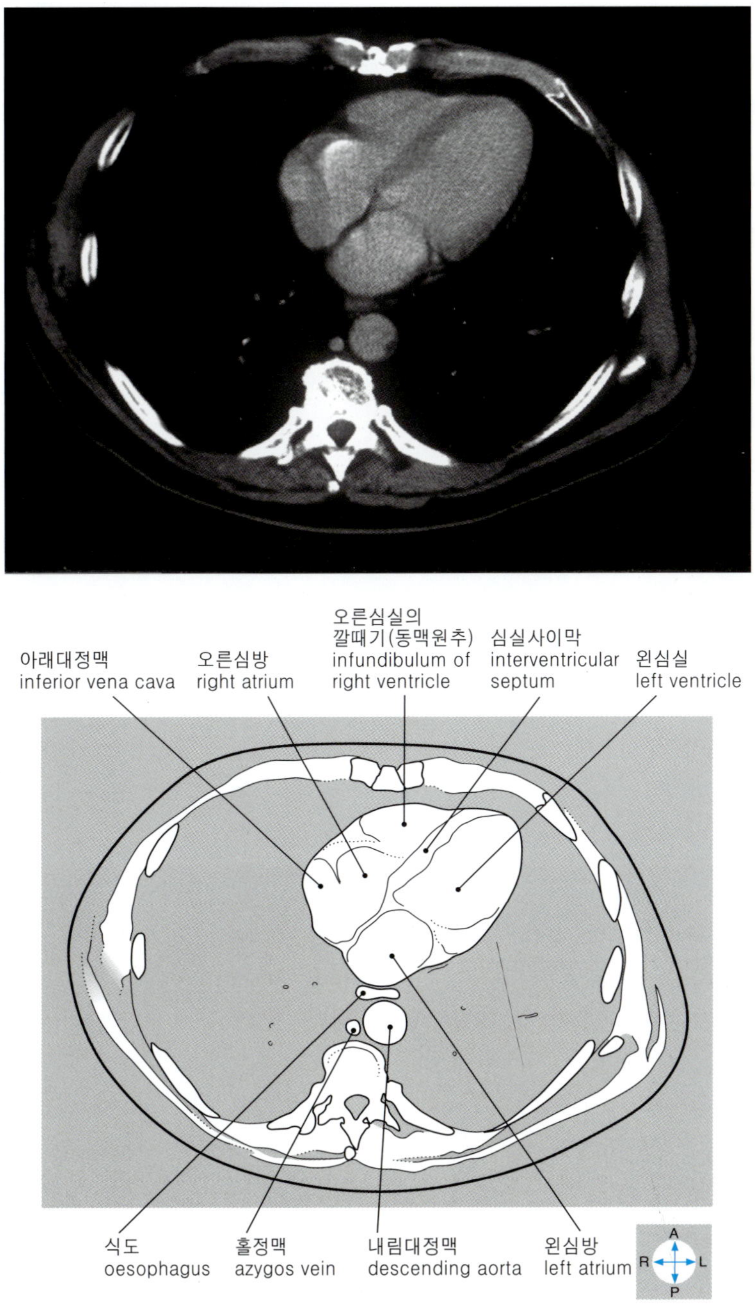

그림 2.31 여덟 번째 등뼈 높이에서의 단층촬영사진. 그림 2.71과 비교.

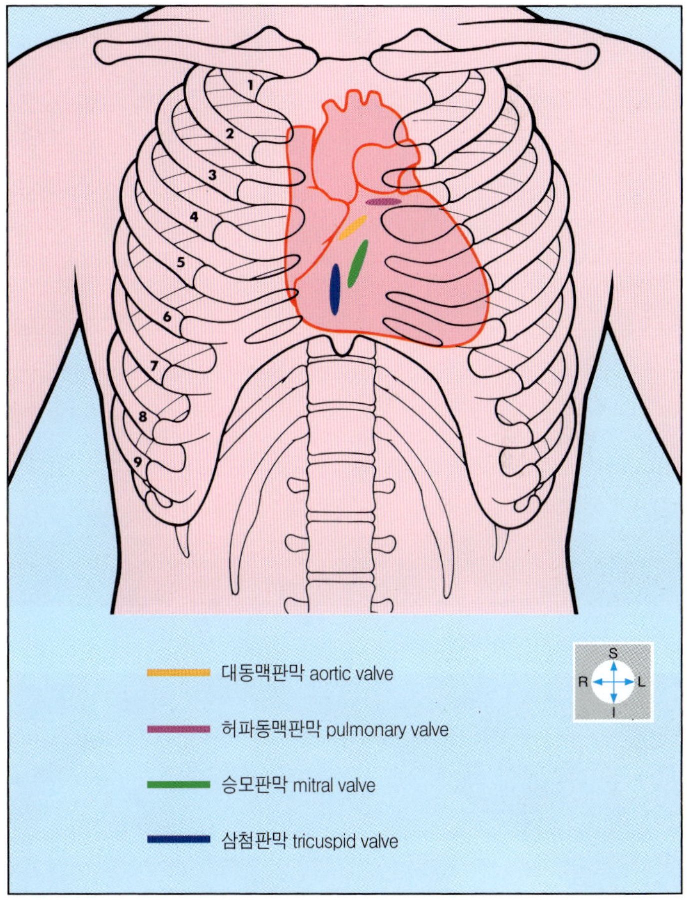

그림 2.32 심장의 모서리와 판막과 앞가슴벽과의 연관.

표면(Surfaces)

심장앞표면(anterior surface of heart)의 대부분은 오른심방과 오른심실로 구성되어있다(그림 2.33). 왼심실은 심장의 왼모서리에 인접한 좁은 판(strip)을 형성한다. 앞표면은 오른 및 왼심방귀에 의해 완성된다. 심장정맥굴은 앞표면을 가로질러 다소 수직으로 내려오고 지방으로 둘러싸인 오른심장동맥을 포함한다. 오른 및 왼심실의 앞표면은 앞심실사이동맥(anterior interventricular a.)으로 나뉜다.

심장의 가로막면의 대부분은 두 개의 심실로 구성되어 있다(그림 2.34). 보통 왼쪽이 더 큰 영역을 차지한다. 뒤심실사이혈관(posterior interventricular vessel)은 이 두 개의 방(chamber) 사이의 경계를 표시한다. 표면은 아래대정맥의 끝과 인접한 오른심방의 작은 부분에 의해 완성된다. 심장의 뒤표면과 바닥(그림 2.35)은 대부분 오른심방의 작은 부분을 포함한 왼심방으로 구성되어 있다.

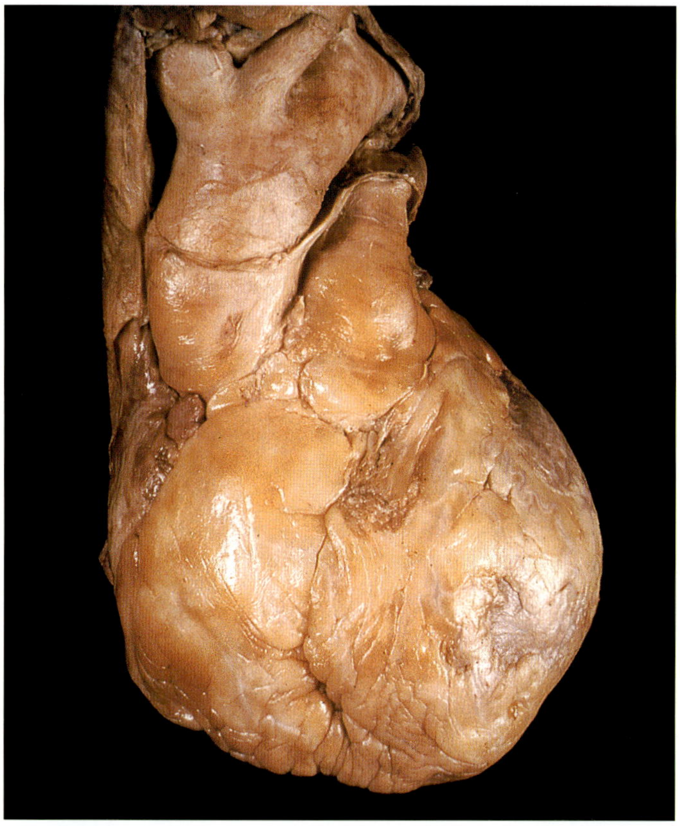

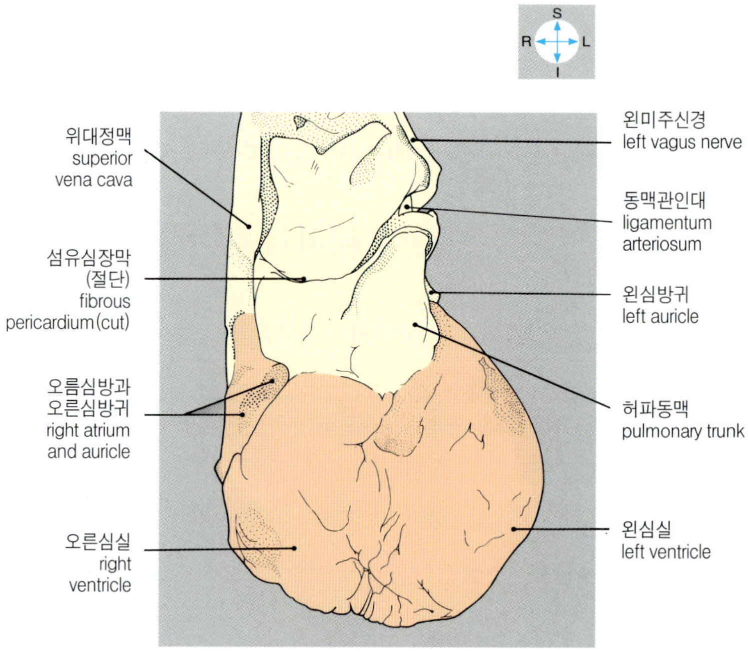

그림 2.33 심장의 앞면.

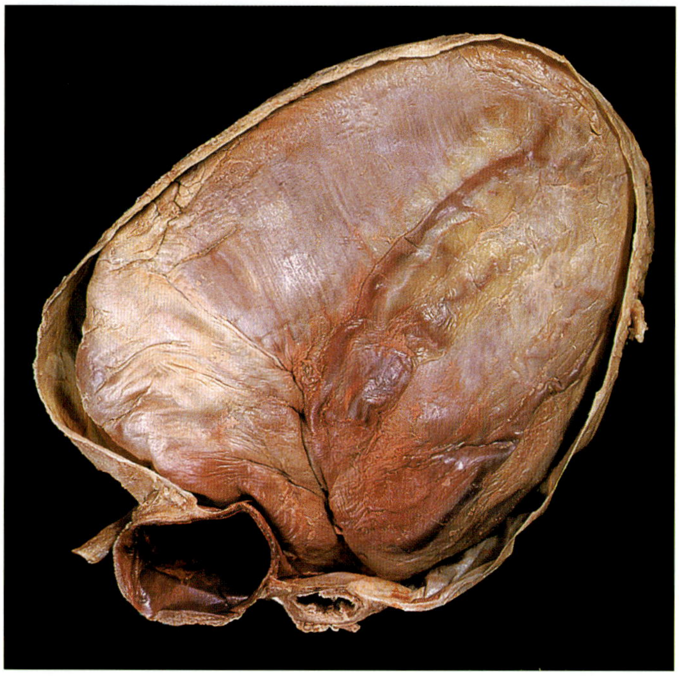

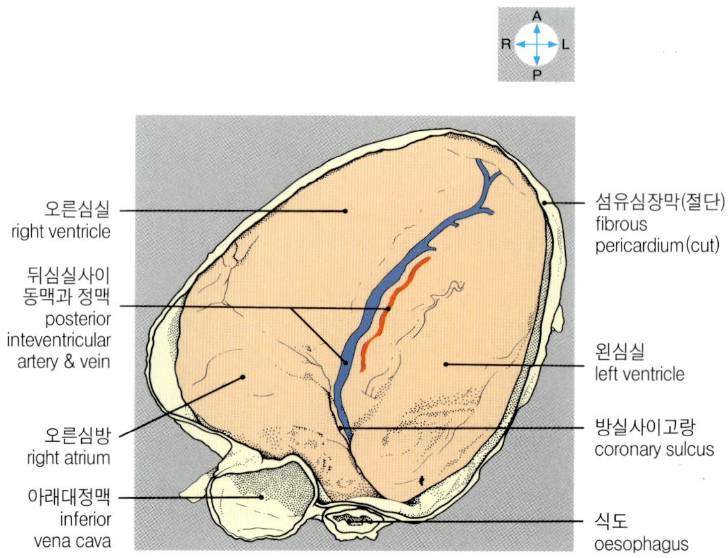

그림 2.34 심장의 아래면. 섬유심장막의 아래부분은 가로막과 함께 제거됨.

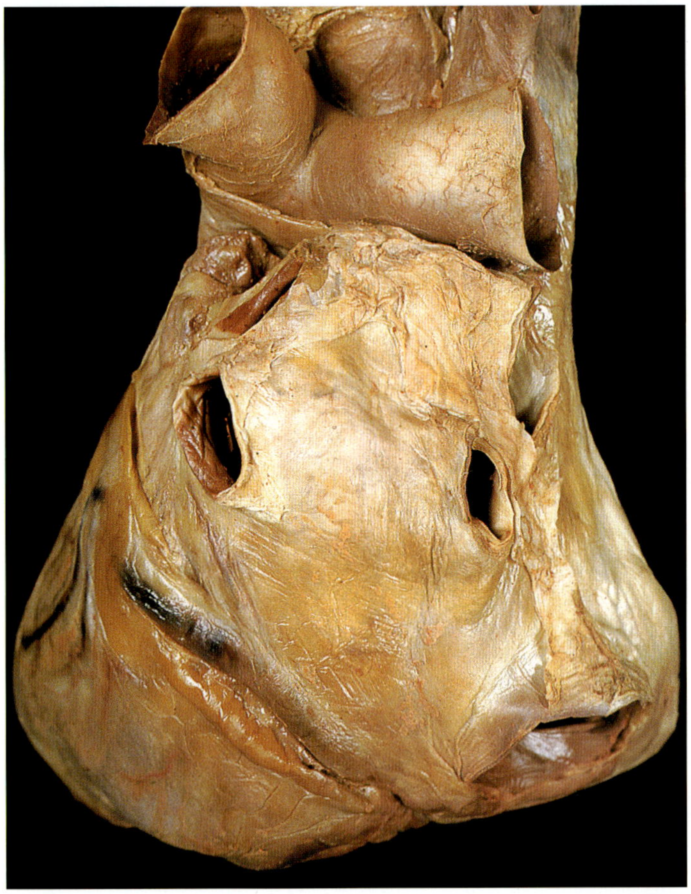

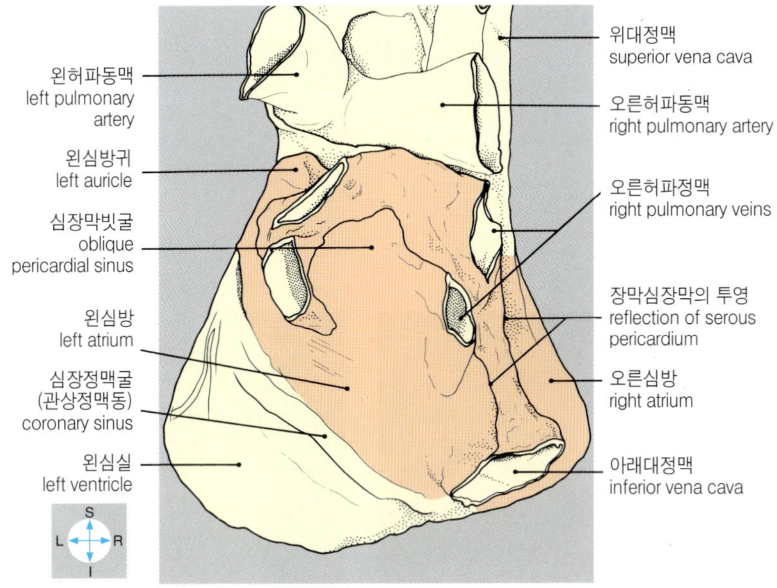

그림 2.35 장막심장막의 투영과 심장막빗굴을 보여주는 심장의 뒷면.

방과 판막(Chambers and valves)

오른 및 왼심방의 공간은 방실구멍(atrioventricular orifice)을 통해 각각 심실의 공간으로 이어진다. 각 구멍은 방실판막(atrioventricular valve)을 가지며 이 판막은 심실에서 심방으로 혈액의 역류를 방지한다. 심방의 심장근육층은 결합조직에 의해 심실의 심장근육층과 구별되며, 이 결합조직은 각 방실구멍의 주위에 완전한 섬유고리(complete fibrous ring)를 형성한다. 심방 및 심실사이막(interatrial and interventricular septa)은 심방과 심실의 공간을 구분한다. 각각 세 개의 반달판막을 가지고 있는 판막은 오른심실과 허파동맥(허파동맥판막) 및 왼심실과 오름대동맥(대동맥판막) 사이의 구멍을 막는다. 이 모든 판막은 다른 압력기울기에 반응하여 수동적으로 닫힌다.

오른심방(Right atrium)

오른심방은 위 · 아래대정맥과 심장근육층에서 들어오는 심장정맥굴과 심장정맥(cardiac v.)으로부터 혈액을 받는다. 위대정맥은 그 방의 윗부분으로 들어온다. 위대정맥의 끝부분에는 심방의 삼각형모양의 넓은 연장, 즉 심방귀(auricle)가 있고 그것은 오름대동맥을 덮는다(그림 2.36).

안으로는 오른심방의 앞벽이 분계능선(crista terminalis)이라는 수직능선(vertical ridge)을 가지고 있다(그림 2.36 참조). 그 능선(crista)으로부터 빗살근육(musculi pectinati)은 왼쪽으로 달려 심방귀안으로 뻗어들어간다. 뒷벽(posterior[septal] wall)은 비교적 부드럽지만 타원오목(fossa ovalis)이라 이름 붙여진 얕게 움푹 파인부위 주변을 두르는 잘 발달된 능선을 가지고 있다. 이 오목(fossa)은 타원구멍(foramen ovale)의 자리로 태아기 때 혈액이 오른심방에서 왼심방으로 직접 통과하도록 만들어준다. 심장정맥굴은 방실구멍에 가까에서 오른심방으로 배출된다. 아래쪽은 아래대정맥이 가로막의 중심힘줄(central tendon)을 뚫고 들어온 후에 오른심방으로 들어간다. 아래대정맥의 판막이라 불리는 접힘(fold)은 방으로 들어가고 오른심방을 가로질러 타원구멍 쪽으로 혈액의 흐름을 이끄는 태아구조물의 잔유물(remnant of fetal structure)이다.

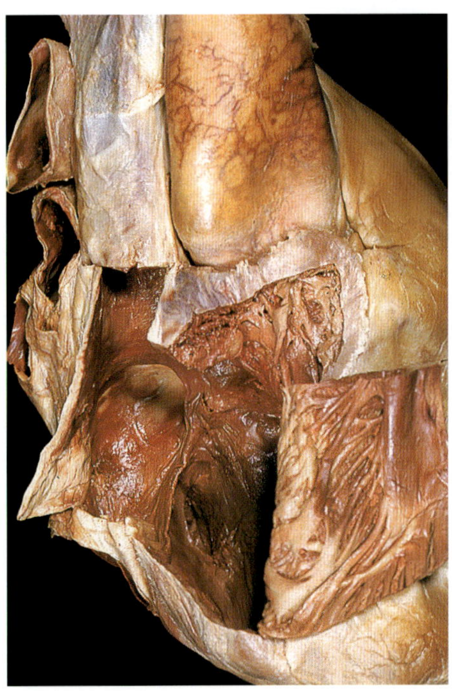

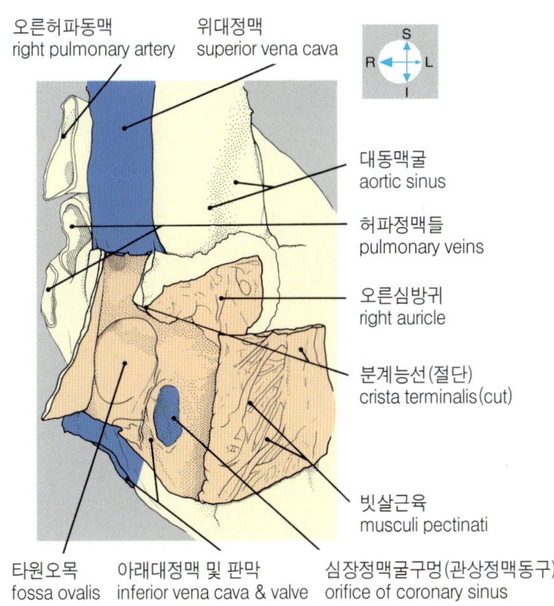

그림 2.36 앞심방벽의 일부를 제거하고 투영시켜 안쪽의 오른심방과 오른심방귀가 드러남.

삼천판막(Tricuspid valve)

오른심방으로부터 혈액은 오른방실구멍을 통해 오른심실로 흘러간다. 그 구멍은 삼천판막으로 막혀있다(그림 2.37). 그 판막은 세 개의 첨판(cuspid)을 가지고 있고 그 첨판의 바닥은 방실구멍의 가장자리에 붙어있는 반면, 자유모서리는 오른심실의 공간으로 움직일 수 있다(그림 2.38). 그 첨판들은 섬유성 끈인 힘줄끈(chordae tendineae)에 의해 심실의 꼭지근(papillary m.)에 고정되어있다. 심실수축(ventricular contraction, systole) 시 꼭지근은 힘줄끈을 잡아당겨서 판막의 첨판이 뒤집어지는 것과 심방으로 피가 역류하는 것을 막는다. 판막은 복장뼈몸통의 아랫부분 뒤 중심선에 있으며, 복장뼈의 갈돌기 위를 청진기로 들으면 그 소리가 가장 잘 들린다.

오른심실(Right ventricle)

오른심실은 오른쪽에 오른심방을 및 뒤쪽과 왼쪽에 왼심실을 가지고 있다. 방(chamber)은 심장의 앞 및 아래표면의 부분들을 형성하고 위쪽으로는 허파동맥으로 들어가는 깔때기(infundibulum)에서 좁아진다(그림 2.38). 오른심실의 벽은 오른심방의 벽보다 더 두꺼우며 안에는 많은 근육기둥(trabeculae carneae)이라 불리는 근육 능선

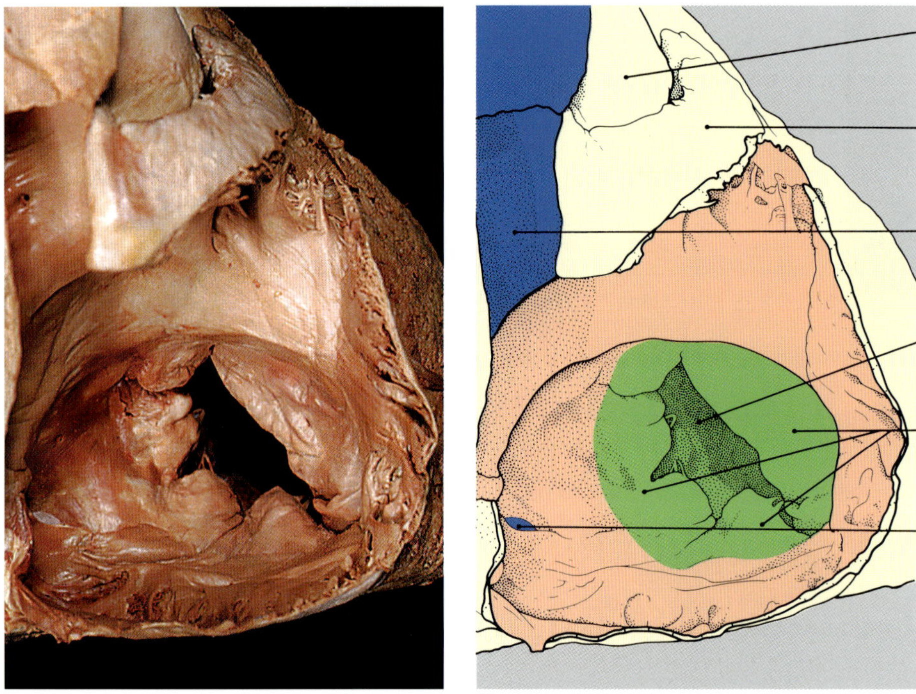

그림 2.37 오른심방의 가쪽벽을 제거한 후 드러난 삼첨판막.

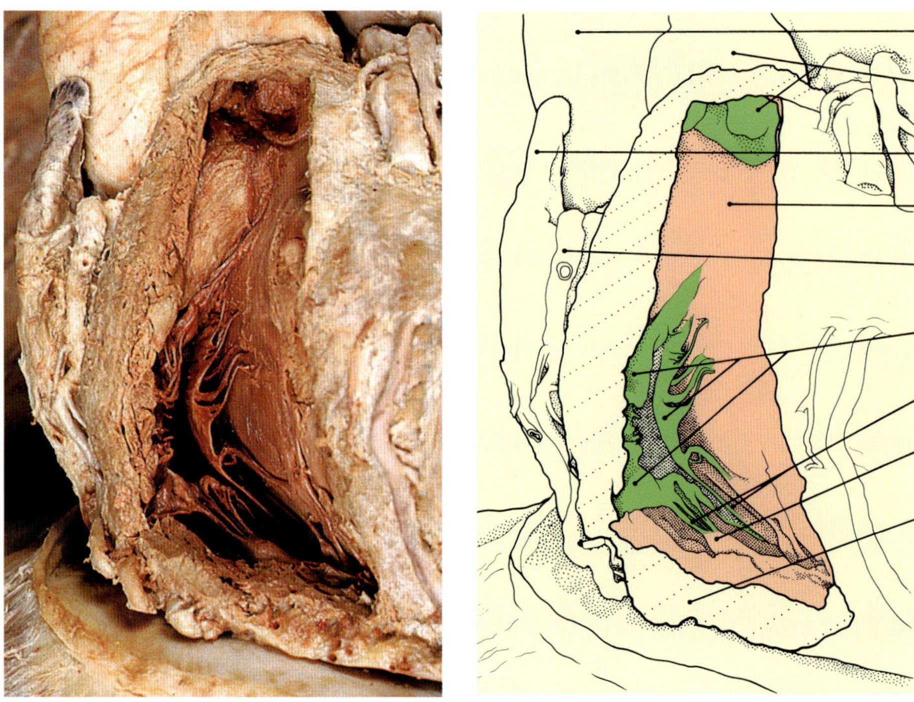

그림 2.38 앞벽을 제거한 후 보이는 오른심실의 안쪽.

들을 가지고 있다(그림 2.43 참조). 이들 중 하나는 조절띠(moderator band)로 심방의 빈공간을 연결하여 심실사이막을 앞심실벽에 연결한다. 그것은 전도조직(conducting tissue)의 방실다발(atrioventricular bundle)의 오른가지를 전달한다(56쪽 참조). 심실벽으로부터 방의 안쪽으로의 돌출은 심장근육층의 돌기이며 꼭지근 각각은 끝에서 몇몇 힘줄끈에 붙어있다.

허파동맥판막(Pulmonary valve)

허파동맥구멍(pulmonary orifice)은 깔때기와 허파동맥(pulmonary trunk) 사이에 있으며 허파동맥판막에 의해 막혀있다(그림 2.39, 2.40). 그 판막은 세 개의 반달첨판(similunar cusps)으로 구성되어 있다. 그 판막은 심실이완(ventricular relaxation, distole)기에 닫혀서 허파동맥으로부터 오른심실로의 혈액의 역류를 방지한다. 판막은 셋째 갈비연골 위치에서 복장뼈의 왼모서리 뒤에 위치한다(그림 2.32 참조). 이 판막에 의해 발생되는 소리는 둘째 왼갈비사이공간의 앞끝 위에서 가장 크게 들린다.

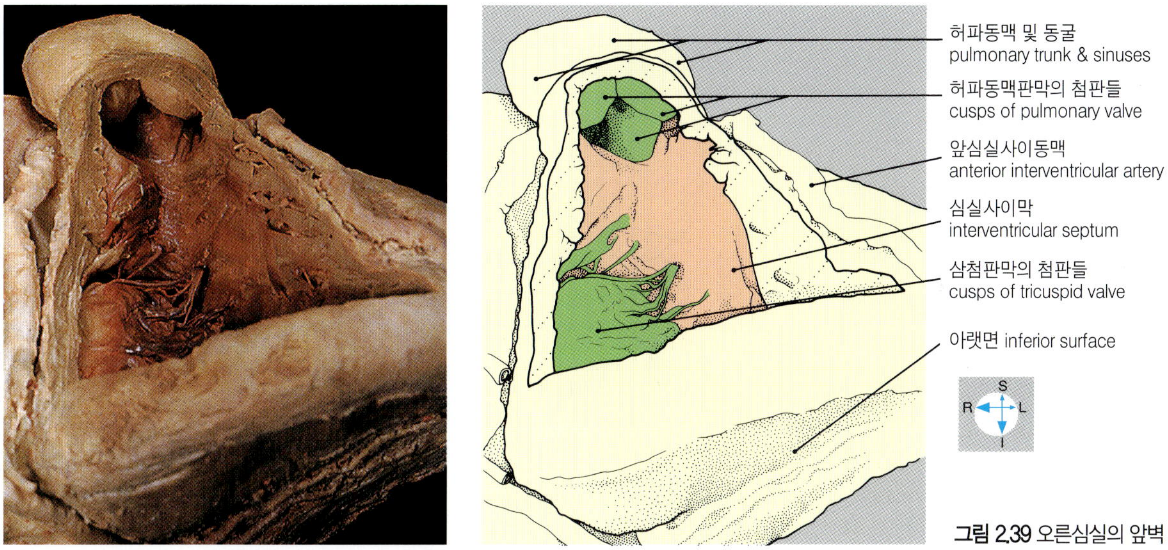

그림 2.39 오른심실의 앞벽 제거 후 보이는 허파동맥판막 첨판의 심실면.

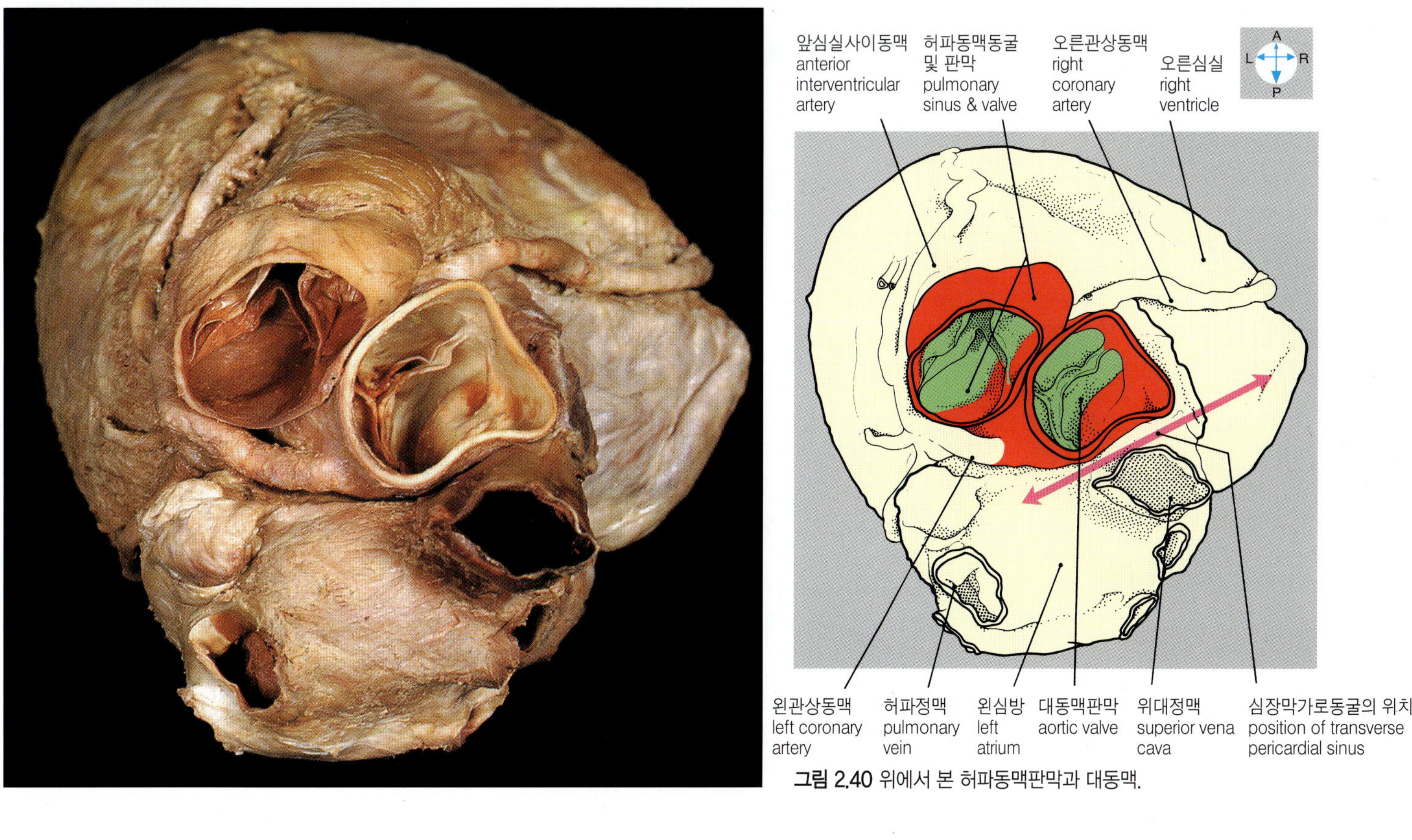

그림 2.40 위에서 본 허파동맥판막과 대동맥.

왼심방(Left atrium)

왼심방은 오른심방 뒤에 있고 심장의 바닥(base)을 형성한다. 그것은 갈고리모양심방귀(hook-like auricle)를 가지고 있으며 그 심방귀는 허파동맥과 깔대기의 왼쪽을 향해 돌출해 있다. 그 방은 각 허파로부터 위·아래허파정맥을 받는다(그림 2.35 참조). 두 개의 대정맥과 함께 네 개의 허파정맥은 모두 장막심장막의 소매에서 닫혀지고 심장막빗굴(oblique pericardial sinus)의 위 끝을 형성한다. 왼심방은 이 정맥굴의 앞벽을 형성하고 섬유심장막과 식도로부터 방을 구분한다. 빗살근육이 심방귀에 있음에도 불구하고 왼심방의 안쪽면의 대부분은 부드럽다.

승모판(이첨판)(Mitral[bicuspid]valve)

왼심방은 승모판에 의해 막혀있는 왼방실구멍을 통해 왼심실과 전하방으로 통한다. 이 판막은 두 개의 첨판을 가지고 있으며, 그 첨판의 바닥은 방실구멍의 가장자리에 붙어있고, 자유모서리와 첨판은 힘줄끈에 의해 왼심실 안에 있는 꼭지근에 고정되어 있다(그림 2.41, 42). 판막은 심실 수축시 역류를 방지한다. 그 판막이 넷째 갈비연골의 위치의 정중선에 있지만(그림 2.32 참조) 승모판의 소리는 심장끝 위에서 가장 잘 들린다.

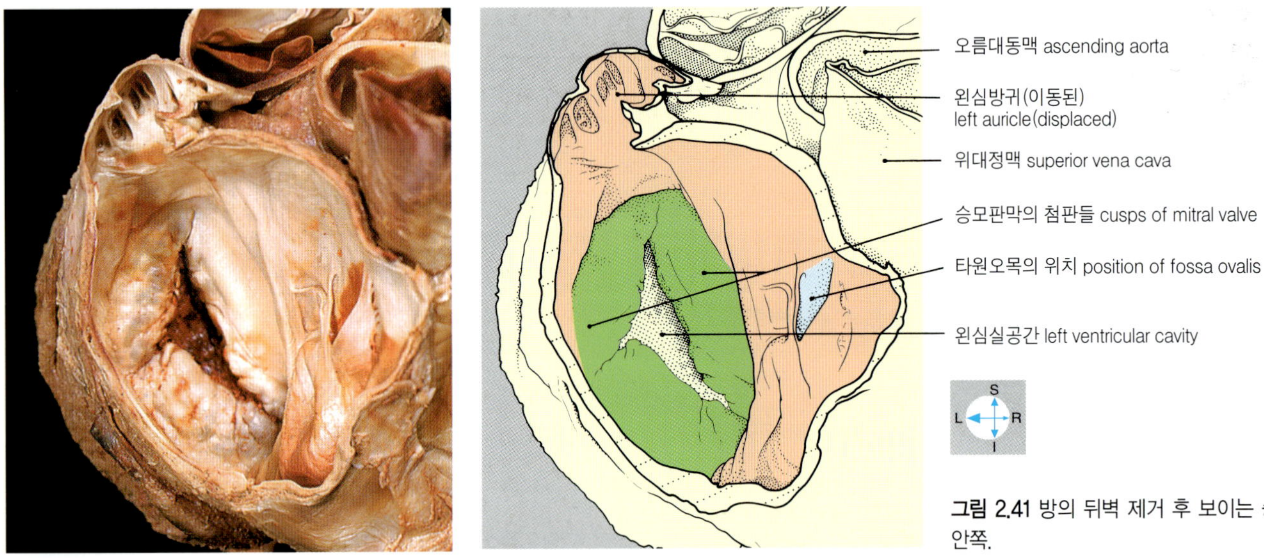

그림 2.41 방의 뒤벽 제거 후 보이는 승모판막 및 왼심방과 왼심실의 안쪽.

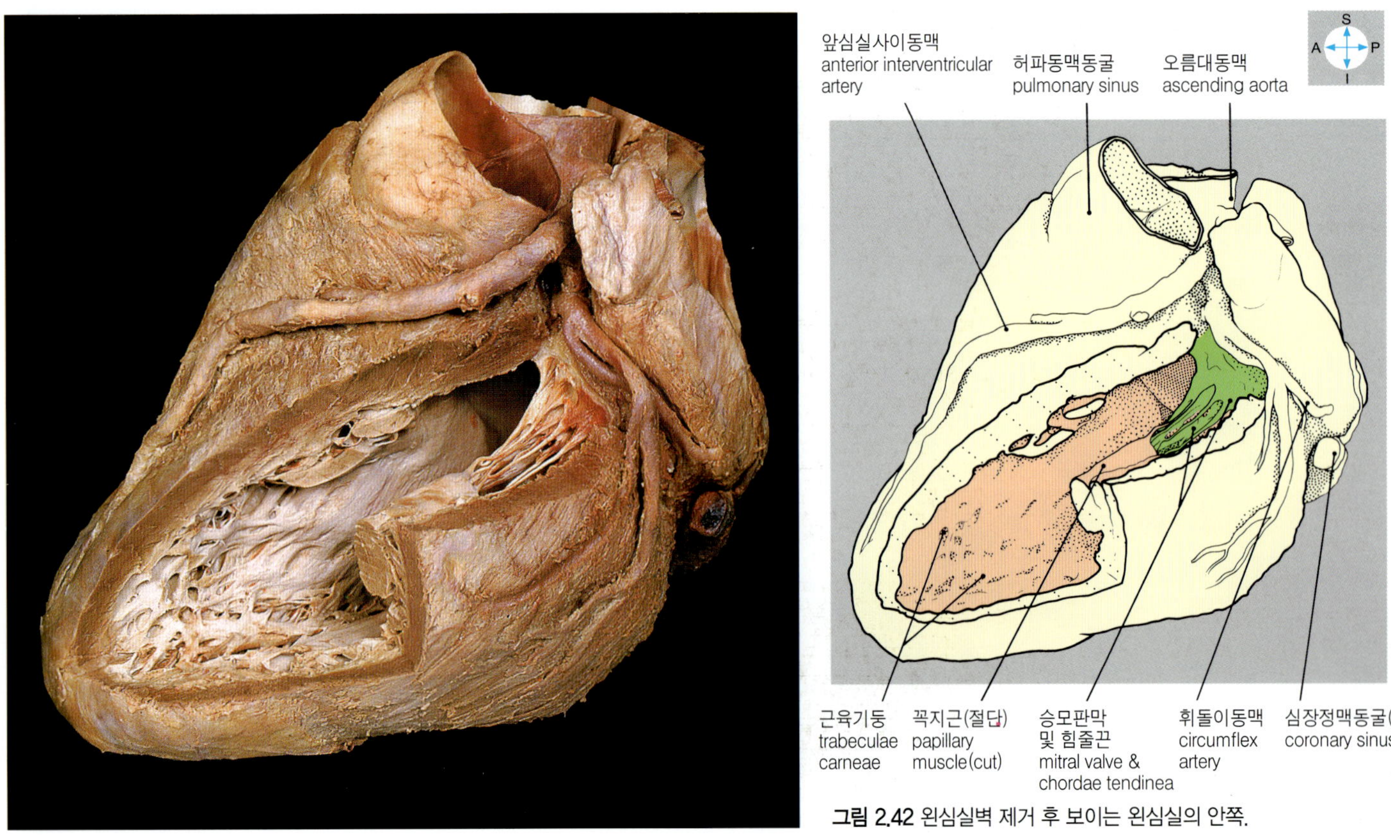

그림 2.42 왼심실벽 제거 후 보이는 왼심실의 안쪽.

왼심실(Left ventricle)

왼심실은 왼방실구멍으로부터 심장끝까지 앞·왼쪽으로 뻗어있다. 방의 벽의 두께는 보통 오른심실의 두께보다 세배 더 두껍다(그림 2.43). 내부에는 근육기둥과 꼭지근이 있다(그림 2.46 참조). 방은 위·오른쪽, 깔때기 뒤로 갈수록 좁아져서 대동맥전정(aortic vestibule)을 형성한다. 대동맥전정은 대동맥구멍을 통해 오름대동맥과 통하는 심실의 일부분을 말한다.

대동맥판막(Aortic valve)

대동맥구멍은 세 개의 반달첨판으로 구성되어 있고 심실이완 시 오름대동맥으로부터의 혈액의 역류를 방지한다. 그 판막은 셋째 왼갈비사이공간의 앞끝 위치의 정중선 왼쪽의 복장뼈 뒤에 있다(그림 2.32 참조). 그러나 그 소리는 첫째와 둘째 오른갈비사이공간의 안쪽끝 위에서 가장 잘 들린다.

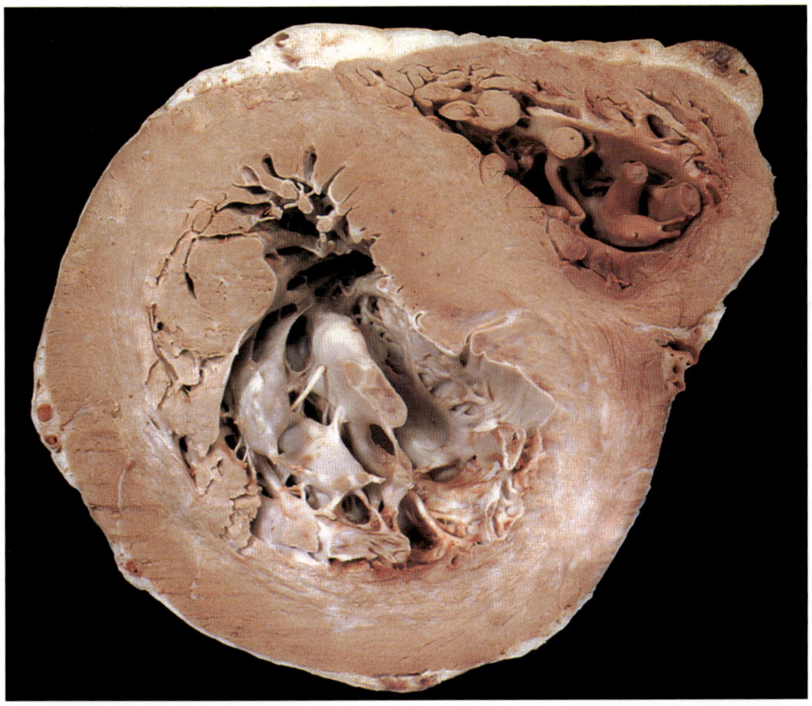

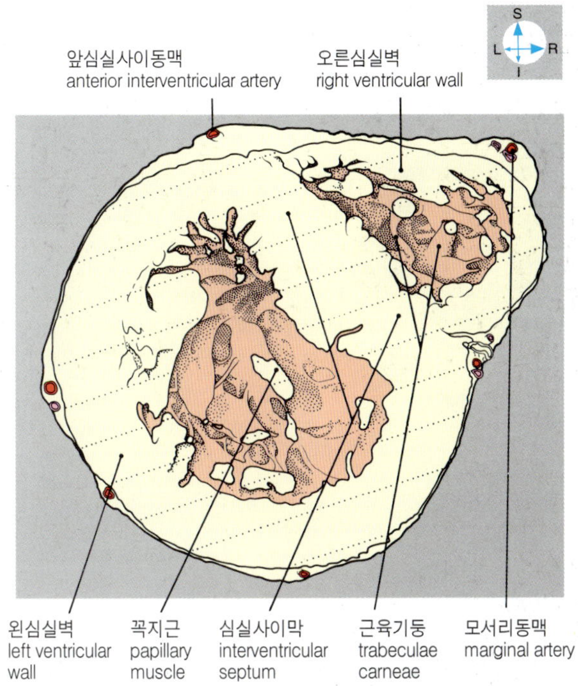

그림 2.43 왼심실과 오른심실의 첨단면을 보여주는 심장의 단면.

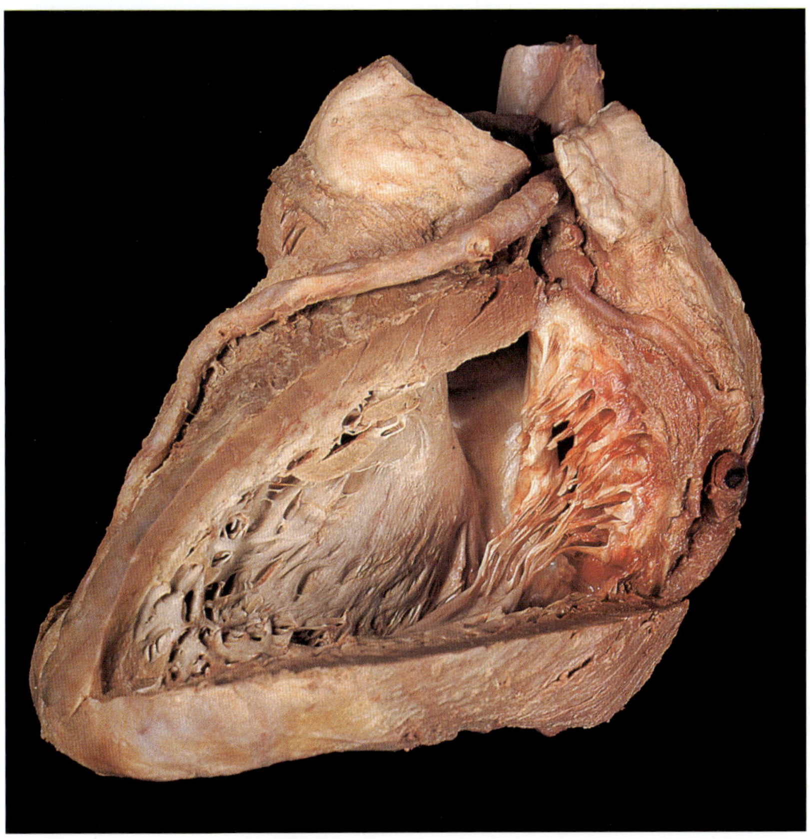

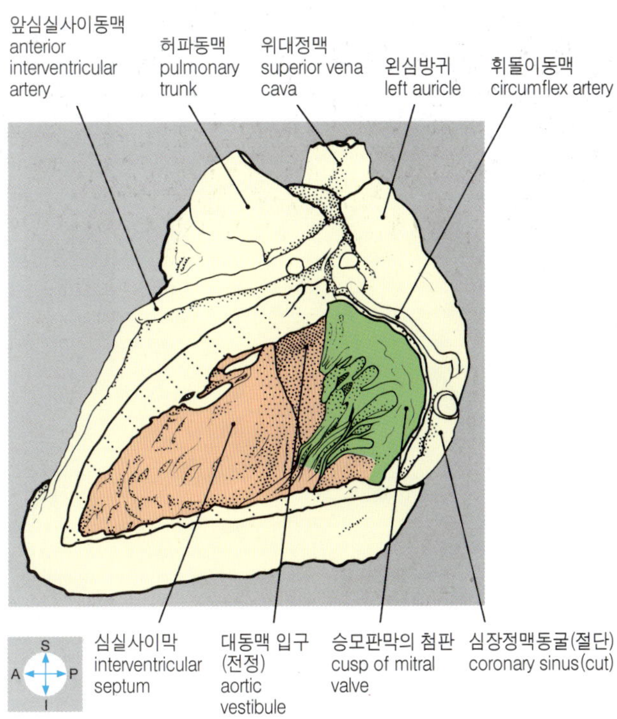

그림 2.44 왼심실면 일부 제거 후 노출된 승모판막과 대동맥 입구.

허파동맥과 오름대동맥 (Pulmonary trunk and ascending aorta)

허파동맥과 오름대동맥은 섬유심장막 안에 있고, 심장가로막동굴(transverse pericardial sinus) 앞의 장막심장막소매(sleeve do serous pericardium) 안에 함께 둘러싸여 있다(그림 2.40 참조). 허파동맥은 위 · 뒤로 뻗어있는 반면에 오름대동맥은 처음에는 그것 뒤에 있다가 위 · 앞으로 통과하여 오른심방귀에 의해 둘러싸이게 된다. 각 혈관의 시작부위에 세 개의 팽창이나 굴(dilatation or sinus)이 있다(그림 2.45). 그것은 허파동맥판막과 대동맥판막의 각 첨판 바로 위에 있다. 심실수축이 멈추면 혈액은 굴 안으로 흘러들어가 첨판을 밀어내어 판막을 닫는다. 두 개의 대동맥굴(aortic sinus)은 오른 및 왼심장동맥을 발생시킨다.

허파동맥은 심장막으로부터 나와서 넷째 가슴척추 위치의 기관의 빨대기 앞에 있는 대동맥활의 오목면(concavity of aortic arch)에서 오른 및 왼허파동맥으로 나뉜다. 오름대동맥이 섬유심장막을 뚫고 나와서 뒤 · 왼쪽으로 꺽여서 대동맥활을 형성한다. 대동맥활을 허파동맥에 연결한는 것은 동맥관인대(ligamentum arteriosum)이다(그림 2.46). 동맥관인대는 허파순환을 우회하는 것으로 허파동맥에서 대동맥으로 혈액을 전달하는 태아동맥관(fetal ductus arteriosus)의 잔유물이다. 가끔 동맥관이 출생 후에도 남아있게 되어 심각한 순환이상(circulatory abnormality)을 일으킨다.

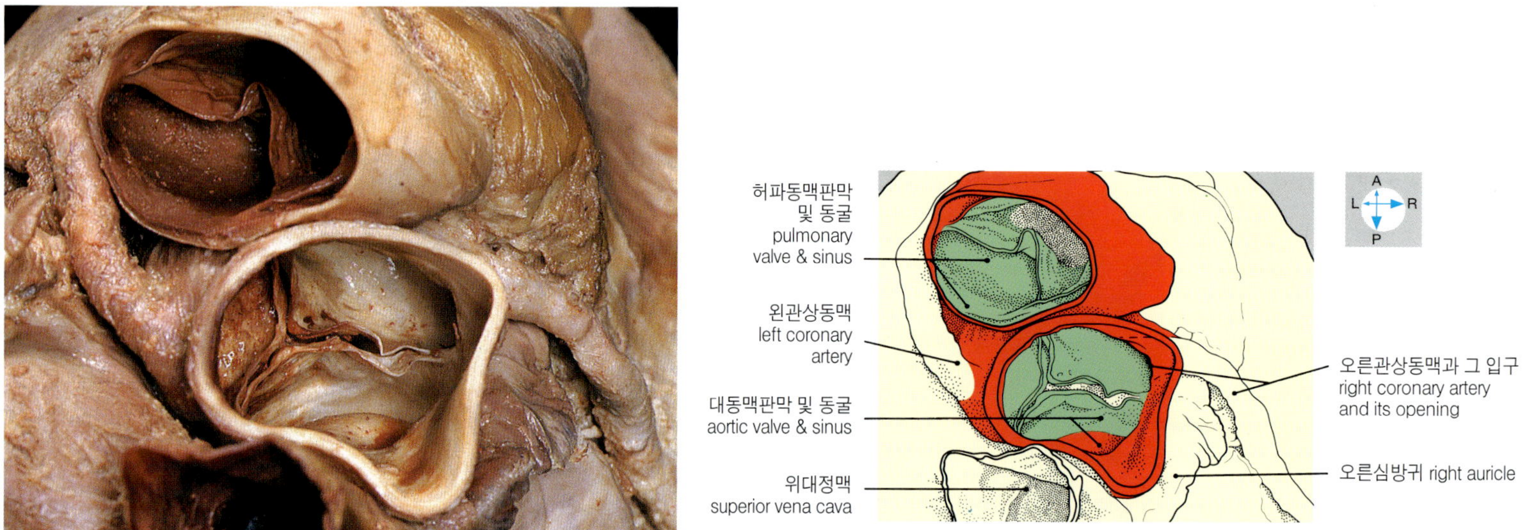

그림 2.45 위에서 비스듬히 본 대동맥판막과 허파동맥판막.

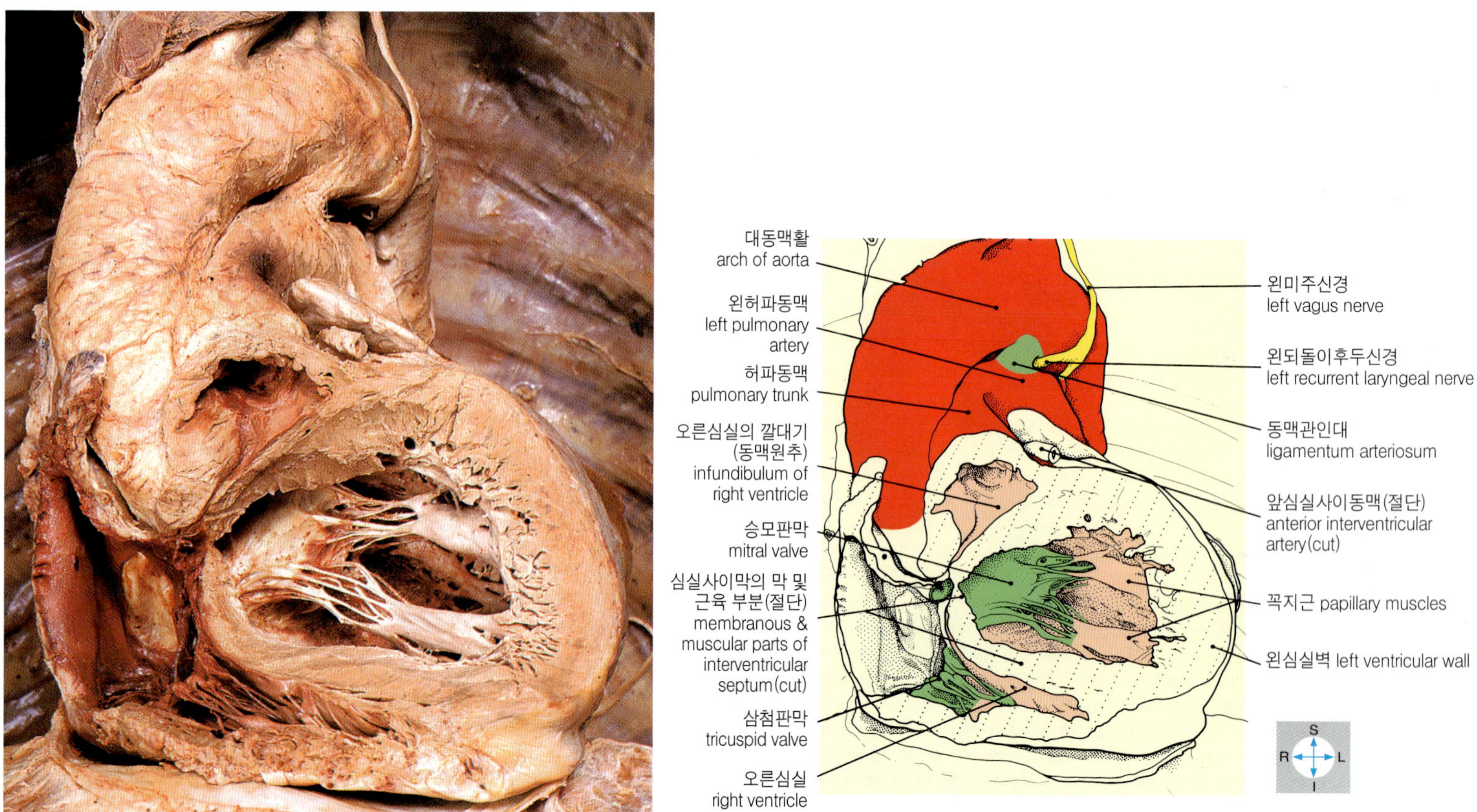

그림 2.46 대동맥, 허파동맥, 동맥관인대의 앞면. 심실사이막의 근육부분의 대부분은 왼심실의 안쪽을 보여주기 위해 제거되었다.

혈관(Blood vessels)

심장에의 동맥분포는 대동맥판막 바로 위의 오름대동맥에서 나오는 오른 및 왼 심장동맥에 의해 이루어진다(그림 2.47). 그것들은 꼭지근과 전도조직(conducting tissue)을 포함한 심장근육층에 분포한다. 중요한 정맥회귀(principal venous return)는 심장정맥굴과 심장정맥을 통한다.

오른심장동맥(Right coronary a.)

이 혈관은 대동맥뿌리의 앞면에서 나와서 앞방실사이고랑(anterior coronary sulcus)으로 내려간다(그림 2.47, 2.48). 앞모서리에서 모서리가지(marginal branch)로 왼쪽의 심장끝으로 뻗는다. 오른심장동맥은 방실사이고랑의 아래면으로 이어져 왼심장동맥과의 문합에 의해 끝난다. 아래면에서는 뒤(아래)심실사이동맥(posterior(inferior) interventricular a.)이 오른심장동맥(때로는 왼심장동맥)에서 나와서 뒤심실사이고랑(posterior interventricular groove)에서 심장끝쪽으로 달린다. 오른심장동맥과 그 가지는 오른 심방의 앞표면, 왼심방의 아래부분, 오른심실의 대부분 및 왼심실과 심실사이막의 일부분에 분포한다. 게다가 이 동맥의 가지들은 보통 심장의 전도조직의 대부분에 분포한다(56쪽 참조).

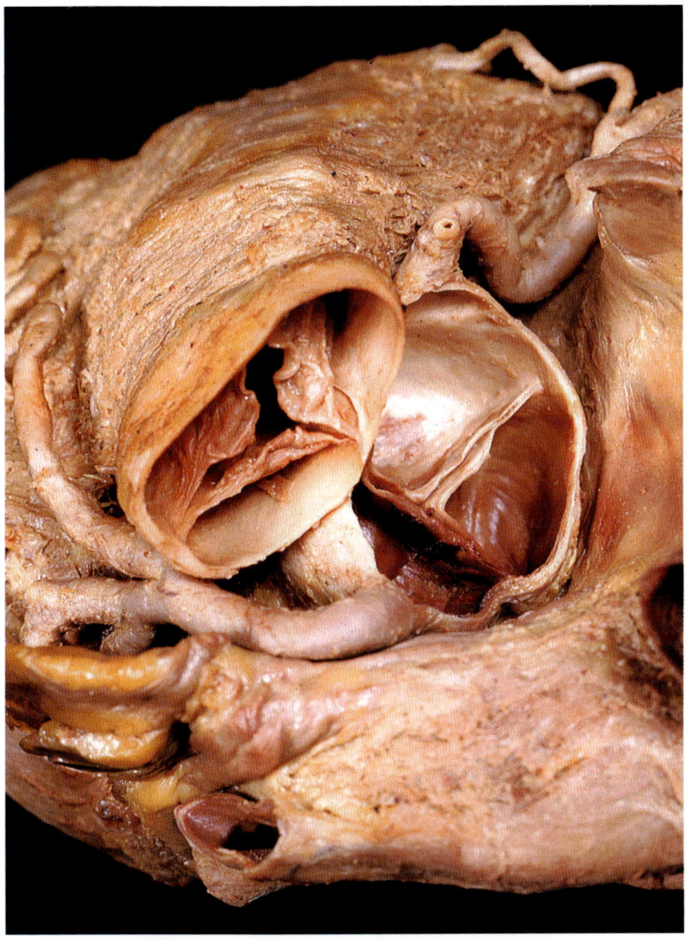

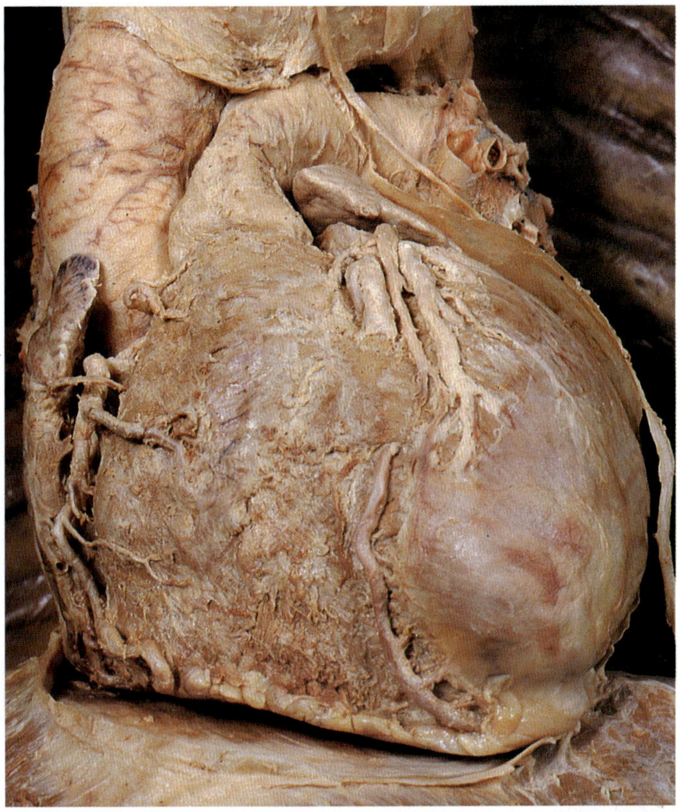

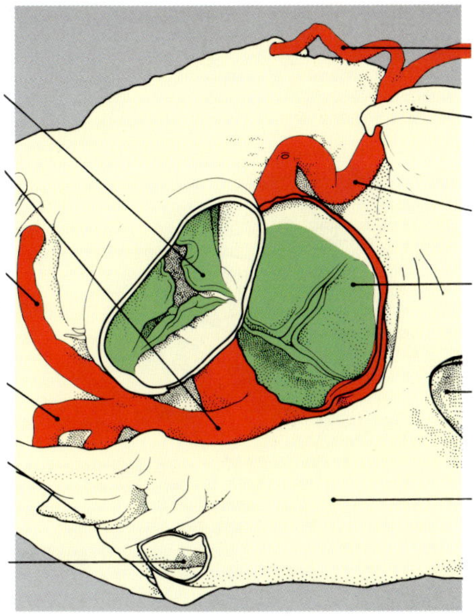

그림 2.47 위에서 본 오름대동맥의 뿌리로부터 오른관상동맥과 왼관상동맥의 기원.

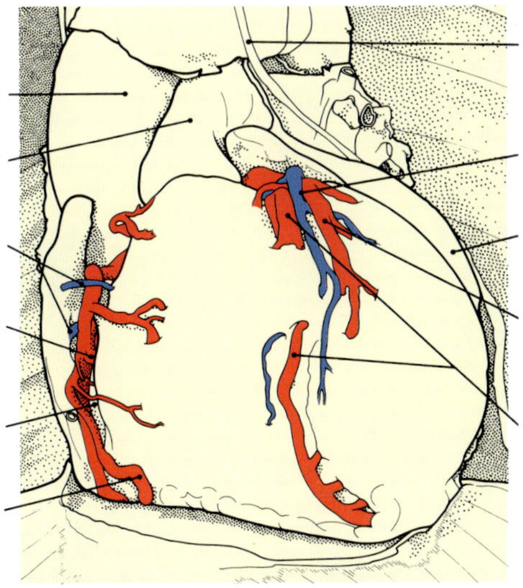

그림 2.48 심방 앞면의 오른관상동맥과 왼관상동맥 및 그 가지들.

왼심장동맥(Left coronary a.)

이 동맥은 오름대동맥뿌리의 뒷면에서 나와서 주가지(major branch)인 앞심실사이동맥(anterior interventricular a.)이 나오는 곳인 허파동맥의 뒤 · 왼쪽으로 달린다(그림 2.47, 2.50). 앞심실사이동맥은 앞심실사이고랑에서 심장끝 쪽으로 내려간다. 왼심장동맥은 방실사이고랑의 뒤부분으로 이어지고 오른심장동맥과의 문합에 의해 끝난다. 그 혈관은 왼심방과 심방귀의 뒷벽, 왼심실의 대부분 및 오른심실과 심실사이막의 일부분에 분포한다.

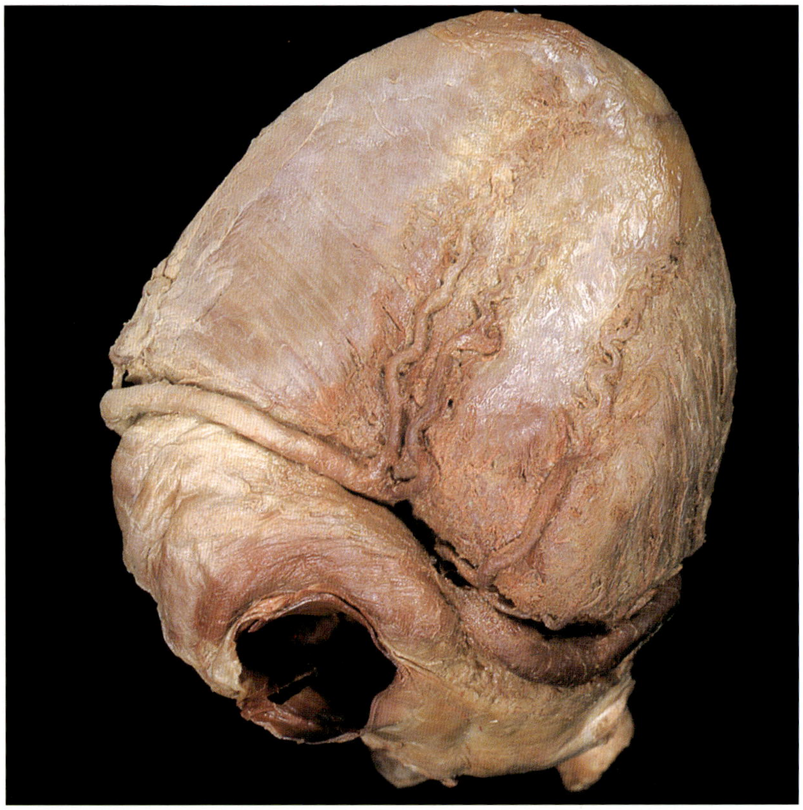

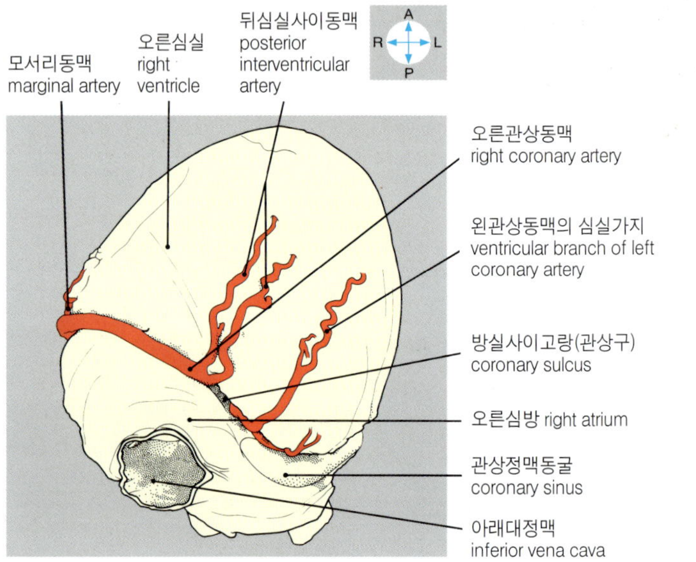

그림 2.49 심장 아랫면의 오른관상동맥과 왼관상동맥 및 그 가지들. 뒤심실사이동맥은 표본에서 한 쌍이다.

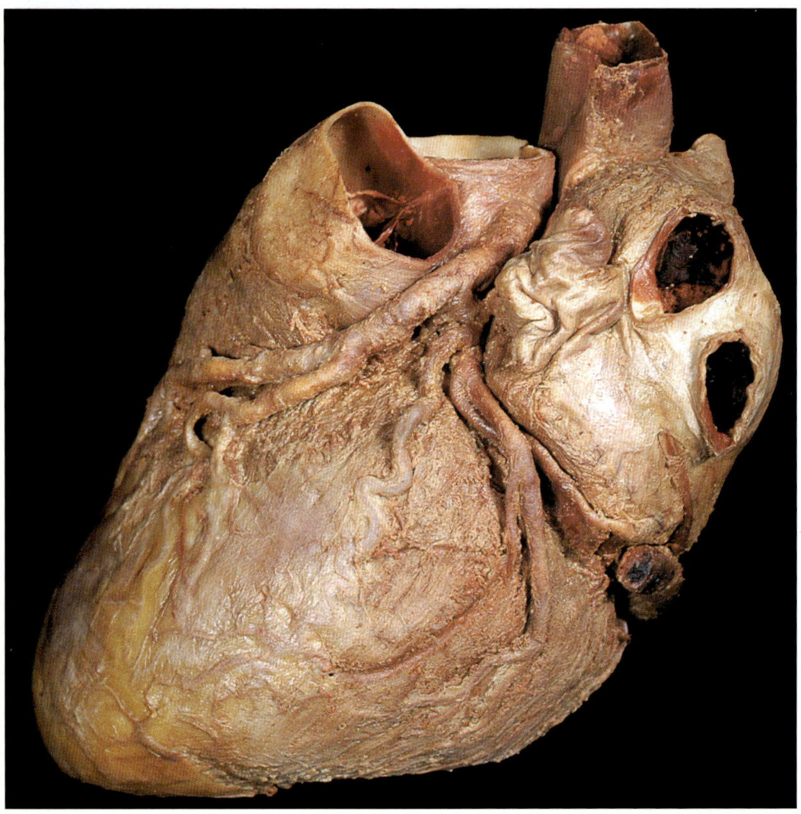

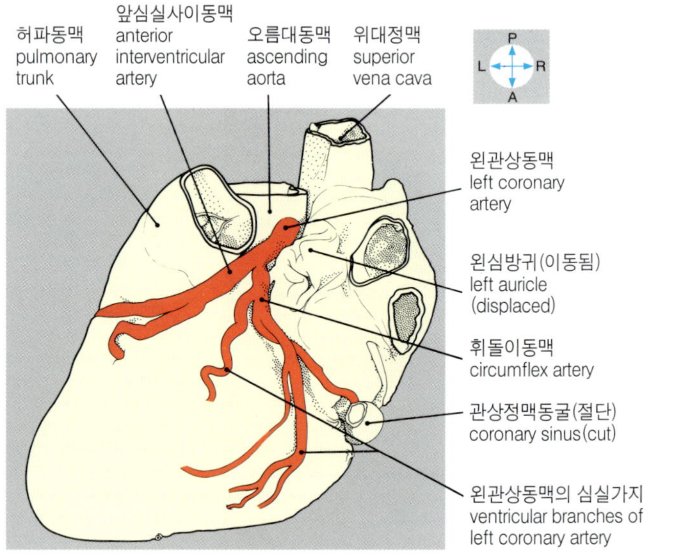

그림 2.50 왼쪽에서 본 왼관상동맥과 그 가지.

심장정맥동굴과 심장정맥 (Coronary sinus and cardiac v.)

심장으로부터 정맥회귀(venous return)의 대부분은 심장정맥동굴에 의해 이루어진다. 심장정맥동굴은 방실사이고랑의 뒤부분을 따라 달려서 오른심방에서 끝난다. 심장정맥동굴은 왼심실의 뒤정맥(posterior vein)과 큰심장정맥의 융합(union)에 의해 심장의 왼모서리 가까이서 형성되어 앞심실사이동맥과 동행한다(그림 2.51). 다른 정맥들은 중간심장정맥(middle cardiac v.)을 포함하여 심장정맥동굴로 들어가고 이 정맥은 뒤심실사이동맥과 동행한다(그림 2.52). 몇몇 심장정맥은 오른심방으로 독립적으로 들어간다(그림 2.48 참조).

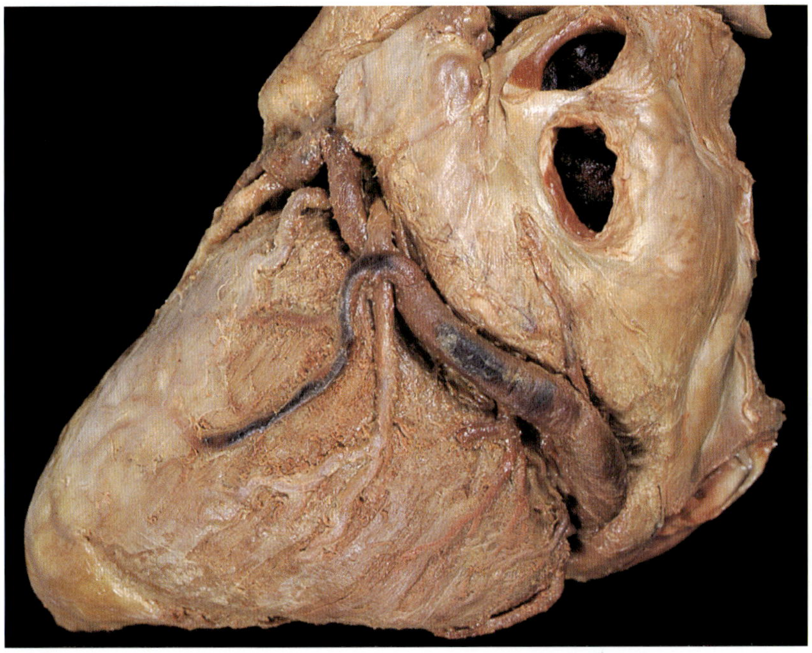

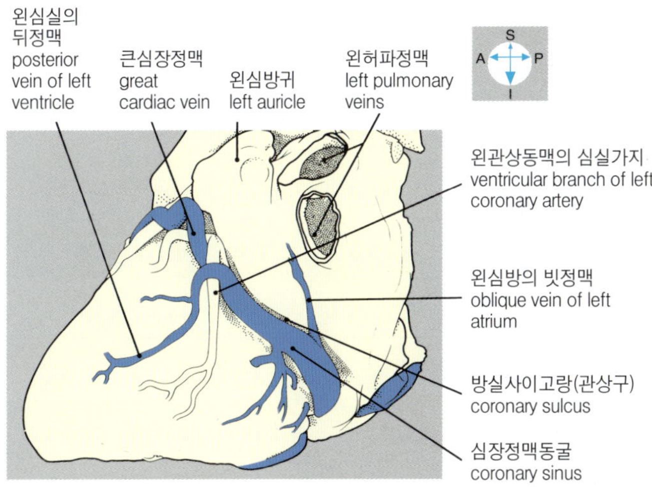

그림 2.51 방실사이고랑에 놓인 관상정맥동굴을 비스듬히 본 모습.

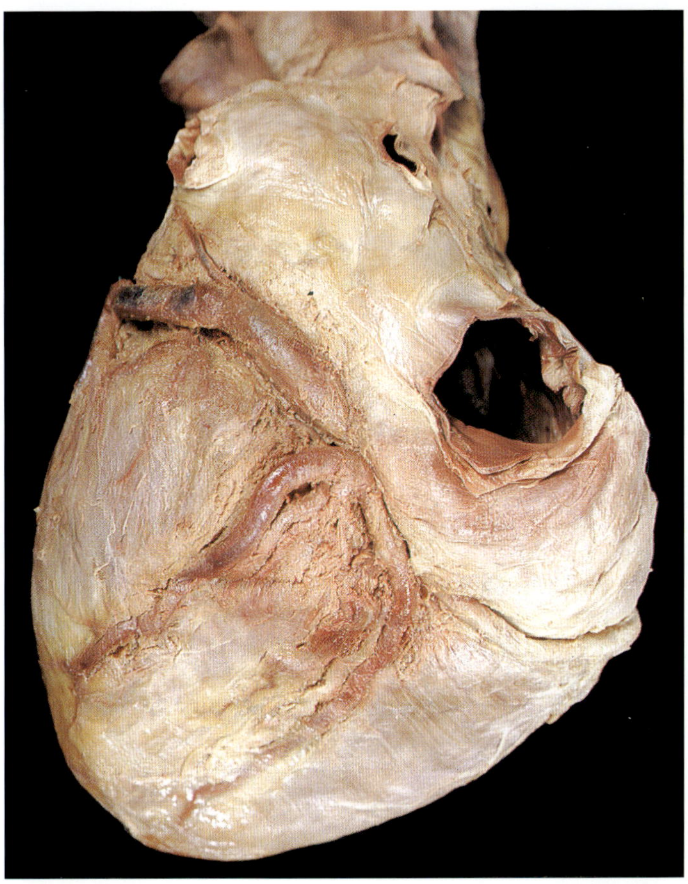

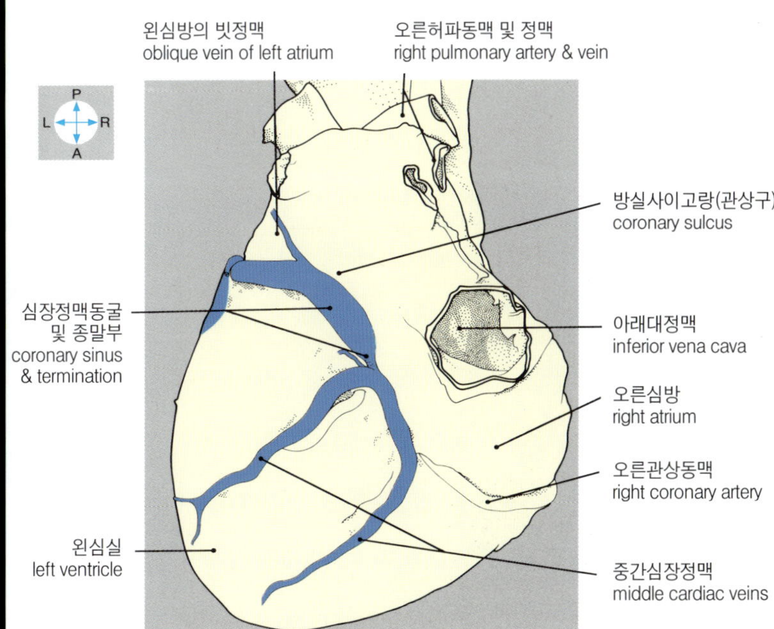

그림 2.52 오른심방의 관상정맥동굴의 종말부의 뒤아래부분.

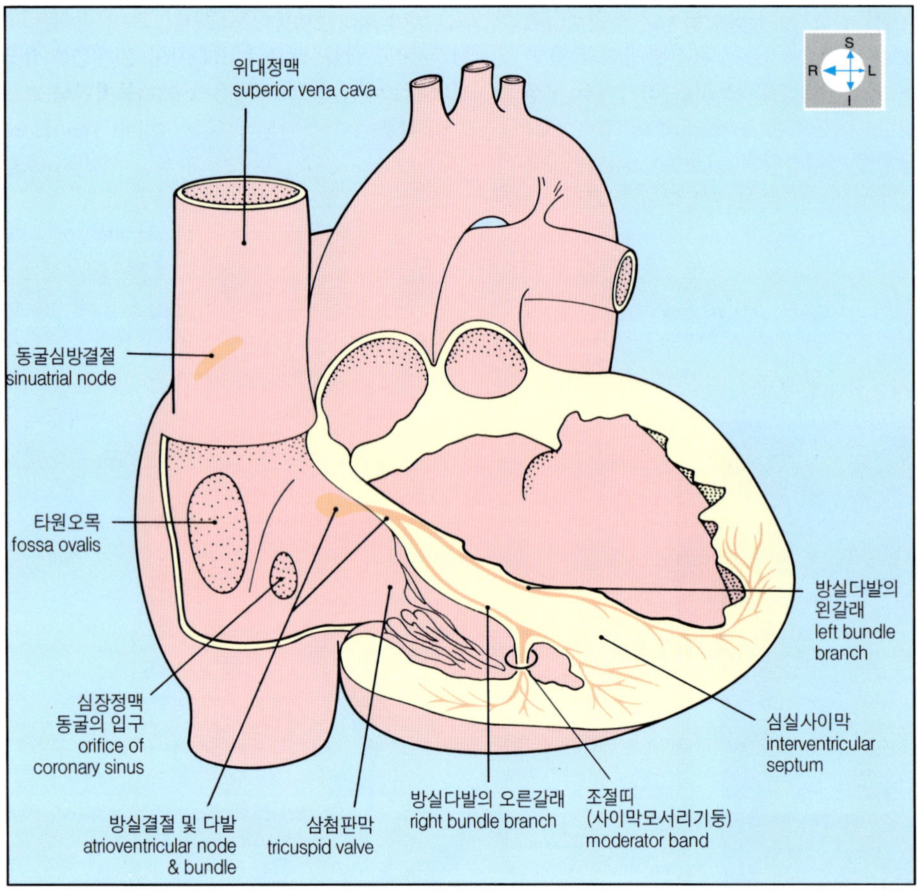

그림 2.53 심장전도계통 조직들의 위치.

전도계(Conducting system)

심장근육층의 조화로운 수축은 동굴심방결절(동방결절, sinuatrial[SA] node), 방실결절(atrioventricular[AV] node), 방실다발(atrioventricular bundle)과 그 오른 및 왼 가지들로 구성된 특별한 전도조직에 의해서 조절된다(그림 2.53).

동굴심방결절은 위대정맥의 끝에 가까운 오른심방의 앞벽에 있다. 그것은 심방귀뿌리의 일부분과 분계고랑(sulcus terminalis)의 위 끝에 분포한다. 많은 자율신경이 그 결절에 분포하며 방전속도(rate of discharge)를 조절한다. 동굴심방결절은 보통 오른심장동맥이나 왼심장동맥의 동맥가지로부터 혈액을 받는다. 동굴심방결절에서 심장흥분파동(cardiac excitation wave)이 심방의 심장근육층을 통하여 방실결절에 도달한다.

방실결절은 심장정맥동굴의 끝의 앞위쪽의 심방사이막에 있다. 그것은 방실다발에 연결되어 심방과 심실을 구분하는 섬유성 고리(fibrous ring)를 통과한다. 그 다발은 심실사이막의 윗부분으로 들어와 즉시 오른 및 왼가지로 나뉜다. 방실결절과 방실다발은 뒤심실사이동맥의 가지에 의해 공급받는다.

심장내막 바로 밑에 있는 방실다발의 오른가지가 심실사이막에서 내려오고 종종 조절띠(moderator band)를 지나서 오른심실의 앞벽안에서 분지한다(그림 2.54). 왼가지는 심실사이막의 왼쪽을 달린다. 양 가지는 심실끝(ventricular apices)에서 반복적으로 나뉘고 각 심실의 심장근육층안으로 퍼진다.

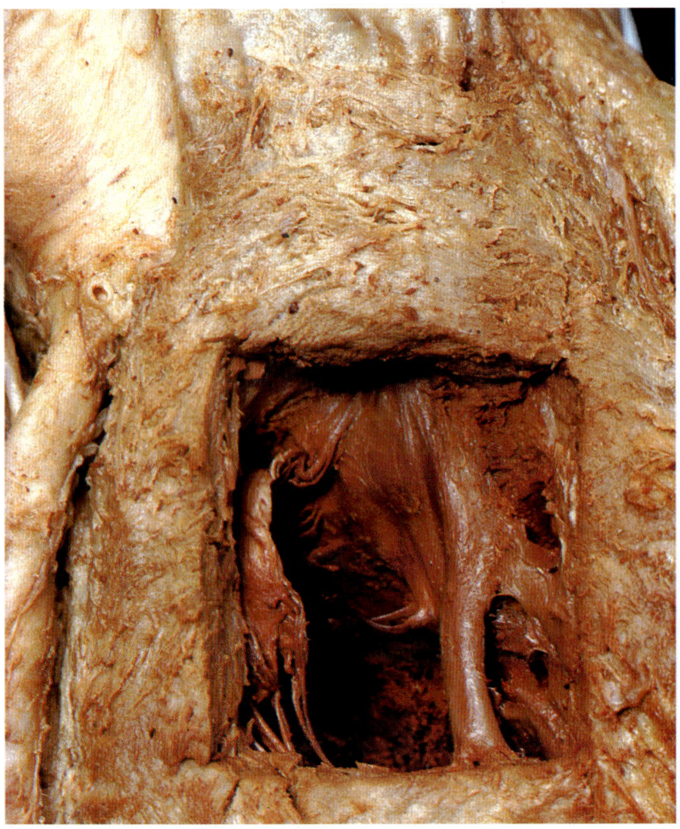

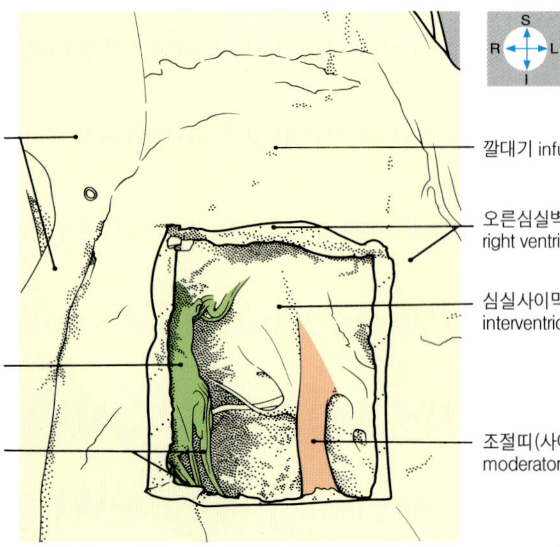

그림 2.54 오른심실앞벽 절단면을 통해 보이는 조절띠(사이막모서리기둥).

가슴세로칸 구조물들 (Mediastinal structures)

팔머리정맥(Brachiocephalic veins)

양쪽으로 팔머리정맥이 목의 뿌리(root of neck)에서 속목정맥(internal jugular v.)과 빗장밑정맥(subclavian v.)의 융합에 의해 형성된다. 그 시작에서 팔머리정맥은 복장빗장관절(sternoclavicular joint) 뒤와 빗장밑동맥의 첫째부분 앞에 있다.

오른팔머리정맥은 위세로칸에서 짧은 수직경로를 달리다가 첫째 오른갈비연골의 안쪽끝의 뒤에서 왼팔머리정맥과 융합한다(그림 2.55). 오른팔머리정맥은 오른목림프관(right jugular lymph trunk), 빗장밑림프관(subclavian lymph trunk) 및 오른림프관(right lymph duct)과 더불어 오른척추정맥(right vertebral v.)과 속가슴정맥(internal thoracic v.)을 받으며, 오른가로막신경과 동행한다.

왼팔머리정맥은 가슴으로 들어가서 오른쪽으로 비스듬히 달려서 복장뼈자루(manubrium) 뒤로 지나간다. 왼팔머리정맥은 왼온목동맥(left common carotid a.)과 팔머리동맥(brachiocephalic trunk)이 대동맥활로부터의 시작부위 앞에 위치한다. 왼팔머리정맥은 시작부위에서 가슴림프관의 끝이 첨가되고 그 경로를 따라 왼척추정맥, 속가슴정맥, 위갈비사이정맥 및 아래갑상선정맥을 받는다.

위대정맥(Superior vena cava)

위대정맥은 두 개의 팔머리정맥의 융합에 의해 형성되어 수직으로 내려와 심장의 오른심방에서 끝난다(그림 2.55). 위대정맥은 오름대동맥의 오른쪽과 오른가로막신경의 왼쪽에 위치하며 섬유심장막을 뚫기 전에 홀정맥을 받는다.

대동맥활과 가지들 (Arch of aorta and branches)

대동맥활은 오름대동맥의 연속으로 위세로칸에 위치한다. 오름대동맥은 뒤 · 왼쪽으로 구부러져 넷째 등뼈몸통의 왼쪽에 도달한 다음, 내림대동맥으로 된다. 대동맥활은 아래, 왼쪽, 오른쪽으로는 오목하고 위로는 볼록하다.

오목은 허파동맥과 왼기관지의 분기점과 관계있다. 동맥관인대가 허파동맥을 대동맥활의 오목에 부착시키고 왼되돌이후두신경(left recurrent laryngeal n.)과 밀접한 관계를 가진다(그림 2.46, 2.57 참조).

왼가로막신경과 미주신경이 대동맥활의 왼쪽을 지나가고 세로칸가슴막이 이를 덮는다(그림 2.56 참조). 가로막신경은 미주신경 앞에 있으며 허파뿌리 앞의 섬유심장막으로 지나간다. 미주신경은 뒤로 기울어져 허파뿌리 뒤를 지나고 왼되돌이후두신경으로 뻗어간다. 왼위갈비사이정맥은 대동맥활을 가로질러 앞으로 지나가고 보통 왼팔머리정맥에서 끝난다.

대동맥활의 오른쪽은 앞에서부터 차례로 위대정맥, 기관, 왼되돌이후두신경, 식도 및 가슴림프관(thoracic duct)과 관계있다. 이 구조물들은 대동맥과 오른세로칸가슴막 사이에 있다.

대동맥활의 볼록면에서 팔머리동맥, 왼온목동맥 및 왼빗장밑동맥이 나온다(그림 2.57 참조). 그 동맥들이 목의 뿌리 안으로 올라간다. 팔머리

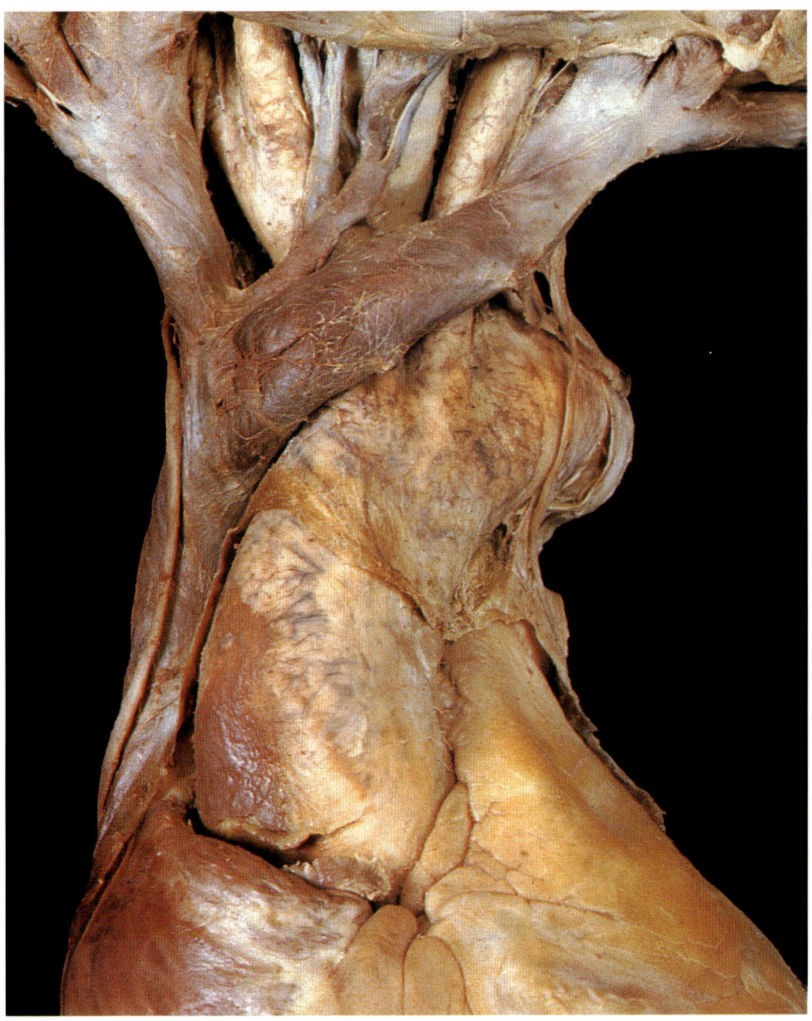

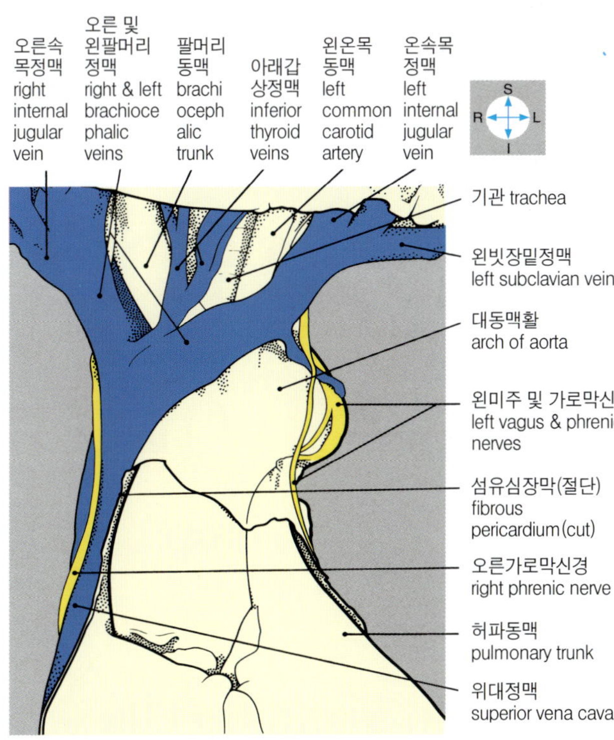

그림 2.55 대동맥활에서 기시한 큰동맥으로의 팔머리정맥과의 관계.

동맥은 대동맥활의 첫째 가지이고 왼팔머리정맥 뒤로 올라가 위·오른쪽으로 가슴의 앞면을 가로질러 올라가고, 가슴에서 기관의 오른쪽으로 가서 목의 뿌리 안에서 오른빗장밑동맥과 오른온목동맥으로 나뉜다.

왼온목동맥은 팔머리동맥 뒤에서 생겨나서 왼가로막신경과 미주신경과 함께 기관의 왼쪽의 위세로칸을 통하여 목의 뿌리로 올라간다(그림 2.57).

왼빗장밑동맥은 대동맥활에서 나오는 가장 뒤에 있는 동맥으로 왼온목동맥 바로 뒤에 위치한다. 그것은 위로 가쪽으로 달리고 왼허파의 꼭대기를 덮는 가슴막과 관련되어 있으며 복장빗장관절 뒤의 목의 뿌리로 들어간다.

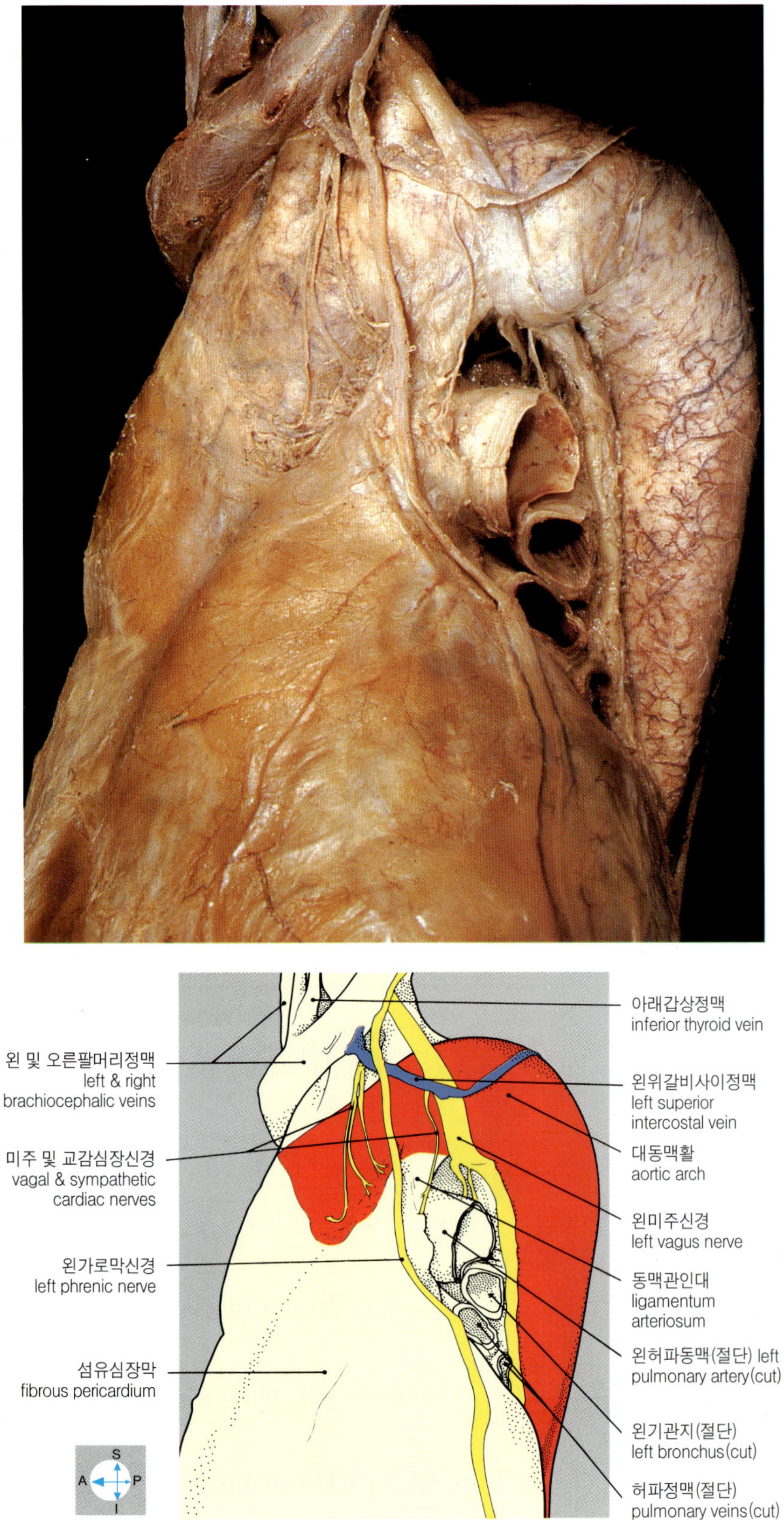

그림 2.56 왼미주신경과 왼가로막신경 경로에서 비스듬히 보이는 대동맥활.

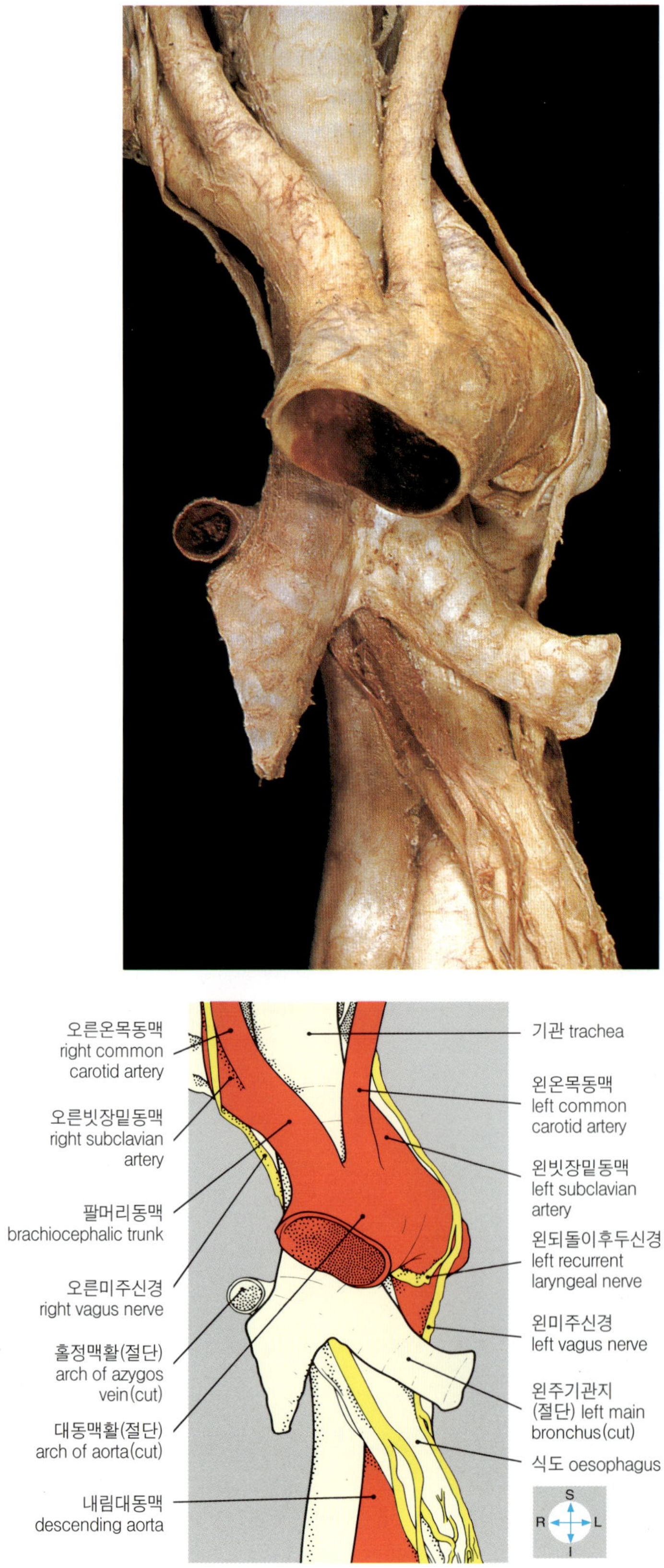

그림 2.57 앞에서 본 대동맥활과 그 가지들.

가로막신경(Phrenic nerve)

오른 및 왼가로막신경(C3, C4, C5)은 각각의 빗장밑정맥 뒤의 위가슴우리문을 통과한다. 가슴세로칸의 기관들의 비대칭 때문에 두 신경의 가슴안 경로들이 다르다. 세로칸가슴막에 의해 싸여있는 오른가로막신경은 오른허파뿌리 앞에 있는 오른팔머리정맥과 위대정맥과 동행한다(그림 2.58). 오른심방을 덮고 있는 섬유심장막을 가로질러 수직으로 내려와 아래대정맥 옆을 따라 가로막을 뚫는다.

왼가로막신경 또한 세로칸가슴막에 의해 덮여있고 왼온목동맥 옆에 있으며 대동맥활의 왼쪽을 가로질러 왼허파뿌리 앞에 있는 섬유심장막에 분포한다(그림 2.56). 그런 다음 심장끝(apex of heart)까지 심장막을 가로질러 내려오고 심장끝에서 가로막을 뚫는다(그림 2.59 참조).

가로막신경은 가로막 허리부분의 다리(crura)를 제외한 가로막의 근육에 분포한다. 가로막신경은 섬유 및 벽쪽장막심장막과 세로칸 및 가로막가슴막에 감각신경섬유를 보내주고 가로막의 아래표면을 덮고 있는 배막(복막, peritoneum)에 감각신경가지를 보낸다(38, 185쪽 참조).

기관(Trachea)

기관은 목을 통해서 내려오고 보통 목에서 쉽게 만져질 수 있다. 그리고 곧 정중선에서 복장뼈자루의 위모서리 뒤로 가슴에 들어간다. 위세로칸을 통해서 수직으로 내려와 대동맥활 위치에서 오른 및 왼기관지로 나뉜다(그림 2.60).

오른기관지는 왼기관지 보다 더 넓고 아래로 더 가파르게 경사져서 오른허파뿌리로 들어간다. 오른위엽기관지는 허파문의 밖에서 나타난다. 왼기관지는 대동맥활의 오목면 안에서 왼쪽으로 비스듬히 달려서 왼허파동맥의 뒤를 지나가 왼허파뿌리에 들어가게 된다.

팔머리동맥과 왼팔머리정맥이 기관의 가슴부분을 앞에서 가로지른다(그림 2.58). 그와 더불어 기관은 가슴막의 앞가장자리(anterior margin) 및 허파와 가슴샘에 싸여있다. 기관은 왼쪽으로는 대동맥궁과 왼온목동맥, 빗장밑동맥이 관계되고 오른쪽으로는 위대정맥, 홀정맥의 끝, 오른미주신경 및 세로칸가슴막과 관계되며, 위로는 식도와 왼되돌이후두신경과 관계한다(오른되돌이인두신경은 가슴으로 들어오지 않지만 목의 뿌리에서 오른빗장밑동맥 주위를 지나간다. 293쪽 참조).

기관의 혈액공급은 아래갑상샘동맥과 정맥에서 이루어진다. 되돌이후두신경은 점막에 감각신경섬유와 부교감신경섬유(parasympathetic secretomotor fiber)를 보내고 기관평활근에 운동신경섬유를 보낸다.

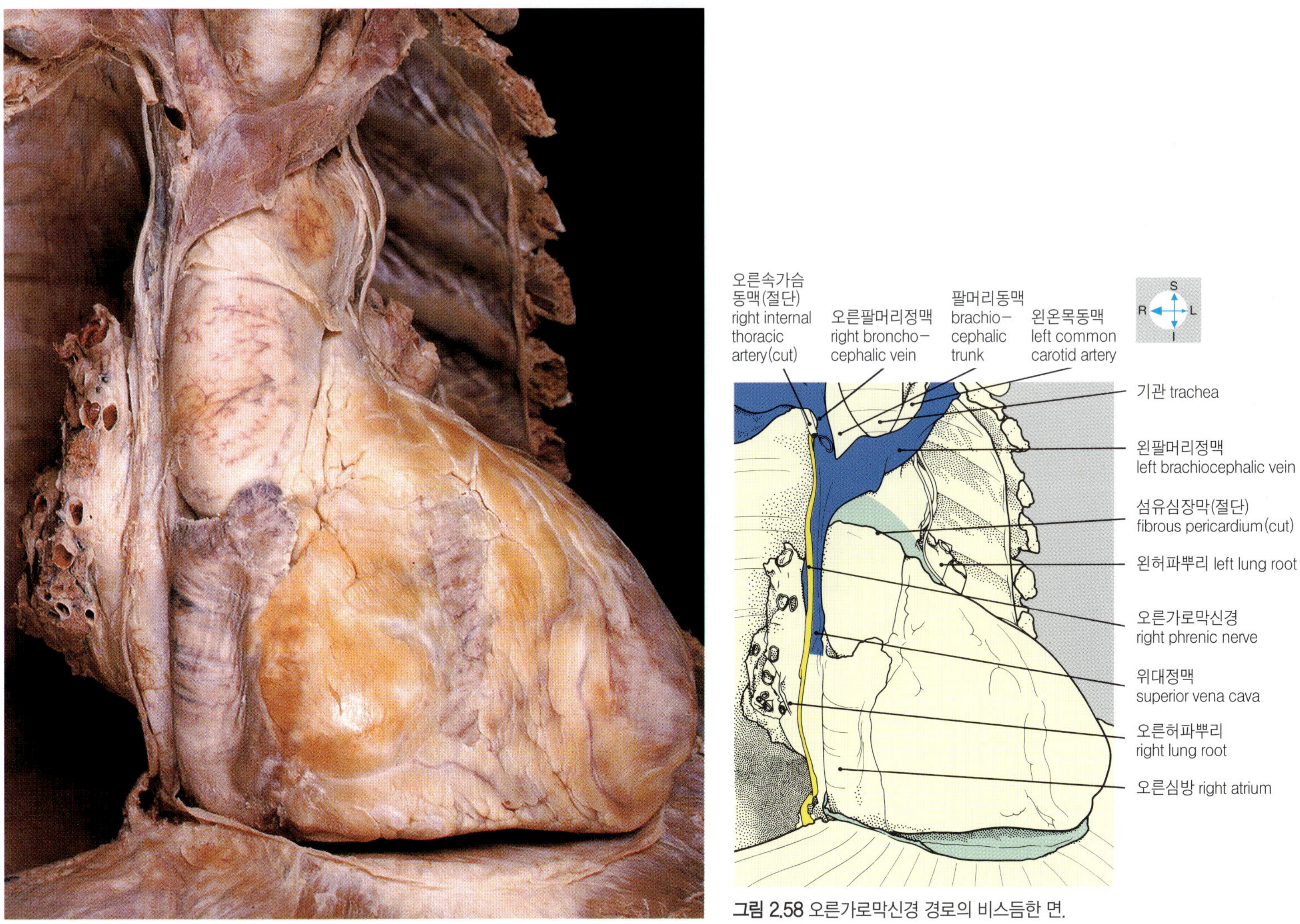

그림 2.58 오른가로막신경 경로의 비스듬한 면.

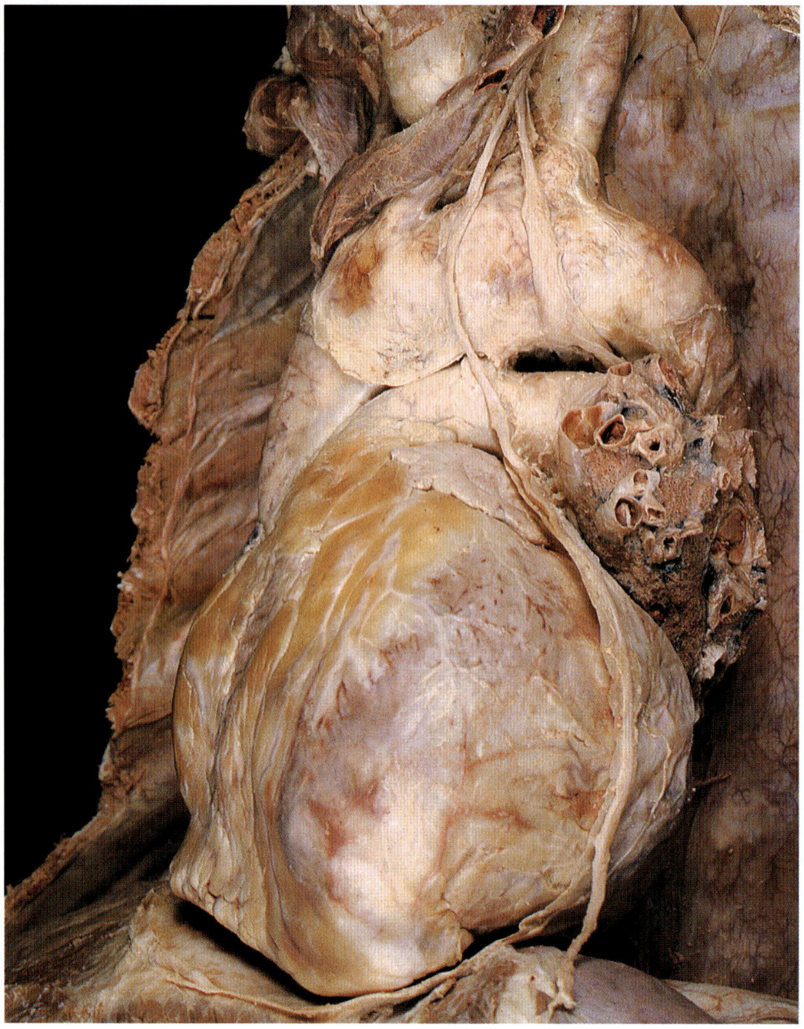

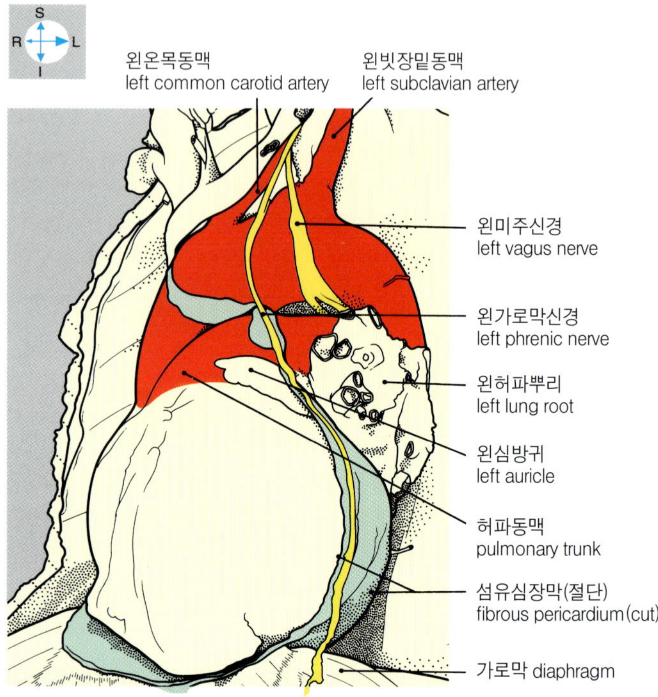

그림 2.59 비스듬히 보이는 왼가로막신경의 가슴 속 경로.

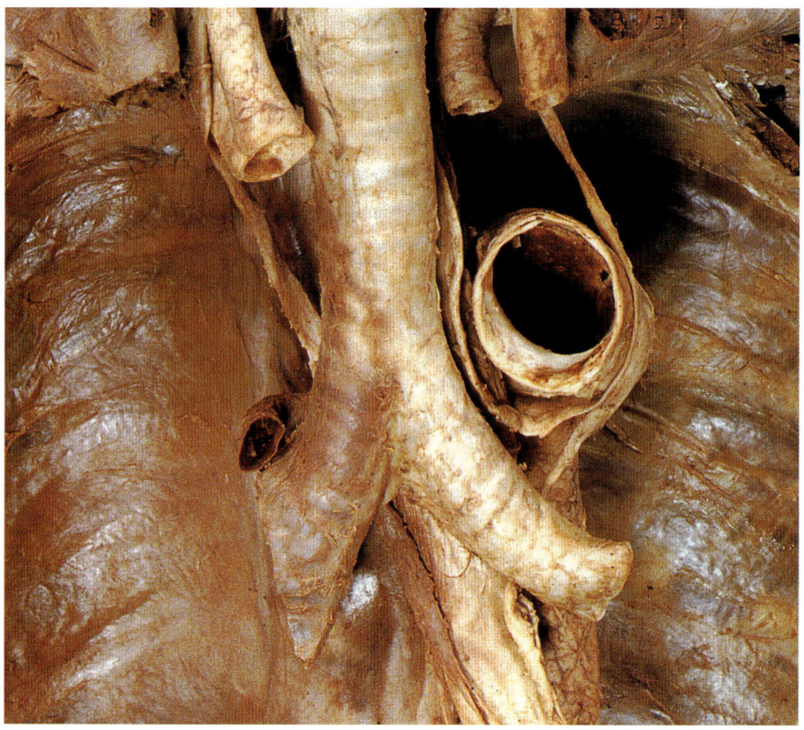

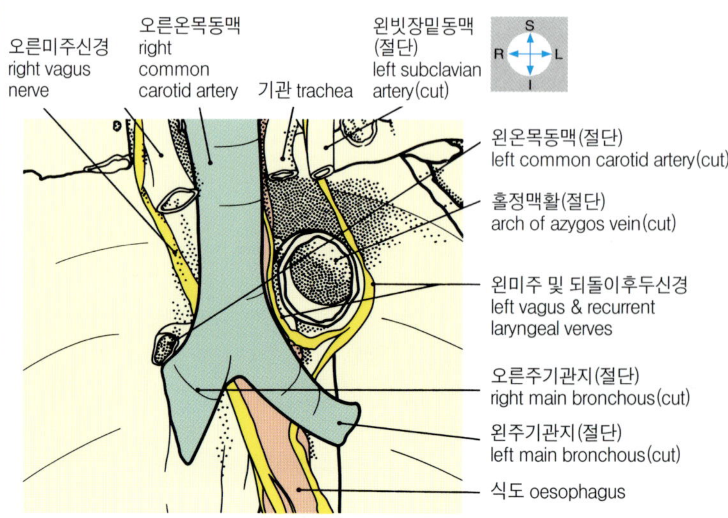

그림 2.60 대동맥활의 앞부분 제거 뒤 노출된 기관과 왼기관지 및 오른기관지.

식도(Oesophagus)

식도는 목의 뿌리를 통하여 내려와 기관 뒤의 위가슴우리문을 가로지른다. 위세로칸에서 식도는 위 네 개의 등뼈몸통 앞과 기관, 왼기관지 및 왼되돌이후두신경 뒤에 있다. 대동맥활과 가슴림프관은 왼쪽에 있는 반면 홀정맥은 오른쪽 앞으로 휘어져있다(그림 2.61).

식도는 오른 및 왼 미주신경과 동행하는 다섯째 등뼈의 앞에 있는 뒤세로칸으로 이어진다. 섬유심장막 뒤로 내려와 왼쪽으로 기울어져 내림대동맥앞에서 가로지르게 된다. 식도 오른쪽은 세로칸가슴막에 의해 싸여있고 내림대동맥의 앞인 왼쪽은 가로막까지 가슴막과 관계를 가진다. 식도는 미주신경의 가지와 동행하여 열째 등뼈의 위치에서 가로막을 통과한다.

아래갑상선동맥과 내림가슴대동맥의 가지들이 식도에 분포한다. 가로막의 식도구멍을 통해 올라가는 왼위동맥(left gastric a.)의 가지가 식도의 아래부분에 분포한다. 간문맥의 지류(tributary of the portal v.)인 왼위정맥의 작은 가지가 정맥혈액을 식도에서 홀정맥계로 유입되는 정맥과 문합한다. 식도의 위부분은 팔머리정맥에 의해 내보내진다. 감각신경섬유와 부교감운동신경섬유는 미주신경과 되돌이후두신경가지에 의해 식도에 분포된다.

미주신경(Vagus nerves)

위세로칸에는 오른미주신경과 왼미주신경의 연관이 다르다. 오른미주신경은 팔머리동맥의 분기점 뒤, 기관의 오른쪽에서 가슴으로 들어간다(그림 2.61). 세로칸가슴막에 의해 싸여있는 신경은 뒤로 기울어져 오른허파뿌리 뒤로 지나가 식도에 분포하게 된다. 왼미주신경은 왼온목동맥 뒤로 내려와 대동맥활의 왼쪽을 가로질러 왼되돌이후두신경을 내고 왼허파뿌리 뒤로 이어져 식도에 이른다.

왼되돌이후두신경은 동맥관인대와 연접한 대동맥활을 돌아 기관과 식도 사이로 올라간다(그림 2.61). 뒤세로칸에서 오른 및 왼미주신경은 식도의 표면에서 나뉘어 식도신경얼기(oesuphageal plexus)인 그물망을 형성한다. 그 신경얼기의 마지막 가지는 식도와 함께 배안으로 들어간다(178 참조).

내림가슴대동맥과 가지들 (Descending thoracic aorta and branches)

내림대동맥은 대동맥활에서 이어지는데 다섯째 등뼈몸통의 왼쪽에서 시작한다(그림 2.62). 내림대동맥은 뒤세로칸을 가로지르면서 앞으로, 오른쪽으로 기울어져 열두번째 등뼈의 앞 정중선에 분포하게 된다. 오른쪽은 내림대동맥의 위부분이 등뼈몸통 및 식도와 관계를 가지고 있다. 아래 부분과 왼쪽의 모든 부분은 세로칸가슴막에 싸여 있다. 가슴림프관과 홀정맥은 대동맥의 오른쪽에 있으며 앞에서는 정중선에서 왼쪽으로 비스듬히 기울어진 식도가 가로지른다. 내림대동맥은 열두번째 등뼈의 앞과 가로막의 정중활꼴인대(median arcuate ligament) 뒤에서 가슴림프관 및 홀정맥과 함께 내려간다(그림 2.64 참조).

내림대동맥으로부터 나온 뒤갈비사이동맥(posterior intercostal a.)은 셋째에서 열두번째까지의 갈비사이공간의 양쪽에 분포하게 된다. 그것들은 각각의 속가슴동맥 또는 근육가로막동맥으로부터 나온 앞갈비사이동맥과 문합한다. 대동맥의 다른 가지들은 오른 및 왼기관지와 식도에 분포한다.

가슴림프관(Thoracic duct)

가슴림프관은 가슴림프관팽대(cristerna chyli)의 위부분에서 나와서 가슴안으로 들어가 홀정맥과 내림대동맥 사이에 위치하고 이 구조물들과 함께 뒤세로칸을 통과하여 올라가 식도의 왼쪽인 위세로칸에 위치한다(177쪽 참조). 가슴림프관은 앞 · 왼쪽으로 구부러져 왼허파꼭대기를 가로질러 목의 뿌리로 들어간다. 목의 뿌리에서 가슴림프관은 왼속목정맥과 빗장밑정맥의 합류지점에 유입함으로 끝나게 된다.

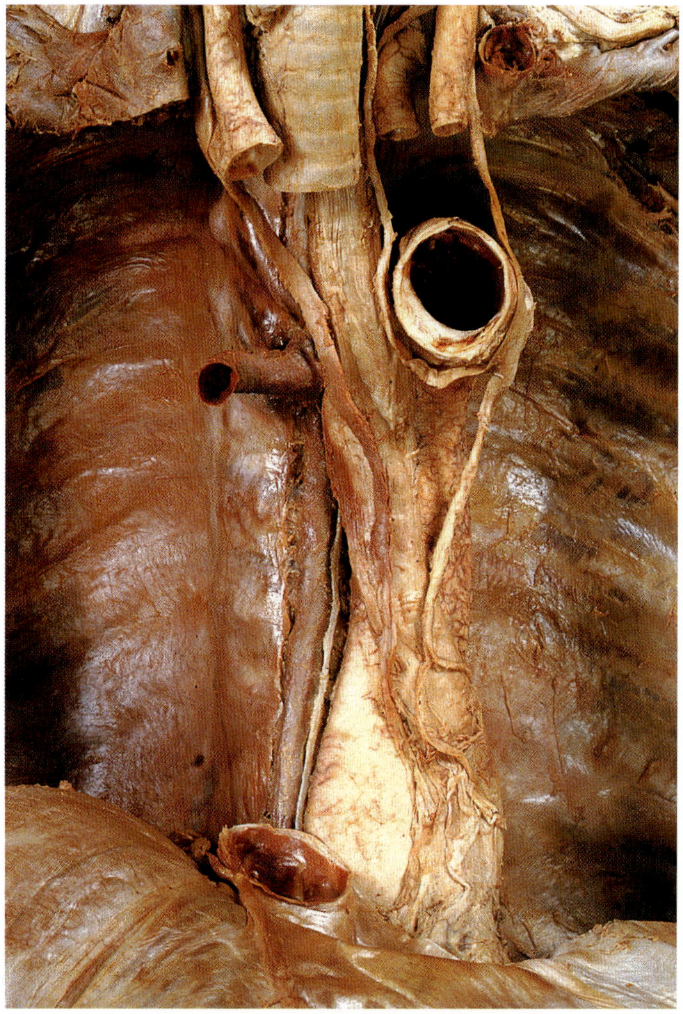

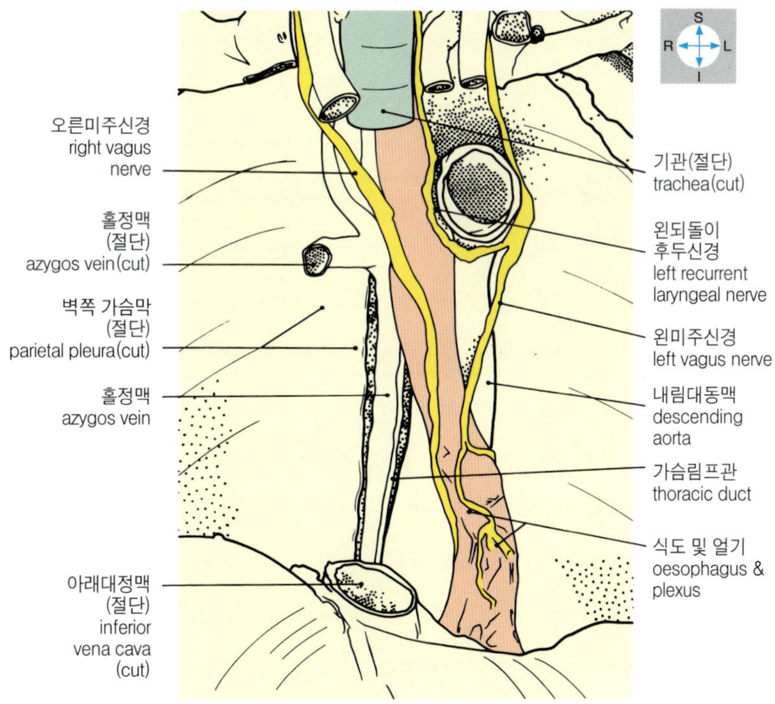

그림 2.61 주기관지와 기관의 아래부분 제거 후 식도의 가슴속부분과 그와 동행하는 미주신경.

홀정맥계(Azygos venous system)

이 정맥계는 뒤가슴벽의 대부분으로부터 및 기관지, 심장막과 가슴안의 식도의 일부분으로부터 혈액을 받는다. 홀정맥은 대동맥구멍을 통해 가슴안으로 들어가고 오른쪽의 아래 여덟 개의 갈비사이공간에서 뒤갈비사이정맥(posterior intercostal v.)을 받는다(그림 2.63). 둘째와 셋째의 갈비사이공간에서 나온 정맥은 오른위갈비사이정맥으로 유입되어서 홀정맥에서 끝난다. 홀정맥은 오른허파뿌리 위를 돌아들어가서 오른팔머리정맥으로 유입된다. 홀정맥은 또한 반홀정맥(hemiazygos v.)을 받는다.

반홀정맥(hemiazygos v.)과 덧반홀정맥(accessory hemiazygos v.)은 왼쪽의 아래 여덟 개의 뒤갈비사이공간의 정맥을 받는다. 가장 아래 네 개의 공간은 보통 반홀정맥으로 유입되고 반홀정맥은 정중선을 지나 홀정맥에서 끝나게 된다(그림 2.64). 그리고 그 다음 네 개의 갈비사이공간의 정맥은 보통 합쳐져서 덧반홀정맥을 형성하고 덧반홀정맥은 가로질러 홀정맥에서 끝난다. 때때로 반홀정맥과 덧반홀정맥은 서로 합쳐져 하나의

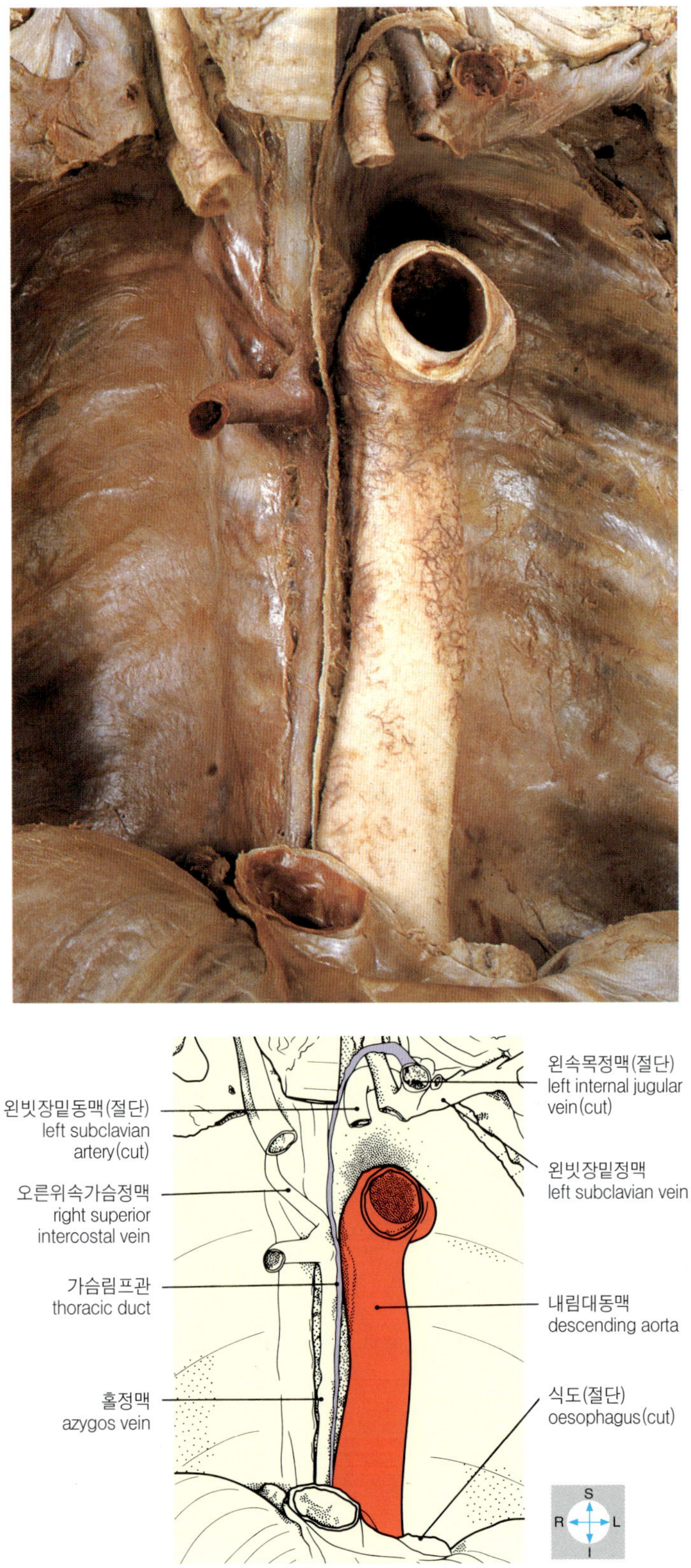

그림 2.62 식도의 가슴부분 제거 후 노출된 내림대동맥과 가슴림프관.

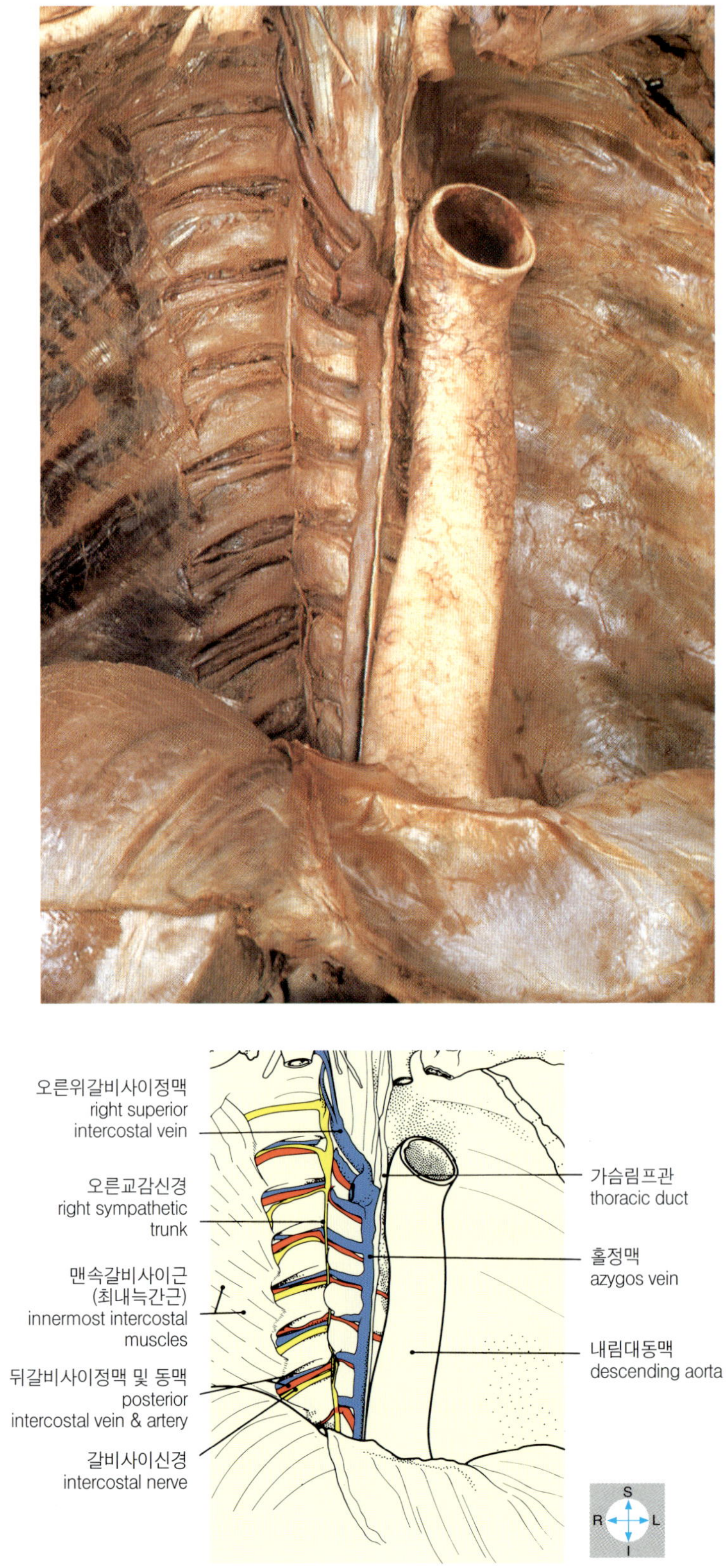

그림 2.63 벽쪽가슴막 제거 후 노출된 홀정맥, 오른갈비사이신경과 뒤갈비사이혈관.

혈관으로 홀정맥으로 들어간다. 왼쪽의 둘째 및 셋째갈비사이공간은 왼위갈비사이정맥으로 유입되고 왼위갈비사이정맥(left superior intercostal v.)은 대동맥활을 가로질러 왼팔머리정맥(left brachiocephalic v.)에서 끝난다(그림 2.56 참조). 첫째 왼갈비사이공간은 대응하는 팔머리정맥(brachiocephalic v.)으로 들어간다.

가슴교감신경줄기
(Thoracic sympathetic trunk)

교감신경줄기의 가슴부위는 등뼈몸통의 가쪽 측면을 따라 달린다(그림 2.64, 2.65). 목 및 배부위에 이어져 있으며, 가슴교감신경줄기는 그것의 길이방향으로 일정한 간격으로 연결된 신경절(ganglion)을 구성한다. 보통 각 가슴척수신경은 신경절이전(preganglionic)의 백색교통가지(white ramus communication)와 신경절이후(postganglionic)인 회색교통가지(grey ramus communication)라는 두 가지들에 의해 자신의 신경절에 연결되어 있다. 드물게 인접 신경절은 서로 융합하는데 아래목 및 첫째 가슴신경절이 융합하여 별신경절(stellate ganglion)을 형성한다.

가지들(Branches)

교감신경줄기로부터 나온 신경섬유는 심장(심장신경얼기), 허파(허파신경얼기) 및 식도(식도신경얼기)를 포함한 가슴기관에 분포되어 있는 자율척추앞신경얼기(autonomic prevertebral plexus)를 이룬다. 아래가슴신경절(lower thoracic ganglion)은 자율신경섬유의 집단을 만들어 가로막을 통과하여 큰내장신경(greater splanchnic n.), 작은내장신경(lesser splanchnic n.)과 최소내장신경(least splanchnic n.)을 형성하여 배속구조물(intraabdominal structure)에 분포한다(그림 2.65). 모든 가슴척수신경은 교감신경절이후섬유(sympathetic poatganglionic fibres)인 회색교통가지(grey rami communicantes)로부터 받아 구역척수신경(segmental spinal n.)으로 몸벽(body wall)의 다양한 구조물(예: 혈관, 털주머니 및 땀샘)에 분포하게 된다.

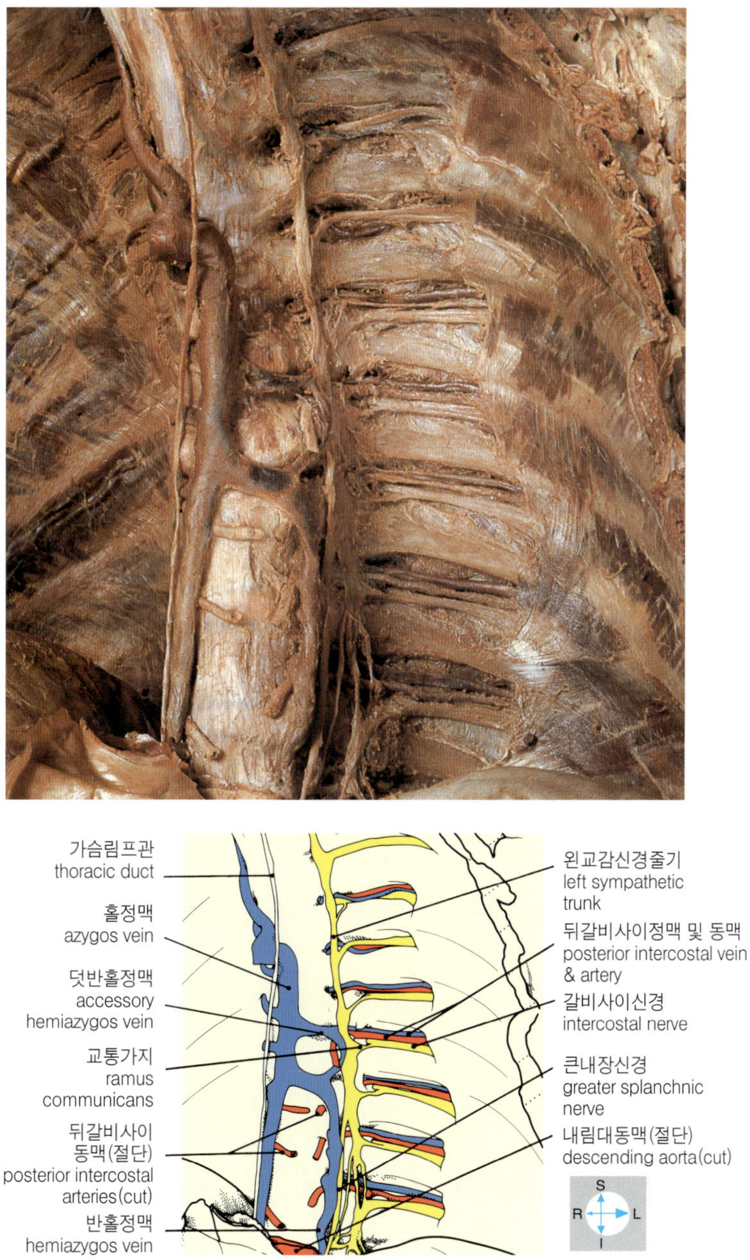

그림 2.64 중앙선 왼편에서 내림대동맥과 벽쪽가슴막 제거 후 비스듬히 보이는 왼교감신경줄기, 반홀정맥, 갈비사이신경과 뒤갈비사이혈관.

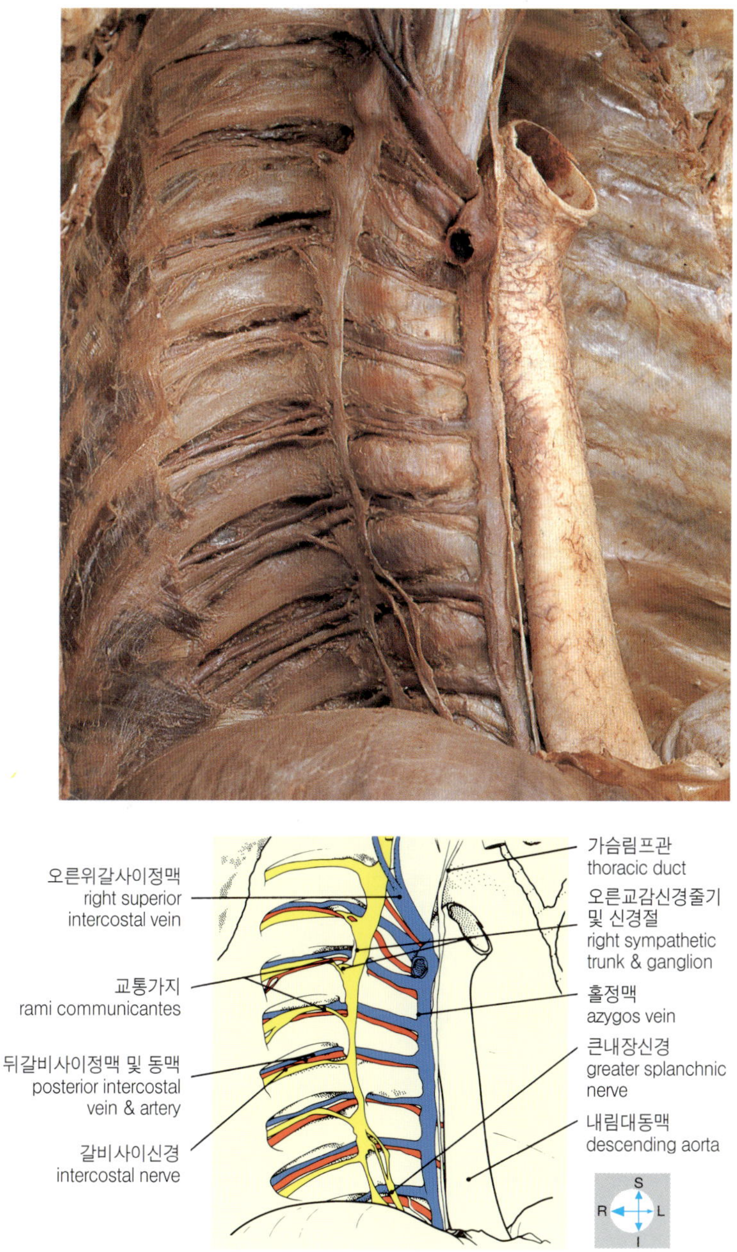

그림 2.65 벽쪽가슴막 제거 후 비스듬히 보이는 오른교감신경줄기와 뒤속가슴혈관, 속가슴신경.

연습문제

아래의 완성되지 않은 각 설명 뒤에는 다섯 개의 제시된 답 혹은 완전한 설명이 있다. 어느 것이 맞고 틀린지를 결정하라. 답은 367쪽에 있다.

1. 오른심방에서 심방사이막에서 보이는 것은 (　　)을 포함한다.
a) 심장정맥굴의 구멍
b) 아래대정맥의 판막
c) 타원구멍
d) 분계능선
e) 빗살근육

2. 가슴세로칸에서는 (　　　　　　　)
a) 왼팔머리정맥이 왼온목동맥 뒤를 지나간다.
b) 팔머리동맥이 대동맥활에서 나온다.
c) 왼미주신경이 대동맥활을 가로지른다.
d) 동맥관인대가 대동맥활을 왼허파동맥과 연결시킨다.
e) 식도는 내림가슴대동맥의 아래에 위치한다.

3. 오른허파는 (　　　　　　　)
a) 가로틈새(transverse fissure)를 가지고 있다.
b) 오른심실을 덮는 심장막과 연결되어 있다.
c) 아래엽과 중간엽을 구분하는 빗틈새를 가지고 있다.
d) 안쪽표면에 홀정맥활(azygos arch)의 자국을 가지고 있다.
e) 많은 체성감각신경분포(somatic sensory innervation)를 받는다.

4. 전형적인 갈비뼈는 (　　　　　　　)
a) 같은 번호의 등뼈의 가로돌기와 관절한다.
b) 같은 번호의 등뼈몸통과 관절하는 머리를 가진다.
c) 갈비연골에 의해서 복장뼈에 붙는다.
d) 바깥갈비사이근(external intercostal muscle)의 섬유에 의해 아래갈비뼈에 붙는다.
e) 갈비뼈의 깊은 표면에 붙는 벽쪽가슴막이 있다.

5. 식도는 (　　　　　　　)
a) 가로막의 오른다리를 통과한다.
b) 가로막신경으로부터 신경분포가 있다.
c) 대동맥활에 의해 굽어있다.
d) 가슴에서 오른되돌이후두신경과 가깝게 연관되어있다.
e) 간문맥으로 정맥이 들어간다.

6. 기관은 (　　　　　　　)
a) 오른팔머리정맥이 앞쪽에 있다.
b) 넷째 가슴척추의 위치에서 갈라진다.
c) 왼쪽에 대동맥활이 있다.
d) 가로막신경으로부터 감각신경이 분포한다.
e) 되돌이후두신경과 가깝게 연관된다.

7. 오른심장동맥은 (　　　　　　　)
a) 방실사이고랑(coronary sulcus)에 있다.
b) 앞심실사이동맥과 직접 문합한다.
c) 동굴심방결절에 분포한다.
d) 오른모서리가지(right marginal branch)를 가진다.
e) 왼심실 대부분에 분포한다.

8. 가슴에서 오른미주신경은 (　　　　　　　)
a) 기관과 가깝게 연관되어있다.
b) 오른되돌이후두신경을 낸다.
c) 홀정맥활이 가로지른다.
d) 오른허파뿌리의 앞에 있다.
e) 식도신경얼기의 형성에 기여한다.

9. 대동맥활은 (　　　　　　　)
a) 왼되돌이후두신경이 가로지른다.
b) 왼미주신경이 가로지른다.
c) 왼허파의 벽쪽가슴막에 의해 덮여있다.
d) 왼가로막신경이 가로지른다.
e) 위세로칸 안에 위치한다.

10. 가슴에서 교감신경줄기(sympathetic chain)는 (　　　　　　　)
a) 갈비사이신경과 연결되어 있다.
b) 내장신경을 발생시킨다.
c) 내림가슴대동맥과 함께 내려간다.
d) 벽쪽가슴막에 의해 덮여있다.
e) 식도와 가깝게 연관되어있다.

11. 왼팔머리정맥은 (　　　　　　　)
a) 중간세로칸에 일부분이 들어있다.
b) 팔머리동맥의 앞에 있다.
c) 보통 가슴림프관을 받는다.
d) 위대정맥에서 끝난다.
e) 아래갑상선정맥을 받는다.

12. 섬유심장막은 (　　　　　　　)
a) 갈비사이신경이 분포한다.
b) 가로막에 단단히 고정되어있다.
c) 가로막신경과 가깝게 연관된다.
d) 식도와 가깝게 연관된다.
e) 벽쪽장막심장막에 의해 안쪽 표면이 덮여있다.

13. 왼기관지는 (　　　　　　　)
a) 대동맥활의 오목면 안에 있다.
b) 식도와 가깝게 연관된다.
c) 보통 오른기관지보다 더 넓다.
d) 왼미주신경의 뒤에 있다.
e) 속가슴대동맥의 가지를 받는다.

14. 호흡운동을 생각해보면 (　　　　　　　)
a) 가로막은 숨을 내쉴 때 내려간다.
b) 허파는 숨을 들이쉴 때 갈비가로막오목 안으로 뻗어 들어간다.
c) 숨을 들이쉴 때 갈비사이근육은 수축한다.
d) 날숨은 큰가슴근(pectoralis major m.)의 수축의 도움을 받는다.
e) 허파의 탄력성은 날숨에 도움을 준다.

15. 가슴림프관은 (　　　　　　　)
a) 식도와 함께 가슴으로 들어간다.
b) 뒤세로칸에 있다.
c) 왼허파꼭대기를 가로질러서 둥글게 휜다.
d) 위세로칸에서 기관의 앞에 있다.
e) 가슴에 들어가면 홀정맥의 왼쪽에 있게 된다.

16. 심장전도계를 생각해보면 (　　　　　　　)
a) 동굴심방결절은 심방사이막에 있다.
b) 특별한 전도조직이 동굴심방결절과 방실결절을 연결한다.
c) 방실결절은 심장정맥굴의 끝 가까이에 있다.
d) 방실다발은 심실사이막에 있다.
e) 왼심장동맥은 일반적으로 주 동맥분포이다.

임상문제

답은 367쪽에 있다.

사례연구 1

51세의 여성이 그녀의 가정의에게 수주 동안 피로감을 느껴왔고 지난달에 3.2-4.5kg(7-10lbs)의 몸무게가 줄었다고 호소하였다. 진찰결과 3-4cm 지름의 단단한 결절성 부종이 왼쪽 유방에서 발견되었으며 피부 수 cm 아래 조직에 고정되어 있었다.

문제:

1. 진찰과정에서 이 여성 신체 중 어느 부위가 주위 깊게 관찰되어야 하는가? 그 이유는?
2. 부종의 위치 고정을 나타내기 위해 어느 근육이 수축되어야 하는가?
3. 부종의 외과적 제거와 겨드랑이 부위의 관찰 후 이 환자는 날개모양 어깨뼈(winged scapula, 뼈의 근심연이 뒤쪽, 가쪽으로 이동)을 가지고 있음이 나타났다. 어떻게 된 것인가?
4. 수술 후 환자의 왼쪽 팔이 부었다. 이유는?

사례연구 2

67세의 남성이 수개월 동안 심해진 기침 때문에 내원하였다. 가래에서 피가 보이기 시작했다. 환자는 40년간 흡연하였으며, 최근 쉰 목소리가 나왔고, 방사선 가슴사진에서 불규칙한 외형의 불투명 부위가 왼쪽 폐문부(hilar region)에서 발견되었다.

문제:

1. 불투명부위의 위치와 쉰 목소리와의 관계는?
2. 폐문부(hilar region) 주위에 어떤 구조물들이 있는가?
3. 불투명부위 반대편의 종격 흉막 부위에 분포하는 신경은?
4. 만일 불투명부위가 왼쪽 위쪽의 lobe bronchus를 막는다면 어떤 결과가 나올 것인가?

사례연구 3

74세의 남성이 골프 경기 중 왼쪽 팔의 안쪽 부위가 욱신거리는 것을 느꼈다. 그는 계속 골프를 하였으나 10분 뒤 호흡곤란을 느끼고 어지러움을 느꼈다. 곧장 근처의 벤치에 앉았으나 곧 가슴의 심한 통증을 호소하고 혼수상태에 빠져버렸다.

곧장 병원으로 후송되고 ECG(electrocardiogram) 결과 불규칙한 박동이 관찰되었다. 수분 뒤 상태는 더욱 나빠지고 혈압은 급속히 떨어졌다. 환자는 깊은 혼수상태에 빠졌다가 수분 뒤 사망하였다. 부검결과 왼쪽 관상동맥의 완전한 막힘과 오른쪽 관상동맥의 거의 막힘이 관찰되었다.

문제:

1. 왼쪽 팔의 안쪽 부위가 욱신거리는 것을 느낀 이유는?
2. 관상동맥 질환은 어떻게 심장 박동이 불규칙하도록 하는가?
3. 만약 막히는 경우 어느 쪽 관상동맥이 불규칙한 심장 박동을 유발하는가?
4. 두 관상동맥은 어디서 합쳐지는가?

사례연구 4

8세의 소년이 학교 신체 검사에서 고혈압으로 나타났다. 의뢰받은 내과의는 고혈압과 허벅지의 맥박이 손목이나 심장의 맥박에 비해 약한 것을 발견하였다. 소년의 발은 차가왔으며 심지어 여름에도 양말을 신어야 했다. 방사선 가슴사진에서 양 갈비뼈의 아래 모서리를 따라 불규칙한 패인 부분(notch)이 발견되었다.

문제:

1. 윗몸과 아랫몸의 맥박이 어떤 이유로 달라지는가?
2. 갈비뼈를 따라 생기는 패인 부분은 어떤 혈관에 의해 생기는가? 그리고 어느 방향으로 피가 혈관을 흘러갈까?
3. 패인 부분은 위 두 갈비뼈에서는 보이지 않는다. 이유는?
4. 흉곽의 청진으로 비정상음을 들을 수 있을까?

그림문제

지시된 구조를 자세하게 식별하라. 답은 아래쪽에 있다.

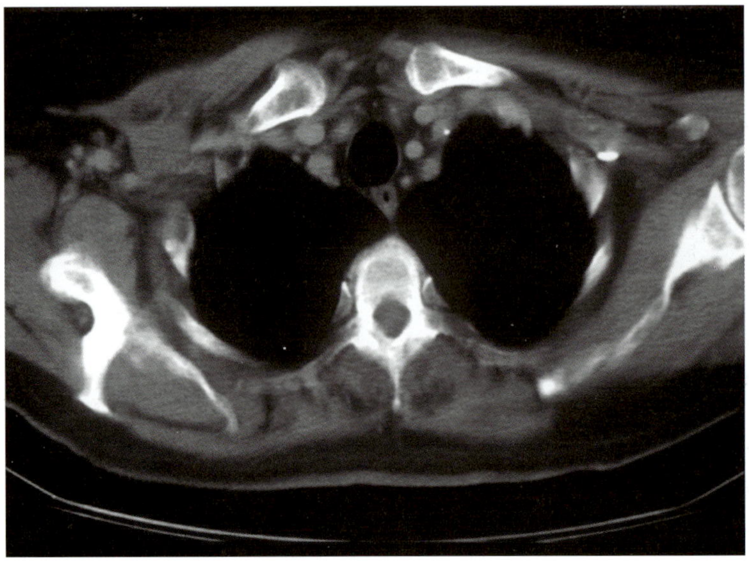

그림 2.66 두 번째 등뼈 높이에서의 가로단층촬영사진. 그림 2.70과 비교.

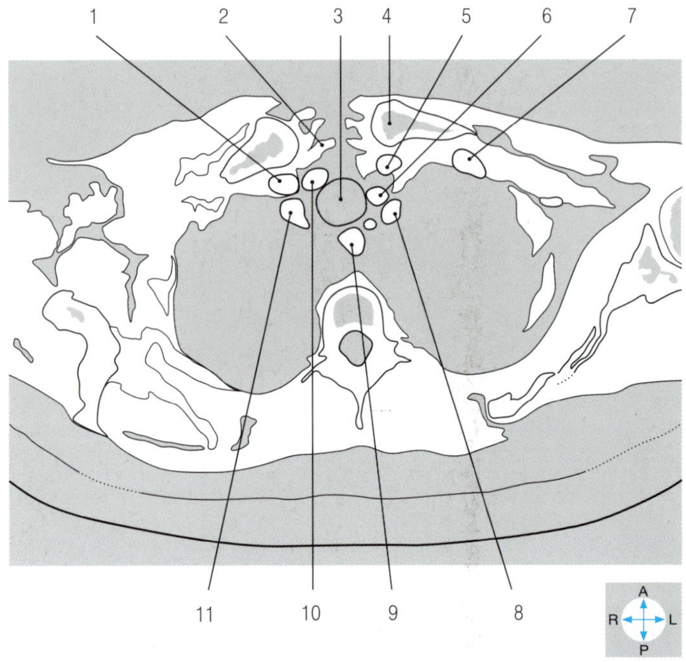

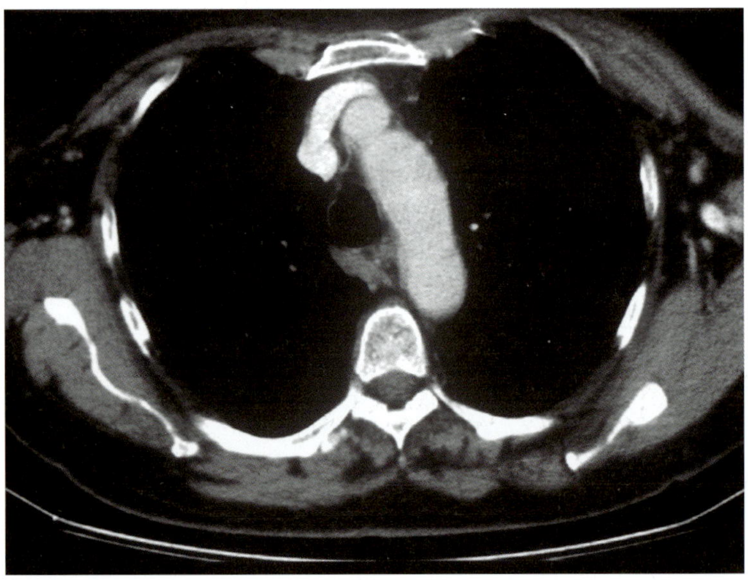

그림 2.67 넷째 등뼈 높이에서의 가로단층촬영사진. 그림 2.18과 비교.

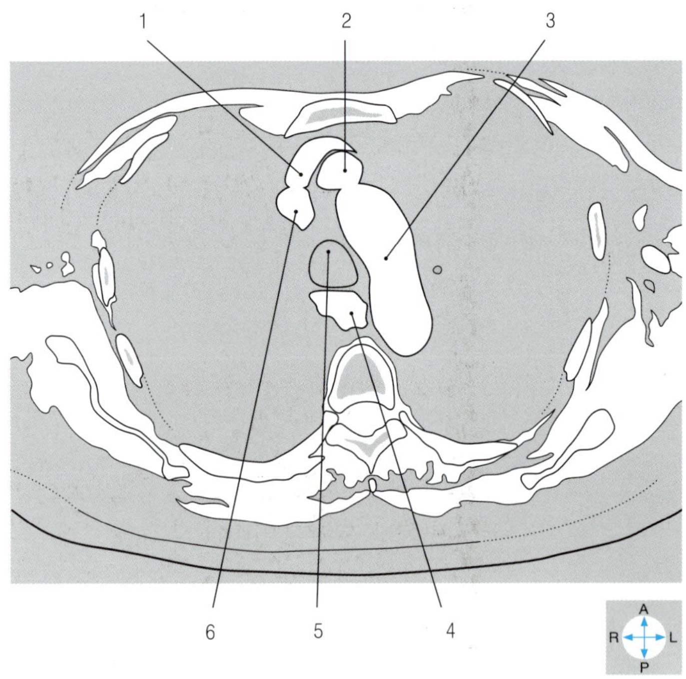

정답

그림 2.66 1 = 오른속목정맥, 2 = 목뿔위근, 3 = 기관, 4= 왼빗장뼈의 중앙 끝, 5 = 왼속목정맥, 6 = 왼온목동맥, 7 = 왼빗장밑정맥, 8 = 왼빗장밑동맥, 9 = 식도, 10 = 오른온목동맥, 11 = 오른빗장밑동맥.

그림 2.67 1 = 왼팔머리정맥, 2= 대동맥활에서 기시하는 팔머리동맥, 3 = 대동맥활, 4 = 식도, 5 = 기관, 6 = 오른팔머리정맥의 종말부.

지시된 구조를 자세하게 식별하라. 답은 아래쪽에 있다.

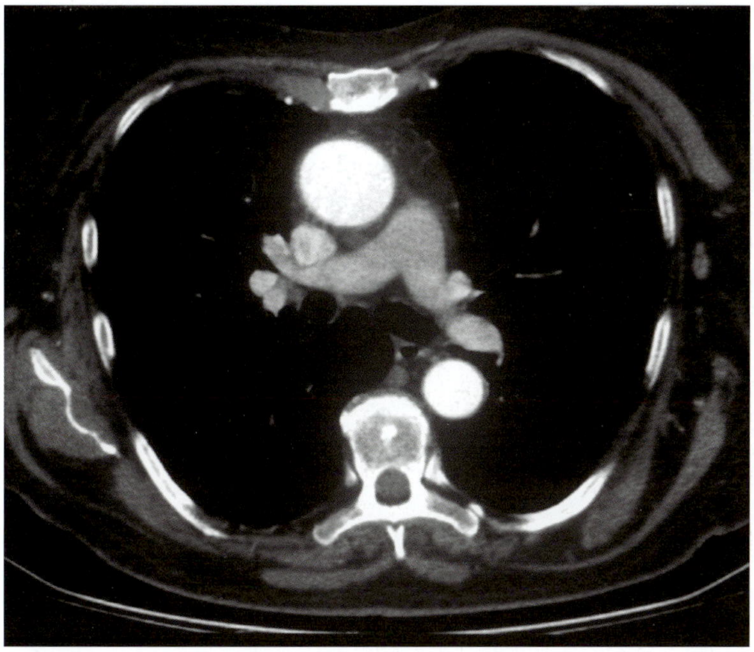

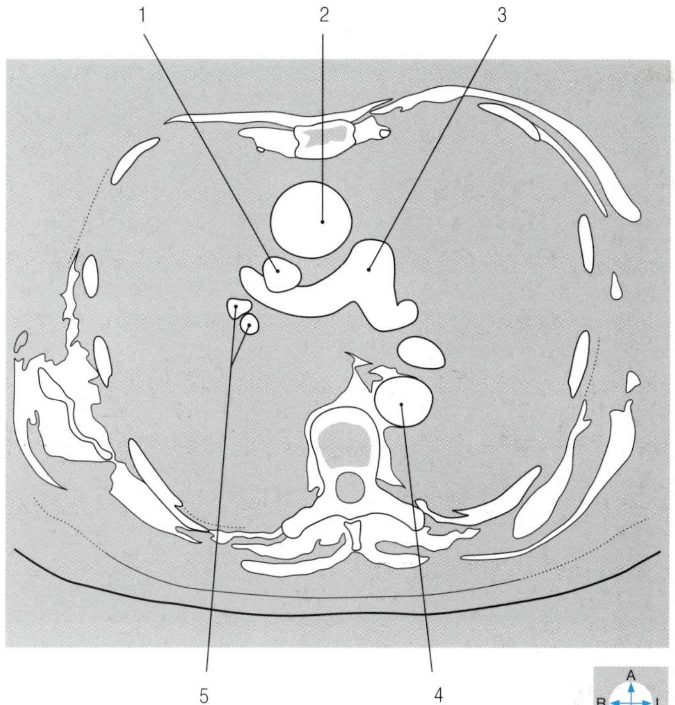

그림 2.68 다섯 번째 등뼈 높이에서의 가로단층촬영사진. 그림 2.27과 비교.

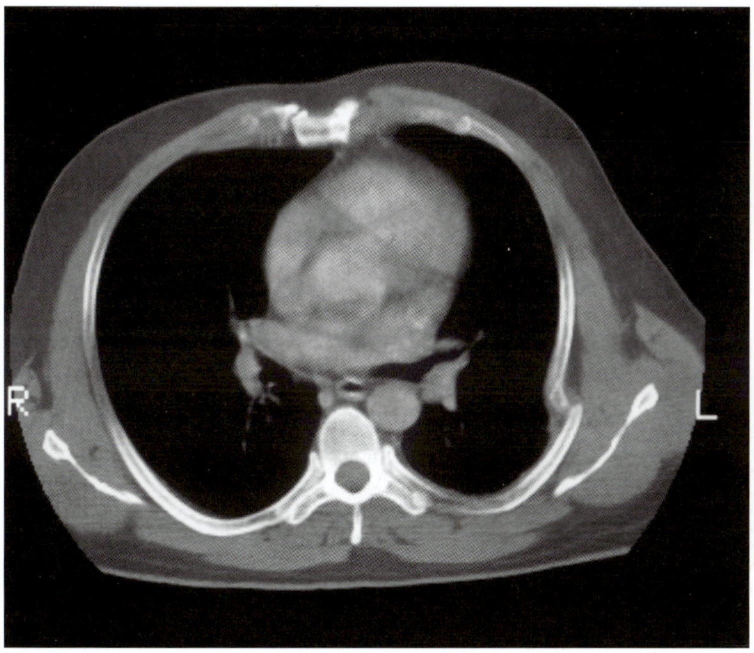

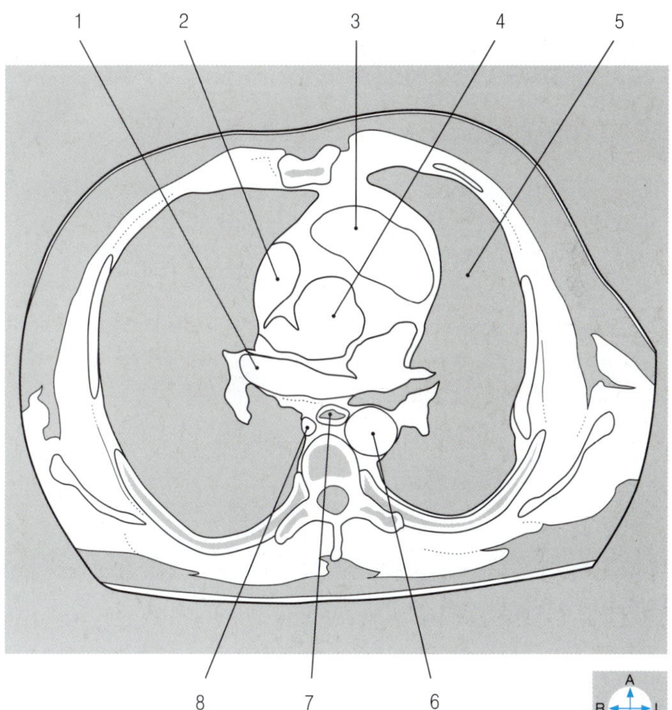

그림 2.69 일곱 번째 등뼈 높이에서의 가로단층촬영사진. 그림 1.5와 비교.

정답

그림 2.68 1 = 위대정맥, 2 = 오름대동맥, 3 = 허파동맥의 오른 및 왼허파동맥으로의 분지부, 4 = 내림대동맥, 5 = 허파정맥.

그림 2.69 1 = 왼심방으로 들어가는 오른허파정맥, 2 = 오른심방, 3 = 오른심실, 4 = 왼심실의 깔대기, 5 = 왼허파, 6 = 내림대동맥, 7 = 식도, 8 = 홀정맥.

지시된 구조를 자세하게 식별하라. 답은 아래쪽에 있다.

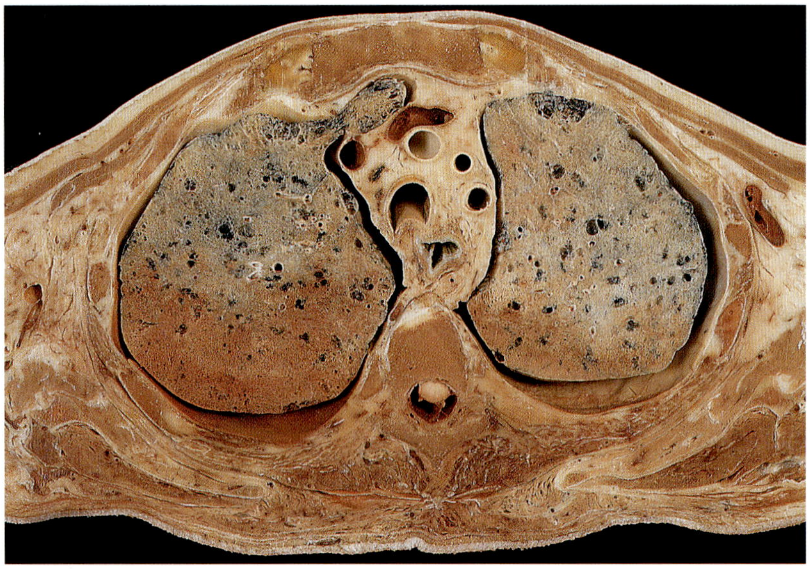

그림 2.70 세 번째 등뼈 높이에서의 가로단면. 아래면. 그림 2.66과 비교.

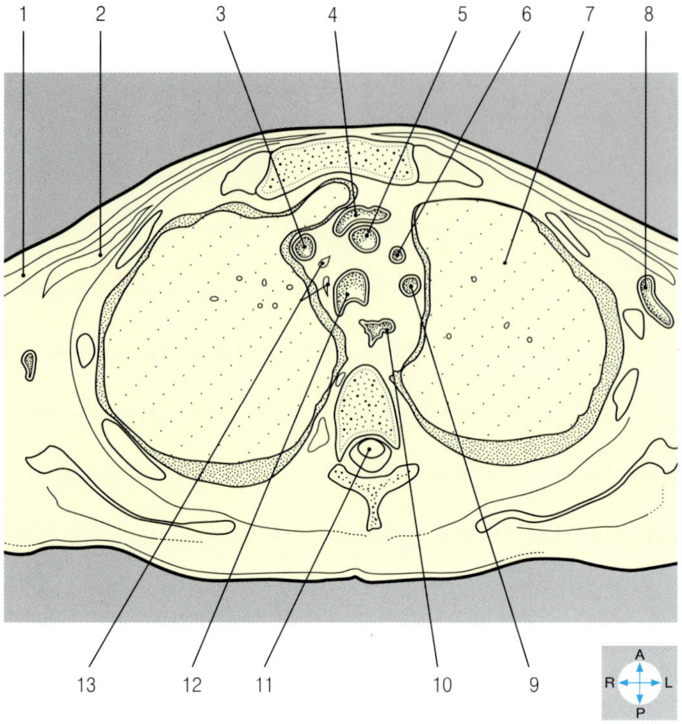

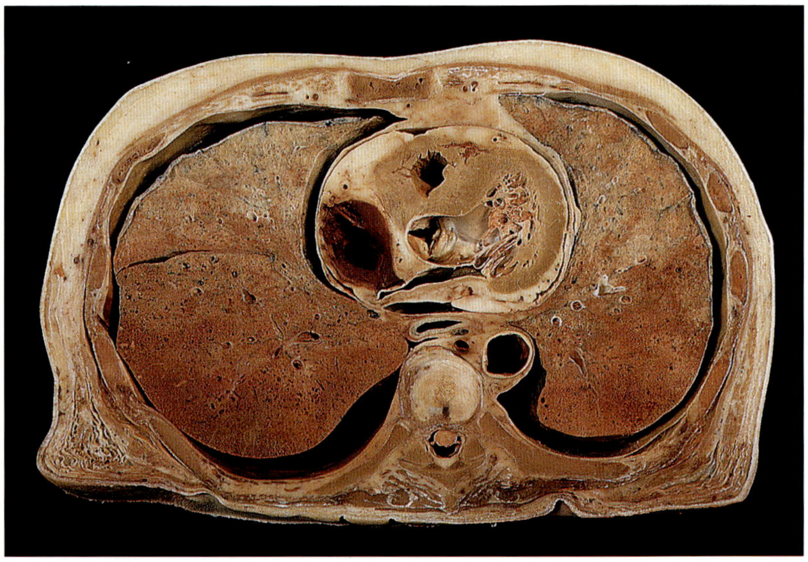

그림 2.71 여섯 번째 등뼈 높이에서의 가로단면. 아래면. 그림 2.31과 비교.

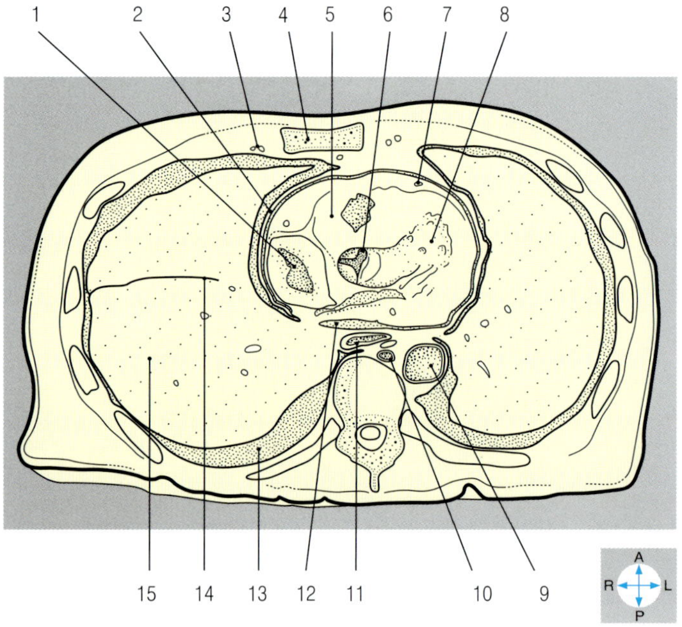

정답

그림 2.70 1 = 큰가슴근, 2 = 작은가슴근, 3 = 오른팔머리정맥, 4 = 왼팔머리정맥, 5 = 팔머리동맥, 6 = 왼온목동맥, 7 = 왼허파, 8 = 왼겨드랑이정맥, 9 = 왼빗장밑동맥, 10 = 식도, 11 = 척수, 12 = 기관, 13 = 림프절.

그림 2.71 1 = 오른심방, 2 = 섬유심장막, 3 = 속가슴혈관, 4 = 복장뼈, 5 = 오른심실, 6 = 대동맥판막, 7 = 앞심실사이동맥, 8 = 왼심실, 9 = 내림대동맥, 10 = 홀정맥, 11 = 식도, 12 = 심막주위공간, 13 = 가슴막공간, 14 = 빗틈새, 15 = 오른허파의 아래엽.

제 3 장 팔 Upper Limb

서론(Introduction)

팔은 연조직으로 둘러싸인 여러 개의 뼈와 관절로 구성된다(그림 3.1). 설명하기 위한 목적으로 팔을 몇 개의 부위로 나누어 볼 수 있는데(그림 3.2), 각 부위는 근막에 의해 둘러싸여 있고, 신경과 혈관이 분포하는 근육을 포함하고 있다. 어깨뼈(견갑골, scapula)와 이와 관련된 근육들과 연조직은 어깨부위(scapular region)를 구성하고, 앞쪽 가슴벽과 팔 사이를 연결하는 근육들은(근육바깥층의 근막과 유방 및 피부와 함께) 가슴부위(pectoral region)를 구성한다. 어깨뼈와 빗장뼈(쇄골, clavicle)는 함께 팔이음뼈(pectoral girdle)를 형성하며, 어깨빗장관절(견쇄관절, acromioclavicular joint)부위에서 서로 만난다. 빗장뼈는 복장빗장관절(흉쇄관절, sternoclavicular joint)부위에서 몸통과 만나며, 어깨뼈는 오목위팔관절(어깨관절, glenohumeral(shoulder) joint)부위에서 위팔뼈(humerus)와 만난다.

팔의 몸쪽부위와 가슴벽 사이 부위인 겨드랑(axilla)은 팔과 목뿌리 사이를 지나는 주요 신경과 혈관이 가로질러 주행하는 부위이다.

위팔(arm)은 어깨와 팔꿈치(elbow) 사이에 있는 팔(upper limb)의 한 부분이다. 위팔의 근육은 앞쪽 굽힘근층(flexor compartment)과 뒤쪽 폄근층(extensor compartment)으로 구분되며, 이것은 위팔뼈(humerus)와 근육사이중격(intermuscular septa)의 가쪽과 안쪽에 의해서 분리된다(그림 3.3). 팔꿈치관절(위팔뼈와 노뼈 및 자뼈가 이루는 관절)의 앞쪽에 세모꼴의 팔오금(주와, cubital fossa)이 위치하고 있는데, 위팔과 아래팔을 통과하는 혈관과 신경들이 이 부위를 가로질러 지나간다.

아래팔(forearm)은 팔꿈치와 손목 사이에 위치하며, 아래팔에 분포하는 근육들은 앞쪽의 굽힘근층과 뒤쪽의 폄근층으로 구분되며, 이것은 노뼈(radius)와 자뼈(ulnar) 및 아래팔뼈사이막(interosseous membrane)에 의해서 분리된다(그림 3.4). 먼쪽노자관절(distal radioulnar joint)과 몸쪽노자관절(proximal radioulnar joint)에서의 회전운동은 어느 위치에서든 손의 손바닥 뒤침(supination)과 엎침(pronation) 기능을 할 수 있도록 해준다.

아래팔은 손목관절(wrist joint, radiocarpal joint)부위에서 손목뼈(carpus)와 관절을 이룬다. 굽힘근지지띠(flexor retinaculum)와 함께 손목뼈는 손목굴(carpal tunnel)을 형성하고, 이것은 아래팔의 앞칸(compartment)과 손바닥(palm)을 연결시켜준다. 손바닥의 구조물은 손허리뼈(metacarpals)의 앞쪽에 위치하고 손등은 손허리뼈의 뒤쪽에 위치한다. 손가락은 가쪽에서부터 안쪽으로 각각 엄지손가락(thumb), 집게손가락(index finger), 가운데손가락(middle finger), 반지손가락(ring finger), 새끼손가락(little finger)으로 불린다.

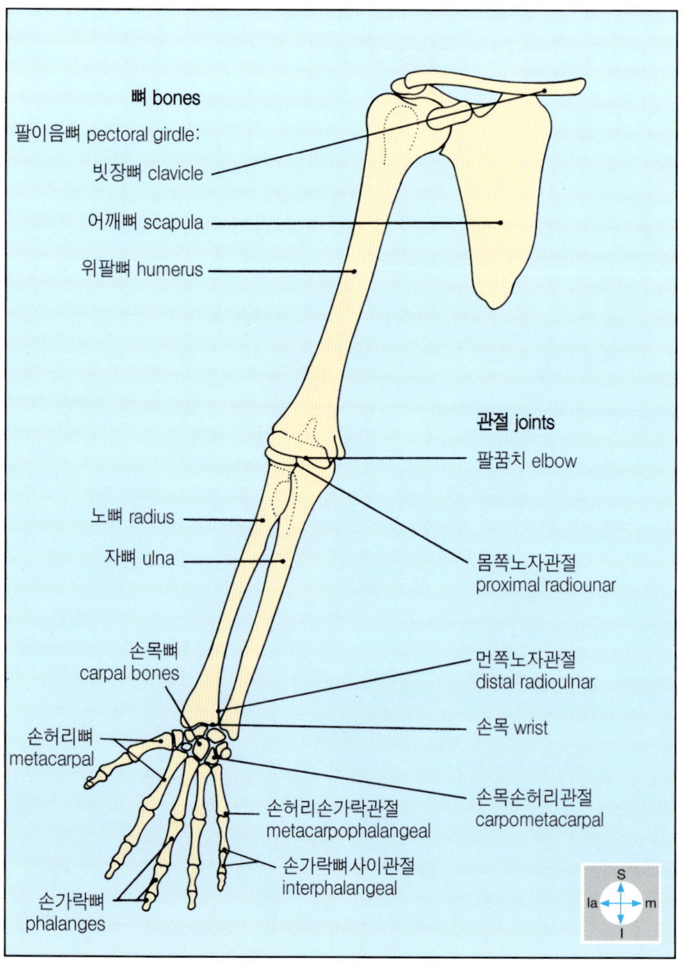

그림 3.1 위팔을 구성하는 뼈와 관절.

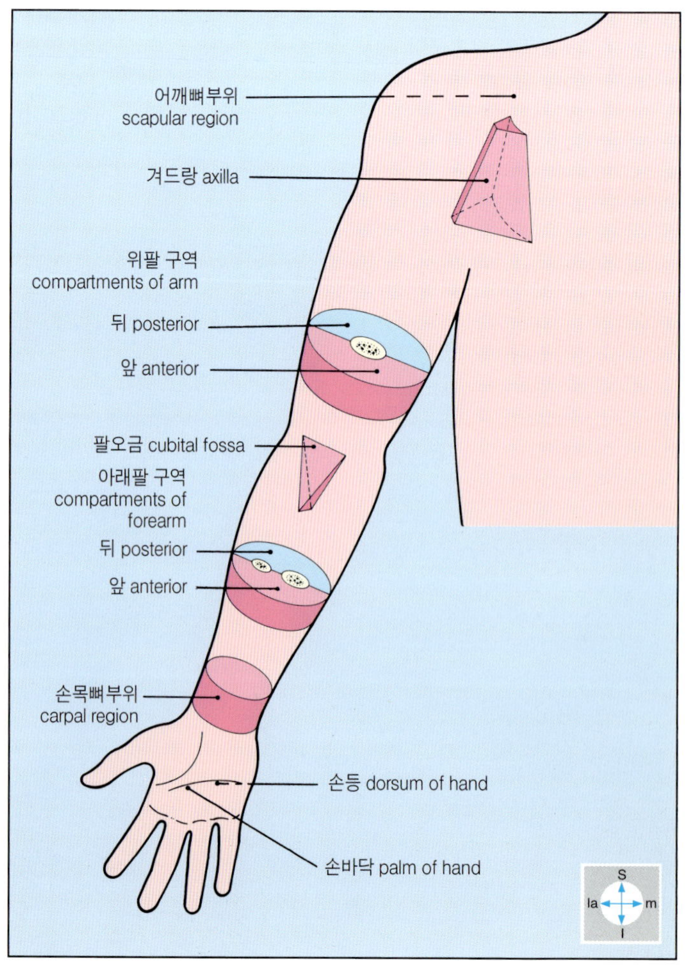

그림 3.2 위팔의 부위들.

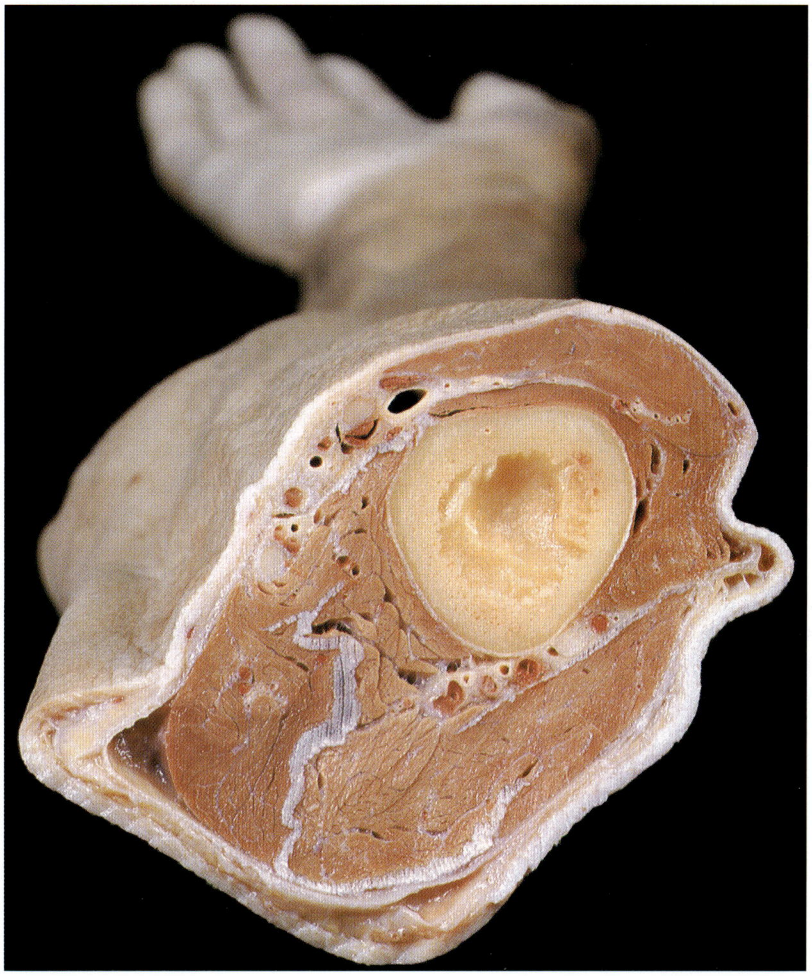

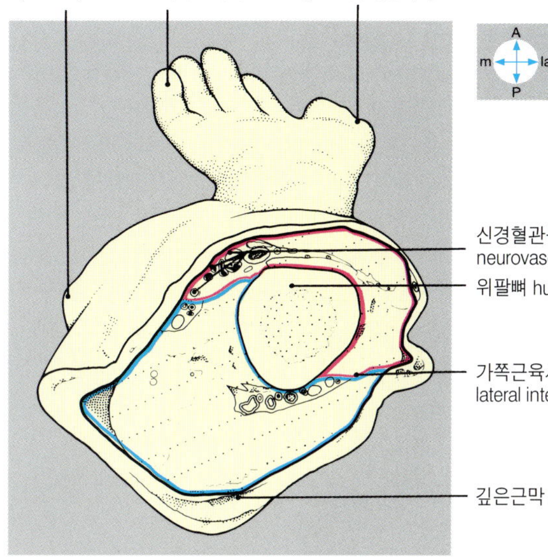

그림 3.3 오목위팔관절과 팔꿈치관절사이의 중앙부위를 지나는 가로절단면으로 위팔의 구획들을 보여주고 있다.

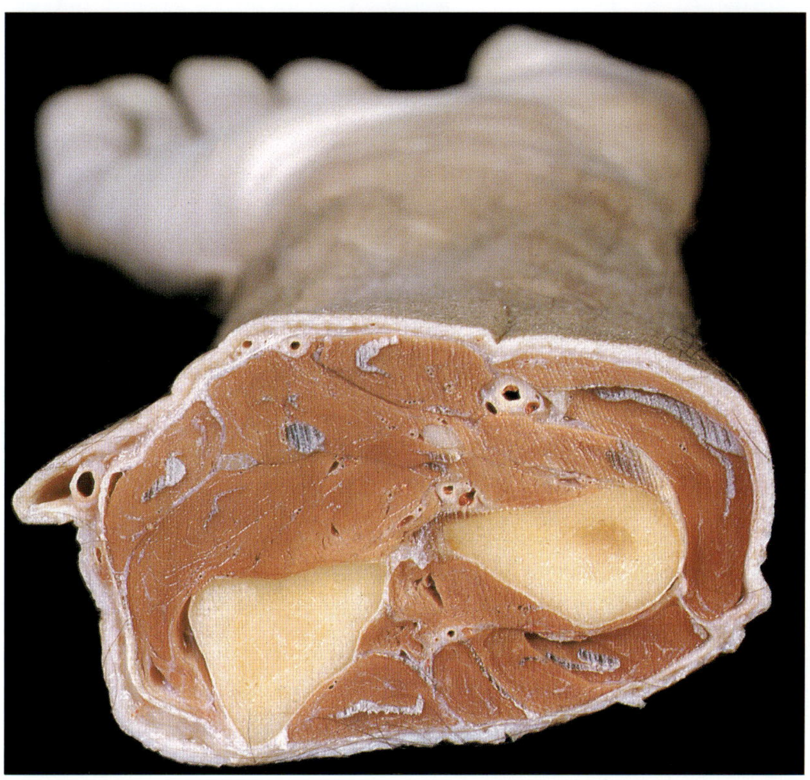

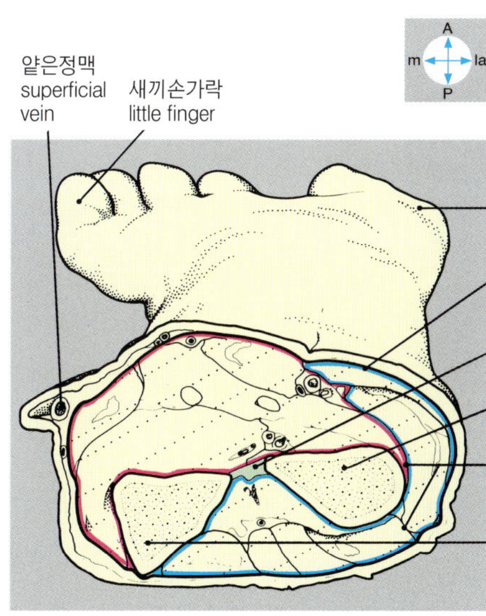

그림 3.4 팔꿈치관절과 손목관절 사이의 중앙부위를 지나는 가로절단면으로 아래팔의 구획들을 보여주고 있다.

어깨부위의 피부와 피부밑조직은 빗장위신경에 의해서 지배를 받는 반면에, 팔의 나머지 부위의 피부는 팔신경얼기(brachial plexus)에서 기원한 신경에 의해서 지배를 받는다(그림 3.5). 팔신경얼기 형성에 관여하는 각각의 앞가지들은 피부의 특정부위를 지배한다(피부분절, dermatome)(그림 3.6). 각 피부분절과 각각의 피부신경에 의해서 지배를 받는 부위는 사람마다 다를 수 있다. 인접 피부신경들에 의해서 중복해서 신경지배를 받기 때문에 하나의 신경 손상으로 인해서 나타나는 무감각부위는 그 신경에 의해서 지배를 받는 부위보다 적게 나타난다.

주요 동맥의 경로가 그림 3.7에 나타나 있다. 목뿌리에서 겨드랑동맥이 빗장밑동맥으로 이어져 있고, 빗장밑동맥은 오른쪽에서는 팔머리동맥(brachiocephalic trunk)에서, 왼쪽에서는 대동맥활에서 직접 기원한다. 겨드랑과 위팔에서는 하나의 주된 동맥 통로로 주행하다가 아래팔에서는 자동맥(radial a.)과 노동맥(ulnar a.)으로 나뉜다.

팔에는 깊은정맥과 얕은정맥이 분포한다(그림 3.8). 깊은정맥은 아래팔과 손에서 동맥과 함께 주행하는 서로 연결되어 그물구조를 이루는 동반정맥들로 구성된다. 팔동맥은 하나 또는 두개의 정맥이 동반하는 반면, 겨드랑정맥은 대개 하나이며, 이것은 빗장밑정맥을 경유하여 팔머리정맥으로 유입된다. 얕은정맥은 흔히 피부를 통해 잘 보이는데, 아래팔과 손등에 있는 얕은정맥은 정맥천자에 자주 이용된다. 정맥에는 판막이 있어 혈류의 역행을 방지한다. 얕은정맥이 작아질수록 분포에 변화가 많아지는데, 동일인에서조차 왼쪽과 오른쪽에서 그 분포 양상이 다를 수 있다.

아래팔의 안쪽 부위의 림프는 첫 번째로 팔오금의 안쪽 가까이에 있는 소수 림프소절로 유입되지만, 팔에서 대부분의 얕은림프관들은 겨드랑 림프소절들로 유입된다(79쪽 참조). 어깨부위에서 일부 림프관들은 빗장위 또는 빗장밑림프소절로 유입되기도 한다. 팔의 깊은림프관들 또한 겨드랑 림프소절로 유입된다. 여기서부터 림프는 빗장밑림프관줄기(subclavian trunk)로 유입되고, 이어서 오른림프관(right lymphatic duct) 또는 왼쪽의 경우는 가슴림프관(thoracic duct)으로 유입된다(그림 1.33 참조).

그림 3.9는 팔의 주요 신경들이 뼈와 근접하여 주행하는 주요 부위를 보여주고 있다: 위팔뼈의 목 부위를 지나는 겨드랑신경(axillary n.); 위팔뼈 축의 중앙부위를 지나는 노신경(radial n.); 안쪽위관절융기를 지나는 자신경(ulnar n.); 노뼈의 목부위를 지나는 뼈사이신경(interosseous n.). 이들 뼈부위가 손상되면 인접한 신경이 손상 받을 수 있다. 겨드랑에서 팔신경얼기(brachial plexus)의 주요부분인 신경다발(cords)은 목 아래부분에서 신경갈래(division)와 신경줄기(trunk)를 거쳐 팔신경얼기의 뿌리를 구성하는 척수신경들(C5, C6, C7, C8, T1)의 앞가지와 연결된다.

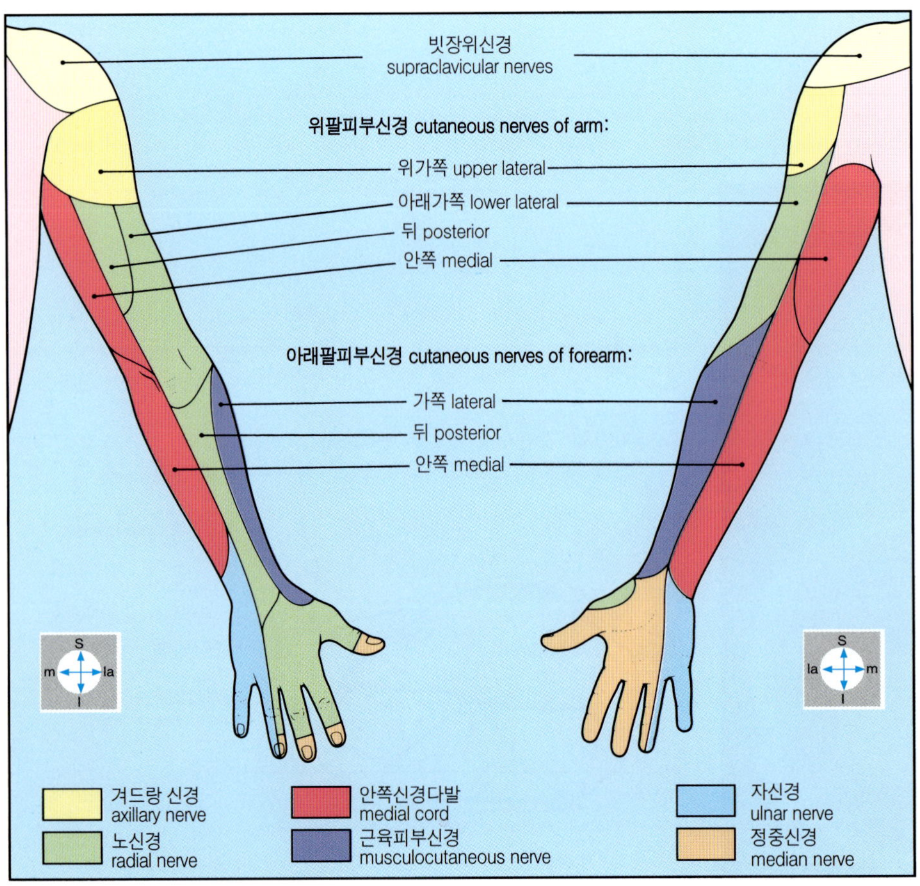

그림 3.5 팔에서의 피부신경의 전형적인 분포 양상.

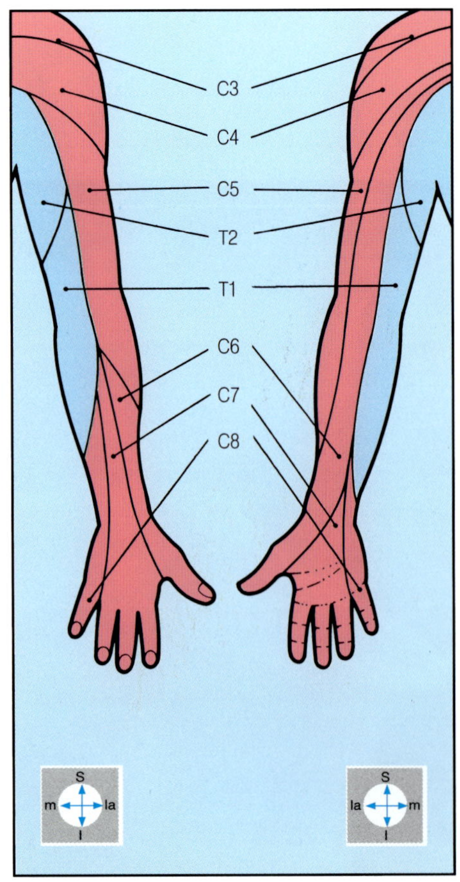

그림 3.6 팔의 전형적인 피부분절. 신경이 중복되어 분포하는 부위도 있다.

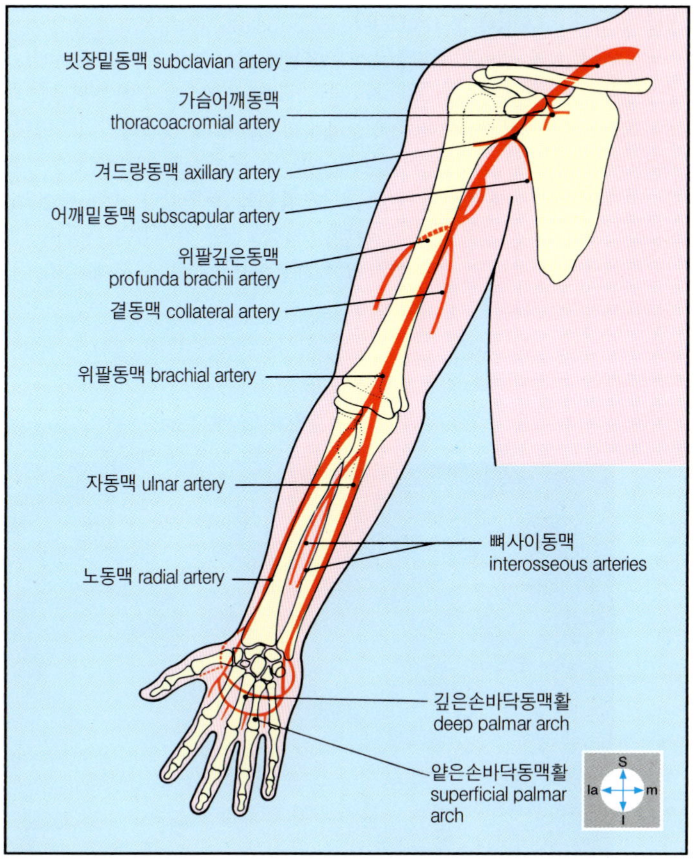

그림 3.7 팔의 주요 동맥들. 근육에 분포하는 동맥은 표시하지 않았다.

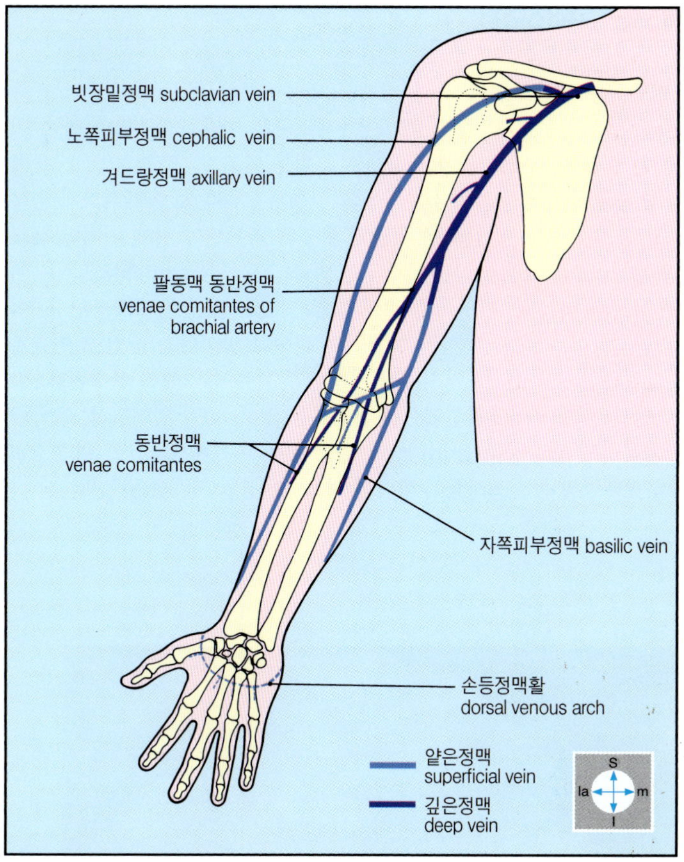

그림 3.8 팔의 주요 정맥의 전형적인 배열. 명확하게 나타내기 위해서 동반정맥을 단일 통로로 표시하였다.

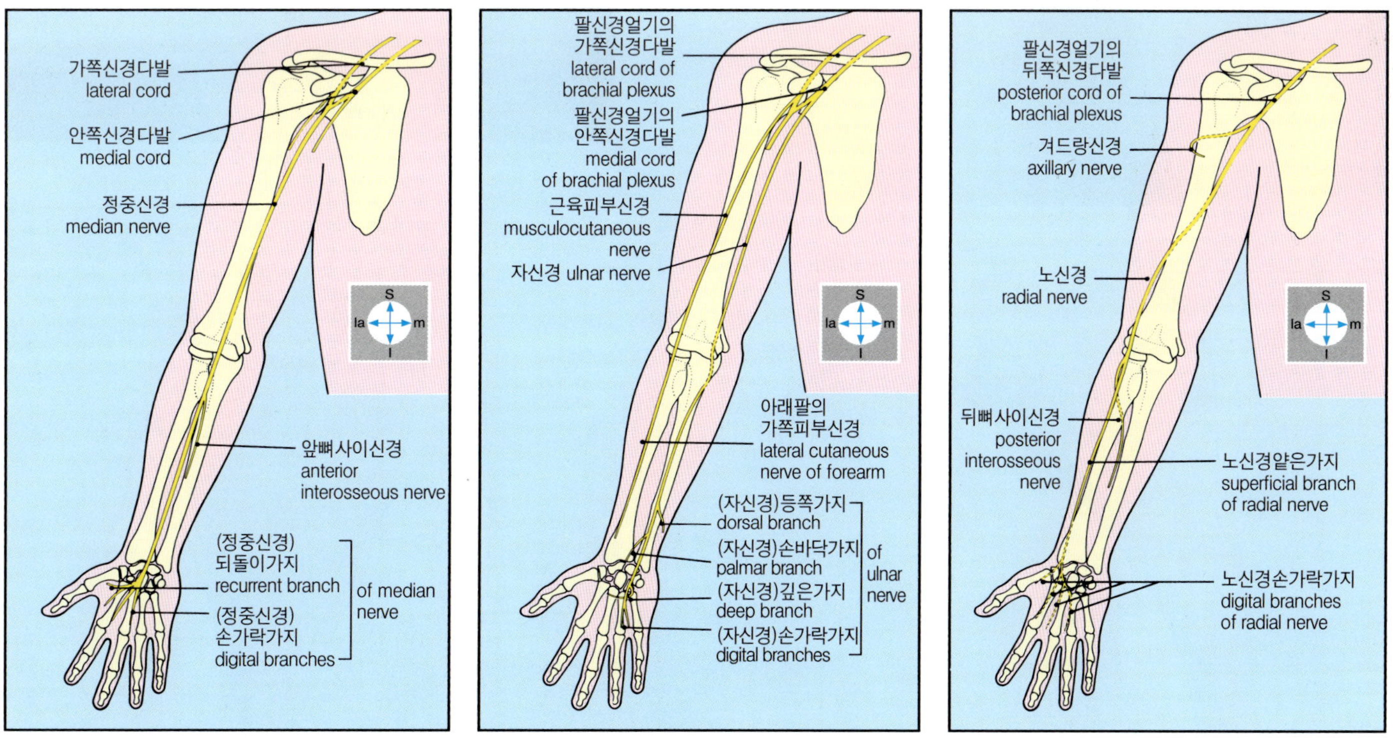

그림 3.9 팔의 주요 신경의 주행경로. 왼쪽에서 오른쪽으로: 정중신경, 근육피부신경과 자신경, 노신경과 겨드랑신경.

어깨세모근(Deltoid)

어깨세모근은 어깨부위의 둥근 형태를 만들어주는 큰 뭇깃모양의 근육(multipennate m.)이다(그림 3.10). 어깨세모근은 어깨관절부위와 짧은 어깨근육들이 위팔뼈의 위쪽 끝에 부착되는 부위를 덮고 있다(그림 3.11). 몸쪽으로 이 근육은 빗장뼈의 가쪽 1/3 부위와 어깨뼈봉우리 및 어깨뼈가시에 부착되어 있다. 먼쪽으로 이 근육은 위팔뼈 몸통의 가쪽면 중앙에 위치한 세모근거친면(deltoid tuberosity)에 부착되어 있다(그림 3.23). 어깨세모근은 어깨관절에만 작용하는데, 이곳에서 주된 벌림근(abductor)으로 작용한다. 어깨봉우리근섬유에 의해서 야기된 어깨벌림 운동이 일어나는 동안에 어깨관절은 빗장뼈근섬유와 어깨뼈가시에서 기시한 근섬유에 의해서 안정된다. 앞쪽근섬유만 작용하면 어깨관절에서의 굽힘운동(flexion)이 일어나고, 뒤쪽근섬유만 작용하면 폄운동(extension)이 일어난다. 어깨뼈세모근은 팔선경얼기 뒤쪽신경다발의 종말가지중의 하나인 겨드랑신경의 지배를 받는다.

겨드랑신경(Axillary nerve)

겨드랑신경은 뒤위팔휘돌이동맥(posterior circumflex humeral a.)과 함께 사각공간(quadrangular space)을 통해 겨드랑을 떠난다(그림 3.64 참조). 이 신경은 위팔뼈의 외과목(surgical neck)과 어깨뼈관절주머니에 근접해서 주행한다. 이 신경은 어깨세모근과 작은원근(teres minor), 어깨뼈관절 및 어깨세모근 아래부분을 덮고 있는 피부에 분포한다. 어깨관절의 탈구시 이 신경에 손상이 야기될 수 있는데, 이러한 경우 어깨벌림운동이 약해지고, 감각 손상이 야기되고, 결과적으로 어깨세모근이 쇠약해짐에 따라 어깨의 정상적인 외형이 위축된다.

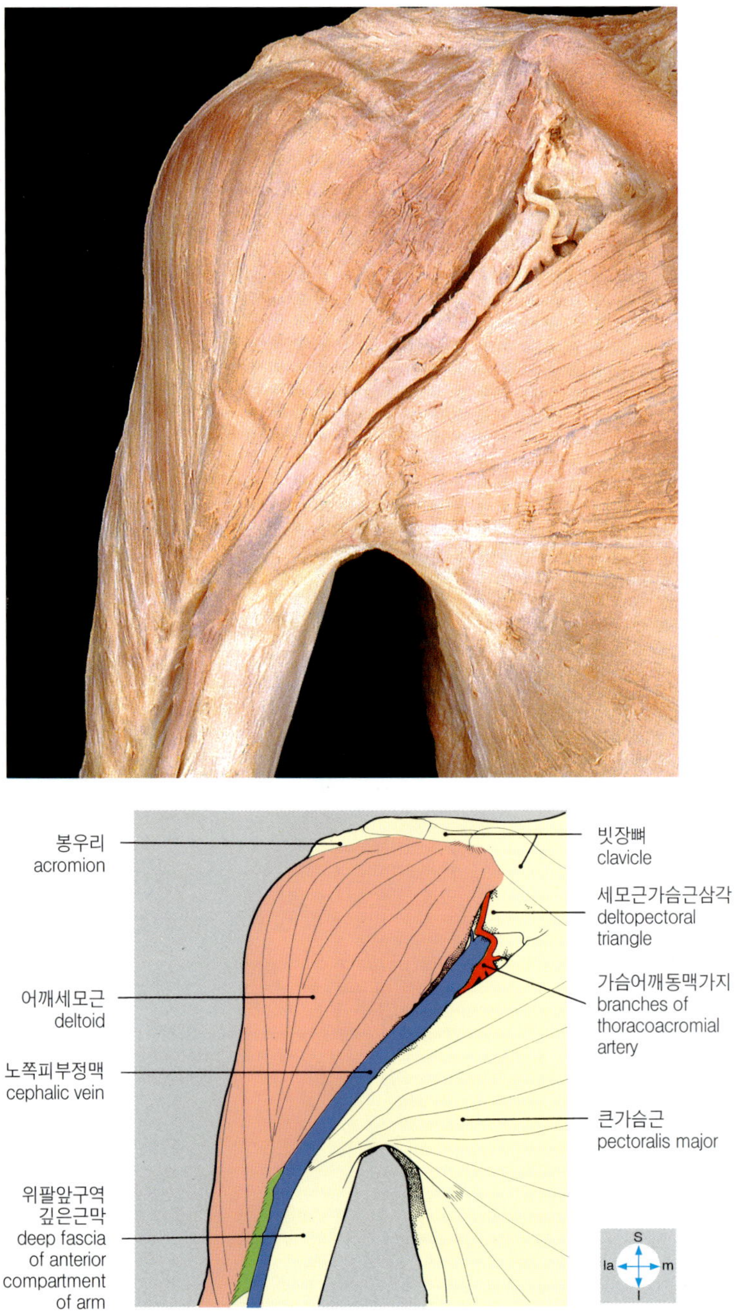

그림 3.10 어깨세모근의 앞모습. 노쪽피부정맥이 세모근가슴근고랑에 놓여 있다. 빗장뼈의 변형은 골절후 치유과정에서 야기된 것이다.

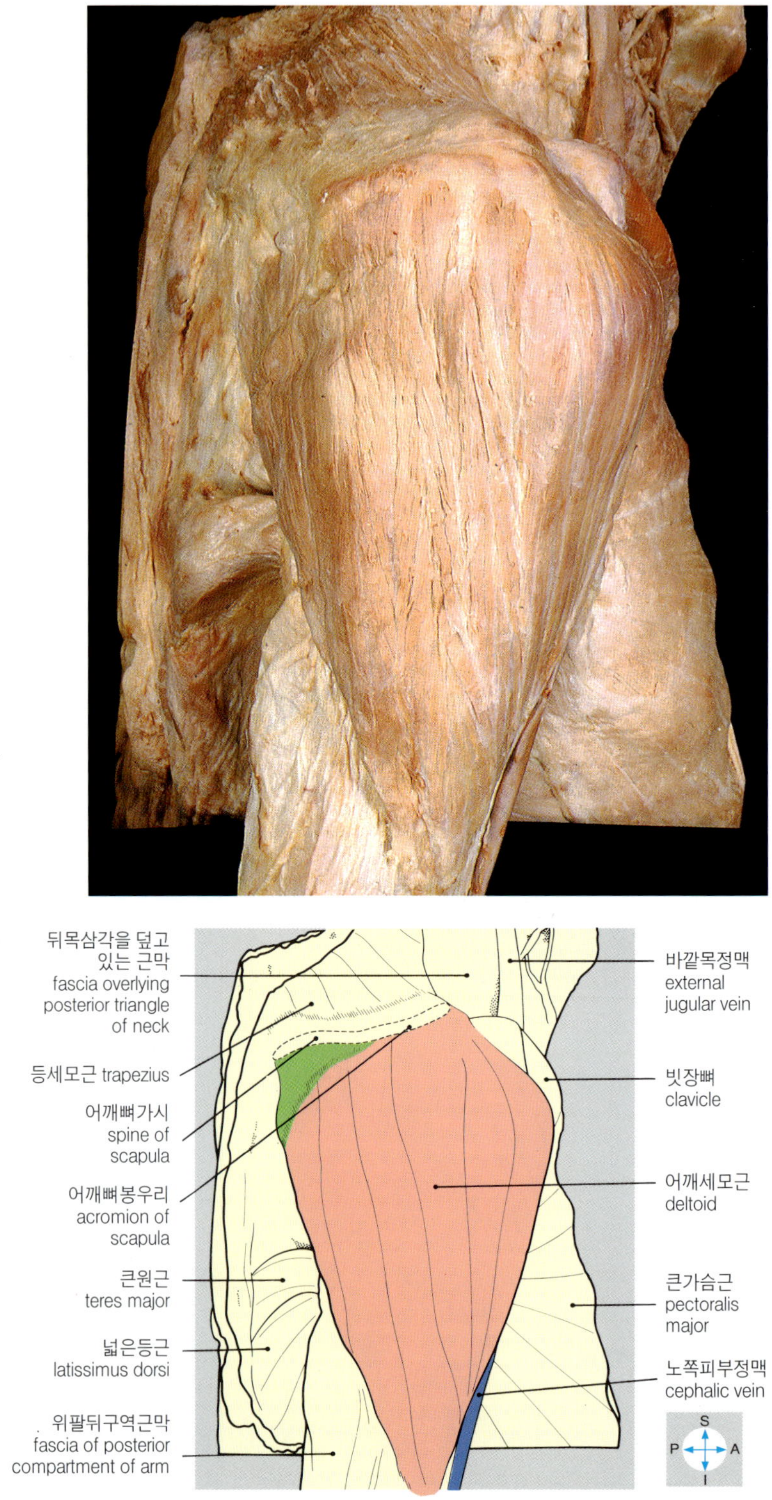

그림 3.11 어깨근 옆모습. 어깨세모근은 몸쪽으로 어깨뼈가시와 어깨뼈봉우리 및 빗장뼈의 가쪽부위에 부착되어 있다.

겨드랑(Axilla)

겨드랑은 위팔의 뿌리와 가슴벽 사이에 위치한 공간이다. 이곳에는 위팔과 목뿌리 사이를 지나는 주요 혈관과 신경들이 가로질러 주행한다. 겨드랑의 모양과 크기는 어깨관절의 위치에 따라 달라지는데, 팔이 해부학적 위치(anatomical position)에 있을 때에 겨드랑은 위쪽으로 좁은 꼭대기와 아래쪽으로 넓은 바닥과 세 벽을 갖고 있는 끝이 잘린 피라미드 모양이다(그림 3.12).

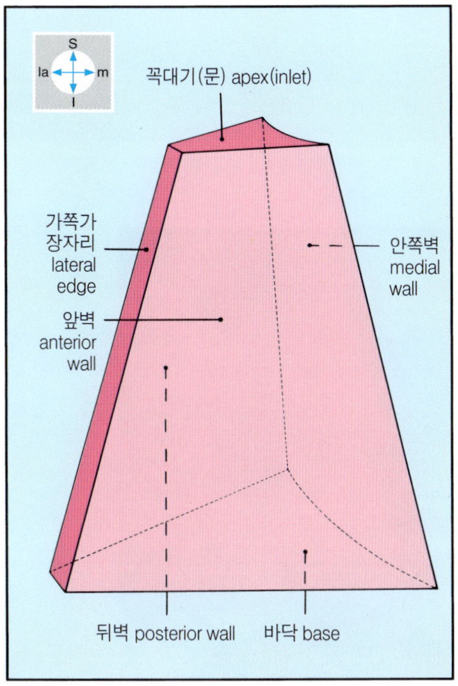

그림 3.12 겨드랑의 모양.

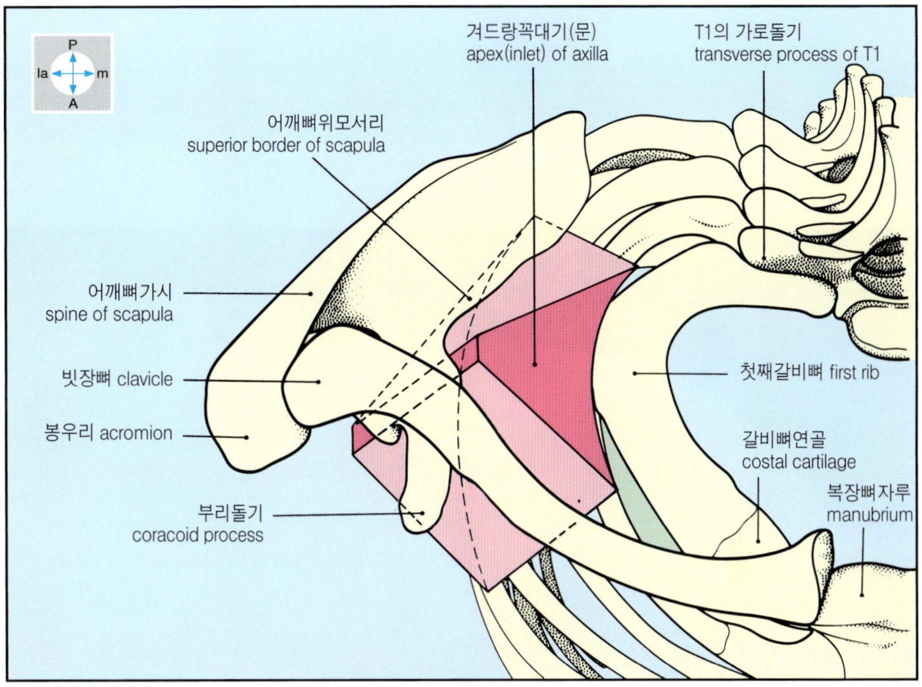

그림 3.13 겨드랑을 위에서 본 모습으로 꼭지부위 경계를 보여주고 있다.

벽(Walls)

앞톱니근(serratus anterior)에 의해서 덮여 있는 위갈비뼈와 갈비뼈사이공간들이 안쪽벽을 이루는데(그림 3.15), 이것은 가쪽으로 볼록하다. 앞쪽벽은 작은가슴근(pectoralis minor)과 빗장밑근(subclavius)을 덮고 있는 큰가슴근(pectoralis major)으로 구성되고(그림 3.14, 3.16), 뒤쪽벽은 어깨밑근(subscapularis)과 큰원근(teres major) 및 넓은등근(latissimus dorsi)에 의해서 형성된다. 앞쪽벽과 뒤쪽벽의 근육들은 위팔뼈로 모여(그림 3.15) 겨드랑의 가쪽은 위팔뼈의 좁은 결절사이고랑(intertubercular sulcus)에 의해서 한정된다. 위쪽으로 볼록한 겨드랑의 바닥(base)은 앞쪽벽과 뒤쪽벽의 아래쪽 모서리 사이를 지나는 근막에 의해서 형성된다. 겨드랑의 삼각 꼭대기(triangular apex)는 목뿌리와 팔이 연속되는 부위로 빗장뼈와 어깨뼈의 위모서리 및 첫째갈비뼈에 의해서 경계 지워진다(그림 3.13).

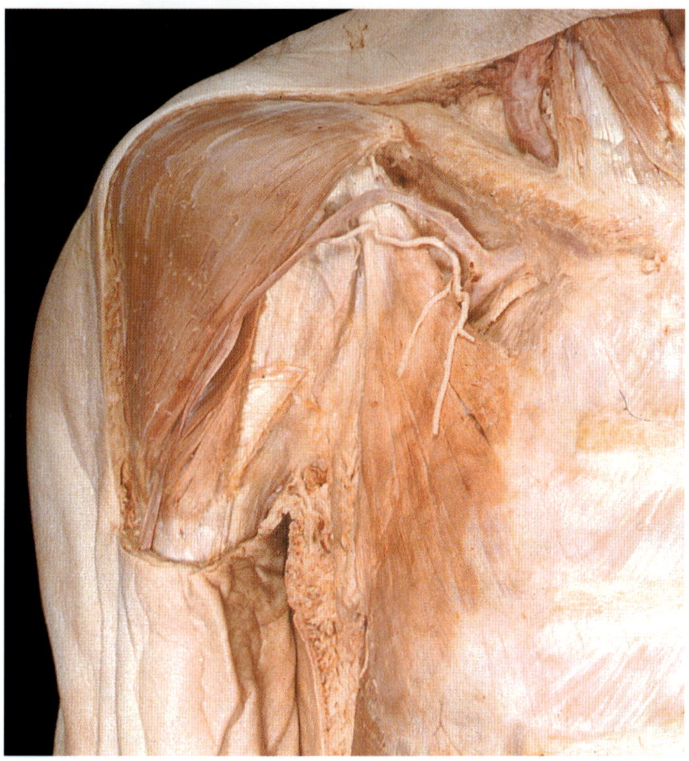

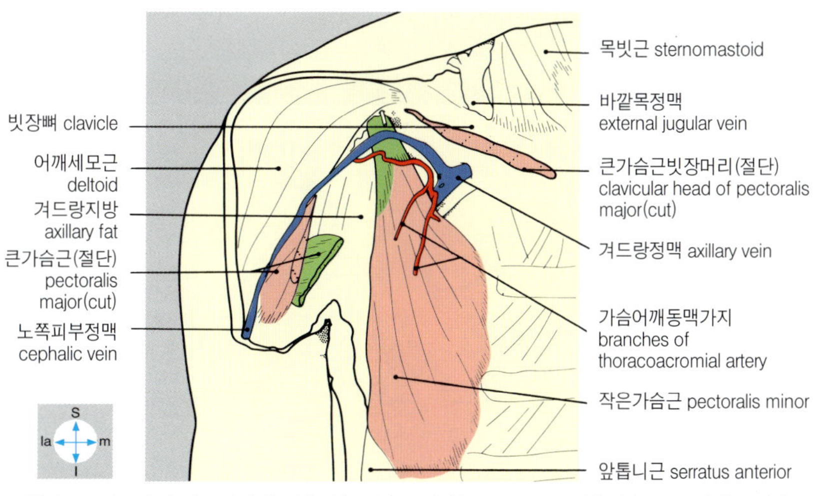

그림 3.14 겨드랑의 앞쪽벽에서 작은가슴근위로 지나는 구조물들. 작은가슴근 주위의 큰가슴근과 근막이 제거된 상태.

내용물(Contents)

겨드랑에는 겨드랑동맥과 그 가지들, 겨드랑정맥과 그 지맥들, 팔신경얼기의 부분들 및 겨드랑림프소절들이 포함되어 있다.

부리위팔근(coracobrachialis)과 위팔두갈래근(biceps brachii)의 짧은갈래(short head)와 긴갈래(long head)가 겨드랑을 가로질러 간다. 이 외에도 대개 젖의 꼬리부분이 겨드랑으로 들어온다. 이들 모든 구조물들은 성긴 지방결합조직에 묻혀 있다(그림 3.15).

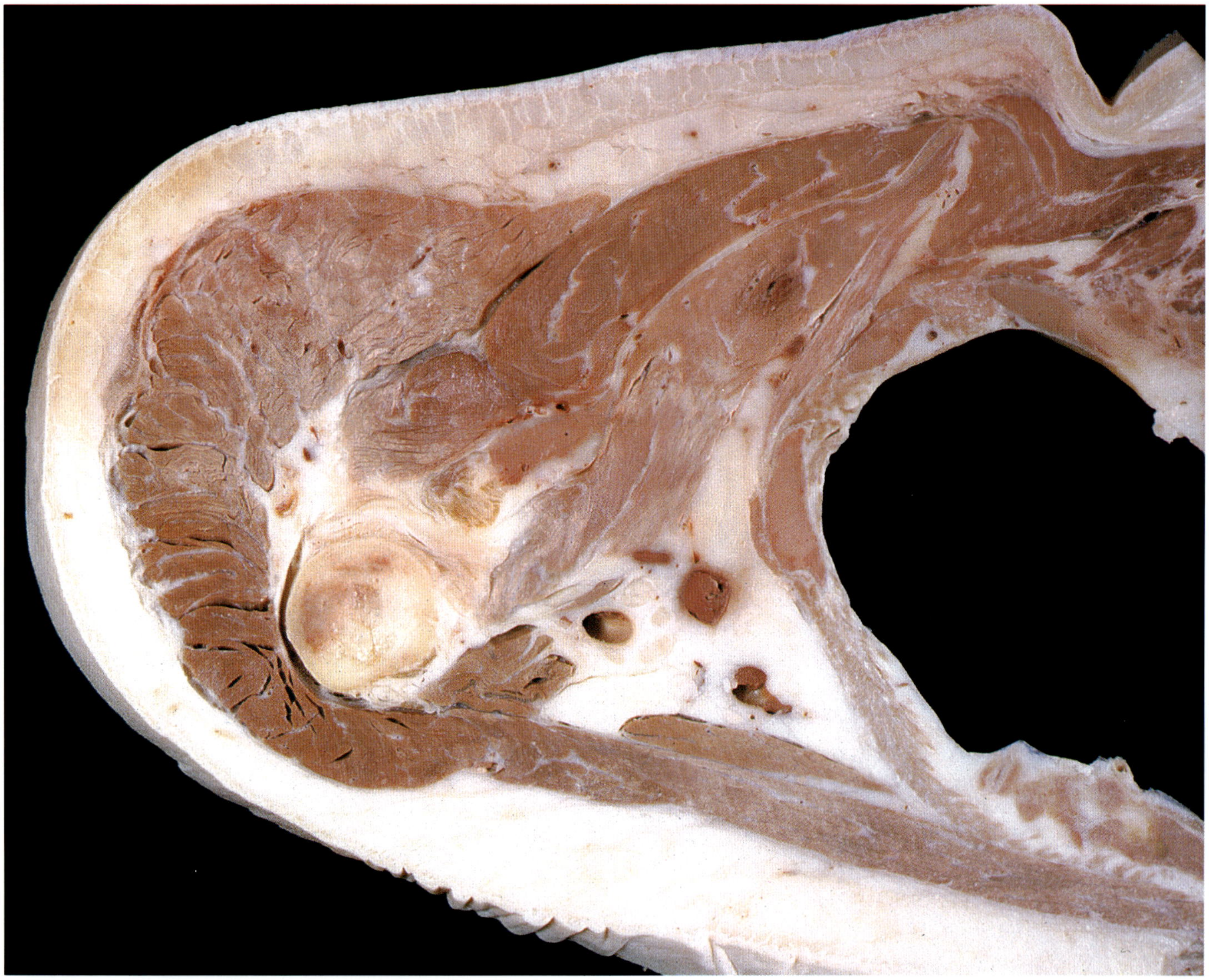

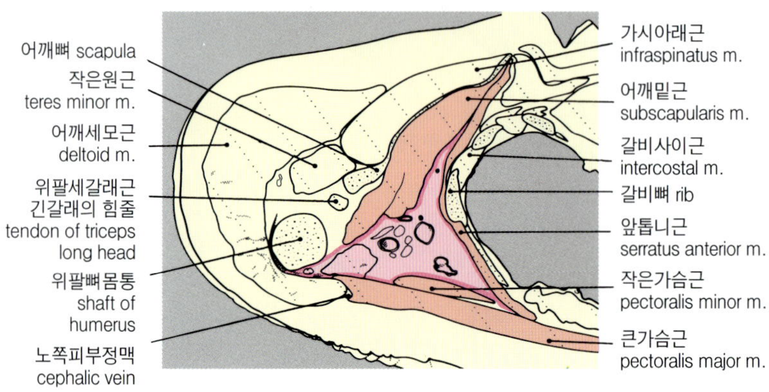

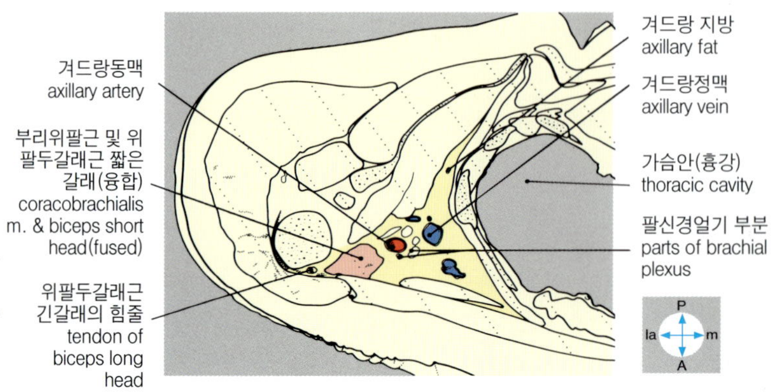

그림 3.15 겨드랑의 벽(왼쪽)과 내용물(오른쪽)을 보여주는 가로절단면. 위에서 본 모습. 허파는 제거되었다.

겨드랑동맥(Axillary artery)

빗장밑동맥이 첫째갈비뼈의 가쪽 가장자리를 넘어서면서 겨드랑동맥으로 된다. 겨드랑꼭대기 근처에서 겨드랑동맥은 겨드랑정맥의 뒤쪽에 위치하고(그림 3.16) 좀더 먼쪽에서는 겨드랑동맥이 겨드랑정맥의 가쪽에 놓이면서 위팔뼈에 가깝게 위치하게 된다. 겨드랑동맥과 이 동맥을 감싸는 팔신경얼기부분은 겨드랑집(axillary sheath)에 의해서 함께 싸여 있다. 부리위팔근과 위팔두갈래근의 짧은갈래가 겨드랑동맥의 가쪽에 놓여있고, 앞쪽에서 작은가슴근이 동맥을 가로 지른다. 관습적으로 겨드랑동맥은 작은가슴근 위쪽부위와 뒤쪽부위 및 아래쪽부위로 나누어 설명된다. 겨드랑동맥은 큰원근의 아래쪽모서리를 지나면서 위팔동맥으로 이어진다(그림 3.18 참조).

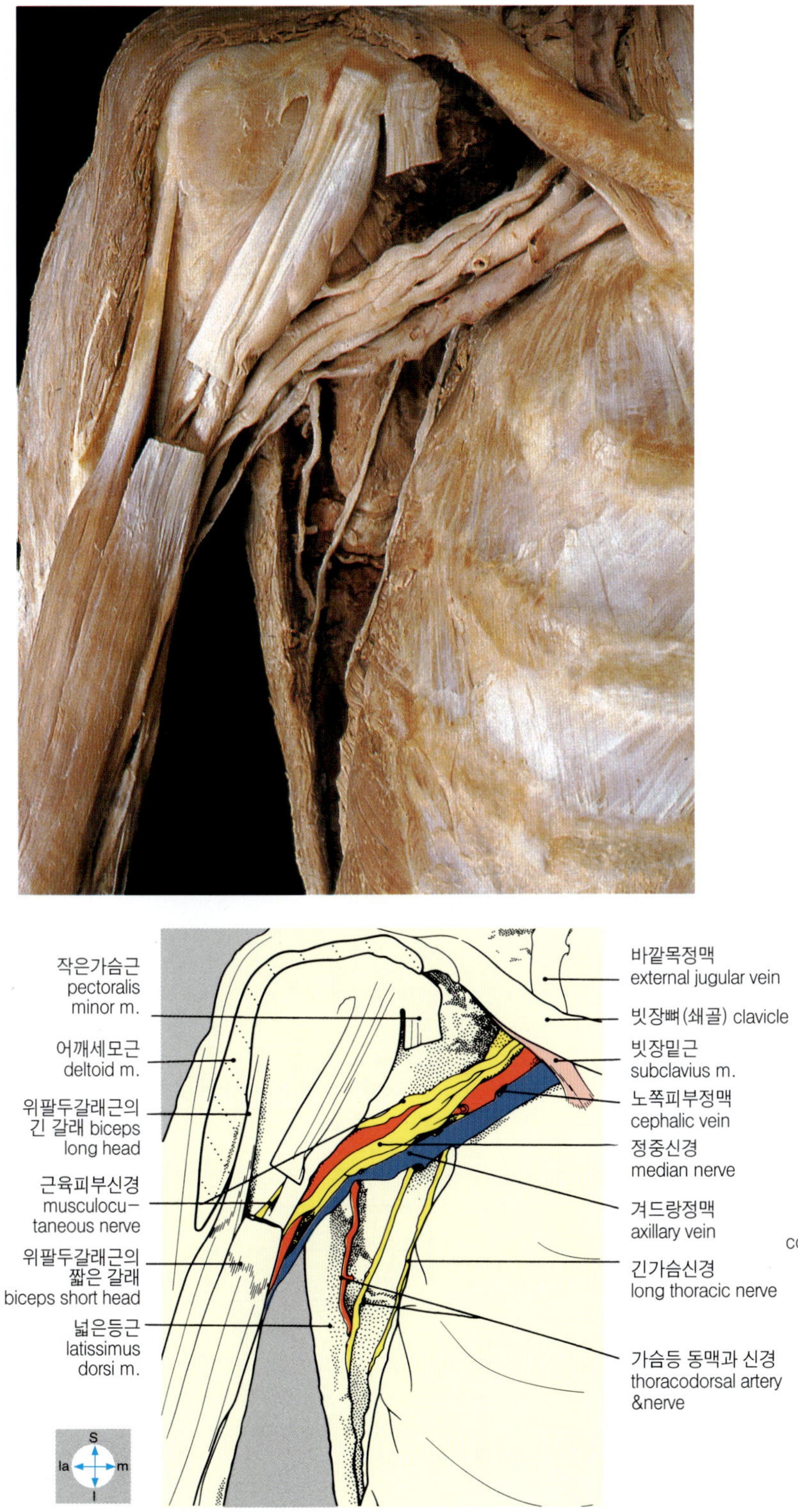

그림 3.16 가슴근과 겨드랑지방을 제거한 후 노출된 겨드랑 신경 및 혈관 다발.

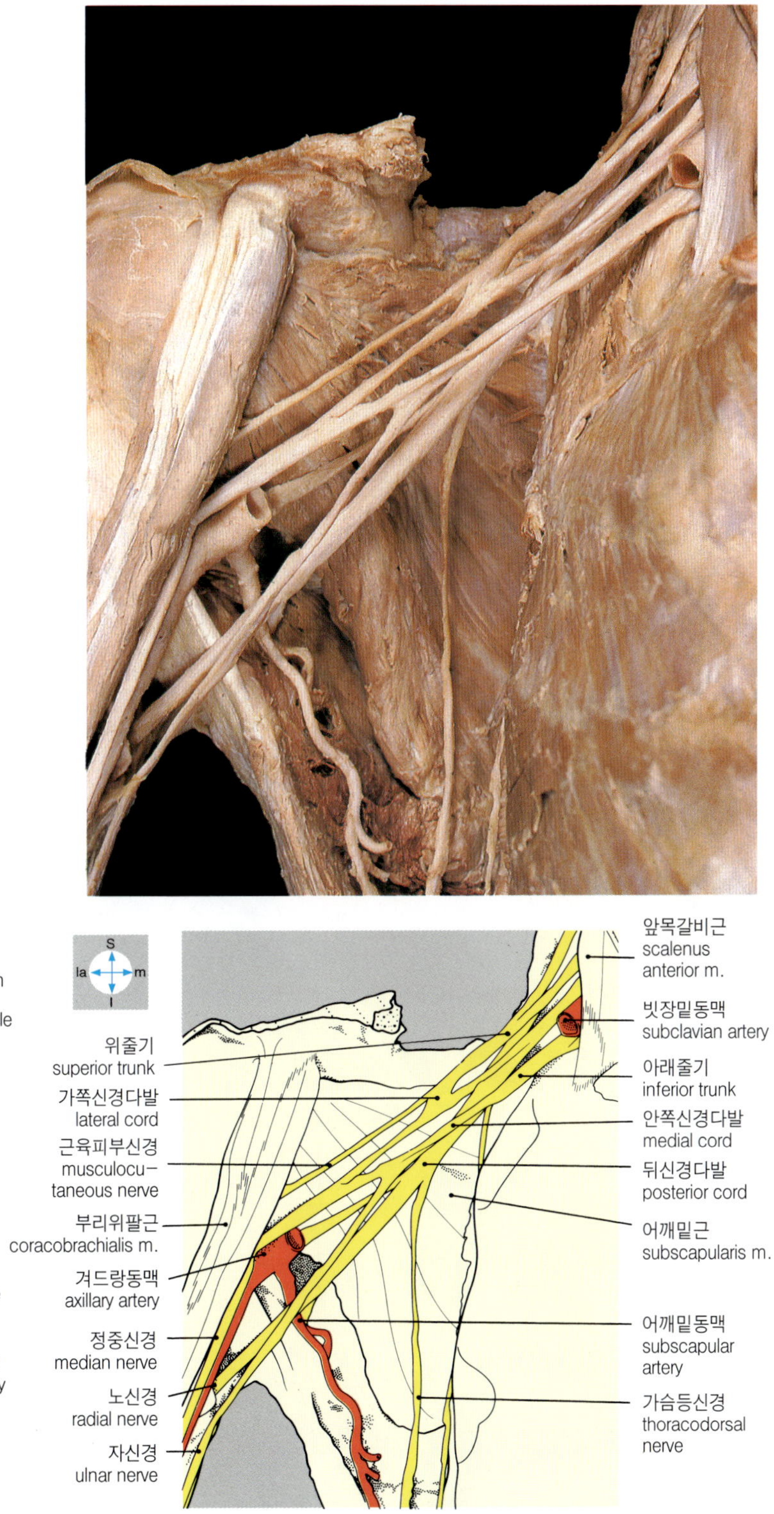

그림 3.17 팔신경얼기의 구성. 빗장뼈와 겨드랑정맥 및 대부분의 겨드랑동맥이 제거된 상태.

겨드랑동맥의 가지들은 겨드랑 벽과 인접부위에 혈액을 공급한다. 가슴어깨동맥(thoracoacromial a. 그림 3.14)은 겨드랑 앞쪽 벽에 혈액을 공급하는 반면 위가슴동맥(superior thoracic a.)과 가쪽가슴동맥(lateral thoracic a.)은 겨드랑의 안쪽 벽과 앞쪽 벽에 혈액을 공급한다. 가슴어깨동맥과 가쪽가슴동맥은 유방에도 혈액을 공급한다. 겨드랑의 뒤쪽 벽은 어깨아래동맥(subscapular a.)에 의해서 혈액을 공급받는다. 앞쪽 위팔휘돌이동맥(anterior circumflex humeral a.)와 뒤쪽 위팔휘돌이동맥(posterior circumflex humeral a.)은 위팔뼈의 가쪽으로 주행하여 외과목(surgical neck)을 감싸면서 어깨관절부위와 위팔의 윗부분에 혈액을 공급한다(그림 3.18). 어깨문합(scapular anastomosis)은 중요한 곁순환으로 어깨밑동맥(subscapular a.)의 어깨휘돌이가지(circumflex scapular branch)와 빗장밑동맥(subclavian a.)의 한 가지인 갑상목동맥(thyrocervical trunk)의 어깨위가지(suprascapulr branch) 사이의 교통에 의해서 형성된다.

겨드랑정맥(Axillary vein)

위팔동맥(brachial a.)의 동반정맥(venae comitantes)은 위팔의 윗부분에서 자쪽피부정맥(basilic v.)과 만나면서 큰원근(teres major)의 아래쪽 모서리위에서 겨드랑정맥으로 이어진다. 겨드랑정맥은 겨드랑동맥의 안쪽에서 위로 주행하는데(그림 3.16), 작은가슴근의 뒤쪽을 지나 첫째 갈비뼈의 가쪽가장자리를 가로질러 빗장밑동맥의 앞쪽에 놓여있는 빗장밑정맥(subclavian v.)으로 이어진다. 겨드랑정맥의 주된 지맥인 노쪽피부정맥(cephalic v.)은 어깨세모근(deltoid m.)과 큰가슴근(pectoralis major)사이에 있는 고랑을 따라 위쪽으로 주행한 후, 빗장뼈 바로 아래에서 작은가슴근 위에 있는 근막을 뚫고 겨드랑으로 들어간다(그림 3.14). 노쪽피부정맥이 작은가슴근 위나 겨드랑정맥으로 끝나는 곳 가까운 부위에서 심한 각도를 이루고 있어서 노쪽피부정맥을 따라 몸쪽으로 도관(catheter)을 삽입할 때 방해가 될 수 있다. 겨드랑정맥은 겨드랑동맥의 가지에 해당하는 지맥들로부터 혈액을 받아들인다.

팔신경얼기(Brachial plexus)

팔신경얼기의 갈래(divisions)와 다발(cords) 및 일부 신경가지(branches)만이 겨드랑부위에 놓여있지만, 전체 팔신경얼기에 대해서 여기에서 설명하고자 한다.

팔신경얼기는 팔의 신경지배를 담당하는데, 다섯째에서 여덟째목신경(C5-C8)과 첫째가슴신경(T1)의 앞가지(anterior rami)에서 기원하는 신경가지들로 구성된다. 팔신경얼기의 구조는 여러 척수부위에서 기원한 신경섬유가 각각의 말초 신경가지에 함께 분포하는 것을 가능하게 한다. 척수부위에 따른 말초 신경 분포부위에 관한 지식은 척수 또는 팔신경얼기의 질환이나 손상을 정확히 진단해내는 데 필요하다. 팔신경얼기의 부위에 따른 명칭은 몸쪽에서부터 먼쪽 순으로, 뿌리(roots), 줄기(trunks), 갈래(divisions) 및 다발(cords)로 표시한다(그림 3.19). 다섯 개의 뿌리(앞가지, anterior rami)는 세 개의 줄기(위, 중간, 아래)를 형성하는데, 이들은 중간목갈비근(scalenus medius)과 앞목갈비근(scalenus anterior) 사이로 나와서 목의 뒤삼각부위(posterior triangle)의 바닥(floor)에 위치한다(288쪽 참조). 팔신경얼기의 뿌리(roots)는 척주앞근막(prevertebral fascia)속에 위치하고, 줄기(trunks)는 척주앞근막의 가쪽 확장부위인 겨드랑집(axillary sheath)으로 덮여 있다. 각각의 줄기는 겨드랑꼭대기(apex)부위의 빗장뼈 뒤쪽에서 하나의 앞쪽 갈래와 하나의 뒤쪽 갈래로 나누어진다. 겨드랑 안에서 분지된 갈래는 다시 세 개의 다발(cords)을 형성하는데, 이것들은 겨드랑동맥과의 관계에 따라 가쪽다발(lateral cord)과 안쪽다발(medial cord) 및 뒤다발(posterior cord)로 표시된다. 각 다발은 작은가슴근의 아래모서리 근처에서 두 개의 종말가지(terminal branch)로 나누어진다. 일부 다른 신경가지들이 목과 겨드랑부위에서 팔신경얼기의 뿌리와 줄기 및 다발에서 직접 분지되기도 한다(그림 3.20). 팔신경얼기 줄기의 앞갈래(anterior division)는 가쪽다발과 안쪽다발을 형성하는데(그림 3.17), 이들로부터 분지된 신경가지는 위팔과 아래팔 및 손의 굽힘근(flexor muscles) 및 굽힘근부위를 덮고 있는 피부의 신경지배를 담당한다. 팔신경얼기 줄기로부터 분지된 세 가닥의 뒤갈래(posterior division)는 하나의 뒤다발(posterior cord)을 형성하고(그림 3.18), 이들로부터 분지된 신경가지는 어깨와 위팔, 아래팔의 폄근 및 팔의 뒤면(posterior surface)을 덮고 있는 피부의 신경지배를 담당한다.

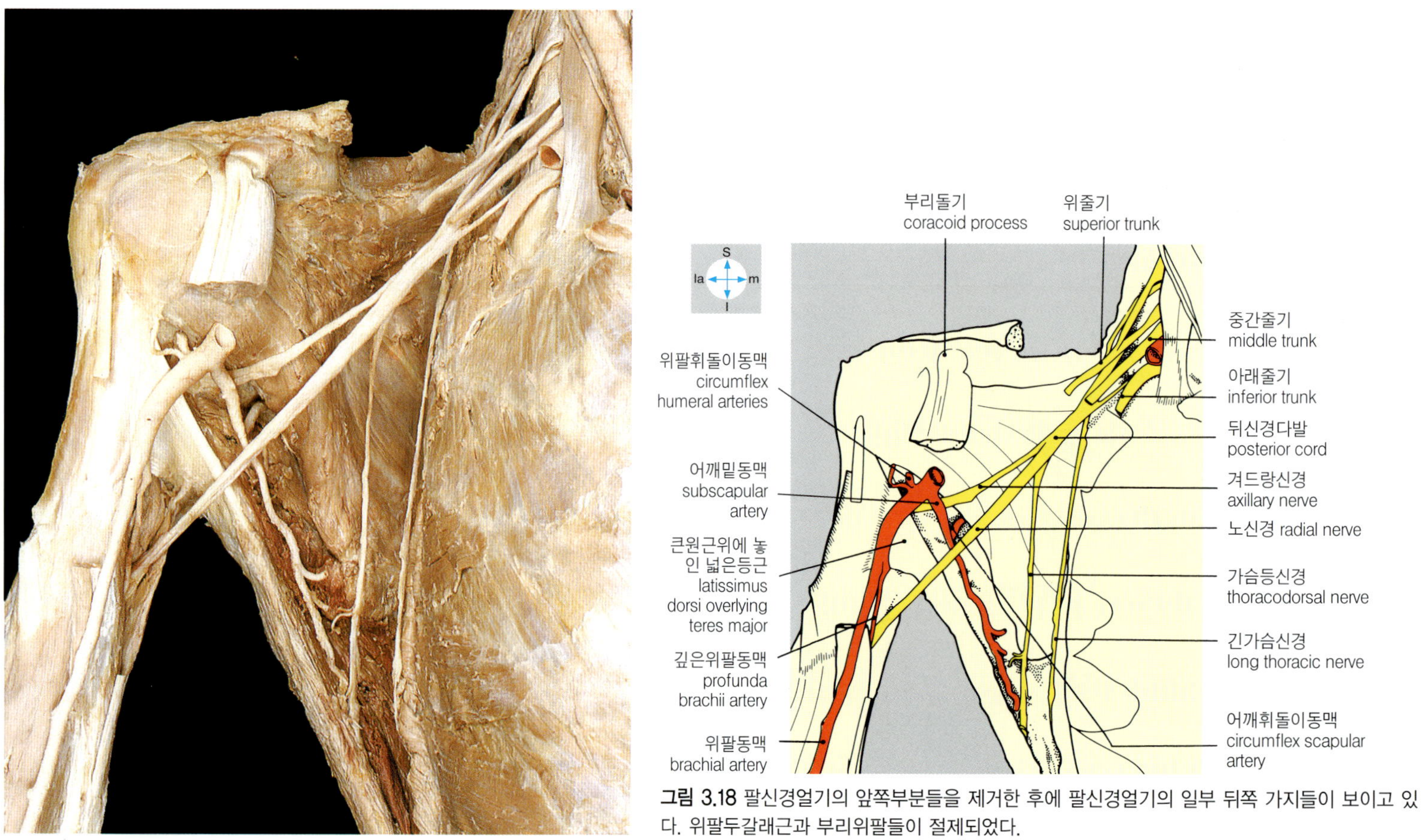

그림 3.18 팔신경얼기의 앞쪽부분들을 제거한 후에 팔신경얼기의 일부 뒤쪽 가지들이 보이고 있다. 위팔두갈래근과 부리위팔들이 절제되었다.

겨드랑림프절(Axillary lymph nodes)

겨드랑림프절에는 위팔뿐만 아니라 배꼽위부위 몸통의 얕은 조직(superficial tissues)으로부터 오는 림프가 유입된다.

겨드랑림프절은 겨드랑에서의 위치에 따라 무리(group)로 설명된다. 앞쪽에 위치하는 가슴림프절무리(pectoral group)는 젖을 포함한 가슴벽의 가쪽과 앞쪽부위의 림프를 받아들인다. 가쪽으로 겨드랑혈관을 따라 분포하는 위팔림프절무리(humeral group)는 팔에서 오는 대부분의 림프를 받아들인다. 뒤쪽에 위치한 어깨밑림프절무리(subscapular group)는 가슴벽의 등쪽부위에서 오는 림프를 받아들인다. 겨드랑안에서 각 림프무리에서 나오는 날림프관은 중심림프절(central lymph nodes)을 거쳐 꼭대기림프절(apical lymph nodes)로 보내진다. 꼭대기림프절로부터 빗장밑림프관줄기(subclavian lymphatic trunk)가 시작되고, 이것은 목뿌리에서 오른림프관(right lymphatic duct) 또는 가슴림프관(thoracic duct)과 합류하거나, 또는 빗장밑정맥(subclavian vein)과 합류하면서 끝난다(292쪽 참조).

겨드랑으로 들어가고 나가는 주요 혈관들이 다음 표에 표시되어 있다:

겨드랑과 목뿌리 사이 (겨드랑 입구를 통하여)	겨드랑과 위팔 사이 (겨드랑 바닥의 근막 가쪽으로)	앞쪽벽을 통하여 (빗장뼈와 작은가슴근 사이 틈을 통하여)	뒤쪽벽을 통하여 (세모공간과 네모공간을 통하여)
빗장밑동맥, 겨드랑동맥 겨드랑정맥, 빗장밑정맥 팔신경얼기의 줄기, 갈래 빗장밑림프관줄기	겨드랑동맥, 위팔동맥 위팔정맥, 겨드랑정맥 정중신경(C6, 7, 8; T1) 근육피부신경(C5, 6, 7) 자신경(C8; T1) 노신경(C5, 6, 7, 8) 위팔림프관	가슴봉우리동맥 노쪽피부정맥 가슴신경 (C5, 6, 7, 8; T1) 삼각가슴림프관	어깨밑동맥의 어깨휘돌이가지 겨드랑신경(C5, 6)과 위팔동맥의 뒤위팔휘돌이가지

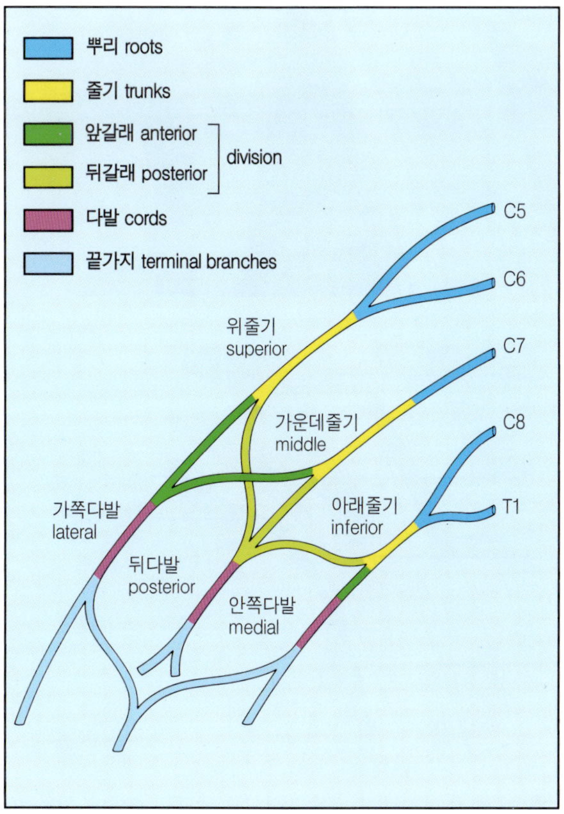

그림 3.19 일반적인 배열상태에서의 팔신경얼기의 주요 구성요소.

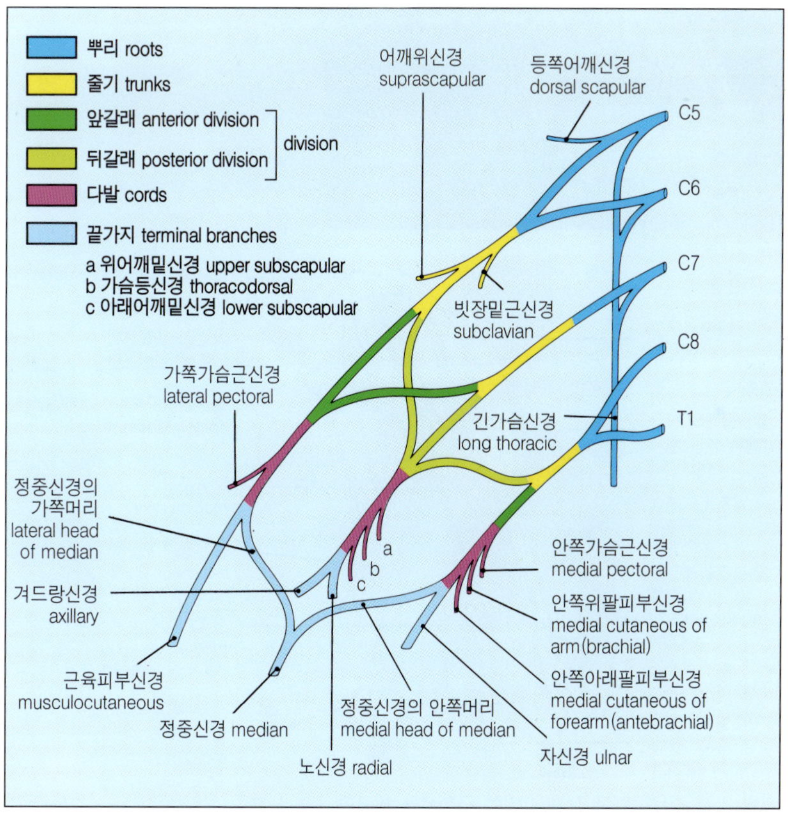

그림 3.20 팔신경얼기의 가지들. 이들 신경의 배열은 상당히 다양하게 나타날 수 있다.

위팔의 앞칸 (Anterior compartment of arm)

위팔의 앞칸에는 세 개의 근육(위팔두갈래근과 부리위팔근 및 위팔근)과 위팔동맥, 위팔동맥의 동반정맥(venae comitantes) 및 세 개의 신경(정중신경과 자신경 및 근육피부신경)이 분포한다.

근육(Muscles)

위팔 앞칸에 위치하는 세 개의 근육은 근육피부신경에 의해서 지배된다.

위팔두갈래근의 두 갈래는 몸통쪽에서 분리되어(그림 3.21) 어깨뼈에 힘줄로 부착된다. 짧은갈래(short head)는 안쪽에 위치하며 어깨뼈의 부리돌기(coracoid process)의 끝에 부착된다. 긴갈래(long head)의 힘줄은 어깨뼈의 관절위결절(supraglenoid tubercle)에 부착되며, 위팔가로인대(transverse humeral ligament) 밑을 통하여 어깨관절(shoulder joint)을 지나 계속해서 큰가슴근의 힘줄 밑에 있는 결절사이고랑(intertubercular sulcus)에 위치하게 된다. 두 갈래는 서로 합쳐져서 힘줄에 의해 노뼈의 거친면(radial tuberosity)에 부착되고(그림 3.27), 위팔두갈래근의 널힘줄(bicipital aponeurosis)에 의해서 아래팔의 안쪽에 위치한 깊은근막(deep fascia)과 연결된다. 위팔두갈래근은 팔꿉(elbow)의 강한 굽힘근으로, 노자관절(radioulnar joint)의 뒤침근으로 또한 어깨관절의 약한 굽힘근으로 작용한다.

부리위팔근(coracobrachialis)은 위팔두갈래근의 짧은갈래와 함께 어깨뼈의 부리돌기에 부착된다. 이 근육은 먼쪽으로 위팔뼈 몸통 중앙부위의 안쪽에 부착된다(그림 3.23). 부리위팔근은 근육피부신경에 의해 관통되며(그림 3.22), 어깨관절의 약한 굽힘근과 모음근으로 작용한다.

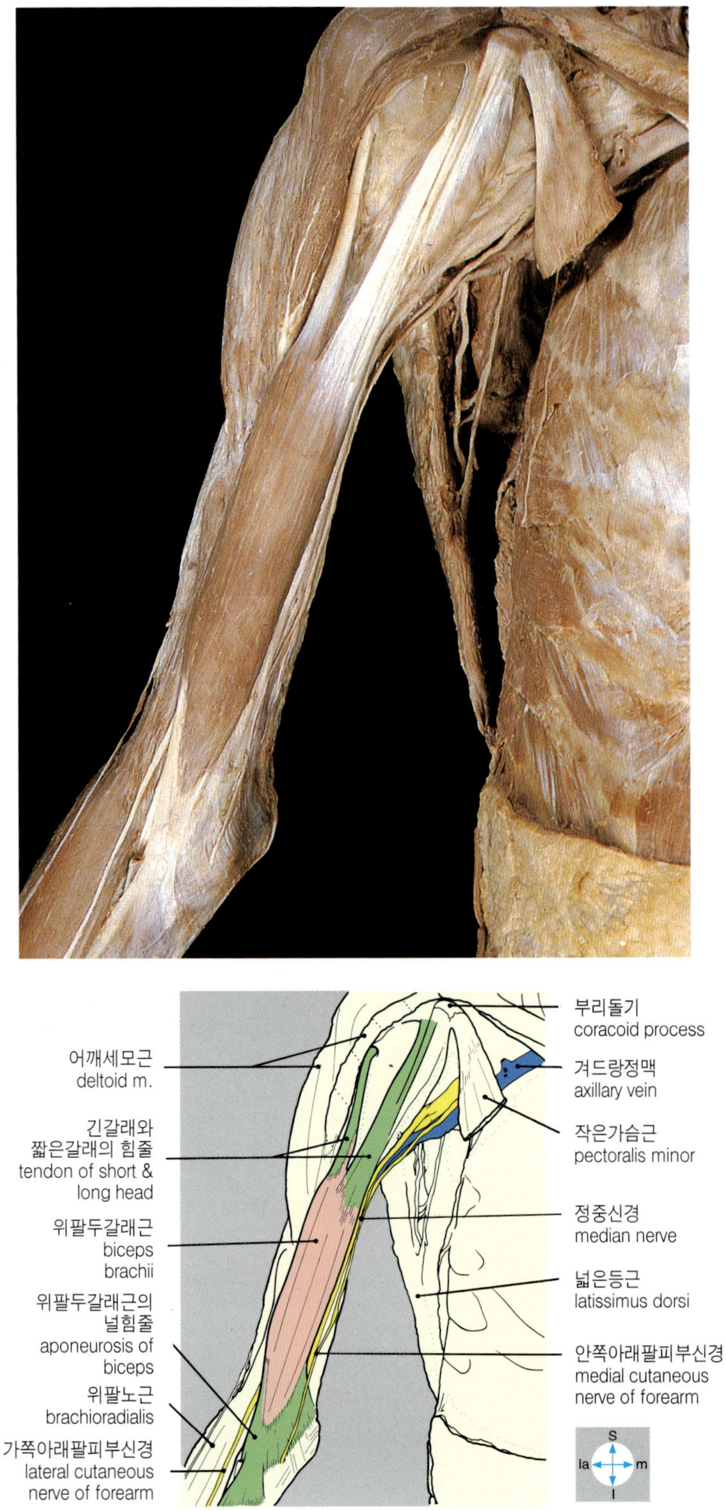

그림 3.21 깊은근막과 삼각근 앞쪽 근섬유를 제거한 후에 노출된 위팔두갈래근의 앞모습.

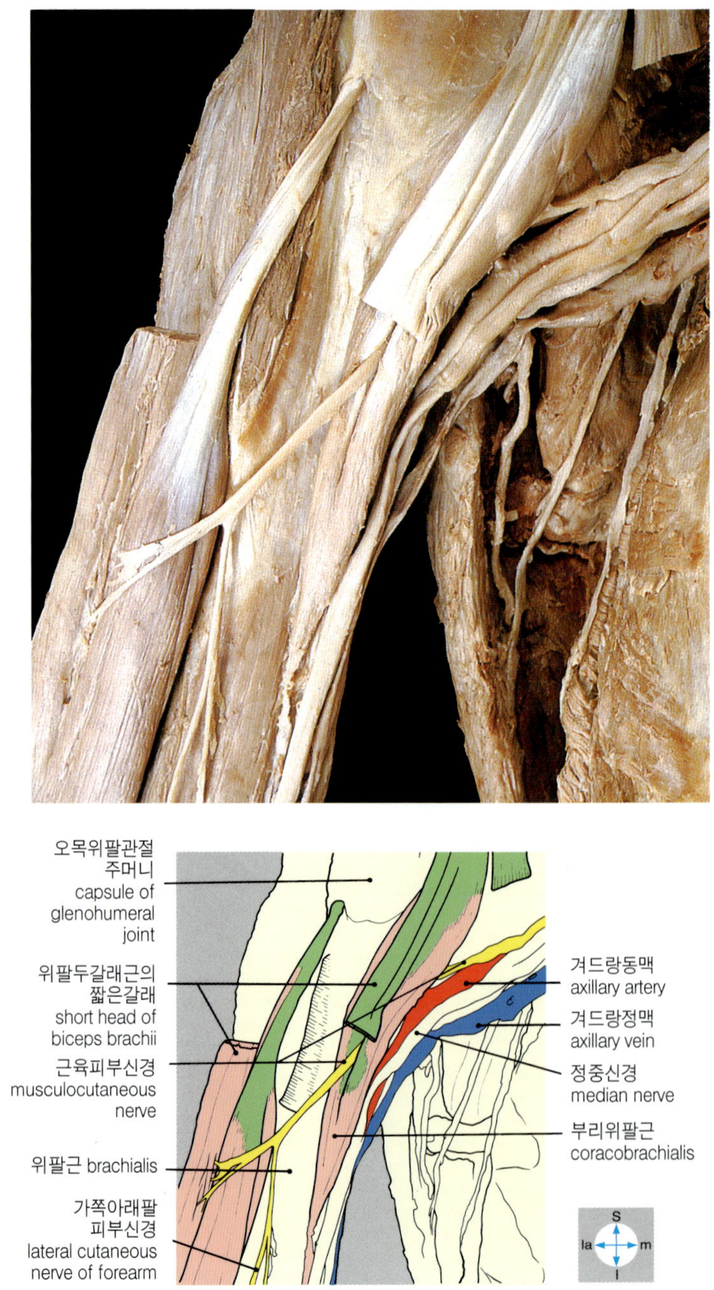

그림 3.22 부리위팔근을 뚫고 지나가는 근육피부신경. 위팔두갈래근의 짧은갈래를 분리한 후 위팔두갈래근을 가쪽으로 젖힌 모습.

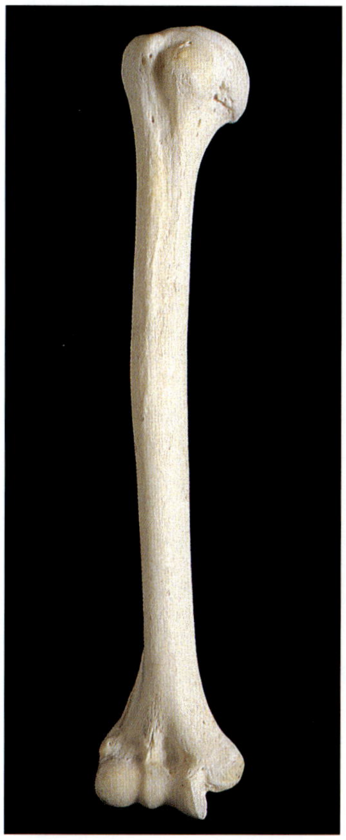

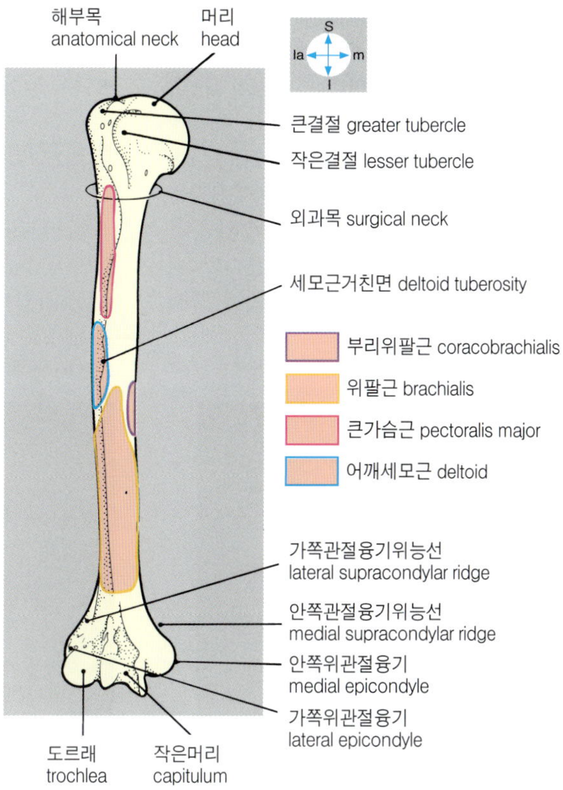

그림 3.23 위팔뼈의 앞모습.

위팔근(brachialis)은 위팔 앞칸의 깊은 부위에 위치하며, 가까운 쪽으로는 위팔뼈 몸통의 먼쪽 1/2부위의 앞면과 근육사이막(intermuscular septum)에 넓게 부착되어 있고(그림 3.23), 먼쪽으로는 자뼈의 갈고리돌기(coronoid process)에 부착되어 있다(그림 3.34 참조). 위팔근은 팔꿉관절의 강한 굽힘근으로 작용한다.

혈관(Vessels)

겨드랑동맥(axillary a.)이 큰원근(teres major)의 먼쪽에서 위팔동맥(brachial a.)으로 이행된다. 위팔의 위쪽부위에서 위팔동맥과 동반정맥(venae comitantes)은 정중신경(median n.)과 자신경(ulnar n.) 및 안쪽아래팔피부신경(medial antebrachial cutaneous n.)과 함께 주행한다(그림 3. 24). 위팔동맥은 먼쪽과 가쪽으로 주행하면서, 위팔두갈래근의 안쪽과 부리위팔근과 위팔근의 앞쪽에 위치한다. 위팔동맥의 중요한 가지인 깊은위팔동맥(profunda brachii a.)은 위팔의 뒤쪽 구획에 혈액을 공급한다(102쪽 참조). 위팔동맥은 대개 팔오금(cubital fossa)부위에서 끝가지(terminal branches)인 노동맥(radial a.)과 자동맥(ulnar a.)으로 분지되지만 좀더 몸쪽에서 분지되기도 한다.

팔오금에서 위쪽으로 올라가는 동반정맥(venae comitantes)은 위팔동맥과 함께 주행하다가 위팔의 중간부위에서 깊은근막(deep fascia)을 뚫고 들어가서 자쪽피부정맥(basilic v.)과 합류된다. 겨드랑의 아래모서리부위에서 정맥 혈관들은 하나의 겨드랑정맥으로 합쳐지게 된다.

신경(Nerves)

근육피부신경(musculocutaneous n)은 팔신경얼기 가쪽다발(lateral cord)의 끝가지이다(그림 3.22). 이 신경은 부리위팔근을 관통하여 위팔두갈래근과 위팔근 사이에 위치하면서 이들 근육들의 신경지배를 담당한다. 이 신경은 계속에서 먼쪽으로 주행하여 가쪽아래팔피부신경(lateral

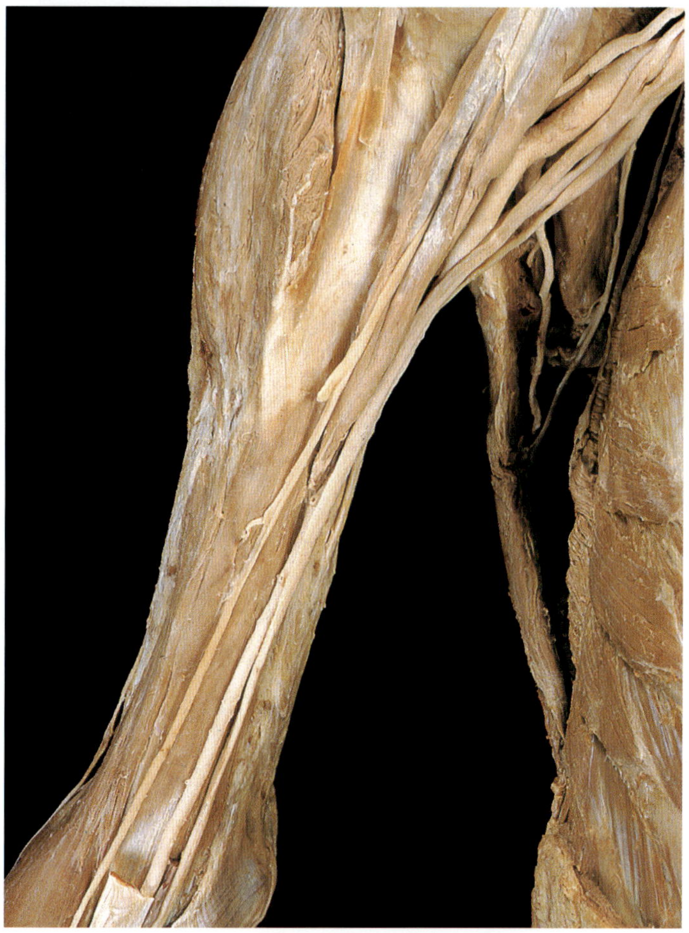

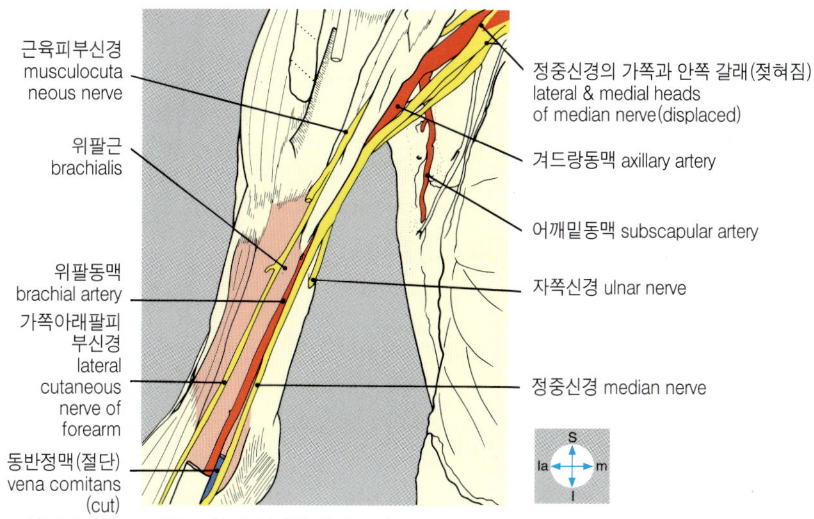

그림 3.24 위팔 앞쪽 구획에 위치한 위팔근과 위팔동맥 및 신경. 위팔두갈래근과 대부분의 정맥이 제거된 상태.

cutaneous nerve of forearm)이 되어 위팔두갈래근과 위팔노근 사이의 깊은근막을 뚫고 팔오금 위의 얕은 부위에 위치한다(그림 3.26).

정중신경(median n.)과 자신경(ulnar n.)은 위팔을 주행하면서 팔꿉관절 위쪽에서는 어떠한 가지도 내지 않는다. 정중신경은 팔신경얼기 가쪽다발(lateral cord)과 안쪽다발(medial cord)의 끝가지인 안쪽갈래(medial head)와 가쪽갈래(lateral head)에 의해서 형성된다. 위팔의 윗부분에서 정중신경은 위팔동맥의 가쪽에 위치하다가 위팔의 중앙부위에서는 위팔동맥의 앞쪽을 가로질러 위팔동맥의 안쪽에 놓이며(그림 3.24 참조), 이 상태로 팔오금부위에 이르게 된다. 자신경(ulnar n.)은 팔신경얼기 안쪽다발(medial cord) 끝가지의 하나로 처음에는 안쪽아래팔피부신경과 함께 위팔동맥의 안쪽에 위치하다가 위팔의 중간부위에서 동맥으로부터 멀어지게 된다(그림 3.24). 곧이어 자신경은 안쪽근육사이막을 뚫고 위팔의 뒤쪽 구획으로 들어가서 근육사이막과 위팔세갈래근(triceps)의 안쪽갈래(medial head) 사이에 놓이게 된다.

팔오금(Cubital fossa)

팔오금은 팔꿉관절의 앞쪽에 위치한 삼각형모양의 공간으로, 가쪽으로는 위팔노근(brachioradialis)에 의해서, 안쪽으로는 원엎침근

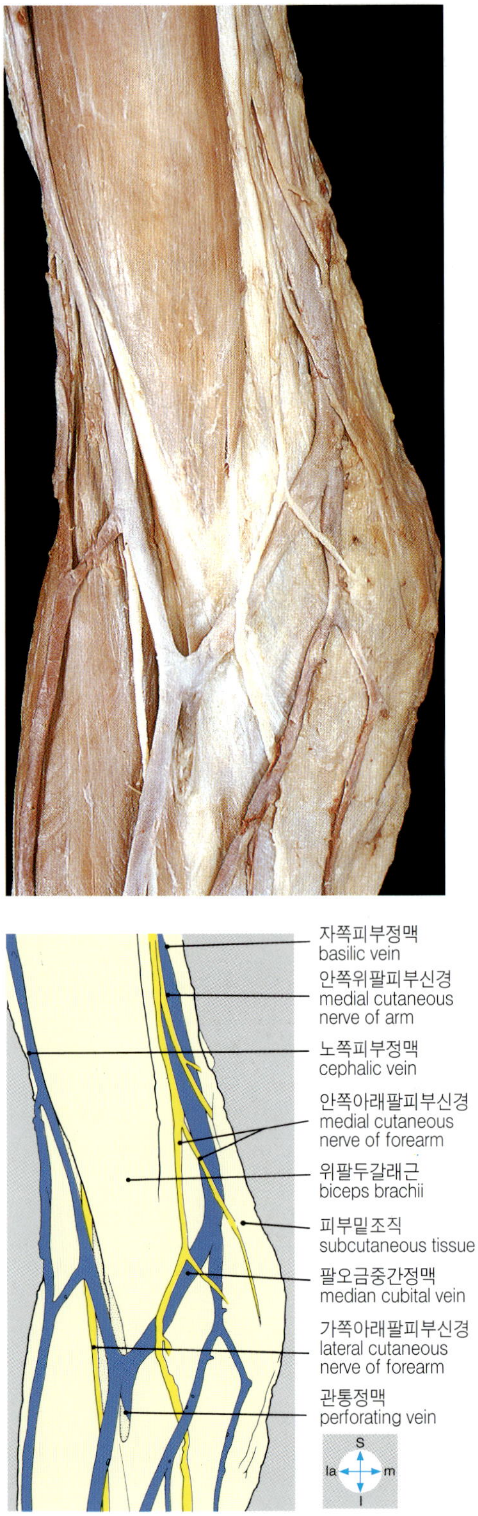

그림 3.25 오른팔오금에 위치한 피부신경 및 얕은정맥. 피부밑조직이 자쪽피부정맥의 안쪽에 남아 있다.

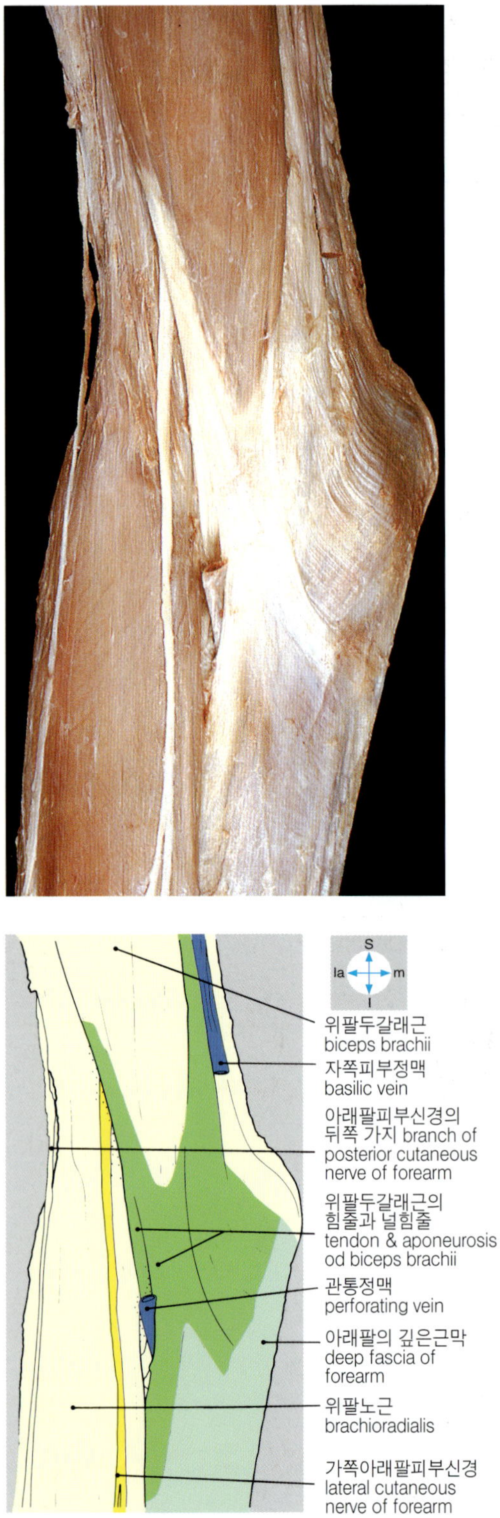

그림 3.26 피부밑조직과 피부정맥 및 신경을 제거한 후의 팔오금 천정 모습. 관통정맥이 깊은근막을 뚫고 깊은정맥과 연결되었다.

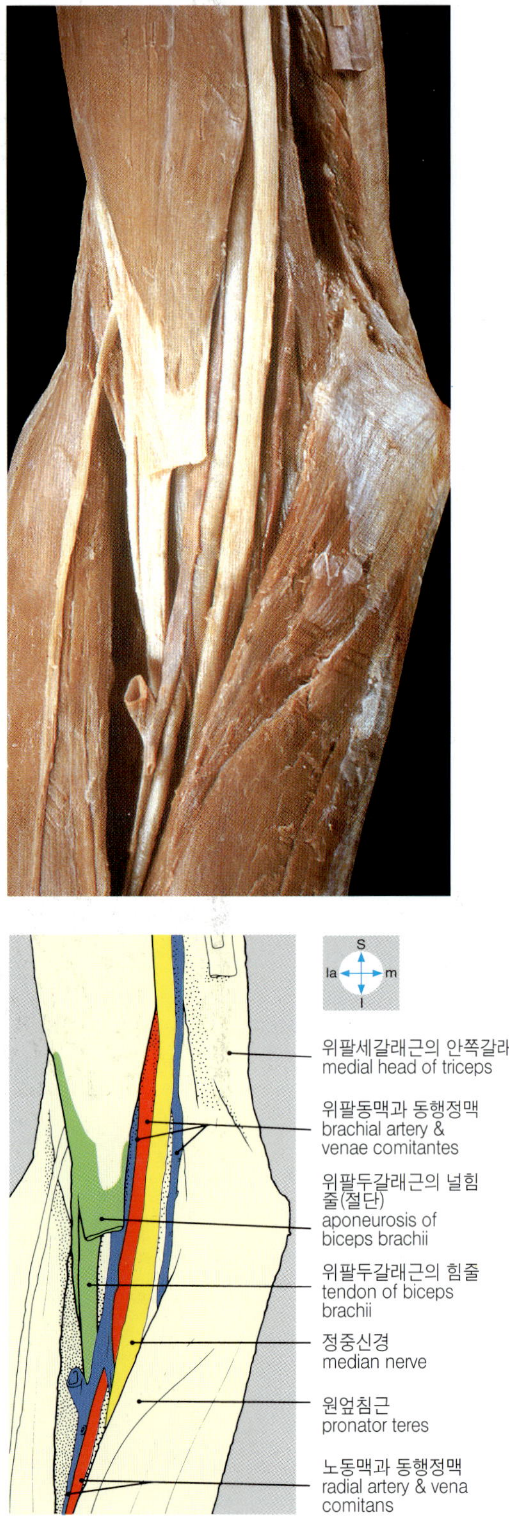

그림 3.27 팔오금의 내용물. 위팔두갈래근의 널힘줄과 깊은근막이 제거된 상태.

(pronator teres)에 의해서 경계지워진다(그림 3.28). 팔오금의 몸쪽 경계는 위팔뼈 양쪽의 위관절융기(epicondyle)를 연결하는 가상선에 의해서 이루어진다. 팔오금의 천장은 깊은근막(deep fascia)에 의해서 형성되고, 이것은 위팔두갈래근의 널힘줄(aponeurosis)에 의해서 보강된다(그림 3.26). 천장위에 위치한 피부밑조직은 가쪽과 안쪽아래팔피부신경가지들 및 노쪽피부정맥(cephalic v.)과 자쪽피부정맥(basilic v.)을 연결하는 팔오금중간정맥(median cubital vein)과 같은 얕은정맥들을 포함하고 있다(그림 3.25). 이들 얕은정맥들의 주행경로는 사람마다 상당히 다르게 나타나기도 한다.

팔오금 부위를 위팔과 아래팔 사이를 지나는 신경과 혈관들이 가로질러 간다. 팔오금의 내용물들은 지방결합조직에 싸여있는데, 안쪽에서 가쪽으로, 정중신경(median n.)과 위팔동맥(brachial a.), 위팔동맥의 동반정맥, 위팔두갈래근의 힘줄, 노신경(radial n.)이 차례로 놓여 있다(그림 3.27, 3.29). 먼쪽으로 노신경의 끝가지들인 얕은노신경(superficial radial n.)과 깊은노신경(deep radial n. [뒤뼈사이신경, posterior interosseous n.]) 및 위팔동맥의 끝가지인 노동맥(radial a.)과 자동맥(ulnar a.)도 팔오금 안에 놓여있다. 팔오금의 바닥(그림 3.29)은 팔꿉관절의 관절주머니 위에 위치한 손뒤침근(supinator)과 위팔근(brachialis)에 의해서 형성된다.

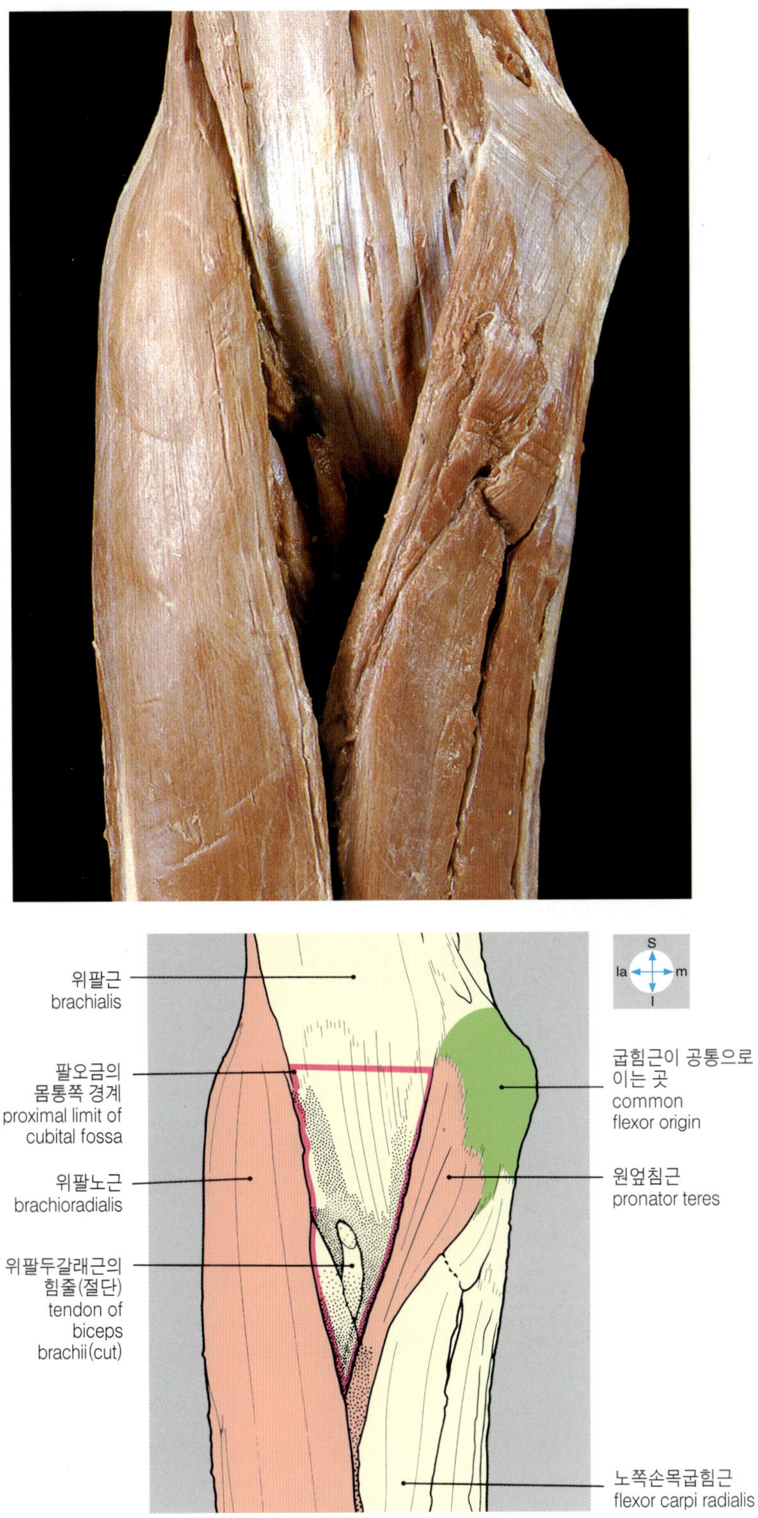

그림 3.28 팔오금 경계(팔오금의 천장과 내용물을 제거한 상태).

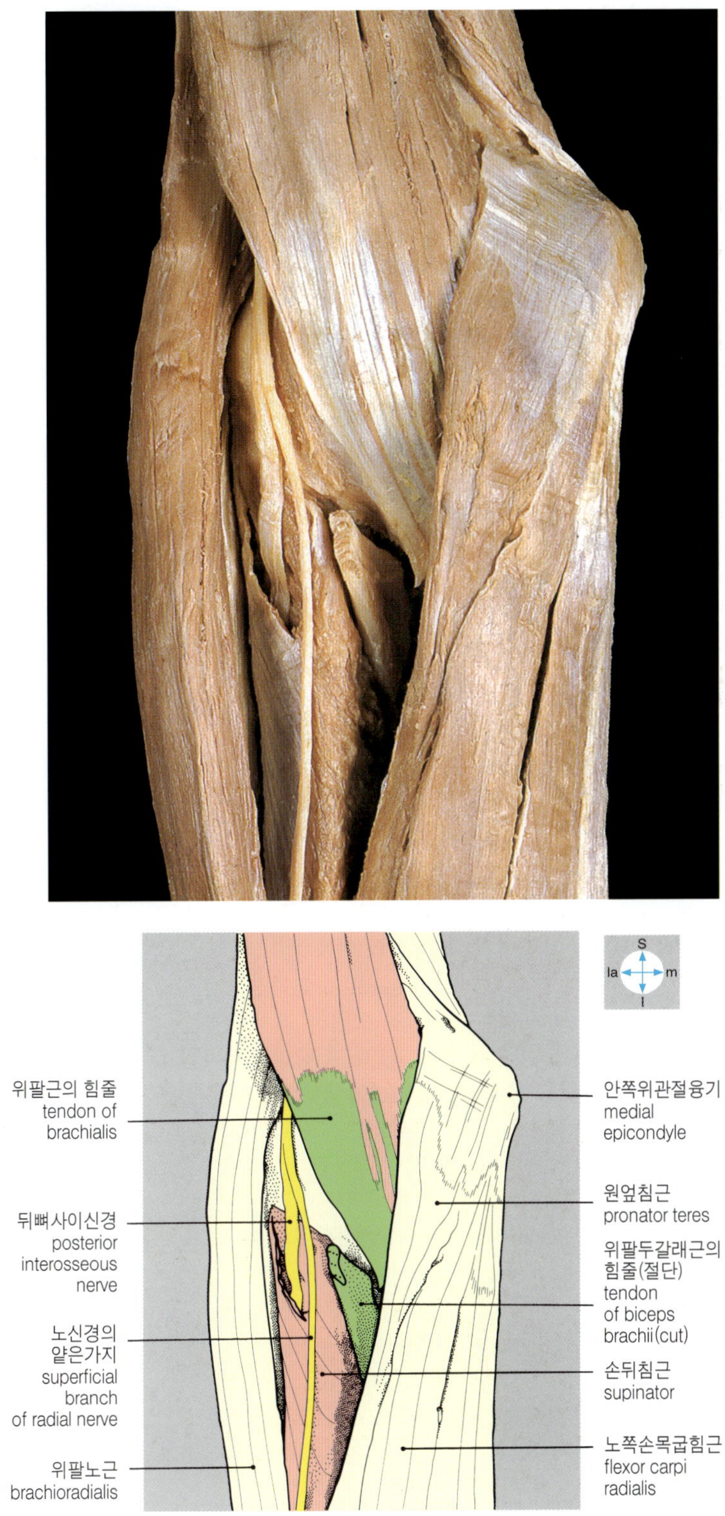

그림 3.29 팔오금의 바닥과 노신경을 노출시키기 위해서 위팔노근과 원엎침근을 당긴 상태.

아래팔의 앞칸 (Anterior compartment of forearm)

아래팔의 앞칸에는 얕은근무리(a superficial group of muscles)와 깊은근무리가 포함되어 있는데, 이들 근육에는 손목과 손가락의 굽힘근들과 손엎침근으로 작용하는 두 개의 근육이 포함된다. 이 구획에는 정중신경과 자신경, 노동맥과 자동맥 및 이들과 동행하는 정맥들이 주행한다. 한 층의 깊은근막(deep fascia)은 아래팔 뒤면의 깊은근막과 이어져 구획을 감싸며, 얕은근육들의 추가적인 부착부위를 제공한다. 손목의 앞쪽에서 깊은근막은 굽힘근지지띠(flexor retinaculum)를 형성하고, 손목굴(carpal tunnel)속에 있는 힘줄들의 앞에 놓여 있게 된다(그림 3.30, 119쪽 참조). 구획을 덮고 있는 피부밑조직은 피부신경들 및 노쪽피부정맥(cephalic v.)과 자쪽피부정맥(bacilic v.)의 지류들을 포함하고 있다.

얕은근육(Superficial muscles)

얕은근육에는 가쪽에서 안쪽으로, 원엎침근(pronator teres)과 노쪽손목굽힘근(flexor carpi radialis), 긴손바닥근(palmaris longus) 및 자쪽손목굽힘근(flexor carpi ulnaris)이 있다(그림 3.31). 얕은손가락굽힘근(flexor digitorum superficialis)도 이 무리에 포함되나 이 근육은 다른 근육들에 의해 부분적으로 덮여있다.

모든 얕은근육은 몸쪽으로 위팔뼈(humerus)의 안쪽위관절융기(medial epicondyle)의 앞쪽에서 공통힘줄로 부착된다(공통으로 이는 곳)(그림 3.34). 추가적으로 원엎침근은 자뼈 갈고리돌기(coronoid process)의 안쪽면에 부착되고, 자쪽손목굽힘근은 자뼈 팔꿈치머리(olecranon)의 안쪽 모서리와 인접한 자뼈의 피부밑부위에 부착한다. 얕은손가락굽힘근도 추가적으로 팔꿉의 자쪽곁인대(ulnar collateral ligament)와 갈고리돌기 및 노뼈의 앞빗선(anterior oblique line)부위에 부착된다.

먼쪽으로 원엎침근은 노뼈 몸통의 가쪽면 1/2 부위에 부착되며 팔오금(cubital fossa)의 안쪽경계를 형성한다. 이 근육은 아래팔을 엎칠 때 작용한다. 노쪽손목굽힘근은 둘째, 셋째 손허리뼈(metacarpal bones)의 바닥(base)에 부착된다(그림 3.37). 노쪽손목굽힘근은 팔목관절의 굽힘근(flexor)과 벌림근(abductor)으로 작용한다. 긴손바닥근은 흔적 근육으로서 흔히 나타나지 않는 경우도 있는데, 길고 가는 힘줄이 손바닥널힘줄(palmar aponeurosis)에 부착된다. 이 근육은 손목관절의 약한 굽힘근으로 작용한다. 자쪽손목굽힘근은 먼쪽으로 콩알뼈(pisiform)에 부착되는데, 콩알뼈인대를 경유하여 갈고리뼈(hamate)의 갈고리(hook)와 다섯째 손허리뼈(5th metacarpal bone)의 바닥에 부착된다. 이 근육은 얕은근육 중 가장 안쪽에 위치하며 손목관절의 굽힘근과 모음근(adductor)으로 작용한다.

얕은손가락굽힘근(그림 3.32)은 상대적으로 큰 근육으로서, 얕은근육무리 중 가장 깊은 곳에 위치한다. 얕은손가락굽힘근은 먼쪽으로 4개의 힘줄로 갈라져서 각각의 손가락으로 가게 되는데, 굽힘근지지띠(flexor retinaculum)의 깊은부위를 통해서 손으로 들어간다. 손목굴(carpal tunnel)에서 이들 힘줄은 특징적으로 무리를 짓는다(그림 3.32). 각각의 손가락에서 얕은손가락굽힘근의 힘줄은 두 갈래로 나뉘어 깊은손가락굽힘근

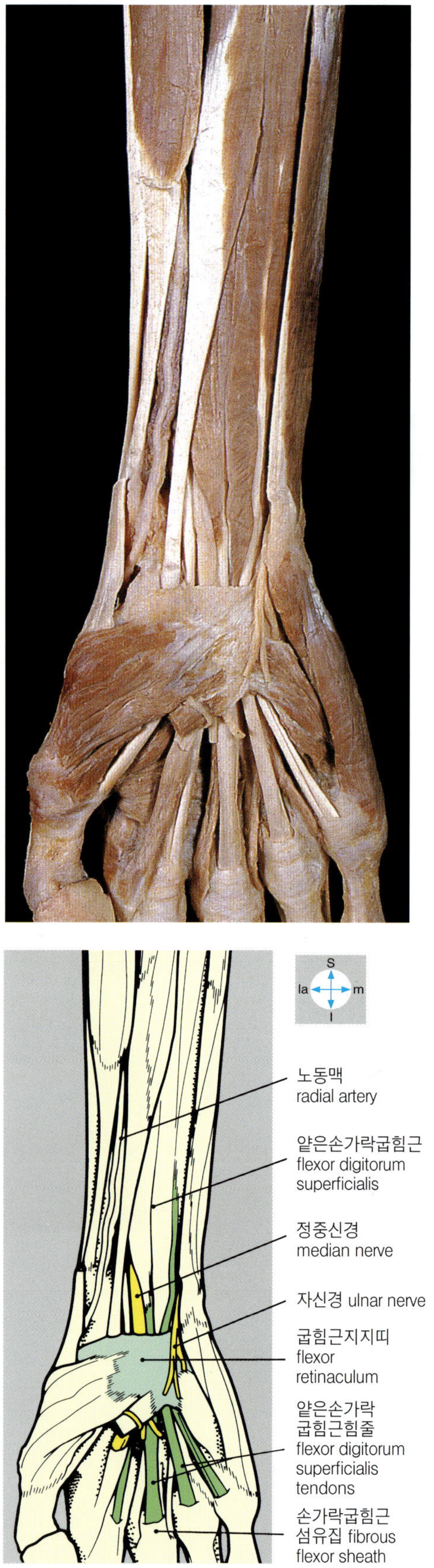

그림 3.30 피부밑조직과 대부분의 깊은근막을 제거함으로써 노출된 굽힘근지지띠. 굽힘근지지띠의 일부가 손의 일부 고유근육에 의해 덮여 있다.

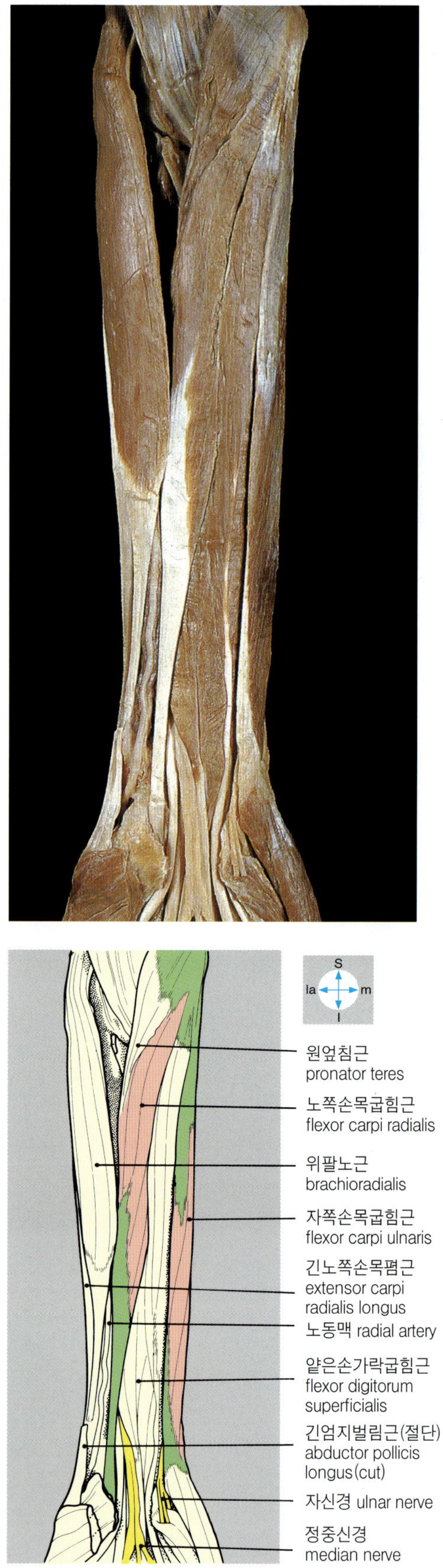

그림 3.31 깊은근막과 굽힘근지지띠를 제거한 후에 노쪽손목굽힘근과 자쪽손목굽힘근이 노출되었다. 이 표본에서는 긴손바닥근(palmaris longus)이 보이지 않는다.

의 힘줄을 둘러싸며 지나친 후 다시 부분적으로 다시 합쳐지면서 둘째마디뼈(middle phalanx)의 양옆면에 부착된다(그림 3.37). 이 근육은 손목관절(wrist joint)과 손허리손가락관절(metacarpophalangeal joint), 몸쪽손가락뼈사이관절(proximal interphalangeal joint)을 굽히는 작용을 한다.

얕은근육은 모두 팔꿉의 앞쪽으로 주행하기 때문에 손목과 손에서의 주된 작용 외에도 팔꿉관절의 약한 굽힘근으로도 작용한다. 총괄적으로 손목굽힘근과 손목폄근은 손가락이 움직이는 동안 손목관절을 고정시킨다.

자신경(ulnar n.)에 의해서 지배되는 자쪽손목굽힘근을 제외한 모든 얕은근육은 정중신경(median n.)에 의해서 지배된다.

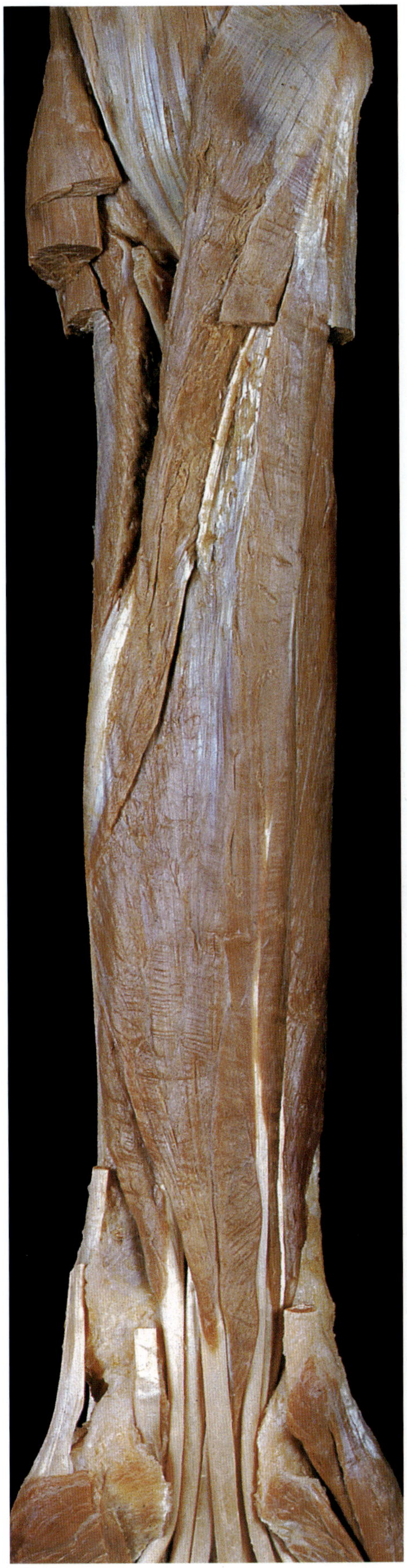

깊은근육(Deep muscles)

깊은근육에는 긴엄지굽힘근(flexor pollicis longus)과 깊은손가락굽힘근(flexor digitorum profundus) 및 네모엎침근(pronator quadratus)이 있다. 이들이 노뼈와 자뼈에 부착되는 부위가 그림 3.34에 표시되어 있다. 먼쪽으로 긴엄지굽힘근의 힘줄은 손목굴을 통과하여 엄지손가락의 끝마디뼈(distal phalanx)의 바닥(base)에 부착된다(그림 3.35). 이 근육은 엄지손가락의 손가락뼈사이관절(interphalangeal joint)과 손허리손가락관절(metacarpophalangeal joint)을 굽히는 작용을 한다. 깊은손가락굽힘근은 4개의 힘줄로 갈라져서 얕은손가락굽힘근의 깊은 쪽으로 손목굴을 통과한다(그림 3.35, 3.40). 손바닥에서 이들 힘줄은 서로 갈라져서 각각의 손가락으로 들어간다. 각 힘줄은 해당 얕은손가락굽힘근의 힘줄 갈래 사이를 지나서 손가락 끝마디뼈의 바닥에 부착된다. 이 근육은 손가락과 손목관절의 굽힘근으로 작용한다. 네모엎침근은 노뼈와 자뼈 몸통의 앞면사이에 가로 놓여 있는 작은 사각형모양의 근육으로서, 아래팔을 엎치는 작용을 한다(그림 3.33).

깊은근육은 자쪽신경에 의해서 지배되는 깊은손가락굽힘근의 안쪽부위를 제외한 나머지는 모두 정중신경의 앞뼈사이신경(anterior interosseous n.)에 의해서 신경지배를 받게 된다.

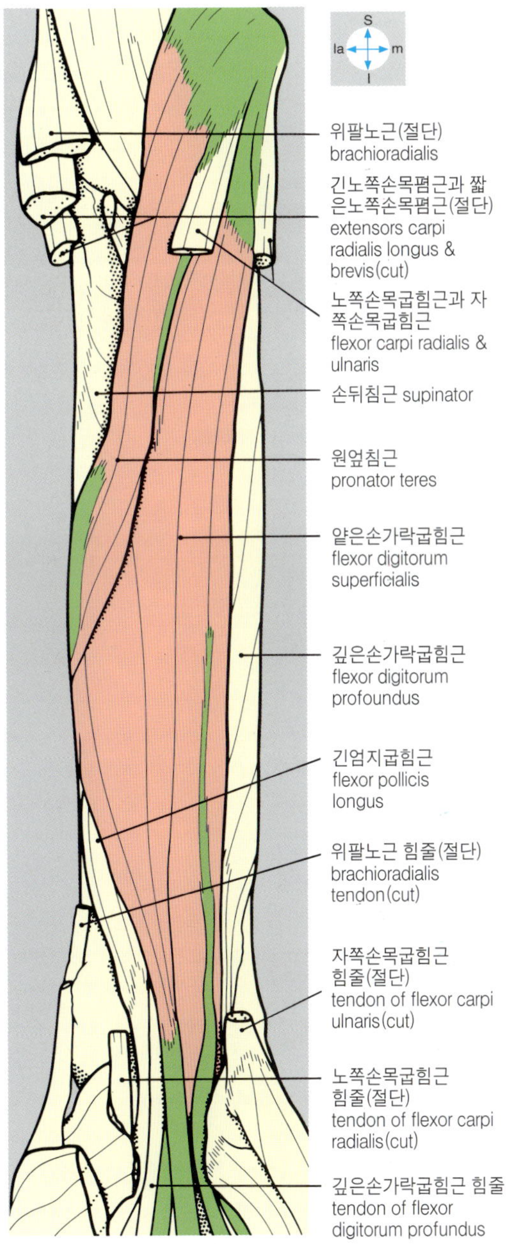

그림 3.32 노쪽손목굽힘근과 자쪽손목굽힘근 및 위팔노근을 잘라냄으로써 얕은손가락굽힘근과 원엎침근이 노출되었다. 아래팔에 있는 혈관과 신경들이 제거된 상태.

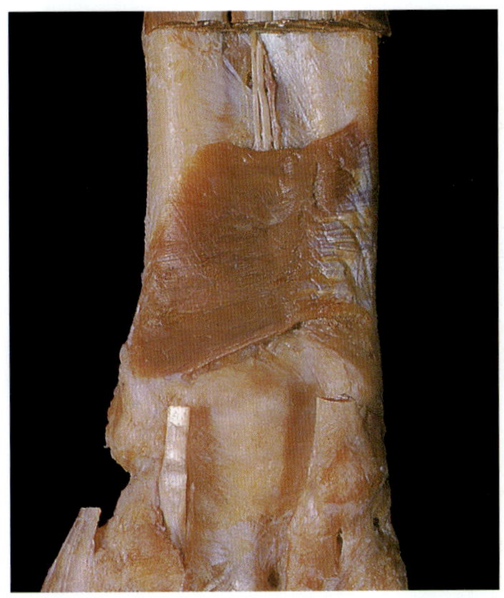

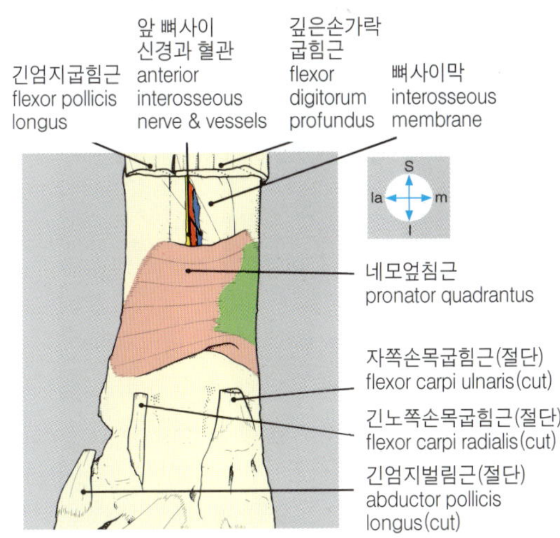

그림 3.33 긴엄지굽힘근과 깊은손가락굽힘근을 분리시킴으로써 네모엎침근이 노출되었다.

혈관(Vessels)

위팔동맥(brachial a.)은 대개 팔오금(cubital fossa)부위에서 노동맥(radial a.)과 자동맥(ulnar a.)으로 나뉜다(그림 3. 36). 노동맥(radial a.)은 위팔노근(brachioradialis)의 아래쪽 굽힘근 위에 놓인 상태로 먼쪽으로 주행한다. 아래팔의 아랫부분에서 혈관은 노신경의 얕은 가지와 함께 주행하며, 손목 가까이에서는 피부밑부위에 위치하게 되는데, 이 부분에서 노동맥을 노뼈의 앞면에 대고 살짝 눌러보면 박동을 느낄 수 있다. 노동맥은 손목의 가쪽을 감싸면서 '해부학적 코담배갑(anatomical snuff box)'을 가로질러 손바닥으로 들어가 깊은손바닥동맥활(deep palmar arch)을 형성한다(그림 3.54). 아래팔에서 노동맥은 근육에 혈액을 공급하는 많은 가지들과 팔꿉과 손목관절 주위의 혈관연결(anastomoses)에도 관여한다.

자동맥(ulanr a.)은 팔오금부위에서 깊게 주행하여 얕은손가락굽힘근의 노뼈부착부위와 자뼈부착부위에 의해서 형성된 활모양의 틈새를 지나 계속해서 얕은굽힘근과 깊은굽힘근 사이를 주행한다. 아래팔의 먼쪽부위에서 자신경과 만나 함께 주행하는데 자신경이 자동맥의 안쪽에 위치한다. 자동맥은 자쪽손목굽힘근의 아래에 위치하다가 손목부위에서 근육밑으로부터 빠져나와 자쪽손목굽힘근 힘줄의 가쪽에 위치한다. 자동맥은 굽힘근지지띠의 표층을 가로질러 손으로 들어가면서 얕은손바닥가지(superficial palmar branch)와 깊은손바닥가지(deep palmar branch)로 나뉜다. 자동맥은 아래팔 앞칸의 근육에 혈액을 공급하는 많은 가지를 내고 팔꿉과 손목관절 주위의 혈관연결에도 관여한다. 자동맥의 가장 큰 가지는 온뼈사이동맥(common interosseous a.)인데, 이 동

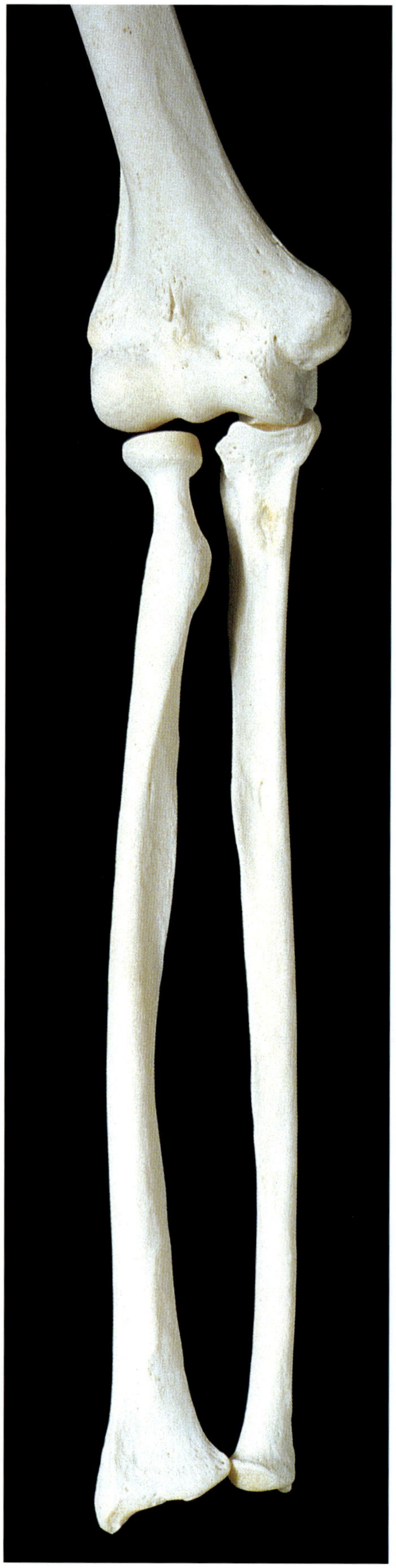

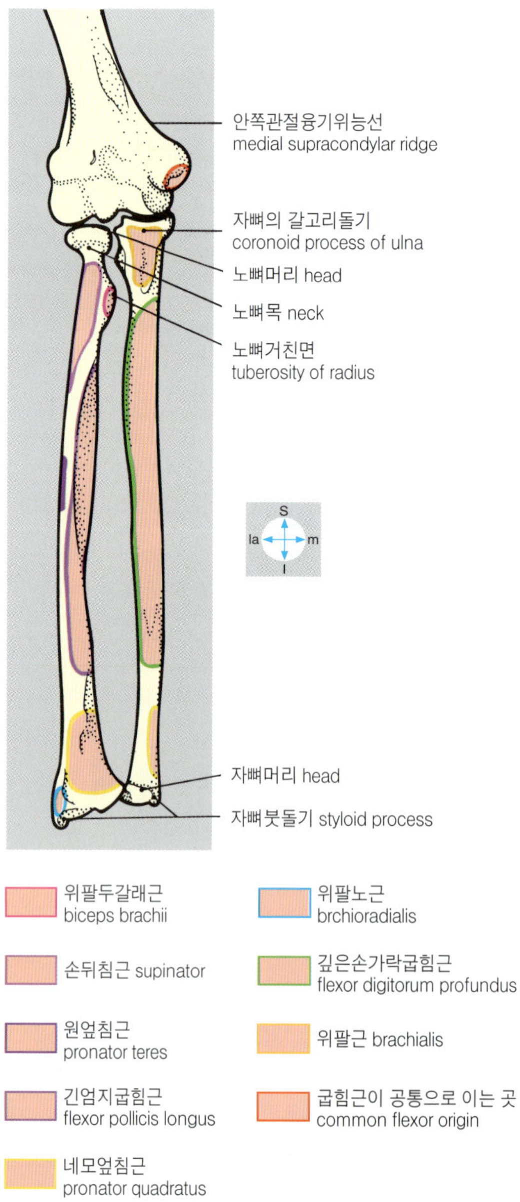

그림 3.34 노뼈와 자뼈 및 위팔뼈 먼쪽의 앞모습. 뼈들이 약간 분리되어 있다.

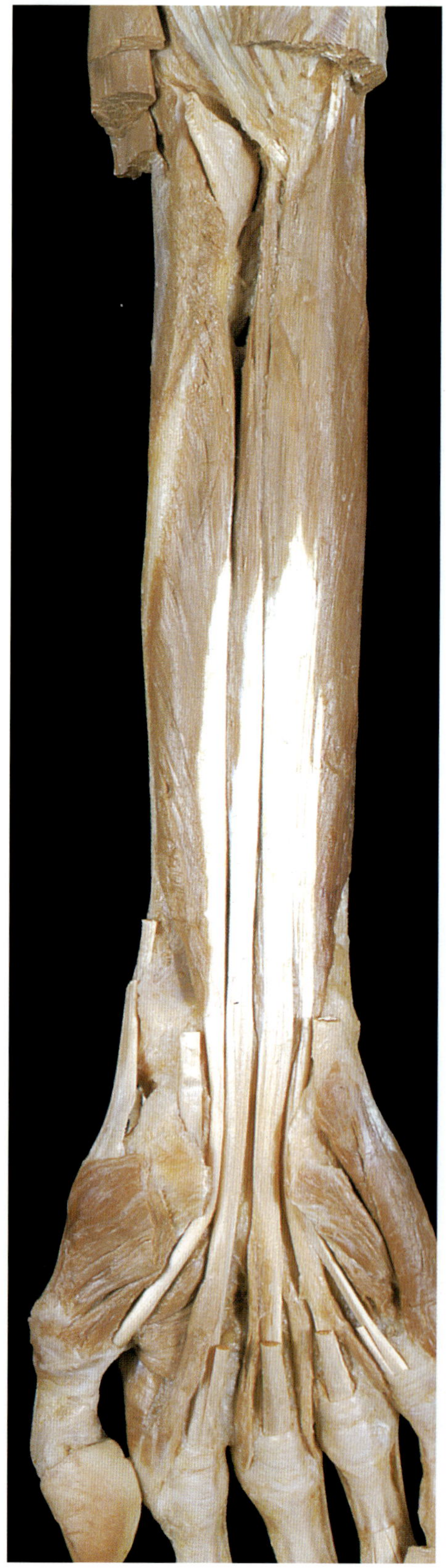

맥은 자동맥이 시작되는 부위 가까이에서 분지되고 곧 바로 뒤뼈사이동맥(posterior interosseous a.)과 앞뼈사이동맥(anterior interosseous a.)으로 나뉜다(그림 3.36). 뒤뼈사이동맥은 아래팔의 뒤칸으로 들어간다(그림 3.77). 더 큰 가지인 앞뼈사이동맥은 아래팔 앞칸에서 뼈사이막 위에 위치한 상태로 앞뼈사이신경(anterior interosseous n.)과 함께 먼쪽으로 주행한다. 이 동맥은 깊은굽근에 혈액을 공급하고 노뼈와 자뼈로 가는 영양공급 혈관 가지를 낸다. 먼쪽에서 앞뼈사이동맥은 뼈사이막을 뚫고 손목 주위의 혈관연결(anstomoses)에도 관여한다.

아래팔 앞칸의 동맥과 함께 동행하는 정맥(venae comitantes)은 몸통쪽에서 위팔동맥의 동반정맥으로 유입된다.

신경(Nerves)

정중신경(median n.)은 팔오금에서 원엎침근의 두 갈래 사이를 지나서 아래팔로 들어간다. 정중신경은 자동맥의 앞쪽을 가로질러 얕은굽힘근과 깊은굽힘근 사이를 지나 아래로 내려간다(그림 3.36). 손목에서 정중신경은 비교적 얕은 부위에 위치하는데, 노쪽손목굽힘근(flexor carpi radialis) 힘줄의 안쪽에 위치하며 긴손바닥근(palmaris longus) 힘줄 바로 밑에 위치한다. 정중신경은 손목굴을 지나 손으로 들어가서 끝가지들로 나뉜다(그림 3.52). 정중신경은 자쪽손목굽힘근을 제외한 아래팔 앞칸의 모든 얕은근육들의 신경지배를 담당한다. 정중신경의 앞뼈사이가지(anterior interosseous branch)는 깊은손가락굽힘근의 안쪽부위를 제외한 아래팔 앞칸의 모든 깊은근육들의 신경지배를 담당한다(그림 3.36). 이 신경가지는 깊은손가락굽힘근과 긴엄지굽힘근 사이에 위치하며 네모엎침근(pronator quadratus)의 뒤쪽을 지나 손목부위에 신경을 공급한다. 아래팔에서 정중신경은 또한 손바닥 피부신경 가지를 내는데, 이것은 굽힘근지지띠의 표면을 가로질러 손바닥 가쪽부위의 피부에 신경을 공급한다.

자신경(ulnar n.)은 안쪽위관절융기(medial epicondyle)의 뒤쪽을 지나 자쪽손목굽힘근의 두 갈래사이를 통해서 아래팔로 들어간다. 이 신경은 자쪽손목굽힘근에 덮여있고, 깊은손가락굽힘근 위에 놓인 상태로 앞칸의 안쪽부위를 주행하는데, 아래팔의 아래부분에서는 자동맥과 함께 동행하며 주행한다. 손목근처에서 자신경은 자쪽손목굽힘근 힘줄의 가쪽으로 나와서 자동맥과 함께 굽힘근지지띠의 표면을 가로질러 주행한다. 이때 자신경의 가쪽에 자동맥이 위치한다. 자신경은 손에서 얕은가지와 깊은가지로 나뉜다(92쪽 참조). 자신경은 팔굽관절에 신경을 공급하고 자쪽손목굽힘근과 깊은손가락굽힘근의 가쪽부위로 가는 신경가지를 낸다. 자신경은 또한 손바닥의 안쪽부위 피부의 신경지배를 담당하는 손바닥피부신경(palmar cutaneous n.)과 손등의 안쪽부위 신경을 지배하는 손등피부신경가지(dorsal cutaneous branch)도 낸다(그림 3.78 참조).

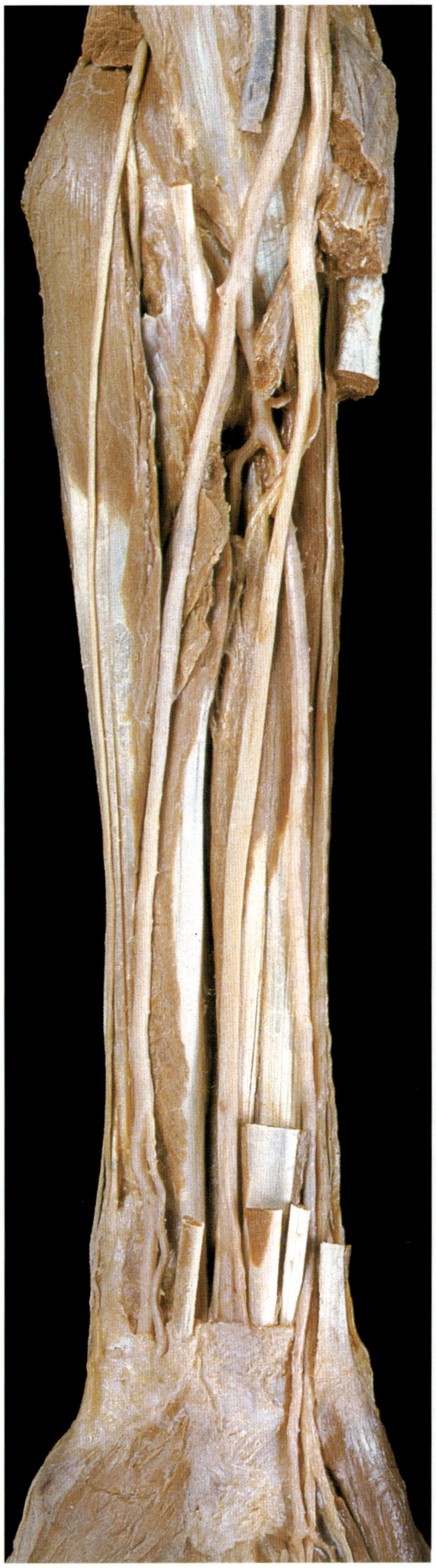

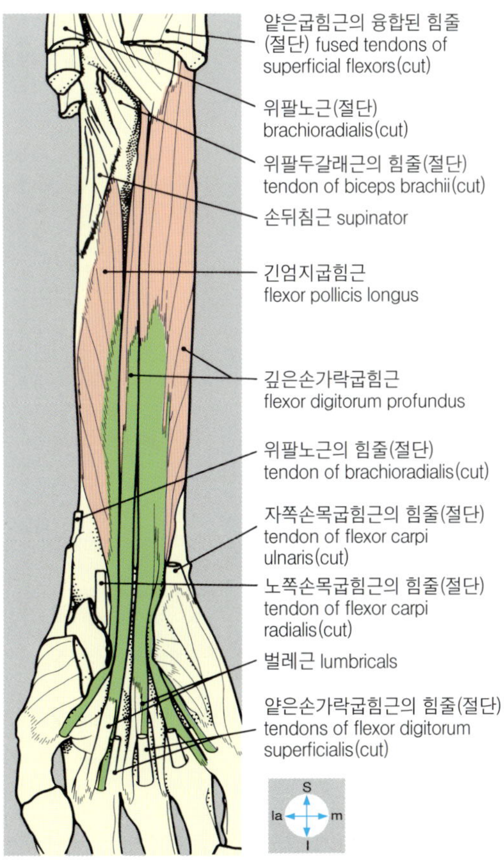

그림 3.35 얕은굽힘근들을 제거함으로써 깊은손가락굽힘근과 긴엄지굽힘근이 노출되었다. 이 표본에서와 같이 깊은손가락굽힘근의 집게손가락 근육부분이 흔히 나머지 근육부분과 분리되어 나타난다.

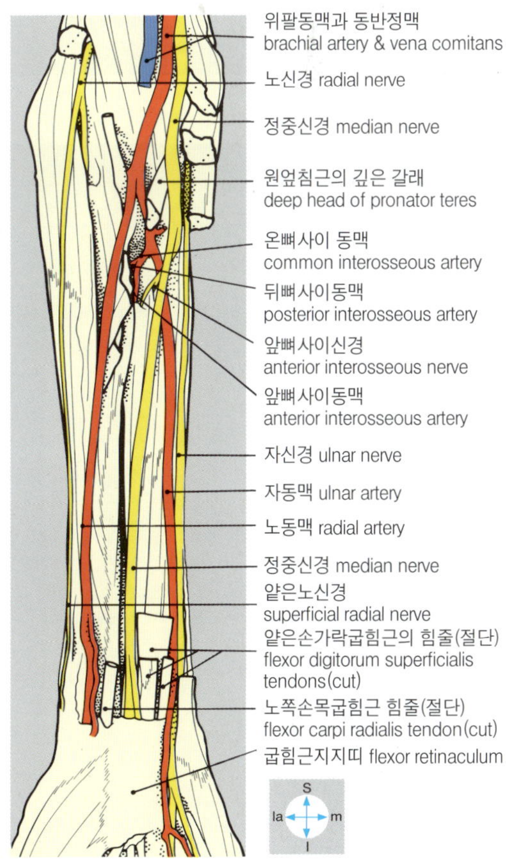

그림 3.36 아래팔 앞칸의 혈관과 신경. 얕은굽힘근들과 위팔노근이 분리되었고, 대부분의 동행정맥이 제거된 상태.

손바닥과 손가락

손(hand)은 손목(wrist, carpus)과 손바닥(palm, metacarpus) 및 손가락(digits)으로 구성된다(그림 3.37, 3.38). 손바닥(그림 3.39)은 손바닥널힘줄(palamr aponeurosis)과 고유근육(intrinisic muscles), 아래팔 앞칸의 근육에서 기원한 힘줄 및 손바닥혈관과 신경을 포함하고 있다. 고유근육은 엄지두덩근육(thenar muscles)과 새끼두덩근육(hypothenar muscles), 벌레근(lumbricals), 뼈사이근(interossei) 및 엄지모음근(adductor pollicis)으로 구성된다. 아래팔 앞칸 근육에서 기원한 힘줄들은 굽힘근지지띠 밑으로 손목굴을 통과해서 손바닥으로 들어간다(그림 3.98 참조). 손의 앞면부위의 피부는 두껍고, 털이 없으며 많은 땀샘(sweat glands)을 포함하고 있다. 손바닥 피부는 밑에 있는 깊은근막과 강하게 연결되어 있어 특징적인 주름(creases)을 형성하고 있다.

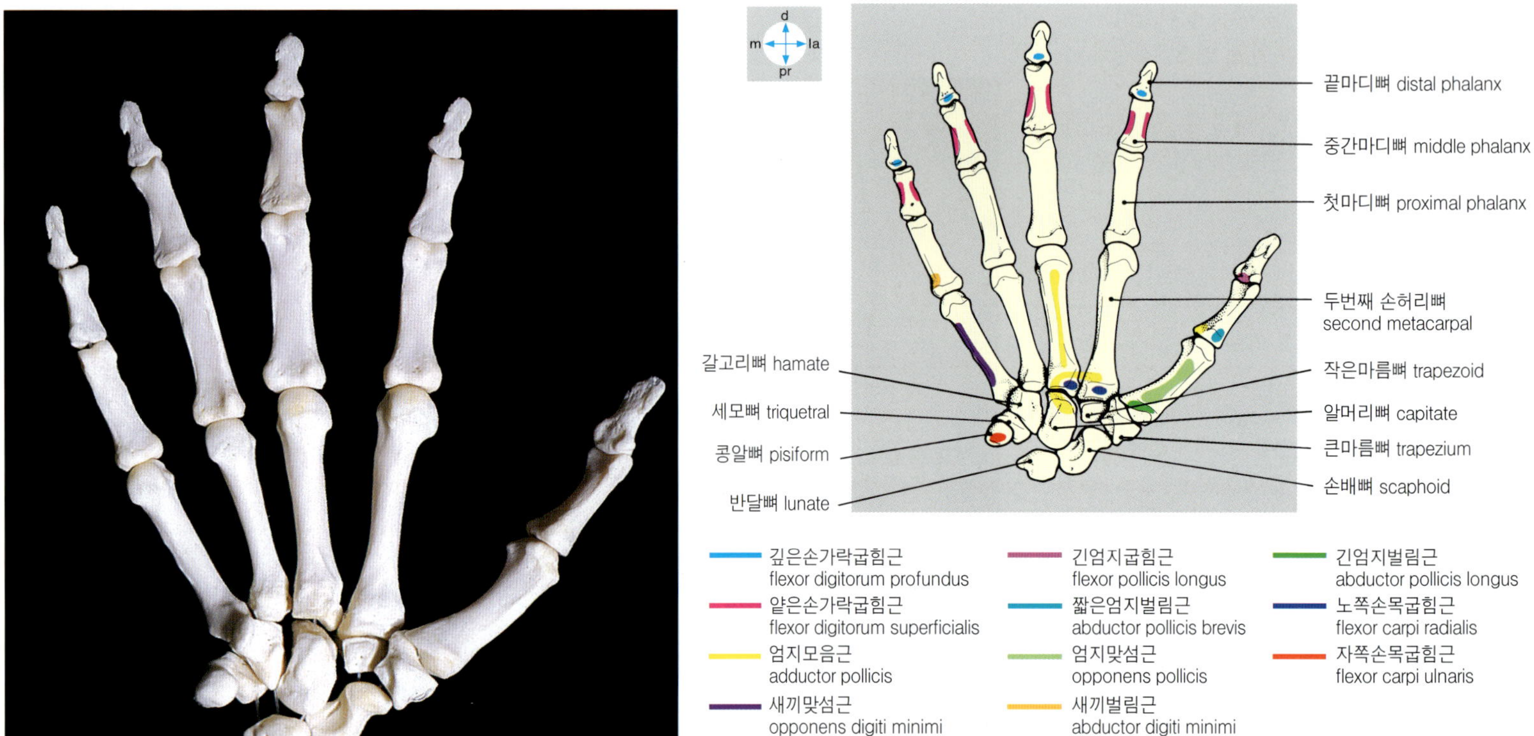

그림 3.37 손의 뼈. 아래팔의 굽힘근들과 엄지두덩 및 새끼두덩 근육들의 먼쪽 부착부위와 엄지모음근의 부착부위가 표시되었다.

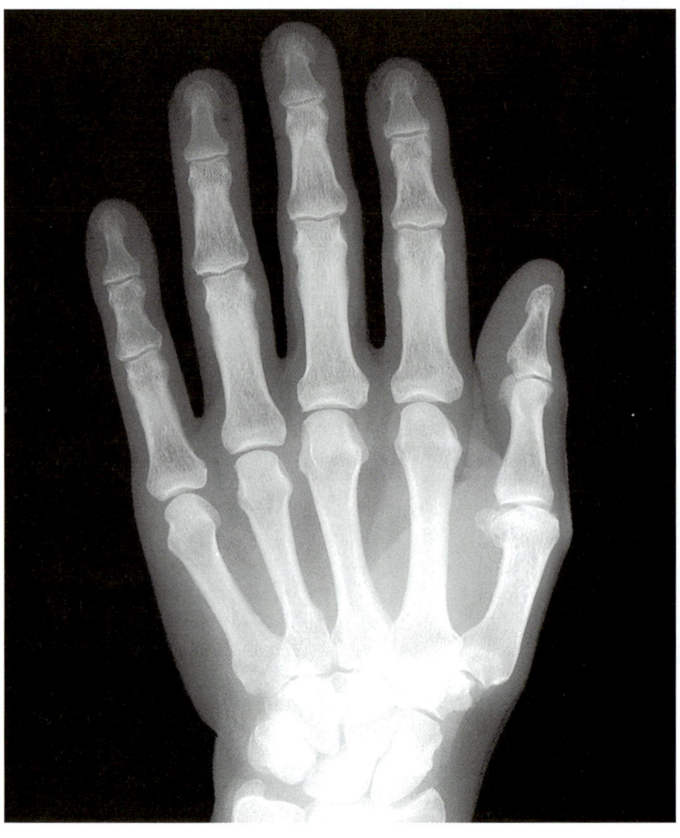

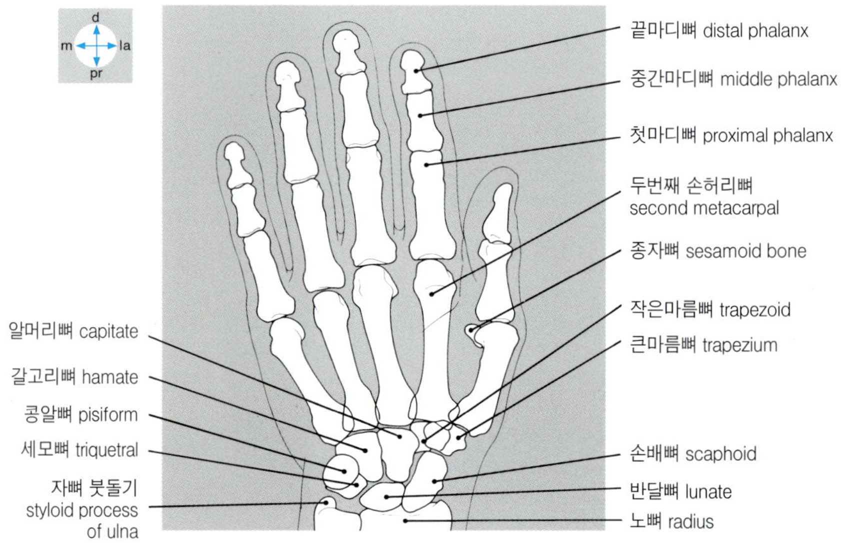

그림 3.38 어른 손의 방사선사진.

손바닥의 깊은근막 (Deep fascial of palm)

손바닥의 깊은근막은 중앙부위는 두꺼워져서 삼각형 모양의 손바닥널힘줄(palmar aponeurosis)을 형성하고, 양쪽 가쪽부위는 얇아져서 엄지두덩근과 새끼두덩근을 덮고 있다(그림 3.39). 몸통쪽으로 손바닥널힘줄은 굽힘근지지띠에 부착되어 있고, 계속해서 긴손바닥근(palmaris longus)의 힘줄로 이어진다. 먼쪽으로 손바닥널힘줄은 4쌍의 손가락갈래로 나뉘어져 손허리손가락관절을 지나 굽힘근섬유집을 경유해서 손가락의 첫째마디뼈에 부착된다. 손바닥널힘줄은 얕은손바닥동맥활(superficial palmar arterial arch)과 정중신경 및 손가락으로 가는 굽힘근의 긴 힘줄을 덮고 있다.

가쪽사이막(lateral septum)과 안쪽사이막(medial septum)이 손바닥널힘줄 모서리로부터 각각 첫째손허리뼈와 다섯째손허리뼈로 이어진다. 이들 사이막은 중앙의 손바닥공간으로부터 엄지두덩근육과 새끼두덩근육을 분리한다. 중앙의 손바닥 공간에는 바닥쪽손가락혈관(palmar

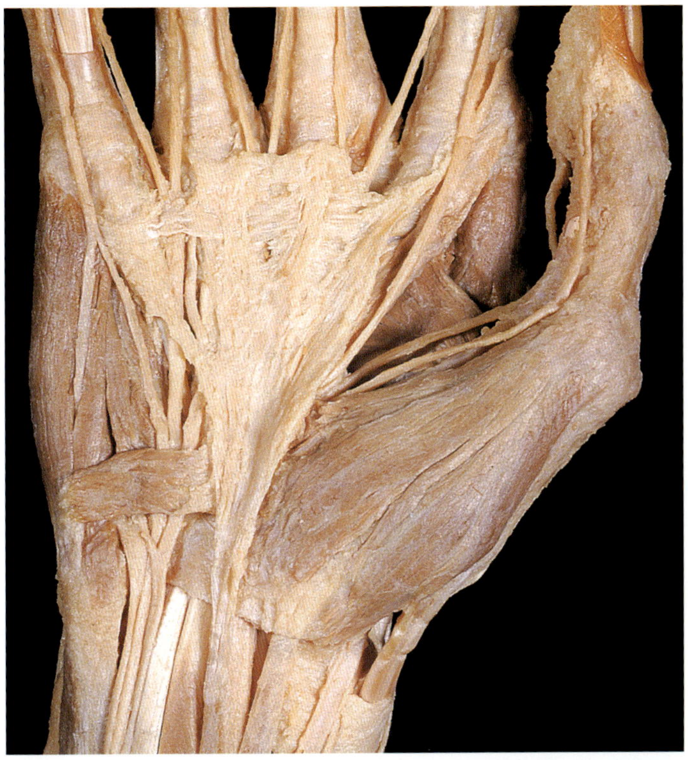

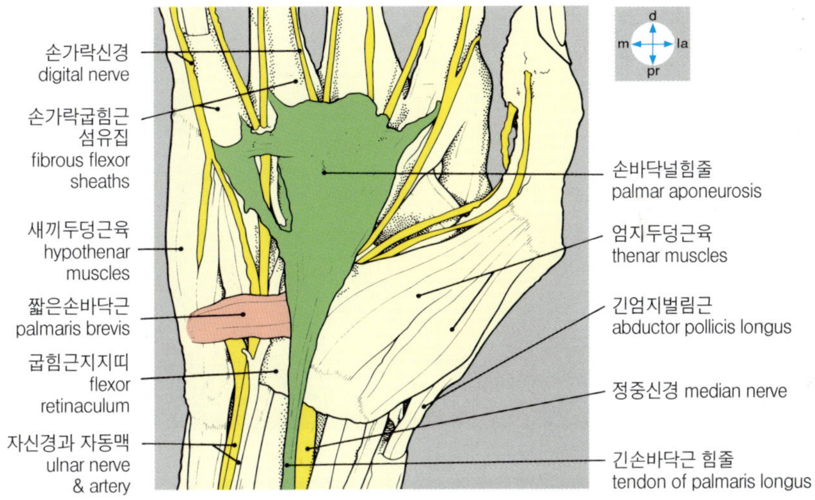

그림 3.39 피부와 피부밑조직을 제거함으로써 노출된 손바닥널힘줄.

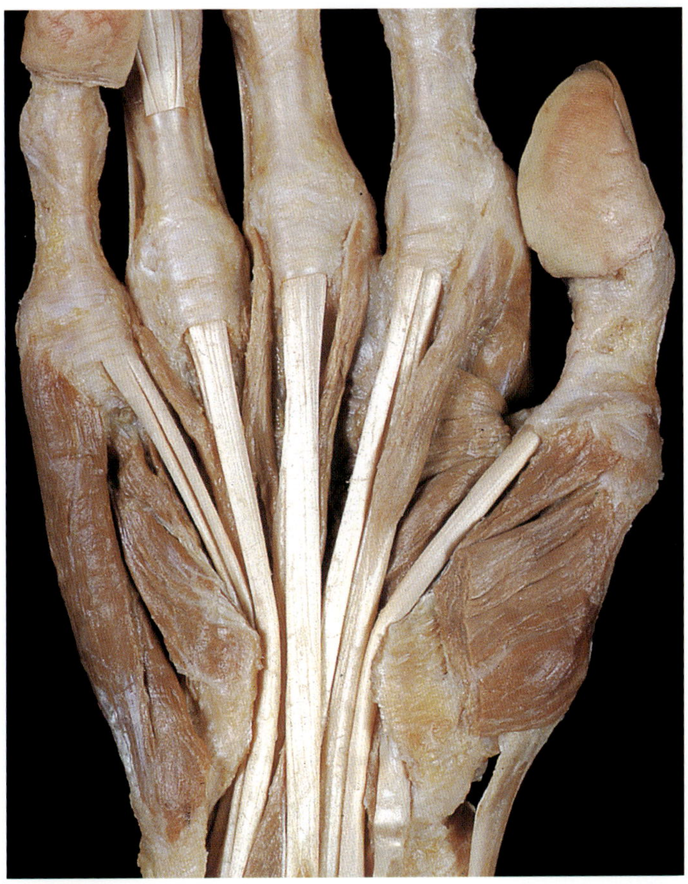

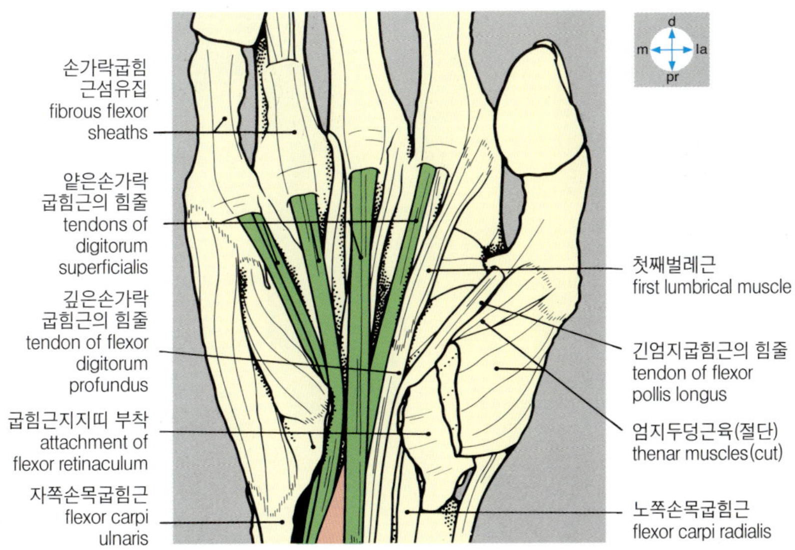

그림 3.40 손바닥에서의 얕은손가락굽힘근의 힘줄들. 손바닥널힘줄과 굽힘근지지띠, 손바닥 혈관 및 신경이 제거된 상태.

digital vessels)과 신경 및 손가락으로 가는 긴 굽힘근의 힘줄들이 주행한다.

손바닥의 안쪽부위의 피부밑조직은 대개 짧은 손바닥근(palmaris brevis)을 함유하고 있는데(그림 3.39 참조), 이 근육은 위에있는 피부와 손바닥널힘줄을 연결하는 작은 근육이다.

손의 굽힘근 힘줄 (Flexor tendons in the hand)

긴엄지굽힘근(flexor pollicis longus)과 깊은 손가락굽힘근(flexor digitorum profundus) 및 얕은손가락굽힘근(flexor digitorum superficialis)의 힘줄들이 굽힘근지지띠 밑을 통해 손으로 들어간다(그림 3.99 참조). 각각의 손가락에 도착한 힘줄들은 굽힘근섬유집(fibrous flexor sheath)과 손가락뼈에 의해서 형성된 굴을 통해 주행한다(그림 3.40). 굽힘근섬유집은 손가락뼈의 앞면모서리에 부착되며 끝마디뼈까지 계속된다(그림 3.41, 3.42). 섬유집은 손가락사이뼈관절 앞부분에서는 더욱더 얇고 유연하여 손가락굽힘근힘줄이 활모양으로 되는 것을 방지하면서 손가락이 굽혀지도록 하여 움켜지는 것이 용이하도록 한다. 굽힘근섬유집(flexor sheath)안에서 힘줄들은 윤활막(synovial membrane)에 의해서 싸여있고, 힘줄로 가는 혈관을 포함하는 윤활막의 작은 주름인 힘줄띠(vincula tendinum)와 연결되어 있다.

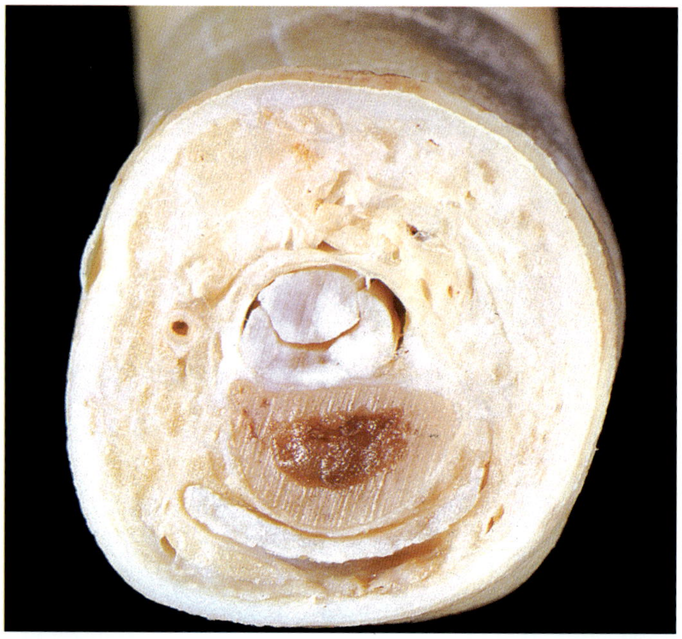

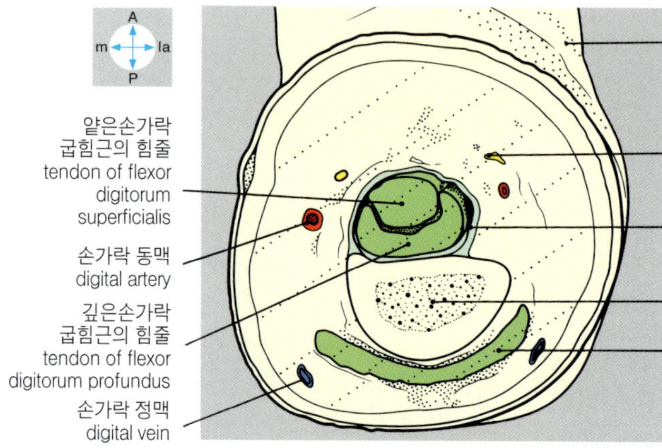

그림 3.41 집게손가락 첫마디뼈 부위의 가로단면.

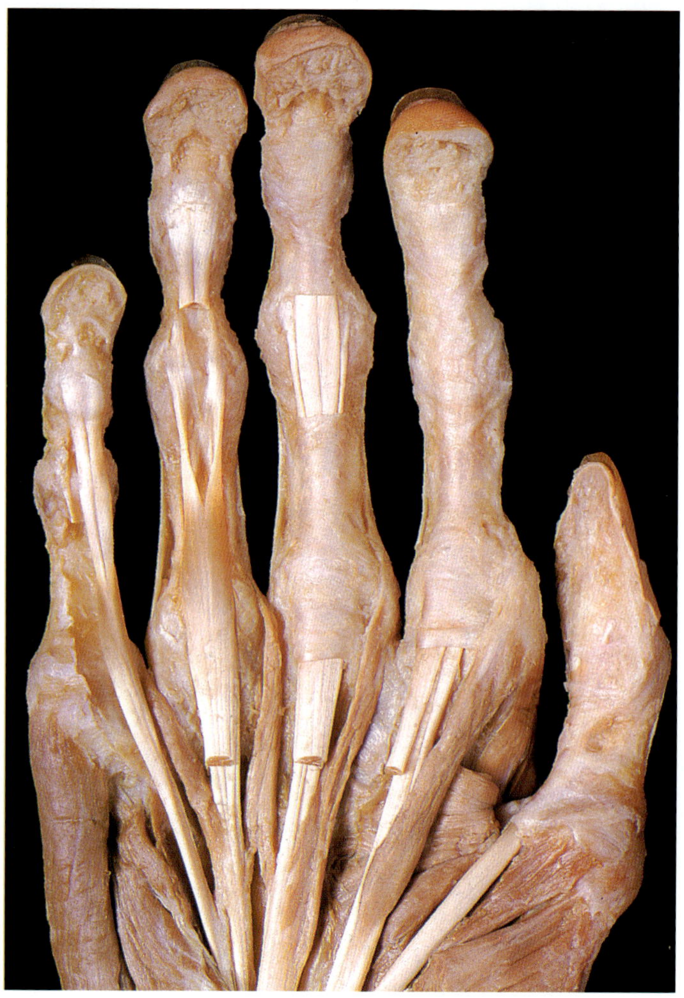

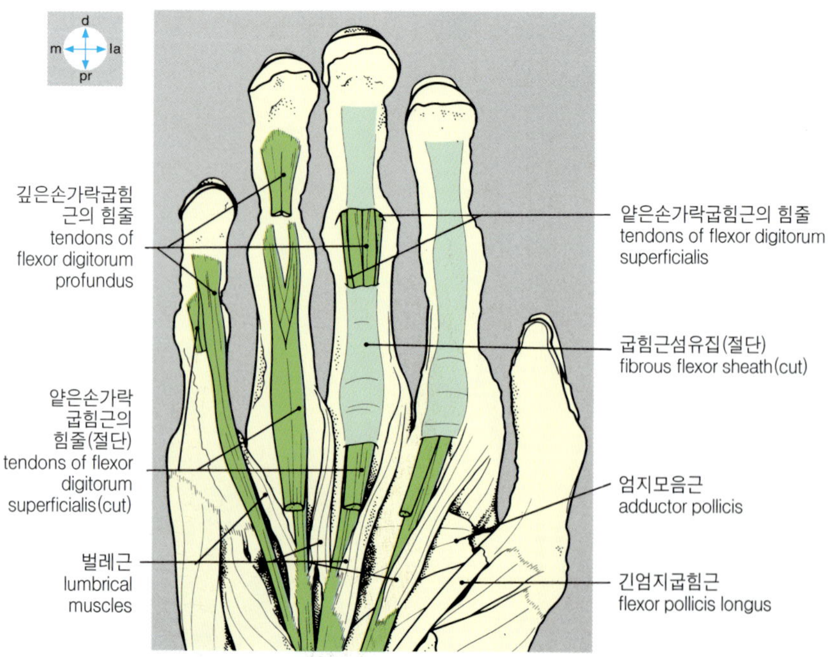

그림 3.42 손가락굽힘근섬유집. 가운데손가락의 섬유집을 부분적으로 제거함으로써 얕은손가락굽힘근과 깊은손가락굽힘근의 힘줄이 노출되어 있다. 넷째손가락과 새끼손가락에 이 힘줄들의 부착부위가 나타나 있다.

엄지두덩근육(Thenar muscles)

짧은엄지벌림근(abductor pollicis brevis)과 짧은엄지굽힘근(flexor pollicis brevis) 및 엄지맞섬근(opponens pollicis)이 손바닥 가쪽에 위치한 엄지두덩(thenar eminence)을 형성한다. 이들 근육은 몸쪽으로 큰마름뼈(trapezium)와 손배뼈(scaphoid) 및 굽힘근지지띠(flexor retinaculum)의 가쪽부분에 부착된다(그림 3.37).

짧은엄지벌림근(그림 3.43)은 다른 엄지두덩근의 표면에 위치하고 있으면서 손배뼈에서 엄지의 첫째마디뼈(first phalanx)의 바닥(base)까지 주행한다. 이 근육은 엄지손가락을 손바닥면에 대해 직각으로 앞쪽방향으로 당김으로써 엄지를 벌리는 작용을 한다.

짧은엄지굽힘근은 엄지벌림근의 안쪽 깊은부위에 위치하면서 큰마름뼈에서 엄지의 첫째마디뼈까지 주행한다. 이 근육은 엄지를 손바닥을 가로질러 잡아당김(이때 엄지손톱이 손바락에 대해 직각을 유지함)으로써 손목손허리관절(carpometacarpal joint)과 손허리손가락관절(metacarpophalangeal joint)을 굽힌다.

엄지맞섬근(그림 3.44)은 엄지두덩근 중 가장 깊은 부위에 위치한 근육으로서, 몸쪽으로는 큰마름뼈에, 먼쪽으로는 첫째손허리뼈(first metacarpal)의 몸통에 부착된다. 이 근육은 엄지의 맞섬운동(opposition)을 유도하여 각 손가락과의 속질간 접촉(pulp-to-pulp contact)이 가능하도록 한다. 이러한 맞섬운동은 첫째손목손허리관절에서 첫째손허리뼈의 굽힘, 모음, 회전운동이 복합적으로 이루어진 것이다.

엄지두덩근(thenar muscles)은 정중신경(median n.)의 되돌이가지(recurrent branch)에 의해서 신경지배를 받는다(그림 3.43, 3.44).

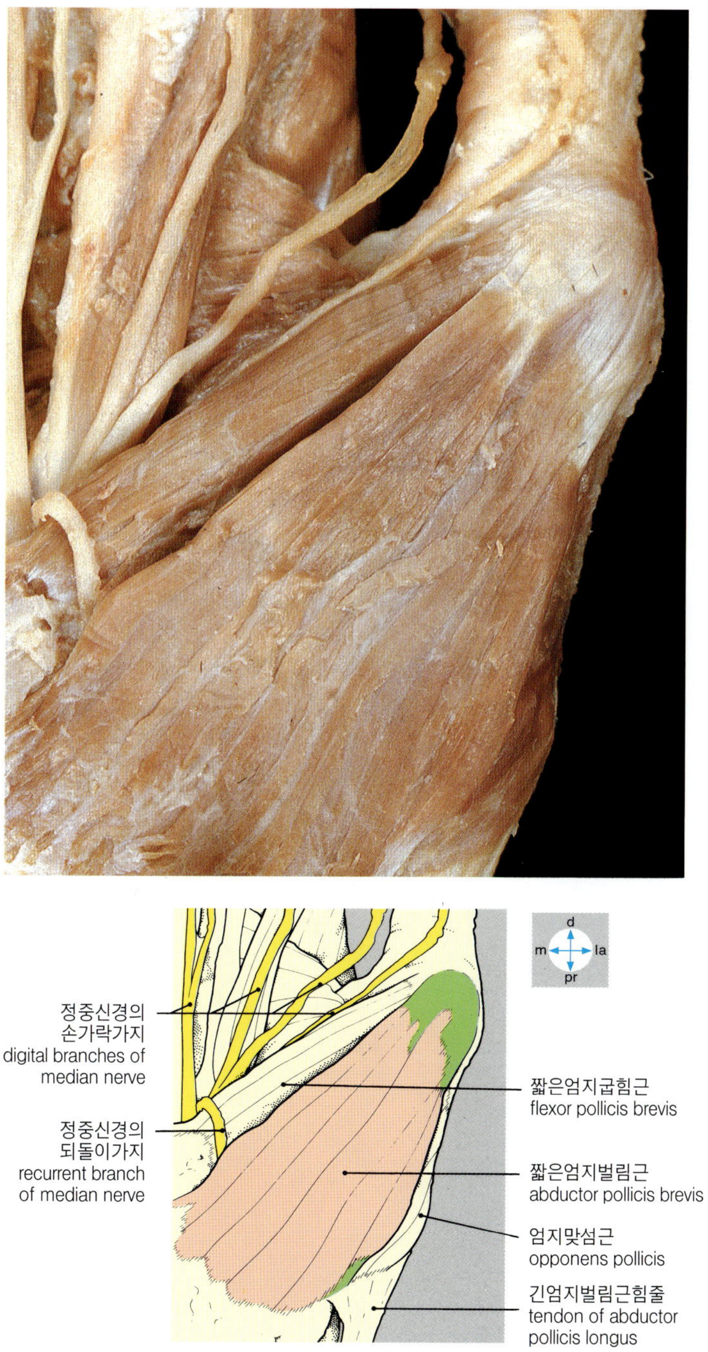

그림 3.43 깊은근막이 제거됨으로써 엄지두덩의 근육들이 노출되어 있다. 짧은엄지벌림근이 짧은엄지굽힘근과 엄지맞섬근의 표면에 놓여있다.

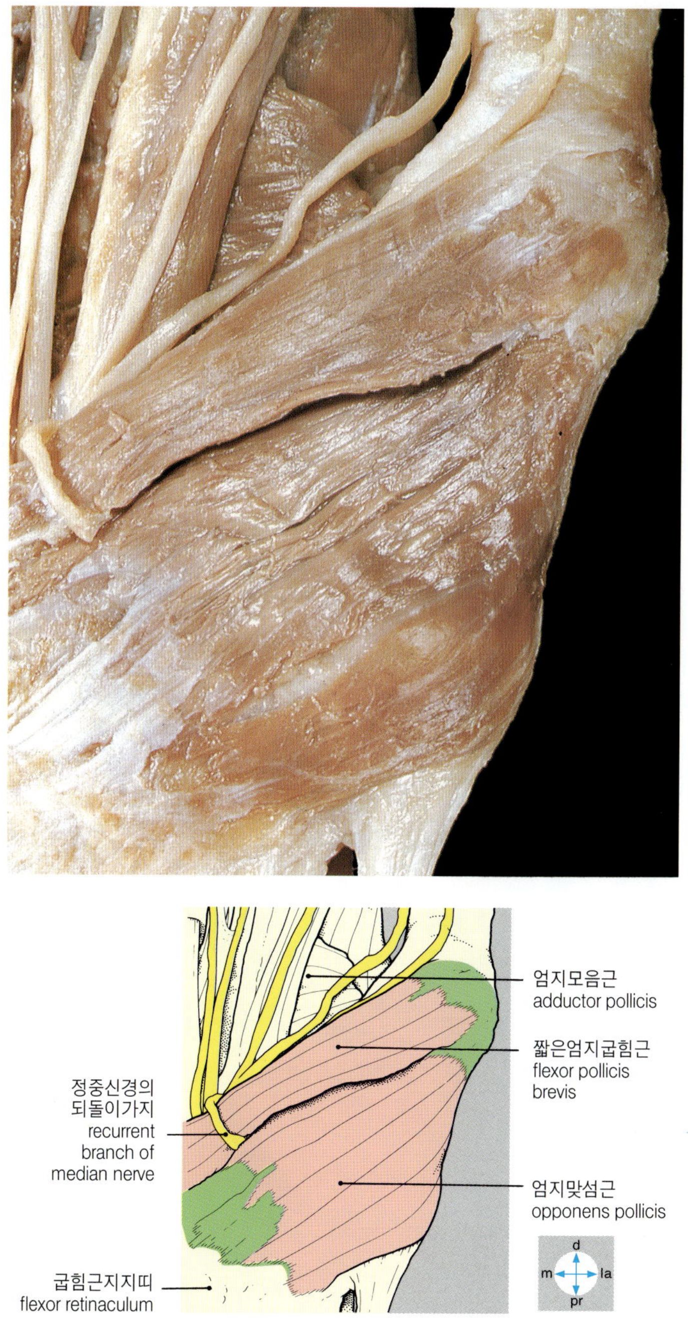

그림 3.44 짧은엄지벌림근을 제거함으로써 노출된 엄지맞섬근과 짧은엄지굽힘근.

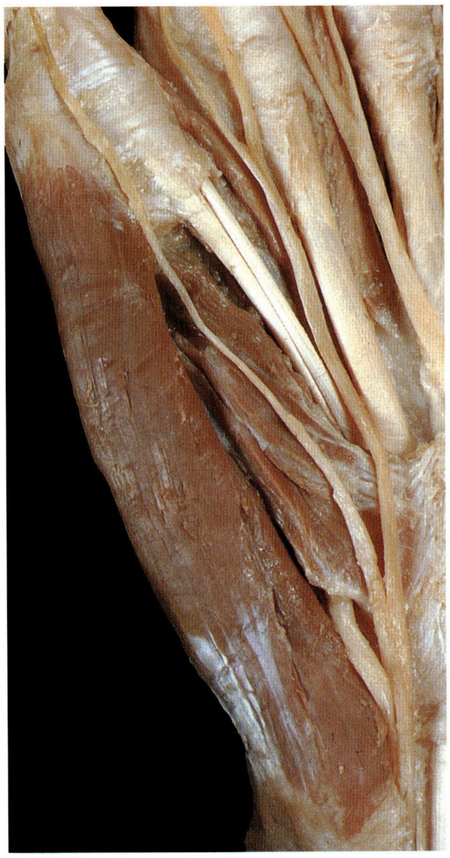

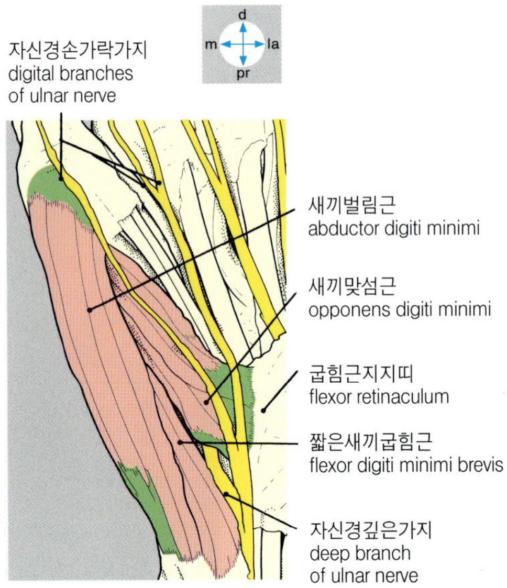

그림 3.45 깊은근막을 제거함으로써 노출된 새끼두덩근육.

새끼두덩근(Hypothenar muscles)

새끼벌림근(abductor digiti minimi)과 짧은 새끼굽힘근(flexor digiti minimi brevis) 및 새끼맞섬근(opponens digiti minimi)이 새끼두덩(hypothenar eminence)을 형성하고, 이들은 몸쪽으로는 콩알뼈(pisiform)와 갈고리뼈(hamate)의 갈고리(hook) 및 인접 굽힘근지지띠에 부착된다(그림 3.45). 새끼벌림근은 콩알뼈에서 새끼손가락 첫째마디뼈의 바닥으로 주행하는데, 새끼손가락을 손바닥면에서 안쪽으로 잡아당기면서 새끼손가락을 벌리는 작용을 한다. 짧은새끼굽힘근은 갈고리뼈와 새끼손가락 첫째마디뼈의 바닥에 부착되는데, 다섯째손허리뼈와 새끼손가락 첫째마디뼈를 굽힌다. 새끼맞섬근은 갈고리뼈에서 다섯째손허리뼈의 몸통에 부착되는데, 근육 수축시 손바닥의 움푹 팬 정도가 더 깊어진다.

새끼두덩근(hypothenar muscles)은 자신경(ulnar n.)의 깊은가지(deep branch)에 의해서 신경지배를 받는다(그림 3.45).

깊은근육(Deep muscles)

손의 깊은근육은 엄지모음근(adductor pollicis)과 바닥쪽뼈사이근(palmar interossei), 등쪽뼈사이근(dorsal interossei) 및 벌레근(lumbricals)으로 구성된다.

엄지모음근(adductor pollicis)은 가로갈래(transverse head)와 빗갈래(oblique head)를 갖고 있다. 가로갈래는 셋째손허리뼈의 몸통에 부착되어 있고, 빗갈래는 작은마름뼈(trapezoid)와 알머리뼈(capitate) 및 둘째와 셋째손허리뼈의 바닥(bases)에 부착되어 있다. 양 갈래는 가쪽으로 주행하여 공통힘줄(common tendon)에 의해서 엄지의 첫째마디뼈의 바닥에 부착된다. 흔히 이 공통힘줄에는 종자뼈(sesamoid bone)가 들어있다. 이 근육은 손목손허리관절과 손허리손가락관절에서 엄지를 모으고 굽히는 작용을 나타내며 자

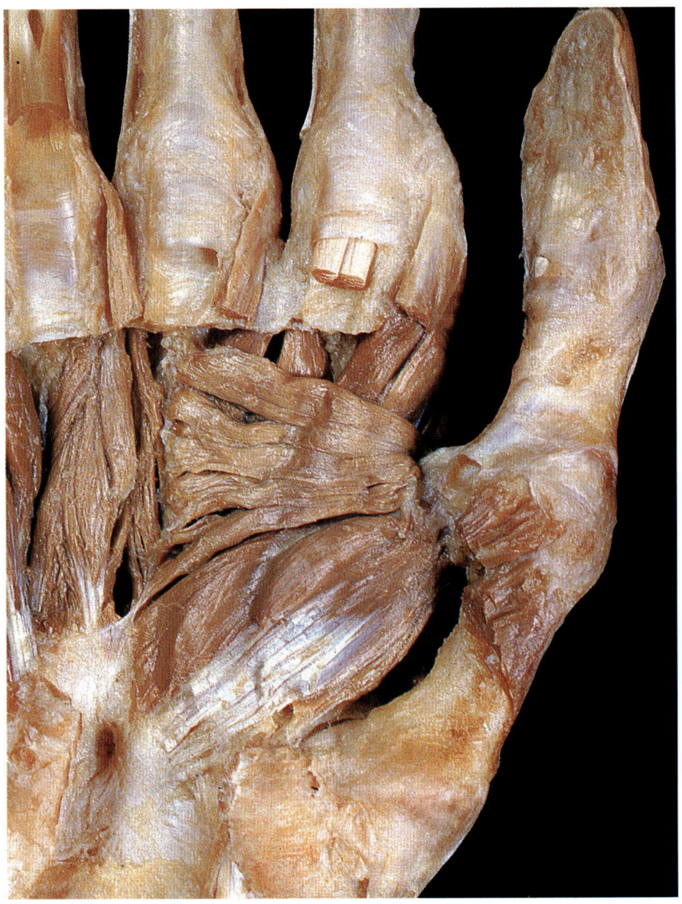

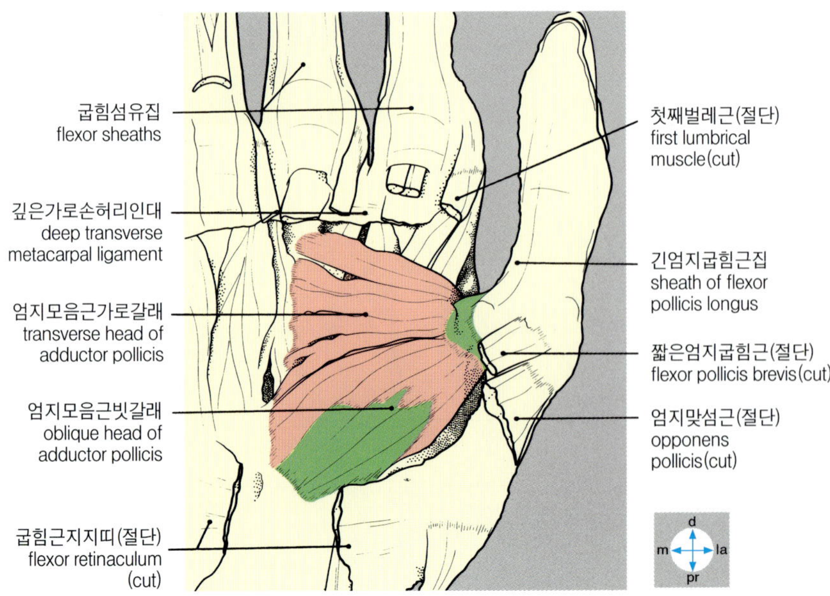

그림 3.46 엄지모음근. 엄지두덩의 근육들과 굽힘근의 긴힘줄들, 손바닥과 손가락 혈관과 신경들이 제거된 상태.

신경의 깊은가지에 의해서 신경지배를 받는다(그림 3.54 참조).

뼈사이근(interossei)은 세 개의 바닥쪽뼈사이근(palmar interossei)과 네 개의 등쪽뼈사이근(dorsal interossei)으로 구성된다(그림 3.47). 각각의 바닥쪽뼈사이근(그림 3.48)은 둘째와 넷째, 다섯째 손허리뼈 몸통의 앞모서리에서 하나의 갈래로 기시한다. 각각의 등쪽뼈사이근(그림 3.49)은 인접 손허리뼈 몸통의 인접면에서 두 갈래로 기시한다. 먼쪽으로 각각의 뼈사이근의 힘줄은 해당 손가락 첫째마디뼈의 바닥과 폄근널힘줄에 부착된다. 뼈사이근은 손바닥면(관상면, coronal

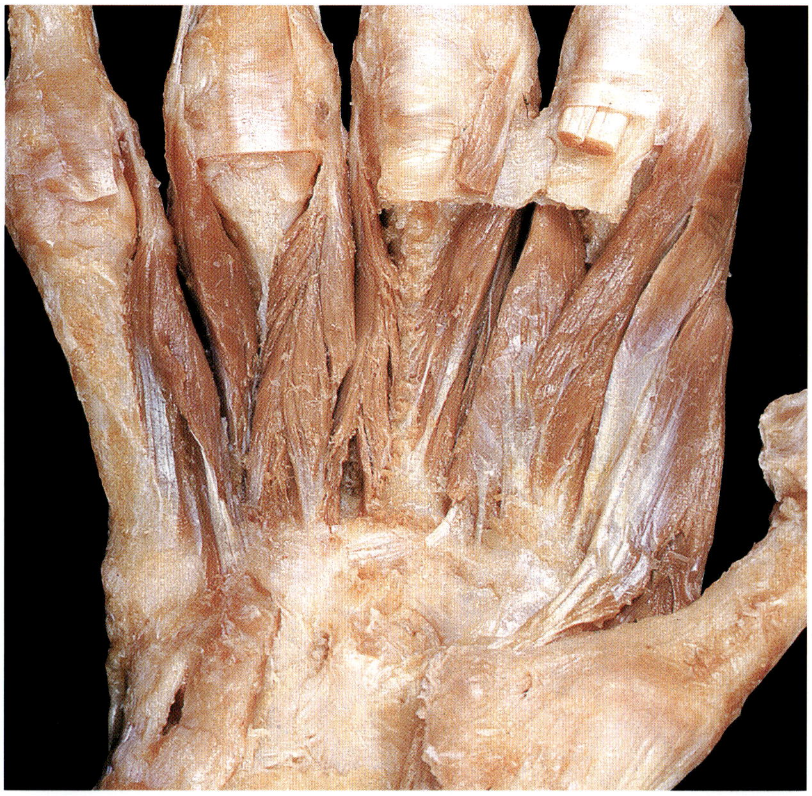

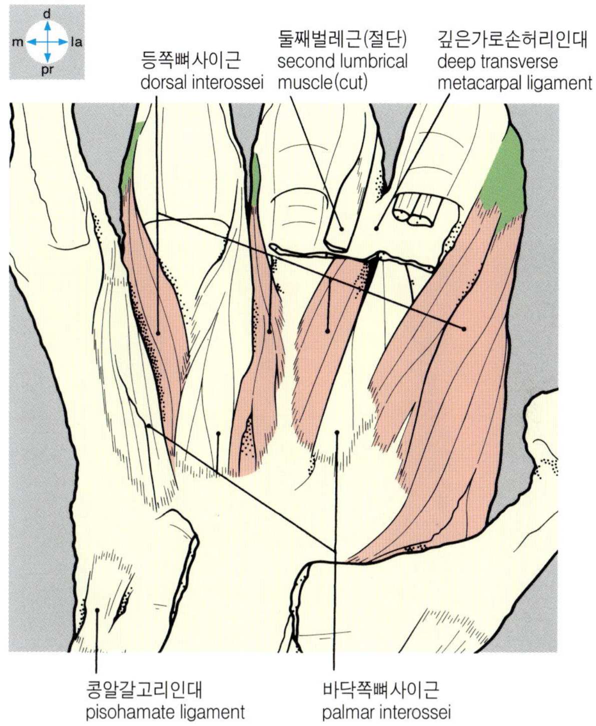

그림 3.47 손가락굽힘근힘줄과 엄지모음근을 제거함으로써 노출된 바닥쪽뼈사이근과 등쪽뼈사이근. 등쪽뼈사이근이 바닥쪽뼈사이근보다(부피가) 더 크다.

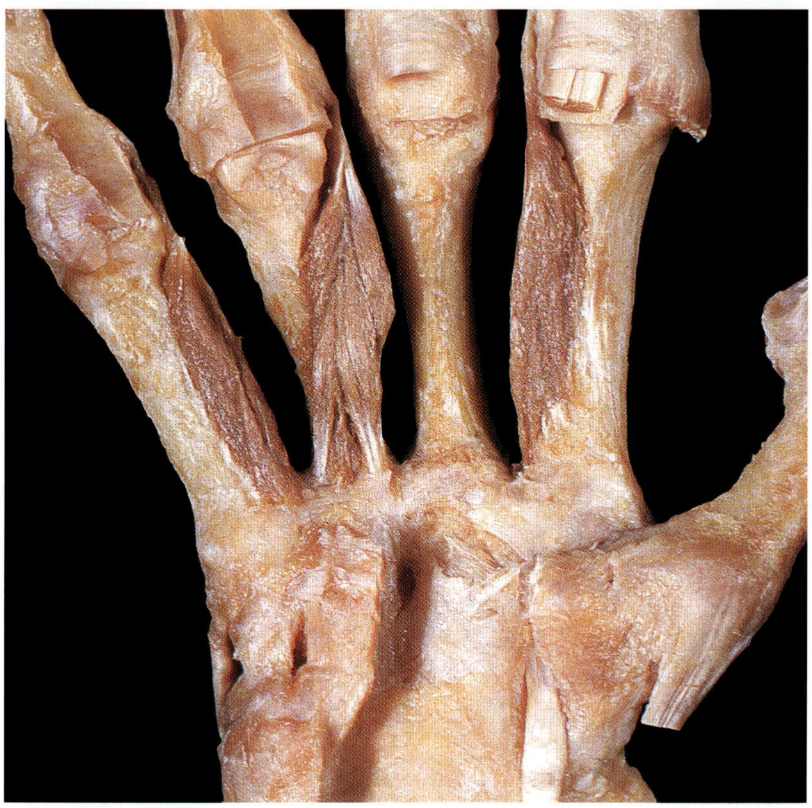

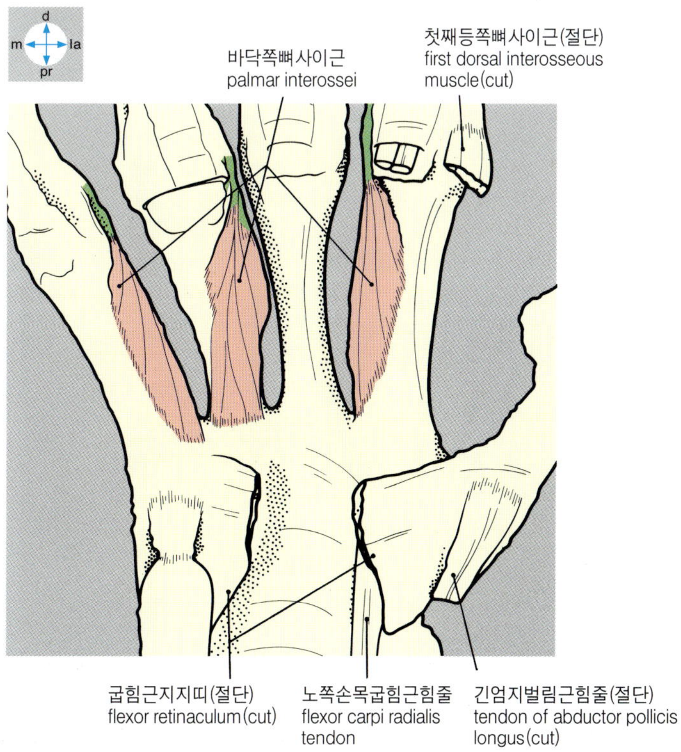

그림 3.48 바닥쪽뼈사이근. 등쪽뼈사이근과 깊은가로손허리인대가 제거된 상태.

plane)상에서 손가락을 움직인다. 가운데 손가락 긴축에 대해서 각 손가락이 멀어지는 운동을 벌림(abduction)이라하고 가운데 손가락을 향해서 움직이는 운동을 모음(adduction)이라 한다. 바닥쪽뼈사이근은 손가락을 모으는 작용을 하고 등쪽뼈사이근은 손가락을 벌리는 작용을 한다. 그 외에도 뼈사이근은 손허리손가락관절을 굽히고 손가락뼈사이관절을 펴는 작용을 나타낸다. 모든 뼈사이근은 자신경의 깊은가지에 의해서 신경지배를 받는다(그림 3.54 참조).

벌레근(lumbricals)은 몸쪽에서 깊은손가락굽힘근의 힘줄에 부착되는 네 개의 작은 근육이다(그림 3.50). 먼쪽으로 각각의 벌레근은 해당 손가락의 폄근널힘줄의 노쪽면에 부착된다. 이 근육들은 손가락뼈사이관절(interphalangeal joint)을 펴고, 손허리손가락관절을 굽히는 작용을 한다. 첫째와 둘째 벌레근은 단지 한 갈래(one head)로 시작되고 정중신경(median n.)에 의해서 신경지배를 받는 반면에, 셋째와 넷째 벌레근은 두 갈래(two heads)로 시작되고 자신경(ulnar n.)에 의해서 신경지배를 받는다.

손가락 폄근널힘줄 (Digital extensor expansions)

각각의 손가락은 해당 손가락의 긴 폄근과 뼈사이근 및 벌레근의 힘줄을 받아들이는 하나의 폄근널힘줄을 갖고 있다(그림 3.51). 폄근널힘줄의 몸쪽 넓은 부위는 손허리손가락관절위에 놓여 있다. 먼쪽으로는 폄근널힘줄이 점점 가늘어져 중앙갈래(central slip)는 중간마디뼈(middle phalanx)의 바닥(base)에 부착되고, 두개의 양쪽 가장자리 갈래(marginal slips)는 끝마디뼈(distal phalanx)의 바닥에 부착된다.

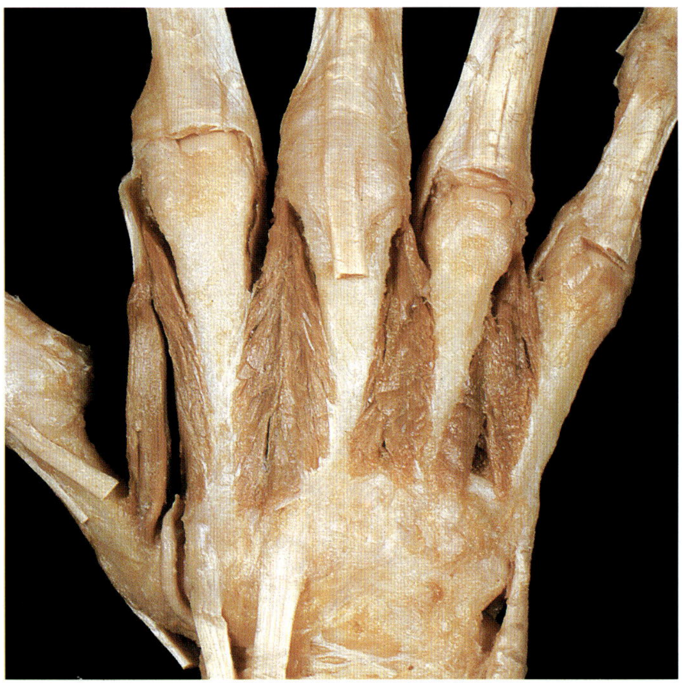

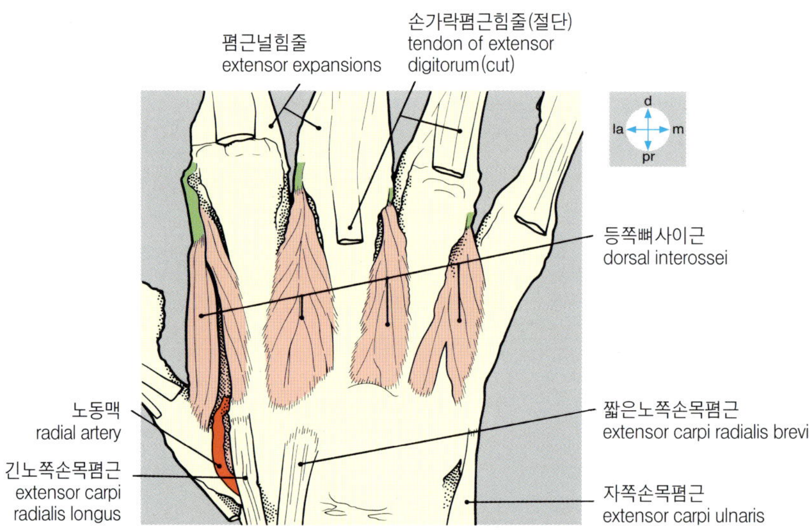

그림 3.49 깊은근막과 손가락폄근힘줄을 제거함으로써 노출된 등쪽뼈사이근.

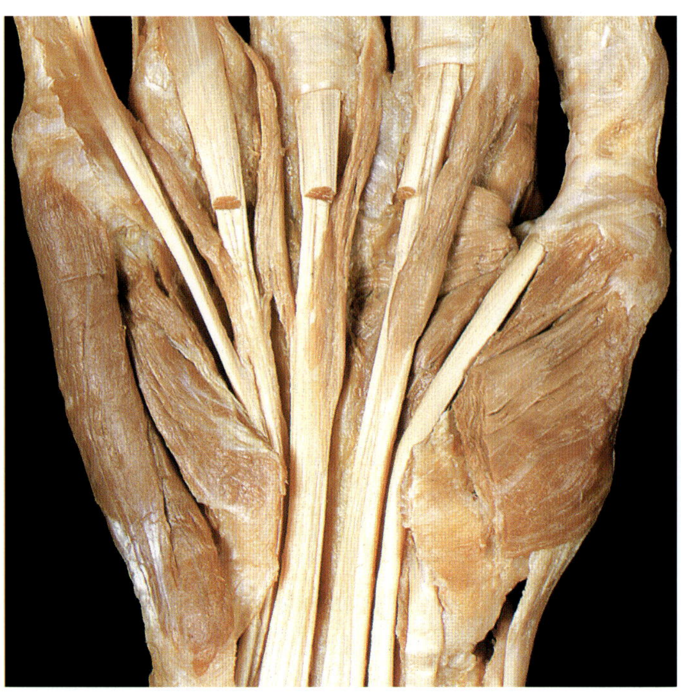

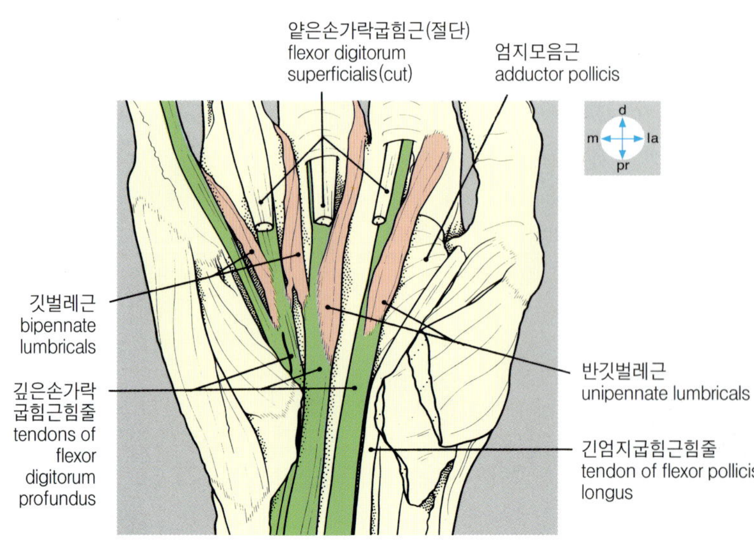

그림 3.50 얕은손가락굽힘근의 힘줄을 제거하면 벌레근이 깊은손가락굽힘근 힘줄에 부착되는 것이 나타난다.

혈관(Blood vessels)

손의 혈액 공급은 자동맥(ulnar a.)과 노동맥(radial a.)의 가지에 의해서 이루어지는데, 이들은 자동맥과 노동맥을 연결해주는 얕은손바닥동맥활(superficial palmar arterial arch)과 깊은손바닥동맥활(deep palmar arterial arch)을 형성하면서 손바닥과 손가락에 풍부한 혈액을 공급한다.

자동맥(ulnar a.)은 굽힘근지지띠의 표면 위를 지나 손으로 들어가서 자신경(ulnar n.)의 깊은가지와 함께 동행하는 깊은가지를 낸다. 계속해서 자동맥은 얕은손바닥동맥활(그림 3.52)을 이루며 먼쪽으로 엄지그물(thumb web)부위까지 주행하는데, 이 과정에서 자동맥은 손바닥널힘줄(palmar aponeurosis)의 깊은 쪽에, 그러나 손가락신경과 굽힘근 힘줄들보다는 앞쪽에 위치한다. 얕은손바닥동맥활은 네 개의 바닥쪽손가지들을 내어 손가락의 인접면과 새끼손가락의 안쪽면에 혈액을 공급하고(그림 3.53 참조), 가쪽으로 노동맥의 가지와 합쳐진다.

노동맥(radial a.)은 첫째 등쪽뼈사이근의 두갈래 사이를 통해서 손등에서 손바닥으로 들어간다(그림 3.49 참조). 노동맥은 엄지와 집게손가락으로 가는 가지를 내고, 깊은손바닥동맥활을 이루며 주행한다. 이때 깊은손바닥동맥활은 손허리뼈(metacarpal bones)의 바닥(bases) 위에, 동시에 굽힘근힘줄보다 깊은 위치에 놓여 있으며, 얕은손바닥동맥활보다 약 1cm 정도 몸쪽에 위치한다. 깊은손바닥동맥활은 여러 개의 관통가지(perforating branches)를 내어 등쪽손허리동맥들(dorsal metacarpal aa.)과 연결되고, 세 개의 바닥쪽손허리동맥들(palmar metacarpal aa.)을 내어 얕은손바닥동맥활의 바닥쪽손가락동맥들(palmar digital aa.)과 연결된다. 깊은손바닥동맥활은 안쪽으로 주행하여 자동맥의 깊은가지와 연결된다. 등쪽손목동맥활(dorsal carpal arterial arch)에서 나온 등쪽손허리동맥들과 같은 다른 혈관들도 손에 혈액을 공급하는 중요한 혈관이다.

손가락과 손바닥에서 오는 대부분의 정맥혈액은 손등에 있는 피부정맥(superficial v.)으로 유입되어 노쪽피부정맥(cephalic v.)이나 자쪽피부정맥(basilic v.)으로 들어간다.

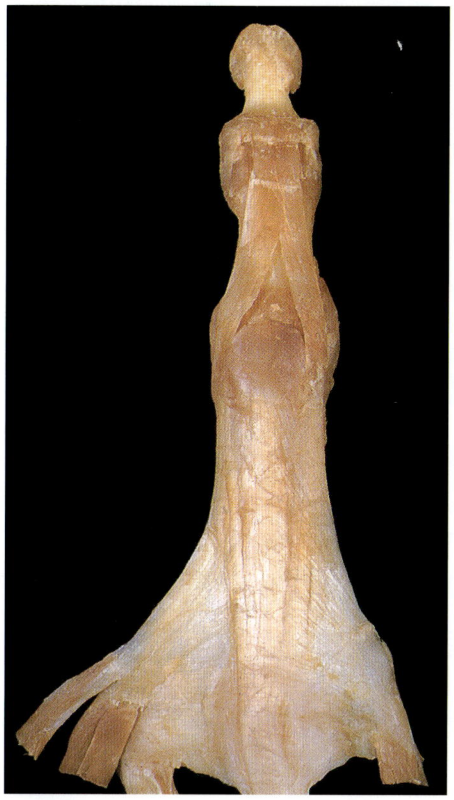

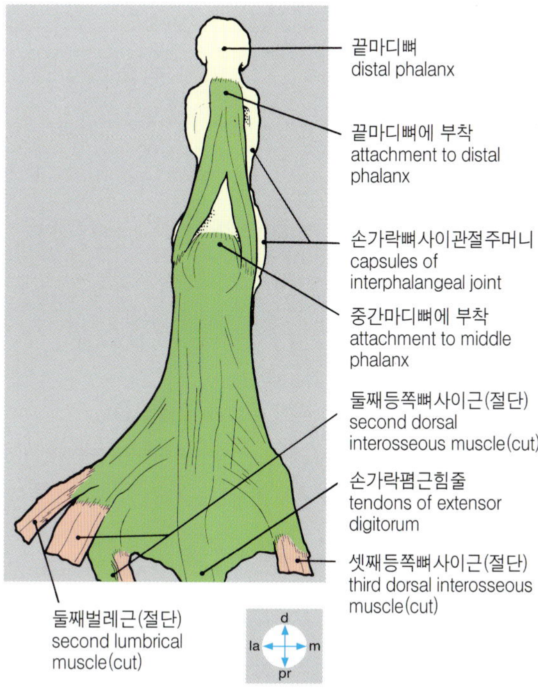

그림 3.51 가운데손가락에서의 손가락폄근에 대한 등쪽 전경. 벌레근과 뼈사이근의 부착을 보여주기 위해서 폄근널힘줄의 몸쪽 부문을 넓게 펼쳤다.

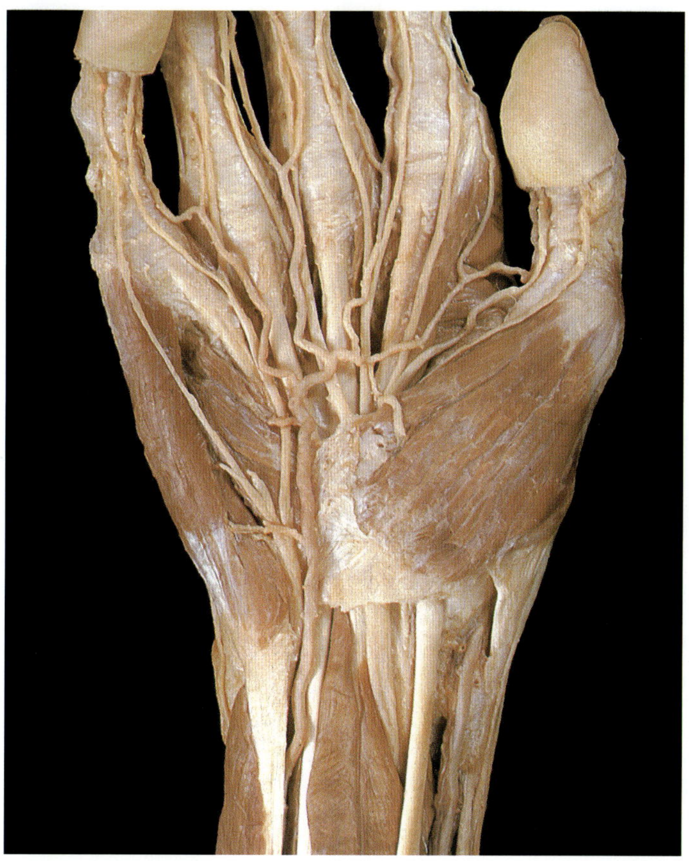

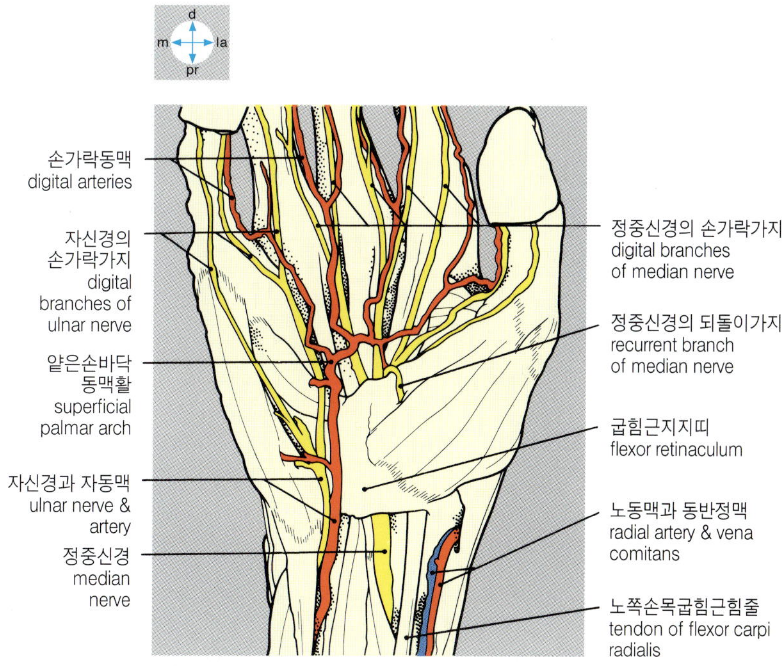

그림 3.52 손바닥의 얕은혈관 및 신경. 피부와 피부밑조직 및 손바닥널힘줄이 제거된 상태.

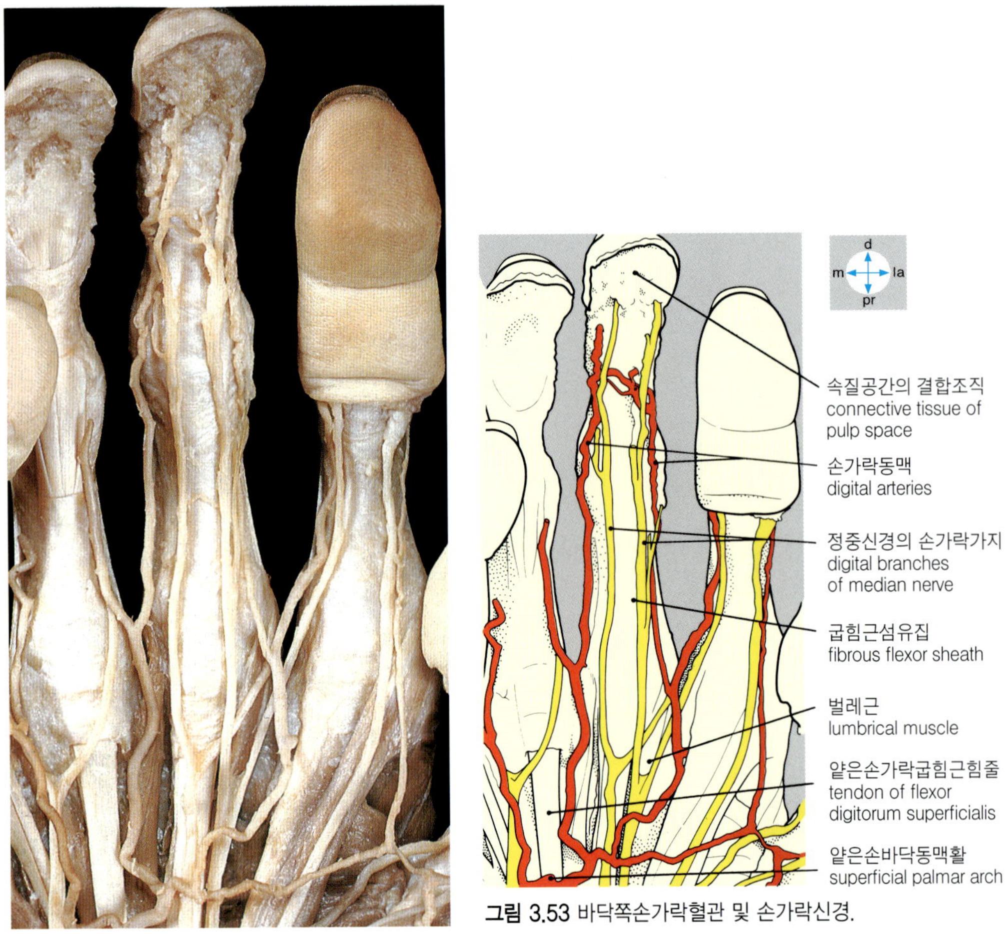

그림 3.53 바닥쪽손가락혈관 및 손가락신경.

신경(Nerves)

손의 앞쪽면(anterior aspect)에 대한 신경지배는 자신경(ulnar n.)과 정중신경(median n.)에 의해서 이루어진다. 자신경은 정중신경보다 더 많은 고유근육들의 신경지배를 담당하는 반면, 정중신경은 자신경보다 더 넓은 피부부위의 신경지배를 담당한다.

자신경(ulnar n.)은 굽힘근지지띠 표면을 지나 손바닥으로 들어가서 얕은가지(superficial branch)와 깊은가지(deep branch)를 낸다(그림 3.52). 얕은가지는 안쪽의 손가락 한개과 손가락 반쪽의 피부로 가는 손가락가지(digital branches)를 공급한다. 이에 해당하는 손바닥부위는 아래팔 부위 자신경에서 기시한 손바닥가지(palmar branches)에 의해서 신경 공급을 받는다. 자신경의 깊은가지는 깊은손바닥동맥활과 같이 주행하면서 세 개의 새끼두덩근과 안쪽 두 개의 벌레근, 모든 뼈사이근 및 엄지모음근의 신경지배를 담당한다(그림 3.54). 자신경은 짧은손바닥근(palmaris brevis)에도 신경을 공급한다.

정중신경은 손목굴을 지나 손가락신경가지와 되돌이신경가지로 끝난다. 손가락가지들(digital branches)은 가쪽 손가락 세 개와 손가락 반쪽의 피부와 가쪽 두 개의 벌레근의 신경지배를 담당한다. 정중신경의 되돌이가지(recurrent branch)는 세 개의 엄지두덩근에 신경을 공급한다(그림 3.43).

손바닥에서 자신경과 정중신경의 손가락가지들은 얕은손바닥동맥활보다 깊게 위치하나(그림 3.52), 손가락에서 이들은 얕은손바닥동맥활에서 기시하는 손가락동맥들보다 앞쪽에 위치하게 된다(그림 3.53). 넷째 손가락과 가운데 손가락의 신경지배는 다양하게 나타날 수 있지만, 엄지의 앞면 피부는 항상 정중신경에 의해서 신경지배를 받고, 새끼손가락의 앞면 피부는 자신경에 의해서 신경지배를 받는다. 정중신경과 자신경의 바닥쪽 손가락가지들은 각각의 해당 손가락의 손톱바닥(nail bed)부위에도 신경을 공급한다.

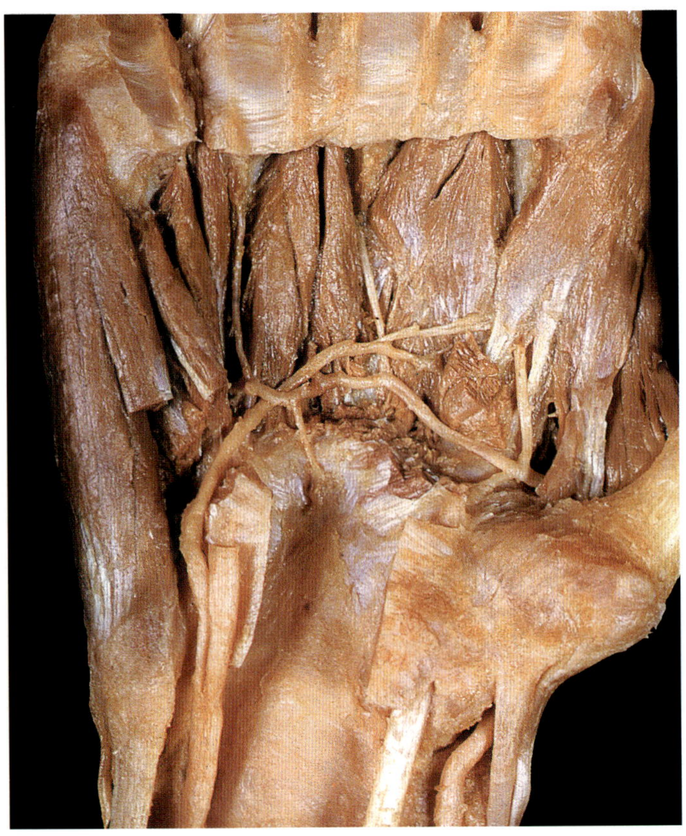

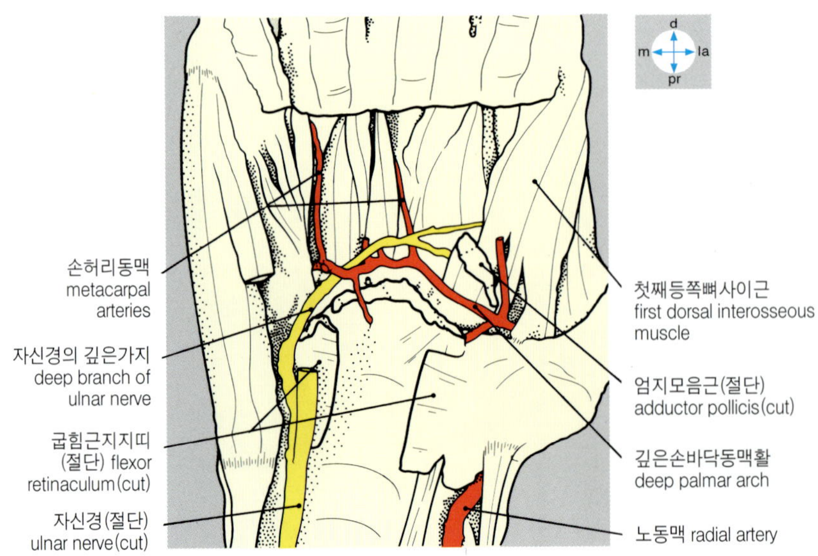

그림 3.54 깊은손바닥동맥활과 자신경의 깊은가지. 손가락굽힘근의 긴 힘줄과 엄지두덩의 근육들이 제거되고, 엄지모음근과 새끼두덩근육이 잘린 상태.

팔을 몸통에 부착시키는 근육(Muscles attaching upper limb to trunk)

팔의 뿌리부위를 가슴벽에 연결시켜주는 세 개의 근육은 대개 가슴을 해부할 때 함께 해부된다. 이러한 이유로 큰가슴근(pectoralis major)과 작은가슴근(pectoralis minor) 및 앞톱니근(serratus anterior)은 가슴벽을 설명할 때 언급된다(31쪽 참조). 여기에서는 팔과 팔이음뼈를 척주에 연결시켜주는 근육중 뒤무리(posterior group)만을 언급하기로 한다: 등세모근(trapezius)과 넓은등근(latissimus dorsi), 어깨올림근(levator scapulae) 및 마름근들(rhomboids).

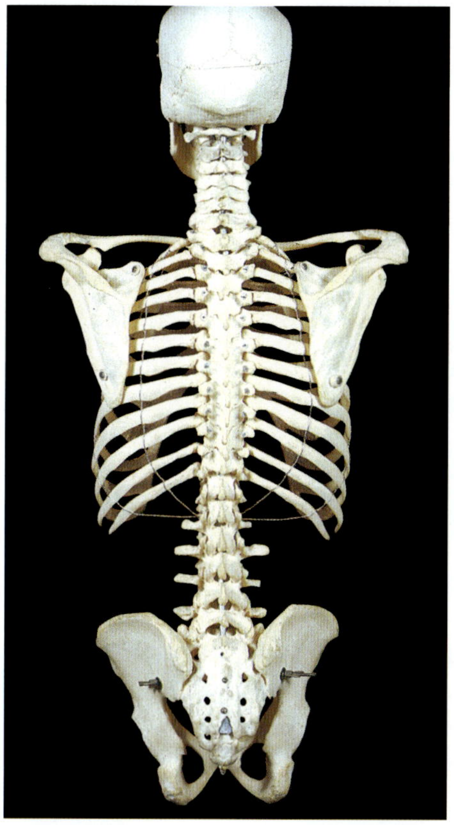

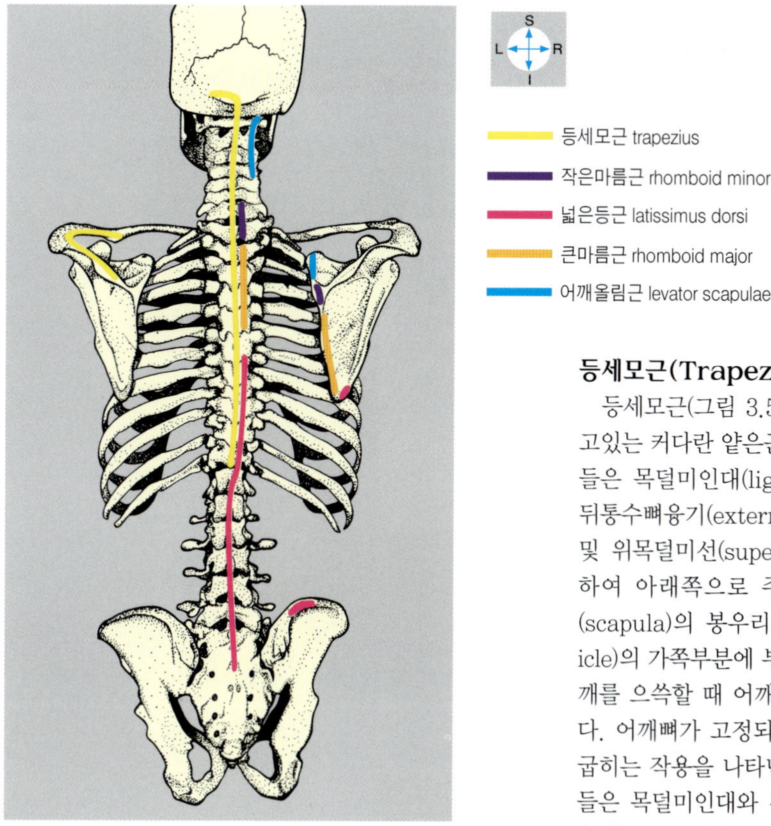

그림 3.55 등세모근과 작은마름근, 큰마름근, 어깨올림근 및 넓은등근의 부착부위.

등세모근(Trapezius)

등세모근(그림 3.56)은 목과 가슴의 등쪽을 덮고있는 커다란 얕은근육이다. 이 근육의 위쪽섬유들은 목덜미인대(ligamentum nuchae)와 바깥뒤통수뼈융기(external occipital protuberance) 및 위목덜미선(superior nuchal line)에서 시작하여 아래쪽으로 주행한 후 가쪽으로 어깨뼈(scapula)의 봉우리(acromion)와 빗장뼈(clavicle)의 가쪽부분에 부착된다. 이들 근육섬유는 어깨를 으쓱할 때 어깨뼈를 위로 올리는 작용을 한다. 어깨뼈가 고정되어 있을 때는 목을 가쪽으로 굽히는 작용을 나타낸다. 등세모근의 중간근섬유들은 목덜미인대와 위쪽 등뼈의 가시돌기로부터 수평으로 주행하여 어깨뼈의 봉우리와 가시에 부착되는데, 어깨뼈를 안쪽으로 당기는 작용을 한다. 이 근육의 아래쪽 근섬유들은 넓은등근보다 얕은 층으로 아래쪽 등뼈의 가시돌기에서 시작하여 위쪽으로 주행하여 가쪽에 있는 어깨뼈 가시에 부착된다(그림 3.56). 이들 근섬유들은 어깨뼈를 아래로 잡아당기는 역할을 한다. 등세모근의 위쪽부분과 아래쪽부분이 동시에 작용하면 어깨뼈의 회전운동이 일어나는데, 관절오목(glenoid fossa)이 위로 회전되어 팔의 최대 벌림운동이 가능하게 된다(112쪽 참조). 목에서 등세모근의 앞모서리는 뒤삼각(posterior triangle)의 뒤경계를 형성한다. 더부신경(accessory n.)이 목뒤삼각을 가로질러 주행하며 등세모근 깊은면으로 들어가 이 근육을 지배한다(그림 7.9).

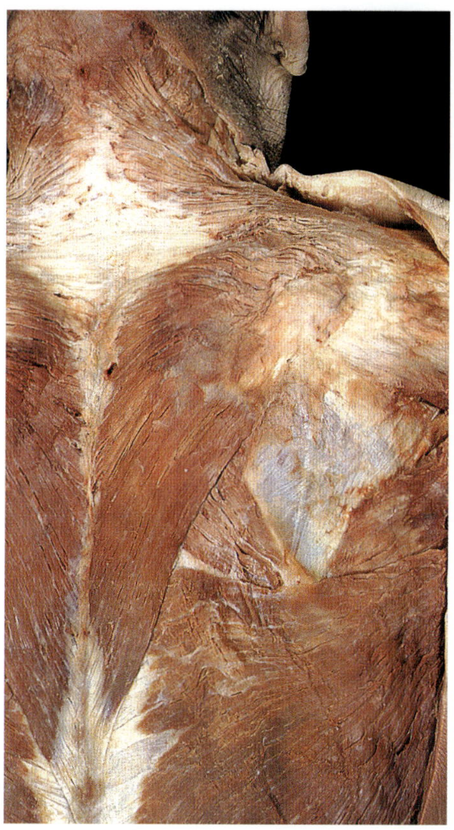

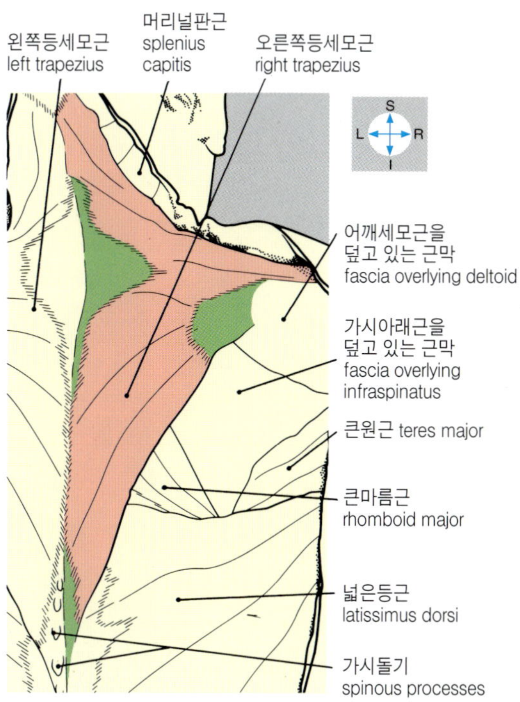

그림 3.56 등세모근이 목뼈와 등뼈의 가시돌기에 부착되어 있다. 이 표본에서 등세모근의 아래 부분은 좌우 비대칭적이다.

어깨올림근과 마름근 (Levator scapulae and rhomboids)

이들 세 개의 근육들은 등세모근에 의해서 덮여있다. 어깨올림근은 어깨뼈 가시 뿌리위쪽의 어깨뼈 안쪽모서리에서 시작하여 위로 주행하여 위쪽 네 개의 목뼈의 가로돌기에 부착된다(그림 3.57). 마름근의 근섬유들은 위쪽 및 안쪽으로 비스듬히 올라간다(그림 3.57). 작은마름근은 어깨뼈 가시 뿌리부분에 있는 어깨뼈 안쪽모서리와 일곱째 목뼈와 첫째 등뼈의 가시돌기에 부착된다. 큰마름근은 어깨뼈 나머지 안쪽모서리 부분과 둘째 등뼈에서 다섯째 등뼈의 가시돌기에 부착된다.

이들 세 근육은 모두 어깨뼈를 위로 올리고, 팔의 모음운동이 일어나는 동안 어깨뼈를 회전시킬 때 보조작용을 한다. 팔신경얼기(brachial plexus)의 등쪽어깨신경(dorsal scapular n. C5)이 마름근들의 신경을 지배하고, 어깨올림근에도 신경을 공급하기도 한다. 어깨올림근은 목신경얼기(cervical plexus)의 가지에 의해서도 신경을 공급받는다(C3, C4).

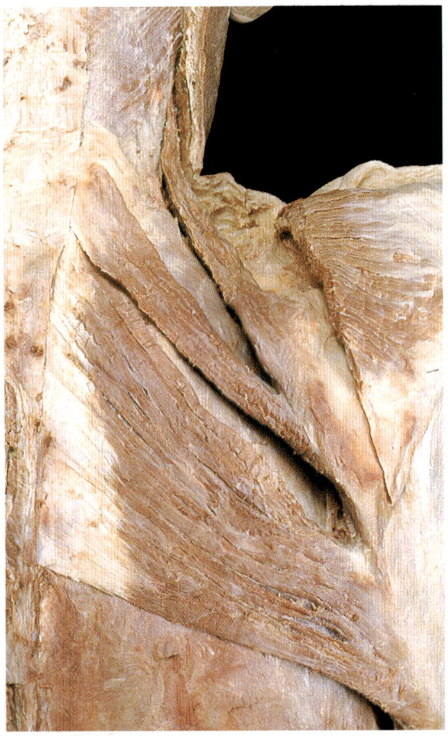

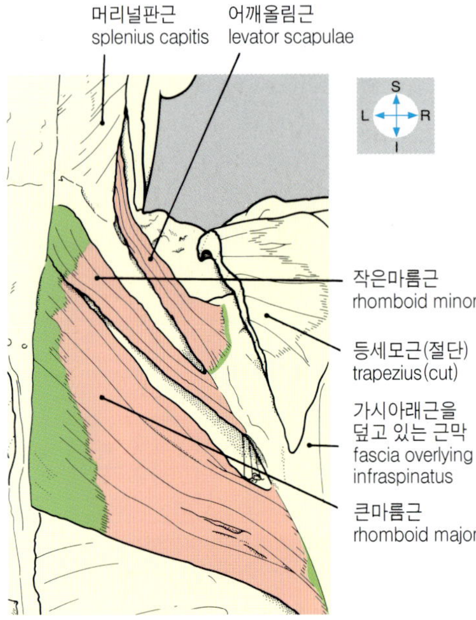

그림 3.57 등세모근을 제거함으로써 노출된 어깨올림근과 마름근.

넓은등근(Latissimus dorsi)

넓은등근은 몸통의 등쪽부위 대부분을 덮고 있는 큰 삼각형 모양의 근육이다(그림 3.58). 넓은등근은 아래쪽 여섯 개 등뼈의 가시돌기에 부착되어 있고, 허리근막(lumbar fascia)을 통해서 허리뼈의 가시돌기와 엉치뼈에 부착된다. 이 근육의 가장 아래부분의 근섬유들은 엉덩뼈능선(iliac crest)의 뒤쪽부분에 부착된다. 근섬유는 또한 아래쪽 네 개의 갈비뼈(ribs)와 어깨뼈의 아래각(inferior angle)에도 부착된다. 모든 근섬유는 겨드랑의 뒤쪽 주름(posterior fold)부위에서 폭이 좁은 힘줄로 모아진다. 이 힘줄은 큰원근(teres major)의 아래 모서리를 감아 돌면서 위팔뼈(humerus)의 결절사이고랑(intertubercular sulcus)에 부착된다.

넓은등근은 어깨관절에서 위팔뼈의 강력한 모음근과 폄근으로 작용하는데, 특히 팔이 벌어져 있으면서 굽혀져 있을 때 강하게 작용한다. 넓은등근은 어깨관절에서 안쪽 회전근(medial rotator)으로도 작용하는데, 어깨뼈를 회전시키고 당기는 데 보조작용을 한다. 안락의자에서 일어나는 것과 같은 운동시 위팔뼈가 고정되어 있다면 양쪽 넓은등근의 수축은 몸통을 들어 올리는 작용을 한다. 이러한 활동은 다리가 마비된 환자에서 특히 중요하다. 넓은등근은 팔신경얼기의 뒤다발(posterior cord)의 한 가지(그림 3.18)인 가슴등신경(thoracodorsal n.)과 어깨밑혈관(subscapular vessels)의 가지인 가슴등혈관(thoracodorsal vessels)을 포함하는 하나의 신경혈관다발(neurovascular bundle)을 통해 신경과 혈액을 공급받는다. 재건수술(reconstructive surgery)시 넓은 근육피부판을 제공하기 위하여 넓은등근과 이것을 덮고 있는 피부는 이들 신경혈관을 포함한 판상조직 형태로 옮겨질 수 있다.

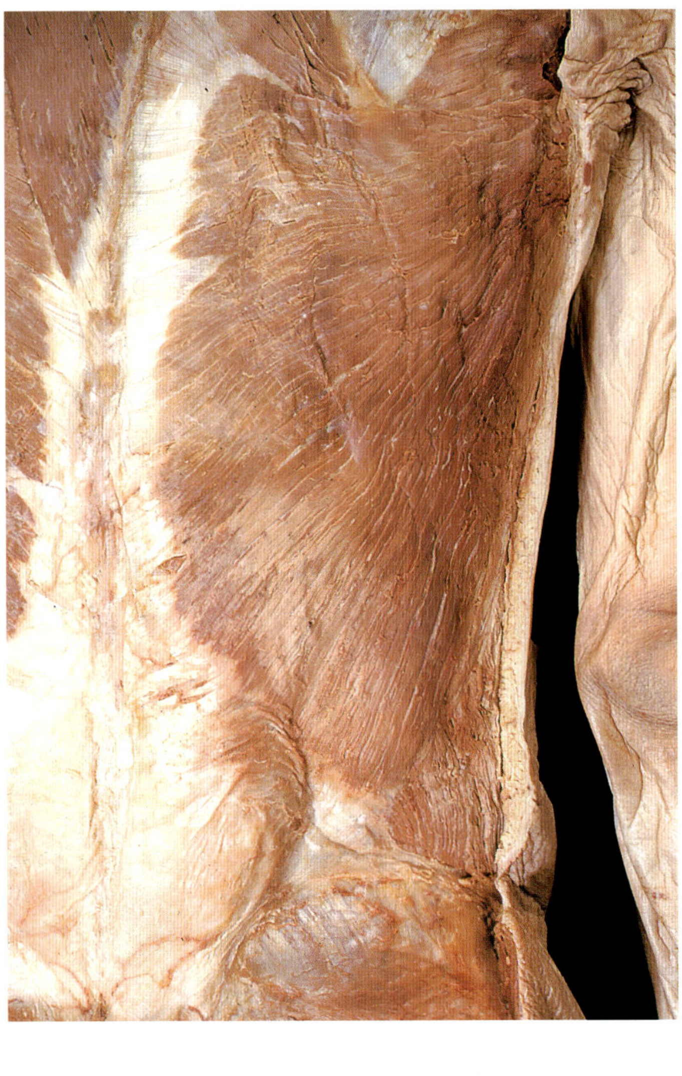

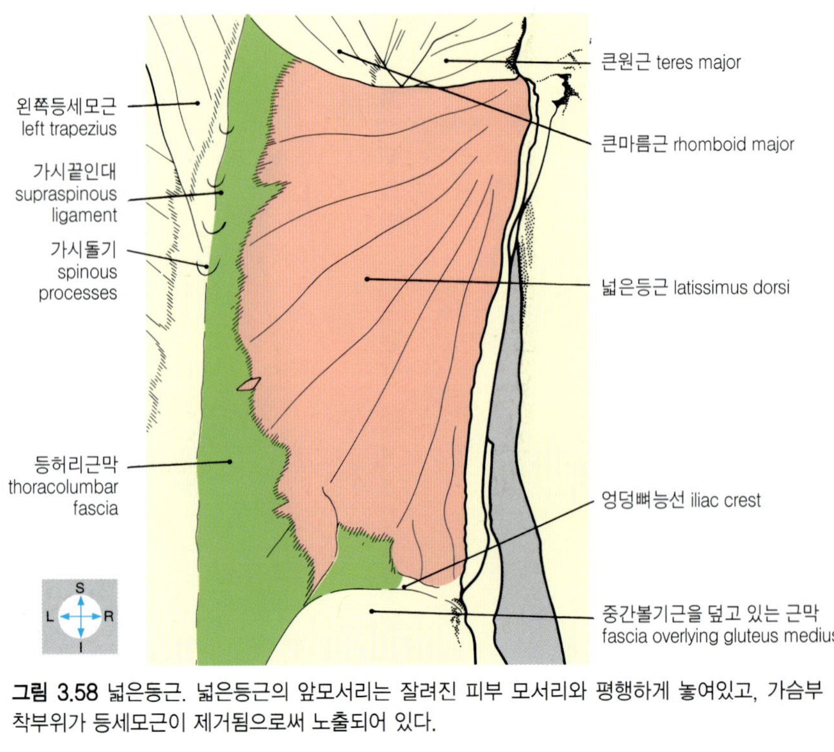

그림 3.58 넓은등근. 넓은등근의 앞모서리는 잘려진 피부 모서리와 평행하게 놓여있고, 가슴부착부위가 등세모근이 제거됨으로써 노출되어 있다.

짧은 어깨뼈 근육 (Short scapular muscles)

이들 짧은 근육은 네 개의 근육둘레띠(rotator cuff muscles)와 큰원근(teres major)으로 어깨뼈와 위팔뼈의 몸쪽부위에 부착되어 있으면서 어깨관절(shoulder joint, 위팔어깨관절 glenohumeral joint)을 연결해준다(그림 3.59, 3.62).

근육둘레띠(Rotator cuff muscles)

이 중요한 근육무리 즉, 어깨밑근(subscapularis)과 가시위근(supraspinatus), 가시아래근(infraspinatus) 및 작은원근(teres minor)은 어깨관절과 매우 밀접한 관계가 있다. 위팔뼈의 결절뿐만 아니라 관절주머니와도 부착되어 있으므로 인해서 이들 근육은 위팔뼈머리를 관절오목(glenoid fossa)안에 강하게 유지시키면서 어깨관절을 안정시키는 데 도움을 준다.

어깨밑근(Subscapularis)

어깨밑근(그림 3.60)은 몸쪽으로 어깨뼈의 앞면(갈비뼈쪽면, costal surface) 안쪽에 부착된다. 어깨밑주머니(subscapular bursa)에 의해서 어깨뼈 목과 분리되는 어깨밑근의 힘줄은 위팔뼈의 작은결절(lesser tubercle)에 부착된다. 이 근육은 팔신경얼기의 뒤다발(posterior cord)로부터 나오는 어깨밑신경에 의해서 신경지배를 받는다. 어깨밑근은 어깨관절에서 위팔의 안쪽 회전을 야기시킨다.

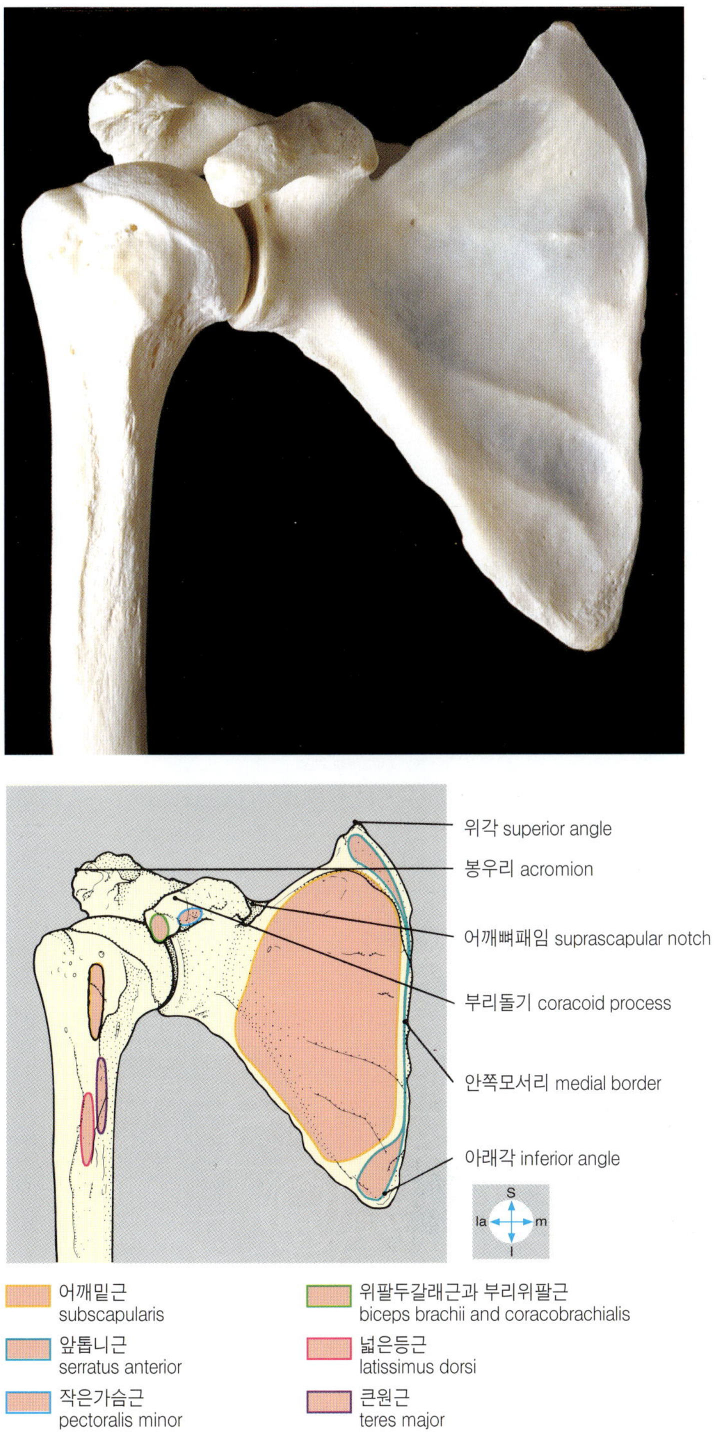

그림 3.59 어깨뼈와 위팔뼈 몸쪽부위의 앞쪽면. 위팔뼈의 머리가 어깨뼈 부리돌기에 의해서 일부 가려졌다.

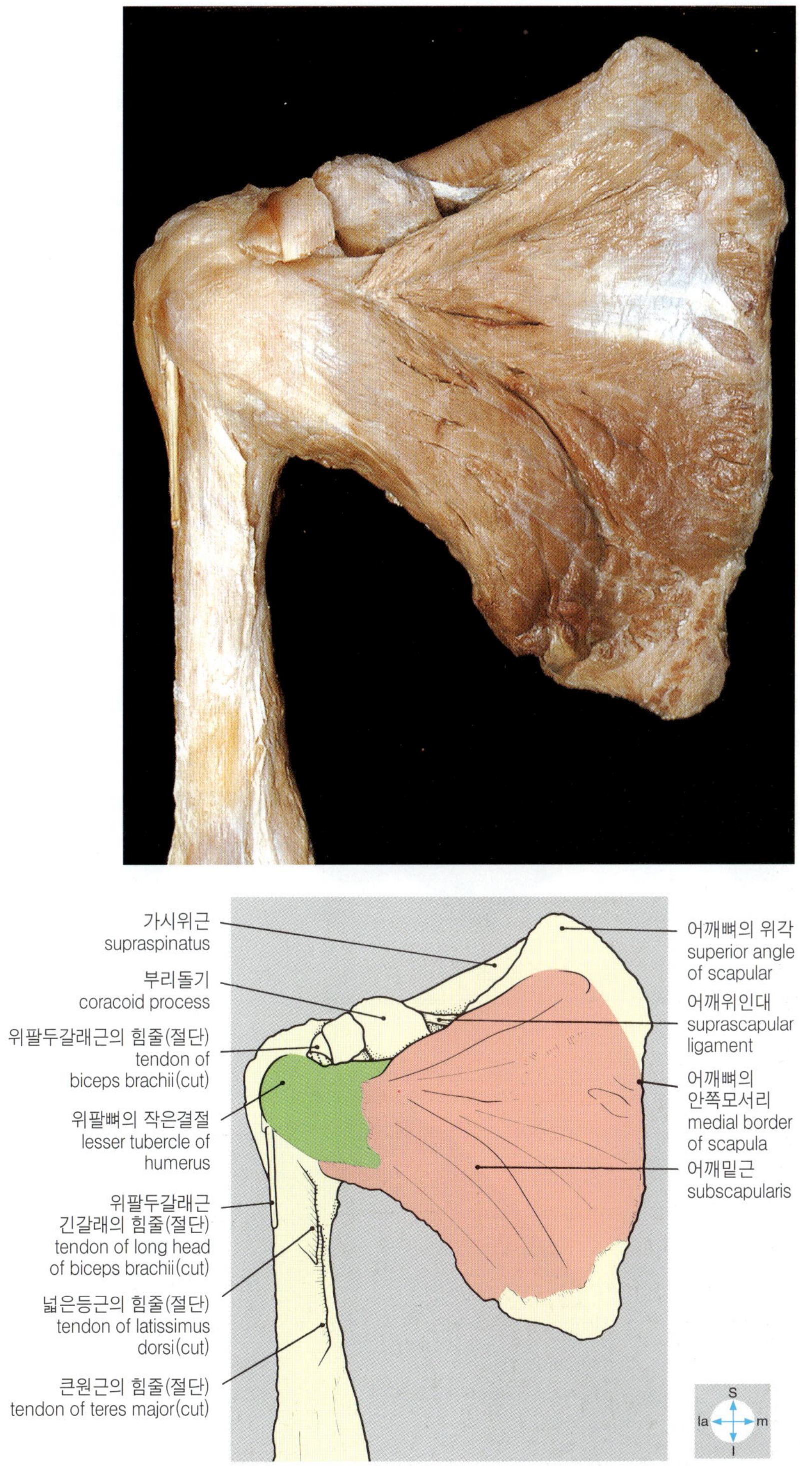

그림 3.60 어깨밑근을 앞에서 본 모습. 어깨뼈 안쪽모서리 앞쪽에 부착된 앞톱니근이 제거된 상태.

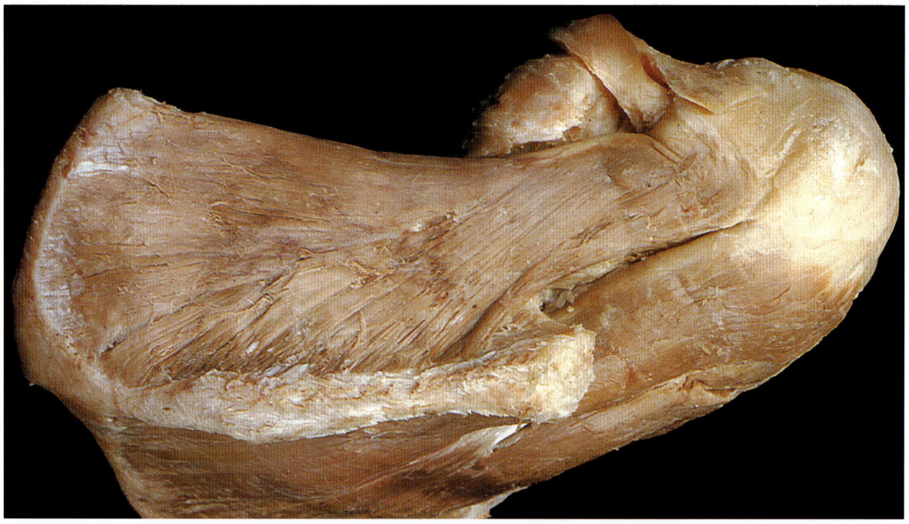

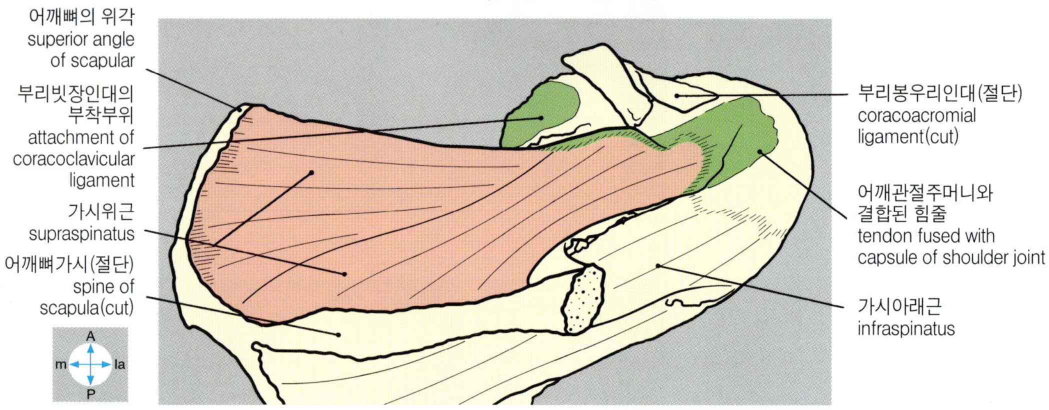

그림 3.61 어깨뼈의 봉우리를 제거하고 위에서 바라본 가시위근의 모습.

가시위근(Supraspinatus)

가시위근(그림 3.61)은 어깨뼈의 가시위오목(supraspinous fossa)과 위팔뼈 큰결절(great tubercle)의 위관절면(superior facet)에 부착된다(그림 3.62). 봉우리밑주머니(subacromial bursa)가 가시위근 힘줄 위에 놓여있어 힘줄과 어깨관절주머니를 부리봉우리활(coracoacromial arch)로부터 분리시킨다. 가시위근은 어깨관절의 벌림운동(abduction)을 시작시키는데, 이 근육의 힘줄이 손상되면 어깨관절 벌림운동의 초기에 통증이 야기된다.

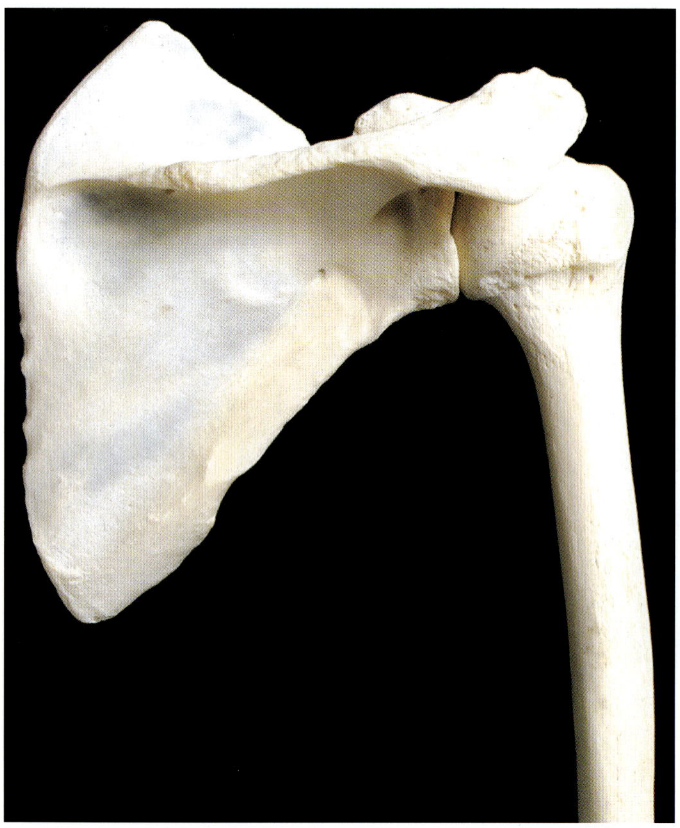

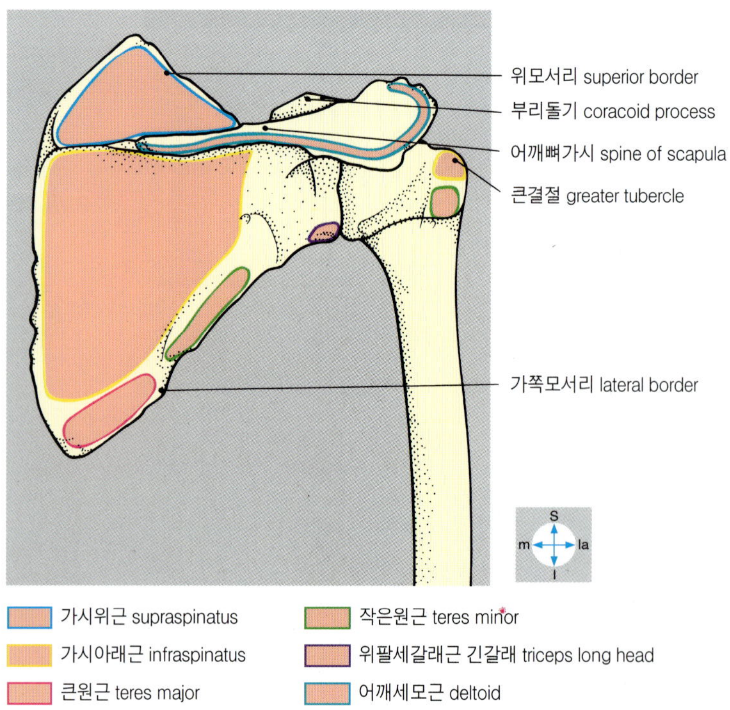

그림 3.62 어깨뼈와 위팔뼈 몸쪽부위를 뒤에서 바라본 모습. 위팔뼈 머리의 일부가 어깨뼈 봉우리에 의해서 가려져 있다.

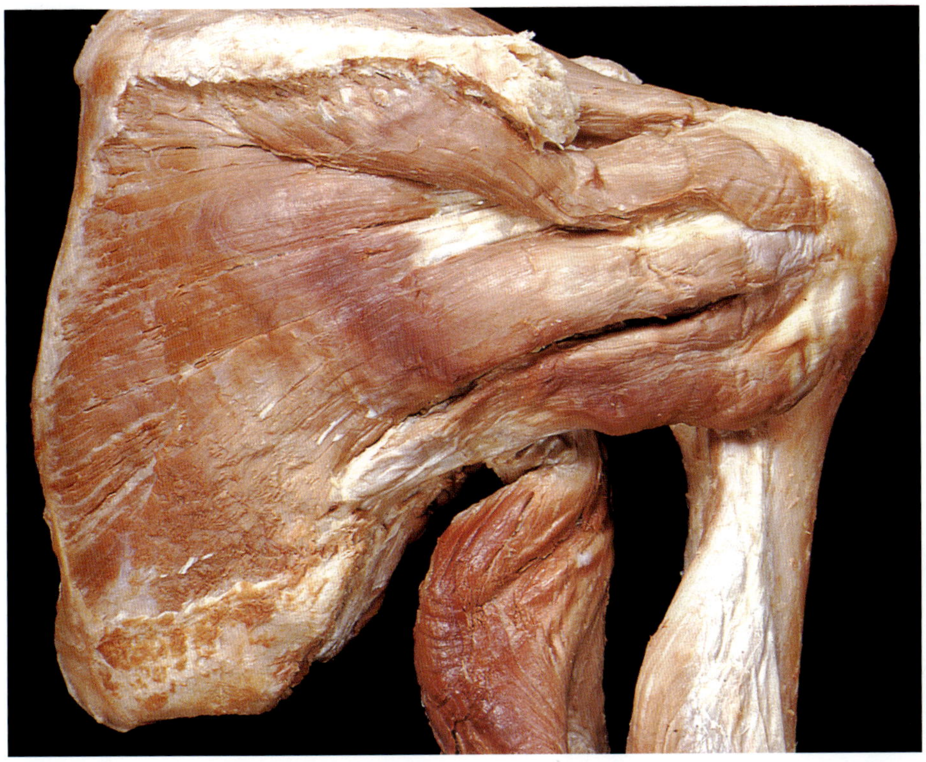

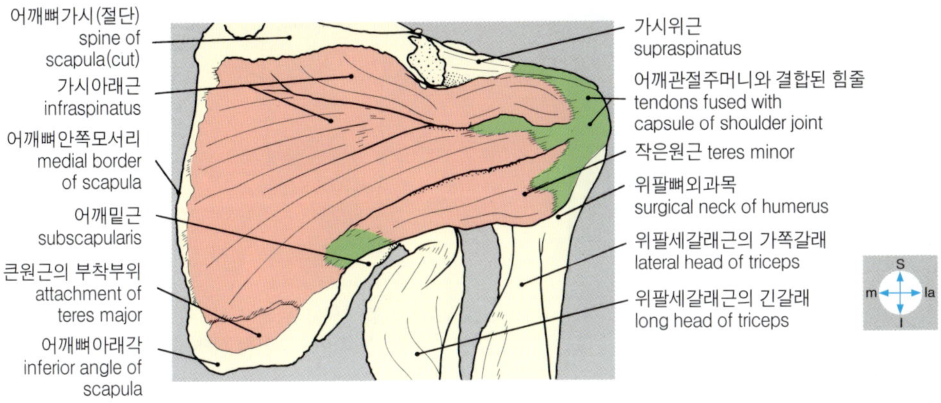

그림 3.63 가시아래근과 작은원근을 뒤에서 바라본 모습. 큰원근이 제거된 상태.

가시아래근(Infraspinatus)

가시아래근(그림 3.63)은 가시아래오목(infraspinous fossa)에서 기시하고 이 근육의 힘줄은 위팔뼈 큰결절의 중간관절면(middle facet)에 부착된다. 이 근육은 강한 근막에 의해서 덮여있다. 때때로 주머니(bursa)에 의해서 어깨뼈의 목으로부터 가시아래근의 힘줄이 분리된다.

가시위근과 가시아래근은 팔신경얼기의 위줄기(upper trunk)에서 기원한 어깨위신경(suprascapulr n.)에 의해서 신경지배를 받는다. 어깨위신경은 어깨위인대(suprascapular ligament)의 밑으로 통과한다(그림 3.59, 3.60).

작은원근(Teres minor)

작은원근(teres minor)은 어깨뼈 가쪽 모서리의 위쪽부분을 따라 어깨뼈 뒤면에 부착되고, 위팔뼈 큰결절의 아래관절면(inferior facet)에 부착된다. 작은원근은 겨드랑신경(axillary n.)에 의해서 신경지배를 받는다.

가시아래근과 작은원근은 어깨관절에서 위팔뼈를 가쪽으로 회전시킨다.

큰원근(Teres major)

큰원근(그림 3.64)은 짧고 부피가 큰 근육으로서 어깨뼈의 뒤면 아래부분에 부착된다. 가쪽으로 이 근육은 위팔뼈의 작은결절 아래에 있는 결절사이고랑(intertubercular sulcus)의 안쪽능선(medial lip)에 부착된다(그림 3.59). 큰원근은 아래어깨밑신경(lower subscapular n.)에 의해서 신경지배를 받고, 어깨관절에서 위팔뼈를 모으고(adduction), 안쪽으로 회전시키는 작용을 한다.

겨드랑신경과 뒤위팔휘돌이혈관(posterior circumflex humeral vessels)이 작은원근과 큰원근 및 위팔세갈래근의 긴갈래 및 위팔뼈에 의해서 형성되는 네모공간(quadrangular space)을 통해서 주행한다(그림 3.64).

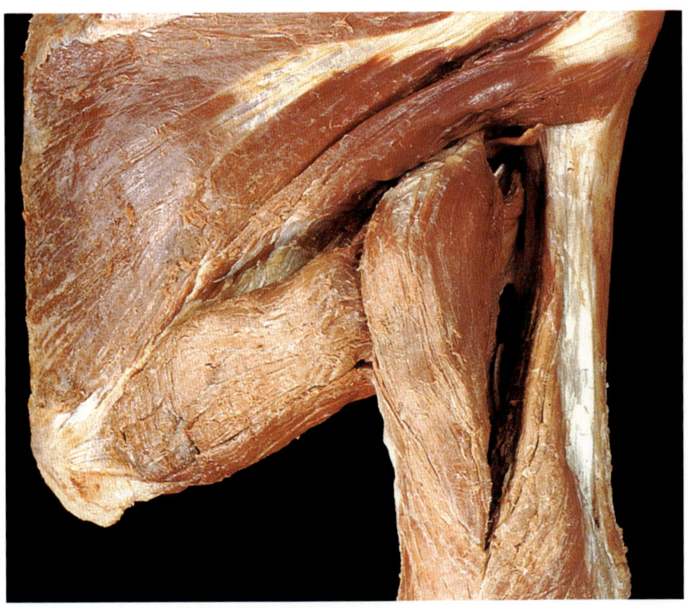

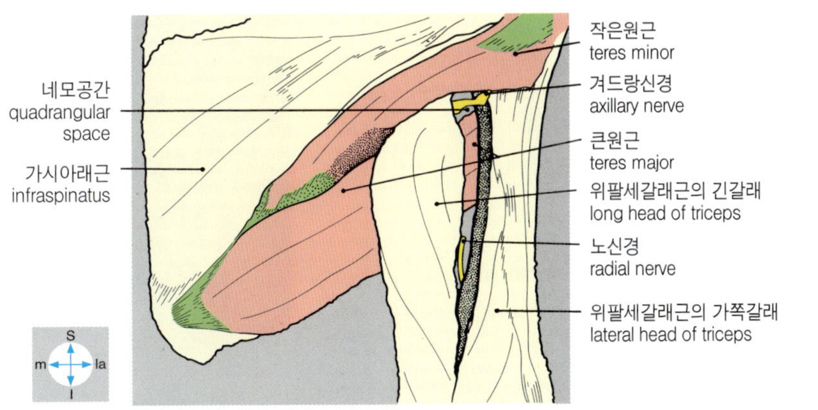

그림 3.64 큰원근과 작은원근. 겨드랑신경이 큰원근 위로 지나가고 있고, 노신경은 큰원근 아래에 놓여 있다. 두 신경은 위팔세갈래근의 긴갈래 안쪽으로 지나간다.

위팔의 뒤칸 (Posterior compartment of arm)

위팔의 뒤칸에는 위팔세갈래근과 노신경, 노신경과 함께 주행하는 깊은위팔동맥과 동반정맥 및 자신경이 포함된다.

위팔세갈래근(Triceps brachii)

몸쪽으로 이 근육은 세 갈래에 의해서 어깨뼈와 위팔뼈에 부착된다. 긴갈래(long head)의 힘줄은 어깨뼈의 관절아래결절(infraglenoid tubercle)에 부착되고, 가쪽갈래(lateral head)는 위팔뼈 몸통의 뒤면 중 노신경고랑(radial groove) 위쪽 부분에 부착된다(그림 3.65, 3.67). 긴갈래와 가쪽갈래는 모두 안쪽갈래의 표면에 놓여있다(그림 3.66). 안쪽갈래(medial head)는 가쪽과 안쪽의 근육사이막과 노신경고랑 아래의 위팔뼈 몸통부위의 넓은 부위에서 기시한다. 먼쪽으로 세갈래는 서로 합쳐진 후 하나의 힘줄로 자뼈의 팔꿈치머리(olecranon)에 부착된다. 흔히 이 근육의 힘줄 깊은 부위에 주머니(bursa)가 있어 힘줄과 팔꿉관절의 주머니를 분리시킨다. 위팔세갈래근이 세갈래는 노신경가지에 의해서 각각 신경지배를 받는다. 위팔세갈래근은 팔꿉관절의 강력한 폄근이다. 긴갈래는 어깨관절을 연결시켜주고 있으면서 어깨관절을 안정시키는 데 도움을 준다. 특히 위팔이 완전히 벌려져 있는 상태에서 어깨관절의 안정화에 도움을 준다.

혈관과 신경(Vessels and nerves)

노신경(Radial nerve)

팔신경얼기 뒤다발(posterior cord)의 끝가지(terminal branch)의 하나인 노신경은 큰원근 아래쪽으로 위팔뼈와 위팔세갈래근 사이를 지나 겨드랑을 빠져나간다(그림 3.64). 위팔의 뒤칸에서 노신경은 위팔세갈래근의 안쪽갈래와 가쪽갈래 사이를 주행하는데, 노신경고랑에서 노신경은 위팔뼈의 몸통과 밀접하게 인접한 상태로 주행한다(그림 3.68). 그런 다음 노신경은 가쪽근육사이막(lateral intermuscular septum)을 뚫고서 위팔 뒤칸을 떠나 팔꿉관절 앞쪽에서 팔오금(cubital fossa)의 가쪽에 도달한다(그림 3.29). 위팔에서 노신경은 위팔세갈래근의 안쪽갈래와 가쪽갈래, 위팔노근(brachioradialis) 및 긴노쪽손목폄근(extensor carpi radialis longus)으로 가는 근육가지를 내고 위팔의 가쪽면과 아래팔의 뒤쪽면으로 가는 피부신경가지를 낸다. 위팔세갈래근의 긴갈래로 가는 신경가지는 대개 겨드랑에서 기시된다.

깊은위팔동맥(Profunda brachii artery)

깊은위팔동맥은 위팔동맥의 몸쪽 가지의 하나로서(그림 3.18), 위팔 뒤칸부위에 혈액을 공급하며 위팔뼈의 노신경고랑에서 노신경과 함께 주행한다(그림 3.68). 깊은위팔신경은 근육가지들을 내고, 팔꿉관절 주위에서 혈관연결(anastomosis)에 관여한다. 깊은위팔동맥의 동반정맥은 겨드랑정맥으로 유입된다.

자신경(Ulnar nerve)

자신경은 위팔중앙부위에서는 안쪽근육사이막을 뚫고 위팔앞칸에서 뒤칸으로 들어간 후 근육사

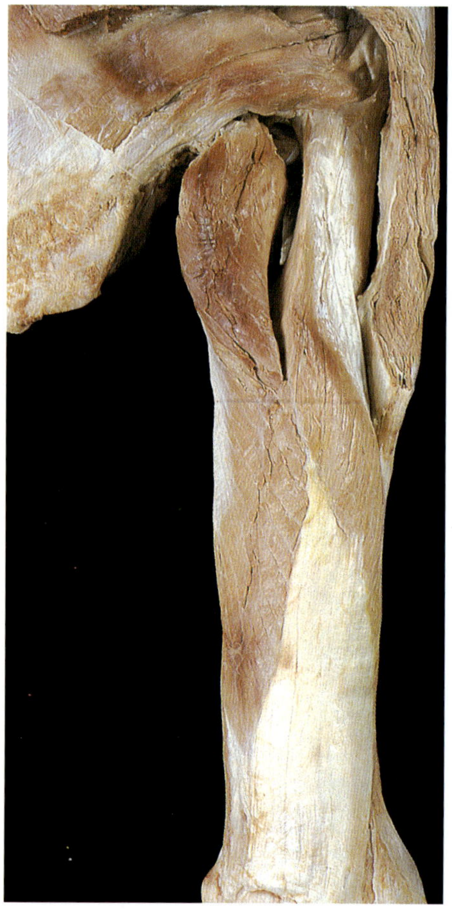

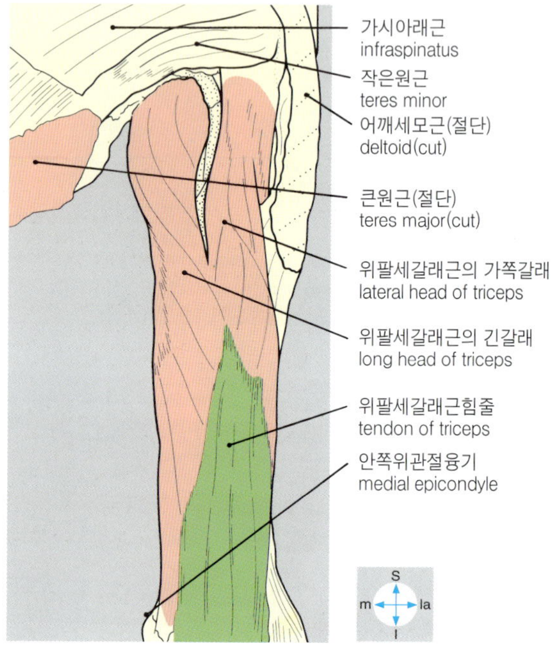

그림 3.65 위팔세갈래근을 뒤에서 바라본 모습. 큰원근과 어깨세모근의 뒤쪽근섬유들이 제거된 상태.

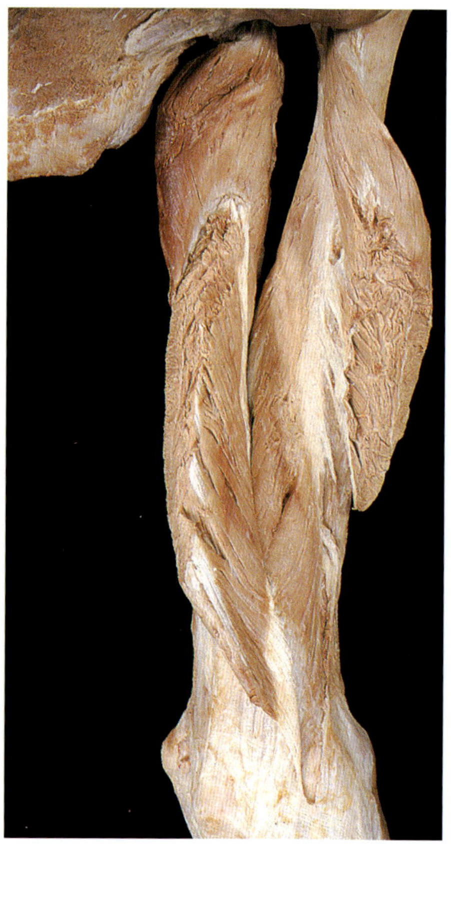

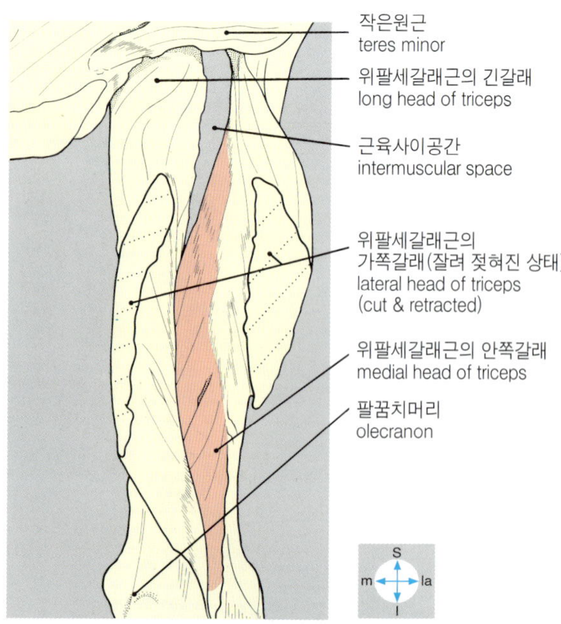

그림 3.66 어깨세모근을 제거하고 위팔세갈래근의 가쪽갈래를 잘라 젖힘으로써 노출된 위팔세갈래근의 안쪽갈래.

이막과 위팔세갈래근의 안쪽갈래 사이를 통해서 아래로 내려간다. 팔꿉부위에서 위팔뼈의 안쪽위관절융기(medial epicondyle)의 뒤쪽으로, 팔꿉관절의 안쪽으로 주행하여, 위팔뼈와 자쪽손목굽힘근(flexor carpi ulnaris)의 자쪽갈래(ulnar head) 사이를 통하여 아래팔로 들어간다. 자신경은 위팔에서 가지를 내지 않는다.

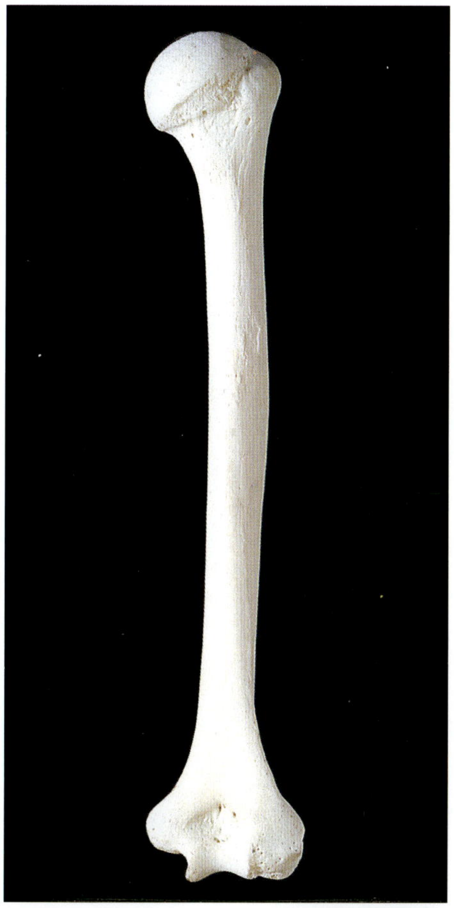

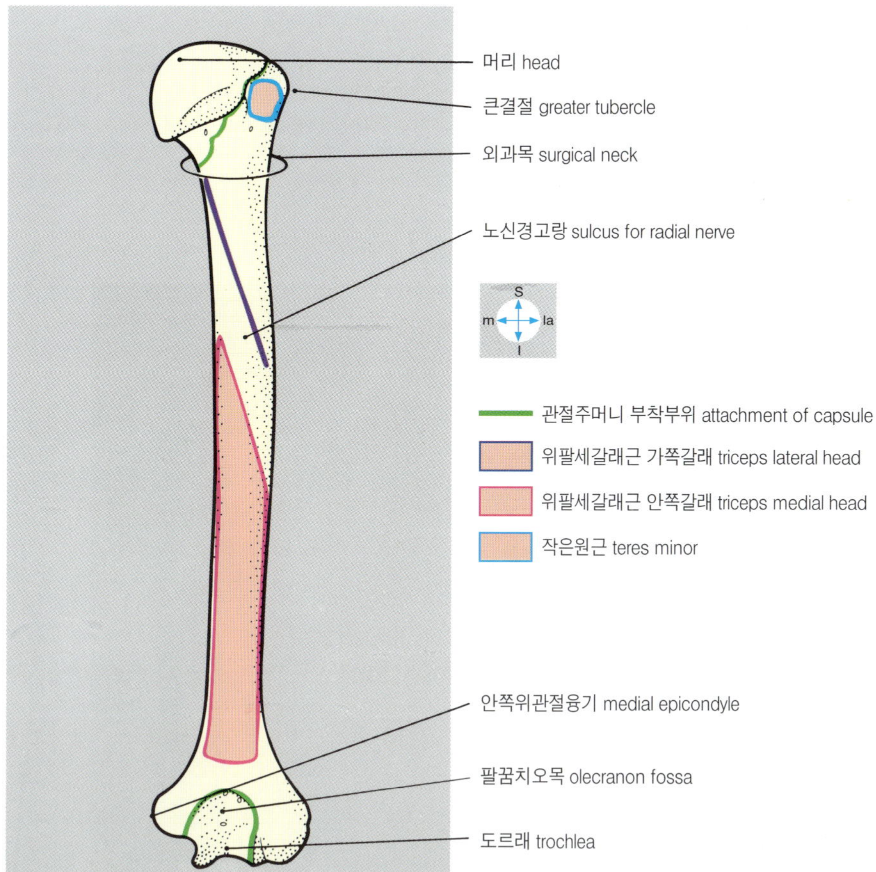

그림 3.67 위팔뼈의 뒷모습.

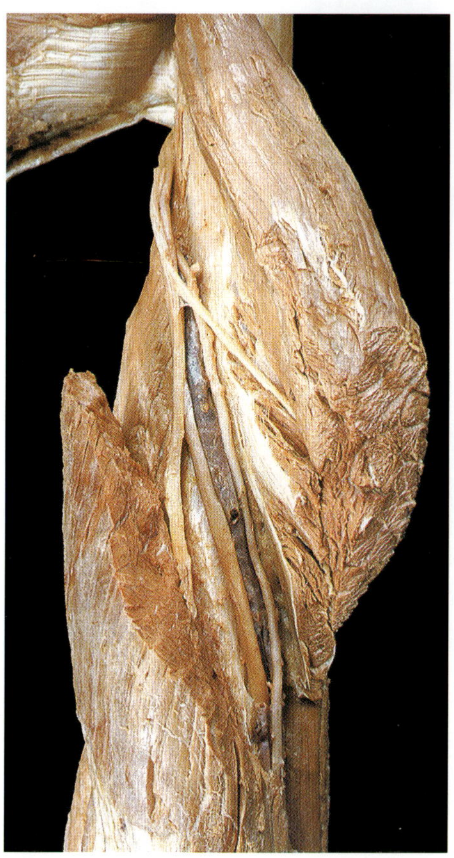

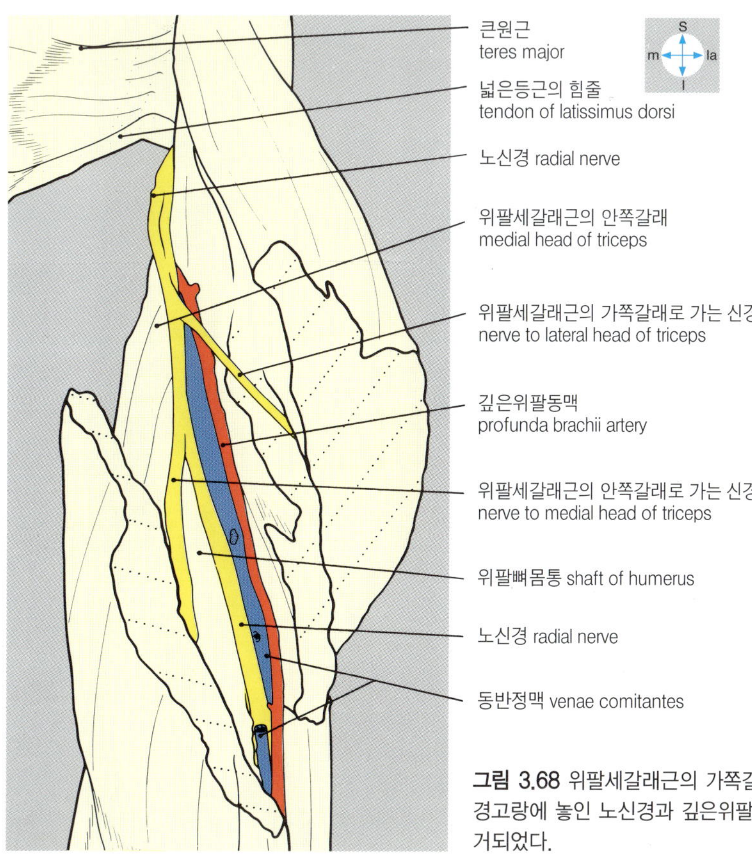

그림 3.68 위팔세갈래근의 가쪽갈래를 잘라 젖힌 후에 노출된 노신경고랑에 놓인 노신경과 깊은위팔동맥. 위팔세갈래근의 긴갈래는 제거되었다.

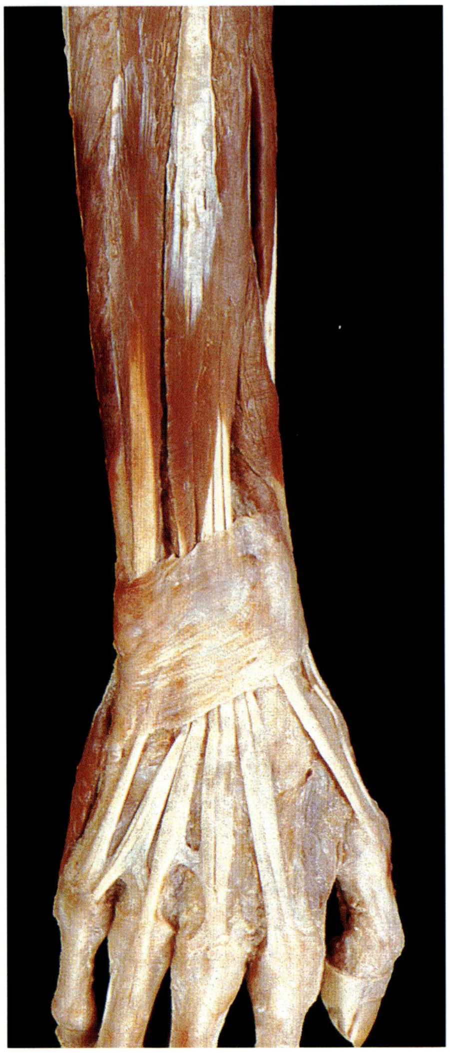

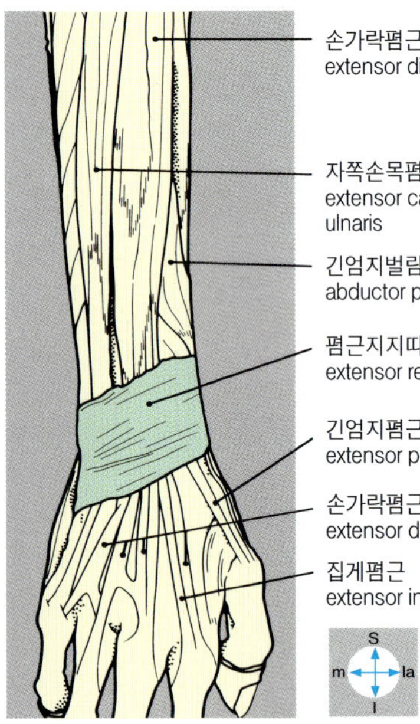

그림 3.69 피부밑조직과 깊은근막을 제거함으로써 노출된 폄근지지띠. 지지띠의 섬유들이 노뼈에서 갈고리뼈와 콩알뼈를 향해서 안쪽 아래방향으로 비스듬히 주행한다.

아래팔의 뒤칸 (Posterior compartment of forearm)

아래팔의 뒤칸은 노뼈와 자뼈 및 뼈사이막의 뒤쪽에 위치한다. 뒤칸에는 손목과 손가락의 폄근들(extensors)과 엄지의 폄근(extensors) 및 긴벌림근(long abductor)이 포함되고, 또한 위팔노근(brachioradialis)과 손뒤침근(supinator) 및 팔꿈치근(anconeus)도 포함된다. 이들 근육은 뒤뼈사이동맥(posterior interosseous a.)에 의해서 혈액을 공급받고 노신경의 깊은가지인 뒤뼈사이신경(posterior interosseous n.)과 노신경 자체에 의해서 신경지배를 받는다. 뒤칸은 자뼈의 뒤모서리(피부밑모서리)에 부착되는 깊은 깊은근막에 의해서 에워싸여있다. 손목부위에서 근막은 두꺼워져 폄근지지띠(extensor retinaculum)를 형성한다(그림 3.69). 윤활집(synovial sheath)에 의해서 둘러싸인 폄근의 힘줄들이 폄근지지띠의 깊은부위를 통해 손으로 들어간다.

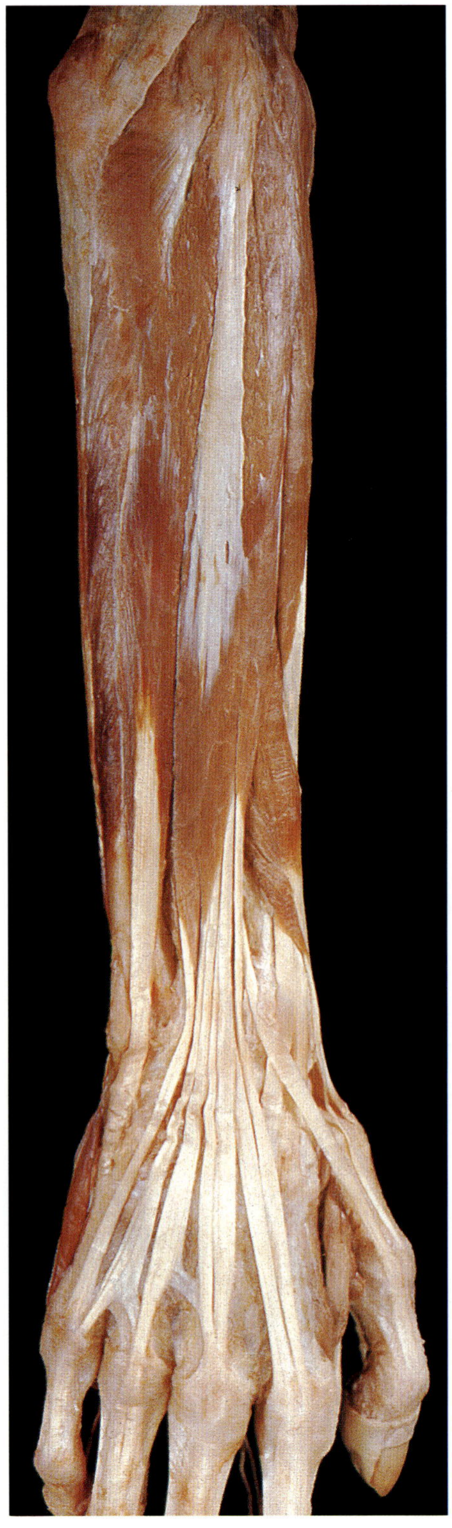

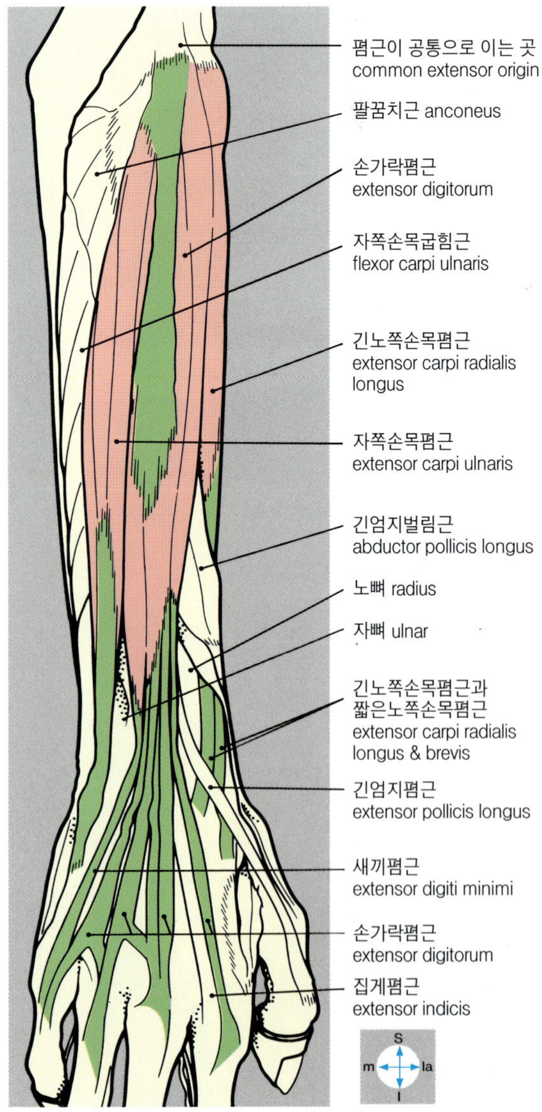

그림 3.70 깊은근막과 폄근지지띠를 제거함으로써 노출된 아래팔 뒤칸의 얕은근육들. 자쪽손목굽힘근과 자쪽손목폄근이 자뼈의 피부밑모서리를 따라 서로의 모서리가 맞닿은 상태로 놓여있다.

얕은근육(Superficial muscels)

네 종류의 얕은폄근들이 몸쪽으로 위팔뼈의 가쪽위관절융기(lateral humeral epicondyle)의 앞면에 공통으로 부착된다(폄근이 공통으로 이는 곳)(그림 3.70). 짧은노쪽손목폄근(extensor carpi radialis brevis)은 먼쪽으로 주행하여 셋째손허리뼈(third metacarpal)의 바닥(base)에 부착되며, 손목의 폄근(extensor)과 벌림근(abductor)으로 작용한다(그림 3.71). 손가락폄근(extensor digitoum)(그림 3.69, 3.70)은 네 개의 힘줄을 갖고 있는데 이들은 손가락으로 주행하여 폄근널힘줄(extensor expansions 또는 extensor hoods)을 형성한다(그림 3.51 참조). 손등에서 이들 힘줄은 섬유띠에 의해서 서로 연결된다. 손가락폄근은 손가락과 손목관절의 폄근(extensor)으로 작용한다. 새끼폄근(extensor digiti minimi)은 두 개의 힘줄을 통하여 새끼손가락의 폄근널힘줄에 부착되며 새끼손가락을 펴는 작용을 한다(그림 3.70). 자쪽손목폄근(extensor carpi ulnaris)은 몸쪽으로 공통으로 폄근이 이는 곳과 자뼈의 뒤면에 부착된다(그림 3.70). 먼쪽으로 이 근육은 다섯째손허리뼈의 바닥에 부착된다. 이 근육은 손목의 폄근과 모음근으로 작용한다. 이들 네 종류의 얕은폄근들은 팔꿉관절을 연결시키기는 하지만 이들 부착부위가 팔꿉관절운동축 가까이에 위치하고 있어 팔꿉관절에서는 효과적으로 작용하지 못한다. 이들 근육들은 노신경의 깊은가지인 뒤뼈사이신경(posterior interosseous n.)에 의해서 신경지배를 받는다.

두 개의 다른 얕은근육인 위팔노근(brachioradialis)과 긴노쪽손목폄근(extensor carpi radialis longus)은 위팔의 가쪽관절융기위능선(lateral supracondylar ridge)에서 기시하며 노신경의 주 줄기로부터 직접 신경지배를 받는다. 위팔노근(그림 3.71, 3.72)은 가쪽관절융기위능선의 위쪽 2/3 부위에서 기시하여 먼쪽으로 노뼈의 붓돌기(styloid process)에 부착된다. 위팔노근은 팔꿉관절의 굽힘근으로 작용하고, 완전히 손이 엎친 상태 또는 뒤친 상태에서 위팔을 엎침과 뒤침의 중립위치로 회전시키는 작용을 한다. 긴노쪽손목폄근(그림 3.70, 3.71)은 가쪽관절융기위능선의 아래쪽 1/3 부위에서 기시하여 먼쪽으로 둘째손허리뼈의 바닥에 부착된다. 이 근육은 손목관절의 폄근과 벌림근으로 작용한다.

이들 근육의 주요 작용 외에도, 세 개의 손목폄근들은 긴 손가락굽힘근들이 손가락에 작용하는 동안 손목을 적절한 위치에 고정시켜줌으로써 강하게 움켜쥘 수 있도록 하는데 중요한 역할을 한다.

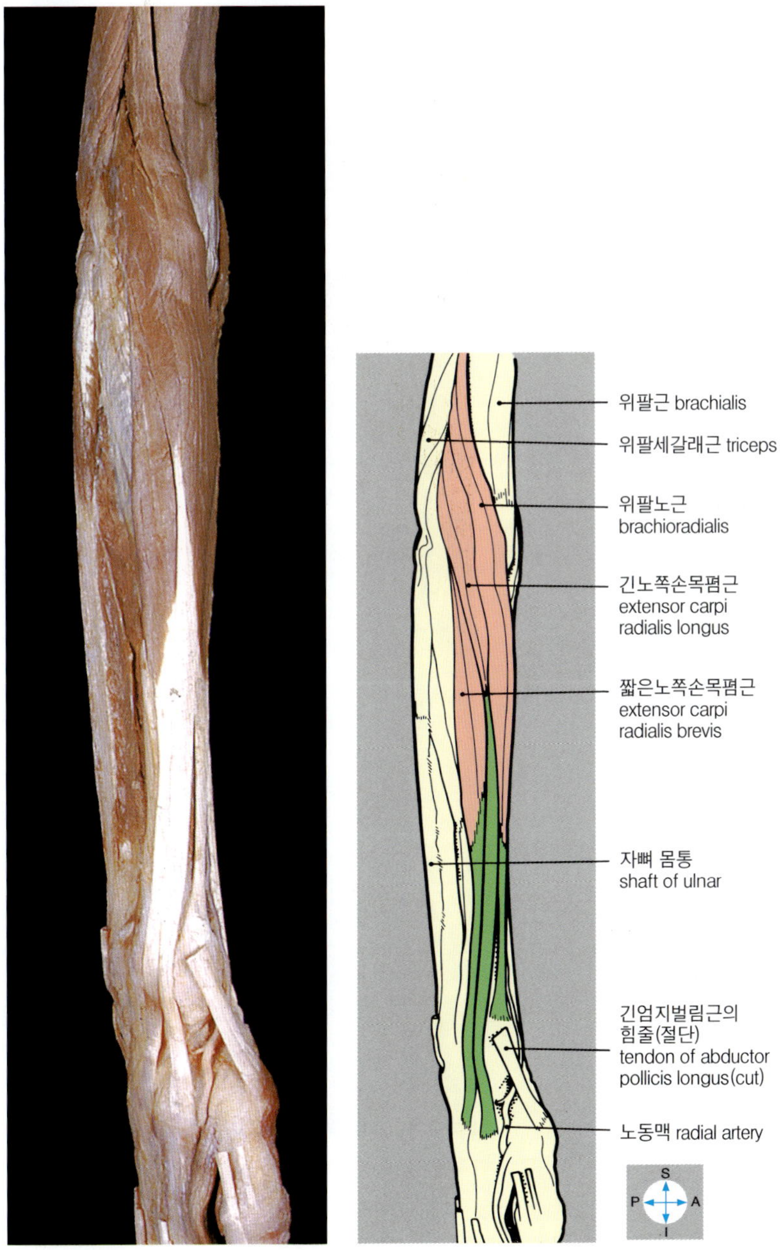

그림 3.71 긴엄지벌림근과 긴엄지폄근 및 짧은엄지폄근을 제거함으로써 노출된 긴노쪽손목폄근과 짧은노쪽손목폄근 및 위팔노근.

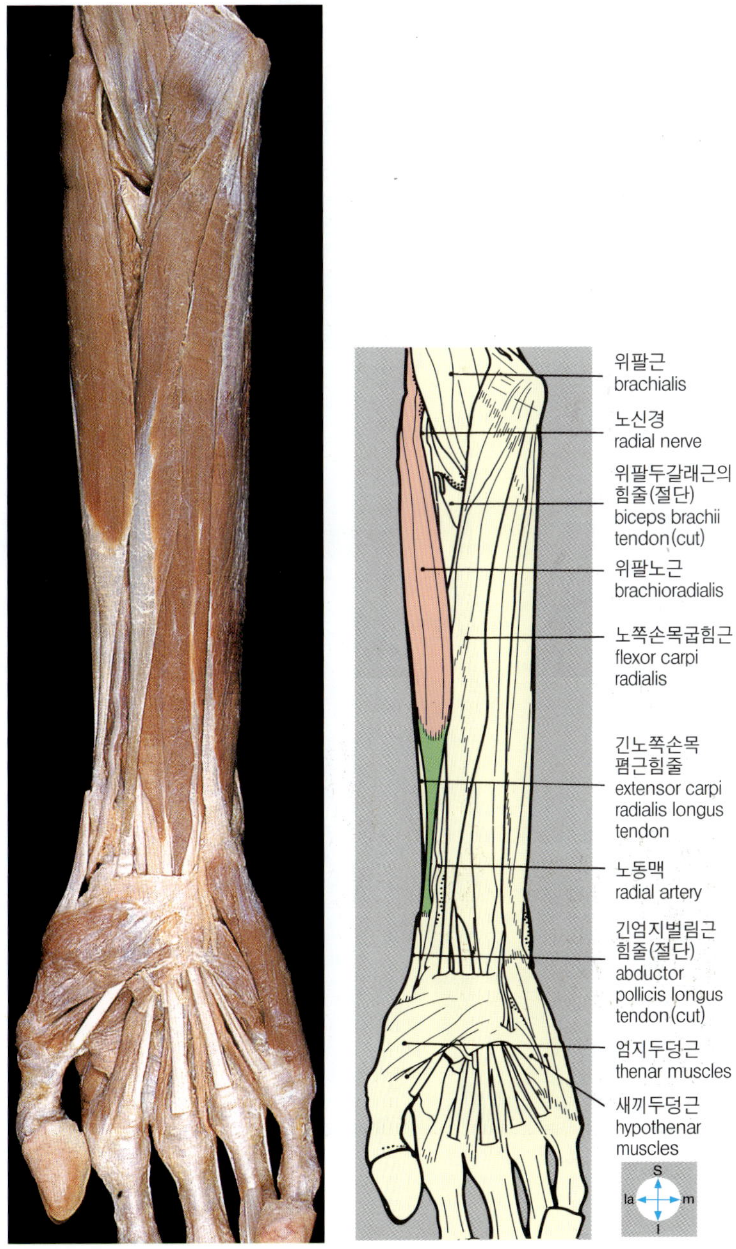

그림 3.72 위팔노근(앞에서 본 모습). 위팔노근은 팔오금의 가쪽 경계를 형성하며 아래팔에서 노동맥과 노신경의 얕은가지를 덮고 있다.

깊은근육(Deep muscles)

네 종류의 깊은근육의 몸쪽 부착부위는 그림 3.73에 나타내었다. 집게폄근(extensor indicis)(그림 3.74)의 힘줄은 먼쪽으로 주행 시 손가락폄근(extensor digitorum) 힘줄의 안쪽에서 주행하여 집게손가락의 폄근널힘줄(extensor expansion)에 부착된다. 긴엄지폄근(extensor pollicis longus)의 힘줄은 먼쪽으로 주행시 노뼈의 뒤결절(dorsal tubercle)의 자쪽(안쪽)면을 돌아서 노쪽손목폄근을 가로질러 엄지의 끝마디뼈의 바닥에 부착된다(그림 3.75). 긴엄지폄근은 엄지와 손목손허리관절을 펴는 작용을 나타낸다. 긴엄지벌림근(abductor pollicis longus)은 첫째손허리뼈의 바닥에 부착되는데, 첫째손허리뼈를 펴고, 벌리는 작용을 나타낸다.

비록 이들 네 종류의 깊은근육이 주로 손에 있는 관절에 작용하지만 이들은 손목관절을 연결시켜주기도 한다. 그러나 손목관절부위에서는 약하게 작용한다. 이들 근육은 모두 노신경의 깊은가지인 뒤뼈사이신경에 의해서 신경지배를 받는다.

엄지의 폄운동(extension)은 손목의 뒤가쪽면

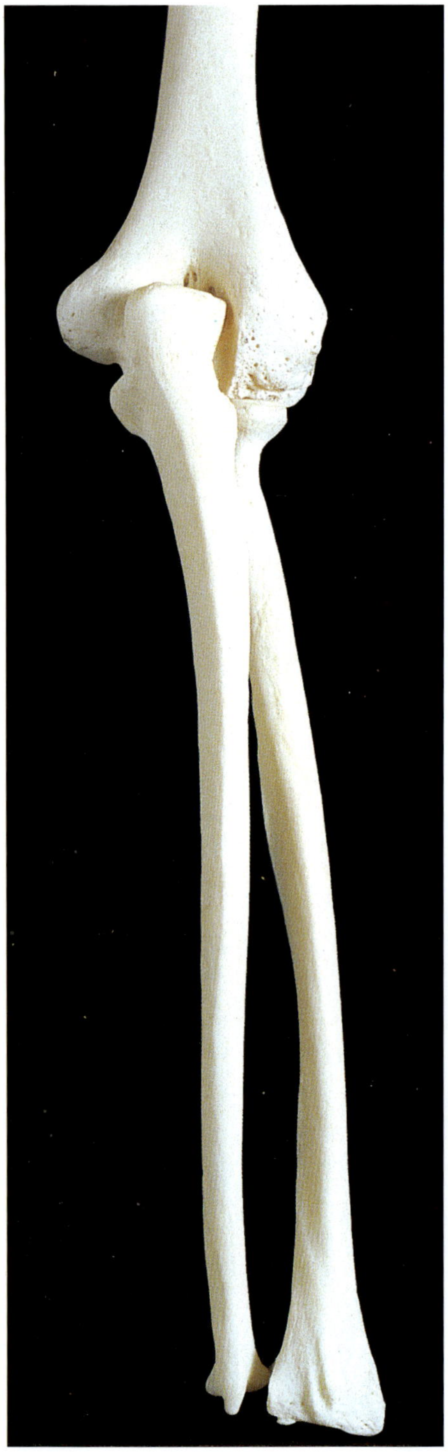

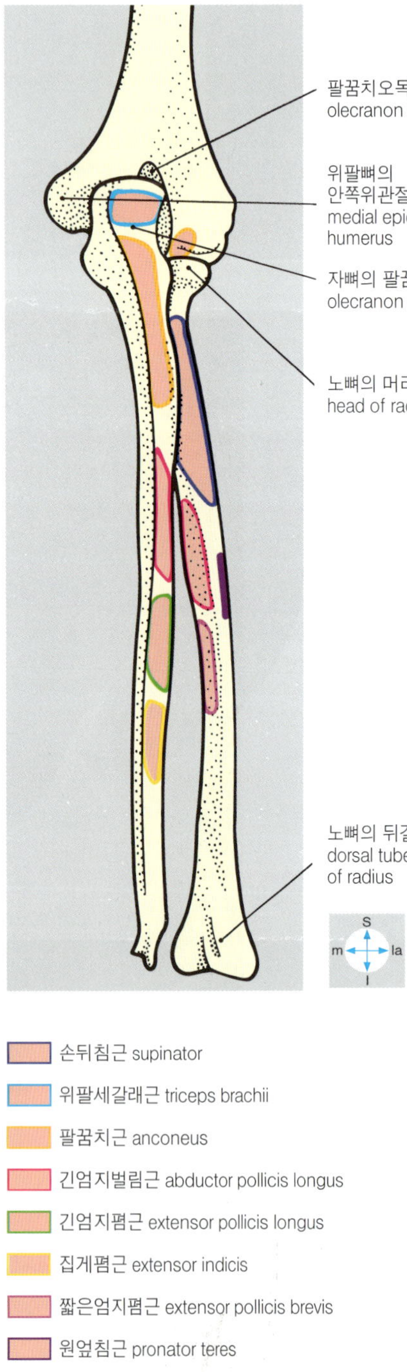

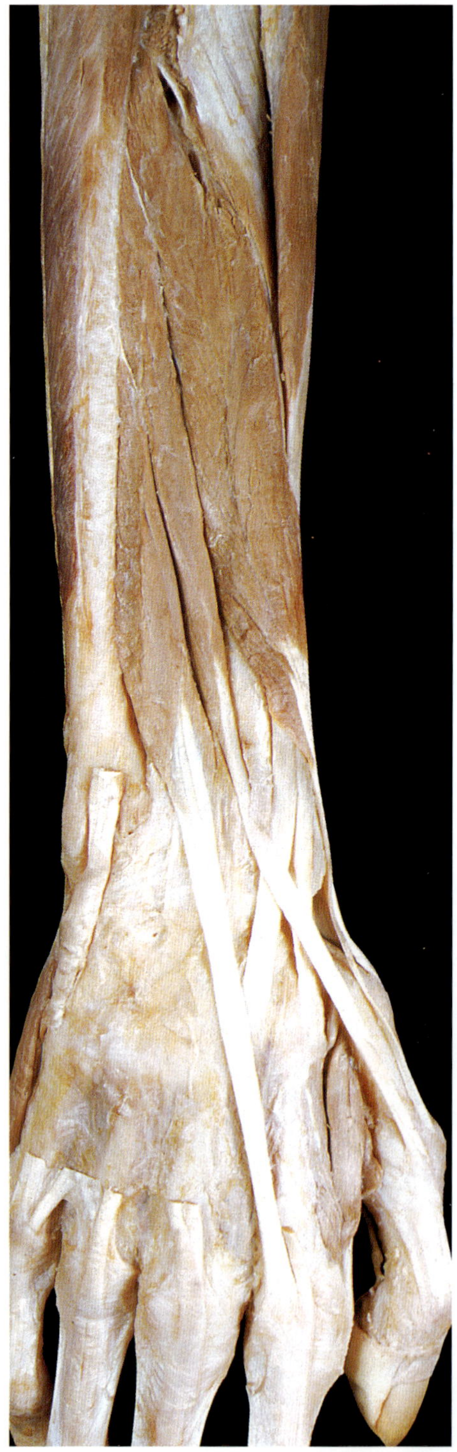

그림 3.73 노뼈와 자뼈 및 위팔뼈 먼쪽부위의 뒷모습.

(posterolateral aspect)에 해부학코담배갑(anatomical snuff box)이라고 불리는 오목한 공간을 형성한다. 이것은 앞쪽으로는 긴엄지벌림근과 짧은엄지폄근의 힘줄에 의해, 뒤쪽으로는 긴엄지폄근에 의해 경계지워진다. 코담배갑 표면에 노쪽피부정맥의 기시부와 손등에 분포하는 얕은노신경의 가지들이 놓여있다. 두 개의 노쪽손목폄근의 힘줄과 노동맥이 코담배갑을 가로질러 주행한다. 코담배갑의 바닥은 노뼈붓돌기(radial styloid process)와 손배뼈(scaphoid), 큰마름뼈(trapezium) 및 첫째손허리뼈의 바닥에 의해서 형성된다. 손배뼈의 골절 시 흔히 코담배갑부위에 통증(pain)과 종창(swelling) 및 압통(tenderness)이 유발된다.

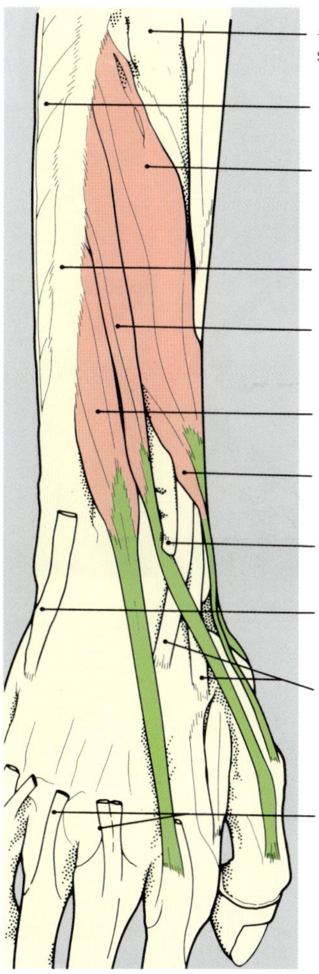

그림 3.74 손가락폄근을 잘라낸 후에 노출된 집게폄근과 긴엄지폄근 및 짧은엄지폄근. 집게폄근의 힘줄이 손가락폄근 집게힘줄의 안쪽(자쪽)에 놓여 있다.

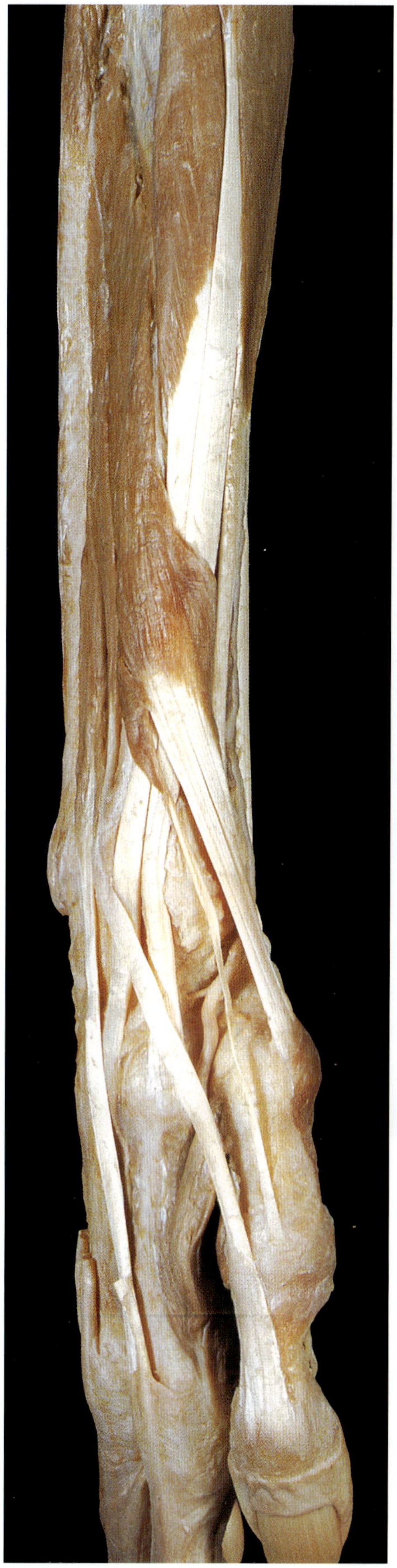

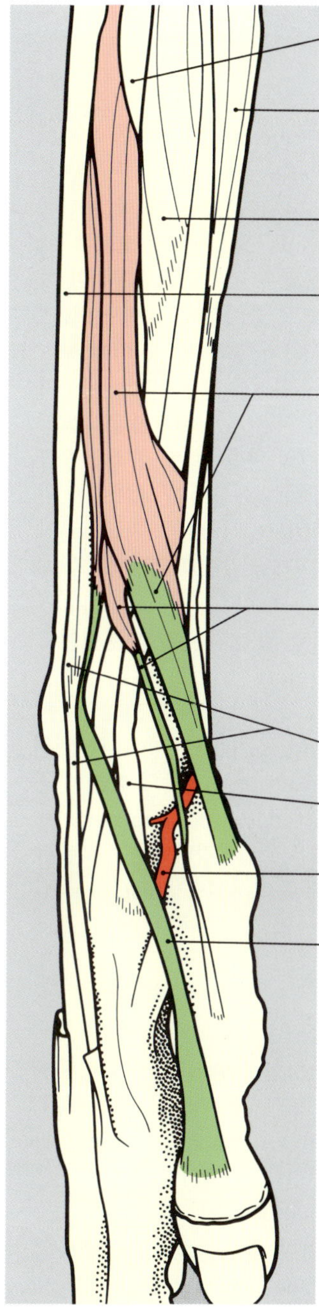

그림 3.75 긴엄지벌림근과 긴엄지폄근 및 짧은엄지폄근. 손목부위에서 엄지로 가는 이들 세 개 근육의 힘줄들이 노쪽손목폄근들을 가로질러 간다.

또 하나의 깊은근육인 손뒤침근(supinator)은 빗갈래(oblique head)와 가로갈래(transverse head)로 구성된다(그림 3.76). 빗갈래는 가쪽위관절융기(lateral epicondyle)와 곁인대(collateral ligament)에 부착되는 반면, 가로갈래는 자뼈의 뒤침근능선(supinator crest)에 부착된다. 두 갈래는 노뼈의 몸쪽부분을 가쪽으로 감아돌면서 노뼈의 앞면에 부착된다(그림 3.73). 이 근육은 아래팔을 뒤치는 작용을 나타내고 노신경의 깊은가지인 뒤뼈사이신경(posterior interosseous n.)에 의해서 신경지배를 받는데, 뒤뼈사이신경은 손뒤침근의 두 갈래 사이로 지나간다(그림 3.77).

혈관(Vessels)

팔오금에서 자동맥(ulnar a.)의 가지인 온뼈사이동맥(common interosseous a.)은 큰 앞뼈사이동맥(anterior interosseous a.)과 작은 뒤뼈사이동맥(posterior interosseous a.)으로 나뉘는데, 이들 각각의 동맥은 먼쪽으로 주행하며 아래팔의 앞칸과 뒤칸으로 들어간다. 뒤뼈사이동맥(그림 3.77)은 얕은근육과 깊은근육 사이에 놓여있으면서 이들 근육에 혈액을 공급한다. 손목근처에서 앞뼈사이동맥의 한 가지가 뼈사이막을 뚫고 뒤칸으로 들어가 뒤칸의 먼쪽부위에 혈액을 공급하는데 도움을 준다. 이 외에도 뒤칸의 가쪽에 있는 근육들은 노동맥(radial a.)의 가지들로부터 혈액을 공급받는다. 아래팔 앞칸과 뒤칸에서 동맥과 함께 주행하는 동반정맥들(venae comitantes)은 위팔동맥과 함께 주행하는 정맥들로 유입된다.

손목의 등쪽에서 노동맥은 아래팔의 앞칸에서 긴엄지벌림근(abductor pollicis longus)과 짧은엄지폄근(extensor pollicis brevis)의 힘줄 밑을 지나 해부학코담배갑(anatomical snuff box)으로 들어간다. 노동맥은 코담배갑바닥을 가로질러 주행한 다음 첫째등쪽뼈사이근(first dorsal interosseous m.)을 뚫고 손등에서 손바닥으로 들어간다.

신경(Nerves)

아래팔의 뒤칸은 노신경(radial n.)에 의해서 신경지배를 받는데, 노신경은 위팔의 가쪽근육사이막(lateral intermuscular septum)을 뚫고 위팔을 지나 아래팔로 간다. 팔꿉의 앞쪽에서 노신경은 위팔근(brachialis)과 위팔노근(brachioradialis)사이에 놓이며 얕은가지(superficial branch)와 깊은가지(deep branch)로 나뉜다(그림 3.76). 얕은가지는 위팔노근에 덮여있는 상태로 계속해서 아래팔을 따라 먼쪽으로 주행하는데, 손목근처에서 위팔노근의 뒤모서리를 지나 코담배갑을 가로 질러 주행하며 손등의 피부가지가 되면서 끝나게 된다(그림 3.78). 깊은가지인 뒤뼈사이신경(posterior interosseous n.)은 노뼈목부위에서 노신경으로부터 기시하여 손뒤침근(supinator)의 두 갈래 사이를 지나 뒤칸으로 들어간다(그림 3.77). 처음에는 뒤뼈사이신경은 뒤뼈사이동맥과 동행하다가 먼쪽에서는 좀더 깊이 뼈사이막위에 위치한다. 뒤뼈사이신경은 팔꿉관절과 노자관절 및 손목관절에 가지를 내고 대부분의 뒤칸근육의 신경지배를 담당한다. 위팔노근과 긴노쪽손목폄근(extensor carpi radialis longus)은 위팔에서 노신경으로 기시한 가지에 의해서 신경 공급을 받고, 팔꿈치근(anconeus)은 위팔세갈래근 안쪽갈래로 가는 노신경 가지에 의해서 신경공급을 받는다.

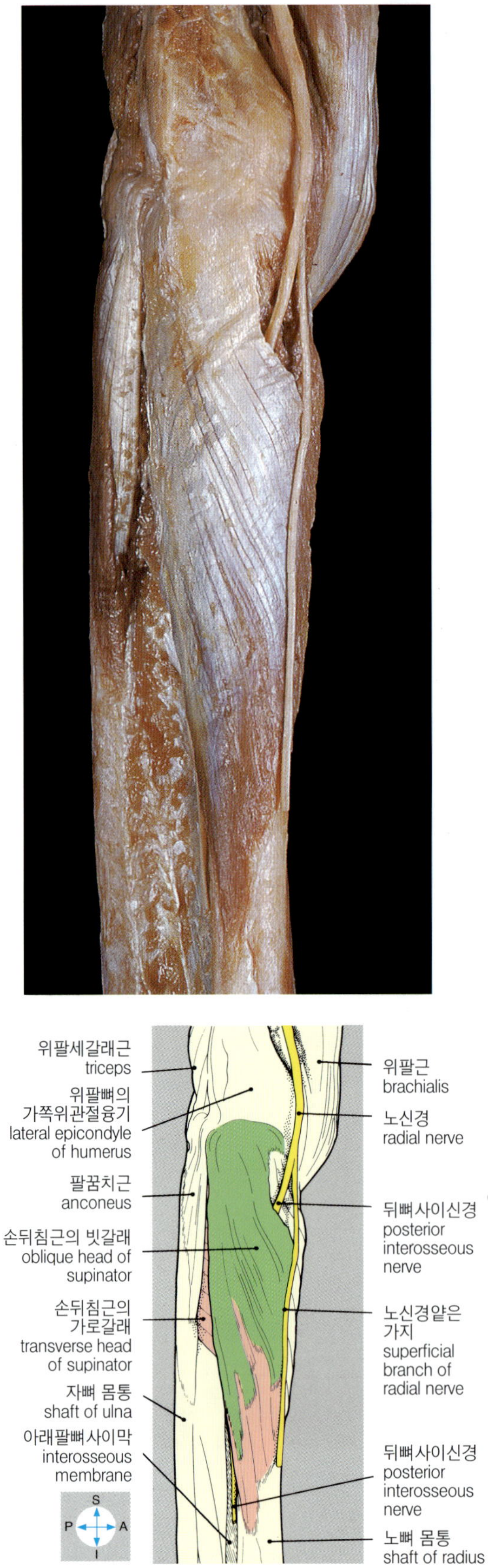

그림 3.76 아래팔뒤칸의 다른 근육들을 제거함으로써 노출된 손뒤침근. 뒤뼈사이신경이 손뒤침근의 빗갈래와 가로갈래 사이를 주행한다.

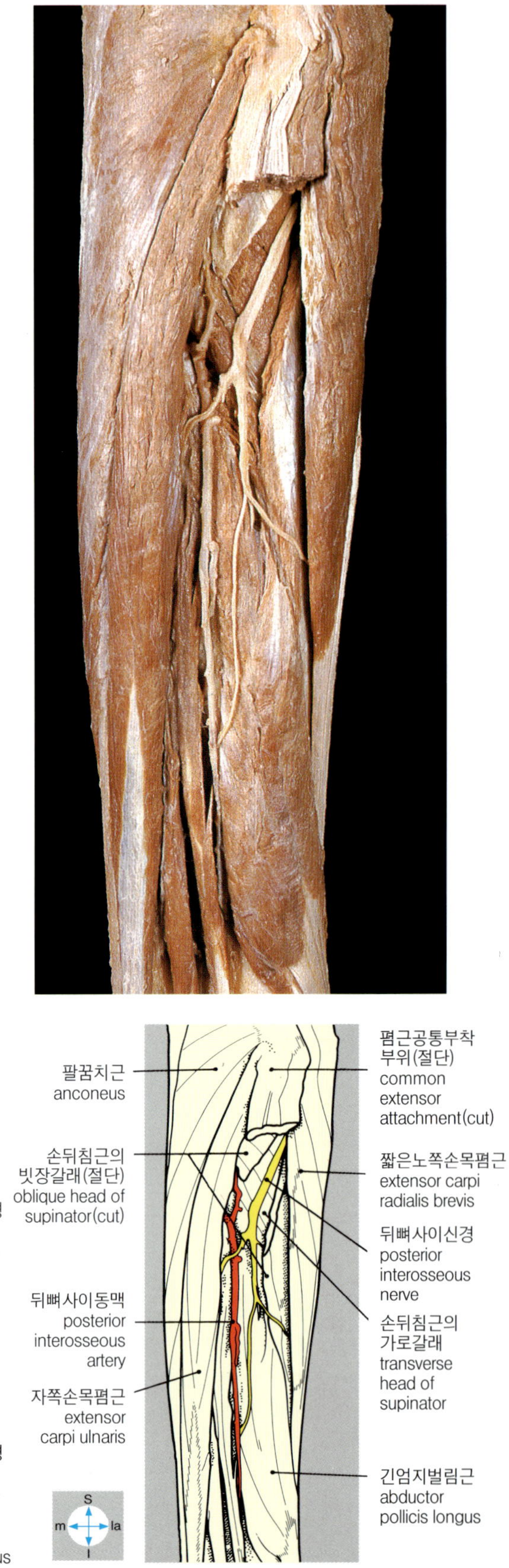

그림 3.77 손가락폄근을 잘라냄으로써 노출된 뒤뼈사이동맥과 신경. 이 표본은 아래팔을 약간 엎친 상태로 아래팔의 노쪽모서리가 앞쪽을 향하고 있다.

손등(Dorsum of hand)

손등은 노신경과 자신경의 가지에 의해서 신경지배를 받는다(그림 3.78). 노신경의 얕은가지는 대개 가쪽 손가락 세 개와 손가락 반쪽(손톱바닥은 제외)과 해당 손등부위의 피부에 신경을 공급한다. 나머지 손등과 안쪽의 손가락 한 개와 손가락 반쪽(손톱바닥은 제외)의 피부는 자신경의 등쪽가지들에 의해서 공급되는데, 이들 가지들은 앞칸에서 기시하여 손목의 안쪽면을 감싸면서 손등으로 주행한다.

손가락과 손바닥으로부터 오는 정맥피의 대부분은 손등정맥얼기(dorsal venous network)로 유입되는데, 이들 손등정맥얼기는 흔히 손등에서 얕은정맥활(supericial venous arch)을 형성한다.

손목에서 손가락폄근의 힘줄들은 폄근지지띠의 깊은 부위에 위치하며(그림 3.79), 하나의 윤활집(synovial sheath)에 의해서 싸여 있다. 손등에서 이들 힘줄은 각각의 손가락을 향해서 벌어지게 된다.

손등의 피부는 탄성이 있고(elastic), 피부밑성긴결합조직으로 인해 자유롭게 움직일 수 있다: 손의 감염 또는 손상에 의해 흔히 이들 느슨한 조직이 부어오르게 된다.

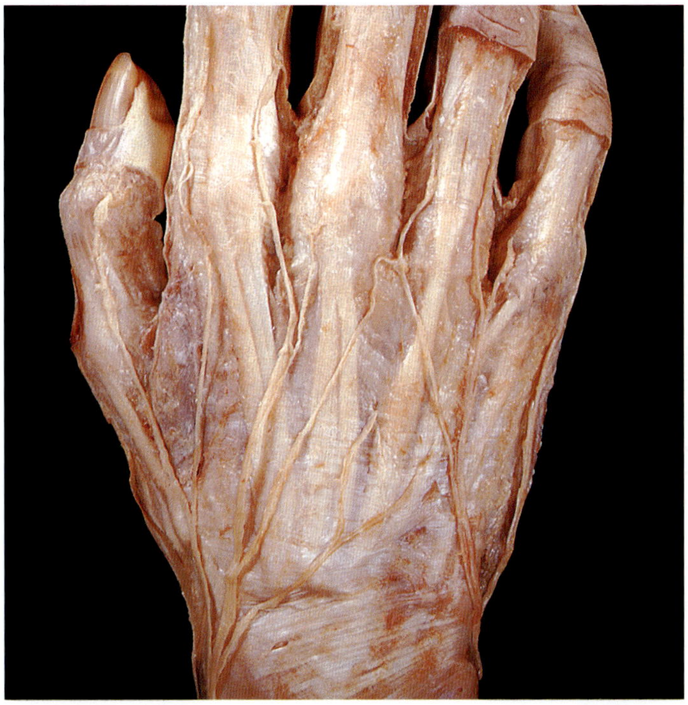

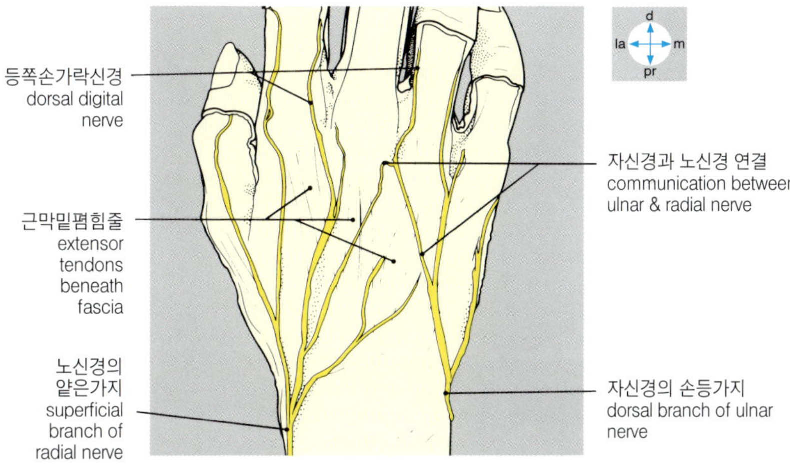

그림 3.78 피부정맥을 제거한 후에 노출된 손등의 노신경과 자신경의 피부가지들.

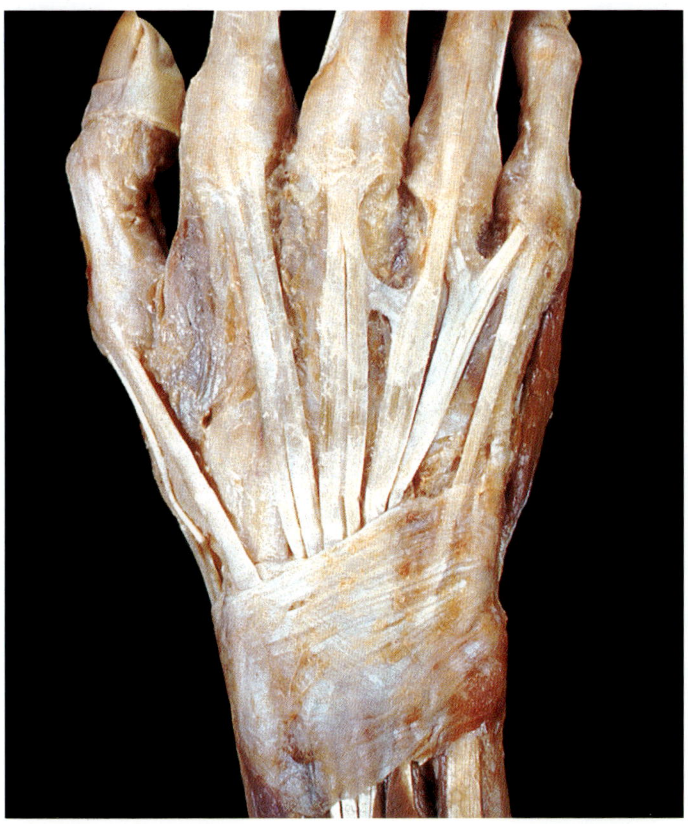

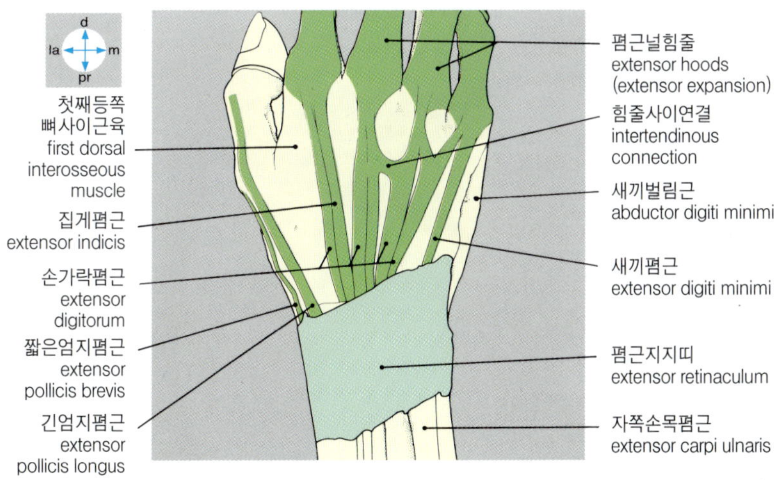

그림 3.79 피부밑조직을 제거한 후 노출된 폄근지지띠와 폄근힘줄들. 힘줄들이 폄근지지띠 밑으로 형성된 섬유-뼈굴(fibro-osseous tunnels)을 통해서 주행하고, 이때 힘줄들은 윤활집(여기에서는 제거됨)에 싸여있는데, 윤활집은 폄근지지띠의 먼쪽 모서리를 넘어서까지 힘줄들을 감싸고 있다.

빗장관절과 어깨관절 (Clavicular and shoulder joints)

세 개의 관절이 팔의 자유로운 운동성에 기여한다. 운동은 어깨관절(shoulder joint; glenohumeral joint)에서 위팔뼈와 어깨뼈 사이에서 일어나고, 어깨뼈는 빗장뼈(clavicle)의 양끝에 있는 관절을 통해서 가슴벽 위에서 움직인다. 소수의 근육이 빗장뼈에 부착되지만, 어깨뼈와 위팔뼈에 부착된 많은 근육들이 모두 빗장관절(clavicular joints)에서의 운동에 기여한다. 실제로, 어깨관절에서의 운동은 항상 복장빗장관절(sternoclavicular joint)과 봉우리빗장관절(acromioclavicular)에서의 운동과 연관되어 있다.

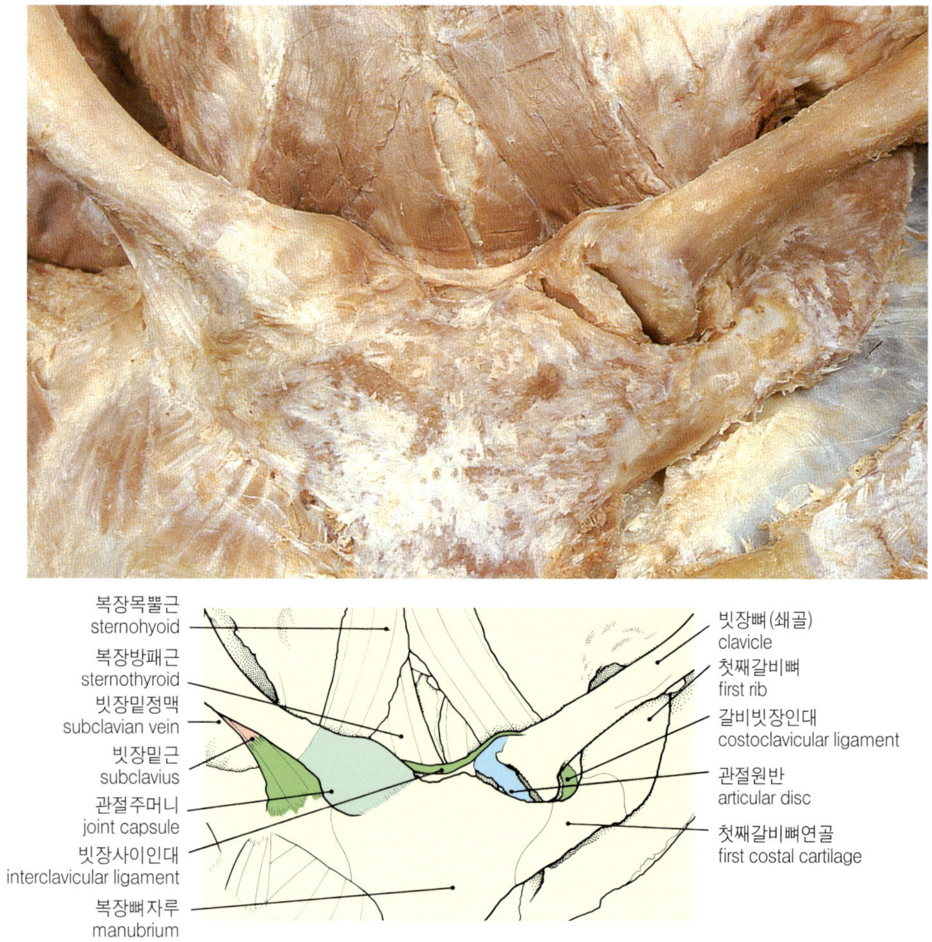

그림 3.80 복장빗장관절. 왼쪽관절부위는 연골원반과 갈비빗장인대를 노출시키기 위해서 관절주머니와 빗장밑근을 제거한 상태. 첫째왼쪽갈비사이공간에 가슴막이 노출되어 있다.

빗장관절(Clavicular joints)

복장빗장관절과 봉우리빗장관절은 피부밑에 위치하고 있어 살아있는 개체에서 쉽게 만져볼 수 있다. 각각의 관절은 안쪽이 윤활막으로 덮여있는 대롱모양의 관절주머니(tubular capsule)를 갖고 있다.

복장빗장관절(그림 3.80)에서 빗장의 안쪽끝부위는 복장뼈자루(manubrium)의 위모서리에 있는 패임부위 및 첫째갈비뼈연골(first costal cartilage)과 관절을 이룬다. 이 관절은 섬유연골인 관절주머니내 관절원반(intracapsular articular disc)에 의해서 칸이 나뉘는데, 관절원반은 위쪽으로는 빗장뼈에 아래쪽으로는 첫째갈비뼈연골에 부착되어 있고, 관절원반의 가장자리는 관절주머니에 부착되어 있다. 복장빗장관절부위에는 두 개의 보조인대가 있다. 관절주머니 위에 있는 빗장사이인대(interclavicular ligament)는 양쪽 빗장뼈의 안쪽끝을 연결시켜준다. 복장빗장관절의 바로 가쪽에 복장빗장인대가 있는데, 이것은 빗장뼈를 강하게 첫째갈비뼈연골에 부착시켜준다. 복장빗장관절의 안정성은 관절원반과 보조인대에 의존하게 되는데, 이들이 빗장뼈 안쪽끝부위의 안쪽 변위(medial displacement)와 상승을 제한한다. 복장빗장관절은 복장목뿔근(sternohyoid m.)과 복장방패근(sternothyroid m.)에 의해서 팔머리정맥(brachiocephalic v.)의 기시부 및 목뿌리부위에 있는 다른 구조물과 분리되어 있다.

봉우리빗장관절(acromioclavicular joint)에서 빗장뼈의 가쪽끝부위는 어깨뼈 봉우리의 안쪽면과 관절을 이룬다(그림 3.81). 관절주머니는 비스듬히 놓여있는 관절면의 모서리에 부착된다. 빗장뼈의 관절면은 가쪽 및 아래쪽을 향해 비스듬히

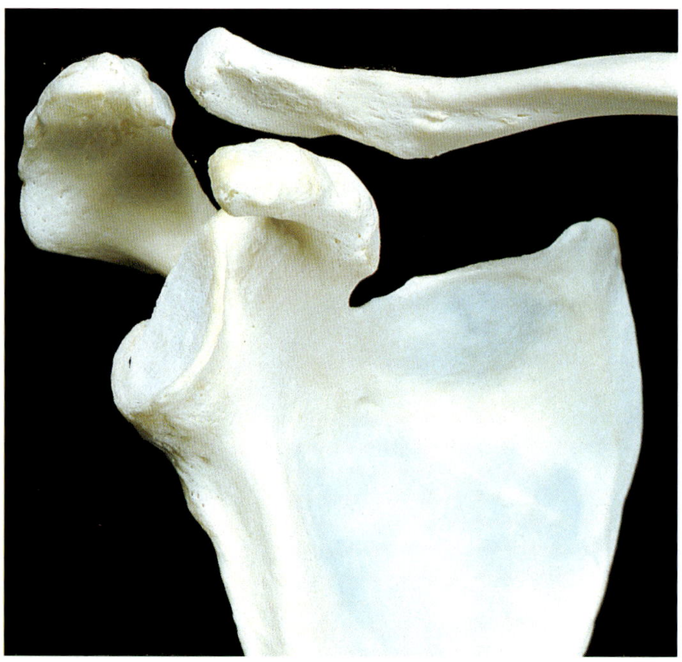

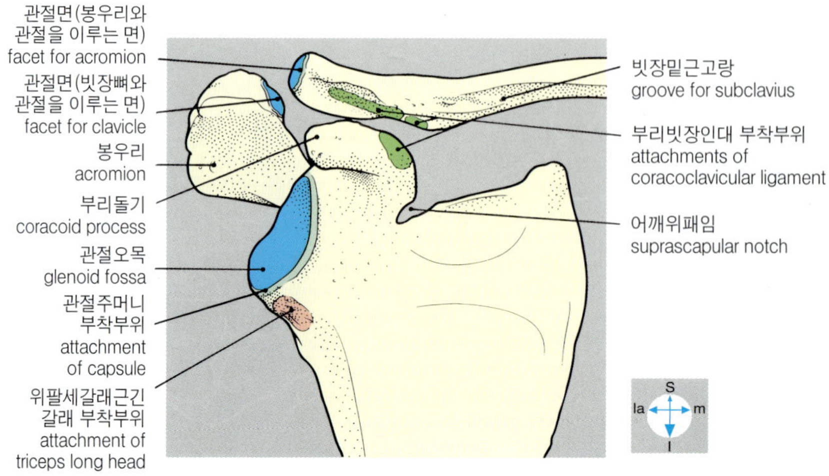

그림 3.81 어깨뼈와 빗장뼈의 가쪽부분을 앞면에서 약간 비스듬한 방향으로 바라본 모습. 봉우리빗장관절의 관절면과 부리빗장인대의 부착부위를 보여주기 위해 어깨뼈와 빗장뼈를 약간 분리시켜놓은 상태이다.

놓여있다. 봉우리빗장관절의 안정성은 대부분 부리돌기(coracoid process)와 빗장뼈 가쪽끝부위 아래면을 연결시켜주는 강한 부리빗장인대(coracoclavicular ligament)에 의해서 얻어진다. 이 인대는 원뿔부분(conoid part)과 마름부분(trapezoid part)으로 구성된다.

복장빗장관절과 봉우리빗장관절은 모두 빗장위신경(supraclavicular n.)(C3, C4) 가지에 의해서 신경 공급을 받는다.

빗장뼈의 가쪽끝은 들려지거나 내려질 수 있고, 앞쪽으로 당겨지거나 뒤쪽으로 당겨질 수 있다. 이러한 운동의 축은 빗장관절을 통하여 이루어지기 보다는 복장빗장인대와 부리빗장인대에서 이루어진다. 이리하여 어깨뼈가 처지는 동안 빗장뼈의 안쪽끝이 올라가게 되고, 어깨뼈가 앞쪽으로 당겨질 때 빗장뼈의 안쪽끝은 뒤쪽으로 움직이게 된다. 팔의 최대 벌림은 관절오목이 위쪽으로 향하게 하기 위하여 어깨뼈의 회전을 필요로 하게 된다. 복장빗장관절에서 빗장뼈가 40° 회전하고, 부리빗장관절에서 20° 회전하게 되면 어깨뼈가 약 60° 정도 회전한 것과 같이 된다. 어깨뼈 회전에 주로 관여하는 근육은 등세모근(trapezius)과 앞톱니근(serratus anterior)이다. 어깨뼈 내밈작용(protraction)은 작은가슴근(pectoralis minor)과 앞톱니근에 의해서 이루어지며, 당김작용(retraction)은 등세모근과 마름근(rhomboids)에 의해서 이루어진다.

빗장뼈는 큰가슴근(pectoralis major)과 넓은등근(latissimus dorsi)과 같은 근육이 어깨뼈를 안쪽으로 당길 때 어깨뼈를 지지해주는 버팀목의 역할을 해준다. 빗장관절은 관절의 보조 인대들에 의해서 안정화되는데, 보조 인대들은 아주 강하여 팔을 뻗친 상태로 떨어지는 것과 같은 충격이 가해질 경우 인대가 파열되기보다는 빗장뼈가 골절되는 경우가 많다.

어깨관절(Shoulder joint)

어깨관절(shoulder joint, glenohumeral joint)은 윤활관절이며 절구관절(ball-and-socket type)이어서 범위가 큰 운동이 가능하다. 위팔뼈의 반구모양의 머리(hemispherical head)는 안쪽과 약간 뒤쪽을 향하면서 어깨뼈의 관절오목부위와 관절을 이룬다(그림 3.82). 관절오목은 약간 앞쪽과 가쪽을 향하고 있고, 관절오목 가장자리에 부착된 연골띠(cartilalgenous lip)인 오목테두리(glenoid labrum)에 의해서 약간 더 깊어진다.

관절주머니(그림 3.83)는 안쪽으로 오목테두리에 부착되면서 느슨한 소매를 형성한다. 관절주머니의 위팔뼈부위는 위팔뼈의 해부목(anatomical neck)의 안쪽 아래부분을 제외한 해부목둘레에 부착된다. 해부목 안쪽 아래부분의 관절주머니는 위팔 외과목(surgical neck)부위까지 내려와 부착된다.

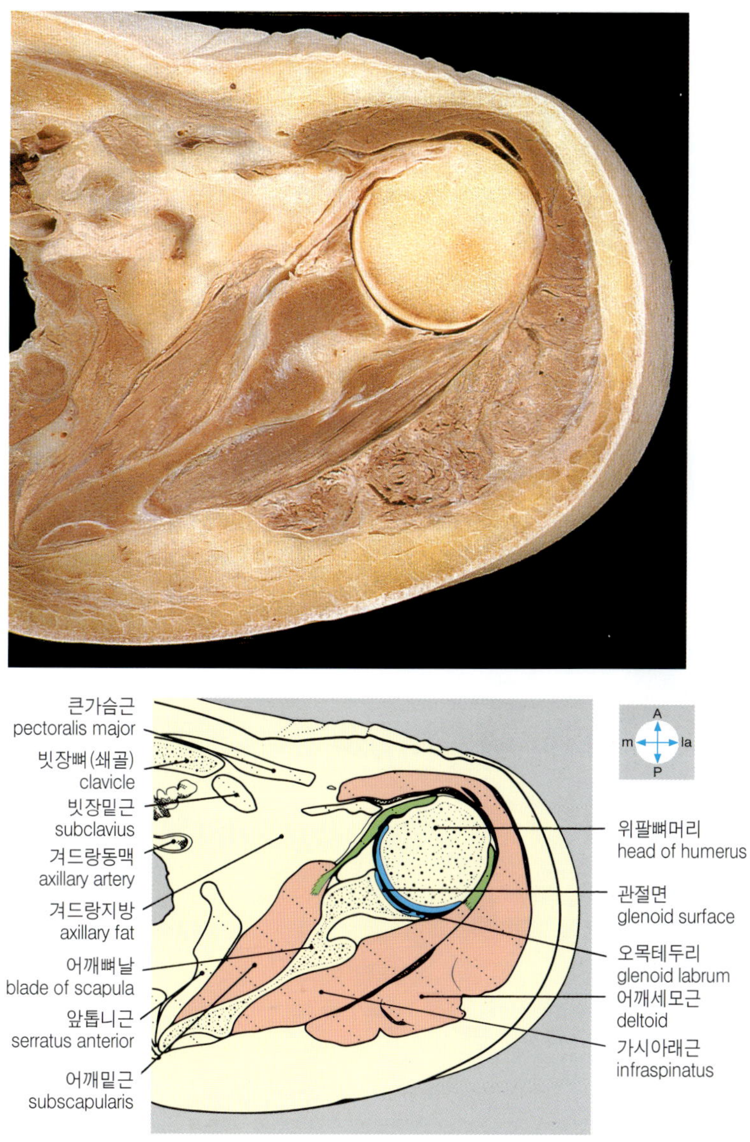

그림 3.82 어깨관절 부위를 보여주는 위팔뼈머리부위를 지나는 가로단면. 위에서 바라본 모습.

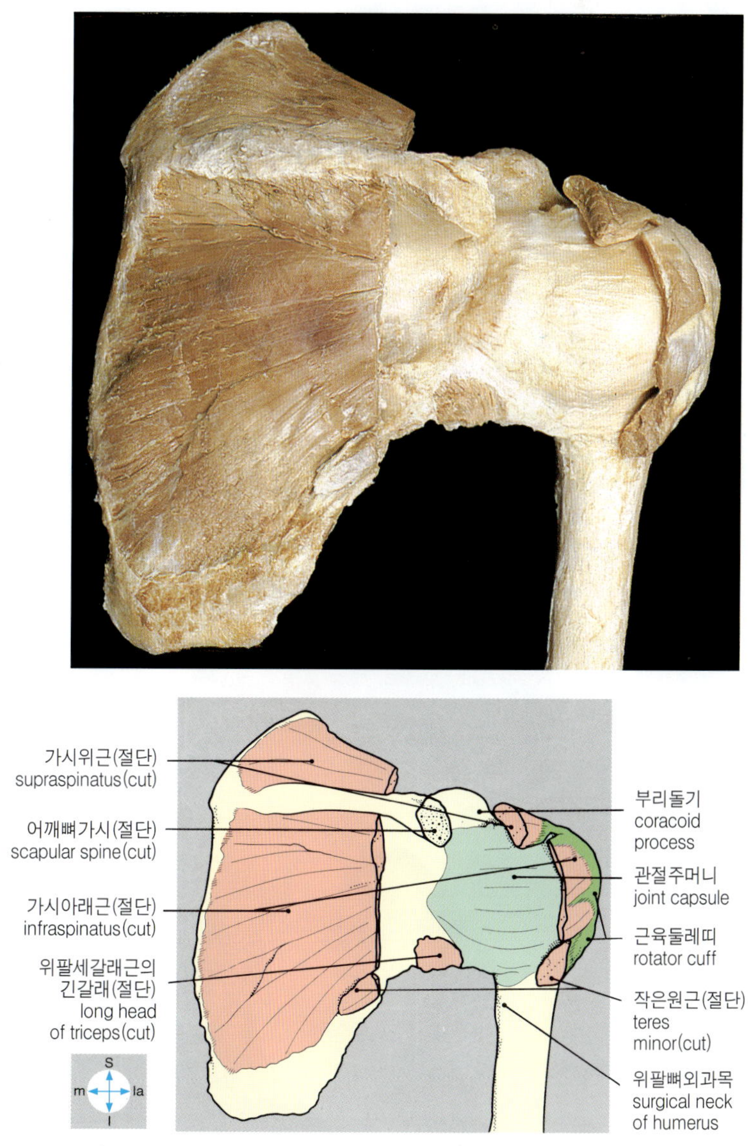

그림 3.83 어깨관절을 뒤에서 바라본 모습. 어깨관절주머니를 노출시키기 위하여 어깨뼈봉우리와 근육둘레띠의 이루를 제거한 상태.

윤활막이 섬유관절주머니의 안쪽을 대고 있고 위팔뼈의 관절주머니 안쪽부위를 덮고 있다(그림 3.84). 관절공간은 대개 관절주머니의 앞쪽에 있는 틈을 통해서 어깨밑근 힘줄밑주머니(subscapular bursa)와 교통하고 있다. 관절주머니에서 약간 두꺼워진 부위가 오목위팔인대(glenohumeral ligament)를 형성한다. 위팔뼈의 큰결절과 작은결절 사이(그림 3.85)에서 관절주머니는 가로위팔인대(transverse humeral ligament)를 형성하는데, 이 인대 밑으로 위팔두갈래근의 긴갈래가 결절사이고랑으로부터 관절안으로 들어간다. 위팔두갈래근 긴갈래의 힘줄은 위팔뼈머리를 지나 오목위결절(supraglenoid tubercle)에 부착될 때 대롱모양의 윤활집(synovial sheath)에 의해 둘러싸여 있다(그림 3.86).

어깨관절은 어깨밑근(subscapularis)과 가시위근(supraspinatus), 가시아래근(infraspinatus) 및 작은원근(teres minor)과 매우 밀접한 관계에 있는데(그림 3.86, 3.87), 이들 근육의 힘줄이 근육둘레띠(rotator cuff)를 형성하기 위하여 관절주머니와 융합된다(그림 3.83 참조). 관절위쪽에 어깨뼈봉우리와 부리돌기 및 부리봉우리인대에 의해서 부리봉우리활(coracoacromial arch)이 형성된다. 이 활은 봉우리밑주머니(subacromial bursa)에 의해서 가시위근과 분리된다.

관절부위 신경은 어깨위신경(suprascapular n.)과 어깨밑신경(subscapular n.) 및 겨드랑신경(axillary n.)으로부터 공급받는다. 겨드랑신경이 네모공간을 통해서 겨드랑을 떠날 때(그림 3.64), 관절주머니 바로 아래에 위치한다. 혈액은 위팔휘돌이 동맥과 어깨위동맥의 가지들로부터 공급받는다.

어깨관절의 굽힘운동(180° 이상)은 주로 큰가슴근(pectoralis major)의 빗장부위섬유와 어깨세모근(deltoid)의 앞섬유에 의해서 이루어진다. 폄운동(약 45°까지 제한됨)은 넓은등근과 어깨세모근의 뒤섬유에 의해서 이루어진다. 어깨관절 자체에서 약 120° 정도의 벌림운동이 가능한데, 이것은 가시위근과 어깨세모근에 의해서 이루어진

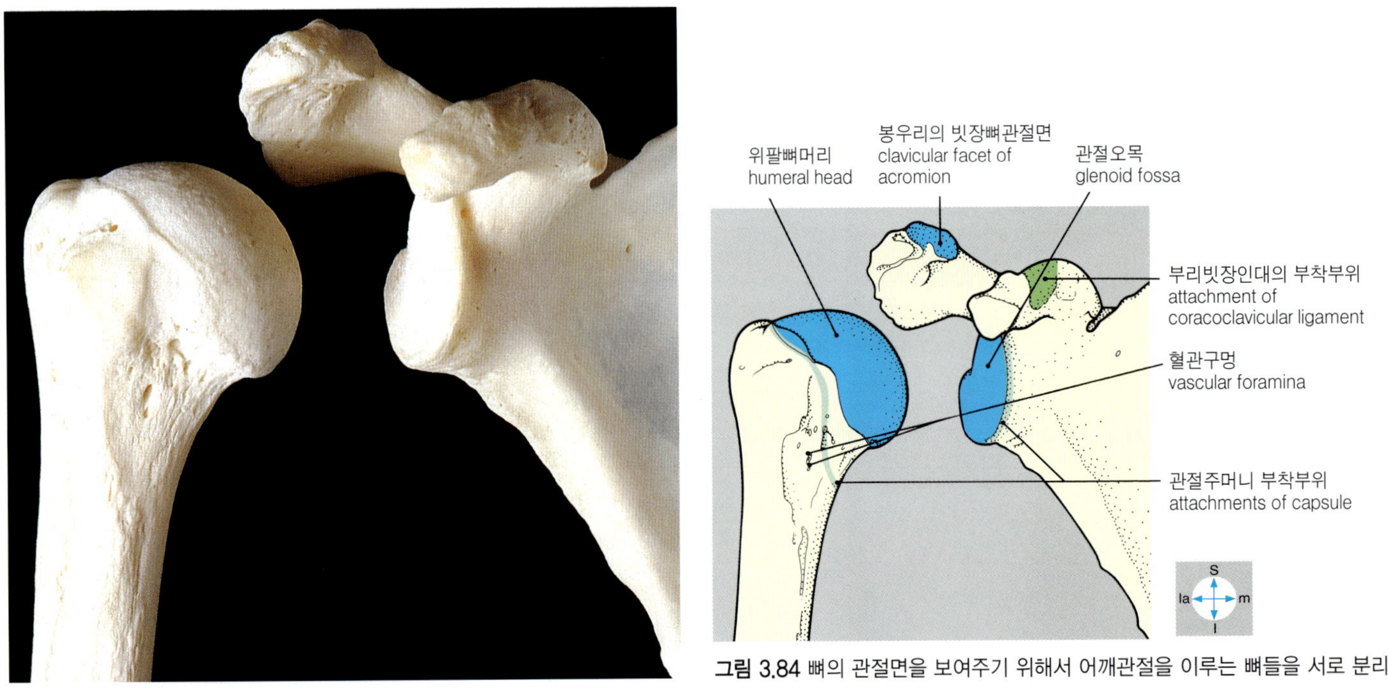

그림 3.84 뼈의 관절면을 보여주기 위해서 어깨관절을 이루는 뼈들을 서로 분리시킨 상태.

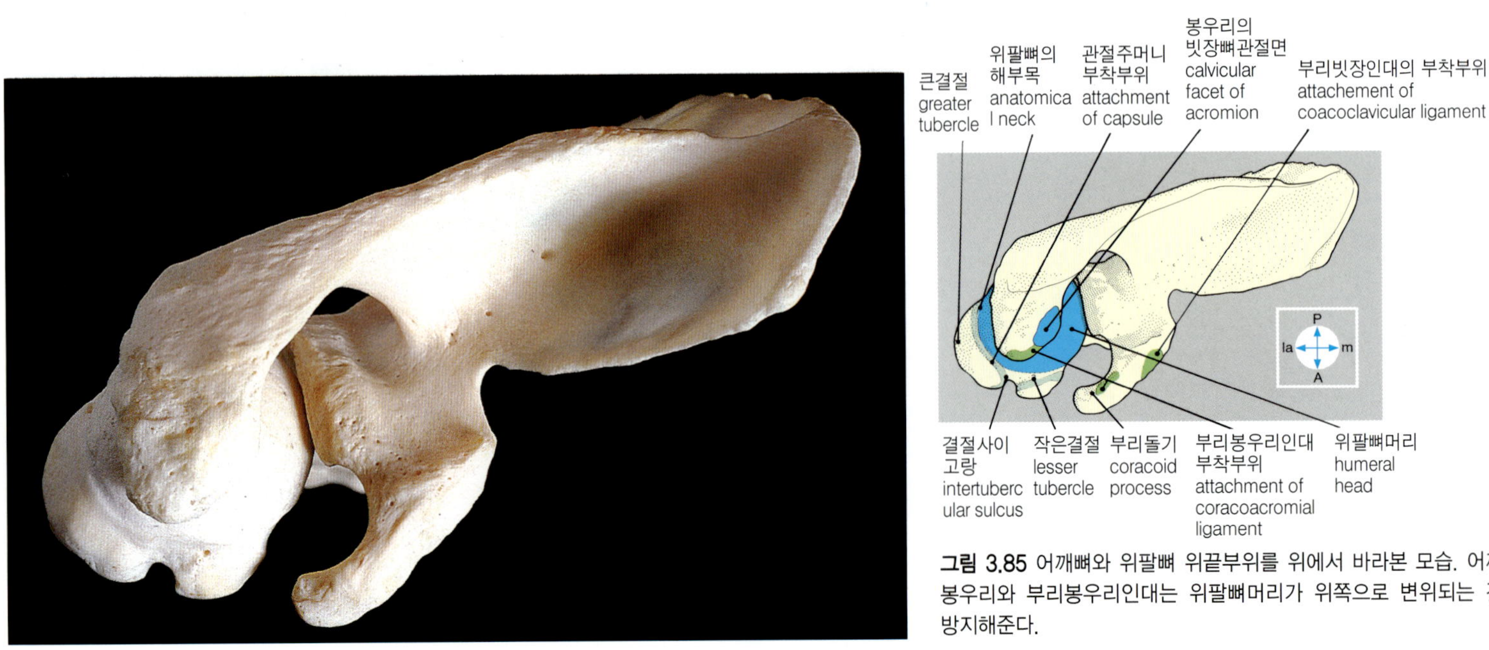

그림 3.85 어깨뼈와 위팔뼈 위끝부위를 위에서 바라본 모습. 어깨뼈봉우리와 부리봉우리인대는 위팔뼈머리가 위쪽으로 변위되는 것을 방지해준다.

다; 동시에 어깨뼈가 약 60° 정도 회전하면 위팔이 머리 위쪽으로 완전히 올라가게 된다. 모음운동(adduction)은 큰원근과 넓은등근 및 가슴큰근에 의해서 이루어지는데, 위팔뼈의 관절면의 면적에 의해 제한을 받게 된다. 안쪽회전운동(medial rotation)은 큰가슴근과 어깨밑근, 큰원근 및 어깨세모근의 앞섬유에 의해서 이루어지며, 가쪽회전운동(lateral rotation)은 가시아래근과 작은원근 및 어깨세모근의 뒤섬유에 의해서 이루어진다.

부리봉우리활이 위팔뼈의 위쪽 변위를 방지해 주지만, 어깨관절의 안정성은 관절오목에서 위팔뼈머리를 견고하게 붙들어주고 있는 근육둘레띠에 주로 의존하게 된다. 오목테두리가 있음에도 불구하고 관절오목은 얕은 절구 형태이다. 관절주머니인대는 대부분의 위치에서 느슨한 상태로 있다가 과도한 운동이 일어날 때만 팽팽해진다. 외상이나 근육이 약해짐으로써 어깨관절의 탈구(dislocation)가 비교적 자주 나타날 수 있는데, 이때 겨드랑신경이 손상 받을 수도 있다.

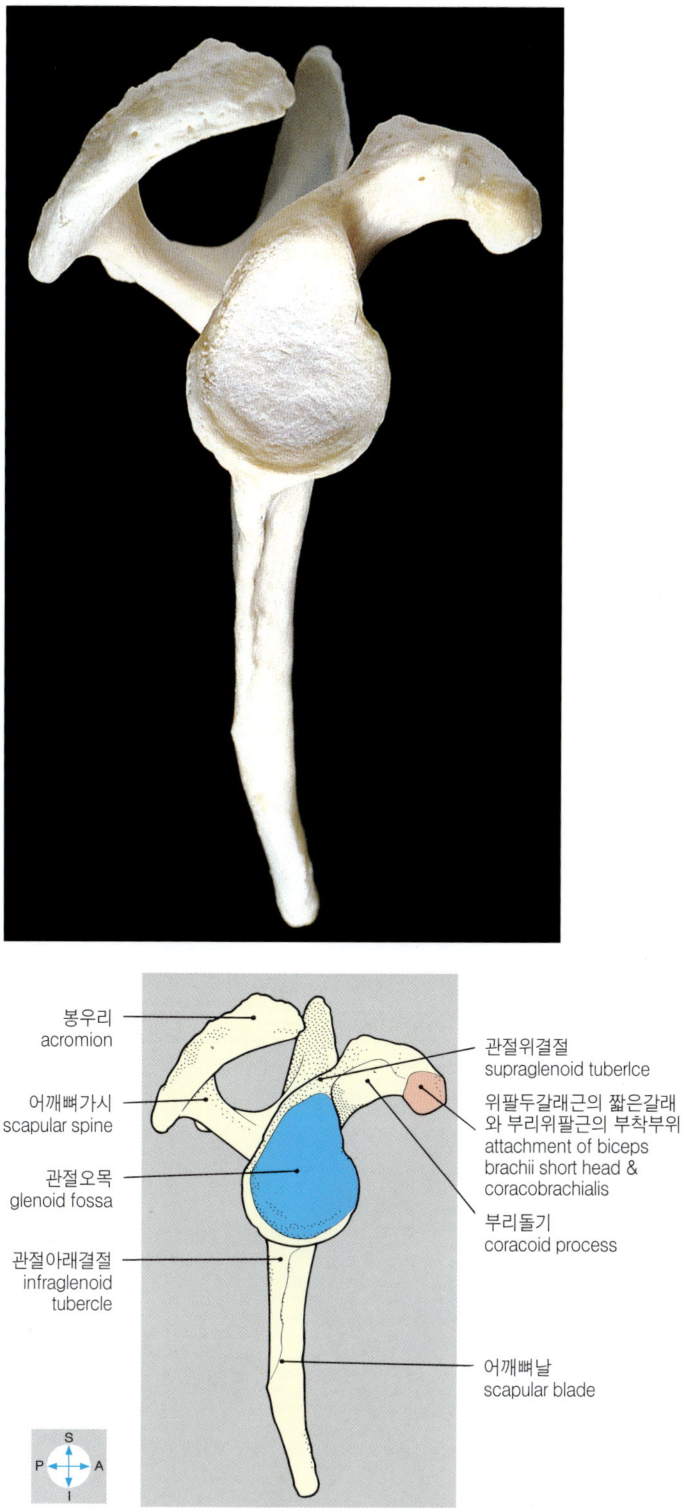

그림 3.86 배모양의 관절오목을 보여주는 어깨뼈의 옆모습. 가시위오목과 가시아래오목 및 어깨뼈밑오목 부위를 잘 식별할 수 있다.

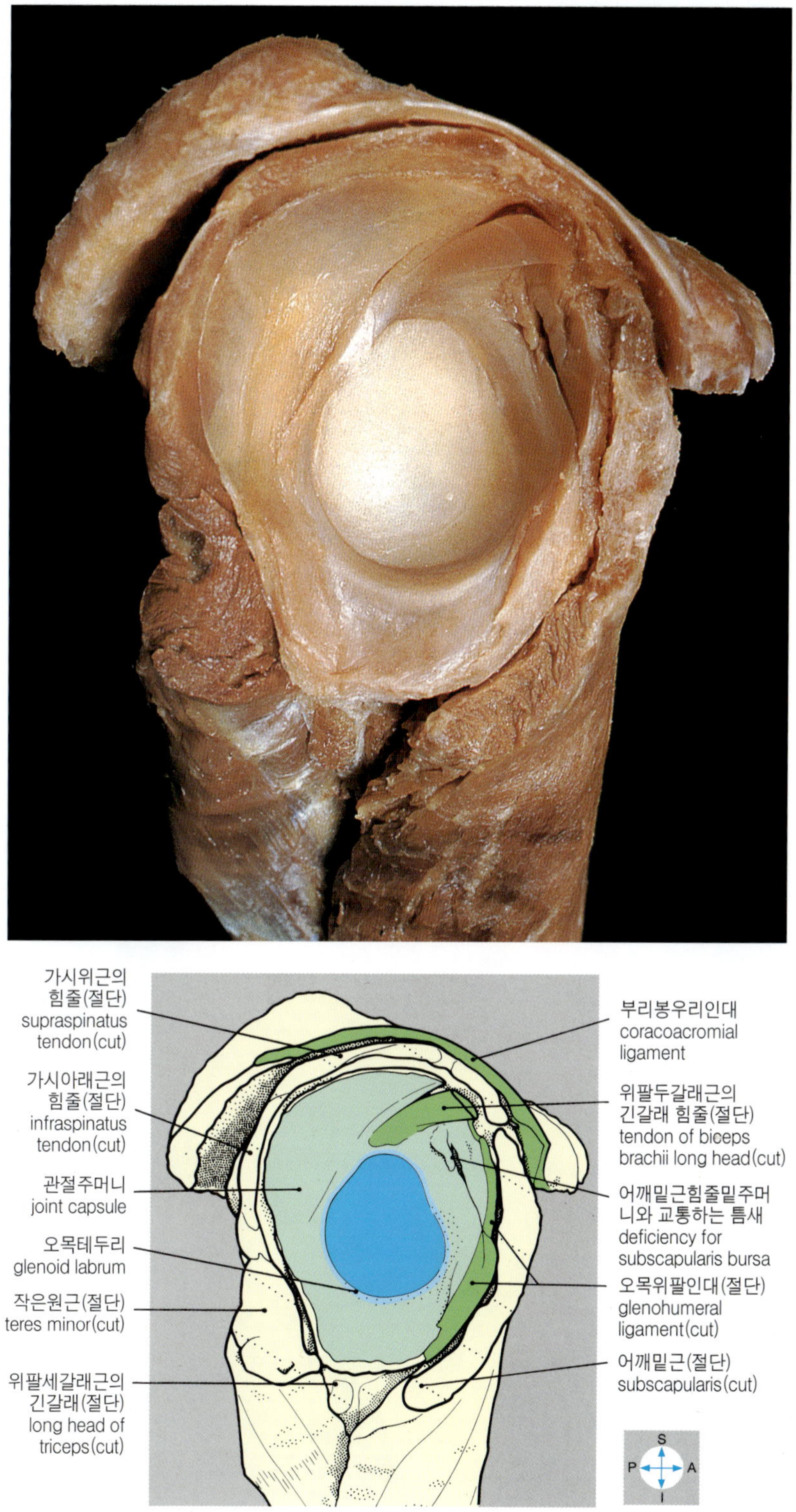

그림 3.87 어깨관절의 주변관계와 관절 안쪽면을 보여주고 있는 분리된 어깨관절의 어깨뼈부위 관절구성성분.

팔꿉관절(Elbow joint)

팔꿉관절은 위팔뼈의 먼쪽끝부위와 자뼈와 노뼈의 몸쪽끝부위 사이에서 이루어지는 윤활경첩관절(synovial hinge joint)이다(그림 3.88). 가쪽에서 위팔뼈의 작은머리(capitulum)는 노뼈머리의 약간 오목한 위면과 관절을 이룬다. 안쪽으로 위팔뼈의 도르래(trochlea)는 자뼈의 깊은 도르래패임(trochlear notch)과 관절을 이룬다.

관절주머니(그림 3.89, 3.90)는 몸쪽에서는 앞쪽으로는 노오목과 갈고리오목 위쪽의 위팔뼈 몸통부위에 부착되고, 뒤쪽으로는 팔꿈치오목의 가장자리에 부착된다. 먼쪽으로는 몸쪽노자관절(proximal radioulnar joint)의 노뼈머리띠인대(고리인대, anular ligament)와 자뼈의 도르래패임의 가장자리에 부착된다. 윤활막이 관절주머니의 안쪽을 대고 있고, 위팔뼈의 노오목과 갈고리오목 및 팔꿈치오목에 들어있는 지방덩어리를 감싼다. 팔꿉관절의 관절공간은 몸쪽노자관절의 관절공간과 이어져 있다.

팔꿉관절에는 두 개의 곁인대가 있다(그림 3.89, 3.90). 노쪽(가쪽)곁인대(radial collateral ligament)는 가쪽위관절융기(lateral epicondyle)와 노뼈머리띠인대를 연결한다. 자쪽(안쪽)곁인대(ulnar collateral ligament)는 몸쪽으로는 안쪽위관절융기에 부착되고 먼쪽으로는 인대가 넓게 퍼지면서 자뼈 갈고리돌기와 팔꿈치머리의 안쪽면에 부착된다. 팔꿉관절의 안정성은 이들 곁인대의 견고함에 의존하는데, 이들 곁인대는 자뼈의 도르래패임안에 위팔뼈의 도르래가 견고하게 유지되도록 잡아주는 역할을 한다.

자뼈의 회전은 도르래 관절면의 모양에 의해서 방지된다. 팔꿉관절의 변위는 대개 인대손상이나 뼈손상과 연관되어 나타난다.

팔꿉관절에서는 오로지 굽힘운동과 폄운동만 일어난다. 굽힘운동(150° 정도)은 주로 위팔두갈래근과 위팔근에 의해서 이루어지고, 팔꿉이 약간 굽혀져 있을 때에는 위팔노근의 도움도 받는다. 폄운동은 위팔세갈래근에 의해서 이루어지고 팔꿈치근이 보조작용을 한다. 손목과 손의 굽힘근과 폄근은 팔꿉관절에 근접한 위팔뼈에서 기시하므로 팔꿉관절 운동에는 중요하게 작용하지 않는다.

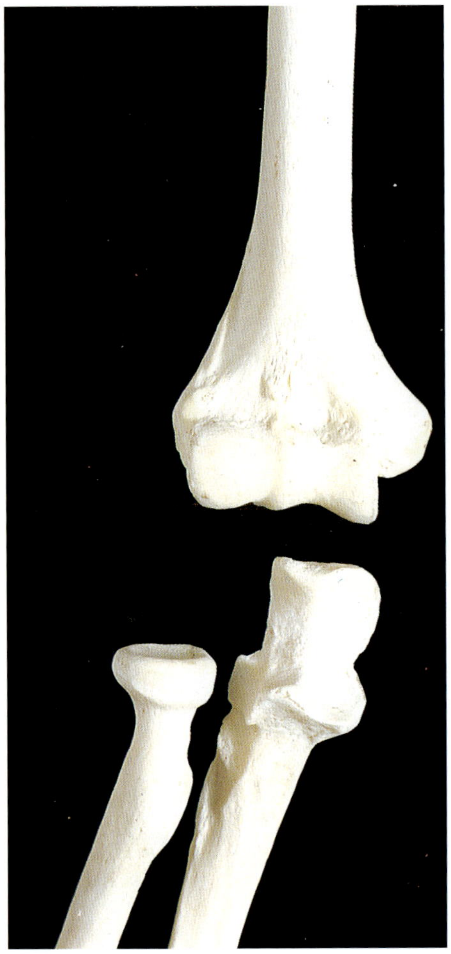

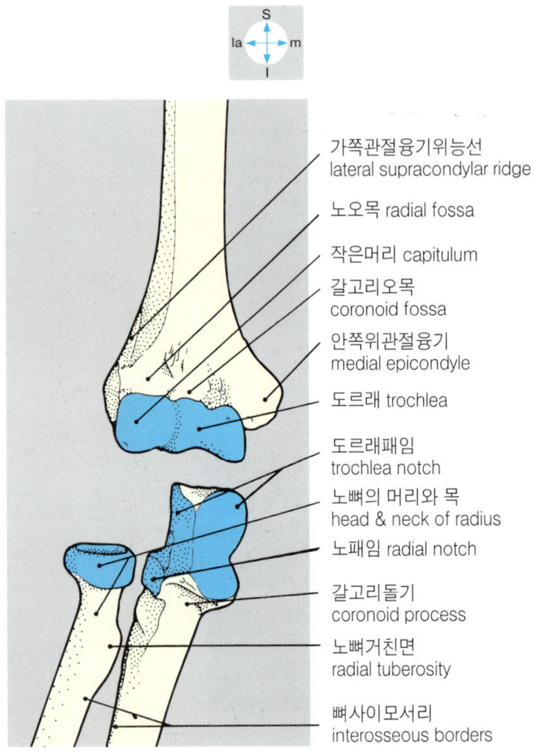

그림 3.88 팔꿉관절과 몸쪽노자관절을 이루는 뼈들이 그들의 관절면을 보여주기 위해 분리되어 있다.

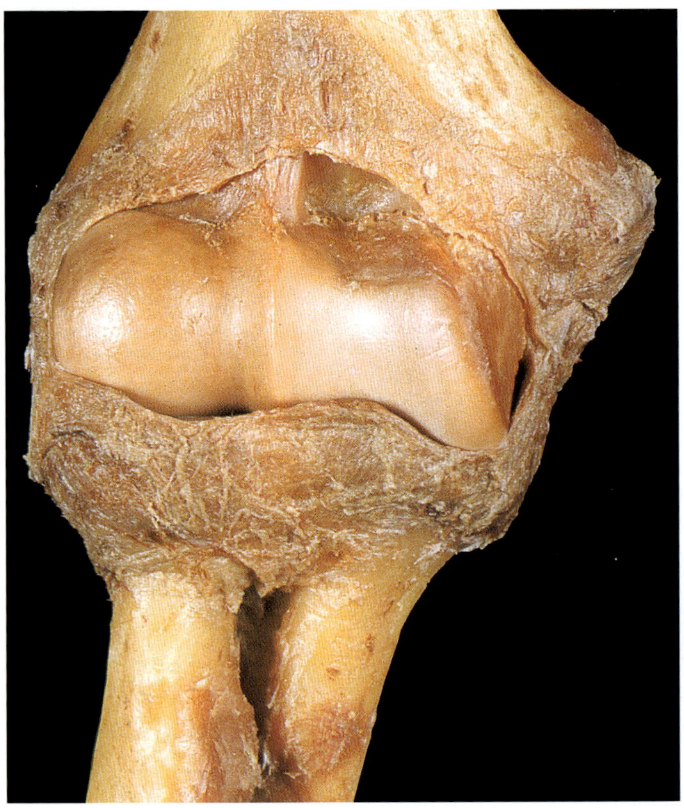

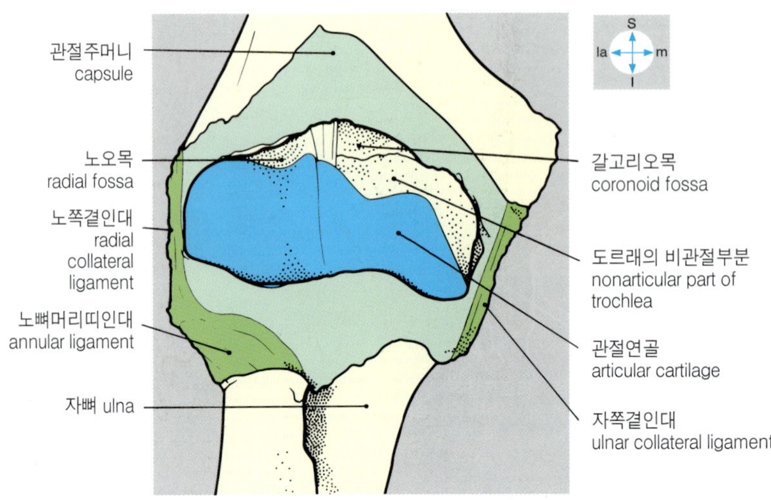

그림 3.89 팔꿉관절을 앞에서 본 모습. 관절내부를 노출시키기 위해 관절주머니를 개방하였다.

팔꿉관절 뒤에 위팔세갈래근의 힘줄이 놓여있다(그림 3.91). 팔오금에서 관절주머니 바로 앞에 위팔근과 위팔두갈래근의 힘줄이 위치한다(그림 3.29). 위팔동맥과 정중신경은 위팔근에 의해 관절주머니와 분리된다. 자신경은 안쪽위관절융기의 뒤에 위치하며 자쪽곁인대와 맞닿아 있다.

팔꿉관절은 관절주위에 위팔동맥과 노동맥 및 자동맥의 가지들에 의해서 형성되는 혈관연결(anastomosis)로부터 혈액을 공급받는다. 관절에 분포하는 혈관은 근육피부신경과 노신경 및 자신경(때때로 정중신경)으로부터 유래한 관절신경과 함께 주행한다.

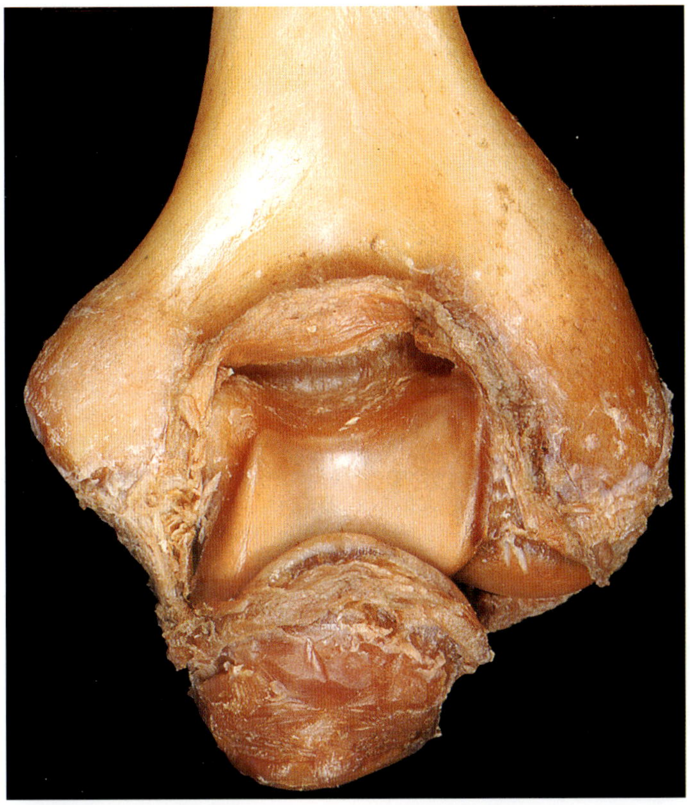

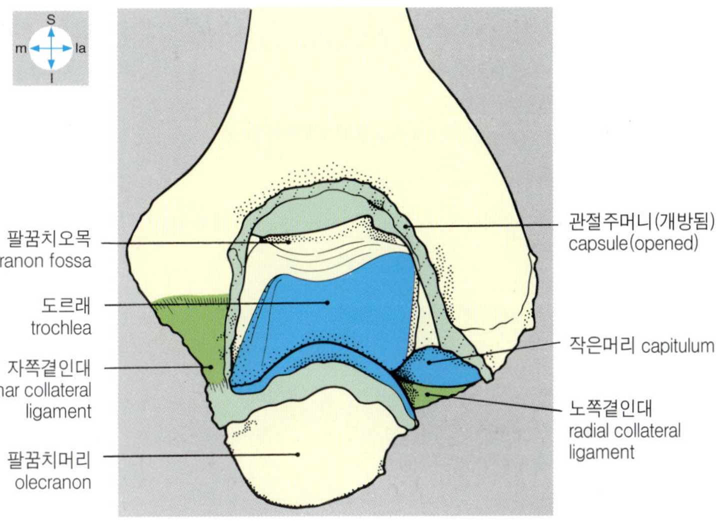

그림 3.90 굽힘상태의 팔꿉관절을 뒤에서 바라본 모습. 팔꿈치오목을 나타내기 위하여 관절주머니를 개방하였다.

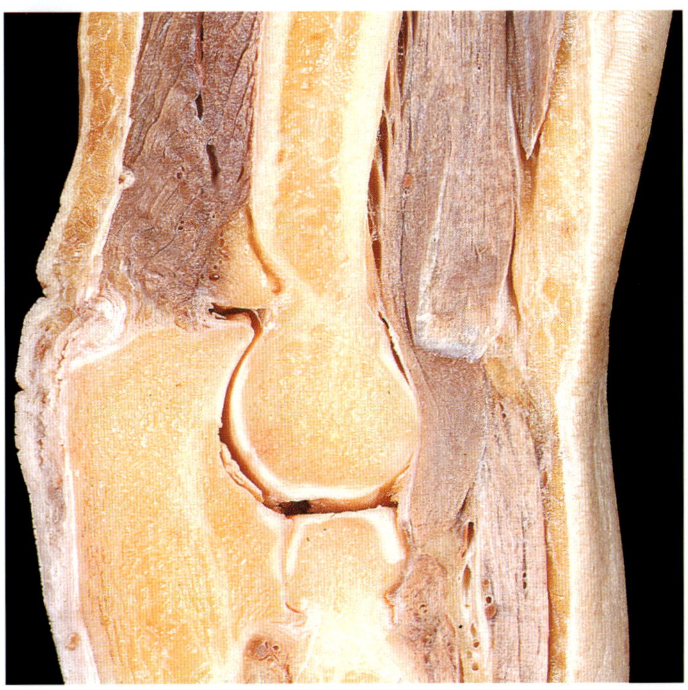

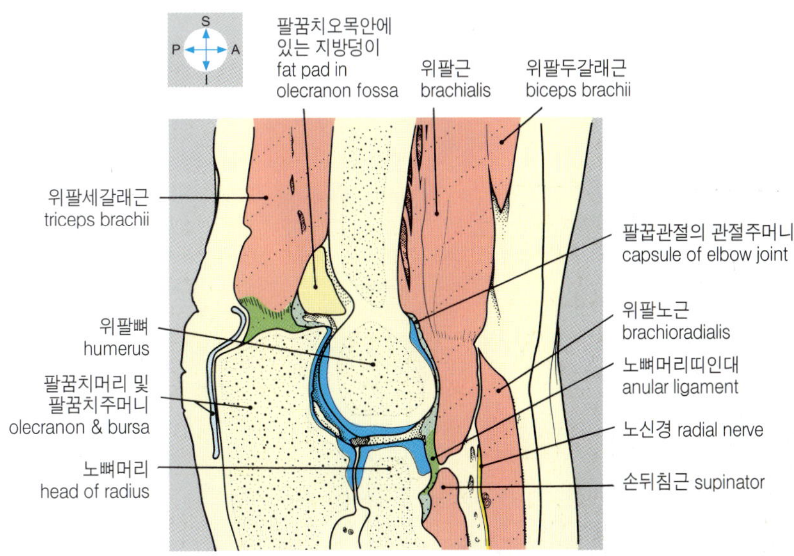

그림 3.91 팔꿉관절(편상태)과 몸쪽노자관절을 긴축방향으로 비스듬히 절단한 면으로 관절의 관절면 및 주변구조물과의 관계를 나타내주고 있다.

노자관절(Radioulnar joints)

노뼈와 자뼈 몸쪽노자관절과 먼쪽노자관절에서 관절을 이루는데, 이들 관절은 윤활관절이다. 몸쪽관절에서 노뼈머리는 자뼈의 노패임(radial notch)부위와 관절을 이룬다(그림 3.88). 노뼈머리와 목은 노뼈머리띠인대(고리인대, anular ligament)에 의해 둘러싸여 있는데, 이 인대는 자뼈 노패임의 앞모서리와 뒤모서리에 부착되고(그림 3.92), 노자관절주머니와 팔꿉관절의 자쪽곁인대와 섞인다. 이리하여 몸쪽노자관절공간은 팔꿉관절공간과 이어져 있다.

먼쪽노자관절은 자뼈머리와 노뼈의 자패임사이에서 이루어진다(그림 3.93). 관절원반(세모연골)은 자뼈붓돌기를 노뼈몸쪽끝부위와 부착시키며 먼쪽노자관절공간과 손목관절공간을 분리시켜 준다.

몸쪽관절의 노뼈머리띠인대(고리인대)와 먼쪽관절의 관절원반은 노뼈와 자뼈가 분리되는 것을 방지해주고, 노뼈가 자유롭게 회전할 수 있도록 해준다. 이 외에도 노뼈와 자뼈의 몸통은 뼈사이막에 의해서 연결되어 있는데, 뼈사이막의 섬유는 노뼈의 뼈사이모서리에서 자뼈의 뼈사이모서리를 향해서 아랫방향으로 안쪽을 향해서 주행한다. 뼈사이막은 섬유성노자관절로서 취급받기도 한다.

노자관절에서는 대략 180° 범위 내에서 뒤침운동(supination)과 엎침운동(pronation)이 일어난다. 엎침운동이 일어나는 동안에 노뼈가 자뼈를 가로질러 회전하고 아래팔과 손이 뒤틀려 손바닥이 뒤쪽을 향하게 된다. 뒤침운동은 팔을 해부학적 자세(anatomical position)로 되돌려놓는다. 운동의 축은 노뼈머리와 자뼈붓돌기를 통과한다. 뒤침운동은 더욱더 강한 운동으로 위팔두갈래근과 손뒤침근에 의해서 이루어진다. 팔꿉이 완전히 펴져 있는 상태에서 뒤침운동이 일어날 때에는 위팔두갈래근은 거의 작용하지 않는다. 엎침운동은 원엎침근과 네모엎침근에 의해서 이루어진다. 팔꿉이 굽혀져 있는 상태에서는 위팔노근도 아래팔을 회전시키며, 팔을 아주 심한 엎침이나 뒤침 위치에서 중앙위치(midposition)로 되돌리는 데 작용한다.

손으로 짚으면서 떨어지는 경우에 뼈사이막은 노뼈로부터의 힘을 자뼈로 전달하여 위팔뼈의 작은머리에 노뼈머리가 눌리는 것을 방지해준다. 그러나 뼈사이막은 당김(distraction)에 대항하지 못하기 때문에 갑작스럽게 손을 잡아당기면 노뼈머리가 몸쪽노자관절의 노뼈머리띠인대(고리인대) 안쪽으로부터 아래쪽으로 빠져나올 수 있다.

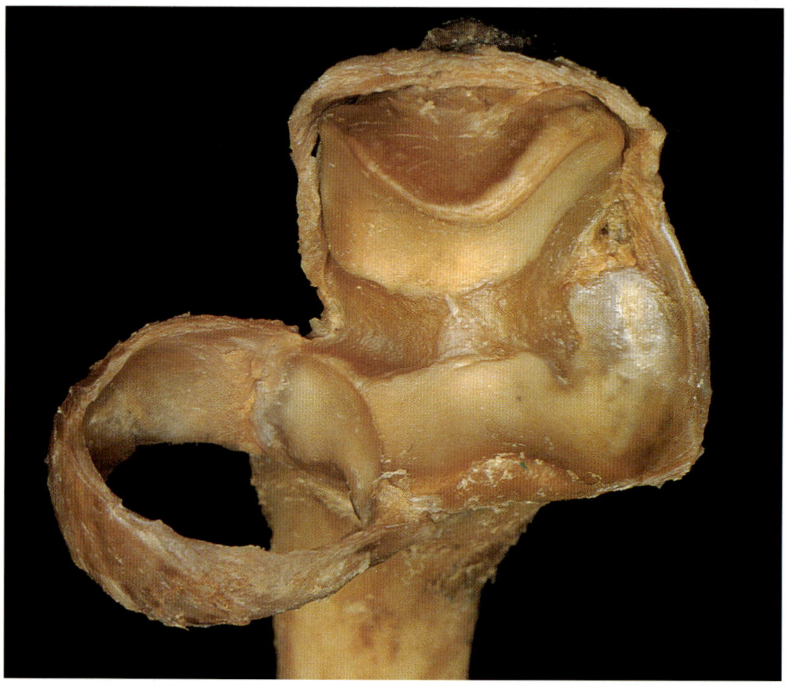

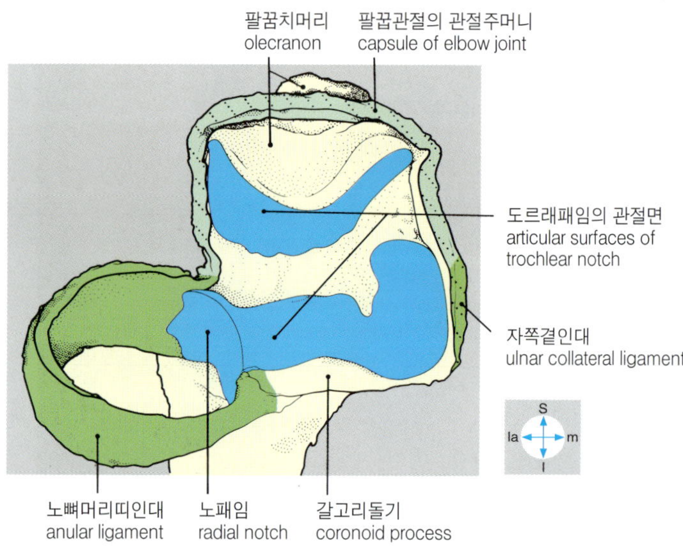

그림 3.92 노뼈머리띠인대가 부착된 자뼈의 몸쪽 끝부위를 앞에서 바라본 모습. 도르래패임과 노패임의 관절면이 보인다.

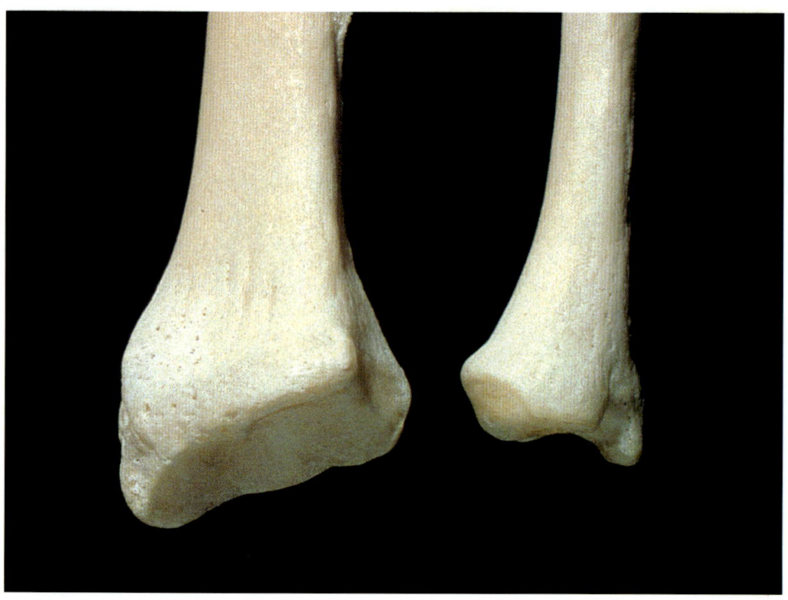

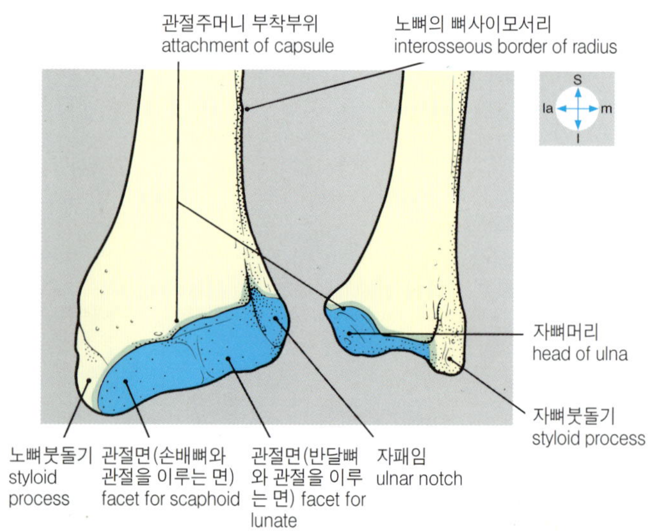

그림 3.93 먼쪽노자관절을 앞에서 바라본 모습. 자패임을 나타내기 위하여 뼈를 분리시킨 상태.

손목관절(Wrist joint)

아래팔에서 손의 운동은 일련의 윤활관절에 의해서 이루어진다. 대부분의 운동은 노손목관절(radiocarpal joint)에서 일어나고, 손목뼈 사이들에서 보조적인 운동이 일어난다.

노손목관절(Radiocarpal joint)

노손목관절에서 노뼈의 먼쪽끝부분과 부착된 관절원반은 손배뼈와 반달뼈 및 세모뼈를 포함하는 몸쪽 손목뼈와 관절을 이룬다(그림 3.94). 관절원반은 노뼈와 자뼈붓돌기의 뿌리부분에 부착되며 노손목관절 공간과 아래쪽 노자관절의 공간을 분리시켜준다(그림 3.95). 윤활막으로 안쪽이 대어 있는 관절주머니는 관절면 모서리에 부착되며 자뼈붓돌기와 노뼈에서 인접 손목뼈로 주행하는 곁인대에 의해서 보강된다. 이 관절에서의 운동은 118쪽에서 언급하였다.

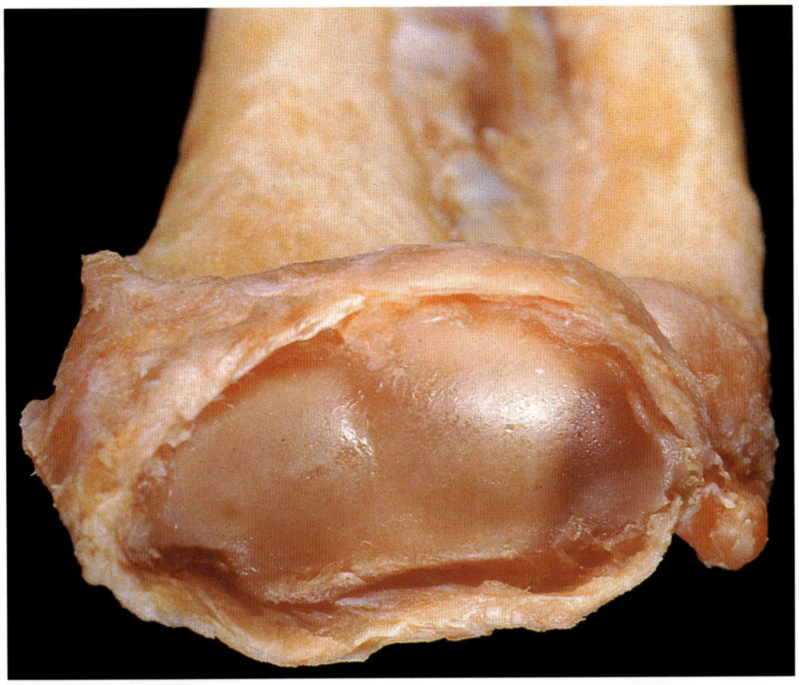

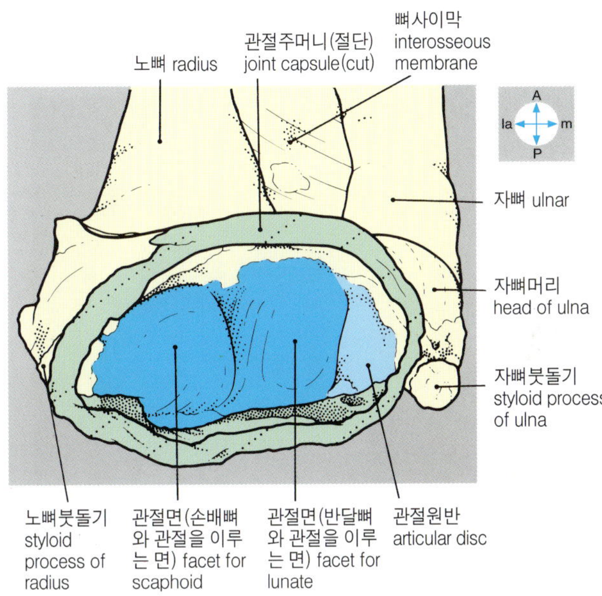

그림 3.94 노뼈먼쪽 끝부위의 관절면 및 인접 관절원반.

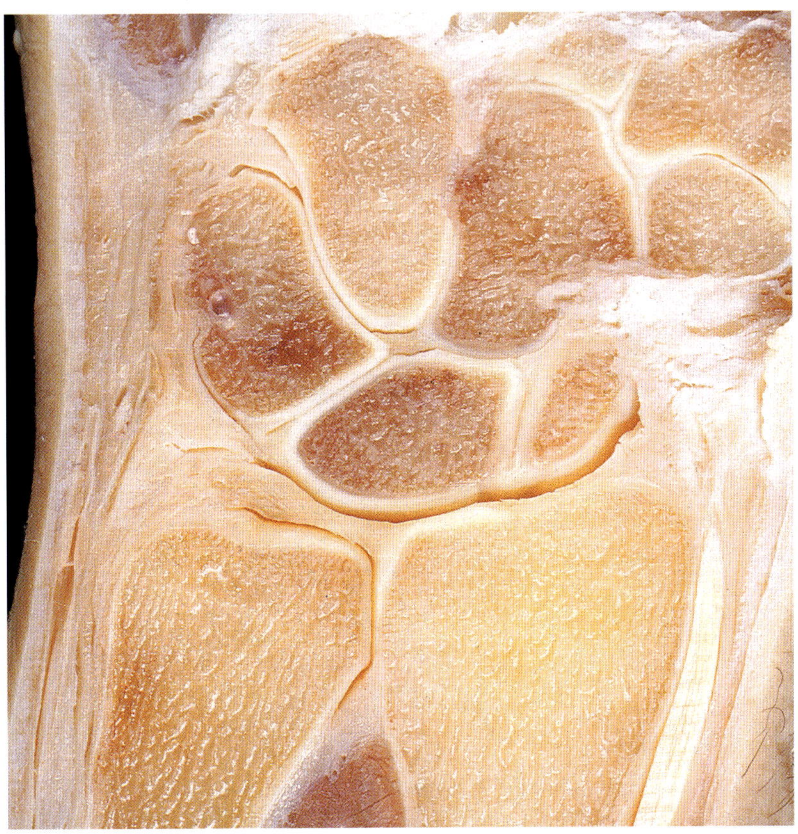

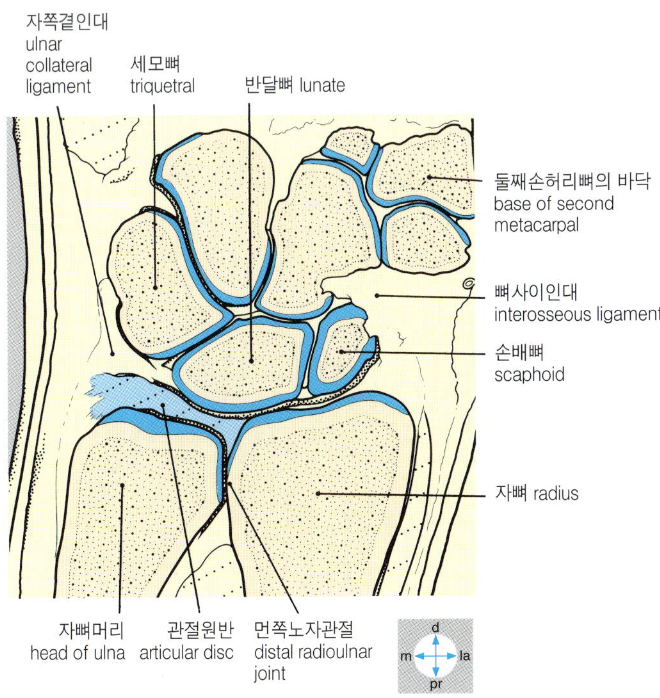

그림 3.95 관절면과 관절원반을 보여주는 손목관절의 관상단면.

손목관절(Joints of carpus)

손목뼈는 두 줄로 배열되어 있다: 몸쪽열에는 가쪽에서 안쪽으로 손배뼈(scaphoid)와 반달뼈(lunate), 세모뼈(triquetral) 및 콩알뼈(pisiform)가 있다. 먼쪽열은 큰마름뼈(trapezium)와 작은마름뼈(trapezoid), 알머리뼈(capitate) 및 갈고리뼈(hamate)로 구성된다(그림 3.96).

손목뼈사이관절(Intercarpal joints)

손목뼈사이의 관절들은 앞인대와 뒤인대 및 뼈사이인대에 의해서 지지된다. 이들관절의 관절강은 대개 서로 연결되어 있어 가운데손목관절(midcarpal joint)이라 불리우며 하나의 단위로 기능을 나타낸다(그림 3.96, 3.97).

콩알뼈는 자쪽손목굽힘근 힘줄에 있는 일종의 종자뼈로서 세모뼈와 분리된 관절을 갖고 있으며(그림 3.98), 먼쪽으로 갈고리뼈의 갈고리(hook)와 다섯째손허리뼈의 바닥에 콩알갈고리인대(pisohamate ligament)와 콩알손허리인대(pisometacarpal ligament)에 의해서 견고하게 고정되어 있다(그림 3.47). 손목뼈사이관절의 상관관계가 그림 3.98에 표시되어 있다.

운동(Movements)

노손목관절과 손목뼈사이관절에서의 운동은 보완적으로, 아래팔에 대해서 손의 굽힘, 폄, 모음 및 벌림운동이 일어나도록 한다. 손가락의 긴 굽힘근과 폄근이 노손목관절과 손목뼈사이관절에 작용하기는 하지만, 굽힘운동은 주로 두 개의 손목굽힘근에 의해서 일어나고, 폄운동은 주로 세 개의 손목폄근에 의해서 이루어진다. 모음운동은 주로 아래팔의 자쪽에 있는 굽힘근과 폄근이 동시에 작용함으로써 이루어지고, 벌림운동은 노쪽에 있는 굽힘근과 폄근이 동시에 작용함으로써 이루어진다.

노손목관절과 손목뼈사이관절은 손가락의 긴 굽힘근과 폄근이 작용하는 동안에는 손목의 폄근과 굽힘근에 의해서 안정된다. 많은 운동 가운데

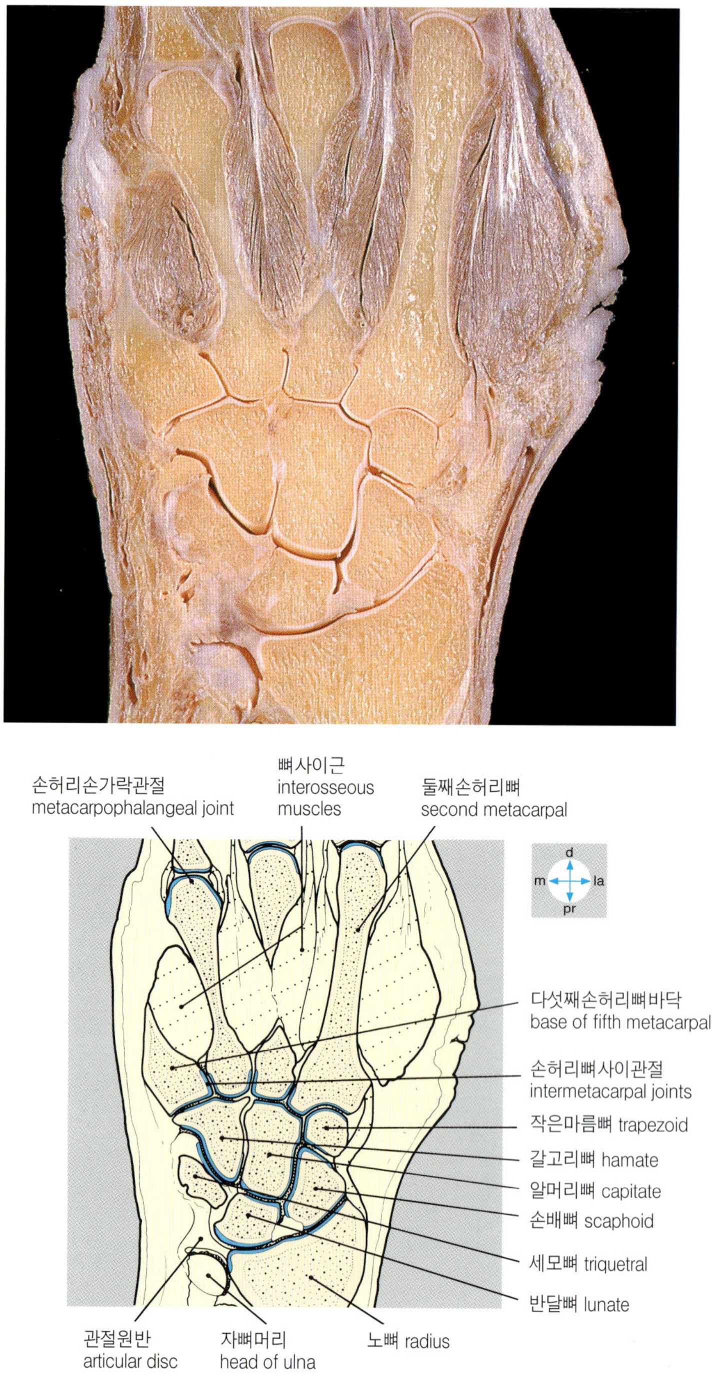

그림 3.96 손목부위의 관절을 보여주는 손의 관상단면. 엄지와 새끼손가락은 단면보다 앞에 위치한다.

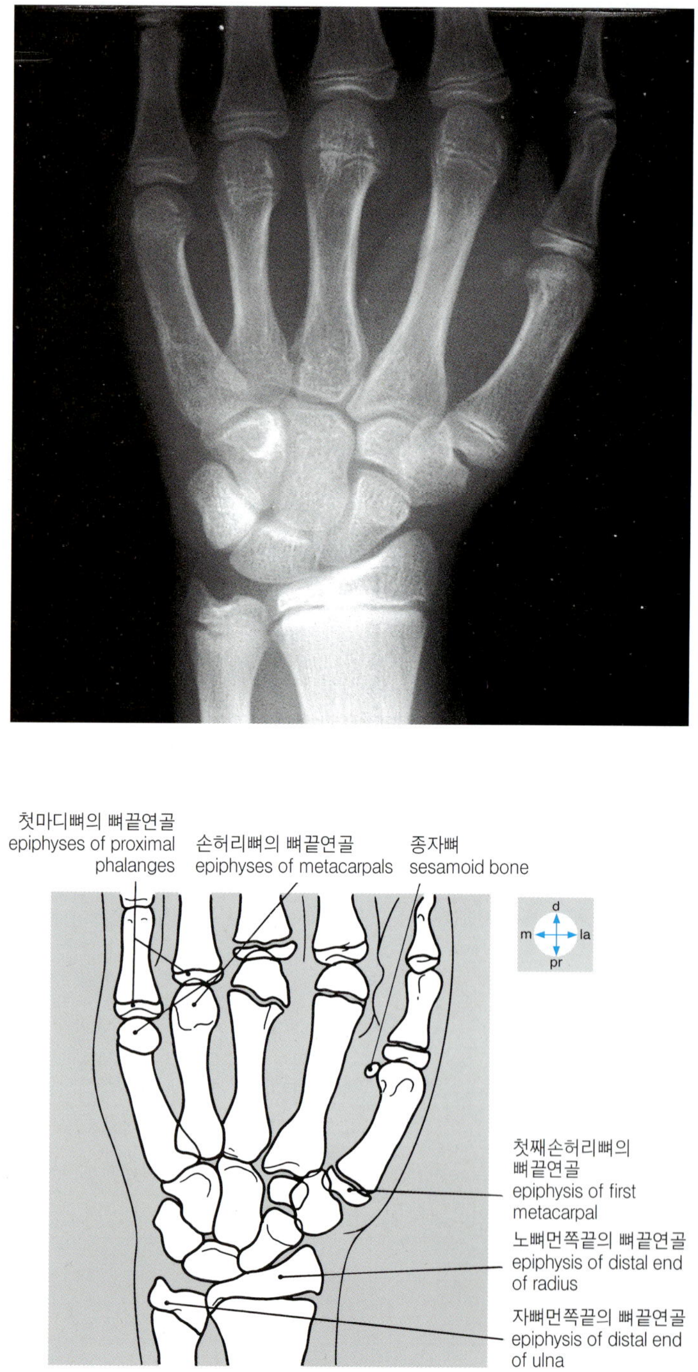

그림 3.97 손허리뼈와 손목뼈를 보여주는 청년기 손부위 방사선사진. 뼈끝연골들이 존재하고 있다.

에서 손과 아래팔 사이의 폄과 벌림을 동시에 야기시키는 운동은 두 개의 노쪽손목폄근에 의해서 일어난다.

손목굴(Carpal tunnel)

손목굴은 아래팔의 앞칸과 손바닥을 연결시키는 섬유-골성 통로(fibro-osseous passage)이다. 손목굴의 벽은 앞쪽으로는 굴힘근지지띠에 의해서, 뒤쪽으로는 2열로 깊은 고랑형태로 배열된 손목뼈에 의해서 형성된다. 굽힘근지지띠(그림 3.99)는 손목의 앞면에 가로질러 놓여 있는데, 가쪽으로는 큰마름뼈와 손배뼈에 안쪽으로는 콩알뼈와 갈고리뼈의 갈고리에 부착되어 있다. 긴손바닥근이 힘줄이 일부 굽힘근지지띠에 부착되면서 손목굴의 앞쪽에서 손으로 들어간다(그림 3.39). 긴손바닥근 힘줄의 안쪽에 자동맥과 자신경이 동반 주행하는데 이들은 콩알뼈의 가쪽 그러나 갈고리뼈 갈고리의 안쪽으로 주행한다. 정중신경과 다른 힘줄들은 굽힘근지지띠 밑을 지나 손목굴을 통해 손바닥으로 들어간다.

손목굴안에서(그림 3.98) 얕은손가락굽힘근의 힘줄들이 깊은손가락굽힘근의 힘줄 앞쪽에 위치한다. 이들 힘줄들은 모두 온윤활집에 싸여 있는데, 이것은 흔히 새끼손가락의 손가락윤활집과 연결되어 있지만 다른 손가락윤활집과는 연결되어 있지 않다. 긴엄지굽힘근의 힘줄 또한 손목굴을 통과하는데 이것은 분리된 윤활집에 의해 싸여 있고, 엄지로 계속해서 이어진다. 노쪽손목굽힘근의 힘줄은 가쪽으로 큰마름뼈에 있는 고랑에 놓여 있으며, 손목굴의 주요부분과 격리되어 있다.

정중신경은 긴손바닥근 힘줄과 인접한 손목의 정중위치에서, 긴엄지굽힘근 힘줄의 앞쪽에, 노쪽손목굽힘근 힘줄의 안쪽에 위치하면서 굽힘근지지띠의 바로 밑에서 손목굴을 통과한다. 정중신경의 압박이 손목굴안에서 일어날 수 있는데, '손목굴증후군(carpal tunnel syndrome)' 이라는 상태를 유발시킨다. 이 증후군은 손목굴을 압박하지 않도록 굽힘근지지띠를 잘라주는 수술로써 치료될 수 있다.

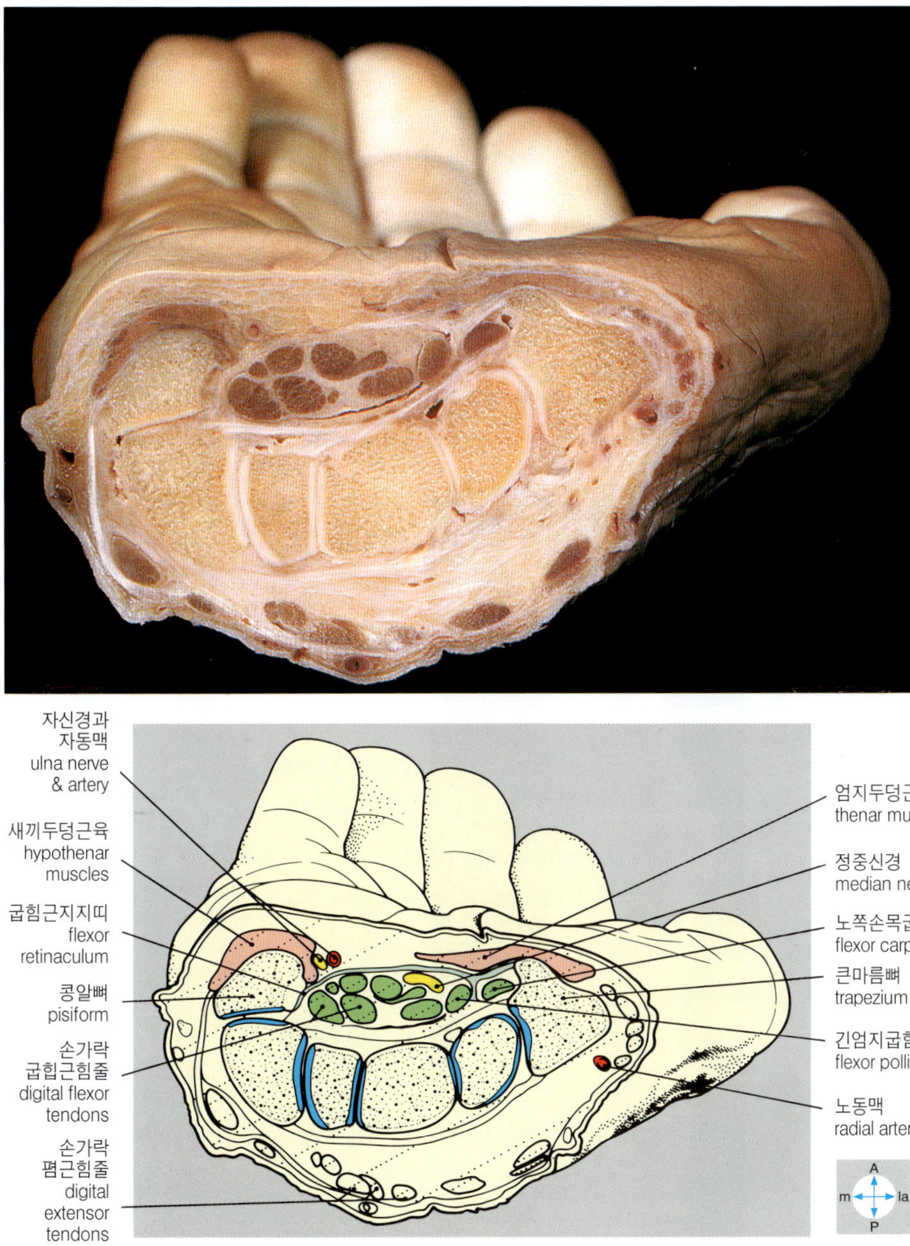

그림 3.98 손목굴과 내용물을 보여주는 손목 가로단면.

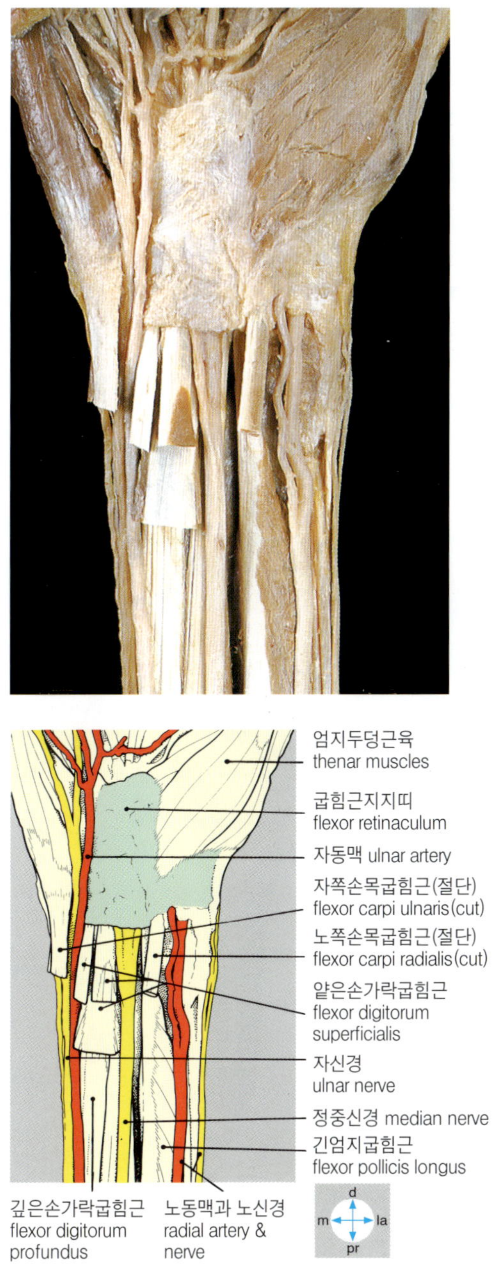

그림 3.99 굽힘근지지띠와 얕은층 구조물과의 관계 및 손목굴로 들어가는 구조물.

손의 관절(Joints of hand)

손목손허리관절과 손허리손가락관절 및 손가락뼈사이관절은 윤활관절로서 손으로 하여금 물건을 움켜잡는 것과 같은 정교한 운동을 포함한 다양한 기능을 수행하는 것이 가능하도록 한다.

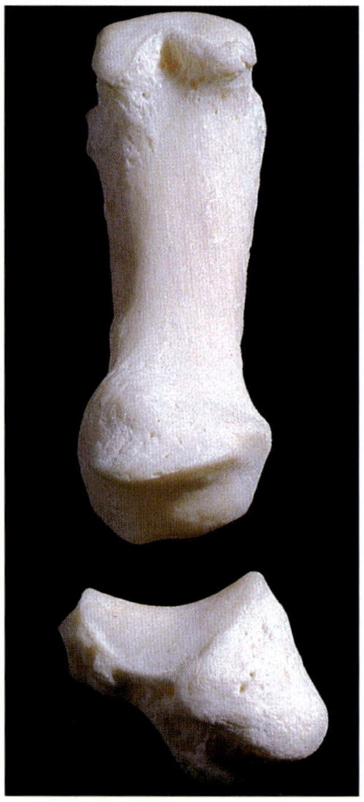

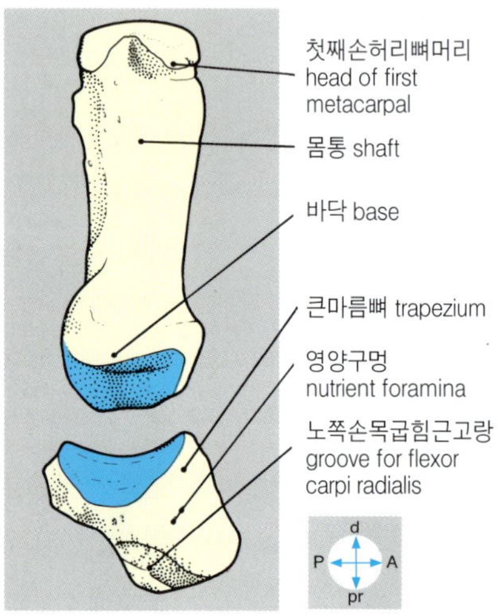

그림 3.100 큰마름뼈와 첫째손허리뼈. 손목손허리관절의 안장모양의 관절면을 보여주기 위해서 분리된 상태.

손목손허리관절(Carpometacarpal joints)

세 개의 분리된 손목손허리관절이 있는데, 하나는 엄지에, 두 개는 손가락에 관련된 것이다. 첫째손허리뼈와 큰마름뼈사이의 관절은(그림 3.100) 말안장모양의 관절면을 갖고 있고 느슨한 관절주머니가 있다. 이 관절은 손바닥면과 평행한 면에서 굽힘운동과 폄운동이 가능하게 하고, 손바닥 면과 직각을 이루는 면에서 모음운동과 벌림운동이 일어나도록 한다. 맞섬운동(opposition: 안쪽회전운동과 모음운동 및 굽힘운동이 조합된 운동) 동안에 엄지는 회전하여 다른 손가락과 속질과 속질(pulp-to-pulp)이 맞닿게 된다.

나머지 두개의 손목손허리관절은 평면관절(plane joint)이어서 첫 번째관절보다 운동성이 떨어진다. 가쪽으로 관절공간은 둘째와 셋째 손허리뼈와 작은마름뼈와 알머리뼈사이에 놓여있는 반면, 안쪽으로는 넷째와 다섯째 손허리뼈와 갈고리뼈사이에 형성되어 있다(그림 3.97). 이들 손목손허리관절들은 안쪽 네 개의 손허리뼈의 바닥 사이에 놓여있는 세 개의 손허리뼈사이관절과 교통하고 있다.

손허리손가락관절(Metacarpophalangeal joints)

이들 관절은 손허리뼈의 둥근 머리와 첫째마디뼈의 오목한 바닥 사이에 형성된다(그림 3.38). 각 관절주머니는 옆면의 곁인대에 의해서 보강되며 앞쪽으로는 두꺼워져 섬유연골성판(fibrocartilaginous plate)을 형성한다. 안쪽 네 개 손가락의 섬유연골성판은 깊은가로손허리인대(deep transverse metacarpal ligament)에 의해서 연결된다. 이 관절은 굽힘운동과 폄운동, 모음운동 및 벌림운동이 가능하게 한다. 굽힘운동시 곁인대가 두꺼워지므로 모음운동과 벌림운동은 오로지 관절이 펴져있는 상태에서만 가능하게 된다.

손가락뼈사이관절(Interphalangeal joints)

이들 각각의 관절은 곁인대에 의해서 보강된 관절주머니를 갖고 있다(그림 3.101). 그러나 뒤쪽으로는 관절주머니가 없고 폄근널힘줄로 대치된다(그림 3.102). 이들은 경첩관절(hinge joints)로서 단지 굽힘운동과 폄운동만이 가능하다.

손목손허리관절과 손허리손가락관절 및 손가락뼈사이관절은 손바닥과 손가락을 가로지르는 인접 혈관과 신경의 공급을 받는다.

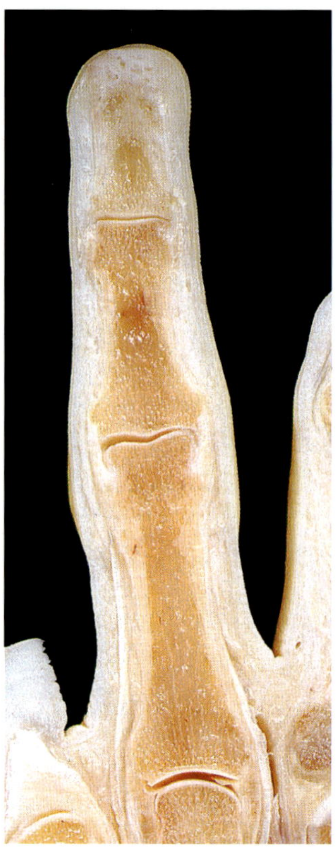

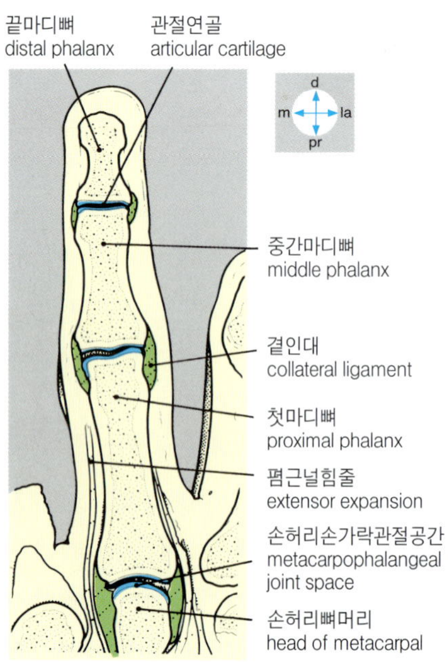

그림 3.101 손가락의 관상단면. 표본을 과도하게 폄으로써 관절공간이 좁아져 있다.

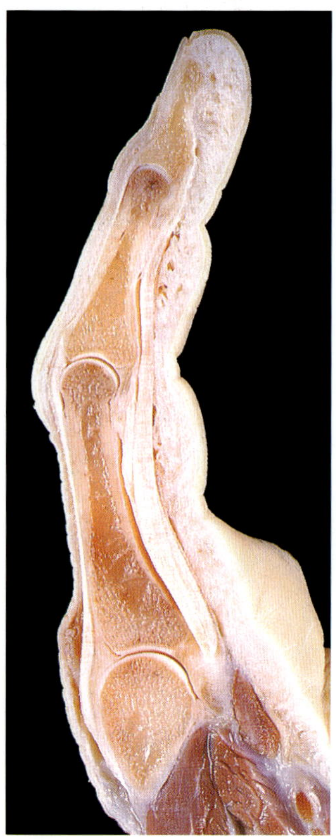

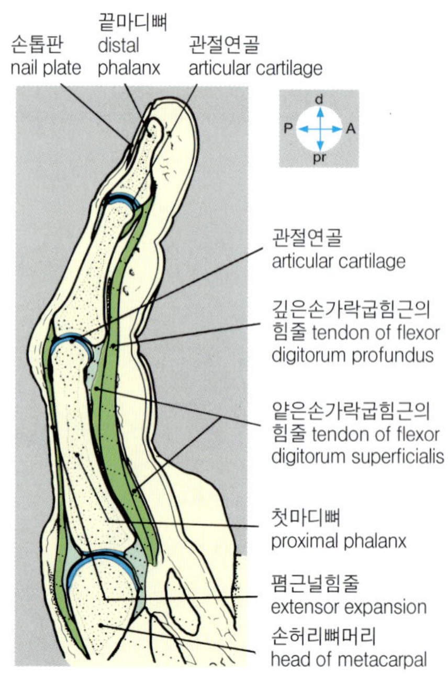

그림 3.102 관절주머니와 관절과의 관계를 보여주는 손가락 시상단면.

연습문제

아래의 완성되지 않은 각 설명 뒤에는 다섯 개의 제시된 답 혹은 완전한 설명이 있다. 어느 것이 맞고 틀린지를 결정하라. 답은 367쪽에 있다.

1. 굽힘근지지띠(flexor retinaculum)는:

a) 손목굴(carpal tunnel)의 일부를 형성한다.
b) 겉표면으로 정중신경(median n.)이 가로질러 지나간다.
c) 겉표면으로 자동맥(ulnar a.)이 가로질러 지나간다.
d) 엄지두덩근(thenar muscles)의 부착부위를 제공한다.
e) 큰마름뼈(trapezium)에 부착한다.

2. 다음 근육들은 엄지의 손허리손가락관절(metacarpophalangeal joint)에 작용한다:

a) 엄지맞섬근(opponens pollicis)
b) 짧은엄지벌림근(abductor pollicis brevis)
c) 짧은엄지폄근(extensor pollicis brevis)
d) 첫째등쪽뼈사이근(the first dorsal interosseous)
e) 짧은엄지굽힘근(flexor pollicis brevis)

3. 어깨세모근(Deltoid)은:

a) 겨드랑신경(axillary n.)에 의해서 신경지배를 받는다.
b) 대개 어깨관절의 벌림운동(abduction)이 일어나는 동안 중력에 대항해서 작용한다.
c) 어깨관절의 벌림운동을 시작할 때 작용한다.
d) 오목위팔관절(glenohumeral joint)이 탈구(dislocation)될 때 어깨세모근 지배신경이 손상 받을 수 있다.
e) 위팔뼈 몸통의 가쪽면에 부착된다.

4. 다음 구조물은 겨드랑 안에 놓여 있다:

a) 팔신경얼기(brachial plexus)의 다발(cords)
b) 위팔두갈래근 긴갈래(long head of biceps)의 힘줄
c) 부리위팔근(coracobrachialis)
d) 겨드랑동맥(axillary a.)의 가지들
e) 림프절(lymph nodes)

5. 다음 근육은 다음과 같은 작용을 한다:

a) 큰가슴근(pectoralis major)은 어깨관절에서 굽힘운동을 야기시킨다.
b) 위팔근(brachialis)은 팔꿉관절에서 굽힘운동을 야기시킨다.
c) 위팔두갈래근(biceps brachii)은 손뒤침운동을 야기시킨다.
d) 원엎침근(pronator teres)은 손엎침운동을 야기시킨다.
e) 등세모근(trapezius)은 오목위팔뼈관절에서 벌림운동을 야기시킨다.

6. 어깨관절에서 위팔의 안쪽회전은 다음 근육에 의해서 이루어진다:

a) 작은원근(teres minor)
b) 가시위근(supraspinatus)
c) 어깨밑근(subscapularis)
d) 넓은등근(latissimus dorsi)
e) 큰가슴근(pectoralis major)

7. 다음 구조물은 팔오금(cubital fossa)으로 들어가고 그리고/또는 나간다:

a) 위팔두갈래근(biceps brachii)의 힘줄
b) 노신경(radial n.)
c) 자쪽피부정맥(cephalic v.)
d) 자신경(ulnar n.)
e) 위팔동맥(brachial a.)

8. 위팔동맥이 주행하는 동안 일부분에서 다음 구조물과 함께 동반주행 한다:

a) 겨드랑신경(axillary n.)
b) 정중신경(median n.)
c) 노신경(radial n.)
d) 자신경(ulnar n.)
e) 근육피부신경(musculocutaneous n.)

9. 다음 구조물은 팔신경얼기의 가쪽다발(lateral cord)로부터 신경섬유를 받는다:

a) 정중신경(median n.)
b) 겨드랑신경(axillary n.)
c) 근육피부신경(musculucutaneous n.)
d) 아래팔의 가쪽피부신경(lateral cutaneous n.)
e) 자신경(ulnar n.)

10. 노신경의 가지는 다음 부위에 신경을 공급한다:

a) 엄지의 피부
b) 아래팔의 피부
c) 새끼두덩(hypothenar eminence)의 피부
d) 굽힘근에는 신경을 공급하지 않는다.
e) 손에 위치한 근육에는 신경을 공급하지 않는다.

11. 손뒤침운동(Supination)은:

a) 노자관절(radioulnar joints)에서 일어난다.
b) 자뼈를 노뼈 주위를 빙 돌게 한다.
c) 팔꿉관절이 완전히 펴져 있을 때 주로 위팔두갈래근에 의해서 이루어진다.
d) 위팔근의 수축에 의해서 억제된다.
e) 팔꿉관절의 왕성한 운동을 포함한다.

12. 팔꿉관절에서 자신경이 완전히 절단되면:

a) 얕은손가락굽힘근(flexor digitorum superficialis)이 마비된다.
b) 자쪽손목굽힘근(flexor carpi ulnaris)이 마비된다.
c) 손가락의 벌림운동과 모음운동이 방해된다.
d) 새끼손가락의 바닥면 피부 감각이 소실된다.
e) 엄지벌림근이 쇠약해진다.

13. 손등 피부는 다음 신경에 의해서 지배를 받는다:

a) 아래팔의 가쪽피부신경(lateral cutaneous n.)
b) 노신경의 얕은 가지
c) 자신경
d) 정중신경
e) 아래팔의 뒤쪽피부신경(posterior cutaneous n.)

14. 얕은손가락굽힘근(flexor digitorum superficialis)은:

a) 먼쪽 손가락뼈사이관절(interphalangeal joints)을 굽힌다.
b) 자신경으로부터 신경공급을 받는다.
c) 위팔뼈의 안쪽위관절융기(medial epicondyle)에 부착된다.
d) 아래팔 대부분에서 정중신경보다 얕은 층에 위치한다.
e) 벌레근(lumbricals)의 부착부위를 제공한다.

15. 뼈사이근(Interossei)은:

a) 손가락뼈사이관절을 굽힌다.
b) 손가락을 벌리고 모으는 작용을 한다.
c) 자신경에 의해서 신경지배를 받는다.
d) 손가락의 손허리손가락관절(metacarpophalangeal joints)을 굽힌다.
e) 폄근널힘줄(extensor expansions)에 부착된다.

16. 노신경(radial nerve)은:

a) 팔신경얼기의 뒤다발(posterior cord)의 가지이다.
b) 위팔의 노신경고랑에 놓여있다.
c) 팔꿉관절의 앞쪽에서 아래팔로 들어간다.
d) 손뒤침근(supinator)을 통과하는 가지를 낸다.
e) 노쪽손목굽힘근(flexor carpi radialis)에 신경을 공급한다.

임상문제

답은 367쪽에 있다.

사례연구 1

허약한 90세 할머니가 보호수용시설에 들어오게 되었는데, 도착 직후에 오른쪽 손에 통증이 있다고 하였으나 보호시설의 도우미가 이것을 무시하고 할머니에게 수면제를 주었다. 보호시설을 방문한 내과의사가 할머니 오른손이 파랗게 되어 있고 통증이 있다는 것을 알게 되었다. 전체 팔이 차가웠는데, 특히 팔꿈치 아래 부분이 더 차가웠고, 손의 피부 감각이 없었다. 할머니는 손이나 손가락을 움직일 수 없었다. 의사는 왼쪽팔에서 불규칙적인 노동맥의 맥박을 느낄 수 있었으나 오른쪽 팔에서는 맥박을 느낄 수 없었다. 내과의사는 아마도 심장에서 나온 혈액응고덩어리가 오른쪽 팔로 전달된 다음 색전(embolus)으로서 위팔동맥을 막았다고 설명하였다. 할머니를 근처병원으로 입원시키도록 하였으나 불행하게도 할머니는 12시간 후에 뇌졸중(stroke)으로 사망하였다.

문제:

1. 혈병(clot)이 심방(atrium)에서 기원하였다고 가정하고, 혈병이 왼쪽심방에서 위팔동맥에 이르기까지의 경로를 말하시오.
2. 무엇이 처음 동맥이 막힌 부위의 위치를 결정하였는가?
3. 비록 팔 전체의 혈액 공급이 매우 빈약(허혈)했지만, 무엇이 허혈의 심한 정도를 나타내주는 좋은 지표였는가?
4. 빗장밑동맥과 위팔동맥사이에 어떠한 동맥연결(arterial anastomoses)이 있는가?

사례연구 2

류마티스성 관절염을 앓고 있는 50세 할머니가 그녀의 손목과 손가락 관절이 뻣뻣해지고 통증이 있음을 알아차렸다. 오른손이 평상시보다 더 안 좋다고 호소하였고, 여러 개의 귀중한 컵을 떨어뜨렸었다고 말하였다. 한번은 깨어진 조각들을 치울 때 손을 베었는데 자신의 옷에 묻을 피를 발견할 때까지 손이 벤 사실을 알아차리지 못하였다. 손과 팔의 통증으로 인해 잠에서 깬 경우에는 잠자기가 매우 어려웠다. 그녀는 그녀가 임신했었을 때 비슷한 상황이 발생했었고, 분만 후에 자연적으로 해결되었다고 자발적으로 말하였다. 내과의사는 그녀의 손을 검사하였는데, 그녀의 일반적인 관절부위 증상 외에도 그녀의 오른쪽 엄지두덩이 왼쪽 것에 비해 납작해져 있고 피부감각이 일부 소실되어 있는 것을 알아냈다. 신경전달 연구에 관한 이야기를 나눈 후에, 내과의사는 그녀의 증상을 해결하는 데 도움을 주기 위해서는 그녀의 손목 앞쪽의 주름선(crease lines) 가까이에 주행하는 반흔(흉터, scar)에 대한 수술이 필요하다고 설명하였다.

문제:

1. 엄지두덩근이 납작하게 된 것의 중요성은 무엇인가?
   어떤 신경이 이들 근육을 지배하는가? 이 신경은 특히 어느 부위에서 압박되기 쉬운가?
2. 감각소실은 내과의사에게 어떠한 사실을 경고하였는가? 검사에서 무엇이 발견되었나?
3. 왜 손목에서 피부절개를 가로 방향으로 시행하는가?
4. 굽힘근지지띠(flexor retinaculum)를 절개하는 수술에서 어떠한 신경이 손상받기 쉬운가?

사례연구 3

건강한 대학생이 미식축구를 하는 동안 심하게 떨어지면서 그의 오른쪽 어깨를 다쳤다. 그는 약 1년 전에 같은 어깨가 탈구된 적이 있고 그 이후로 여러 번 손상을 입은 적이 있다. 그는 어깨에 심한 통증을 느꼈고, 오른쪽 팔을 움직일 수 없었다. 병원 의사는 그의 오른쪽 어깨봉우리 밑이 움푹 들어가 있기 때문에 그의 어깨가 대칭이 아니라는 사실을 알아차리고, 골절되었는지를 알아보기 위하여 어깨부위 방사선 촬영을 지시하였다. 방사선사진상에서 오른쪽 어깨관절이 탈구된 사실을 확인하였다: 골절부위는 없었다. 이러한 탈구 증상은 짧은 전신마취 상태에서 쉽게 원위치로 환원되었고, 환자는 그의 오른쪽 팔꿉이 가슴벽에 고정되도록 붕대를 감고, 팔걸이지지대를 착용한 상태로 퇴원하였다. 그 후에 정형외과 전문의는 그 학생의 오른쪽 어깨세모근이 왼쪽세모근보다 덜 발달되어 있는 것을 알아차렸다. 관절에 대한 외과적인 검진을 통해 관절주머니가 찢어진 것이 나타났고, 이는 곧 치료되었다. 수술 후 어깨관절에서 작용하는 모든 근육을 강화시키기 위한 집중적인 물리치료를 받았고, 학생은 이제 미식축구를 다시 시작하였다.

문제:

1. 어깨관절의 탈구가 특히 잘 일어나도록 하는 해부학적 특성은 무엇인가?
2. 어깨관절에 인접해 있는 어떤 신경이 어깨관절의 탈구에 의해서 손상받기 쉬운가? 의사는 이러한 신경 손상여부를 어떻게 검사해야 하나?
3. 왜 팔을 가슴벽에 대고 붕대를 감아주었는가?
4. 이전에 받았던 손상이 중요한 의미를 갖는 것은 무엇인가?
5. 오목위팔관절(glenohumeral joint)을 안정화시키는 데 가장 중요하게 작용하는 것은?

사례연구 4

30세 오른손잡이인 한 선생이 나무로 지어진 그의 정원창고를 수리하기로 결정하였다. 그는 새로운 지붕을 구입하였고, 큰 어려움 없이 부분적으로 썩은 목재부위를 제거하였고, 그 곳에 새로운 통나무를 대고 못을 박기 시작하였다. 그날 시간이 지남에 따라 그가 사용하고 있던 망치가 점점 더 무겁게 느껴지고 망치를 단지 들어올리는 것 자체도 힘들어졌지만, 왼손을 사용하여 결국 그 일을 끝까지 마무리하였다. 그러나 그날 밤 그의 팔 전체, 특히 팔꿈치가 불편하였고, 맥주잔을 들어올리기만 해도 팔꿈치가 아팠다. 그는 샤워를 하고 난 후 젖은 스폰지의 물을 짤 때도 팔꿈치가 아픈 것을 느꼈다. 내과의사가 그의 오른쪽 위팔뼈의 가쪽위관절융기(lateral epicondyle) 부위를 눌렀을 때 심한 통증이 나타나는 것을 확인하고, "당신에게 tennis elbow가 생겼습니다!"라고 말하였다. 그 선생은 학교에서 일상적인 활동을 하면서 점차 팔꿉의 통증이 가라앉는 것을 알았고, 약 일주일 후에는 완전히 정상적으로 그의 팔을 사용할 수 있게 되었다.

문제:

1. 위팔뼈 가쪽위관절융기 근처에는 어떤 근육들이 부착되는가?
2. 어떤 익숙지 못한 반복운동이 관절부위에 염증을 유발시키는가?
   (관절에서의 정확한 운동을 제시하시오)
3. 이 운동에 특별히 관여하는 두 개의 근육은 무엇인가?
4. 왜 스폰지의 물을 짤 때 통증이 유발되었는가?

제 4 장 배(복부) Abdomen

서론(Introduction)

배는 위쪽으로 가로막(횡격막, diaphragm)에 의하여 가슴과 분리되고, 아래로 위골반문(골반상구, superior pelvic aperture, pelvic inlet)에서 골반으로 연속된다. 대동맥, 식도, 아래대정맥은 가로막을 관통한다. 가로막이 심하게 위쪽으로 볼록하기 때문에 위쪽 배안장기들(upper abdominal organs)은 아래쪽 갈비뼈들과 갈비연골(lower ribs & costal cartilages) 깊숙이 위치하게 된다. 위골반문은 아래쪽으로 앞쪽으로 경사진 가상의 면(arbitrary plane)으로 작은창자(소장, small intestine)와 큰창자(대장, large intestine), 요관(ureter)과 여러 가지 혈관 및 신경들이 통과한다.

뒤배벽은 마지막갈비뼈, 골반뼈, 허리뼈(요추, lumbar vertebra)에 붙는 근육들을 포함한다. 가쪽으로 뒤배벽 근육들의 근막들은 앞가쪽배벽과 합쳐진다. 앞가쪽배벽에서는 세 층의 근육들이 넓어져, 널힘줄(건막, aponeurosis)을 이루어 앞쪽 정중앙선에서 서로 만난다. 이 정중솔기(정중봉선, median raphe) 가까이에는 수직으로 달리는 줄모양의 근육 즉, 배곧은근(복직근, rectus abdominis)이 있으며, 이 근육은 두덩뼈(치골, pubis)부터 앞가슴벽까지 위치한다.

샅굴(서혜관, inguinal canal)은 앞가쪽배벽을 비스듬하게 지나는데, 남성의 경우 정삭(spermatic cord), 여성의 경우 자궁원인대(자궁원삭, round ligament of uterus)가 들어있다(그림 4.1).

배벽의 신경과 혈관은 근육 사이를 지나며, 피부부터 벽쪽복막까지 지배한다. 대부분의 동맥과 정맥, 림프관들은 가슴벽이나 샅굴부위(서혜부, inguinal region)로부터 나오지만 신경지배는 척수신경(spinal nerves)에 의하여 이루어진다. 이들 척수신경의 피부분포는 그림 4.2에서 보여주는 대로 서로 겹쳐있다.

배벽 근육들은 복부와 골반부의 속이 빈 장기(유강장기, hollow organ)의 부피변화에 적응하여, 강제적으로 숨을 들이 쉴 때(forced inspiration)와 힘을 줄 때(srtaining) 배안(intra-abdominal)압력을 증가시키고 허리뼈의 운동을 일으킨다.

배안(복강, abdominal cavity)의 모양은 그림 4.3과 4.4에서 나타나 있다. 허리뼈는 배안쪽으로 돌출하여 단단한 중앙의 능선(median crest)을 형성하는데, 그 앞으로 대동맥과 아래대정맥이 지난다. 허리뼈의 양쪽으로는 깊은 척추옆오목(도랑, 오목한 장소, paravertebral gutters)이 있다. 간(liver)은 정중앙선을 기준으로 주로 오른쪽에 치우쳐 위치하고, 지라(비장, spleen)와 위(stomach)의 대부분은 왼쪽에 위치한다(그림 4.5). 샘창자(십이지장, duodenum), 빈창자(공장, jejunum), 돌창자(회장, ileum), 잘룩창자(결장, colon)를 포함한 소화기관은 부신(suprarenal glands), 콩팥(kidneys), 요관(ureters)의 앞쪽에 위치하며(그림 4.6), 배안장기는 크기, 모양, 상대적인 위치에 있어서 상당한 변이가 있다. 위와 창자(intestine)는 그 속의 내용물에 따라 변하면서 늘어나거나 수축한다. 위쪽 배안장기(upper abdominal organ)들은 가로막과 함께 움직이고, 똑바로 선 위치에서 눕는 자세로 체위가 변함에 따라 움직인다.

복막(peritoneum)은 벽쪽과 내장쪽 층을 가진 장액성의 주머니(serous sac)로서, 두 층은 정상적으로는 가까이 위치한다. 벽쪽복막(벽측복막, pareietal peritoneum)은 배벽과 가로막 아래면을 두르고, 반면에 내장쪽복막(장측복막, visceral peritoneum)은 많은 배안장기(복부장기,

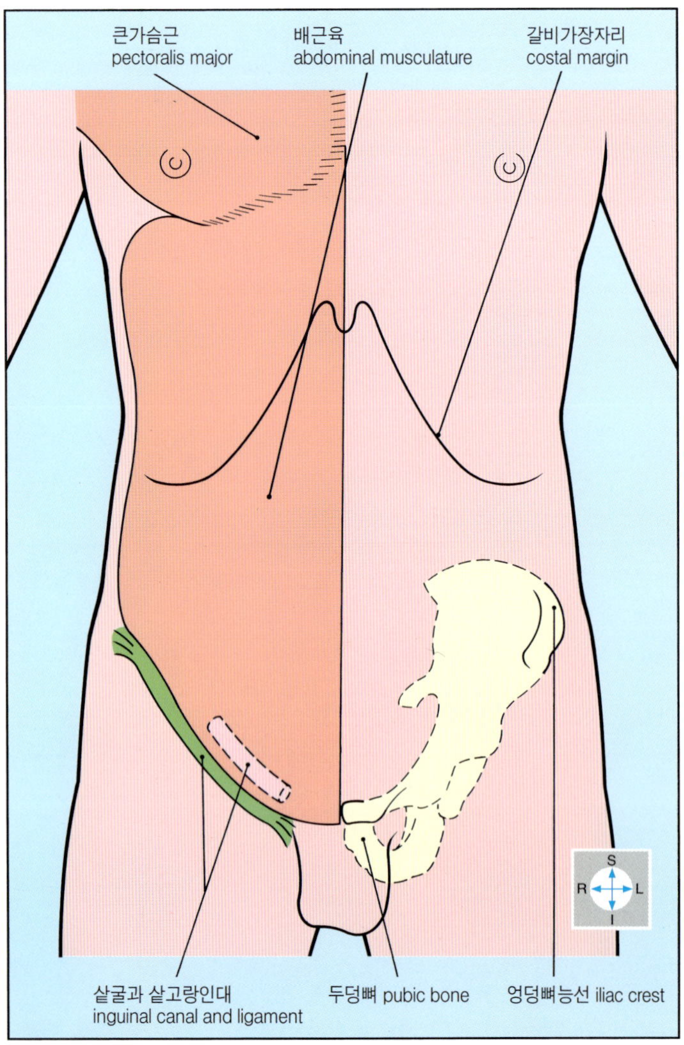

그림 4.1 샅굴의 위치와 배근육들이 갈비우리(rib cage)와 중첩하는 모습을 보여주는 배벽.

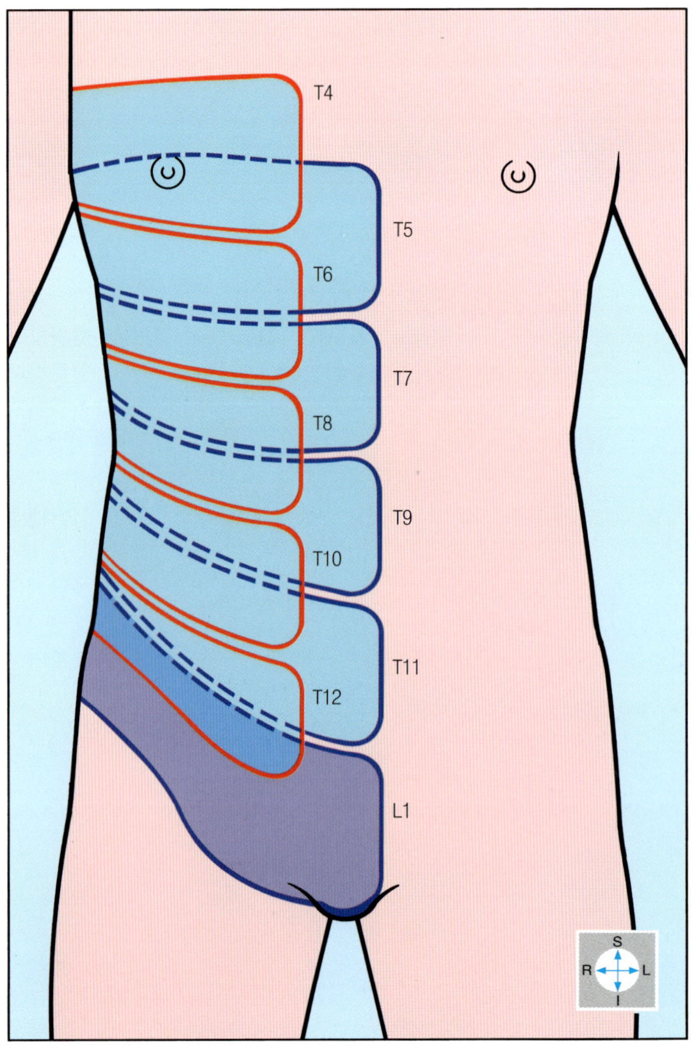

그림 4.2 배벽에서 중첩되는 피부신경지배영역(dermatome).

abdominal organ)를 덮고 있다. 어떤 장기는 거의 완전히 덮여 있어 복막안(intraperitoneal) 장기라고 부르며, 위, 빈창자, 돌창자, 간 등이 여기에 속한다. 이들은 비교적 운동성이 있고, 두 겹의 복막에 의하여 배벽에 붙어 있는데, 복막의 두 겹 사이로 신경과 혈관이 통과한다. 그러한 주름은 창자간막(장간막, mesentery)을 형성하며, 예를 들어 작은창자간막(mesentery of small intestine), 간낫인대(falciform ligament) 같은 인대 또는 위(stomach)로부터 앞치마처럼 드리워져 있는 큰그물막(대망, greater omentum)같은 그물막(망, omenta) 등을 형성한다. 이자(췌장, pancreas)와 콩팥(신장, kidneys) 같은 다른 장기들은 창자간막이 없으며, 대개 앞면이 부분적으로 벽쪽복막으로 덮여있다.

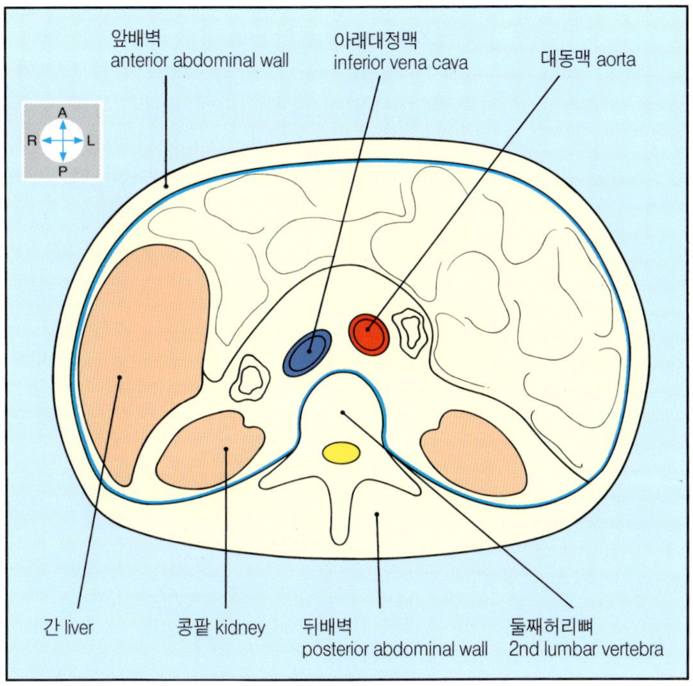

그림 4.3 배속공간의 모양을 보여주는 가로절단면.

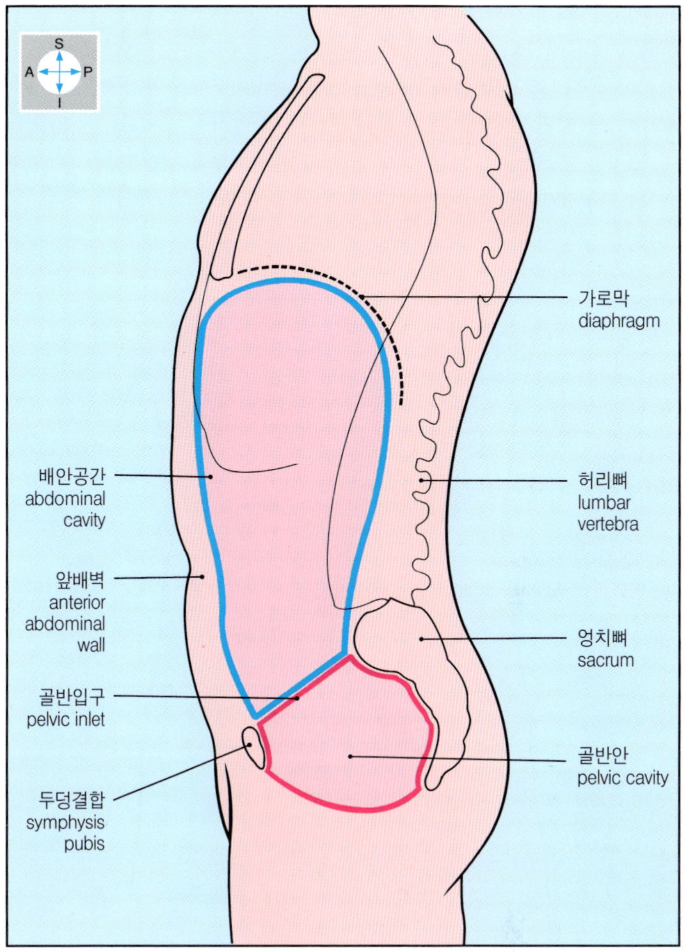

그림 4.4 배의 모양, 위, 아래 경계를 보여주는 세로절단면.

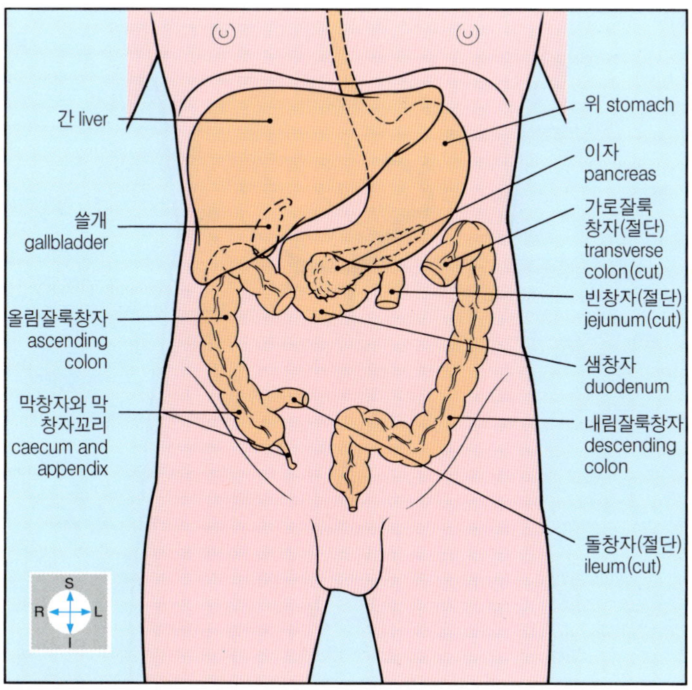

그림 4.5 배속의 소화기관.

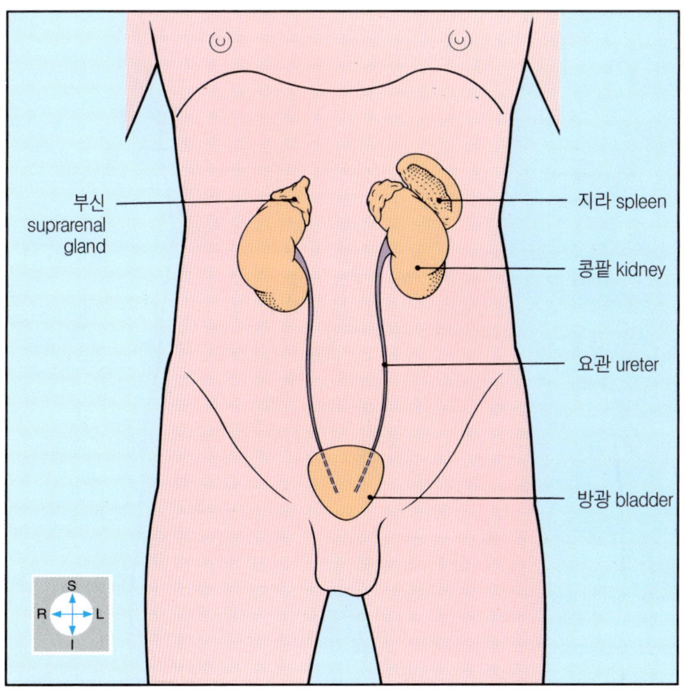

그림 4.6 콩팥과 연관된 기관들.

대동맥(aorta)은 정중앙에서 내려가고, 두 갈래로 나뉘어 온엉덩동맥(총장골동맥, common iliac arteries)으로 된다(그림 4.7). 대동맥의 앞면으로부터 소화기관으로 가는 세 개의 가지가 나온다. 복강동맥줄기(celiac trunk)는 태생기의 앞창자(전장, foregut)의 분화장기(derivatives) 즉, 위, 샘창자의 시작부분, 간, 쓸개(담낭, gallbladder), 지라, 이자의 일부에 혈액을 공급한다. 위창자간막동맥(상장간막동맥, superior mesenteric artery)은 중간창자(midgut)의 분화장기 즉 이자의 일부, 작은창자, 큰창자를 가로잘룩창자(횡행결장, transverse colon)까지 공급한다. 아래창자간막동맥(하장간막동맥, inferior mesenteric artery)은 뒷창자(hindgut) 즉 내림잘룩창자(하행결장, descending colon), 구불잘룩창자(S상결장, sigmoid colon), 곧창자(직장, rectum)에 분포한다. 대동맥으로부터 부신, 콩팥, 생식샘(gonad), 배벽에 분포하는 가지들이 쌍으로 나온다.

오른쪽에서 콩팥정맥(신정맥, renal vein)과 부신정맥(suprarenal vein), 생식샘정맥(gonadal vein)은 아래대정맥(하대정맥, inferior vena cava)과 직접 합쳐진다(그림 4.8). 왼쪽에서 콩팥정맥은 더 길고 부신정맥과 생식샘정맥을 받게 된다. 지라, 위, 창자로부터 나오는 정맥피는 문맥계통(portal venous system)을 통하여 간으로 들어간 후 간정맥(hepatic vein)을 통해 아래대정맥으로 들어간다(그림 4.9).

배안장기로부터 나오는 림프액은 동맥을 동반하고 있는 림프관(lymphatics)과 림프절(lymph node)에 의하여 순환한다. 창자간막 내부, 대동맥 주위에 림프절들이 산재하며, 이들 림프절로부터 나오는 림프관이 아래로 가슴림프관팽대(유미조, cisterna chyli)로 유입된다. 가슴림프관팽대로부터 가슴관(흉관, thoracic duct)이 나와 위쪽으로 가슴을 지나간다.

대부분의 장기는 특히 대동맥과 그 분지를 둘러싸는 교감신경과 부교감신경얼기(sympathetic & parasympathetic nerve plexuses)를 통하여 자율신경(autonomic nerve)의 지배를 받는다. 가슴내장신경(thoracic splanchnic nerve)은 교감신경줄기(sympathetic trunk)의 가슴부분 가지로, 가로막을 대동맥구멍(aortic hiatus)가까이에서 관통하여 배로 들어온다. 부교감신경은 미주신경(vagus nerve)속에 섞여 분포하며, 위, 간, 쓸개, 작은창자, 큰창자의 시작부분에 분포한다. 큰창자의 종말부분(terminal part)은 척수(spinal cord)의 엉치분절(sacral segment)로부터 나오는 부교감신경의 지배를 받는다.

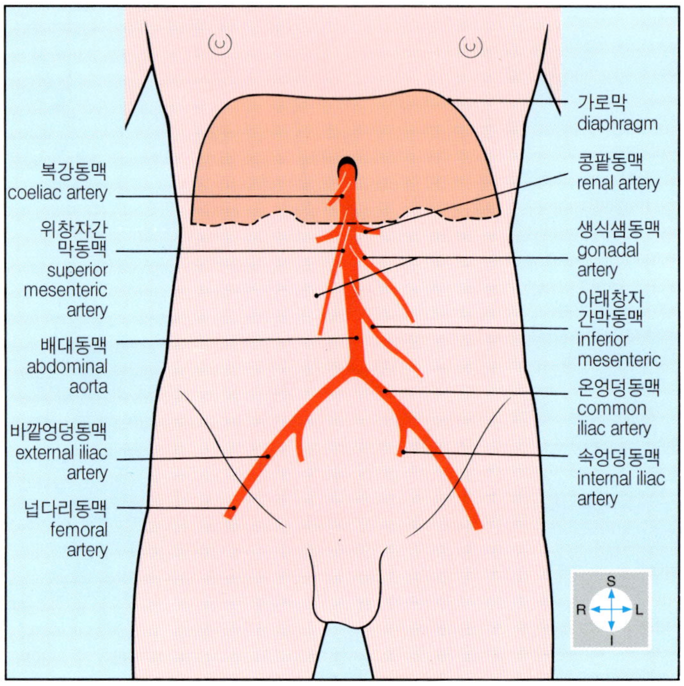

그림 4.7 배의 주요동맥들.

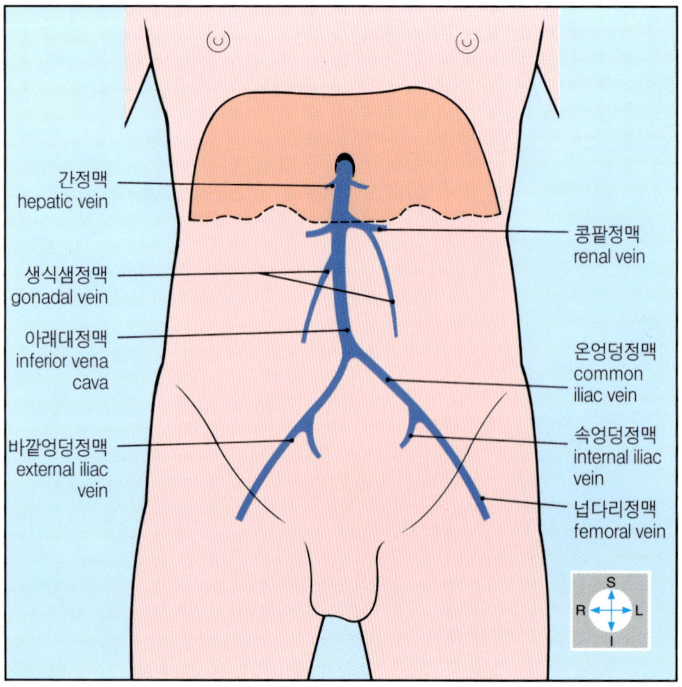

그림 4.8 배의 주요 정맥들(systemic veins).

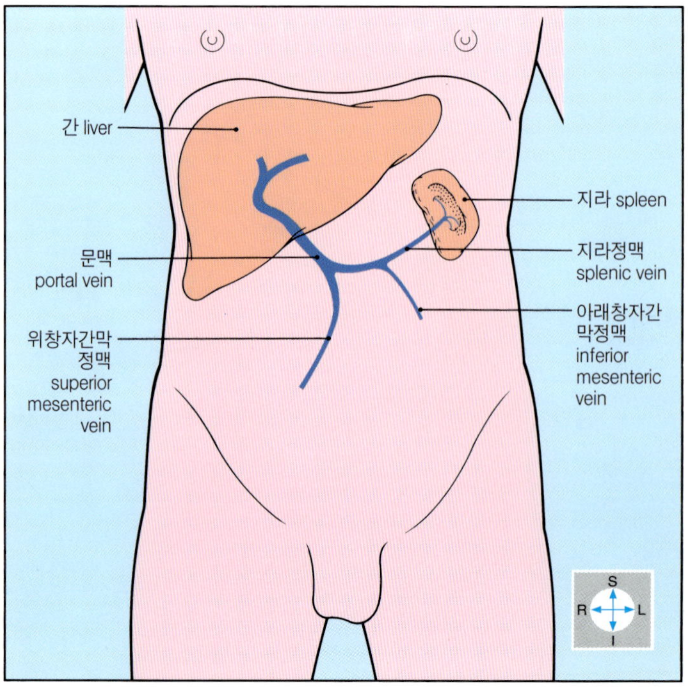

그림 4.9 문맥계통.

앞배벽(Anterior abdominal wall)

앞배벽의 피부와 피부밑조직은 네 개의 근육을 덮고 있는데, 이들 근육은 몸통을 움직이고, 배안 압력(복강내압 intra-abdominal pressure)을 조절하며, 배안 내용물을 지지한다. 주요 신경과 혈관은 신경혈관면(neurovascular plane)에 위치하는데, 이는 네 개의 근육중 하나를 제외한 나머지 근육의 깊은 안쪽에 있다. 근육의 깊은 안쪽에는 가로근막(횡행근막, transversalis fascia), 복막바깥지방(복막외지방, extraperitoneal fat), 벽쪽복막이 있다.

피부와 피부밑지방(Skin and subcutaneous tissue)

중앙에 있는 배꼽은 탯줄(제대, umbilical cord)이 이전에 붙어있던 장소이다. 살이 마른 사람에서 배꼽은 대개 복장뼈칼돌기(검상흉골, xiphisternum)와 두덩결합(치골결합, symphysis pubis) 사이의 중간에 있고, 이는 넷째허리뼈 위치이나 일정한 것은 아니다.

피부밑조직의 바깥쪽은 지방층으로 살찐 사람에서 특히 두껍고, 안쪽은 막층(membranous layer)으로 배바깥빗근(외복사근, external oblique muscle) 표면에 위치한다(그림 4.10). 막층은 배벽의 대부분에서 얇으나, 아래쪽으로는 더 튼튼하다. 막층은 가쪽으로 넙다리부위(대퇴부, thigh)로 내려가 넙다리근막(대퇴근막, fascia lata)에 붙고, 안쪽으로는 바깥생식기를 두르고 안쪽으로 복막에 연속된다(218쪽 참조).

피부밑조직은 배벽의 근육을 공급하는 동맥들의 작은 가지로부터 혈액을 공급받는다. 얕은정맥(피정맥, superficial veins)은 위쪽으로 겨드랑(axilla)에 유입되거나, 아래로 흘러 샅부위(groin)로 들어간다. 피부의 신경지배는 분절(segment) 양상으로 이루어지며, 아래가슴척수신경(inferior thoracic spinal nerves)과 첫째허리신경(요신경, lumbar nerve)의 피부가지(cutaneous branches)에 의해 공급된다(그림 4.2).

근육(Muscles)

배의 정중앙선(midline) 양쪽에는 네 가지 주요 근육들이 있다. 이들 중 세 가지는 편평한 근육들로서 배벽의 가쪽부위에 겹쳐 배열되어 있다. 배바깥빗근은 가장 표면에 위치하고, 배속빗근(내복사근, internal oblique muscles)은 그 안에 있으며, 가장 안쪽에는 배가로근(복횡근, transversus abdominis)이 있다. 이들 근육들은 살집부분이 앞, 안쪽으로 가면서 널힘줄(건막, aponeurosis)로 변한다(그림 4.10). 이러한 납작한 근육의 널힘줄은 넷째 근육인 배곧은근(복직근, rectus abdominis) 주위를 싸는 막이 된다. 정중앙의 양쪽에서 형성된 널힘줄이 깍지 끼듯이 합쳐져 백색선(백선, linea alba)을 형성하고, 아래쪽으로 널힘줄은 엉덩뼈능선(장골능, iliac crest)에 부착한다. 이들 근육은 아래쪽 여섯 개의 가슴신경과 첫째허리신경에 의하여 지배받는다(131쪽 참조).

샅부위(groin) 바로 위에는 샅굴(서혜관, inguinal canal)이 배벽의 가장 아래부분을 지나고, 그 안에는 남성에서는 정삭(spermatic cord)이, 여성에서는 자궁원인대(round ligament of uterus)가 있다(133쪽 참조).

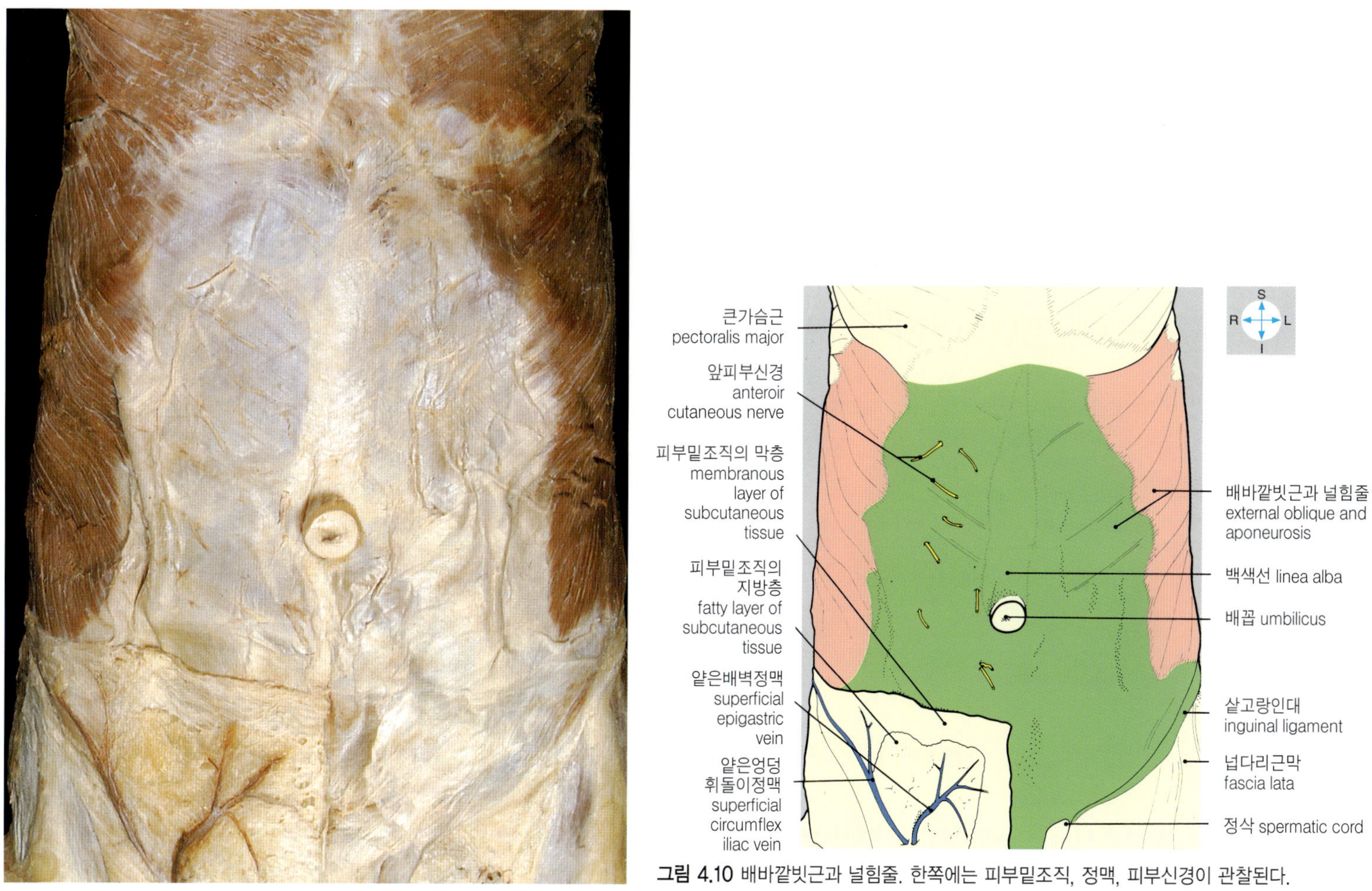

그림 4.10 배바깥빗근과 널힘줄. 한쪽에는 피부밑조직, 정맥, 피부신경이 관찰된다.

배바깥빗근(외복사근, External oblique m.)

배바깥빗근의 근육섬유는 아래, 앞쪽으로 경사져 있다(그림 4.11). 위쪽으로 일련의 톱니모양 살집조각(flesh slips)들이 아래쪽 여덟 개 갈비뼈의 바깥면에 부착하며, 위쪽 부분은 앞톱니근(전거근, serratus anterior)과, 아래쪽 부분은 넓은등근(광배근, latissimus dorsi)과 깍지 끼듯이 만난다. 대부분의 뒤쪽 근육섬유들은 아래로 엉덩뼈능선에 부착하고, 나머지 부위에서는 안쪽으로 널힘줄(건막, aponeurosis)을 이루어 배곧은근의 앞을 지나 백색선(백선, linea alba)에 도달한다. 이 널힘줄은 아래로 자유모서리(free border)를 가지며, 아래모서리는 위앞엉덩뼈가시(상전장골극, anterior superior iliac spine)로부터 두덩뼈결절(치골결절, pubic tubercle)에 걸쳐서 존재하여 샅고랑인대(서혜인대, inguinal ligament)가 되고 이는 배벽과 넓적다리부위(대퇴부, femoral region) 앞면과의 경계를 이룬다.

샅고랑인대 안쪽끝 바로 위에서, 배바깥빗근의 널힘줄은 구멍을 만드는데, 이를 얕은샅굴구멍(천서혜륜, superficial inguinal ring)이라 하고, 이는 샅굴(서혜관, inguinal canal)의 안쪽 구멍이 된다(130쪽 참조).

배속빗근(내복사근, Internal oblique m.)

배속빗근은 샅고랑인대의 가쪽 2/3, 엉덩뼈능선의 앞부분, 등허리근막(흉요근막, thoracolumbar fascia)에 부착하며(그림 4.13), 등허리근막을 통해 허리뼈에 부착하고. 대부분의 근육섬유는 앞, 위로 경사져 있다. 가장 위쪽의 섬유는 아홉째에서 열두째갈비뼈 사이에서 갈비가장자리(costal margin)에 부착하는 반면, 나머지 섬유는 근육의 널힘줄을 이룬다(그림 4.12).

어떤 널힘줄 섬유는 배곧은근의 앞을 지나 백색선에 이르고, 다른 섬유들은 배곧은근의 뒤를 지난다(아래를 보시오; 그림 4.13). 가장 아래의 섬유는 안쪽, 아래쪽으로 활꼴로 돌아 샅굴의 지붕이 된다. 이들은 안쪽의 배가로근의 섬유들과 합쳐져 샅고랑낫힘줄(서혜겸, inguinal falx; 결합건, conjoined tendon)을 형성하는 데 샅고랑낫힘줄은 두덩뼈위에서 두덩뼈빗(치골즐, pecten pubis, pectineal line)로 내려간다.

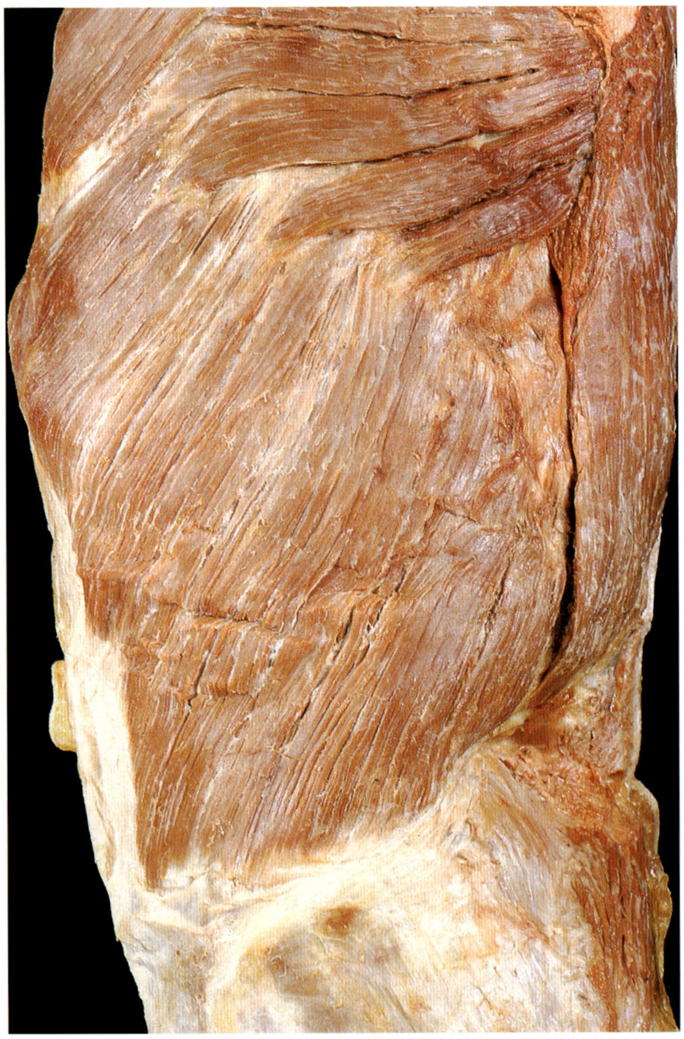

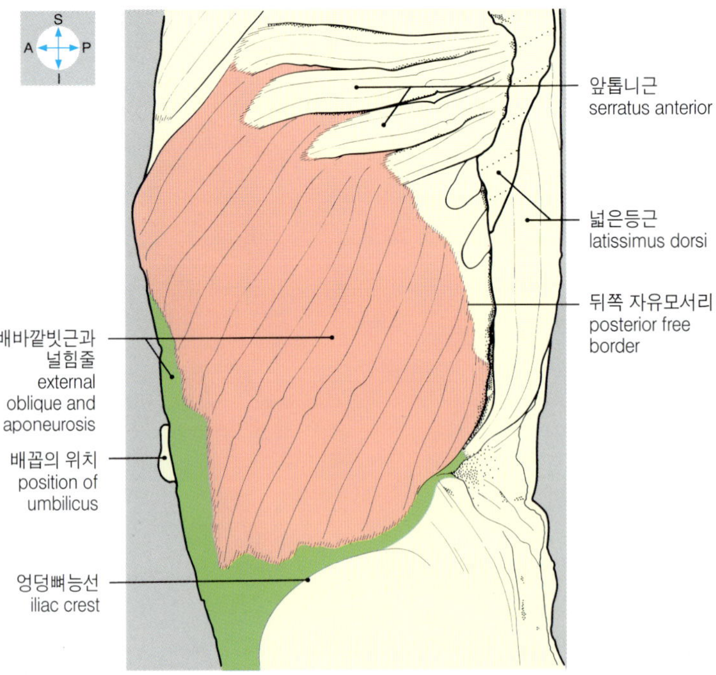

그림 4.11 왼쪽 배바깥빗근이 아래쪽 갈비뼈와 엉덩뼈능선에 부착하고 있다.

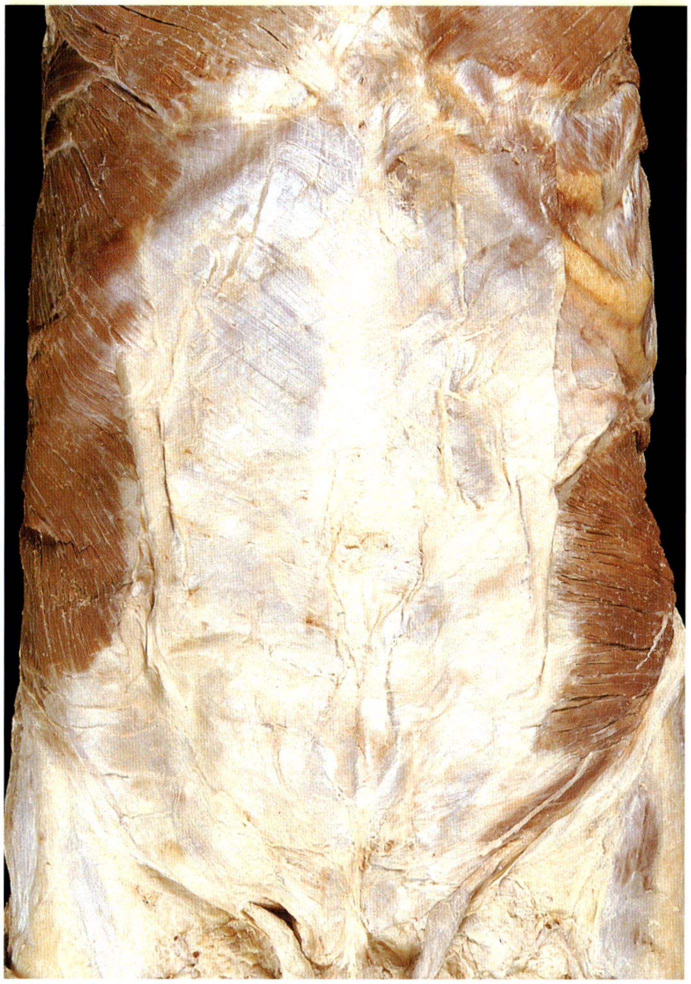

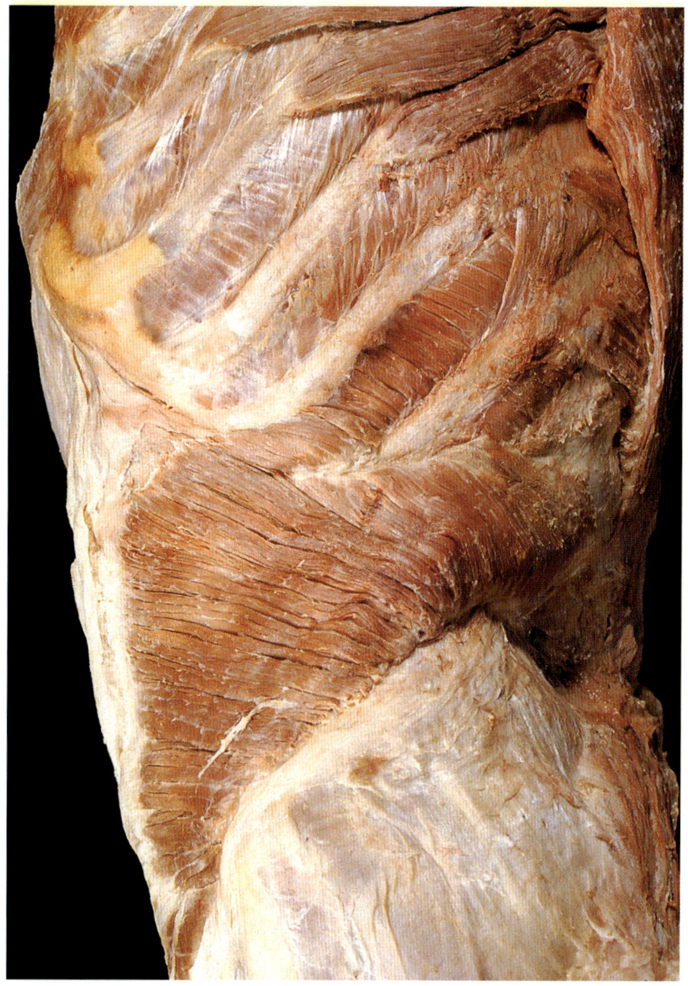

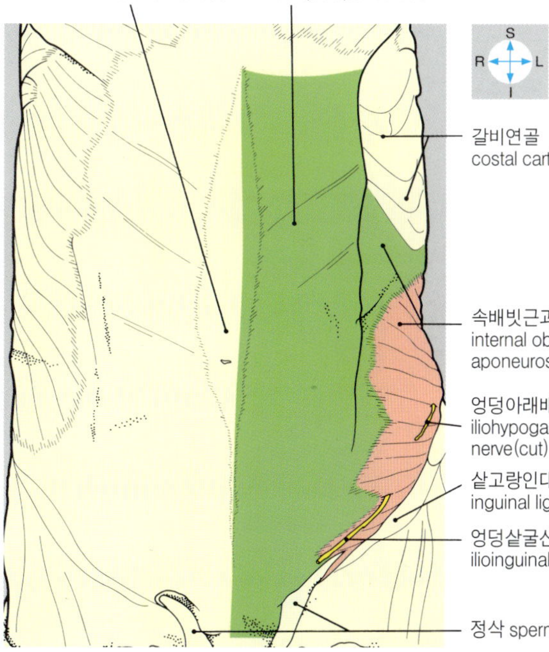

그림 4.12 대부분의 왼쪽 배바깥빗근이 그 안쪽에 있는 배속빗근을 나타내기 위해 제거되었다.

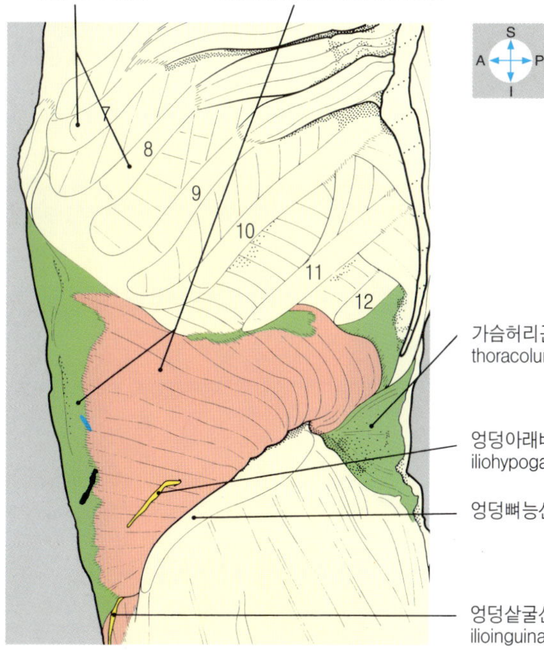

그림 4.13 배바깥빗근이 제거되고, 왼쪽 배속빗근과 부착부가 보인다. 이 표본에서 앞톱니근이 갈비부착부에 아홉째갈비뼈가 포함되어있다.

배가로근(Transversus abdominis m.)

이 근육의 윗부분은 아래쪽 여섯개의 갈비연골의 안쪽에서 일어난다(그림 4.15). 이 부위에서 톱니모양 살집조각들은 가로막의 갈비뼈 부착부위와 깍지끼어 있다. 근육의 중간부분은 등허리근막(thoracolumbar fascia)과 합쳐지고, 가장 아래부분은 엉덩뼈능선과 샅고랑인대의 바깥쪽 1/2에 부착한다. 대부분의 섬유들은 수평으로 앞쪽을 향해 달리고, 배곧은근의 가쪽모서리(lateral border)에서 널힘줄로 대치된다(그림 4.14, 4.16). 널힘줄의 윗부분은 배곧은근의 뒤를 지나 백색선에 도달하고, 아래부분은 배곧은근의 앞을 지난다(아래를 보시오). 배가로근의 가장 아래섬유들은 샅고랑인대의 가쪽부분에 부착하고 샅굴을 활꼴로 싸고돌면서 이 부위에서 근접한 배속빗근의 섬유들과 합쳐져서 샅고랑낫힘줄(inguinal falx)의 일부를 형성한다.

배곧은근(복직근, Rectus abdominis m.)

배곧은근은 백색선의 양쪽에서 수직으로 위치하며, 두덩뼈(치골)에서 가슴벽의 앞부분에 걸쳐 있다(그림 4.14). 아래쪽 부착부위는 두덩결합(치골결합, pubic symphysis)과 두덩뼈능선(치골능, pubic crest)의 앞부분이다. 근육은 위로 넓어지고, 다섯째, 여섯째, 일곱째 갈비연골 앞면에 부착한다. 완만하게 볼록한 근육의 가쪽모서리는 표면의 특징을 따라 반달선(linea semilunaris)이라고 부른다. 배곧은근의 특징은 칼돌기, 배꼽 및 그 중간부위에 가로로 달리는 세 개의 나눔힘줄(건획, tendinous intersections)이 있는 것이다.

배곧은근막(복직근초, Rectus sheath)

배곧은근은 납작한 배근육들의 널힘줄에 의하여 형성된 막에 의하여 둘러싸여 있다. 근막의 앞벽은 나눔힘줄에 부착하며, 배곧은근을 전 길이에 걸쳐 덮는다(그림 4.12 참조). 대조적으로 뒤벽은 근육에 부착하지 않고 위끝과 아래끝이 짧다. 근막의 뒷벽은 위쪽에서 갈비가장자리(costal margin)에서 끝나는데, 그 윗부분에서는 배곧은근이 직접적으로 갈비연골과 접촉한다. 뒷벽은 아래쪽으로는 배꼽아래로 아주 짧게 계속되고, 얇아지거나 혹은 갑자기 끝난다. 갑자기 끝나는 경우, 뒷벽의 아래모서리를 확인할 수 있는데, 이를 활꼴선(궁상선, arcuate line)(그림 4.16)이라 하며, 이 선 아래에서 배곧은근의 뒷면은 직접적으로 배가로근막과 접촉한다.

배곧은근막의 성분은 위치에 따라 서로 다르다. 갈비가장자리(costal margin)의 윗부분에서 앞면은 오직 배바깥빗근널힘줄로 이루어지나, 그 아래로 활꼴선까지는 배속빗근널힘줄의 앞층에 의해 보강된다. 활꼴선의 윗부분에서 근막의 뒷벽은 배가로근과 배속빗근널힘줄의 뒤층(posterior layer of internal oblique aponeurosis)으로 구성된다. 활꼴선의 아래에서는 세 가지 널힘줄 모두 배곧은근 앞을 지나 앞면을 형성한다.

배곧은근막은 배곧은근 뿐만 아니라 작은 삼각형의 근육인 배세모근(추체근, pyramidalis), 위, 아래배벽혈관(상, 하복벽동·정맥, superior and inferior epigastric vessels)(그림 4.14, 4.16)을 함유하고, 또한 배곧은근과 피부를 지배하는 아래쪽 여섯 갈비사이신경(intercostal nerves)의 종말부를 함유하고 있다.

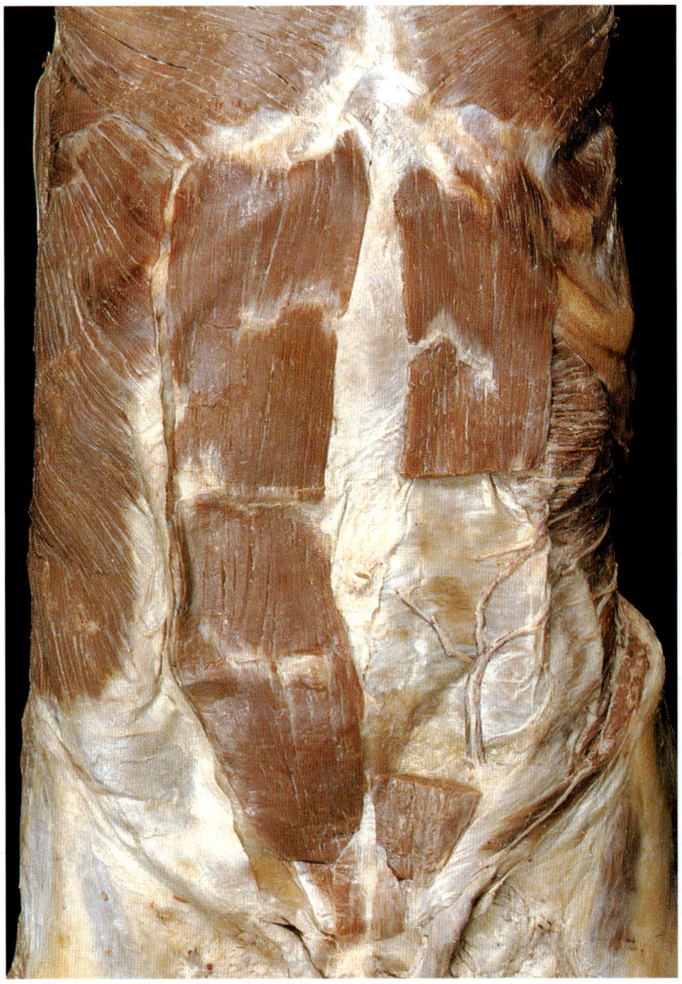

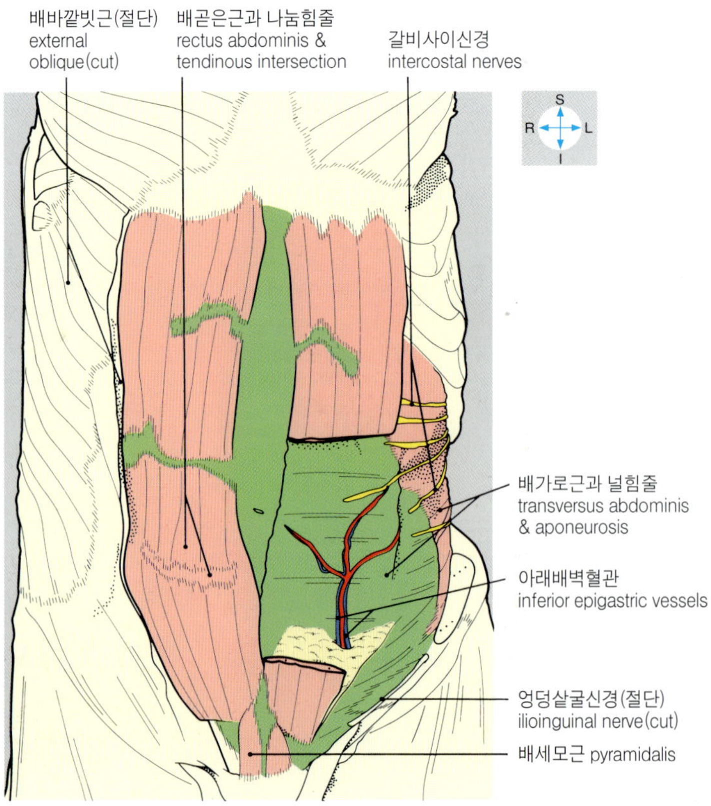

그림 4.14 배곧은근과 신경혈관면. 양쪽 배곧은근막의 앞벽, 왼쪽 배바깥빗근, 왼쪽 배곧은근의 일부가 제거되었다.

배근육들의 작용 (Actions of abdominal muscles)

배 근육들은 허리뼈를 구부리는데, 이 작용을 할 때 배곧은근이 가장 강력하다. 몸통을 가쪽으로 구부리거나, 돌릴 때는 정중앙 양쪽에 있는 배빗근들이 조화를 이루어 수축한다. 배근육들이 다같이 작용하여 배안압력을 증가시키는데, 만약 호흡경로가 열려있을 때는 가로막이 위로 밀려 강제적으로 숨을 내쉬는 기능, 재채기, 기침이 이루어진다. 무거운 물건을 들거나, 배변, 출산, 구토 시에는 호흡경로가 닫힌 상태(긴장상태, straining)에서 배안압력이 올라간다.

근육 깊숙한 곳의 구조물 (Structures deep to muscles)

배가로근과 배곧은근의 안쪽면은 배가로근막(복횡근막, transversalis fascia)에 의하여 덮이고 이는 복강을 둘러싸는 근육들 안쪽 깊은 곳에 위치하는 완전한 근막의 일부가 된다. 이 연속적인 막은 여러 가지 이름을 가지는데, 근막과 관련된 근육을 따라 명명한다. 예를 들면, 가로막근막과 엉덩근막(diaphragmatic & iliac fasciae)은 각각 가로막과 엉덩근(장골근 iliacus muscle)을 덮는 근막이다. 샅고랑인대의 중간점 바로 위에는 배가로근막의 구멍이 있으며(deep inguinal ring) 이는 샅굴의 가쪽구멍이 된다.

배가로근막의 안쪽 깊이 복막바깥지방(복막외지방, extraperitoneal fat)이 있고, 이는 배꼽으로 모이는 네 가지 태생기의 흔적 구조물을 포함한다. 간으로부터 아래쪽으로 간원인대(round ligamnet of liver, ligamentum teres hepatis; 139쪽 참조)가 있으며, 이는 왼쪽 배꼽정맥의 흔적이다. 방광으로부터 정중앙에서 위쪽으로는 요막관(urachus), 즉 정중배꼽인대(정중제인대 median umbilical ligament)가 있으며, 이는 태생기요막(embryonic allantois)(그림 4.16)의 흔적이다. 골반의 양쪽으로부터 위로 경사져 있는 패쇄된 배꼽동맥(obliterated umbilical artery)이 있다.

배벽의 가장 깊은 층은 벽쪽복막이다(그림 4.16). 복막과 근육들이 대부분 서로 접촉하고 있으나, 두덩뼈(pubic bone)와 배꼽사이 부위에는 느슨하게 떨어져 있다. 그러므로 부피가 늘어나는 방광이 복막과 근육이 서로 접촉하지 않고 서로 느슨하게 떨어져 있는 사이로 들어가고, 외과적으로 배안(복강)을 거치지 않고 배벽을 통하여 쉽게 방광수술을 할 수 있다.

신경과 혈관(Nerves and vessels)

앞배벽의 피부, 근육들, 복막은 아래쪽 여섯 개의 가슴신경과 첫째허리신경에 의하여 지배받는다.

아래쪽 가슴신경(Lower thoracic nerves)

갈비가장자리에서 가슴신경(7–11)은 갈비사이공간을 떠나 배가로근과 배속빗근 사이에 있는 배벽의 신경혈관면(neurovascular plane)으로 들어간다(그림 4.15). 일곱째신경과 여덟째신경은 위로 경사지게 달리고, 아홉째신경은 평행하게 달리며, 열째와 열한째가슴신경은 아래쪽으로 경사지게 달린다. 이들 신경은 배곧은근과 배곧은근막의 앞층을 뚫고 앞피부가지(anterior cutaneous branch)가 되어 그 부위 피부에 분포한다(그림 4.10 참조).

갈비밑신경(늑하신경, subcostal nerve, T12)은 열두째갈비뼈를 따라 뒤배벽을 가로지른다. 이는 신경혈관판에서 옆구리로 계속되고 아래쪽 갈

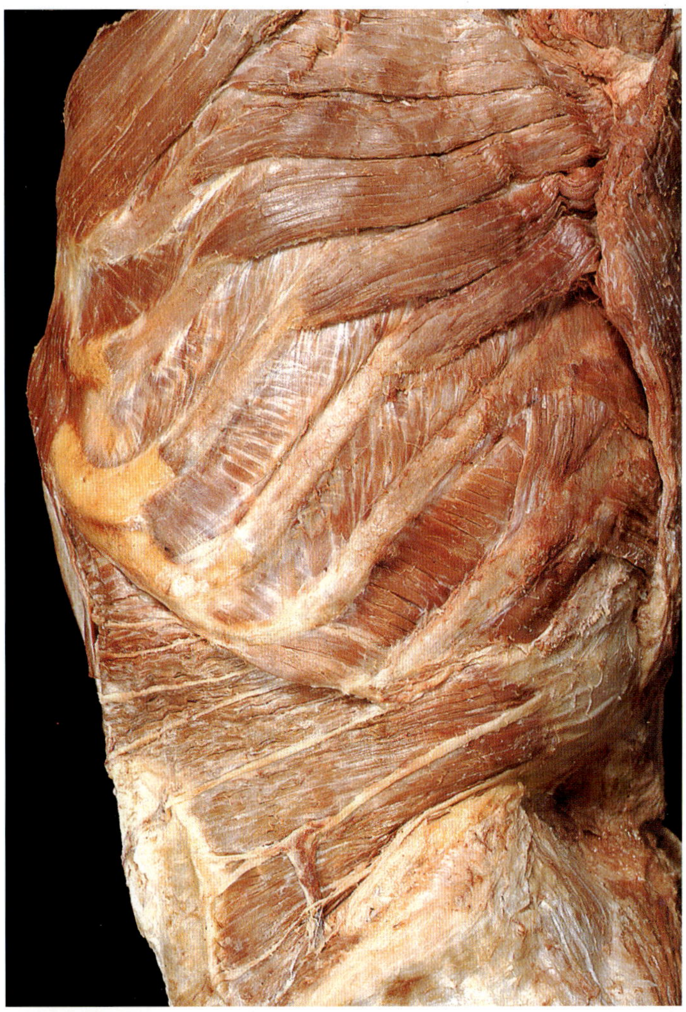

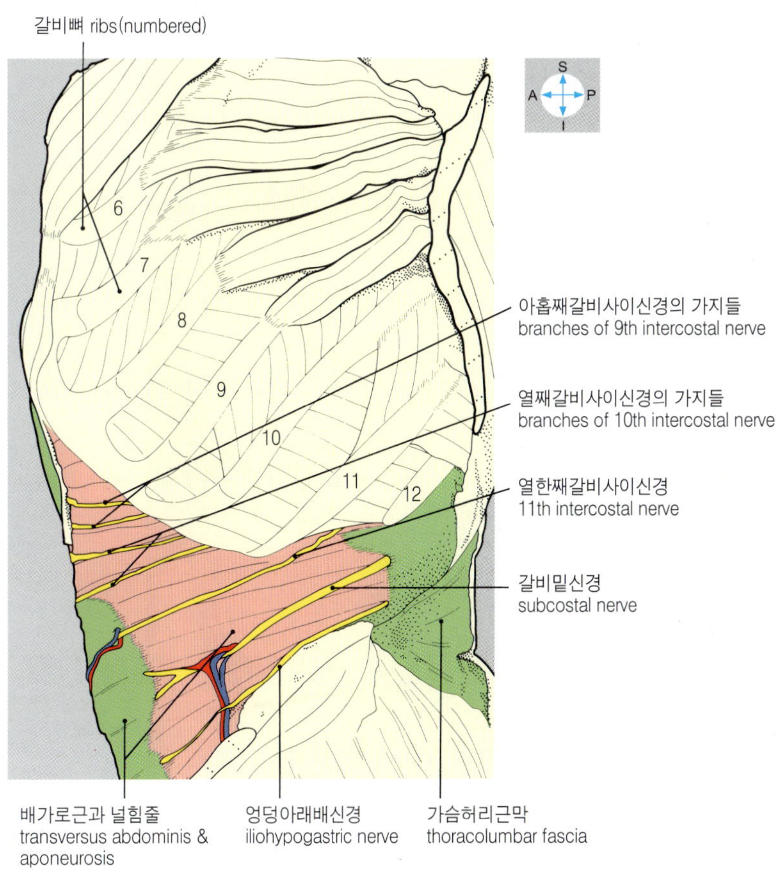

그림 4.15 배바깥빗근과 배속빗근이 제거되고, 배가로근과 널힘줄이 나타났다. 아래쪽 갈비사이신경들, 갈비아래신경, 엉덩아래배신경이 배가로근의 표면을 달린다.

비사이신경들과 비슷한 경로로 끝난다.

일곱째가슴신경부터 열두째가슴신경까지는 (T7-T12) 가쪽피부가지(lateral cutaneous nerves)를 내는데, 다시 앞, 뒤가지로 나뉜다. 앞가지는 앞으로 배곧은근의 가쪽 가장자리까지 지배하고, 뒤가지는 넓은등근(광배근 lattissimus dorsi)을 덮는 피부에 분포한다. 갈비밑신경의 가쪽피부가지는 엉덩이 옆 피부에 분포한다.

첫째허리신경(First lumbar nerve)

첫째허리신경은 위, 아래가지 즉, 엉덩아래배신경(장골하복신경, iliohypogastric nerve)과 엉덩샅굴신경(장골서혜신경, ilioinguinal nerve)으로 나뉜다.

엉덩아래배신경은 허리에 있는 신경혈관판에 도달하고 엉덩뼈능선 바로 위에서 두 개의 종말가지로 나뉜다. 가쪽피부가지는 엉덩이 옆에 분포하고, 앞피부가지는 두덩뼈위부위(seprapubic region)에 분포한다.

엉덩샅굴신경은 엉덩뼈능선 위에서 배속빗근을 뚫고 신경혈관판을 나와(그림 4.12 참조), 두 개의 배빗근사이를 지나 샅굴 속에서 정삭(또는 자궁원인대)과 나란히 달린다. 엉덩샅굴신경은 얕은샅굴구멍(천서혜륜)을 통해 나와 넓적다리 위쪽의 안쪽, 음경(penis)의 뿌리부분, 고환(대음순, mons pubis) 앞부분의 피부로 피부가지를 낸다.

혈관(Blood vessels)

배벽의 주된 혈관은 위, 아래배벽동맥(상, 하복벽동맥, superior & inferior epigastric arteries)으로, 근육가로막동맥(근횡격동맥, musculophrenic artery)과 아래쪽 갈비사이동맥도 분포한다. 위배벽동맥은 배곧은근 뒤에서 아래로 내려와 아래배벽동맥과 연결된다(그림 4. 16). 아래배벽동맥은 샅고랑인대 바로 위에서 바깥엉덩동맥(외장골동맥, external iliac artery)으로부터 나오고, 위, 안쪽으로 올라가 깊은샅굴구멍(심서혜륜, deep inguinal ring)의 바로 안쪽을 지난다(그림 4.14, 4.16). 아래배벽동맥은 활꼴선(arcuate line)에서 배곧은근막의 뒤벽의 앞을 지나 배곧은근막으로 들어간다. 아래 둘째, 셋째 갈비사이공간의 앞끝으로부터 뒤갈비사이동맥(posterior intercostal artery)이 신경혈관판 안에서 앞으로 계속된다.

배벽의 가장 깊은 층의 정맥은 저마다 같은 이름을 가진 동맥의 동반정맥이다. 표면쪽 조직의 혈액은 피부밑조직에 있는 정맥으로 유입되고, 이들 정맥은 겨드랑(액와부, axillary region)과 샅굴부위(서혜부, inguinal region)로 들어간다. 피부밑정맥(subcutaneous vein)이 확장되는 현상은 배 안에서, 예를 들면, 간이나, 아래대정맥의 흐름이 막힌 환자의 중요한 임상증상이다.

림프관(Lymphatics)

배꼽보다 윗부분의 배벽으로부터 림프는 위쪽으로 흐른다. 피부와 피부밑조직의 림프관은 피하정맥을 동반하고, 겨드랑림프절(액와림프절, axillary lymph node)로 유입한다. 반면, 좀더 깊은 곳에 있는 조직으로부터의 림프관은 위배벽동맥(superior epigastric artery)의 경로를 따라 속가슴림프절(internal thoracic lymph node)로 흘러 들어간다.

배벽의 아래쪽 얕은층의 림프관은 얕은샅굴림프절(천서혜임파절, superficial inguinal node)을 통과하고, 좀더 깊은 조직의 림프관은 아래배벽동맥(inferior epigastric artery)의 경로를 따라 바깥엉덩림프절(외장골림프절, external iliac lymph node)에 도달한다.

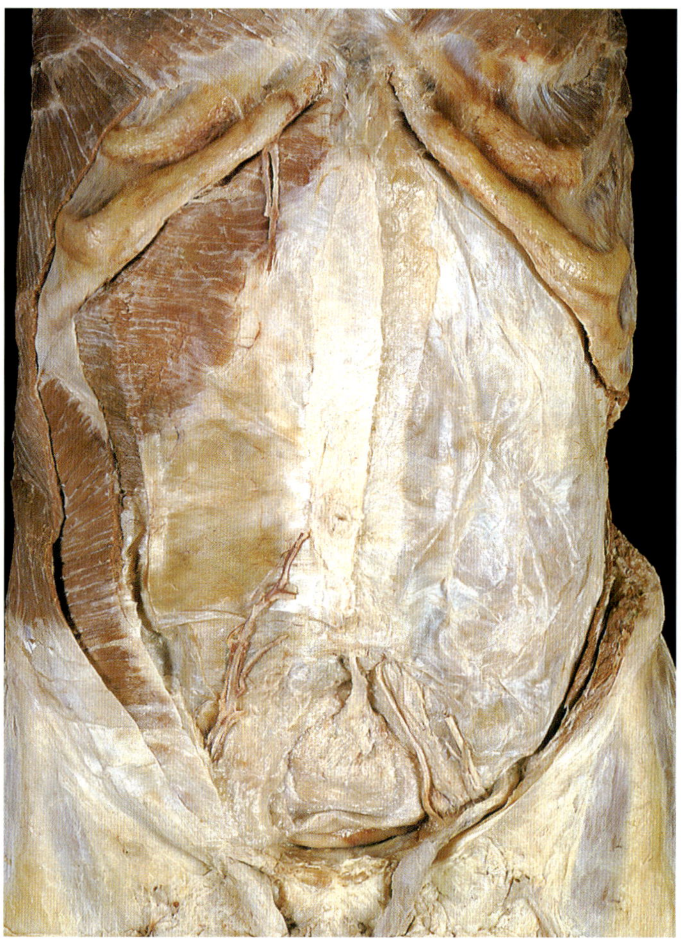

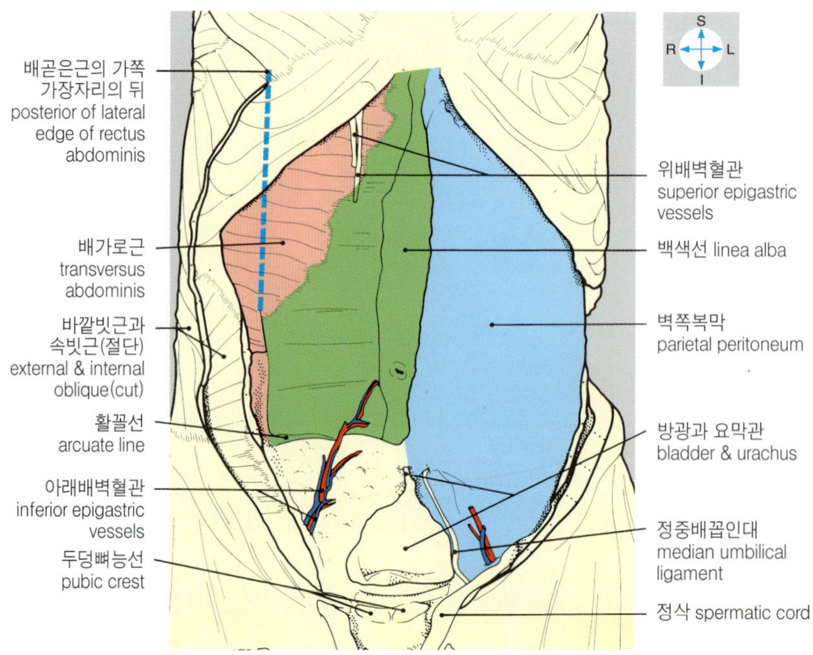

그림 4.16 오른쪽에서 대부분의 배빗근과 모든 배곧은근이 제거되고, 배곧은근막의 뒤벽이 노출되었다. 왼쪽에서는 모든 근육이 제거되고 벽쪽복막이 나타나있다. 방광은 커져있다.

샅굴(서혜관, Inguinal canal)

샅굴의 길이는 4cm이고, 샅고랑인대의 안쪽 1/2의 바로 위쪽에서 배벽의 편평한 근육을 관통하여 경사지게 들어간다(그림 4.17). 남성에서는 굴 안에 정삭(정관과 고환의 혈관과 신경으로 구성됨)이 들어있다. 여성에서는 관이 더 좁고, 자궁원인대(자궁원삭, round ligament of uterus)를 함유하고 있다.

가쪽으로 샅굴은 깊은샅굴구멍(심서혜륜, deep inguinal ring)을 통해 배안과 통한다. 배가로근막에 있는 이 구멍은 샅고랑인대중간지점(midinguinal point), 즉 위앞엉덩뼈가시(상전장골극, ASIS)와 두덩결합(치골결합, pubic symphysis)의 중간지점에 있다. 안쪽으로, 샅굴은 두덩뼈결절(치골결절, pubic tubercle) 바로 위쪽 배바깥빗근널힘줄에 존재하는 구멍인 얕은샅굴구멍(천서혜륜)에서 피부밑조직으로 열려 있다(그림 4.18). 바깥정삭근막(external spermatic fascia)이라고 불리는 얇은 소매자락같은 조직이 정삭을 둘러싸고, 얕은샅굴구멍의 가장자리(margins)와 연속되어있다(그림 4.19).

경계(Boundaries)

샅굴은 바닥, 지붕, 앞, 뒤벽으로 구성되어 있다. 낙수홈통 모양의 바닥은 샅고랑인대에 의하여 형성되는데(그림 4.20 참조), 이는 배바깥빗근널힘줄의 아래 가장자리가 안쪽으로 굽어져 인대가 된 것이다. 샅고랑인대는 가쪽으로 위앞엉덩뼈가시(상전장골극, ASIS)에 부착하고, 안쪽으로는 두덩뼈결절(pubic tubercle)과 두덩뼈빗(pectineal line)에 부착한다. 샅고랑인대의 안쪽으로 연장된 부분인 갈고리인대(열공인대, lacunar ligament)는 샅굴의 안쪽 끝의 바닥에 놓이고, 이 인대의 오목한 가쪽 가장자리는 넙다리구멍(대퇴륜, femoral ring)의 안쪽 경계가 된다(그림 4.21 참조).

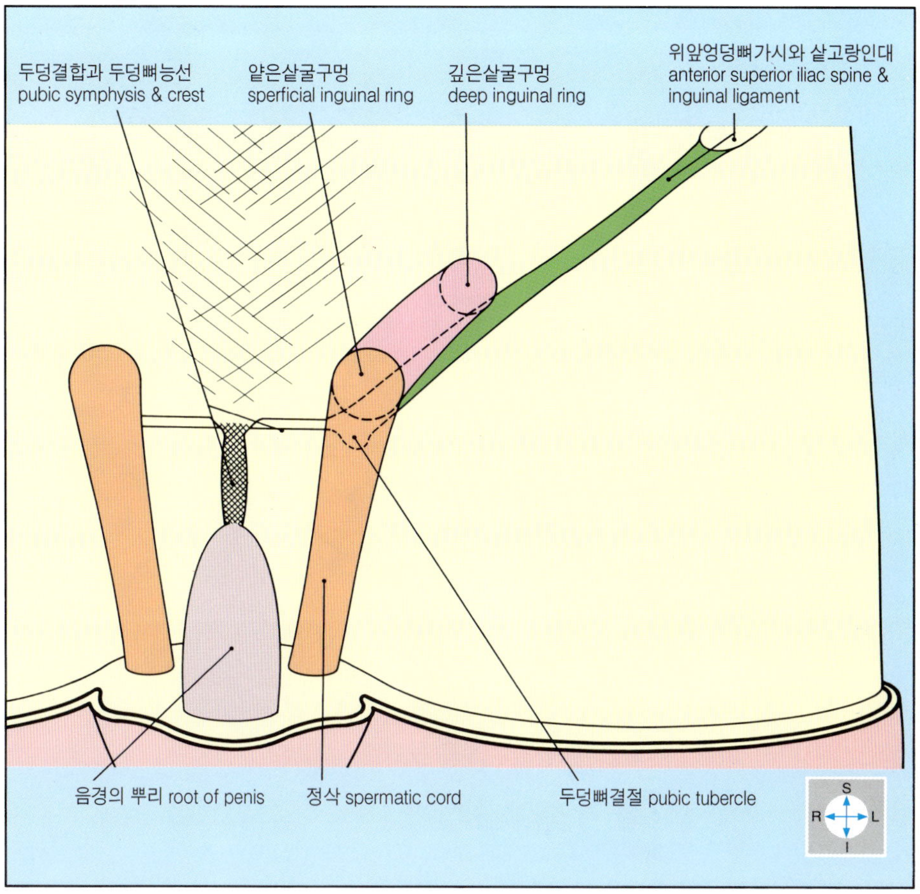

그림 4.17 샅고랑인대, 두덩뼈, 엉덩뼈능선과 관련된 샅굴과 얕은샅굴구멍, 깊은샅굴구멍의 위치.

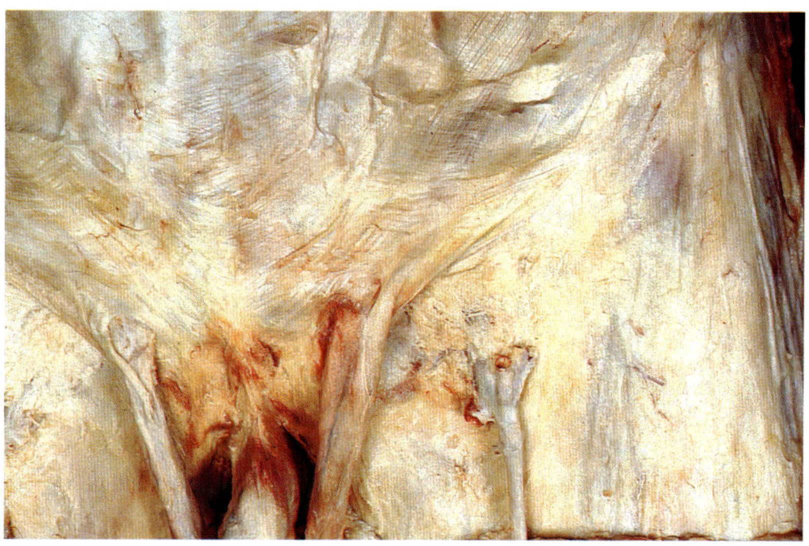

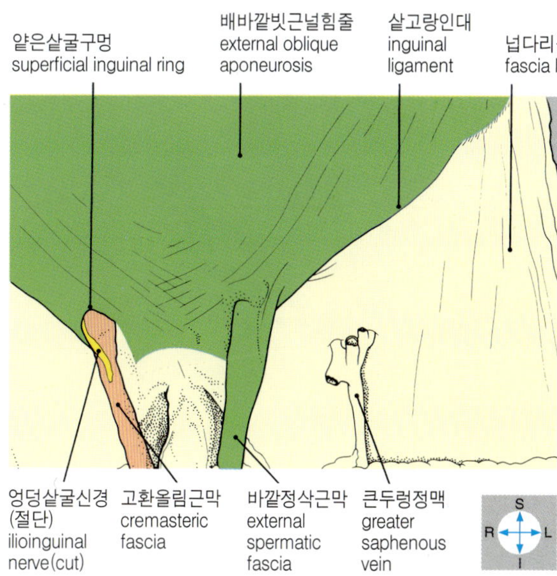

그림 4.18 피부와 피부밑조직이 제거되고 양쪽의 얕은 샅굴구멍이 노출되었다(남자 표본). 한쪽에서 바깥정삭근막이 제거되고 얕은구멍의 가장자리가 보인다.

지붕은 배속빗근과 배가로근의 가장 아래쪽 섬유에 의하여 형성된다(그림 4.20). 이들 근육섬유는 샅굴을 활꼴로 두르고 안쪽으로 아래쪽으로 지나면서 샅고랑낫힘줄(서혜겸, inguinal falx; 결합건, conjoined tendon)을 형성하는데, 이는 두덩뼈의 능선(crest)과 두덩뼈빗(치골근선, pectineal line; 치골즐, pecten pubis)에 부착한다. 샅굴의 앞벽은 배바깥빗근널힘줄에 의하여 형성되고, 가쪽에서 샅고랑인대의 가쪽부분에 부착하는 배속빗근의 근섬유에 의해 보강된다(그림 4.19). 뒷벽은 배가로근막에 의해 형성되는데, 안쪽으로 샅고랑낫힘줄(conjoined tendon)에 의하여 강화된다. 배가로근막의 깊은 곳에는 아래배벽혈관(inferior epigastric vessles)이 있으며, 이는 깊은샅굴구멍의 바로 안쪽으로 존재한다(그림 4.21).

샅굴은 배벽에서 잠재적으로 약한 장소로서, 배안 구조물이 빠져나오게 되어 샅굴이탈(서혜관탈장, inguinal hernia)이 생기게 되는 장소이다(아래를 보시오). 그러나 관의 여러 가지 해부학적 특징이 이러한 약점을 최소화한다. 관이 경사져 있기 때문에 얕은샅굴구멍과 깊은샅굴구멍이 서로 겹치지 않게 된다(그림 4.17 참조). 게다가 앞벽의 가장 강한 부분은 깊은샅굴구멍의 앞부분이고, 뒷벽의 가장 강한 부분은 얕은샅굴구멍의 뒷부분이다. 이러한 구조들로 인해 배안공간의 압력이 올라갈 때 관의 앞벽과 뒷벽이 서로 단단하게 밀착하게 된다. 덧붙여 배근육이 수축할 때 관은 지붕에서 배속빗근과 배가로근의 아래근섬유에 의하여 눌리게 된다.

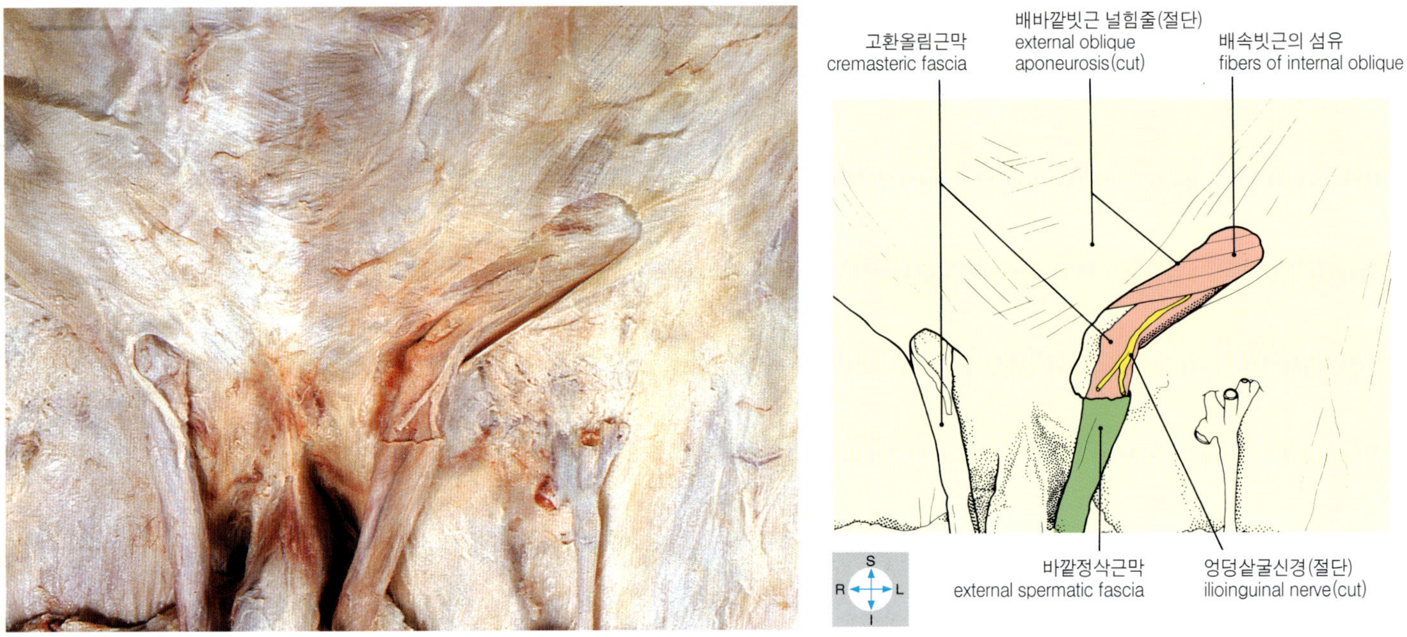

그림 4.19 바깥정삭근막과 배바깥빗근널힘줄이 제거되고, 샅굴안에 있는 정삭과 엉덩샅굴신경이 노출되었다.

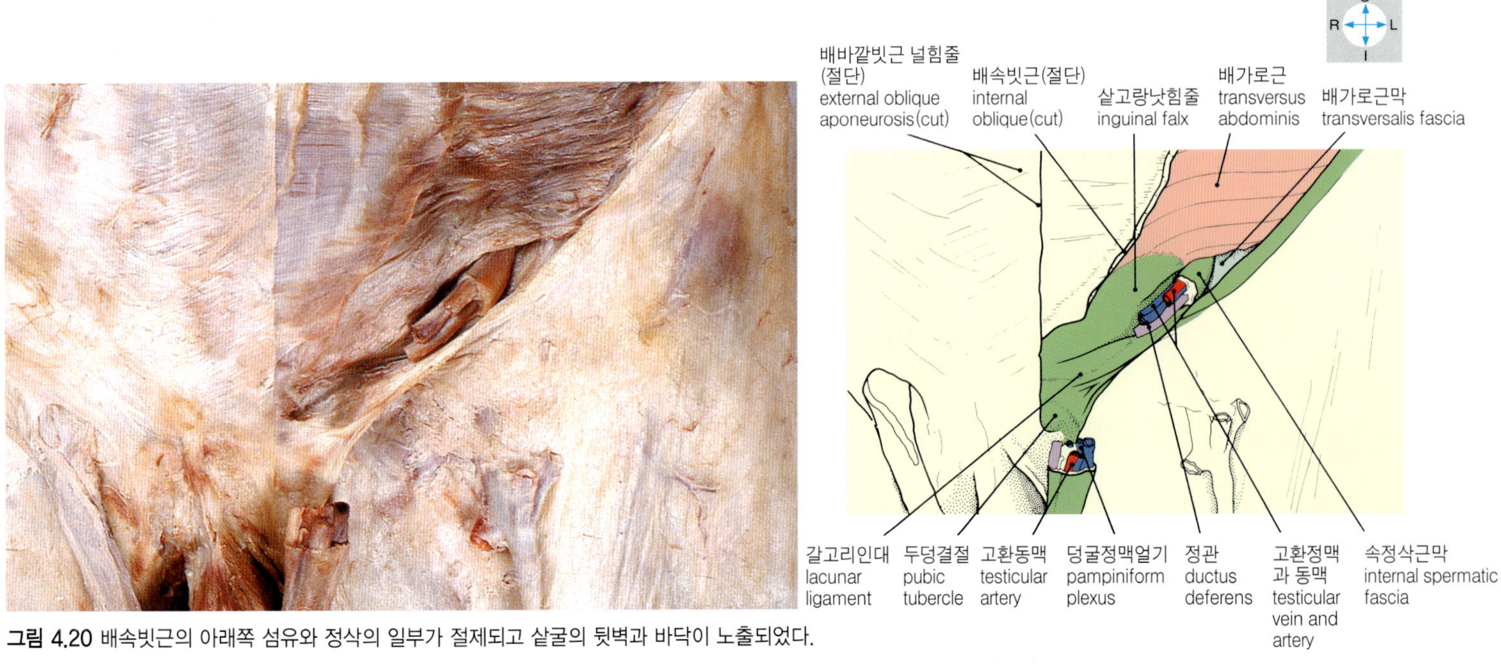

그림 4.20 배속빗근의 아래쪽 섬유와 정삭의 일부가 절제되고 샅굴의 뒷벽과 바닥이 노출되었다.

내용물(Contents)

남성에서는 샅굴은 정삭을 함유한다(그림 4.19). 여성에서는 자궁원인대가 존재하는데(그림 4.22), 이는 자궁의 몸통에서 대음순(labium majora)의 피부밑조직으로 연결되는 섬유근육성 끈이다. 자궁몸통의 일부로부터 시작되는 림프관은 원인대를 동반하고 얕은샅굴림프절(천서혜림프절 superficial inguinal node)로 들어간다(그림 6.11 참조).

남성이나 여성에서 모두 엉덩샅굴신경(ilioinguinal nerve)(그림 4.12 참조)은 샅고랑인대 가까이에서 바깥배빗근널힘줄 안쪽에 위치한다. 이 신경은 샅굴의 앞벽에서 안쪽으로 달려 얕은샅굴구멍을 통해 나온다(그림 4.8, 4.22).

샅굴이탈(서혜관탈장, Inguinal hernias)

샅굴은 배안이탈(복부탈장, abdominal hernia)이 가장 빈번하게 일어나는 장소이다. 두 종류의 샅굴이탈이 있으며, 직접이탈(직접탈장, direct hernia)은 샅고랑낫인대(inguinal falx)를 통해 샅굴의 안쪽부분으로 나온다. 이와는 대조적으로 간접(경사진)이탈(간접탈장, indirect or oblique hernia)은 깊은샅굴구멍을 통하며, 샅굴을 따라 안쪽으로 나온다. 두 가지 이탈 모두 얕은샅굴구멍을 통과하거나 고환이나 대음순으로 내려갈 수도 있다. 직접 또는 간접 탈장은 아래배벽혈관(inferior epigastric vessel)과 이들 이탈과의 관계에 의하여 서로 구별된다. 직접이탈은 이 혈관의 안쪽에 있고, 간접이탈은 이 혈관의 바깥쪽에서 샅굴로 들어간다.

남성에서는 잔존하여 열린 고환집주머니(초상돌기, processus vaginalis)를 따라 간접이탈이 일어날 수 있는데 이를 유아성샅굴이탈(infantile inguinal hernia)이라고 한다.

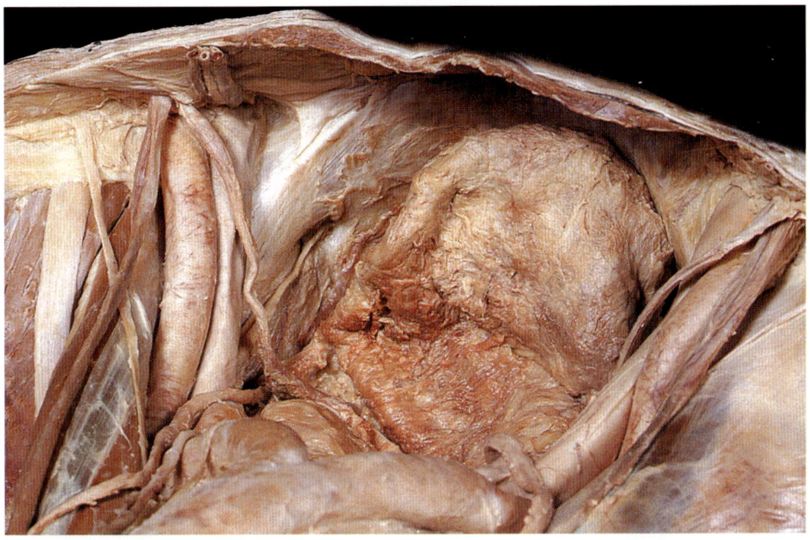

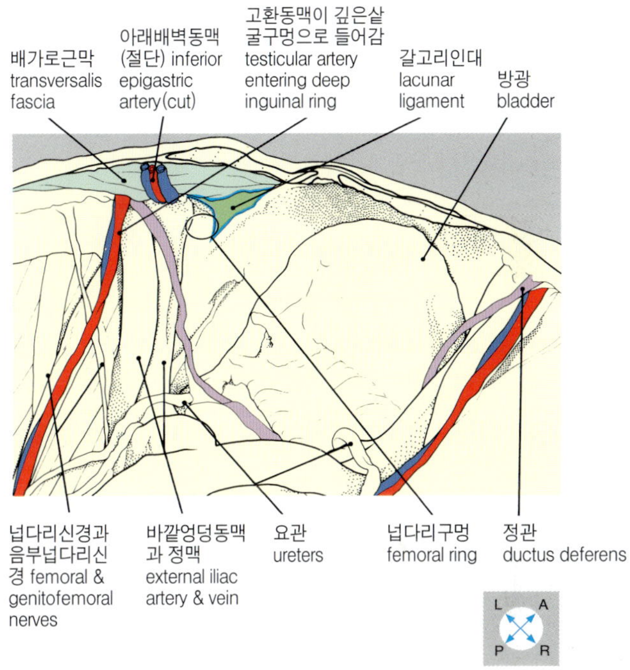

그림 4.21 음경을 위에서 보면 깊은샅굴구멍, 넙다리구멍, 갈고리인대가 보인다.

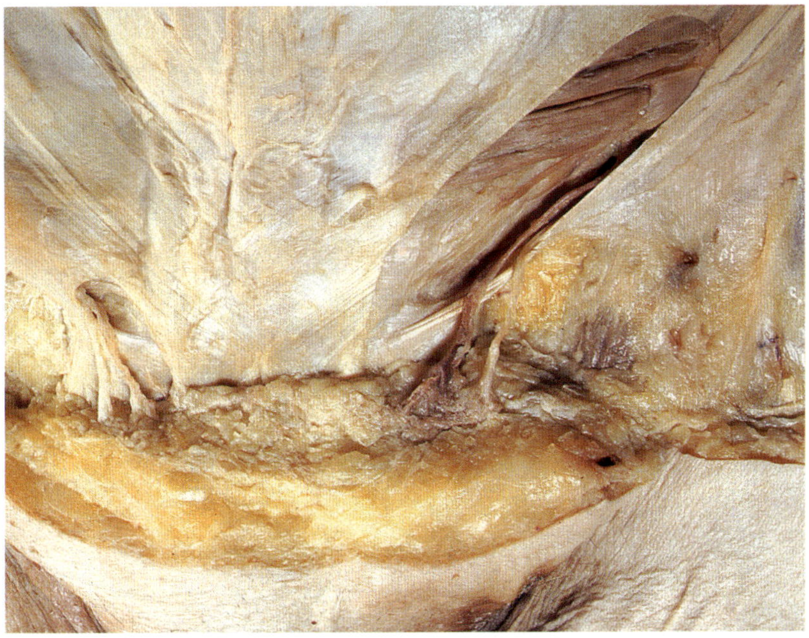

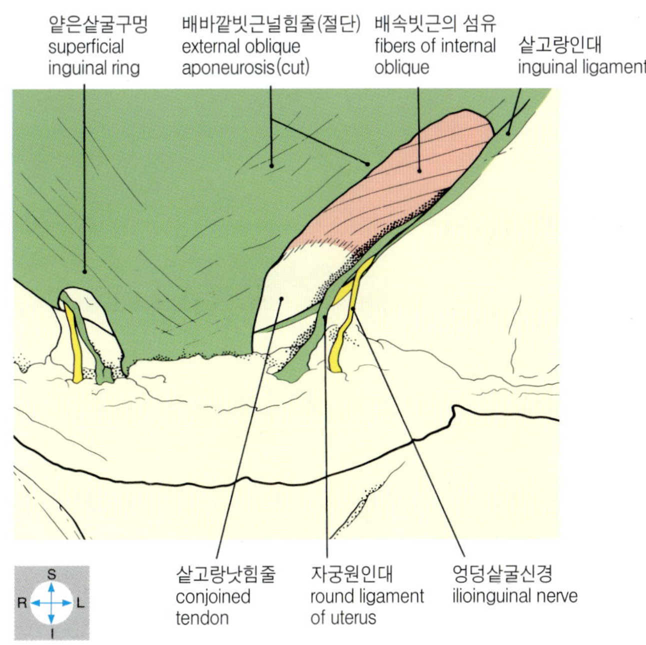

그림 4.22 여성에서 자궁원인대를 보여주는 얕은샅굴구멍과 샅굴.

음낭(Scrotum)

음낭은 앞배벽으로부터 나온 피부와 근막으로 구성된 주머니이다. 이 속에는 고환(정소, testis), 부고환(epididymis), 정삭(spermatic cord)의 아래부분이 들어있다(그림 4.23).

피부와 피부밑조직 (Skin and subcutaneous tissue)

음낭의 피부는 앞쪽에서 바깥음부혈관(외음부혈관, external pudendal vessels)에 의하여 공급받고, 엉덩샅굴신경(ilioinguinal nerve)에 의하여 지배된다. 음낭 피부의 나머지는 속음부혈관(내음부혈관, internal pudendal vessels)과 속음부신경(내음부신경, internal pudendal nerve)의 분지들, 뒤넙다리피부신경(posterior cutaneous nerve of femoral region)의 지배를 받는다. 림프는 얕은샅굴림프절(천서혜림프절, superficial inguinal node)로 유입한다. 피부 안쪽에는 피부밑조직이 있는데, 이는 위로 배벽의 피부밑조직과 연속된다. 음낭의 피부밑조직은 음낭근육(dartos muscle)이라는 평활근을 함유하고 지방은 거의 없으며, 이는 중간격막으로써 주머니를 좌우로 나눈다.

정삭근막(Spermatic fasciae)

음낭의 양쪽에서 피부밑조직 안쪽은 세층의 정삭근막으로 되어있다(그림 4.24). 각 층은 배벽의 층들 중 한 층으로부터 유래한 소맷자락 같은 구조로 되어있다.

가장 바깥층은 바깥정삭근막(external spermatic fascia)이라 하며, 얕은샅굴구멍에서 시작하여 배바깥빗근널힘줄로 이어진다(그림 4.18 참조). 중간층은 고환올림근막(고환거근막, cremasteric fascia)과 고환올림근(cremaster)으로, 샅굴안에서 배속빗근과 함께 합쳐진다(그림 4.19 참조). 배벽의 배가로근막(그림 4.20 참조)은 가장 안쪽층인 속정삭근막(internal spermatic fascia)으로 이행되는데 이것은 깊은샅굴구멍에서 시작한다. 이들 세가지 근막층은 정삭의 성분을 둘러싸고, 아래로 고환과 부고환을 둘러싸며 계속된다.

정삭(Spermatic cord)

정삭은 깊은샅굴구멍으로부터 음낭 안으로 달리고 고환 뒤에서 끝난다. 정삭은 정관(ductus deferens), 고환과 부고환의 혈관 및 신경(vessels and nerves of the testis and epididymis)으로 구성되고(그림 4.25), 정삭근막의 층들에 의하여 둘러싸인다(그림 4.24). 정삭의 중요한 동맥은 고환동맥(testicular artery)으로, 배대동맥의 분지이다(그림 4.87 참조). 또한 정관으로 가는 동맥(aretry to ductus deferens)이 존재하는데(그림 4.26), 이는 대개 골반안(pelvic cavity)에서 위방광동맥(상방광동맥, superior vesical artery)으로부터 분지한다. 고환과 부고환에서 나오는 정맥은 덩굴정맥얼기(만상정맥총, pampiniform plexus)라는 그물을 만든다. 가끔 이들 정맥은 확장되어 정맥류(varicocele) 상태로 된다. 이 그물로부터 한두 개 정맥이 깊은샅굴구멍을 통하여 계속되어 고환동맥과 함께 뒤배벽으로 올라간다(그림 4.86 참조). 고환혈관은 자율신경얼기와 대동맥림프절에서 끝나는 림프관을 동반한다.

고환집막(Tunica vaginalis)

고환집막은 고환의 안쪽면, 앞면과 가쪽면을 덮고, 부고환의 가쪽면을 덮는 패쇄된 장액성 주머니이다(그림 4.23, 4.25). 이 막이 유래한 복막

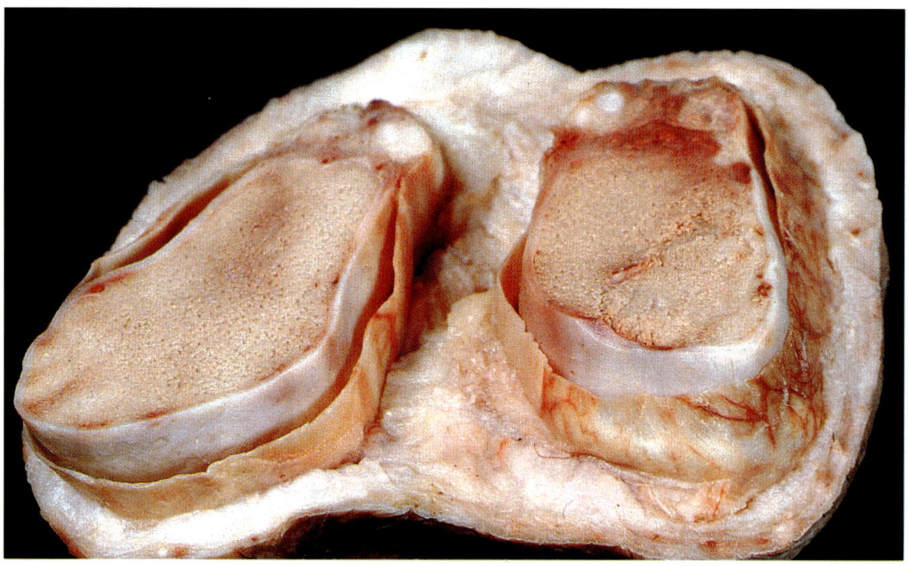

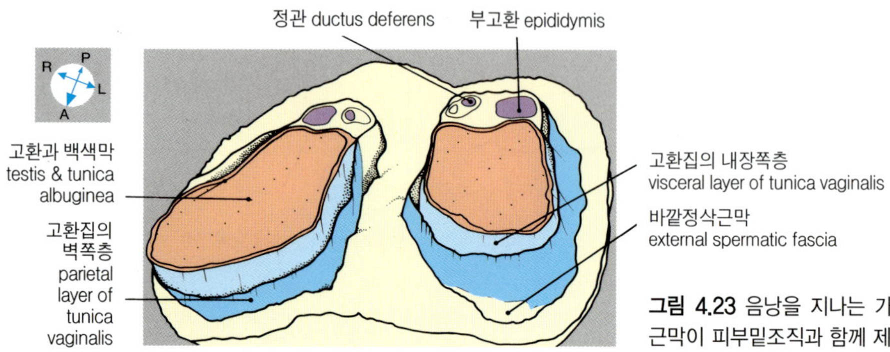

그림 4.23 음낭을 지나는 가로절단면. 정삭근막이 피부밑조직과 함께 제거되었다.

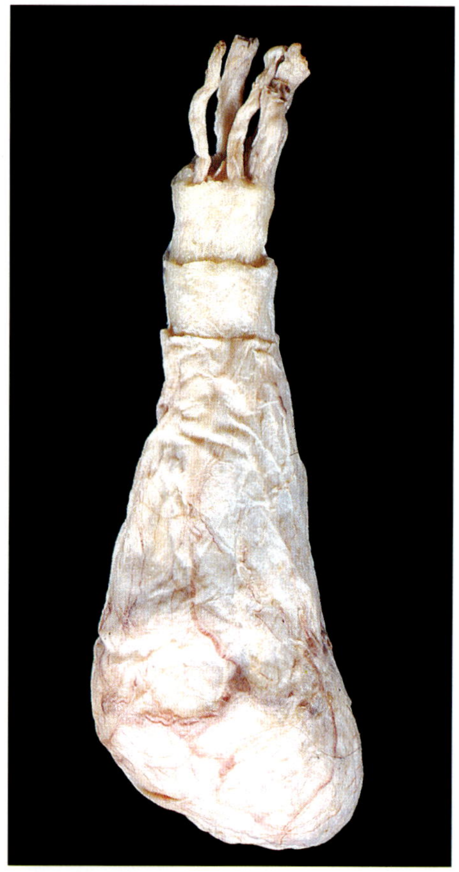

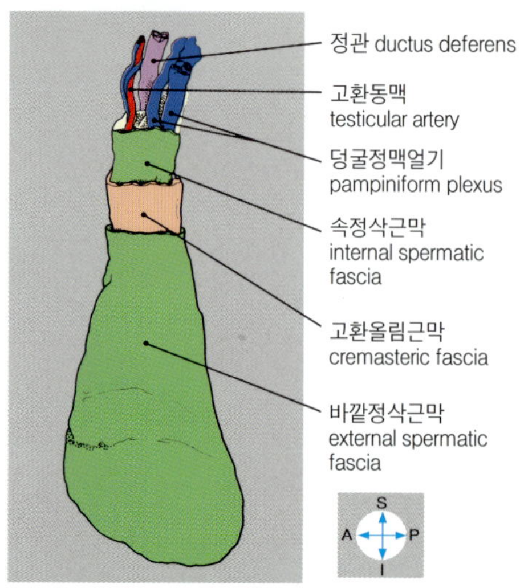

그림 4.24 근막소매자락(fascial sleeves) 속에 들어있는 왼쪽 고환과 정삭.

과 동일하게 고환집막은 소량의 장액에 의하여 분리된 벽쪽막과 내장쪽막을 가진다. 이 주머니 속에 장액이 과도하게 축적되면 고환의 앞부위에 고환수종(hydrocele)이 생긴다.

태아에서 고환집돌기(초상돌기, processus vaginalis)는 고환집막을 복막공간(peritoneal cavity)에 연결시킨다. 대개 고환집돌기는 출생 전에 패쇄되나, 가끔 패쇄되지 않고 잔존하는 경우가 있다.

고환(Testis)

고환은 성인에서 길이 약 5cm인 타원형 기관이며, 음낭의 아래부분에서 고환의 위끝(상극, upper pole)이 약간 앞으로 기울어진 모습으로 정삭에 매달려있다(그림 4.26). 고환은 두꺼운 섬유성 막인 백색막(백막, tunica albuginea)을 가지며, 이는 고환집막의 내장쪽막에 의하여 가쪽, 앞쪽, 안쪽이 덮여있다(그림 4.23). 고환의 뒷면은 고환집막에 의하여 덮여있지 않은 부분으로, 고환날세관들(수출정세관들, efferent ductules), 고환동맥분지, 덩굴정맥얼기(만상정맥총, pampiniform plexus)의 많은 작은 정맥들이 관통한다.

부고환(Epididymis)

부고환은 고환의 뒷면에 붙어있는 좁고, 매우 구불거리는 관이다(그림 4.27). 이 관의 넓은 윗부분은 머리라고 부르며, 고환의 위끝(superior pole)에 매달리며, 이곳으로부터 여러 개의 고환날세관(efferent ductules)을 받는다(그림 4.26). 부고환몸통은 꼬리로 가면서 가늘어지고, 꼬리에서 정관으로 연속된다. 부고환은 고환동맥의 분지들에 의하여 혈액공급을 받고 덩굴정맥얼기로 정맥피가 유입한다.

정관(Ductus[vas] deferens)

정관의 길이는 약 25cm이고, 부고환꼬리와 전립선속에 있는 사정관을 연결하는 부위이다. 정관은 부고환의 안쪽에서 고환의 뒤로 위쪽으로 올라가고, 정삭 속에서 위쪽으로 계속된다. 음낭의 위

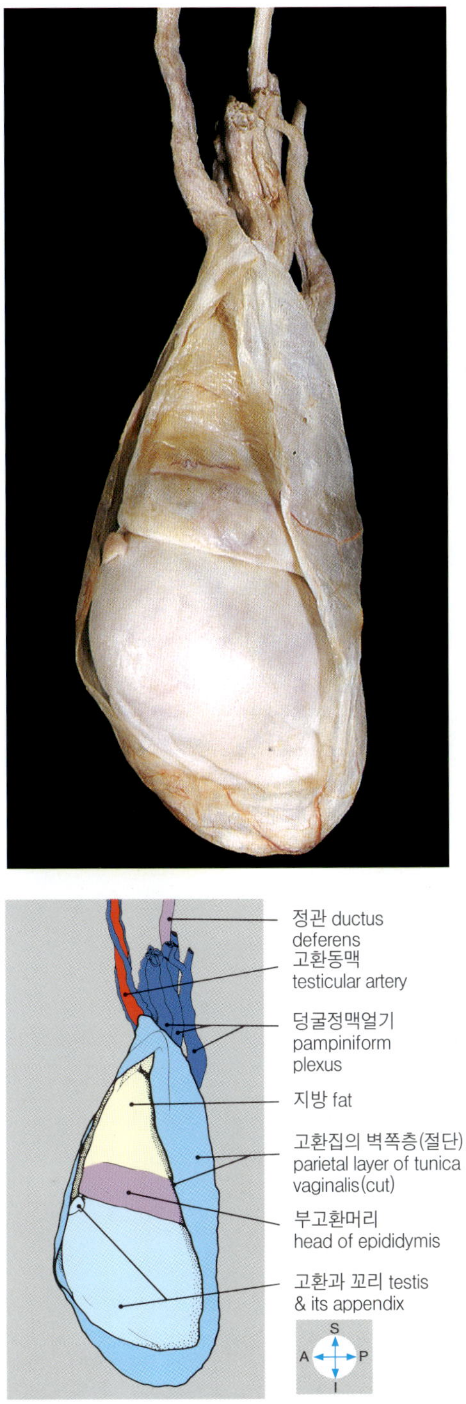

그림 4.25 고환집의 벽쪽층이 제거되고 고환과 부고환의 머리가 노출되었다. 이 고환은 흔적적인 꼬리, 즉 고환꼬리를 가지고 있다.

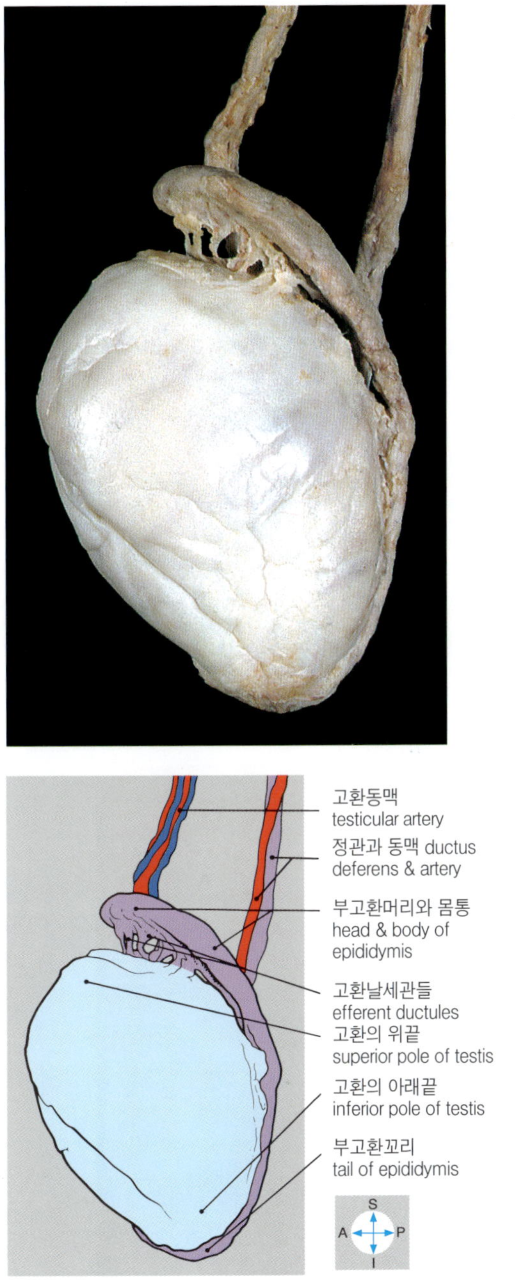

그림 4.26 고환집과 덩굴정맥얼기를 제거한 후 고환과 부고환의 가쪽면.

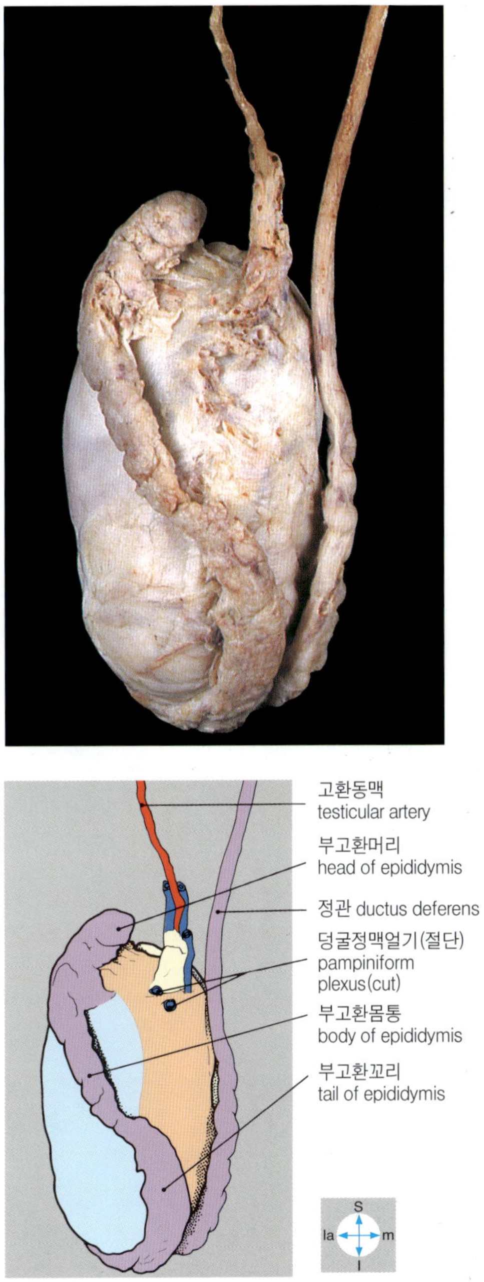

그림 4.27 고환, 부고환, 정관의 뒷면.

부분을 만져보면 정관은 단단하기 때문에 동반하는 고환혈관과 쉽게 구별된다.

정관은 샅굴을 지난 후에 골반가장자리(골반연, pelvic brim)를 가로질러 뒤로 가서 골반의 가쪽벽을 지나(그림 4.21) 사정관(ejaculatory duct)으로 연결되면서 끝난다(207쪽 참조).

복막(Peritoneum)

복막은 복막안(복강, peritoneal cavity)을 두르는 벽쪽복막(벽측복막, parietal peritoneum)과 내장쪽복막(장측복막, visceral peritoneum)으로 된 장막(serous membrane)이다. 벽쪽복막은 배와 골반의 벽을 두르고, 내장쪽복막은 많은 배안에 있는 기관과 골반안에 있는 장기를 싸고 있다. 남성에게 있어서 배안은 패쇄된 주머니이나, 여성에서는 각 나팔관에 있는 현미경으로 보이는 구멍을 통하여 자궁과 질의 내부와 통해있다. 정상적으로 배안은 아주 소량의 장액을 함유하고 있으나, 어떤 질병의 경우 장액이 몇 리터까지 축적될 수도 있다.

복막안은 큰주머니(대복강낭, greater sac)와 작은주머니(소복강낭, lesser sac)로 되어있다. 큰주머니는 매우 광범위하고, 위쪽으로 가로막으로부터 아래로 골반안(골반강, pelvic cavity)에 이른다. 작은주머니(소복강낭, lesser sac; 그물막주머니, omental bursa)는 배의 윗부분에서 위(stomach)의 뒤에 있으며, 그물막구멍(망낭공, omental foramen)에 의하여 큰주머니와 교통한다.

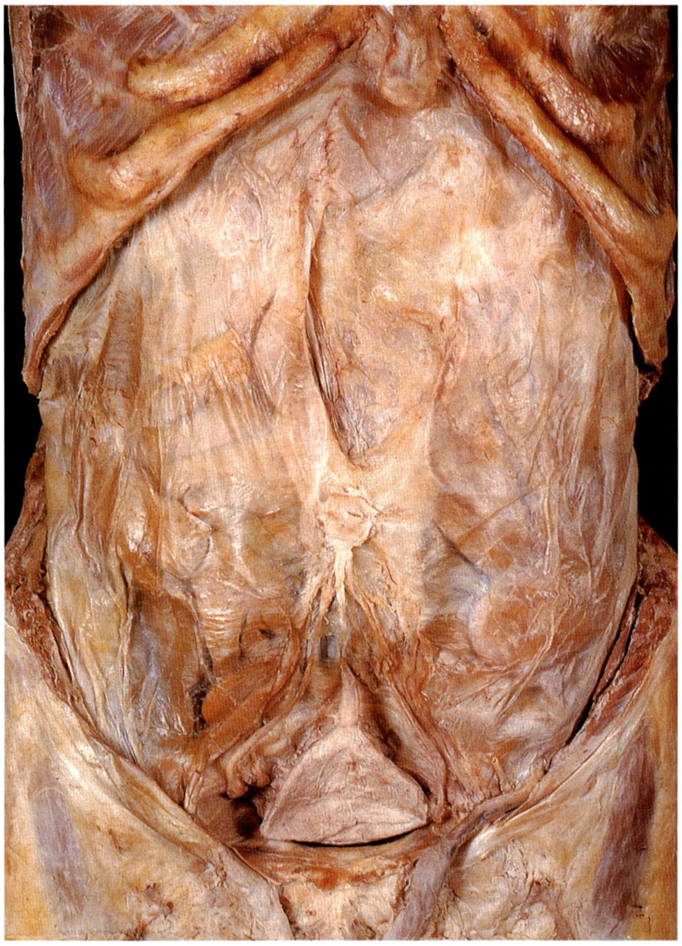

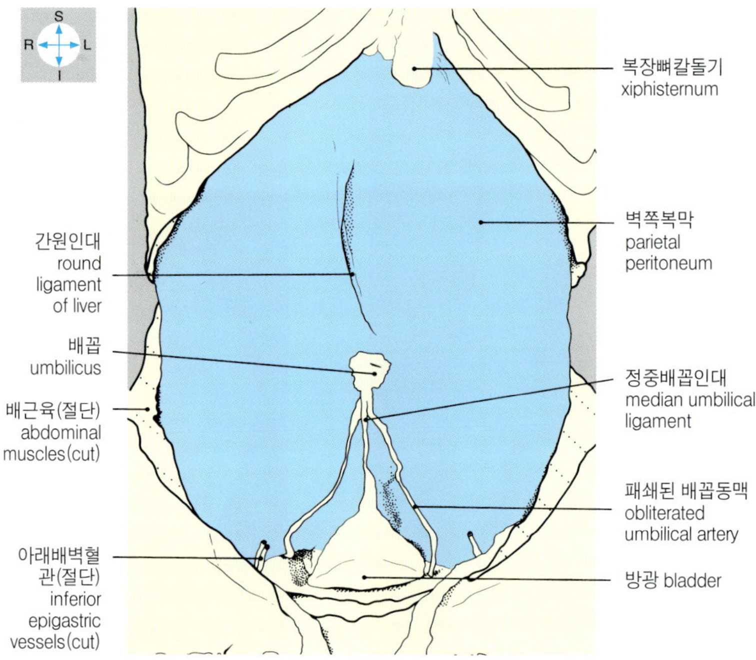

그림 4.28 앞배벽의 근육과 근막을 제거한 후 보이는 벽쪽복막과 복막바깥 구조물.

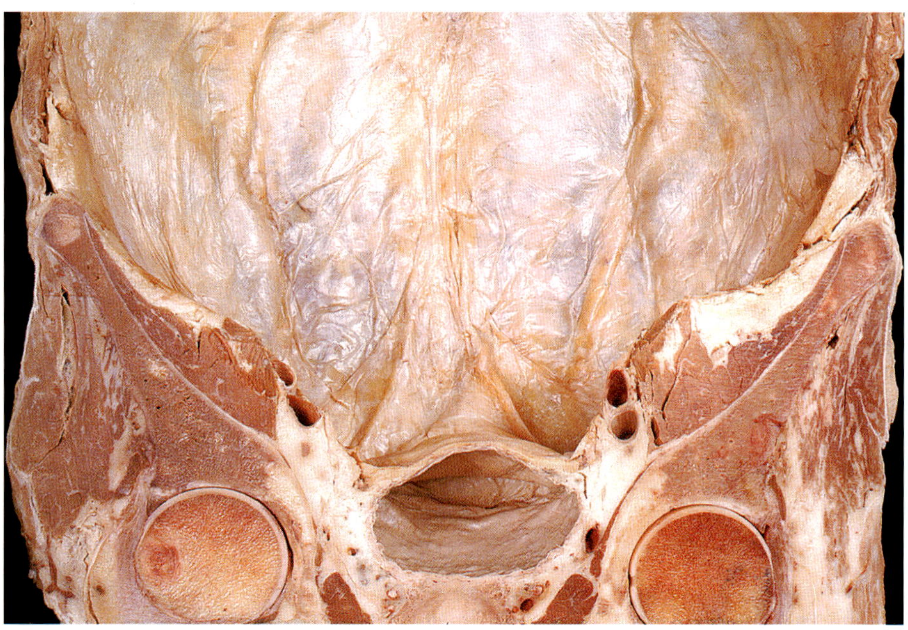

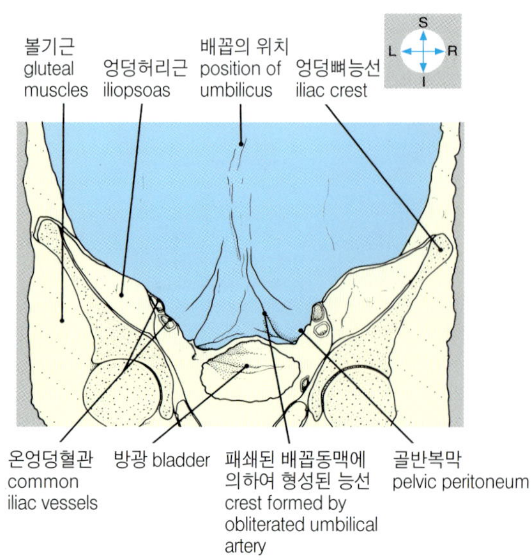

그림 4.29 관상절단면(coronal section)에서 배안장기를 제거한 후 안쪽에서 본 벽쪽복막.

벽쪽복막(Parietal peritoneum)

벽쪽복막은 배벽과 골반벽의 속면을 싸고(그림 4.28) 위쪽에서 가로막의 아래면 대부분을 가로지르며 계속된다. 앞배벽을 싸는 복막은 여러개의 주름(fold) 또는 능선(crest)으로 되어있다. 배꼽 아래에서 정중배꼽인대(median umbilical ligament)는 흔히 정중면의 능선(median ridge)으로 돌출해 있고, 그 양쪽에는 폐쇄된 배꼽동맥 또는 안쪽배꼽인대(obliterated umbilical artery or medial umbilical ligament)가 또 하나의 복막주름(안쪽배꼽주름, medial umbilical fold)을 이룬다(그림 4.29). 배꼽 위에서 간원인대(round ligament of liver)(그림 4.28)가 하나의 큰 복막주름속에 들어있는데 이 인대를 낫인대(겸상인대, falciform ligament)라 하며, 이 인대는 간을 배벽의 앞쪽과 가로막에 부착시킨다(그림 4.55 참조).

뒤에서 복막은 뒤배벽에 있는 근육들에 붙어있는 여러 가지 기관들을 싼다(그림 4.30). 이들 복막뒤기관(retroperitoneal organ)에는 오름잘룩창자(상행결장, ascending colon), 콩팥(신장, kidneys), 요관(ureters), 부신(suprarenal glands), 이자(췌장, pancreas)의 대부분과 샘창자(십이지장, duonenum)가 해당된다. 또한 복막뒤에 대동맥과 그 분지들, 아래대정맥과 그 지류들(tributaries)이 존재한다.

신경분포(Nerve supply)

배벽의 벽쪽복막은 아래가슴신경(inferior thoracic nerves)과 첫째허리신경(lumbar nerve)의 지배를 받는다. 가슴신경은 또한 가로막의 주변부를 덮는 복막에도 분포한다. 그러므로 이 복막에 생긴 염증은 아래쪽 가슴벽과 배벽에 통증을 동반한다. 이와 대조적으로, 가로막의 중앙부분을 덮는 복막은 가로막신경(phrenic nerve; C3, C4, C5)으로부터 나오는 감각신경을 받고, 이 부분의 자극은 어깨부위(네째목신경지배 피부영역, 4th cervical dermatome)(20쪽 참조)로 연관통(referred pain)을 일으킬 수 있다.

내장쪽복막과 창자간막(Visceral peritoneum and mesenteries)

대부분의 배안장기들은 내장쪽복막에 덮여 있으며, 배골반안(abdominopelvic cavity)에서 창자간막에 의하여 매달려있다. 비록 창자간막을 가지는 기관들을 복막속장기라고 명명하지만 그런 기관들은 배안에 있는 것이 아니라 단지 배안으로 돌출되어 있는 것이다. 창자간막은 복막내기관의 혈관과 신경을 함유하는 두 겹의 복막이다. 대부분의 창자간막은 뒤배벽에 붙어있고, 복막 성분은 벽쪽복막에 이어진다. 전형적인 예가 작은창자의 창자간막(소장간막, mesenteries of small intestine; 그림 4.33 참조)과 가로잘룩창자간막(횡행결장간막, transverse mesocoln)이다.

위(stomach)의 창자간막(그물막, omenta)은 배벽에 부착한 것이 아니라, 다른 기관에 부착한다. 위의 작은굽이(소만, lesser curvature)는 작은그물막(소망, lesser omentum)에 의하여 간에 부착하고, 큰굽이(대만, greater curvature)의 윗부분은 위지라인대(gastrosplenic ligament)

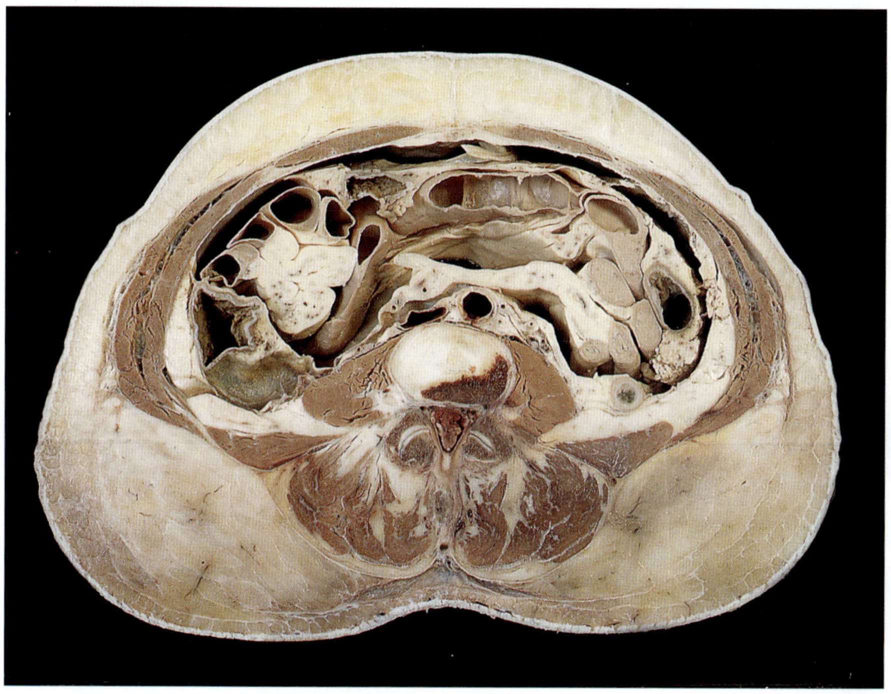

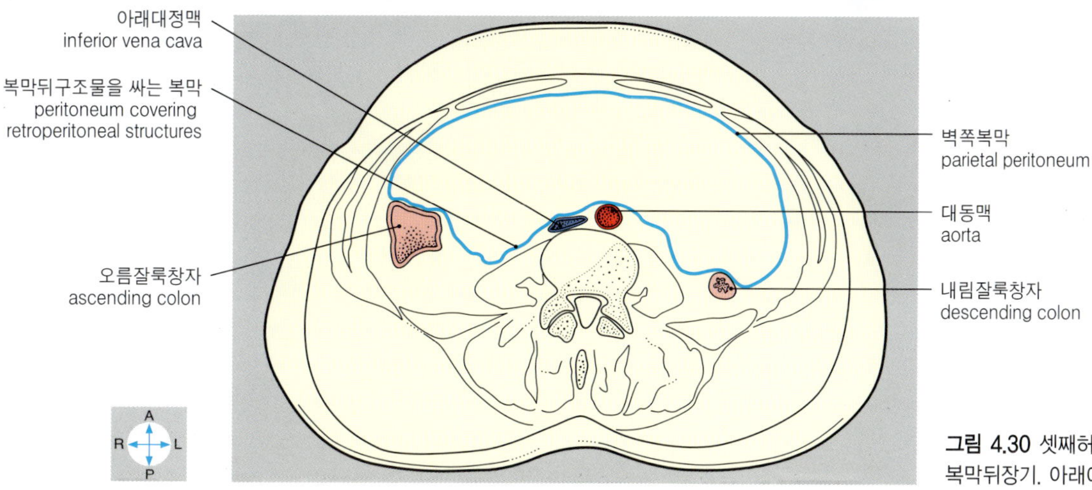

그림 4.30 셋째허리뼈높이에서 자른 가로절단면에서 본 벽쪽복막과 복막뒤장기. 아래에서 본 것. 그림 4.108과 비교.

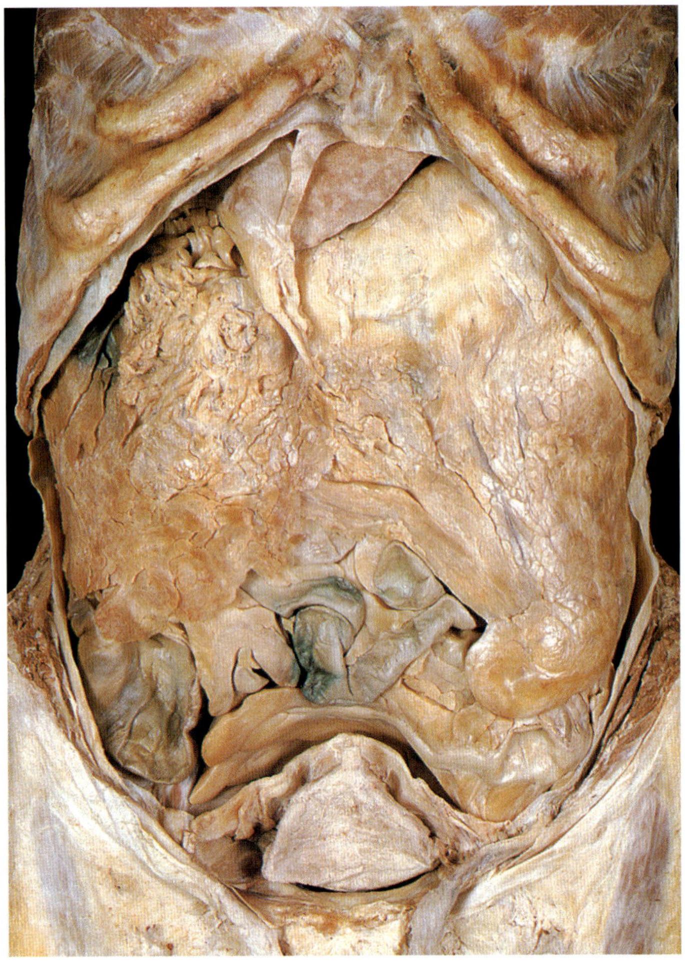

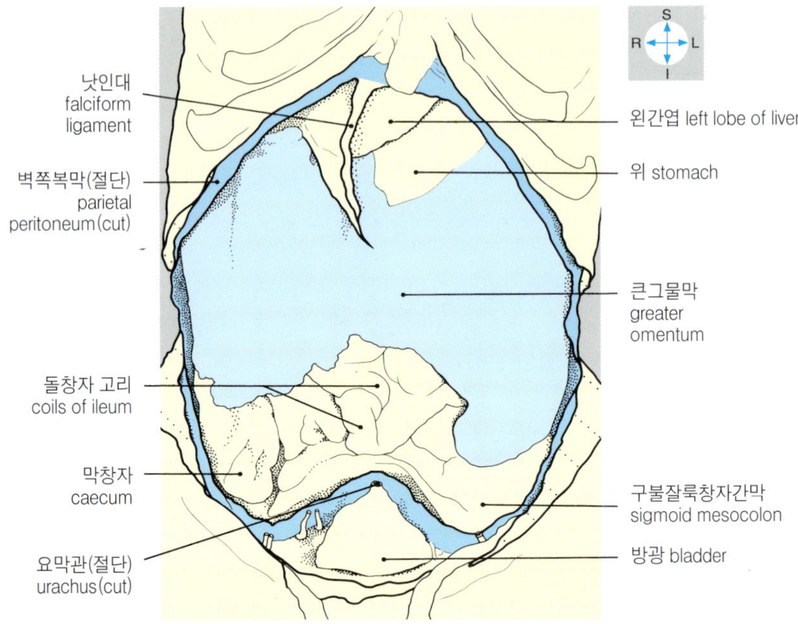

그림 4.31 대부분의 벽쪽복막을 제거한 후 보이는 큰주머니. 이 표본에서 큰그물막은 가로막의 오른쪽에 부착하여 오른간엽과 쓸개가 보이지 않는다.

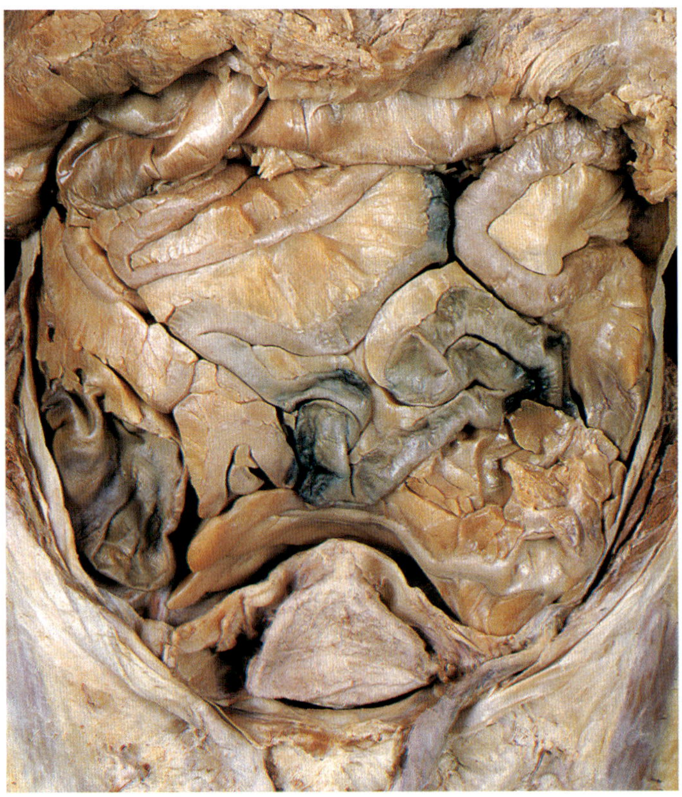

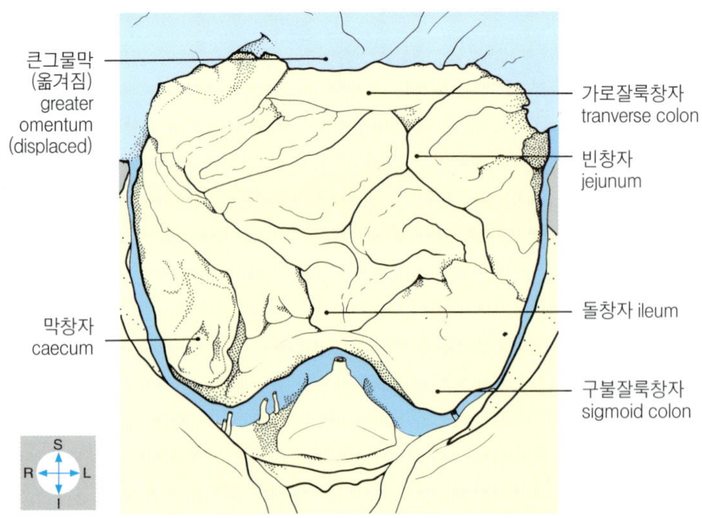

그림 4.32 큰그물막을 위로 올린 후 보이는 큰주머니 아래잘룩창자구획의 내용물.

에 의해 지라에 부착한다(그림 4.35, 4.36 참조). 큰굽이의 대부분은 큰그물막(대망, greater omentum)에 부착한다.

큰그물막은 자유모서리(free border)를 가진 앞치마 같은 복막이다(그림 4.31). 큰그물막은 앞배벽 뒤와 대부분의 작은창자 앞에 드리워져 있는데, 복막공간을 열었을 때 뚜렷하게 보인다. 큰그물막은 위쪽으로 가로잘룩창자와(그림 4.32) 위의 큰굽이에 부착하고, 그물막주머니(omental bursa)의 아래 부분을 닫는다(아래를 보시오). 큰그물막의 자유로운 아래모서리는 오른쪽에서 샘창자의 첫째부분까지 올라가고, 왼쪽에서는 위지라인대와 합쳐진다. 큰그물막의 위치는 염증부위에 달라붙는 성향 때문에 이전에 앓았던 배의 질환에 의해 영향을 받는다.

가로잘룩창자간막(transverse mesocolon)은 길게 수평으로 달리는 뿌리를 가지며, 이는 배의 뒷부분(주로 이자)을 가로질러 부착한다. 이 창자간막은 위쪽으로, 앞으로 미끄러져 큰주머니로 되며, 큰주머니는 위잘룩창자구획과 아래잘룩창자구획(supracolic & infracolic compartment)으로 나뉜다. 가로잘룩창자간막의 아래모서리를 따라 앞배벽 가까이에 가로잘룩창자가 있다.

큰주머니의 아래잘룩창자구획(Infracolic compartment of greater sac)

이 구획은 가로잘룩창자간막(transverse mesocolon)의 아래쪽, 뒤쪽에 위치하고 대부분 앞에서 큰그물막(greater omentum)에 의해 덮여 있다. 아래잘룩창자구획은 작은창자간막에 의하여 서로 분리되는 좌우 공간으로 구성된다(그림 4.33). 작은창자간막의 뿌리는 가로잘룩창자 근처에서 정중앙선의 왼쪽에서 시작하여 아래쪽으로 경사져서 오른쪽 엉덩뼈오목(iliac fossa)으로 들어간다. 이 작은창자간막은 광범위하게 주름져 있고, 빈창자(jejunum)와 돌창자(ileum)에 부착한다. 왼아래잘룩창자구획은 골반공간과 직접 서로 통한다. 이와 대조적으로 오른아래잘룩창자구획은 창자간막 아래부분의 부착부위로 인해 아래쪽이 막힌다.

아래잘룩창자구획의 양쪽에서 복막 뒤에는 잘룩창자의 오름부분과 내림부분이 있다. 이들의 가장자리에는 복막으로 덮인 고랑 즉, 오른쪽과 왼쪽 잘룩창자곁고랑(paracolic gutters)이 있다.

또 하나의 창자간막, 즉 구불잘룩창자간막(sigmoid mesocolon)은 아래잘룩창자구획의 왼쪽 아래부분에 위치한다. 이 창자간막의 뿌리는 거꾸로 된 V자 모양으로, 꼭지점은 왼온엉덩혈관(left common iliac vessels)이 나뉘는 부분과 왼요관(left ureter)을 덮는다. 구불잘룩창자간막의 뒤에는 구불잘룩창자사이오목(intersigmoid fossa)이 위치하고, 이 오목은 V자의 꼭지점에서 막혀 있으나 아래로 골반안과 통한다.

복막의 작은 주름들 때문에 샘창자의 넷째부분 근처(샘창자곁오목, paraduodenal fossae)와 막창자 부근(막창자뒤오목과 돌막창자오목, retrocaecal fossae & ileocaecal fossae)에는 복막으로 이루어진 오목(fossae or receses)이 형성된다.

신경분포

배안장기에 분포하는 자율신경이 이들 장기를 둘러싸는 내장쪽복막에도 분포한다. 이들 신경에 의하여 전달되는 통증은 깊이 느껴지고 경계가 명확하지 않다.

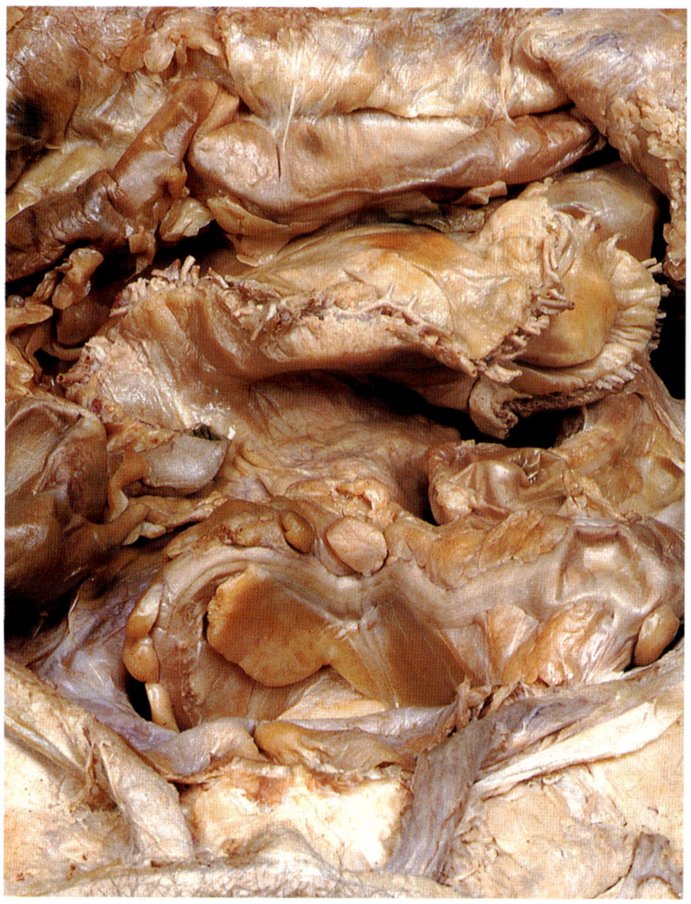

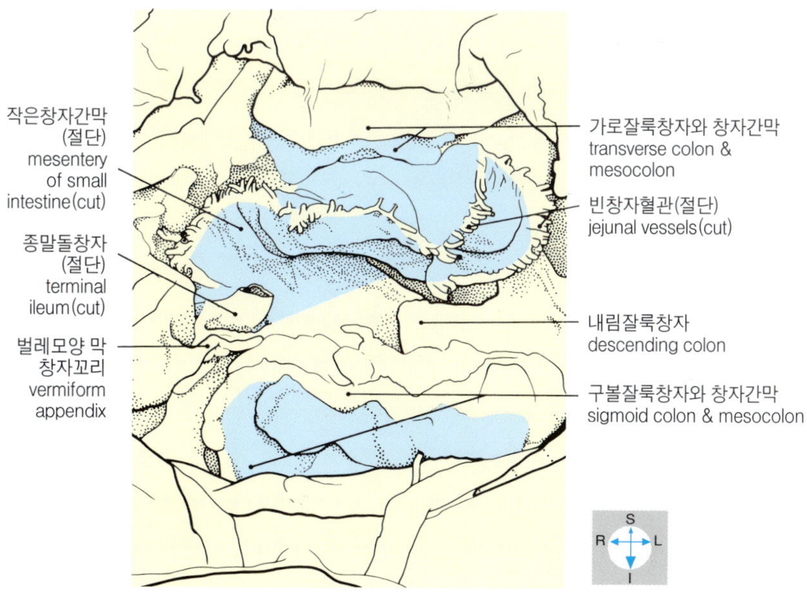

그림 4.33 큰주머니의 아래잘룩창자구획.

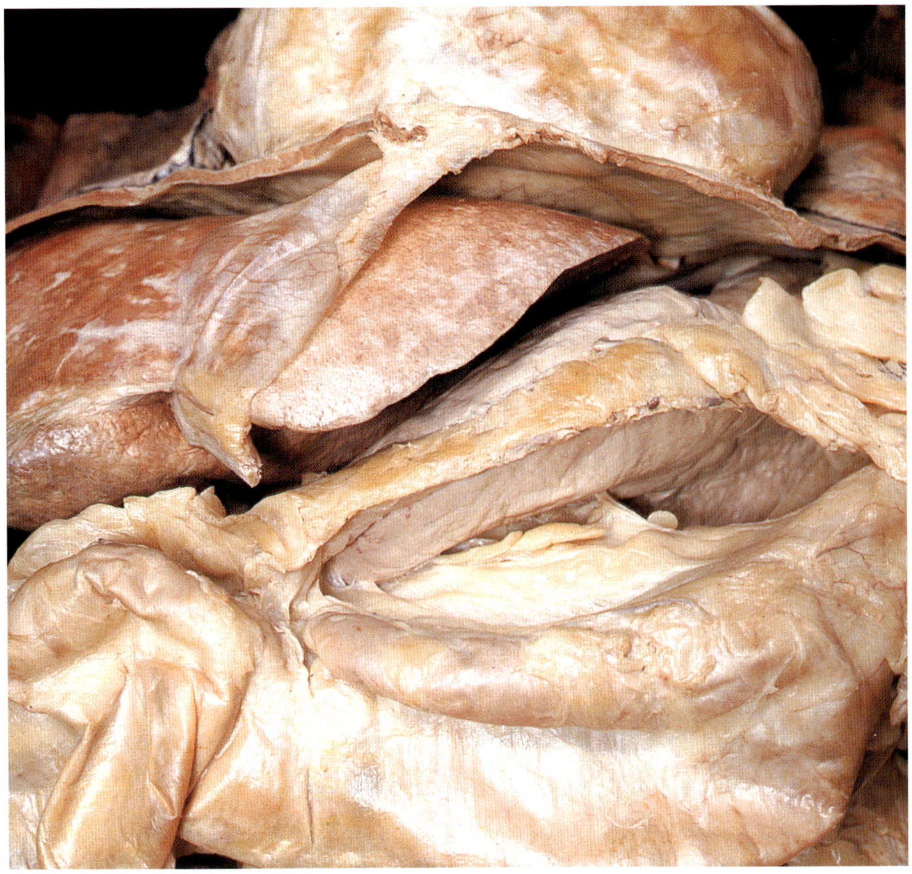

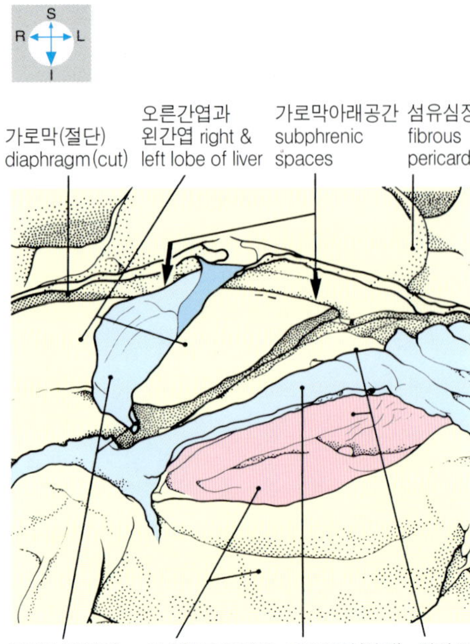

그림 4.34 큰주머니의 위잘룩창자구획. 대부분의 큰그물막을 제거하고, 위(stomach)의 큰굽이를 위로 올린 후 보이는 그물막주머니의 위치.

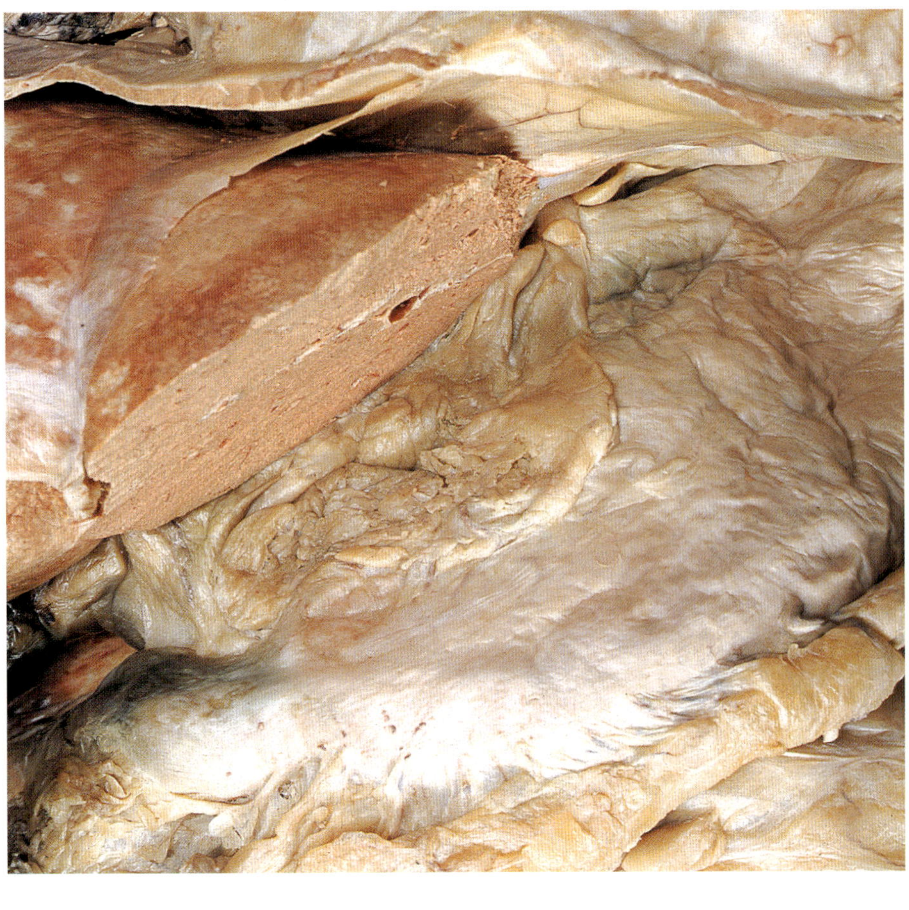

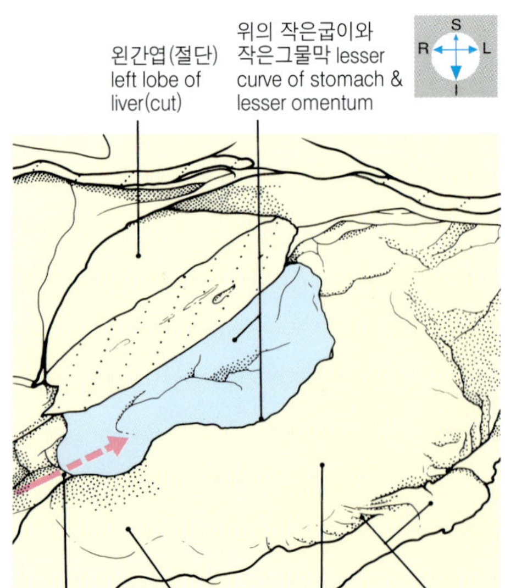

그림 4.35 왼간엽 일부를 제거한 후 보이는 작은그물막과 그물막구멍.

큰주머니의 위잘룩창자구획(Supracolic compartment of greater sac)

위잘룩창자구획은 가로잘룩창자간막의 위쪽, 앞쪽에 위치한다(그림 4.34). 이 구획의 위쪽부분은 가로막과 간 사이에 위치하고, 낫인대에 의하여 두 개의 가로막위공간(supraphrenic space)로 나뉜다. 이 구획은 오른간엽(right lobe of liver)과 오른콩팥 사이에 있는 깊은 오목을 포함하고, 정중선을 가로질러 왼간엽(left lobe of liver)의 아래쪽과 위(stomach)의 앞쪽으로 확대되어 있다.

그물막주머니(omental bursa[작은 주머니, lesser sac])

그물막주머니는 위(stomach)의 뒤에 있는 작은 복막공간이다(그림 4.34, 4.36). 그물막주머니는 그물막구멍(omental foramen 또는 epiploic foramen)이라는 작은 구멍을 통하여 큰주머니와 연속되는데, 이 구멍은 샘창자의 첫째부분과 간의 아래면 사이에 위치한다(그림 4.35).

그물막주머니는 위(stomach)와 여러 개의 복막주름에 의하여 큰주머니로부터 분리되어 있다. 이들 주름 중 하나는 작은그물막으로, 위의 작은굽이(lesser curvature)와 간의 뒷면을 연결한다(그림 4.35). 두개의 주름은 위지라인대(gastrosplenic ligament)와 지라콩팥인대(splenorenal ligament)로서, 각각 지라와 위의 큰굽이(greater curvature), 지라와 왼콩팥에 각각 부착한다(그림 4.36).

그물막주머니는 위와 간의 꼬리엽 뒤에서 위쪽으로 뻗어 가로막까지 확대된다. 왼쪽에서 그물막주머니는 지라문으로 연속되고, 위지라인대와 지라콩팥인대 사이에서 끝난다. 아래에서 그물막주머니는 대부분 위의 큰굽이 밑에서 큰그물막의 위부착부위(gastric attachment)와 잘룩창자부착부(colic attachment) 사이로 짧게 뻗어있다.

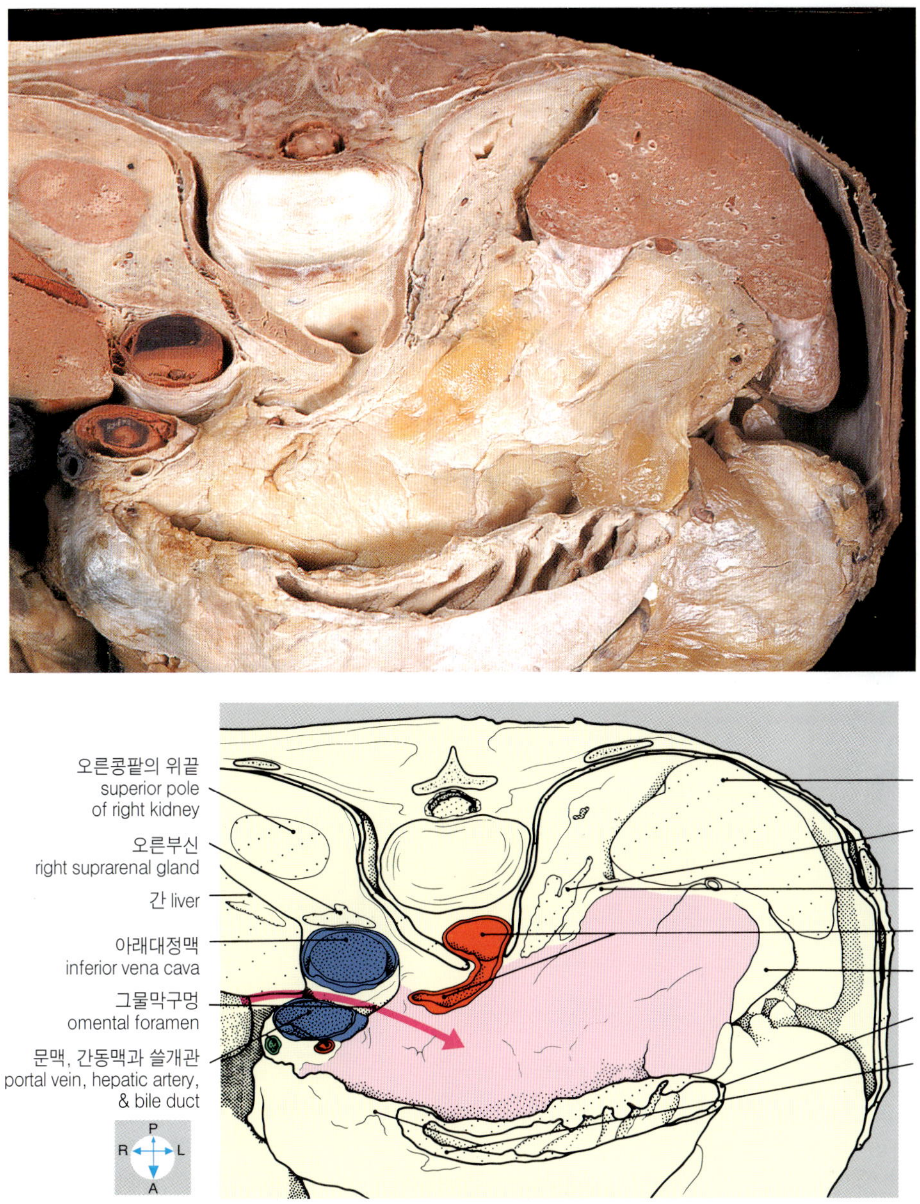

그림 4.36 열두째가슴뼈와 첫째허리뼈 사이의 척추원반 높이에서의 가로절단면. 그물막주머니가 보이고, 이 표본에서 왼쪽 콩팥은 보통보다 더 아래에 위치한다. 위에서 본 것.

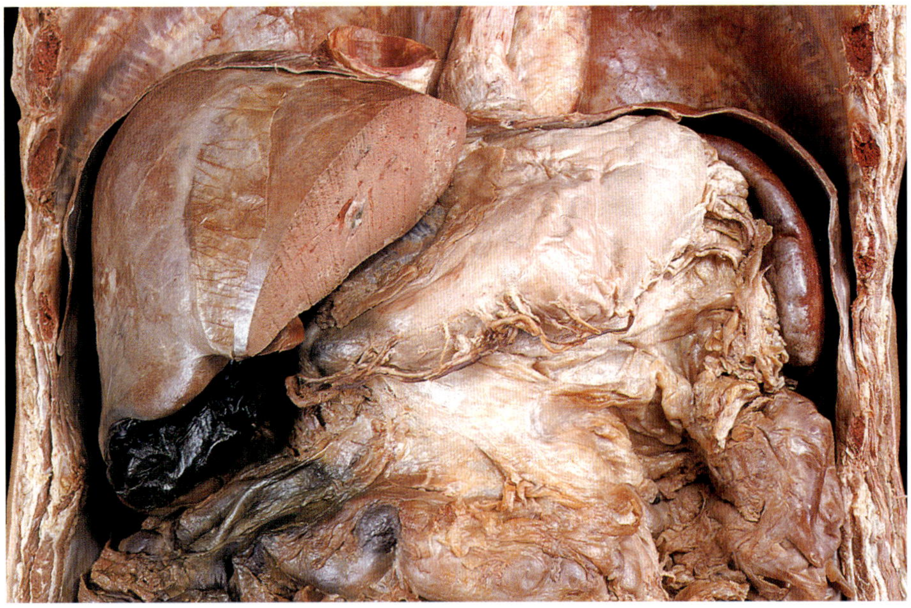

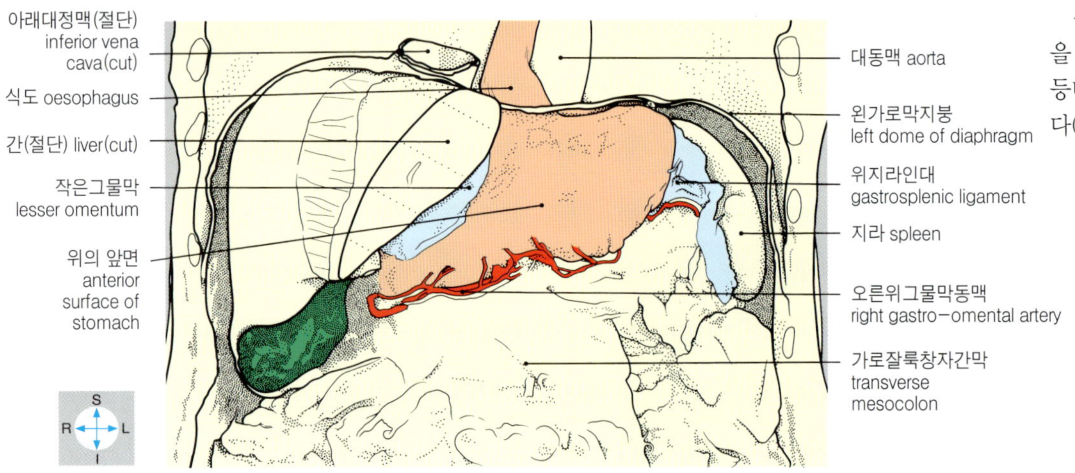

그림 4.37 가로막의 앞쪽 절반, 왼간엽, 큰그물막을 제거한 후에 보이는 위와 연관된 구조.

위(Stomach)

위는 소화관이 넓어진 부분으로 초기의 소화 작용이 일어나는 장소이다. 위는 왼가로막지붕(left dome of diaphragm) 아래, 배의 윗부분에 위치한다(그림 4.37). 몸쪽부분(근위부, proximal part)에서 위는 들문(분문, cardiac orifice)에서 식도와 연결되고, 먼쪽부분(원위부, distal part)에서 위는 날문(유문, pyrorus)을 통해 샘창자로 연속된다. 이 두 부위는 비교적 고정된 부분으로, 이 두 부위 사이에서 위 근육의 긴장도, 내용물의 양과 성질, 사람의 자세에 따라 위의 크기, 모양, 위치가 변화한다(그림 4.39, 4.40). 대부분, 음식물이 가득 찬 위는 J자 모양으로 왼쪽 갈비연골아래부위(hypochondrium), 명치부위(epigastrium), 배꼽부위(umbilical region)에 위치한다.

식도는 가로막을 뚫고 짧게 배안(abdominal)을 지나 위의 들문으로 계속된다. 들문은 열한째 등뼈 높이에서 정중선보다 약간 왼쪽에 치우쳐 있다(그림 4.40).

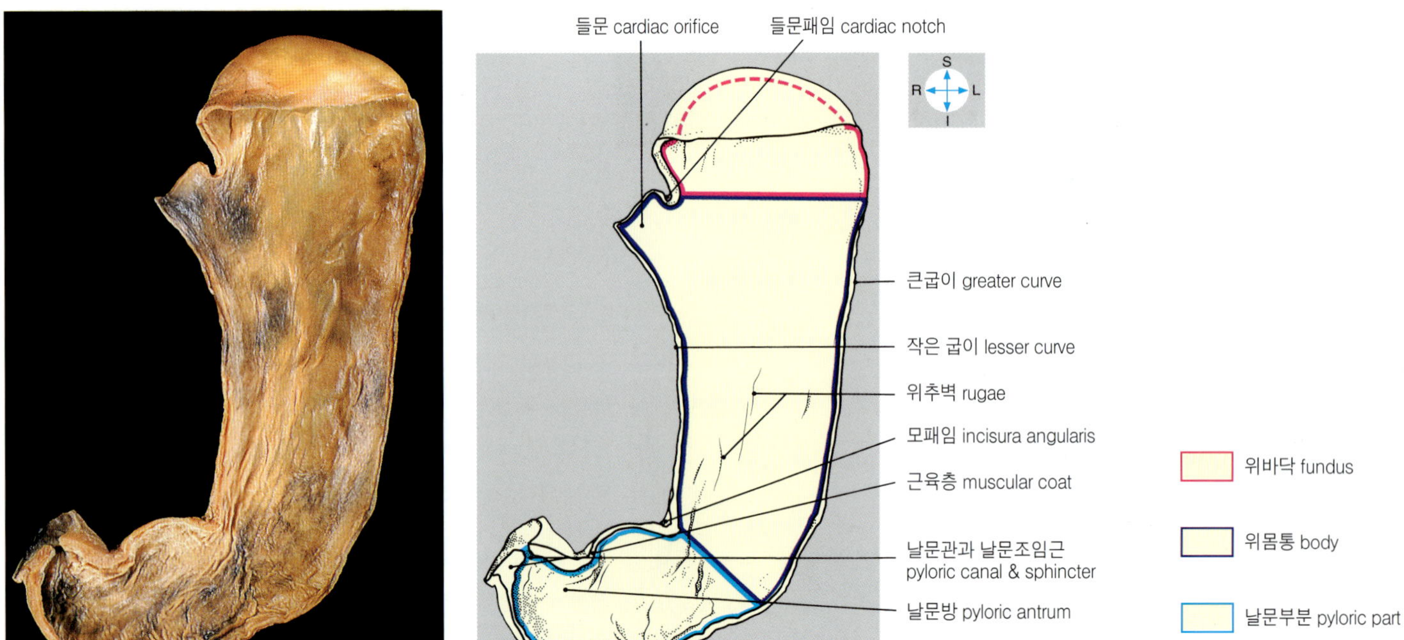

그림 4.38 위의 세로절단면.

위는 앞면과 뒷면을 가지고, 이 두 표면은 각각 두 개의 굽은 모서리, 즉 굽이(curve, curvature)에서 만난다(그림 4.38). 작은굽이(소만, lesser curvature)는 아래, 오른쪽으로 날문의 위모서리에 이른다. 하나의 패임, 즉 모패임(모절흔, incisura angularis)이 대부분 작은굽이에서 날문 끝에 위치한다. 큰굽이(대만, greater curvature)는 더 길고, 들문의 왼쪽에 있는 들문패임(들문절흔, cardiac notch)에서 시작한다. 큰굽이는 위쪽으로 갈수록 왼쪽으로 굽어지고 위(stomach)의 왼쪽과 아래쪽으로 내려가 날문의 아래모서리에 이른다.

날문은 정상적으로 날문가로면(transpyrolic plane)에서 첫째허리뼈 높이에서 정중선의 바로 오른쪽에 위치한다.

전통적으로 위는 3부위 즉, 위바닥(기저부, fundus), 위몸통(body), 날문부분(pyloric part)으로 나누어 설명한다(그림 4.38). 위바닥은 들문을 통과하는 가상의 수평면 위쪽에 위치하고, 날문방(유문방, pyloric antrum)은 모패임의 오른쪽에 위치한다. 위몸통은 위바닥과 날문부분 사이에 위치하고, 위에서 가장 큰 부위이다. 날문부분에서 날문방의 공간은 오른쪽으로 좁아져 좁은통로 즉 날문관(유문관, pyloric canal)이 된다. 점막은 많은 세로주름(longitudinal fold 또는 위추벽, rugae)로 되어있고, 위가 비었을 때 뚜렷하게 나타난다(그림 4.38). 날문관과 날문을 두르면서 두꺼운 평활근육이 잘 발달되어 있는데, 이를 날문조임근(pyloric sphincter)이라 한다.

관련된 주위 구조물들

위의 앞면은 가로막, 앞배벽, 간의 네모엽(방형엽, quadrate lobe), 꼬리엽(미상엽, caudate lobe)과 접촉하여 위치한다. 위바닥의 뒤가쪽에는 지라의 위면(gastric surface)이 있다(그림 4.37). 위의 나머지 부분과 연관된 구조물은 뒤에 위치하고, 모여서 위걸이(stomach bed)를 형성한다. 이들은 가로막, 왼부신, 왼콩팥의 윗부분, 지라동맥, 이자, 가로잘록창자이다(그림 4.41 참조). 그러나 이들 구조물은 그물막주머니에 의하여 위와 분리되어 있다(아래를 보시오).

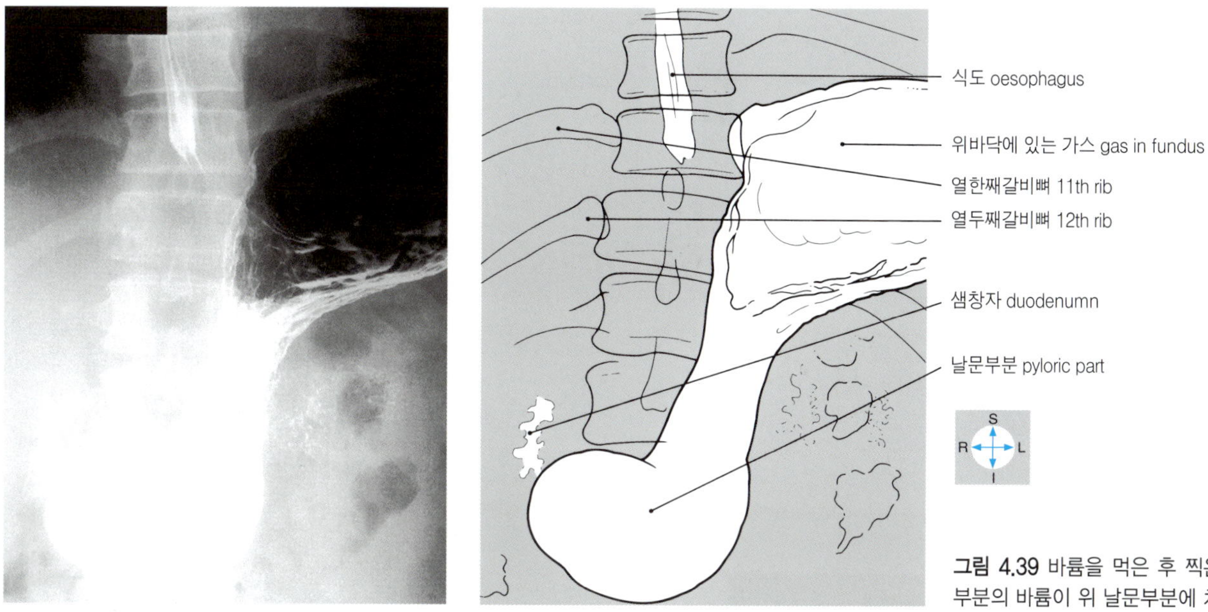

그림 4.39 바륨을 먹은 후 찍은 앞뒤방사선사진. 누운 자세이고 대부분의 바륨이 위 날문부분에 차있다.

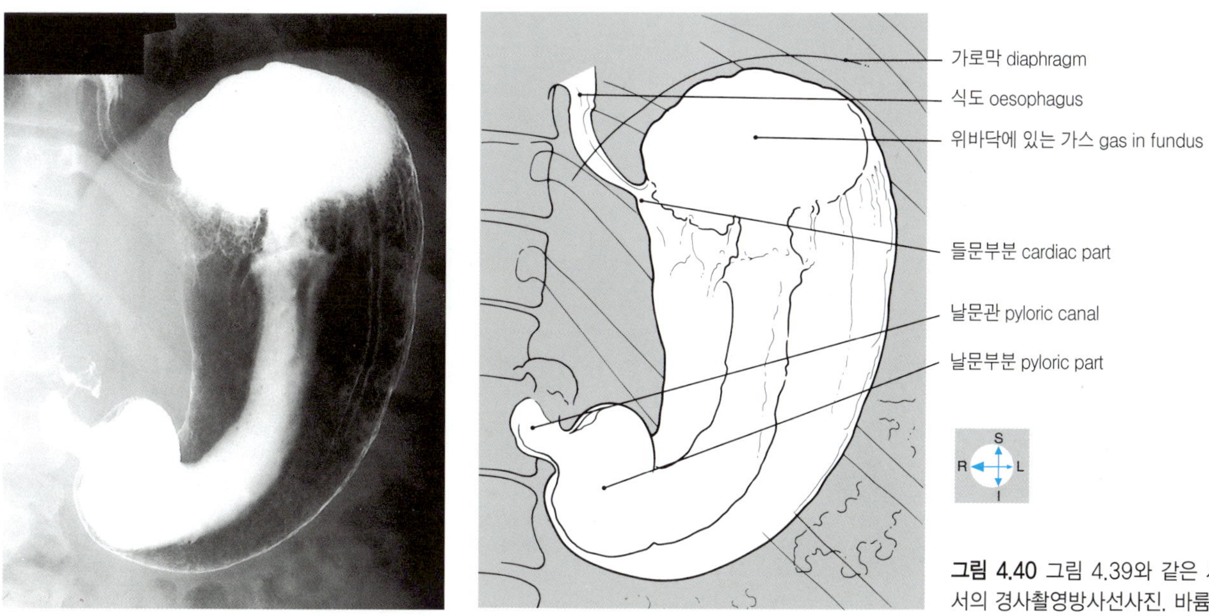

그림 4.40 그림 4.39와 같은 사람이 왼쪽으로 기대어 누운 상태에서의 경사촬영방사선사진. 바륨은 위바닥으로 흘렀다.

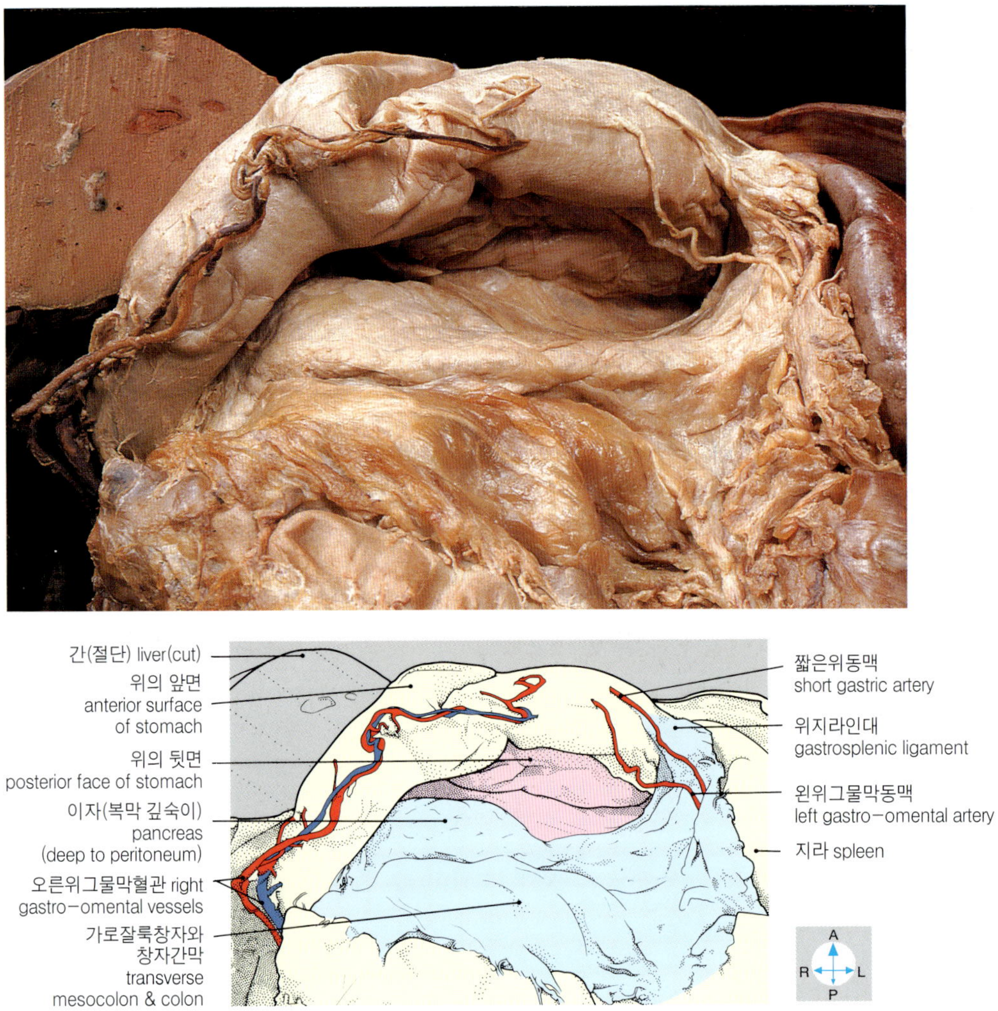

그림 4.41 큰그물막을 제거하고 큰굽이를 위로 들어 올린 후 보이는 그물막주머니와 위걸이.

그물막과 그물막주머니 (Omenta, omental bursa)

복막이 위의 양쪽 표면을 덮는다. 두 층의 복막이 굽이에 부착하여 작은그물막과 큰그물막을 형성한다.

작은그물막은 간으로부터 뻗어(그림 4.35 참조) 위의 작은굽이에 이르고, 또 배에 위치하는 식도와 샘창자에 부착한다(그림 4.37). 작은굽이 근처에서 작은그물막은 왼, 오른위혈관(left & right gastric vessels)을 포함하는데(그림 4.42), 이는 림프관과 자율신경을 동반하며, 한편, 작은그물막의 자유모서리(free border)는 문맥(portal vein), 쓸개관(bile duct), 고유간동맥(proper hepatic artery)을 둘러싼다.

큰그물막은 큰굽이의 먼쪽부분(원위부, distal part), 샘창자의 첫째부분으로부터 늘어뜨려져 있다. 큰굽이 근처에서 큰그물막은 왼쪽과 오른쪽의 위그물막혈관(right & left gastro–omental, gasroepiploic vessels)(그림 4.41)을 포함한다. 큰그물막은 왼쪽에서 위지라인대(gastrosplenic ligament)에 연속되며, 이 인대는 큰굽이의 몸쪽부분(근위부, proximal part)와 지라문(hilum of spleen)을 연결한다.

그물막주머니(작은주머니, omental bursa, lesser sac)는 위와 작은그물막의 뒤에 위치한다(그림 4.41). 그물막구멍(omental foramen)은 샘창자 첫째 부분 위에, 그리고 작은그물막의 자유모서리의 바로 뒤에 있다. 그물막구멍으로부터 그물막주머니는 왼쪽으로 지라문까지 뻗어있고, 위지라인대와 지라콩팥인대에서 끝난다. 위쪽으로 그물막주머니는 간의 꼬리엽 뒤에서 가로막의 아래면에 이른다. 아래쪽으로 그물막주머니는 큰그물막의 성분이 되는 두 개의 복막주름 사이에서 큰굽이 아래로 짧게 뻗어있다.

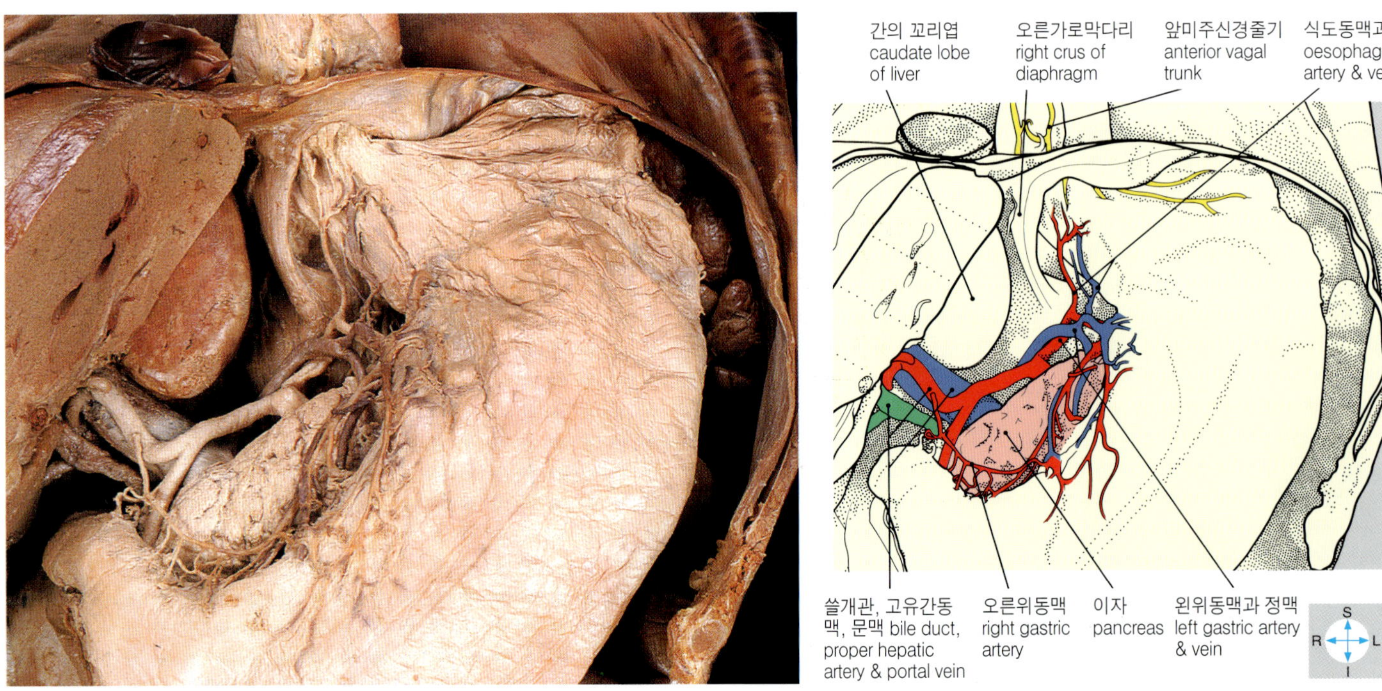

그림 4.42 위의 작은굽이를 따라 위치하는 구조물을 보여주는 작은 그물막의 해부.

동맥분포

위에는 여러 동맥들이 분포하며, 이들은 모두 복강동맥(celiac trunk)의 가지로서 서로 광범위하게 연결된다. 복강동맥(그림 4.43)은 가로막 바로 아래에서 대동맥의 앞면으로부터 분지하는 짧고 넓은 동맥이다. 복강동맥은 세 개의 가지, 즉 왼위동맥, 온간동맥, 지라동맥으로 나뉜다.

왼위동맥은 가장 작은 가지이며, 그물막주머니 뒤에서 왼쪽, 위쪽으로 올라가 식도에 도달하며 작은그물막 안에서 작은굽이를 따라 내려간다(그림 4.42). 왼위동맥의 가지는 아래쪽 식도로 가는 두세 개의 동맥을 포함하며, 이들은 가로막의 식도구멍을 통과하여 위쪽으로 올라간다. 다른 가지들은 들문부분(분문부 cardiac part)과 위의 작은굽이에 분포한다.

온간동맥은 오른위동맥과 위샘창자동맥을 낸다. 오른위동맥(그림 4.42)은 샘창자의 첫째부분 위쪽에서 분지하여 작은그물막 안에서 왼쪽으로 달리며, 작은굽이에 분포하고 왼위동맥과 연결된다. 위샘창자동맥(gastroduodenal aretry)의 가지들 중 하나는 오른위그물막동맥(right gastroepiploic artery, gastro-omental artery)이다(그림 4.41). 이 동맥은 큰그물막속에서 왼쪽으로 큰굽이와 나란히 달리며, 위의 날문부분과 몸통으로 가지들을 낸다.

지라동맥은 복강동맥의 가장 큰 가지이다(그림 4.43). 이 동맥은 이자의 위모서리(superior border)를 따라 왼쪽으로 구불구불 달리며, 처음에는 그물막주머니 뒤에, 다음에는 지라콩팥인대 속을 달리다 지라문 근처에서 끝난다. 지라동맥은 이자로 곁가지(collateral branch)를 내고, 지라와 위로 종말가지(terminal branch)를 낸다. 여러 개의 위로 가는 가지들(gastric branches)이 나오는데, 이들은 위지라인대를 거쳐 큰굽이를 지난다. 이들 대부분은 위바닥에 분포하고, 이를 짧은위동맥(short gastric aretry)이라 한다(그림 4.44). 그러나 또 하나의 가지 즉 왼위그물막동맥(left gastro-omental aretry)은 아래로 내려가고, 큰그물막 안에서 오른쪽으로 간다. 이것은 큰굽이를 따라가며, 위몸통에 분포하고, 오른위그물막동맥과 연결된다.

정맥분포(Venous drainage)

위의 정맥은 위동맥을 동반하며 문맥계통, 즉 왼위정맥과 오른위정맥을 받아들이는 문맥 자체로 유입된다. 지라정맥은 짧은위정맥과 왼위그물막정맥(left gastro-omental or gastro-epiploic vein)을 받고, 오른위그물막정맥은 대부분 위창자간막정맥(superior mesenteric vein)으로 들어간다. 왼위정맥의 식도쪽 지류는(그림 4.42) 가슴 속에서 홀정맥계통(기정맥계통 azygos venous system)의 지류들과 연결하는 중요한 문맥대정맥연결(portacaval anastomosis)(166쪽 참조)에 참여한다.

신경분포

가슴에서 미주신경은 식도 표면에서 신경얼기를 형성한다. 이 신경얼기로부터 두 가지 주요 신경가지가 나오는데, 이는 앞미주신경줄기(anterior vagal trunk)와 뒤미주신경줄기(posterior vagal trunk)로서, 각각 식도의 앞면과 뒷면에서 배안으로 들어간다. 앞미주신경줄기(그림 4.42)는 주로 왼미주신경에서 일어나며 날문을 포함한 위의 앞면에 분포하는 가지를 낸다. 뒤미주신경줄기로부터 나오는 가지들은 주로 오른미주신경에서 일어나고 위의 뒷면과 복강동맥으로 간다(178~179쪽 참조). 미주신경에 의해 위에는 부교감신경이 분포하는데, 이는 위의 분비기능 및 수축기능과 관련하여 중요하다.

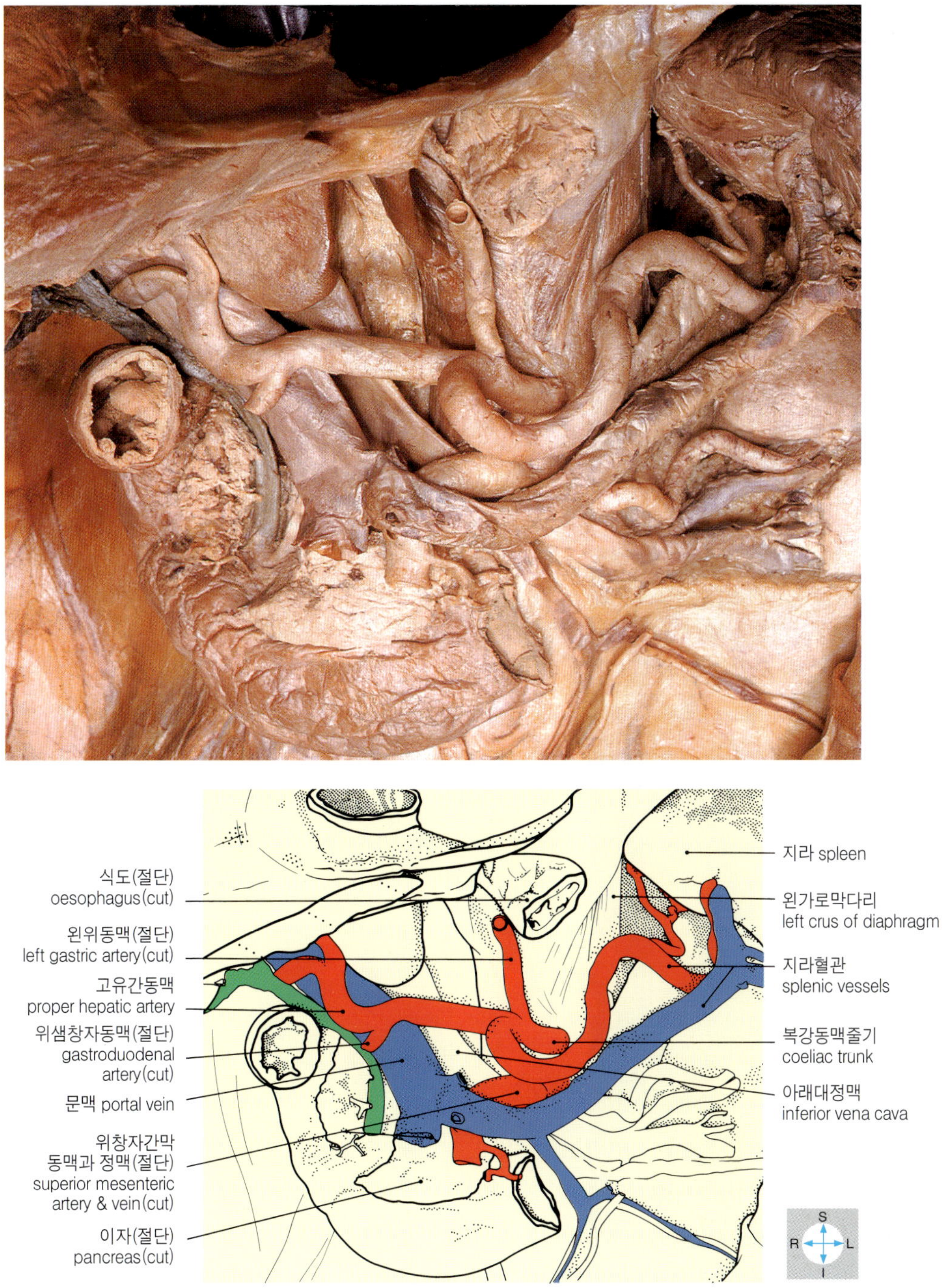

그림 4.43 위와 이자의 대부분을 제거한 후 보이는 복강동맥과 그 가지들.

지라(Spleen)

지라(비장)는 위의 뒤쪽에서 왼쪽 갈비연골아래구역(hypochondrium)에 있는 림프기관이다. 생체에서 지라는 보라색으로 부드러우나, 다소 단단한 기관으로 크기와 모양의 변이가 심하다. 지라는 전체적으로 겨드랑중앙선(midaxillary line) 뒤에 위치하고, 왼쪽 아래 갈비뼈들이 덮고 있으므로 정상적인 지라는 완전히 숨을 들이쉰 상태에서조차 만질 수 없다.

표면의 특징들

지라는 앞에서 보았을 때 달걀모양이고(그림 4.44), 세로축은 왼쪽 열번째갈비뼈와 나란히 위치한다. 지라의 두 끝은 위모서리(superior border)와 아래모서리(inferior border)에 의하여 연

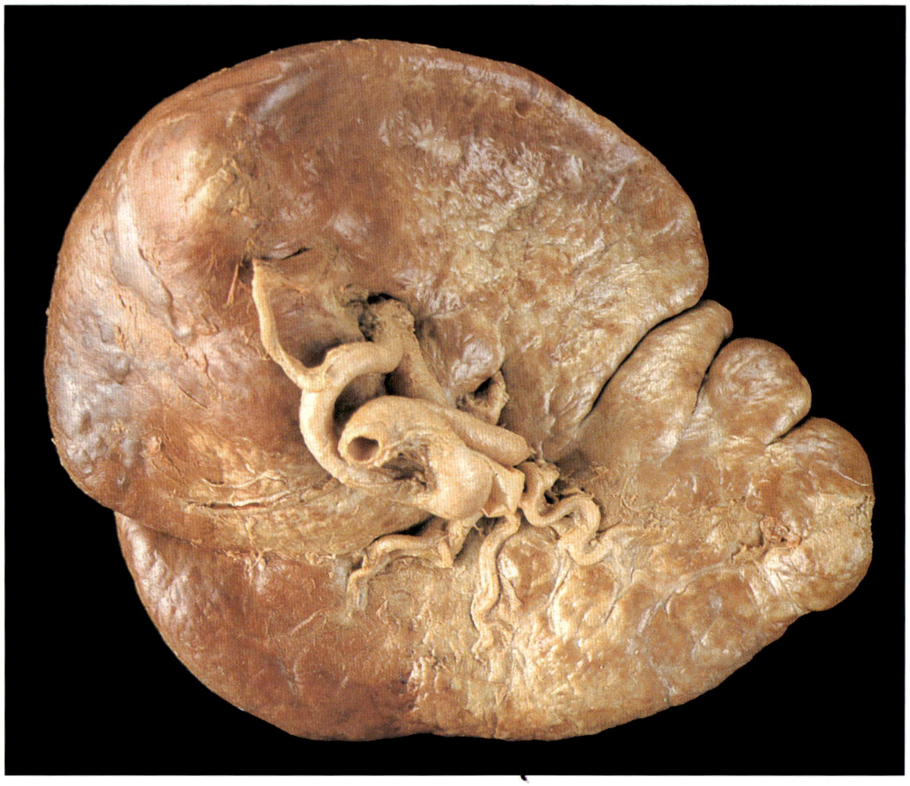

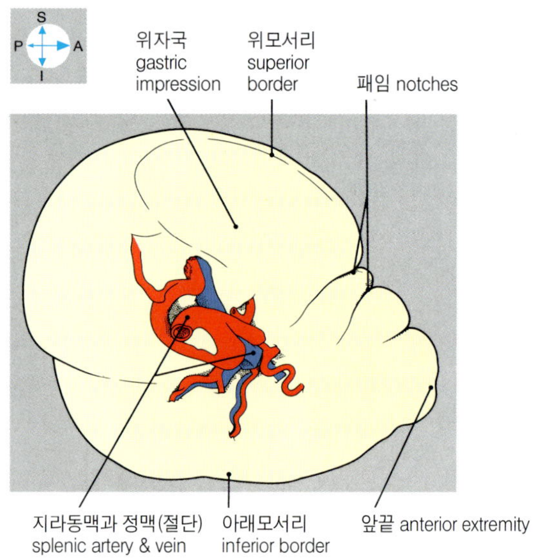

그림 4.44 지라의 내장면.

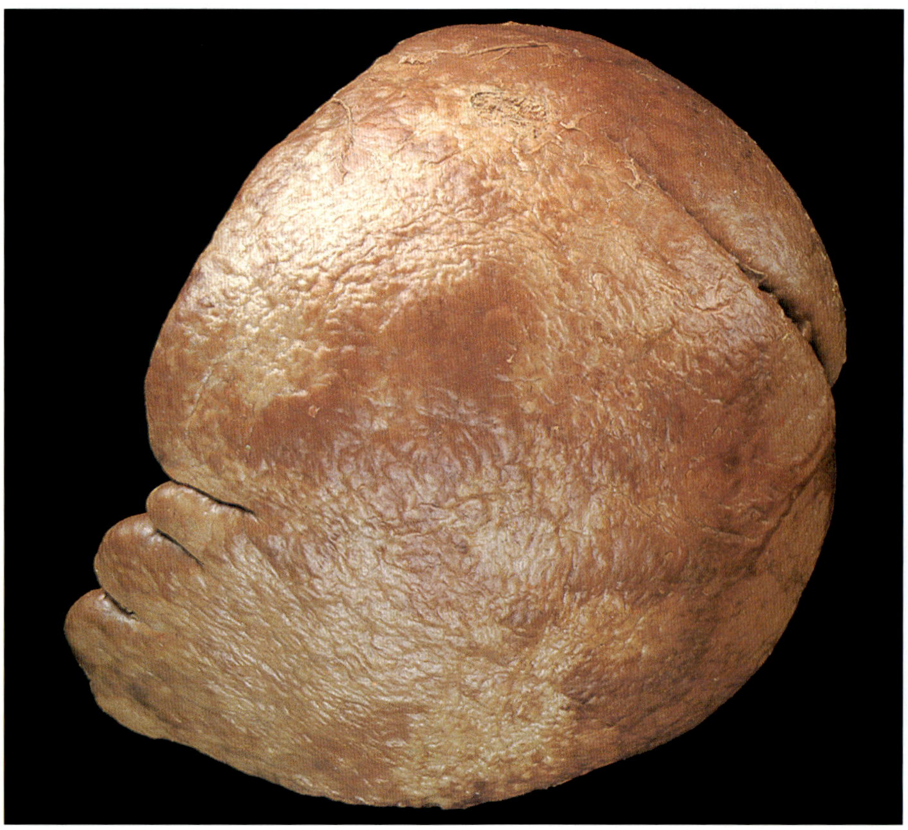

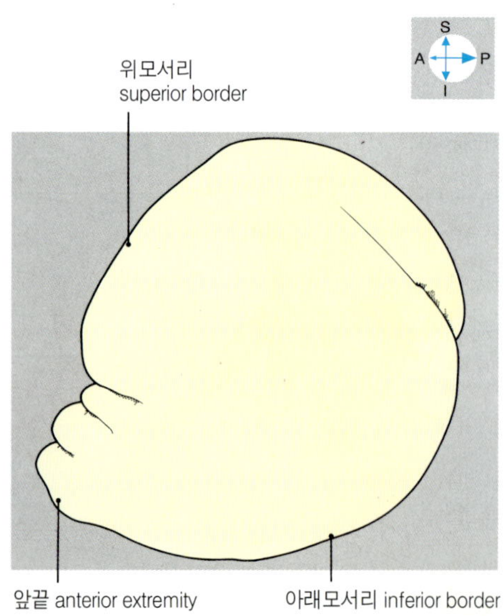

그림 4.45 지라의 가로막면. 이 표본은 위모서리에 여러 개의 뚜렷한 패임이 있고, 아래모서리에 하나의 패임이 있다.

결된다. 흔히 위모서리는 앞쪽 끝에서 한 개 이상의 패임(notch)을 나타내며, 아래모서리는 대부분 미끈하다. 지라는 두 표면을 가진다. 가로막면(diaphragmatic surface)은 뒤쪽으로 가쪽을 향하며 부드럽게 볼록하다(그림 4.45). 내장면(visceral surface)은 앞쪽으로 안쪽을 향하며 능선(ridges)과 오목한 부분(depression)이 특징적으로 나타난다. 가운데 위치한 지라문(hilum of spleen)은 많은 혈관, 림프관, 신경들에 의해 구멍이 나있다. 지라문을 둘러싸며 존재하는 오목한 부분(depressions)들은 지라와 이웃하는 기관들에 의한 것이다.

관계(Relations)

지라는 복막안기관으로 피막(capsule)의 대부분이 큰주머니의 복막에 의해 덮여 있다. 그러나 지라문 근처에는 복막에 덮이지 않은 작은 부위가 있고 여기에 두 개의 복막주름 또는 인대가 부착한다. 지라콩팥인대(splenorenal ligamnent)는 안쪽으로 왼콩팥에 이르고, 위지라인대(gastrosplenic ligament)는 지라와 위의 큰굽이를 연결한다. 그물막주머니의 일부는 이들 두 인대 사이에 위치하여 왼쪽으로 지라문까지 뻗어있다(그림 4.36 참조).

왼가로막지붕(left dome of diaphragm)은 지라 위로 굽어지고, 지라의 뒤가쪽으로 내려오는데, 호흡하는 동안 지라가 움직이게 되는 것은 이 구조 때문이다(그림 4.46). 가로막은 지라를 왼쪽 허파(폐, lung), 가슴막(흉막, pleura), 아홉째, 열째, 열한째 갈비뼈로부터 분리시킨다.

지라문 보다 위쪽 내장면에 있는 오목은 위(stomach)의 뒷면 일부에 부합한 오목이기 때문에 위자국(gastric impression)이라고 한다. 지라문의 안쪽 절반의 아래에는 콩팥자국(renal impression)이 있으며, 이는 왼쪽 콩팥의 위끝(상극, superior pole)과 접촉한다.

지라의 내장면의 가쪽 끝 근처에는 작은 잘룩창자자국(colic impression)이 있을 수 있는데 이는 잘룩창자굽이(colic flexure)와 맞닿아 있는 부분이다. 이자꼬리는 가쪽으로 지라콩팥인대로 뻗어있고, 그 끝은 지라문에 이른다.

혈관분포(Blood supply)

지라동맥(비장동맥, splenic artery)은 복강동맥의 직접적인 가지이다. 이 동맥은 이자의 위모서리를 따라 구불거리며 달려, 여러 개의 이자가지를 낸다. 이 동맥은 지라콩팥인대를 가로질러 지라문 근처에서 종말가지로 나뉜다. 여러 개의 지라가지가 지라문으로 들어가고, 짧은위동맥과 왼위그물막동맥은 위지라인대로 들어가 위바닥과 큰굽이에 각각 분포한다.

정맥은 지라동맥의 종말가지를 동반하고, 지라문에서 서로 합쳐져 지라정맥이 된다. 지라정맥은 오른쪽으로 주행하면서 지라콩팥인대 속에서 이자꼬리 뒤에 위치하고, 복막뒤에서 이자몸통 뒤를 지나 지라동맥의 아래를 지난다. 그 다음에는 왼콩팥과 콩팥혈관의 앞면을 가로지르면서 이자로부터 여러 작은 지류를 받는다. 이자목 뒤에서 지라정맥은 위창자간막정맥과 합쳐서 문맥이 되고, 대개 지라정맥이 끝나기 바로 전에 아래쪽으로부터 아래창자간막정맥을 받는다.

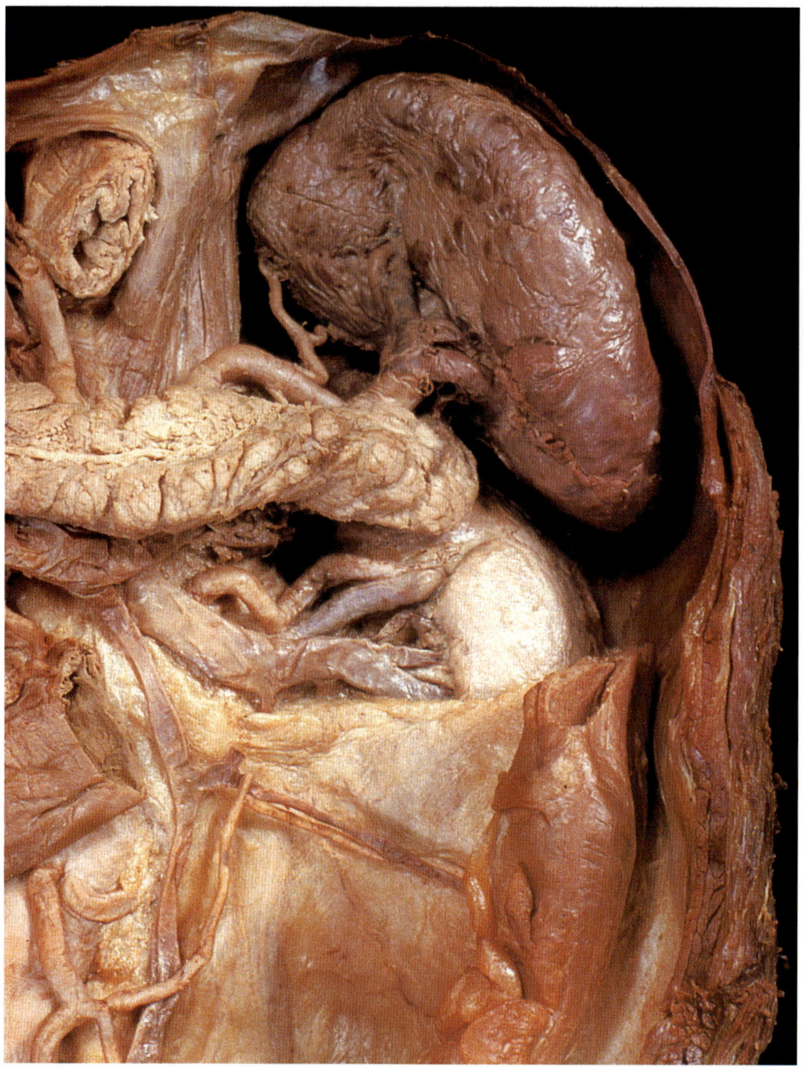

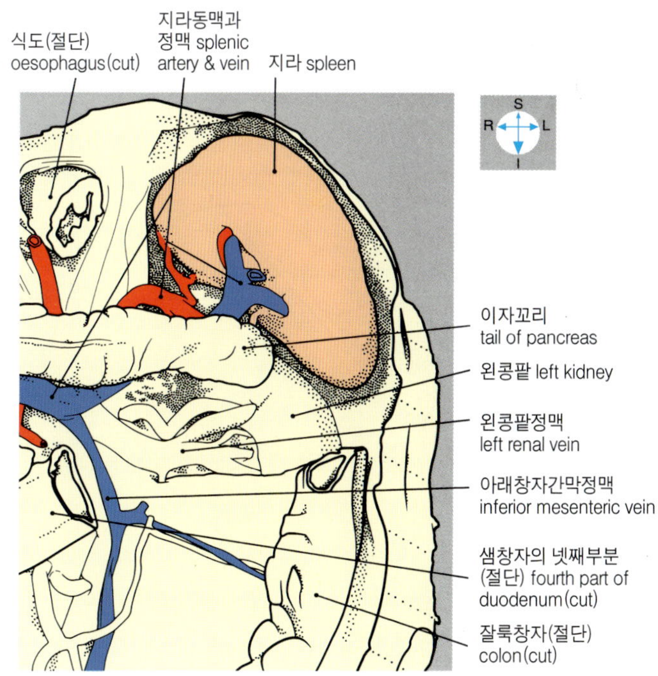

그림 4.46 지라와 그 혈관들과 가로막, 이자, 왼콩팥과의 연관성. 위, 잘룩창자 일부, 복막이 제거되었다.

샘창자(Duodenum)

샘창자(십이지장)는 작은창자의 부위 중 가장 몸쪽부분으로 위의 날문에서 시작하여 샘창자빈창자굽이(duodenojejunal flexure)에서 끝난다. 배의 명치부위(epigastric region)와 배꼽부위에서는 안쪽 깊숙이 위치하고, 이자머리부분을 둥글게 돌아 C자 모양을 이룬다(그림 4.47). 작은창자의 나머지 부분과는 다르게, 샘창자는 대부분 복막 뒤에 위치하기 때문에 비교적 고정되어 있다. 샘창자 공간은 쓸개관과 이자관을 통해 쓸개즙과 이자액을 받아들인다.

부위와 구조(Parts and structure)

샘창자는 전통적으로 네 부분으로 구성된다고 기술한다(그림 4.47). 첫째부분(윗부분)은 첫째허리뼈높이(날문통과면위)에서 정중앙선에서 약간 오른쪽에서 시작하여 위쪽 뒤쪽으로 오른쪽에 위치한다. 임상적으로 이 시작부위는 흔히 샘창자불룩(팽대, bulb) 또는 뚜껑(cap)이라 한다. 둘째(내림, descending)부분은 수직으로 세째허리뼈 높이까지 내려간다. 셋째(아래 또는 수평)부분은 정중앙선을 가로질러 왼쪽으로 달려 아래대정맥과 대동맥을 가로지른 후 앞으로 굽어진다. 넷째(오름, ascending)부분은 위쪽으로 경사지게 왼쪽으로 계속되어 둘째허리뼈높이에서 샘창자빈창자굽이에서 앞으로 급격히 돌면서 끝난다. 날문 가까이에서 샘창자 점막은 매끈하지만, 둘째부분과 그 다음부분에서 점막에는 많은 돌림주름(원형주름, plica circularis)이 있다(그림 4.48)

쓸개관(bile duct)과 큰이자관(main pancreatic duct)은 샘창자의 뒤쪽 안쪽면(posteromedial aspect)으로부터 그 면의 중심점 가까이에서 샘창자의 둘째부분으로 근접한다(그림 4.49). 그들은 대부분 서로 근접하여 샘창자벽을 관통하고 보통 하나의 방 즉, 온쓸개이자관팽대(hepatopancreatic ampulla, ampulla of Vater; Vater의 팽대부)로 열린다. 이 팽대는 돌기부분, 즉 큰샘창자유두(대십이지장유두, major duodenal papilla)을 이루어 샘창자 속면에 솟아있다. 쓸개즙과 이자액이 팽대조임근(ampullary sphinchter of Oddi; Oddi의 괄약근)이라는 평활근 고리에 의하여 조절되는 작은구멍을 통해 이 유두의 끝을 지나 샘창자 공간으로 들어간다. 큰샘창자유두 바로 위에, 흔히 후드모양의 뚜렷한 점막주름이 있어(그림 4.48) 특히 내시경을 할 때, 유두의 위치를 알게 도와준다. 이자는 대부분 또 하나의 더 작은 관, 즉 덧이자관(부췌관, accessory pancreatic

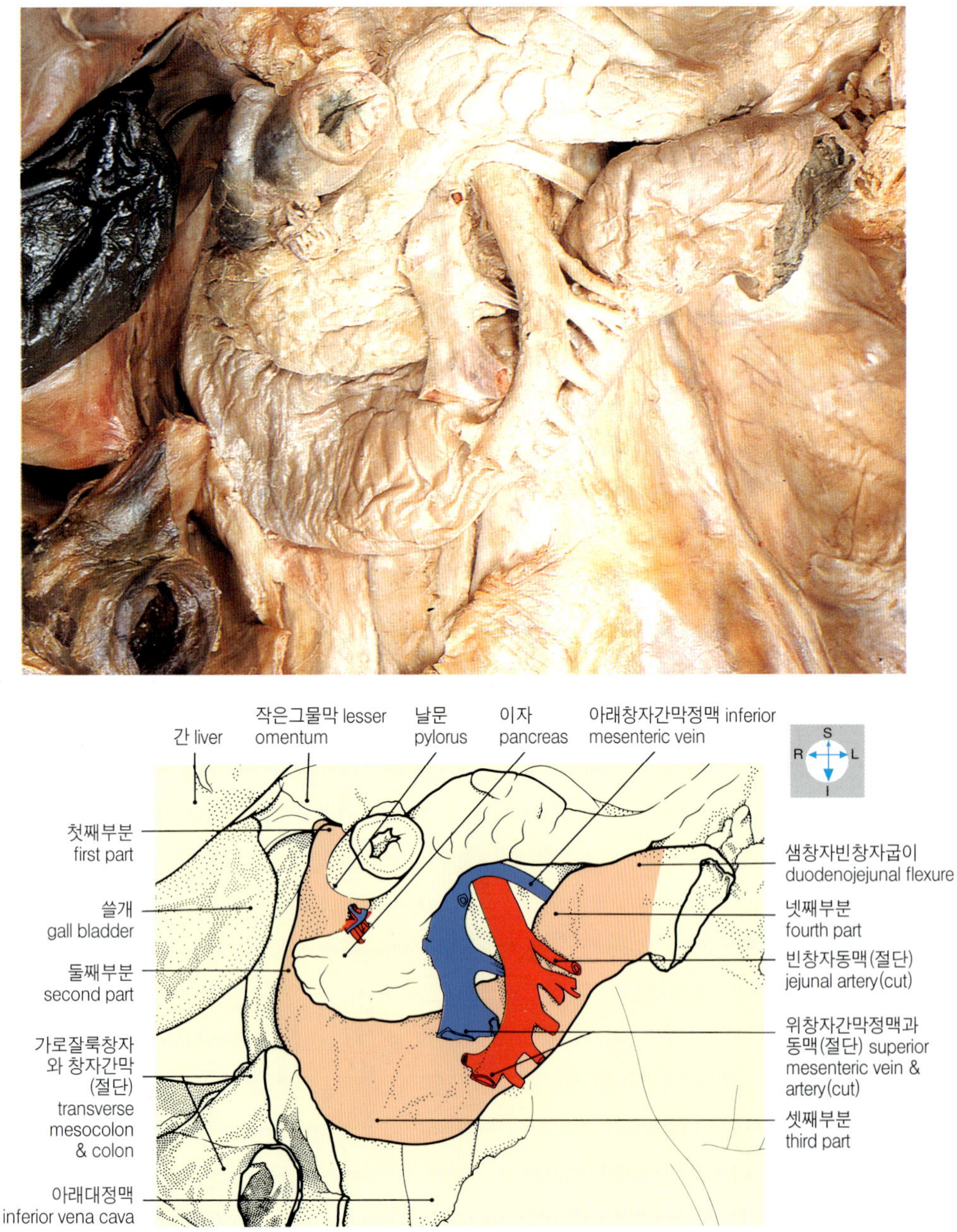

그림 4.47 샘창자와 연관된 구조물. 간과 쓸개가 약간 제 위치에서 벗어나 있다.

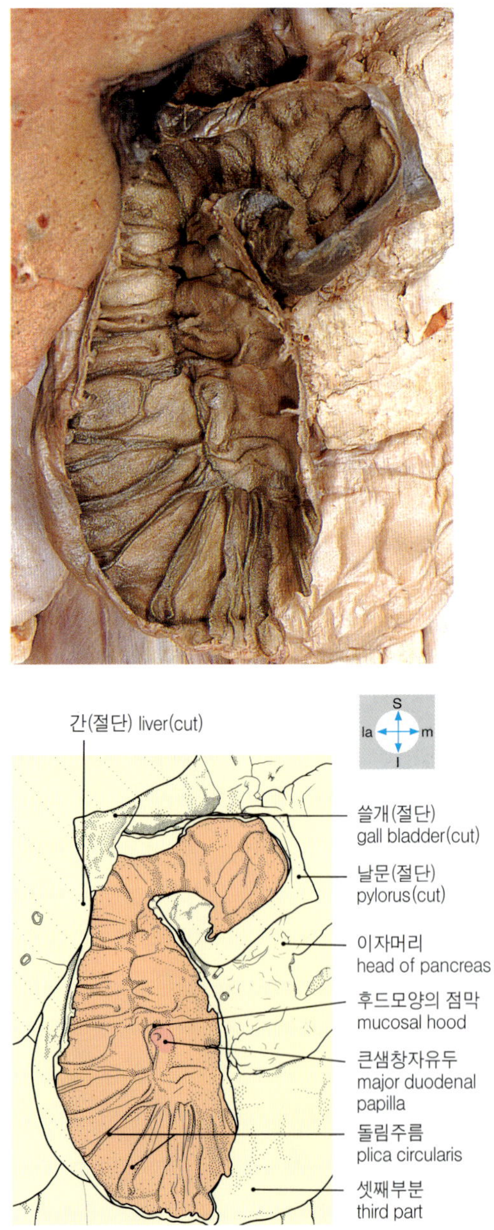

그림 4.48 샘창자의 첫째부분과 둘째부분을 열었을 때 보이는 돌림주름과 큰샘창자유두.

duct)을 가지며 이는 큰유두보다 2cm 더 위쪽에 있는 작은샘창자유두(소십이지장유두, minor duodenal papilla)에서 샘창자의 둘째부분으로 들어간다.

관계(Relations)

샘창자의 대부분은 복막 뒤에 위치한다. 그러나 처음 2cm 부위는 복막과 연관되며, 위와 비슷하게 작은그물막과 큰그물막이 각각 처음 2cm 부위의 위모서리와 아래모서리에 부착한다. 이 짧은 부분은 비교적 운동성이 있고, 그물막주머니로 들어가는 구멍의 바로 아래에 위치한다(그림 4.47).

샘창자의 시작부분의 앞쪽은 간과 쓸개와 연관된다. 둘째부분을 가로질러 가로잘룩창자와 창자간막이 있고(그림 4.47), 이들 아래로 빈창자와 돌창자가 위치한다. 샘창자의 셋째부분을 가로질러 경사지게 위창자간막동맥(superior mesenteric artery)이 지나고(그림 4.47), 이들은 작은창자의 창자간막의 뿌리 안에 포함되어있다. 샘창자 넷째부분의 주변에는 흔히 작은 오목인 샘창자곁오목(paraduodenal fossae)을 형성하는 복막주름이 있다. 샘창자 첫째부분의 뒤로는 문맥, 쓸개관, 위샘창자동맥(gastroduodenal artery)이 위치한다(그림 4.50). 둘째부분은 오른콩팥문과 오른콩팥혈관의 앞에 위치하고, 셋째부분은 오른요관, 생식샘혈관, 아래대정맥, 대동맥, 아래창자간막동맥의 시작부위를 가로지른다(그림 4.50). 넷째부분은 왼허리근(left psoas muscle), 왼생식샘혈관, 콩팥혈관, 아래창자간막정맥의 앞에서 위로 올라간다. C자 굽이의 오목한 곳에서 샘창자의 모든 부분이 이자와 연관된다.

혈관분포(Blood supply)

온간동맥의 위샘창자가지(gastroduodenal branch)는 샘창자의 첫째부분 뒤로 내려가고, 오른위-그물막동맥과 위이자샘창자동맥(superior pancreaticoduodenal artery)(그림 4.50)으로 갈라진다. 위이자샘창자동맥은 흔히 두 개인데, 샘창자와 이자머리 사이를 지나 샘창자에서 큰유두의 몸쪽부분에 분포한다.

샘창자의 나머지 부분은 위창자간막동맥(superior mesenteric artery)의 가지인 아래이자샘창자동맥(inferior pancreaticoduodenal artery)이 분포하는데, 이는 위창자간막동맥이 이자목과 갈고리돌기(uncinate process) 사이를 지나 나오면서 내는 가지이다(그림 4.50). 아래이자샘창자동맥은 오른쪽으로 돌아서 샘창자와 이자사이로 가서 이자와 샘창자에 분포하고, 위이자샘창자동맥과 연결된다. 샘창자에 분포하는 정맥은 동맥분포와 유사하고 문맥계통(portal venous system)에서 끝난다.

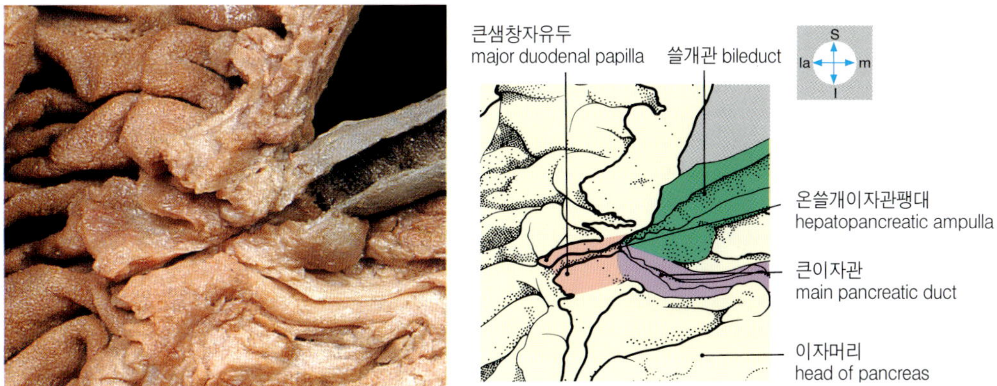

그림 4.49 쓸개관과 큰 이자관의 종말부분과 간이자팽대부가 열려있다.

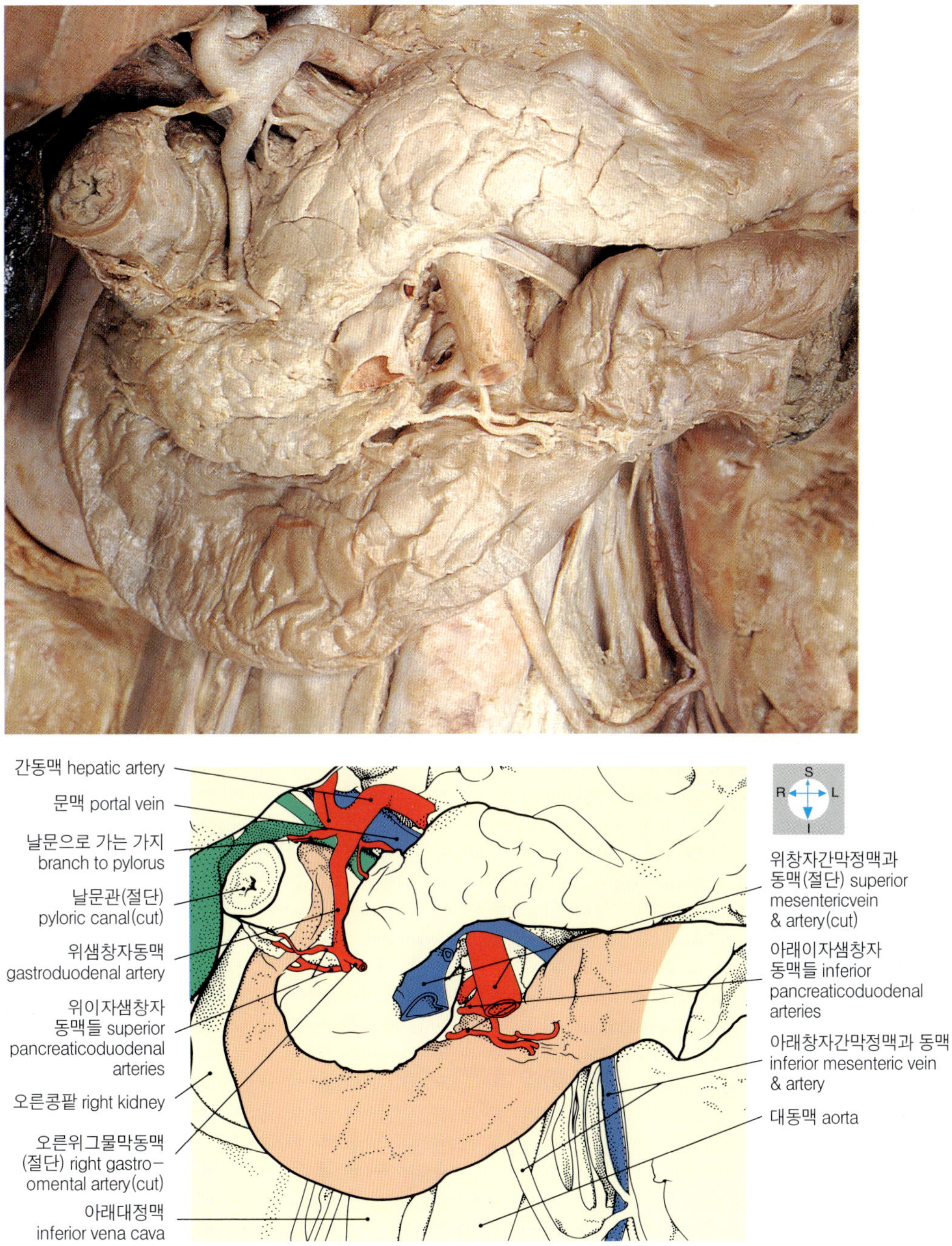

그림 4.50 샘창자의 동맥분포와 연관성. 샘창자의 첫째부분이 가쪽으로 옮겨진 후 보이는 위샘창자동맥, 쓸개관, 문맥.

이자(Pancreas)

이자(췌장)는 외분비샘이며 또한 내분비샘이다. 대부분의 실질(parenchyme)은 이자액을 생산하여 관을 통하여 샘창자의 둘째부분으로 배출한다. 뿐만 아니라 현미경으로 관찰되는 내분비조직 덩어리는 랑거한스섬(Langerhans' islet)이라고 하는데, 샘 전체에 퍼져 있다.

이자는 길고, 좁으며, 덩어리로 된 조직이고, 뒤배벽 깊숙이 위치한다. 대개 날문통과면(L1 높이)에 위치하고 오른쪽에서 왼쪽으로 약간 위로 기울어져 있다. 샘의 양끝(extremities)은 오른쪽과 왼쪽 척추옆고랑(paraverterbral gutters)에 위치하고 중간부분은 척주와 대동맥으로 된 돌출부 때문에 정중앙선에서 앞으로 밀려나와 있다.

샘은 네 부분, 즉 오른쪽에서 왼쪽으로 머리(head), 목(neck), 몸통(body), 꼬리(tail)로 구분된다(그림 4.51). 머리는 가장 넓은 부분이고, 샘창자로 된 고리에 둘러싸여 있다. 머리의 아래모서리에서 왼쪽으로 돌출한 조직이 갈고리돌기(uncinate process)이다. 목은 문맥과 위창자간막정맥(superior mesenteric vein)에 의하여 뒷부분이 패여있다. 몸통은 상당히 균일한 넓이로 되어있고, 왼쪽으로 뻗어 꼬리에 연속된다. 꼬리는 지라문에 가까워지면서 가늘어진다. 꼬리는 지라콩팥인대 속에 포함되어 있고, 나머지 다른 부분은 복막 뒤에 위치한다.

가로절단면에서 이자는 삼각형이다. 잘 구별되는 위모서리와 아래모서리가 있고, 뭉툭한 앞모서리가 있으며, 앞모서리에는 가로잘룩창자간막이 부착한다. 샘의 아래 절반은 복막공간의 아래잘룩창자구획에 연관되어 있고, 위 절반은 그물막주머니의 마루(floor)에 위치하며, 위걸이(gastric bed)에 기여한다.

관련된 주위 구조물들

이자머리는 샘창자로 된 고리에 둘러싸여 있는데, 이는 아래대정맥, 오른콩팥혈관, 쓸개관의 종말부분(terminal part) 앞에 위치한다. 쓸개관의 종말부분은 때로 이자머리 실질 속에 파묻혀 있을 수도 있다(그림 4.52). 머리의 앞면은 샘창자의 첫째부분, 가로잘룩창자, 위샘창자동맥(gastroduodenal artery)과 관련된다(그림 4.51). 갈고리돌기는 샘창자 셋째부분의 바로 위에 위치한다. 위창자간막혈관(superior mesenteric vessels)은 갈고리돌기의 앞면을 가로질러 갈고리돌기와 이자목을 분리시킨다. 이때 이자목은 위창자간막정맥과 문맥 시작부의 앞에 위치한다. 목의 앞면은 그물막주머니에 의하여 날문과 분리된다.

이자몸통은 대동맥을 가로지르고, 대개 대동맥의 앞가지들 즉 복강동맥과 위창자간막동맥의 시작부를 덮는다. 복강동맥의 온간동맥과 지라동맥

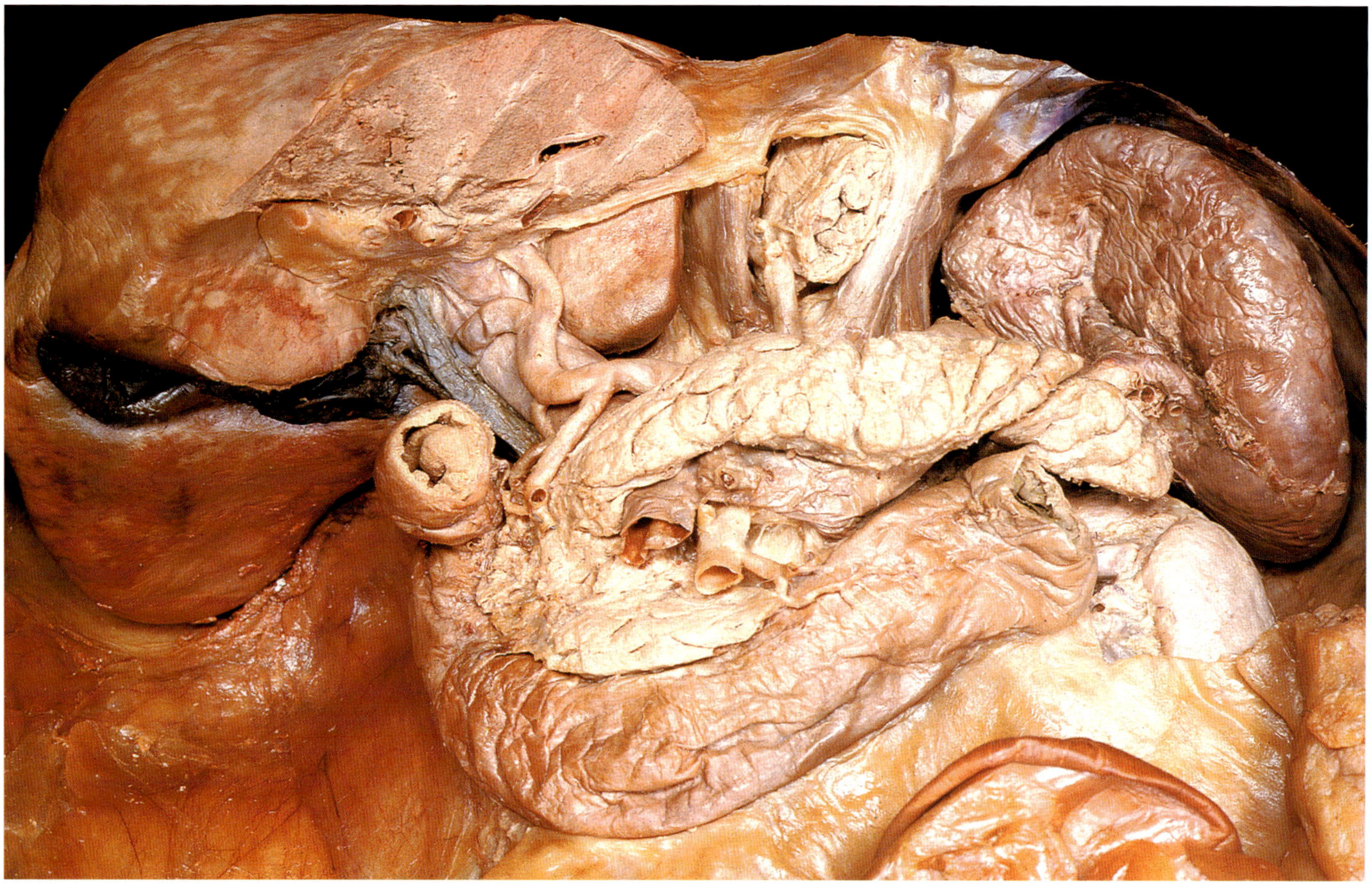

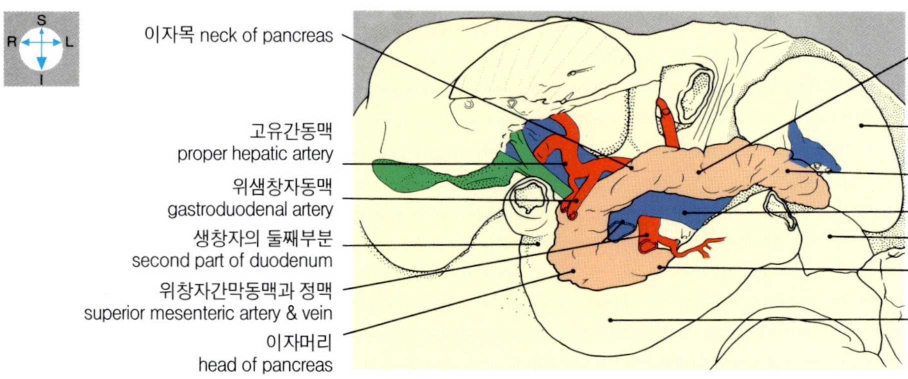

그림 4.51 이자의 주된 연관성과 부분들.

은 이자의 위모서리와 관련되고(그림 4.53), 위창자간막동맥은 아래모서리에서 나온다(그림 4.51). 좀더 왼쪽에서 이자는 왼콩팥혈관, 왼부신, 왼콩팥문을 덮는다. 몸통의 바로 뒤에서 지라정맥은 큰 지류인 아래창자간막정맥(그림 4.52, 4.53)을 받는다. 몸통의 아래모서리는 샘창자빈창자굽이, 빈창자고리(jejunal coil), 왼잘룩창자굽이(left colic flexure)와 연관된다. 몸통의 앞면을 덮는 구조물은 가로잘룩창자간막, 위, 그물막주머니, 작은그물막의 일부이다.

이자꼬리는 지라콩팥인대속에 들어있고, 뒤쪽에 지라혈관을 동반한다(그림 4.53). 이자꼬리는 지라의 내장면과 지라문의 앞에 있고, 위(stomach)와 그물막주머니의 뒤에 위치한다.

이자관(Pancreatic ducts)

큰이자관(main pancreatic duct)은 꼬리에서 시작하여 몸통과 목을 가로질러 머리에 이르며 머리에서 아래로, 오른쪽으로 굽어 샘창자의 둘째부분의 안쪽 벽에 도달한다(그림 4.52). 이 관은 많은 가지들을 받고, 왼쪽에서 오른쪽으로 가면서 그 직경이 커진다. 큰이자관은 큰샘창자유두에서 창자의 벽을 관통한다(그림 4.49).

큰이자관과 쓸개관은 대개 함께 샘창자 벽으로 들어가 합쳐져 하나의 공동 공간인 온쓸개이자관팽대(hepatopancreatic ampula; Vater의 팽대)를 만들며, 이 공간에서 이자액과 쓸개즙이 샘창자공간에 들어가기 전에 서로 섞인다. 대개는 또 하나의 작은 관, 즉 덧이자관이 있으며 이는 큰 이자관보다 2cm 높이에 작은샘창자유두에서 샘창자로 열려있다.

혈관분포

이자의 혈관은 복강동맥과 위창자간막동맥의 가지들이다. 머리와 갈고리돌기는 위샘창자동맥(간동맥의 가지)(그림 4.51)으로부터 나오는 위이자샘창자가지와 위창자간막동맥(그림 4.50 참조)에서 나오는 아래이자샘창자동맥에 의해 혈액공급을 받는다. 나머지 부분은 지라동맥의 가지들에 의해 공급받는다(그림 4.52). 이자의 정맥은 문맥계통으로 유입한다. 머리로부터 나온 위, 아래이자샘창자정맥은 각각 문맥과 위창자간막정맥으로 유입한다. 나머지 부분의 정맥들은 지라정맥으로 유입한다.

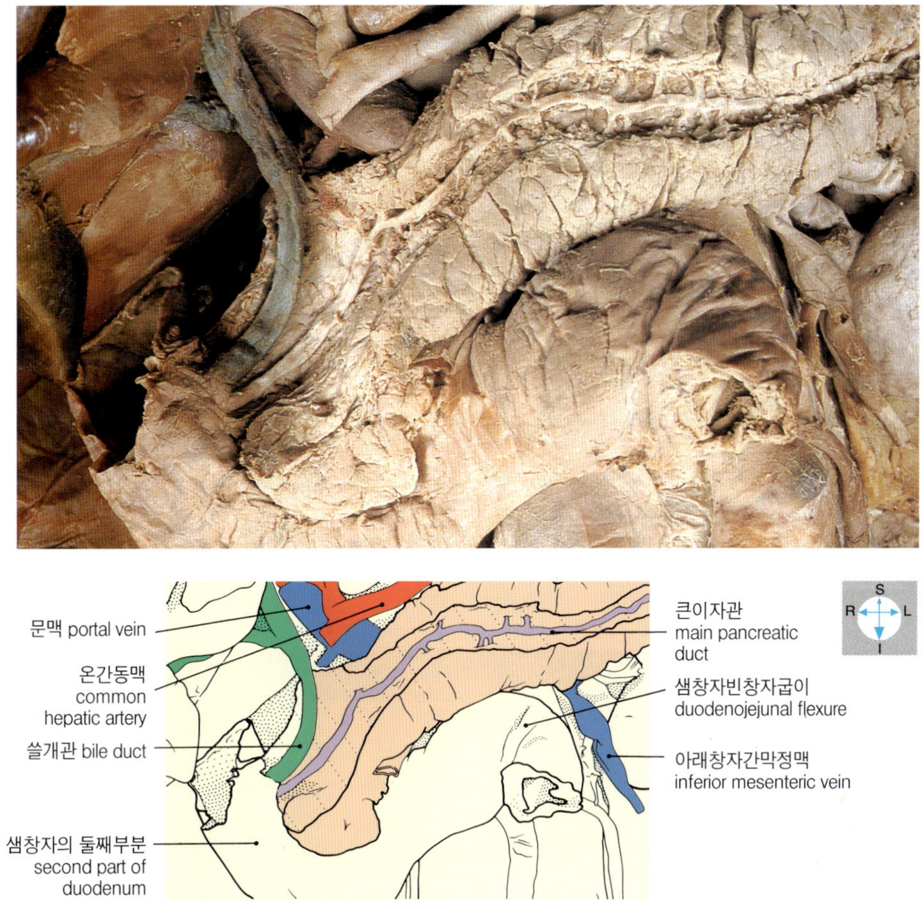

그림 4.52 이자를 해부하여 쓸개관과 큰 이자관을 노출시켰다.

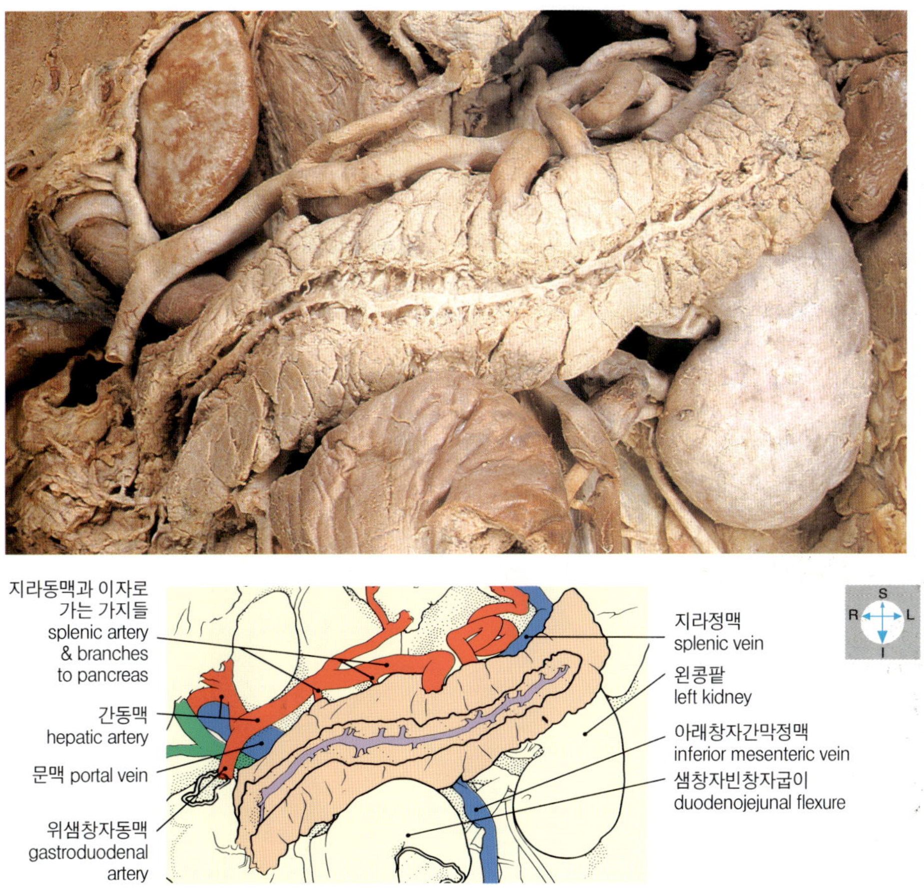

그림 4.53 이자몸통과 꼬리의 주요 혈관 연관성.

간(Liver)

간은 사람 몸에서 가장 큰 기관으로 가로막 바로 아래에서 갈비뼈에 대부분 덮여 있고, 배공간의 윗부분에 위치한다. 간은 오른쪽 갈비아래구역(hypochondrium)을 모두 차지하며, 명치부위(epigastrium)를 가로질러 왼쪽 갈비아래구역에까지 위치한다. 생체에서 간은 적갈색으로, 매우 부드럽고 섬세한 조직이다.

생체에서 간의 아래 가장자리를 나타내는 면은 앞으로 아홉째갈비연골에 이르기까지 오른 갈비가장자리(costal margin)와 일치하며, 배를 가로질러 여덟째 왼쪽갈비연골로 경사져있다. 건강한 간은 보통 만져지지 않는다.

간은 쐐기모양으로 왼쪽으로 가늘어진다(그림 4.54). 간의 다섯 가지 표면 중에서 윗면, 앞면, 오른가쪽면은 서로를 구분 짓는 확실한 경계가 없다. 그러나 날카로운 아래 가장자리는 앞면과 아래면 또는 내장면(장측면, visceral surface)을 확실하게 구분한다. 내장면은 비스듬히 아래로, 뒤로, 왼쪽을 향하고 있다. 뒷면은 불분명한 경계로 내장면과 윗면과 합쳐진다. 간의 대부분의 표면은 복막으로 덮여있다.

표면의 특징과 관련 구조물

앞면과 가쪽면 (Anterior and lateral surfaces)

간의 앞면과 가쪽면은 부드럽게 볼록하여 가로막과 앞배벽에 들어맞는다(그림 4.5). 두 층의 복막으로 된 주름, 즉 낫인대(falciform ligament)가 앞면과 배벽을 연결하고, 간의 오른엽(right lobe)과 왼엽(left lobe)을 구분 짓는다. 배꼽동맥의 섬유성 잔존물인 간원인대(ligamentum teres) 즉, 배꼽으로부터 간의 내장면을 연결하는 인대가 낫인대의 자유로운 아래모서리 속을 지난다.

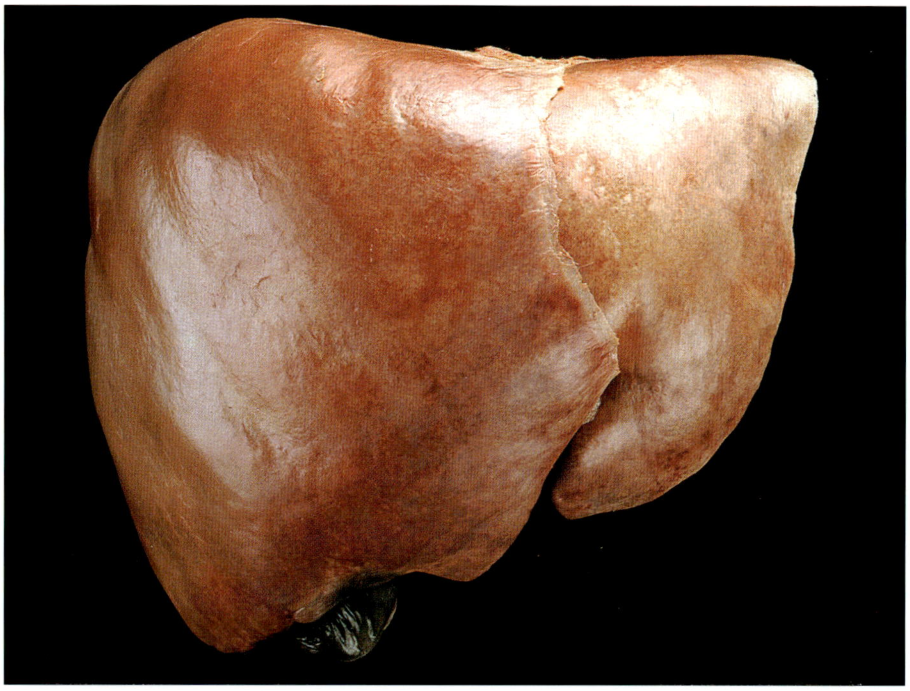

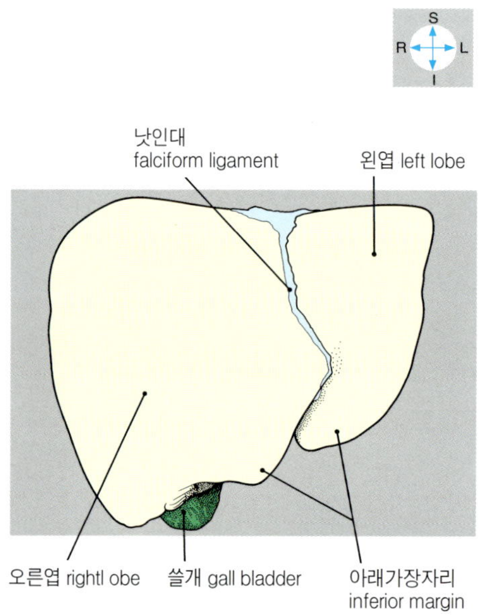

그림 4.54 간의 앞면.

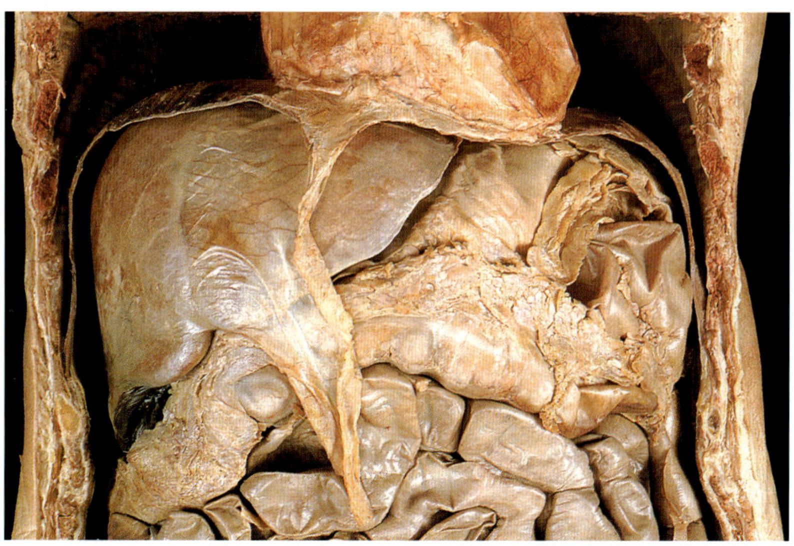

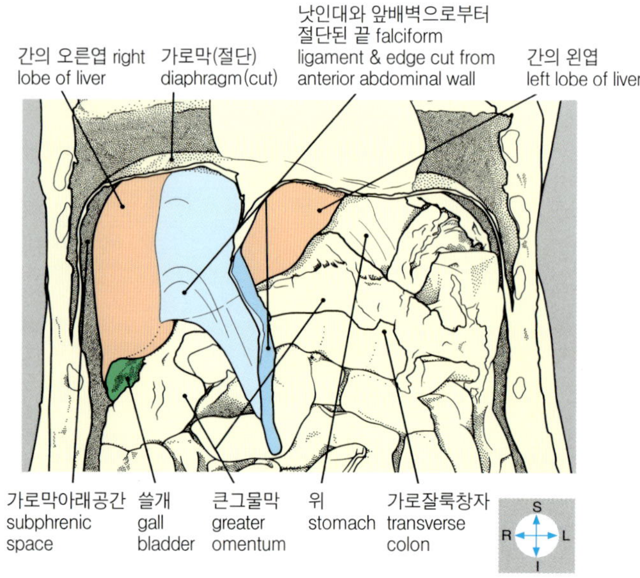

그림 4.55 간과 그 연관성. 이 표본에서는 큰 그물막이 간과 위에 붙어있다.

윗면(Superior surface)

이 표면은 가로막의 중심힘줄과 연관되어 있는 얕게 오목한 부위(shallow depression)의 양쪽에서 약간 볼록하다. 간의 위쪽에서 낫인대의 두 층은 갈라진다. 한 층은 오른쪽으로 가서 관상인대(coronary ligament)의 위층으로 연속된다(그림 4.56). 다른 한 층은 왼엽의 끝까지 뻗어 거기에서 왼세모인대(left triangular ligament)가 된다. 왼세모인대의 뒤층은 오른쪽으로 따라가면 작은그물막에 연속된다.

내장면(Visceral surface)

이 표면에는(그림 4.57) 두 개의 수직으로 놓인 구조물 즉 쓸개와 원인대를 위한 틈새(열, fissure for the round ligament)가 있고 이 두 구조물의 위끝은 수평의 간격(cleft)에 의해 서로 연결되며, 내장면은 이러한 특징적인 두 가지 구조물에 의하여 세 부위로 구분된다. 수평의 간격은 고유간동맥, 문맥, 간관(hepatic duct)이 통과하는 간문(porta hepatis)이다. 원인대가 틈새를 따라 올라가서 문맥에 도달한다. 틈새의 왼쪽에서 간의 왼엽이 위몸통과 작은그물막을 덮고 있다. 이 틈새의 오른쪽에는 작은 네모형태의 네모엽(quadrate lobe)이 있고, 이는 위 날문의 앞면과 샘창자의 첫째부분과 관련된다. 네모엽의 오른쪽에는 쓸개가 있고 이는 쓸개오목에 묻혀있다. 쓸개의 오른쪽에 있는 움푹한 자국은 오른콩팥의 위끝(상극, superior pole)에 의한 것이다. 오른엽의 내장면은 오른잘룩창자굽이와 샘창자의 둘째부분과 연관된다.

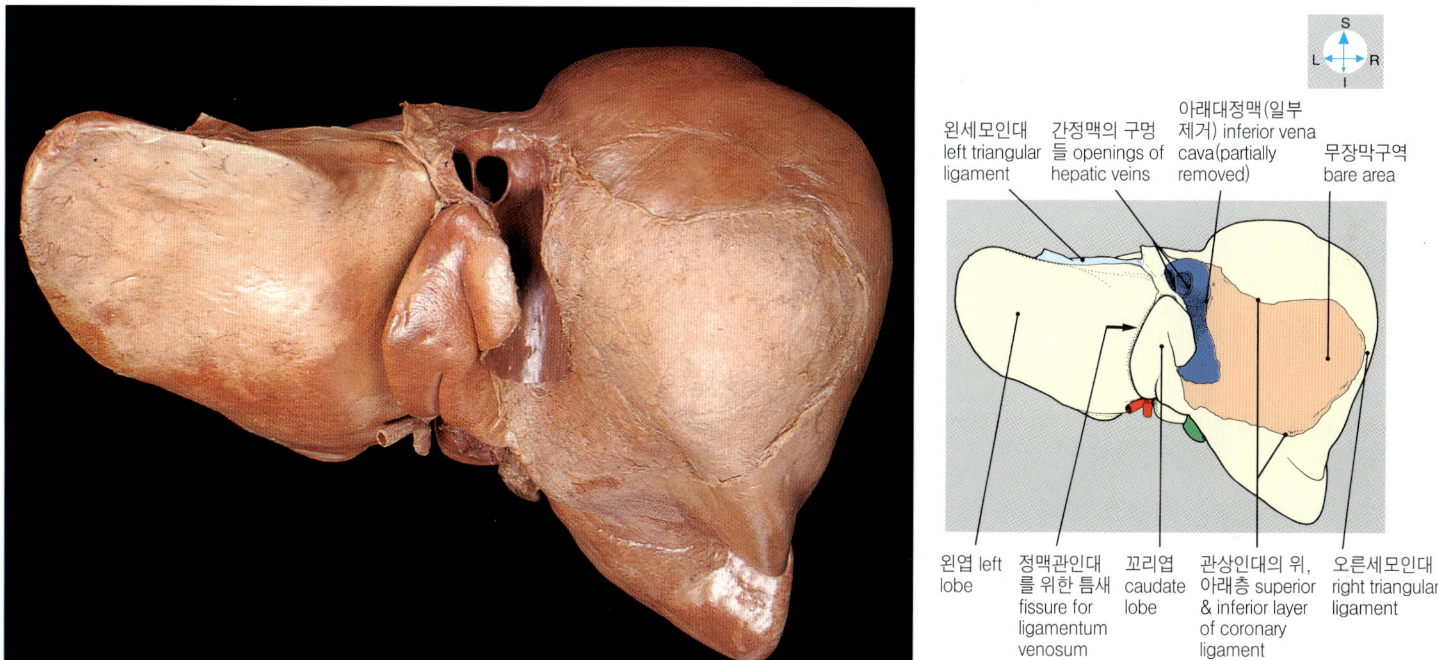

그림 4.56 간의 뒷면.

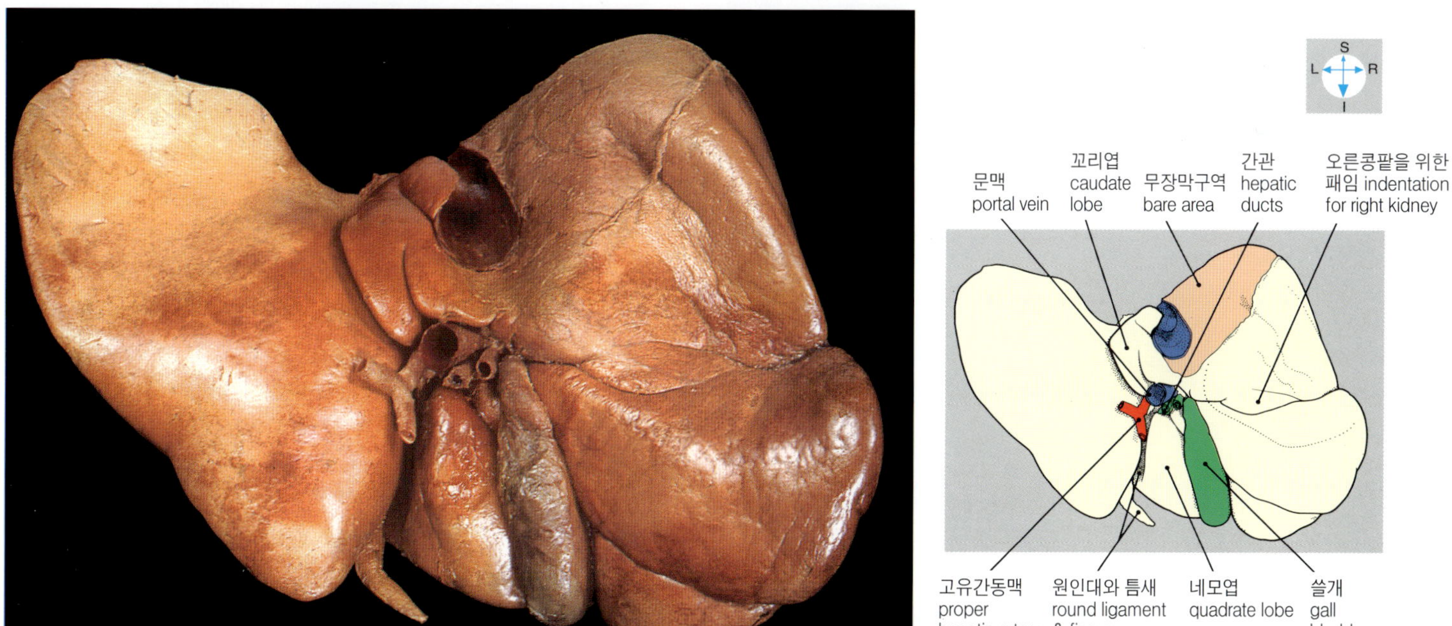

그림 4.57 간문과 내장쪽면을 보여주는 간과 쓸개의 아래면.

뒷면(Posterior surface)

이 표면도 세부위로 구분된다(그림 4.56). 간문의 왼쪽 끝으로부터 위로 뻗은 틈새(열)가 있고, 이곳에는 정맥관인대(ligamentum venosum)가 있는데, 이 인대는 태생기 정맥관(fetal ductus venosum)의 섬유성 잔존물이다. 작은그물막은 이 균열부의 깊숙한 부분과 간문의 가장자리를 두르면서 간에 부착한다(그림 4.58). 이 틈새의 왼쪽에 위치하는 간부위는 배안 식도와 위바닥 앞을 덮는다.

틈새의 오른쪽으로 꼬리엽(caudate lobe)이 위치하고 꼬리엽은 그물막주머니의 윗오목(superior recess)을 향한다. 꼬리엽의 오른쪽에 아래대정맥이 위치하고, 이 부위의 간은 깊은 고랑으로 되어있다. 이보다 더 오른쪽에 무장막구역(bare area)(그림 4.56 참조)이 있는데, 이 부위는 간의 오른엽이 개재하는 복막없이 가로막 및 오른부신과 직접 접촉한다. 무장막구역은 위아래로 관상인대의 두 층에 의하여 경계되고, 이 두층은 가쪽에서 모아져 오른세모인대(right triangular ligament)가 된다.

가로막아래공간와 간아래공간(Subphrenic and subhepatic spaces)

간 주변에는 복막으로 된 다양한 인대가 배열하여 여러 가지 임상적으로 중요한 공간을 만들며, 이 공간안에는 액체가 축적될 수도 있다. 간과 가로막 사이에는 가로막아래공간(그림 4.55 참조)이 있는데, 이 공간은 낫인대와 관상인대의 위층에 의하여 서로 분리되어 있다. 간아래공간은 간의 아래, 뒤쪽에 있는데, 위(stomach) 또는 오른콩팥과 이웃한다.

쓸개복합체(Biliary apparatus)

관들(Ducts)

간에서 생산된 쓸개즙(bile juice)은 소관(canaliculi) 계통에서 모아지고 오른간관과 왼간관(right & left hepatic duct)으로 유입한다. 두 개의 간관은 간문에서 나오고, 바로 합쳐져 온간관(common hepatic duct)이 된다. 온간관이 작은그물막의 자유모서리(free border)속에서 아래로 내려오면서 오른쪽으로부터 쓸개주머니관(cystic duct)과 합쳐져 쓸개관(bile duct)이 된다(그림 4.59).

처음에 쓸개관은 작은그물막의 자유모서리, 간동맥의 오른쪽, 문맥의 앞에 있다. 그 다음에 위샘창자동맥과 함께 샘창자의 첫째부분 뒤를 지나고 이자머리뒤에서 오른쪽으로 굽어져 이자에 고랑을 만든다(그림 4.52 참조). 쓸개관은 큰이자관과

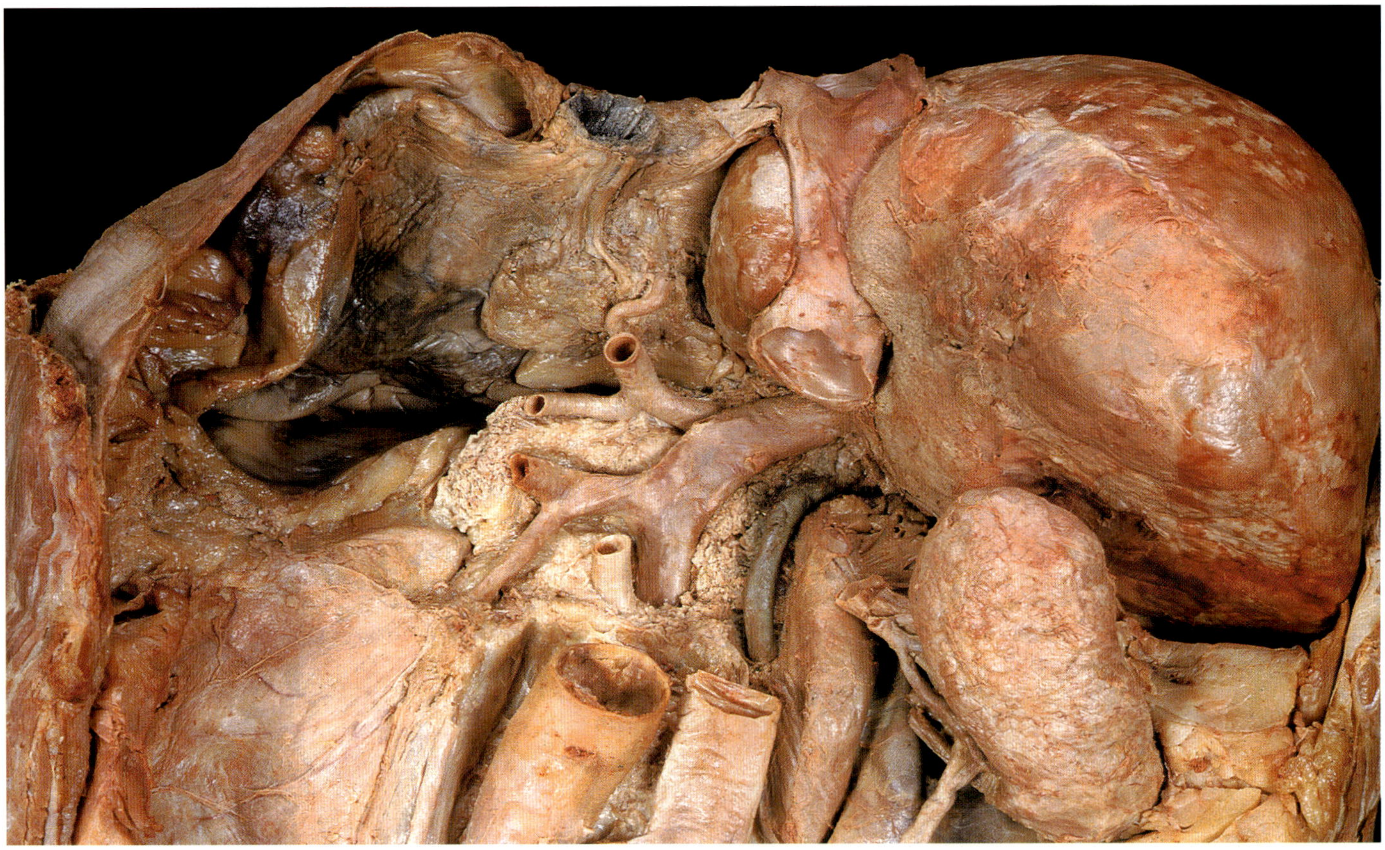

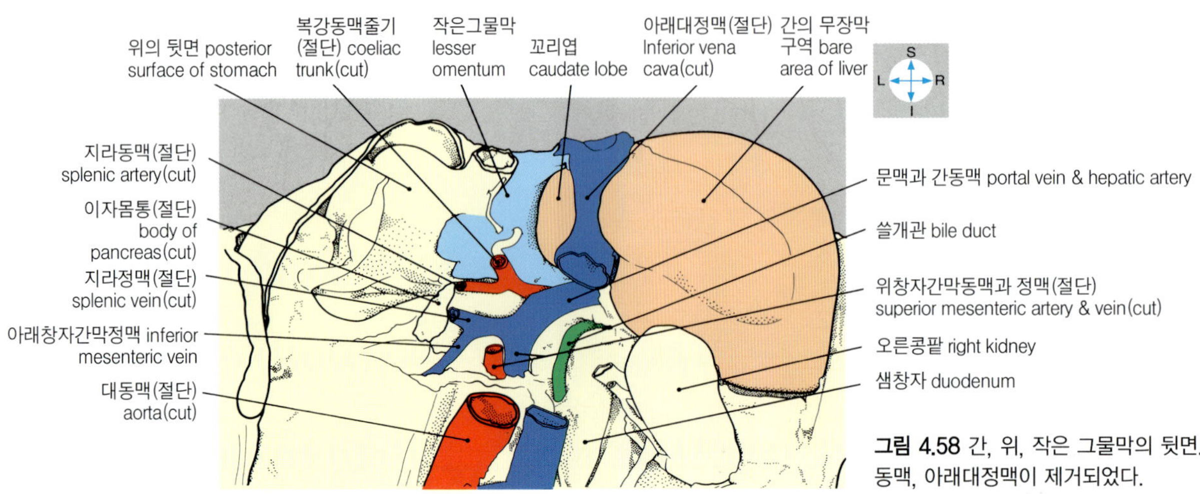

그림 4.58 간, 위, 작은 그물막의 뒷면. 지라, 왼콩팥, 이자의 일부, 대동맥, 아래대정맥이 제거되었다.

함께 샘창자의 둘째부분의 벽을 관통한다.

쓸개(담낭, Gall bladder)

이 기관은 간으로부터 생산된 쓸개즙이 농축되고 저장되는 속이 비어있는 배(pear) 모양의 기관이다(그림 4.57 참조). 쓸개는 간의 내장면에 있고, 흔히 부분적으로 간의 실질에 묻혀있으며, 대개 간의 아래모서리를 지나 돌출하며, 둥근 바닥(fundus)이 막힌 모양으로 끝난다. 바닥은 정상적으로 앞배벽과 접촉하며, 이 곳은 오른쪽 배곧은근의 가쪽 가장자리(반달선, linea semilunaris)가 갈비가장자리(costal margin)를 가로지르는 장소이다. 쓸개의 몸통(body)은 가장 넓은 부분이고, 위쪽으로 좁아져서 목(neck)이 되며, 쓸개주머니관(cystic duct)과 이어진다. 쓸개주머니관은 쓸개즙이 드나드는 관이며, 간문쪽으로 위쪽으로 향한 다음 아래쪽으로 굽어 온간관과 합쳐진다. 쓸개의 아래면은 복막으로 덮이는데 이는 간을 두르는 복막과 연속된다. 몸통은 대개 샘창자의 몸쪽부분과 연관되고, 바닥은 흔히 가로잘록창자와 접촉한다.

쓸개로 가는 동맥은 쓸개동맥(담낭동맥, cystic artery)이고, 대개 고유간동맥의 오른가지로부터 나오며(그림 4.59), 분지점은 다양하다. 쓸개주머니정맥(담낭정맥, cystic vein)은 정상적으로 문맥이나, 문맥의 오른가지로 유입한다.

간의 혈관(Hepatic blood vessels)

혈액은 고유간동맥(proper hepatic artery)과 문맥(portal vein)에 의하여 간으로 들어가는데, 이 두 혈관은 모두 간문을 경유한다. 간의 혈액은 간 속에 묻혀있는 간정맥(hepatic vein)에 의하여 가로막의 바로 아래에서 아래대정맥의 앞면으로 유입된다(그림 4.56 참조). 온간동맥(common hepatic artery)은 복강동맥(celiac artery)의 가지이고(그림 4.60), 복막뒤로 아래로 오른쪽으로 달려 샘창자 첫째부분의 위모서리에 이른다(그림 4.59). 여기에서 온간동맥은 오른위동맥(right gastric artery)과 위샘창자동맥(gastroduodenal artery)을 내고, 고유간동맥으로 연속된다. 오른위동맥은 샘창자 첫째부분의 위쪽에서 나오고, 작은그물막에서 왼쪽으로 달려 위의 작은굽이에 분포한다. 좀 더 큰 위샘창자동맥은 샘창자 첫째부분 뒤에서 아래로 쓸개관을 따라 내려간다. 위샘창자동맥의 마지막 가지는 위이자샘창자동맥(superior pancreaticoduodenal artery)(그림 4.50 참조)과 오른위-그물막동맥(right gastro-omental artery)(그림 4.41 참조)이다. 고유간동맥은 쓸개관의 왼쪽에 있는 작은그물막의 자유모서리 속에서 위로 올라가서 문맥의 앞에 위치한다. 간문가까이에서 고유간동맥은 오른, 왼가지로 갈라져 문맥의 해당가지와 동반하여 간으로 들어간다. 고유간동맥과 정맥의 왼가지(left branches)는 왼엽, 네모엽, 대부분의 꼬리엽에 분포한다. 오른가지(right branches) 고유간동맥은 또한 쓸개동맥을 통해 쓸개에도 혈액을 공급한다(그림 4.59).

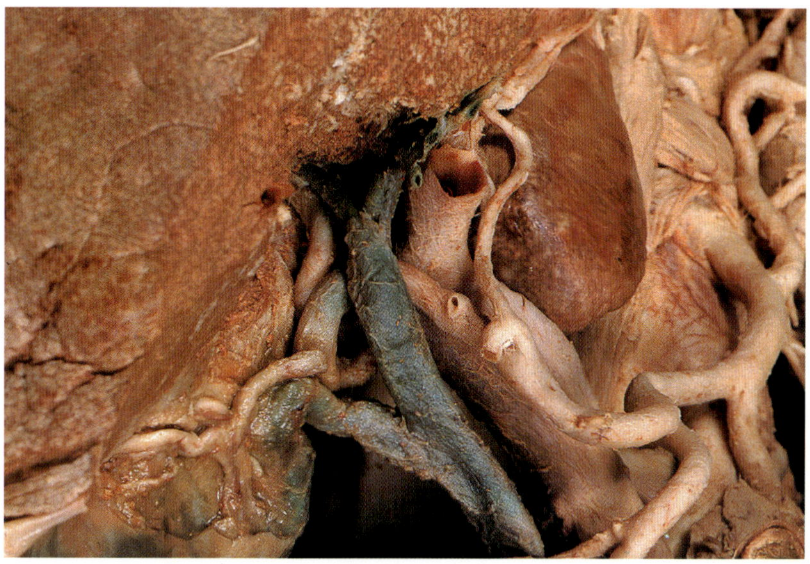

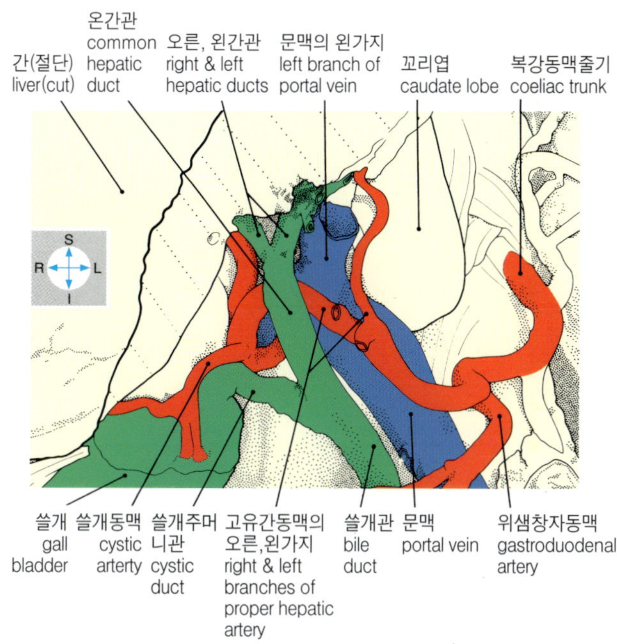

그림 4.59 오른, 왼온간관과 쓸개주머니관, 간동맥의 가지를 포함하는 간문.

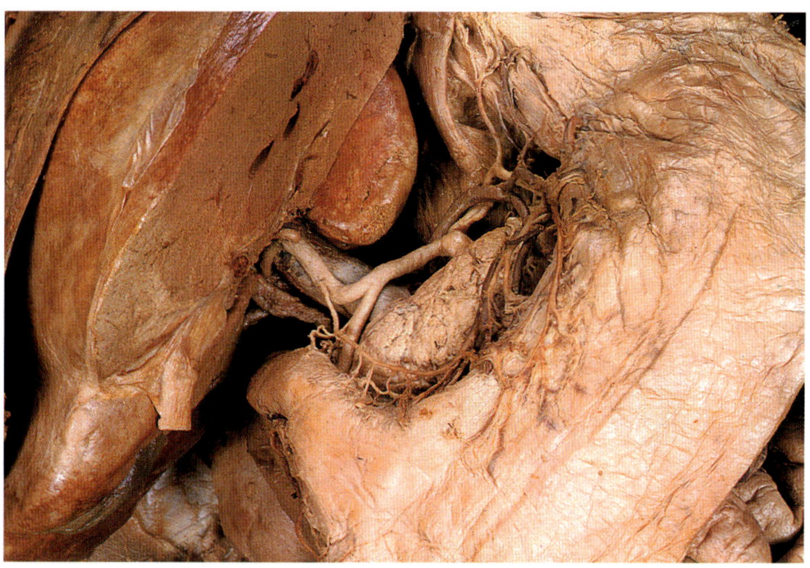

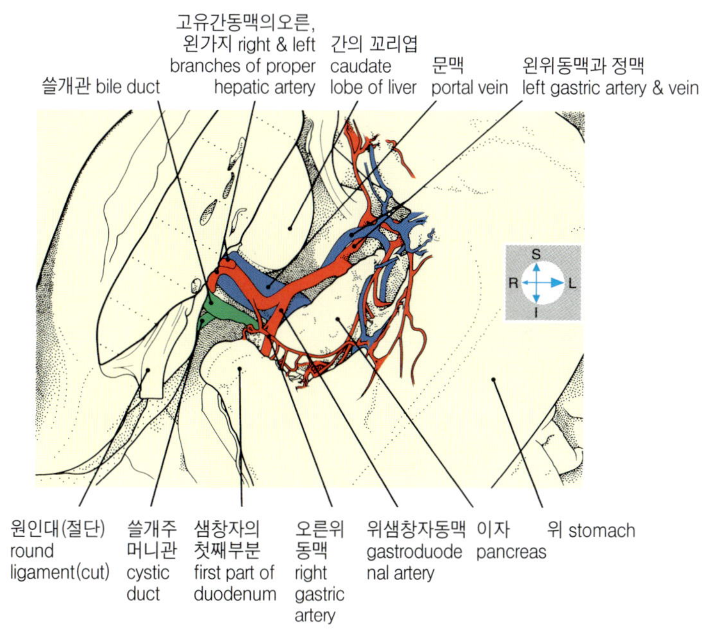

그림 4.60 온간동맥의 경로와 가지들. 작은그물막이 제거되었다.

빈창자와 돌창자(Jejunum and ileum)

빈창자(공장)와 돌창자(회장)는 작은창자의 주요부분을 구성한다. 빈창자는 샘창자빈창자굽이(duodenojejunal flexure)에서 시작하며, 돌창자는 돌창자막창자연결부위(ileocecal junction)에서 끝난다. 이들 두 부위 사이에서 작은창자는 약 5~6미터 길이이고, 배의 아래잘룩창자구역(infracolic compartment)을 거의 대부분 채우는 많은 고리를 형성한다(그림 4.61). 전통적으로 몸쪽부분(근위부, proximal part) 2/5를 빈창자라 부르고, 나머지는 돌창자라 한다. 그러나 이 두 부분을 구별하는 명확한 해부학적 특징은 없고, 작은창자 전 길이에 걸쳐 점진적으로 그 형태가 이행한다.

작은창자를 먼쪽부분(원위부, distal part)로 따라 가면 속공간의 직경이 점점 감소한다. 종말돌창자(terminal ileum)는 가장 좁은 부분이고, 외부 물질은 이곳에 걸리게 된다. 점막주름(돌림주름, plica circularis)은 몸쪽부분 빈창자에 많으나(그림 4.62), 그 크기와 수가 점점 감소하여 먼쪽부분 돌창자에서는 흔히 없어지게 된다. 점막의 이러한 차이점을 손으로 만져보아 알 수 있으며, 방사선검사에서도 뚜렷하다. 림프조직의 분포는 빈창자에서 널리 산재하는 반면, 돌창자에서는 분명한 덩어리로 배열한다(Peyer's patch, 파이어반점).

돌창자곁주머니 (돌창자게실, Ileal diverticulum)

돌창자막창자연결부에서 1미터 이내에서 가끔 돌창자는 창자간막의 반대쪽 모서리에 작은 주머니(곁주머니; 게실)를 가진다. 이 곁주머니(Meckel's diverticulum)는 난황창자관(vitellointestinal duct)의 태생학적 잔존물이고 배꼽과 연결되어 있을 수 있다. 이 곁주머니에 염증이 생기면 막창자꼬리염(충수돌기염, appendicitis)과 같은 임상적 증상이 나타난다.

창자간막(Mesentery)

빈창자와 돌창자는 작은창자간막(mesentery of small intestine)의 자유모서리에 포함되어 있다. 팬 모양의 구조로 된 창자간막은 뿌리의 길이가 15cm이고, 이 뿌리는 샘창자빈창자굽이와 돌창자막창자연결부에서 뒤배벽에 부착한다(그림 4.63). 창자간막은 복막공간의 아래잘룩창자구역을 오른, 왼아래잘룩창자구역으로 분리시킨다. 창자간막은 간막의 두 복막층 사이에 다량의 지방(돌창자부분에서 특히 많음)을 함유한다. 많은 빈창자와 돌창자의 혈관(아래를 보시오), 림프관과 림프절, 자율신경이 이 지방 속에 묻혀 있다.

위치와 관계(Location and relations)

빈창자와 돌창자는 창자간막에 의하여 매달려 있기 때문에 상당한 운동성을 가지며, 창자고리는 주위 기관에 연관되어 그 위치를 바꿀 수 있다. 빈창자는 대개 배의 가운데 부분을 차지하고, 특히 배꼽부위에 있으며, 반면 돌창자는 좀 더 아래쪽, 대개는 아래배부위(hypogastrium)와 골반안(pelvic cavity)(그림 4.61)에 위치한다. 돌창자 끝부분은 대개 골반으로부터 오른엉덩뼈오목(right iliac fossa)으로 올라와 막창자 안쪽에 이른다(그림 4.67 참조). 빈창자와 돌창자 앞에 관련된 주요 장기는 큰그물막, 가로잘룩창자와 창자간막, 앞배벽이다. 뒤에서 작은창자고리(coil of small intestine)는 배와 골반의 뒤배벽에 있는 복막뒤기관들 위에 놓이고, 오름잘룩창자, 내림잘룩창자, 구불잘룩창자와 중첩된다. 골반 안에서 돌창자고리는 곧은창자, 방광같은 골반기관, 또는 여성에서 자궁과 그 부속기관과 접촉하는 경우도 있다.

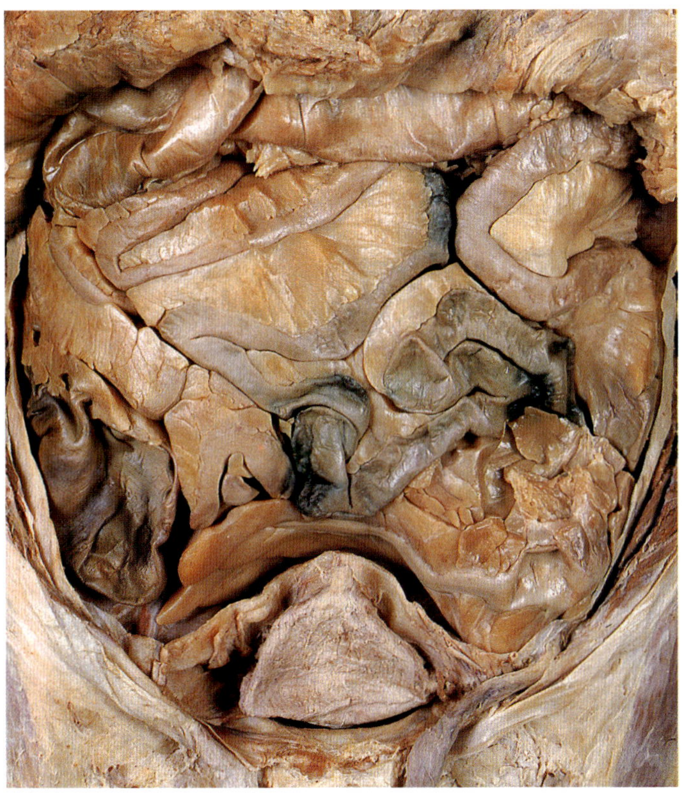

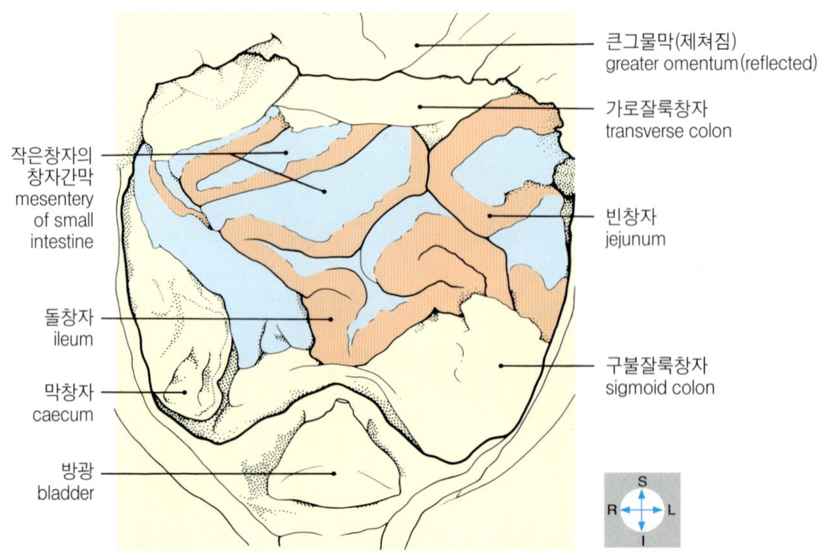

그림 4.61 빈창자와 돌창자. 큰그물막을 위로 제쳤다.

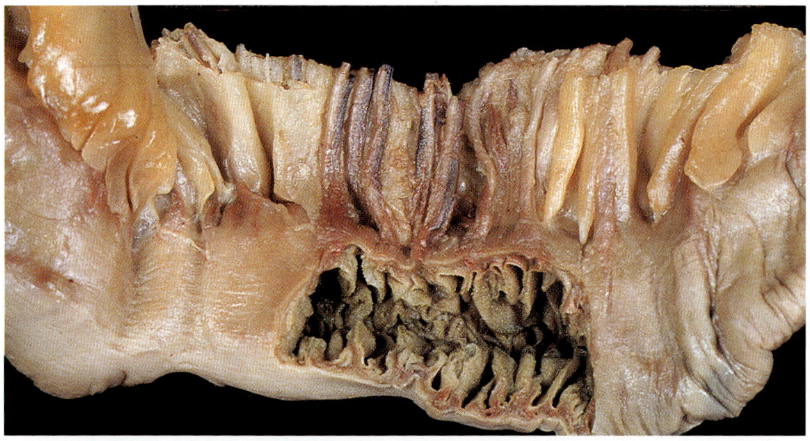

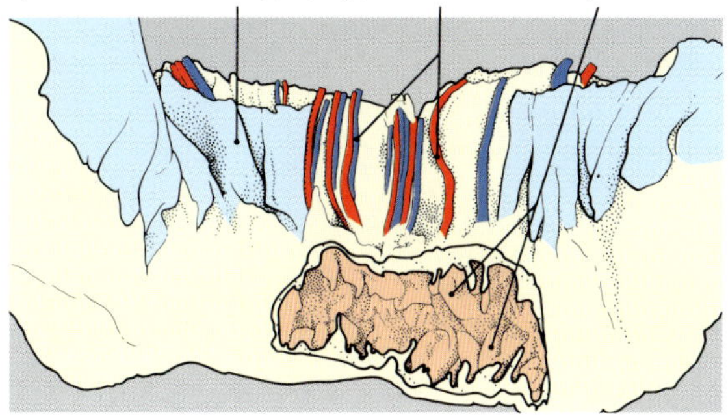

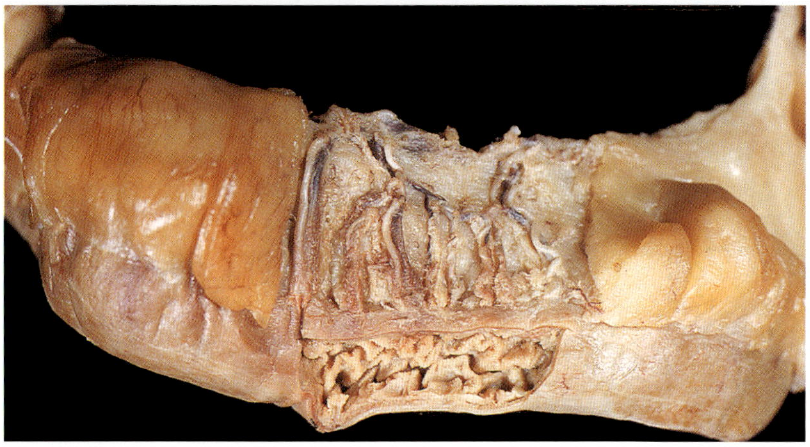

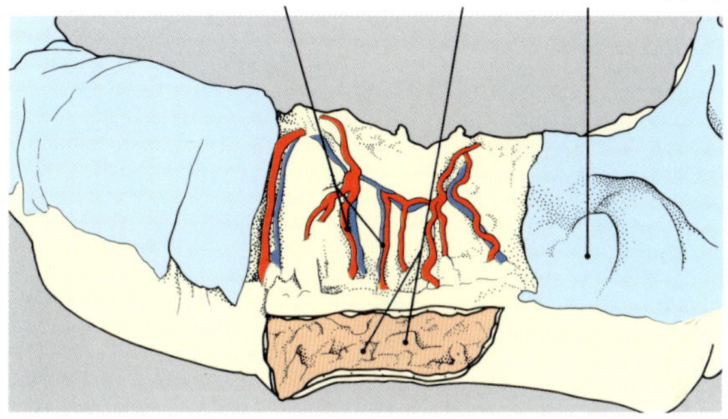

그림 4.62 빈창자의 일부(위쪽)와 돌창자의 일부(segment)가 점막을 보이기 위해 열려졌다. 혈관을 보기 위해 창자간막을 해부하였다.

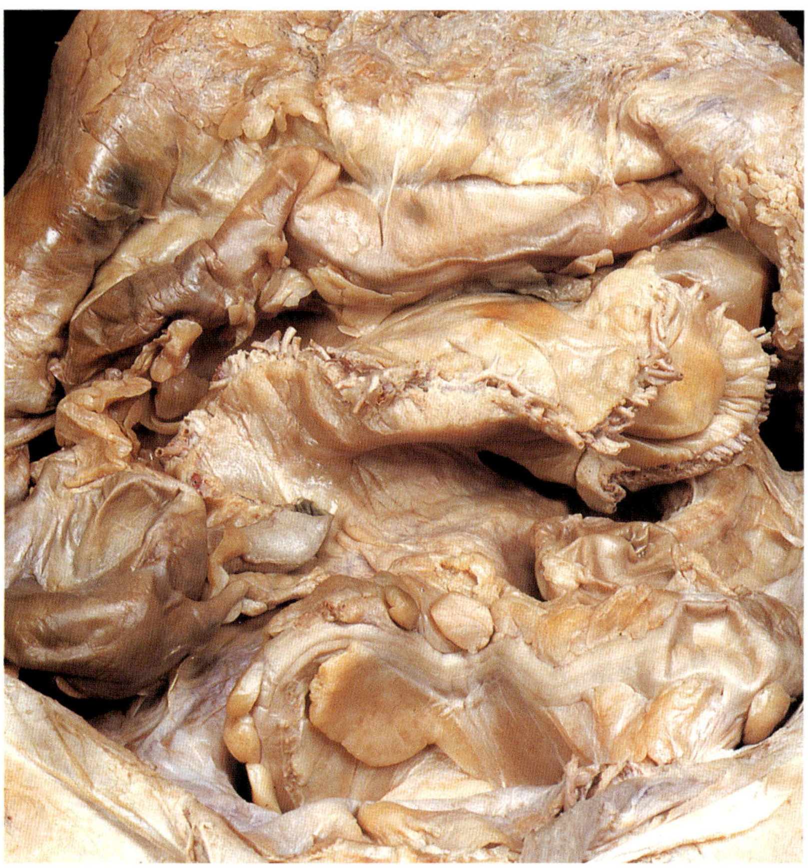

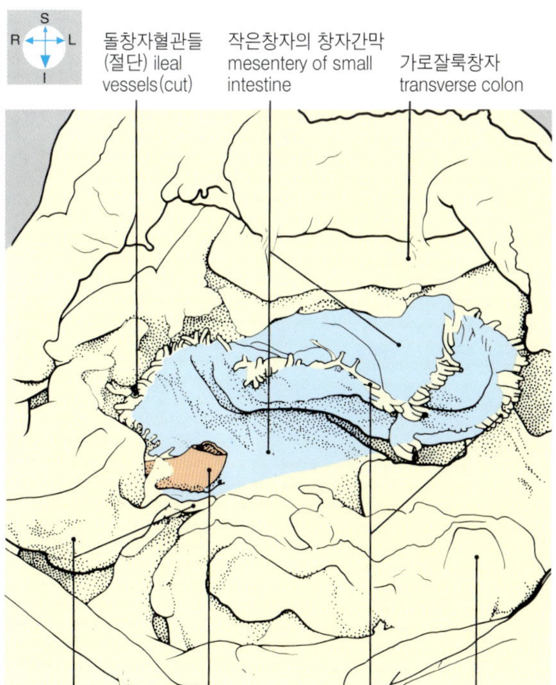

그림 4.63 작은 창자의 창자간막. 빈창자혈관과 돌창자혈관을 보이기 위하여 빈창자 전부와 대부분의 돌창자가 제거되고, 창자간막의 가장자리가 정리되었다.

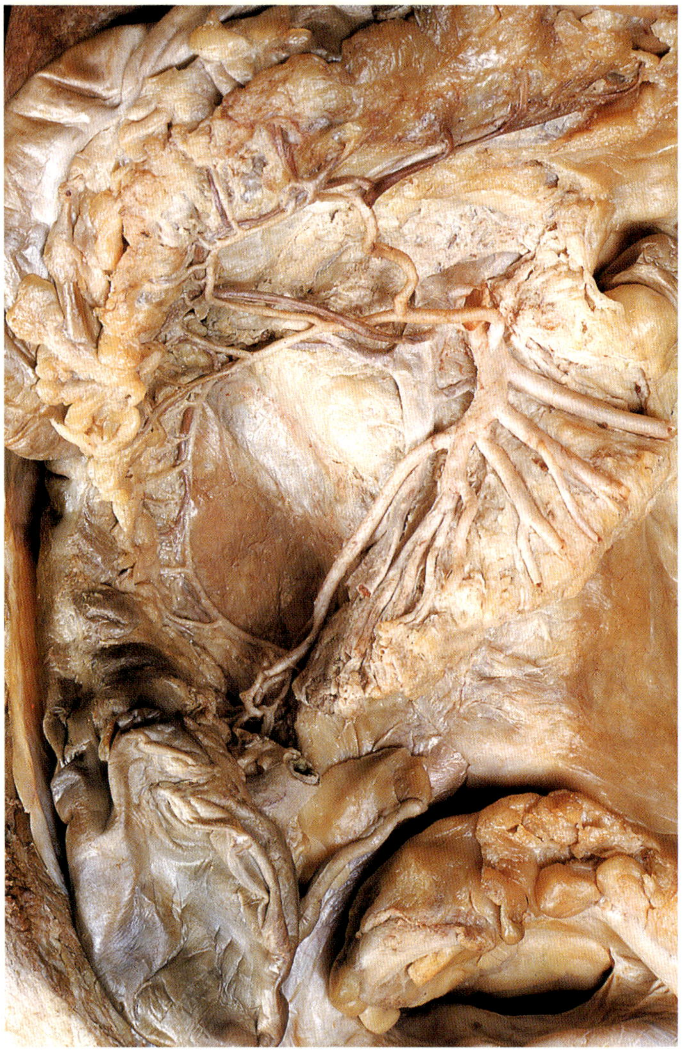

위창자간막혈관(Superior mesenteric vessels)

위창자간막동맥은 샘창자의 둘째부분부터 잘룩창자의 지라굽이(splenic flexure)에 이르는 창자에 분포한다. 이 동맥은 배대동맥의 앞가지로서 다섯째허리뼈 높이에서 복강동맥줄기 다음으로 분지하여(그림 4.87 참조), 왼콩팥정맥 앞과 이자목 뒤에서 내려온다. 오른쪽으로 기울어져 갈고리돌기의 앞에서 아래로 계속 내려가 샘창자의 셋째부분을 지나 창자간막의 뿌리에 이른다(그림 4.64).

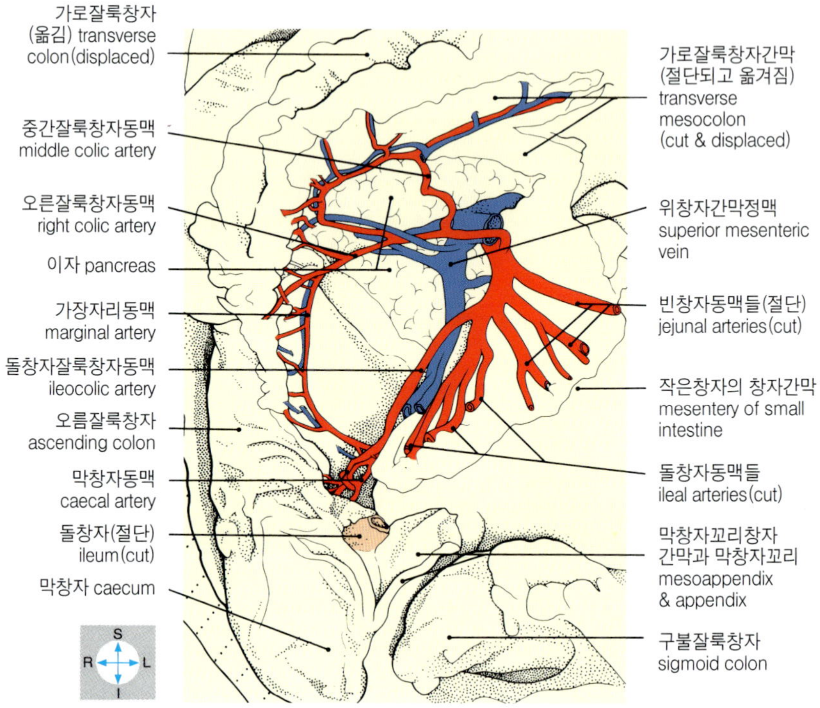

그림 4.64 위창자간막동맥과 가지들. 빈창자와 돌창자가 제거되었다.

위창자간막동맥이 창자간막에 이르기 전에 중간잘룩창자가지(midcolic branch)와 아래이자샘창자가지(inferior pancreaticoduodenal branch)를 낸다. 이 동맥은 창자간막뿌리에서 내려가면서 오른잘룩창자동맥(right colic artery)을 내는데, 이는 오른잘룩창자에 분포하기 위해 복막 뒤를 지난다. 또 하나의 가지도 복막 뒤에 있는데, 이는 돌창자잘룩창자동맥(ileocolic artery)으로 아래로 기울어져 오른쪽으로 막창자쪽으로 간다. 위창자간막동맥은 빈창자와 돌창자에 많은 가지를 낸다. 창자간막안에서 이 빈창자동맥들(jejunal arteries)과 돌창자동맥들(ileal arteries)은 서로 연결되어 일련의 동맥활(arterial arcades)을 만들며, 이는 창자간막의 돌창자부분에서 더 풍부하다(그림 4.65). 위창자간막동맥은 종말돌창자의 위모서리에서 끝나고, 이 부분에서 위창자간막동맥은 돌창자잘룩창자동맥(ileocolic artery)의 아래가지와 먼쪽부분 돌창자동맥들(distal ileal arteries)과 연결된다.

위창자간막정맥은 종말돌창자의 위쪽에서 시작하고, 창자간막의 뿌리안에서 올라간다. 이는 위창자간막동맥의 오른쪽에 위치하고 그 지류들

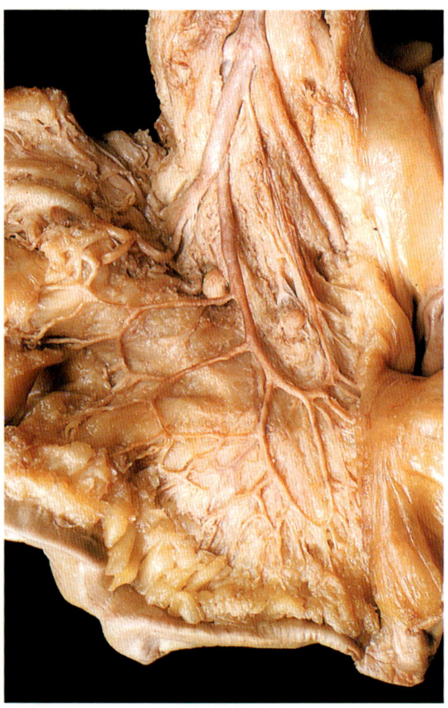

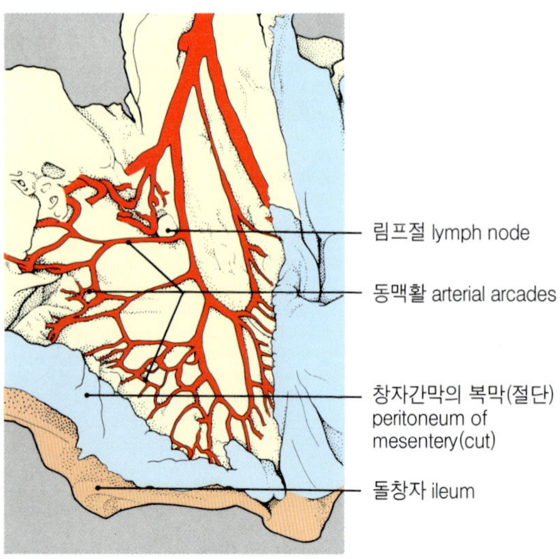

그림 4.65 돌창자의 창자간막에서 돌창자동맥들과 동맥활(arterial arcades).

은 동맥의 가지들에 해당한다. 정맥은 이자목뒤에서 지라정맥과 합쳐져 문맥이 된다. 종말부 가까이에서 아래창자간막정맥과(그림 4.76 참조) 합쳐질 수도 있으나, 대개는 지라정맥으로 들어간다.

막창자, 막창자꼬리와 잘룩창자 (Caecum, appendix and colon)

큰창자는 대개 1.5m 길이의 막창자, 막창자꼬리, 잘룩창자(결장, colon), 곧창자(직장, rectum), 항문관(anal canal)으로 구성된다. 막창자와 막창자꼬리는 오른엉덩뼈오목에 위치하고, 잘룩창자는 곧창자로 연결되며, 골반안으로 내려가기 전에 돌아가는 경로를 취한다(그림 4.66). 곧창자와 항문관에 관하여는 5장에서 설명하겠다.

창자의 속공간은 막창자와 오름잘룩창자에서 비교적 넓고, 곧은창자에 가까워질수록 좁아진다.

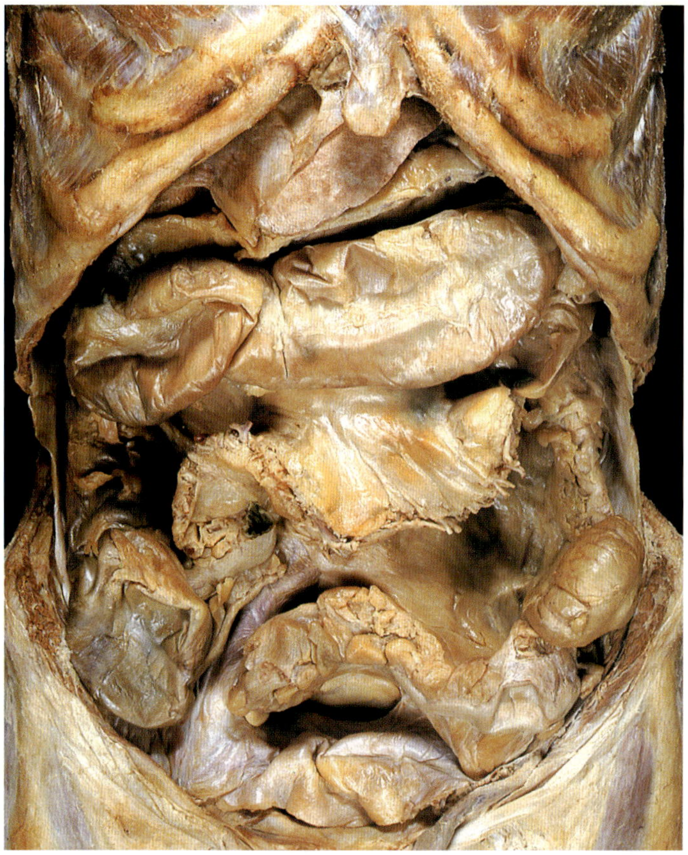

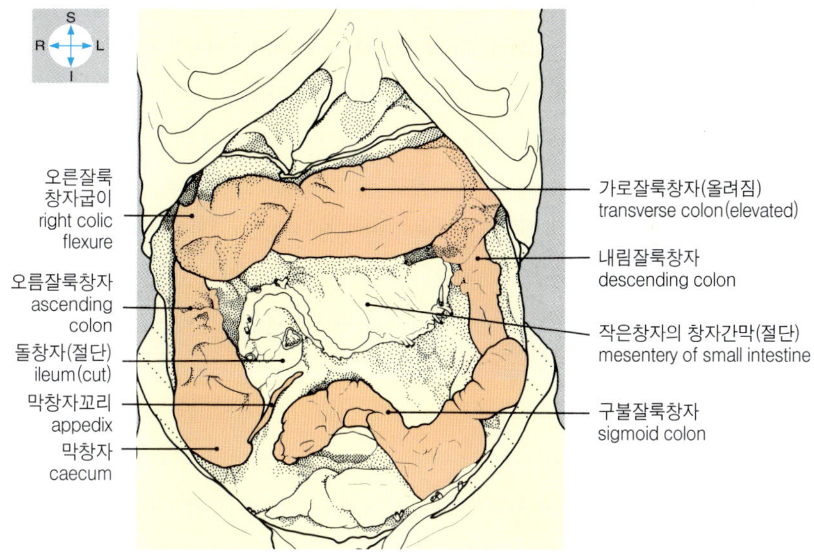

그림 4.66 큰그물막과 대부분의 작은창자를 제거한 후 보이는 막창자, 막창자꼬리, 잘룩창자. 가로잘룩창자는 들어 올려져 있다.

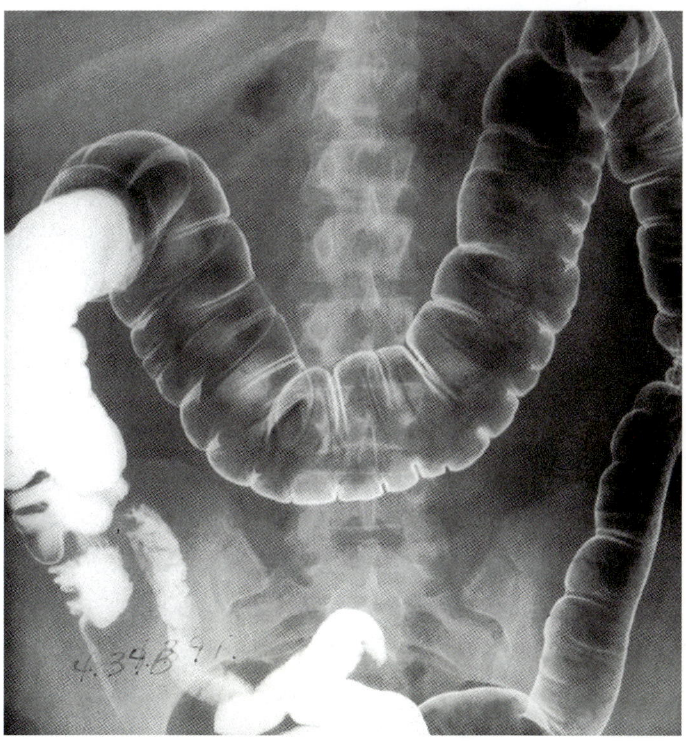

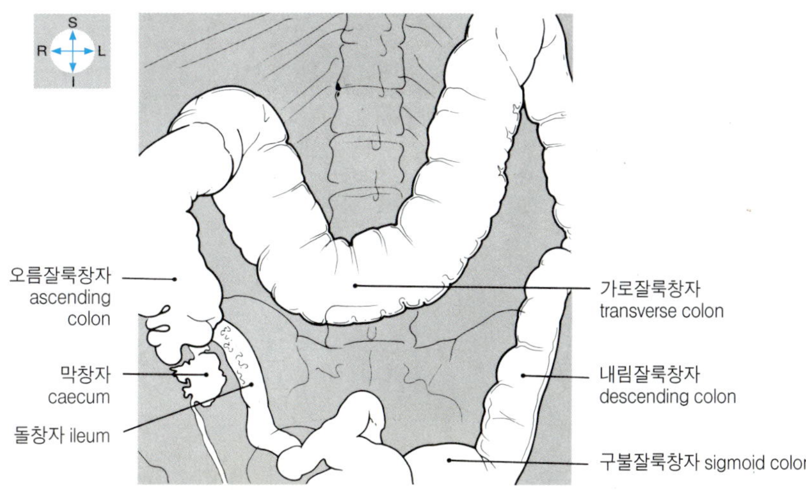

그림 4.67 바륨관장방사선사진(barium enema radiograph). 대부분의 잘룩창자에는 가스가 차 있고, 바륨은 잘룩창자의 점막을 덮으며, 몸쪽부분에서 돌창자로 들어가고 있다.

막창자와 잘룩창자의 바깥세로근육층이 두꺼워져 세 개의 세로띠, 즉 잘룩창자띠(결장띠, taenia coli)를 형성한다(그림 4.69). 잘룩창자띠 사이에 형성된 창자벽의 팽대(팽기, haustrations, bulges)는 점막표면의 주머니에 해당한다. 잘룩창자의 복막표면(막창자와 막창자꼬리는 해당 없음)에는 지방이 가득 찬 꼬리인 복막주렁(복막수, appendices epiploicae)이라 불리는 꼬리가 붙어있는 것이 특징적이다.

막창자(Cecum)

돌창자는 틈새 같은 또는 난원형의 구멍인 돌창자구멍(ileal orifice[돌창자막창자판막, ileocaecal valve])으로 열리면서 끝난다(그림 4.70). 막창자는 이 판막 아래에 한쪽 끝이 막혀 있는 큰창자의 일부이다. 막창자와 오름잘룩창자는 직접 연속되며, 세 개의 잘룩창자띠는 막창자의 바깥면을 따라 내려가고 막창자꼬리의 뿌리 뒤안쪽면에서 세개가 하나로 모아진다.

막창자는 대개 샅고랑인대의 가쪽 절반 위 오른엉덩뼈오목에 위치한다(그림 4.71). 앞에서는

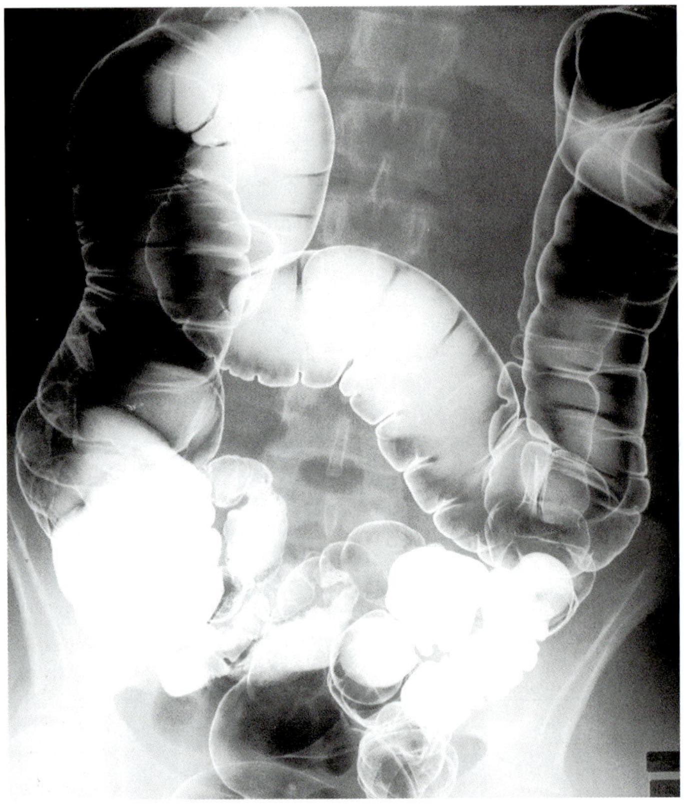

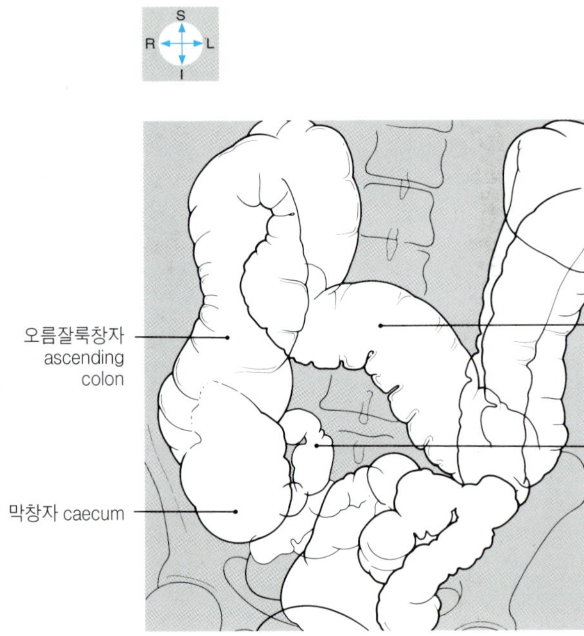

그림 4.68 그림 4.67과 다른 사람의 바륨관장방사선사진. 창자의 해부학적 변이를 보여준다. 가로잘룩창자가 매달려있고, 구불잘룩창자고리가 서로 겹친다.

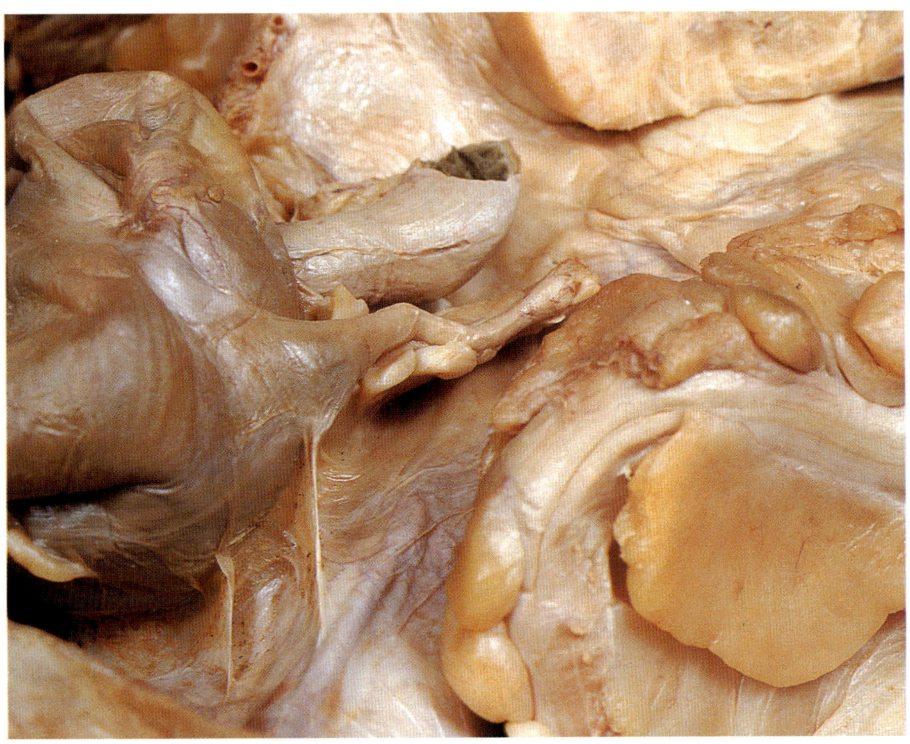

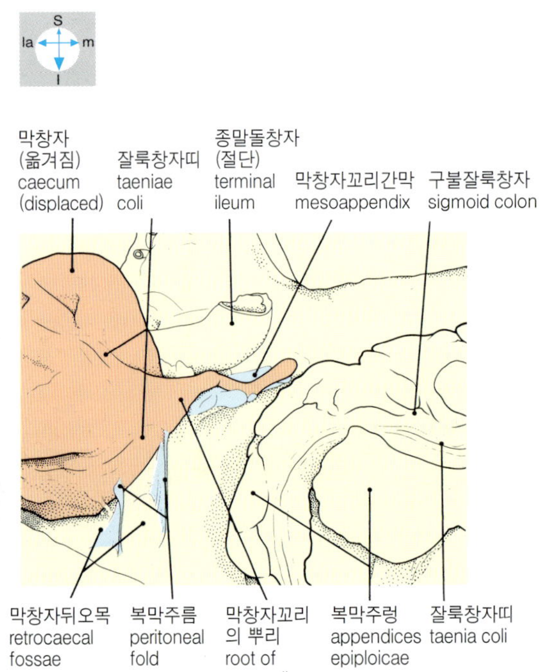

그림 4.69 막창자를 앞으로 잡아당긴 후 보이는 막창자꼬리의 바닥(base)과 막창자뒤주름(retrocaecal fold)과 오목(fossae).

배벽, 큰그물막, 돌창자의 고리가 인접하며, 뒤로는 엉덩근(장골근, Iliacus)과 허리근(요근, Psoas muscle)이 위치한다. 막창자는 엉덩뼈오목에서 복막에 완전히 둘러싸여 자유롭게 위치한다. 그렇지 않은 경우는 막창자뒤오목(retrocaecal fossa)을 만들며 복막주름에 의해 엉덩뼈오목에 부착될 수도 있다. 드물게, 막창자는 완전히 복막 뒤에 위치하기도 한다. 막창자 안쪽 면에는 종말돌창자 옆에서 작은 복막주름들이 한 개 이상의 돌창자막창자오목(ileocaecal recesses)을 덮기도 한다.

막창자꼬리(Appendix)

벌레모양의 막창자꼬리(충수돌기, appendix)는 잘룩창자띠가 모이는 막창자의 뒤안쪽면에 붙어있다(그림 4.69). 막창자꼬리는 좁은 속공간과 두꺼운 벽을 가진 관이고, 길이는 다양하지만, 대개 평균 10cm이다. 막창자꼬리 표면상의 특징은 비교적 균일하고 위앞엉덩뼈가시로부터 배꼽까지 거리의 1/3에 있다.

막창자꼬리는 하나의 창자간막, 즉 막창자꼬리간막(mesoappendix)을 가지는데(그림 4.70), 이는 돌창자창자간막에 부착하고, 막창자꼬리에 어느 정도의 운동성을 부여한다. 비록 자주 막창자의 뒤에 위치하지만(그림 4.72), 엉덩근이나 허리근의 앞에서, 막창자꼬리는 가끔 골반으로 내려가 그 끝이 방광이나 오른요관, 여성의 경우, 난소, 또는 자궁관에 근접하여 위치하는 경우도 있다(그림 4.71). 드물게 막창자꼬리는 종말돌창자의 앞 또는 뒤에 위치한다. 막창자꼬리는 주위 구조물로 퍼질 수 있는 염증(막창자꼬리염)이 잘 일어나는 장소이다.

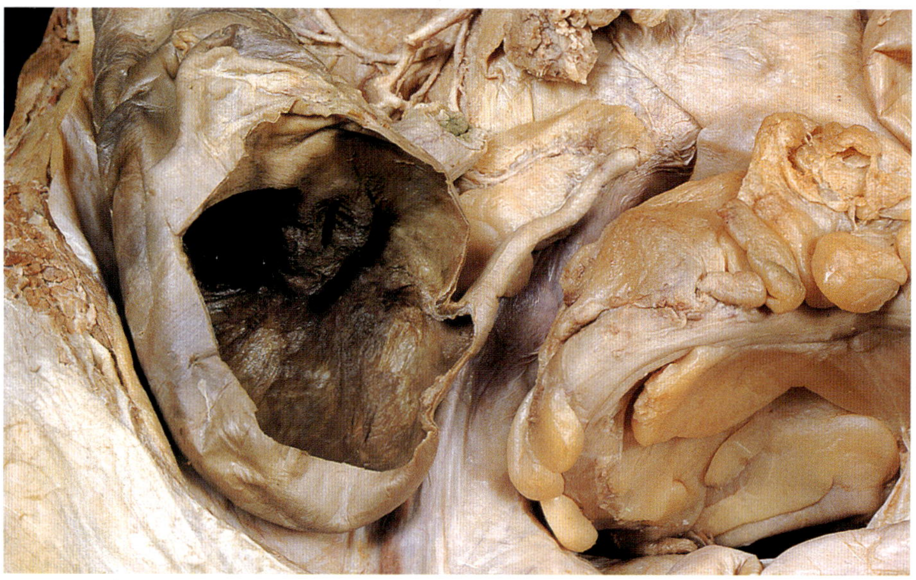

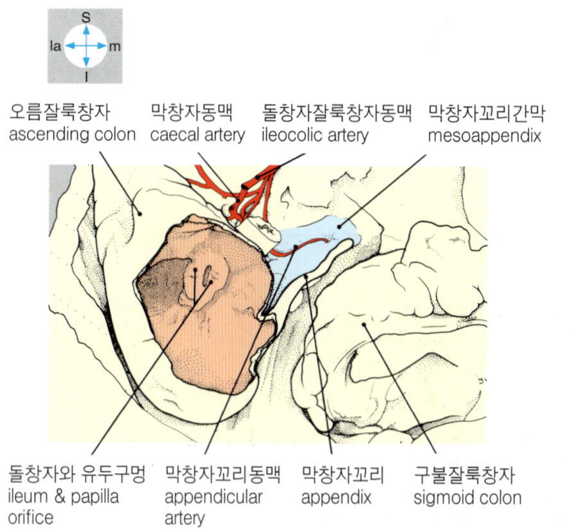

그림 4.70 막창자의 앞벽을 제거한 후 보이는 돌창자구멍. 막창자꼬리간막을 제거한 후 보이는 막창자꼬리동맥.

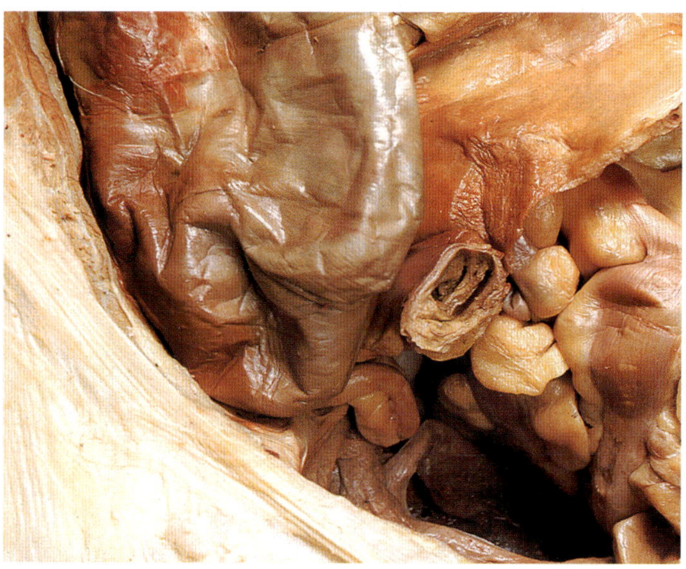

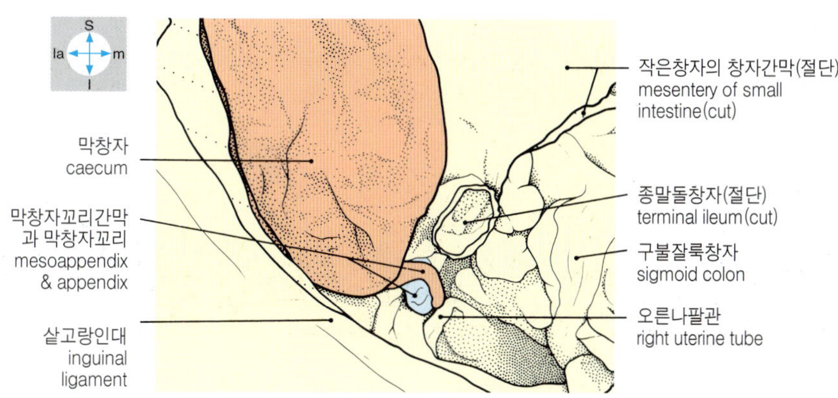

그림 4.71 대부분의 작은창자가 제거된 후 볼 수 있는 골반가장자리를 지나 내려오는 막창자꼬리.

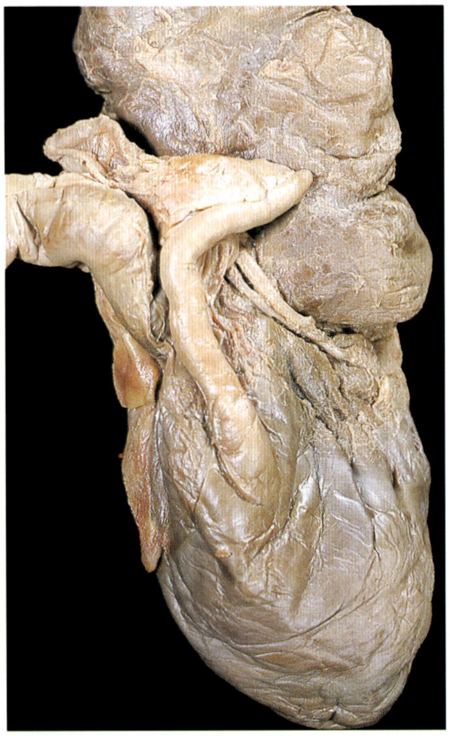

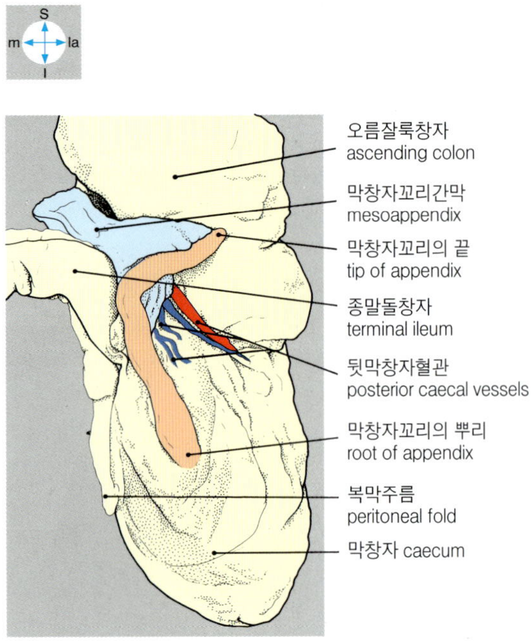

그림 4.72 막창자 뒤에 있는 막창자꼬리를 보여주는 막창자의 뒷면.

잘룩창자(Colon)

잘룩창자는 오름부분, 가로부분, 내림부분, 구불잘룩창자로 구성된다(그림 4.66). 오름부분과 내림부분은 대개 복막 뒤에 있고(retroperitoneal), 반면 가로잘룩창자와 구불잘룩창자는 창자간막에 매달려 있다. 잘룩창자에는 두 개의 급하게 굽이지는 부위가 있는데, 이들을 오른쪽(간)과 왼쪽(지라)굽이(right[hepatic] and left[splenic] flexure)라 한다(그림 4.67 참조).

오름잘룩창자는 돌창자구멍(ileal orifice) 높이에서 시작하여 수직으로 올라간다. 간의 오른엽 아래에 있는 오른잘룩창자굽이(right colic flexure)에서 오름잘룩창자는 가로잘룩창자로 이어진다. 오름잘룩창자 앞에는 배벽, 돌창자고리, 큰그물막이 있다. 뒤에는 엉덩근, 배가로근, 허리네모근(요방형근 quadratus lumborum), 오른콩팥이 연관된다.

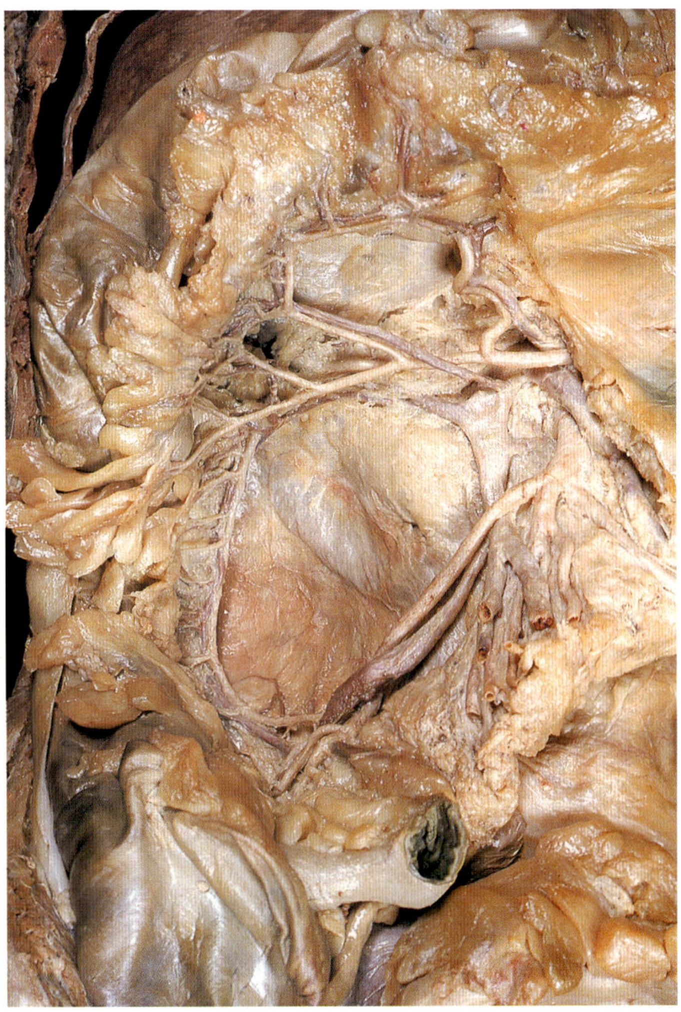

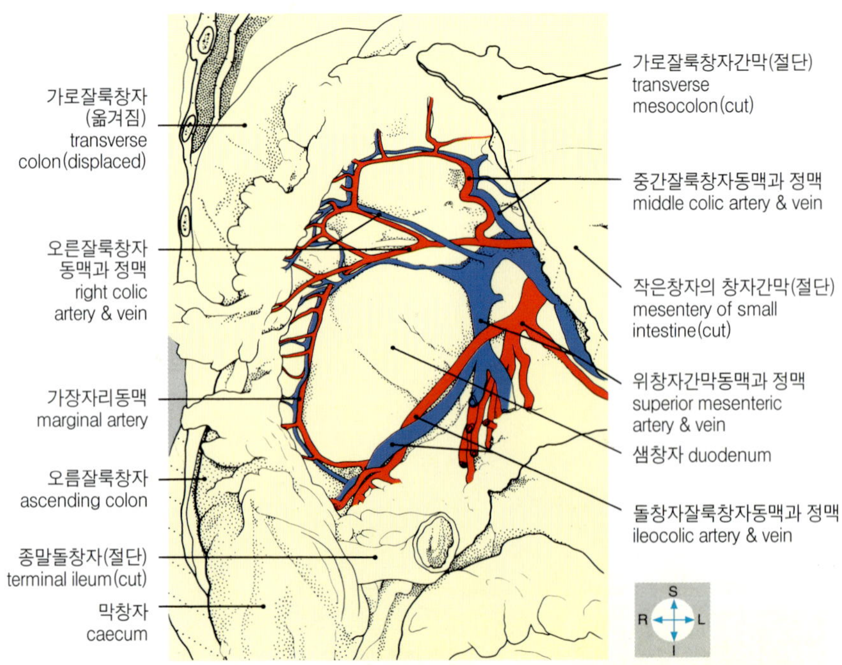

그림 4.73 막창자, 오름잘룩창자, 가로잘룩창자의 혈액공급. 가로잘룩창자간막과 작은창자의 창자간막이 제거된 후 보이는 돌창자잘룩창자동맥, 오른잘룩창자동맥, 중간잘룩창자동맥.

가로잘룩창자는 오른잘룩창자굽이부터 왼잘룩창자굽이에 해당하고, 가로잘룩창자간막에 의하여 매달려 있다. 전형적으로 중간부분은 아래로 늘어뜨려져 있어 배꼽부분을 가로지른다(그림 4.67, 4.68 참조). 지라문 바로 아래에 있는 왼잘룩창자굽이에서 가로잘룩창자는 아래로 굽어져 내림잘룩창자가 된다. 오른쪽에서 왼쪽으로 가로잘룩창자는 위쪽에 간, 쓸개주머니, 위의 큰굽이와 연관된다. 뒤에는 샘창자의 둘째부분, 이자, 작은창자고리, 지라와 연관된다. 앞에는 큰그물막, 배벽이 위치한다. 큰그물막은 가로잘룩창자와 위의 큰 굽이에 부착한다(141쪽 참조).

내림잘룩창자는 왼잘룩창자굽이로부터 왼엉덩뼈오목까지의 부분으로 안쪽으로 굽어 골반가장자리(pelvic brim)에서 구불잘룩창자로 계속된다(그림 4.66, 4.74 참조). 내림잘룩창자의 윗부분은 앞에서 빈창자고리에 의해 덮이는 반면, 아래부분은 대개 배벽과 접촉하므로 흔히 손으로 만져진다. 뒤쪽으로는 왼콩팥, 허리근, 허리네모근, 엉덩근이 인접해 있다.

구불(골반)잘룩창자는 골반가장자리에서 시작하여 셋째엉치뼈의 앞에서 곧은창자에 이어진다. 구불잘룩창자는 길이가 다양하고, 창자간막 즉 구불잘룩창자간막에 붙어 있어 운동성이 있다. 먼쪽부분은 대개 아래배를 가로질러 오른쪽으로 위치하고(그림 4.66 참조), 위쪽으로는 작은창자 고리가 인접한다. 구불잘룩창자의 나머지 부분은 골반안에 위치하고, 골반기관의 윗면과 접촉하고 있다.

혈관분포(Blood supply)

막창자와 막창자꼬리와 오름잘룩창자, 대부분의 가로잘룩창자에 대한 혈관공급은 위창자간막혈관에 의하여 이루어진다. 잘룩창자의 나머지 부분은 아래창자간막혈관에 의해 이루어진다.

위창자간막혈관의 가지들(Branches of superior mesenteric vessels)

위창자간막동맥의 기원과 경로는 이전에 기술하였다. 큰창자로 가는 위창자간막동맥의 가지들에는 많은 변이가 있으나, 일반적으로 중간잘룩창자, 오른잘룩창자, 돌창자잘룩창자가지들이 있다(그림 4.73).

중간잘룩창자동맥은 가로잘룩창자에 분포하며 이는 오른쪽과 왼쪽 가지로 나뉘어 가로잘룩창자의 몸쪽 2/3 부분에 분포한다. 오른잘룩창자동맥은 오름잘룩창자에 도달하여 위, 아래가지로 나뉘어 분포한다. 돌창자잘룩창자동맥(ileocolic artery)은 앞, 뒤막창자가지(anterior & posterior caecal branches)를 가지며, 오름잘룩창자와 종말돌창자에 분포한다. 막창자꼬리가지(appendicular branch)(그림 4.70 참조)는 종말돌창자 뒤로 내려가서 막창자꼬리간막(mesoappendix)으로 들어가며, 창자간막의 자유모서리를 지나 막창자꼬리 끝에 도달한다. 막창자와 잘룩창자에 분포하는 동맥들은 서로 연결되고, 흔히 연속적인 가장자리동맥(marginal artery)을 형성한다(그림 4.73).

위창자간막동맥의 가지들과 동반하는 정맥들은 위창자간막정맥으로 유입한다.

아래창자간막혈관 (Inferior mesenteric vessels)

아래창자간막동맥은 배대동맥의 앞면에서, 이 동맥이 둘로 갈라지기 전 3~4cm 위쪽에서 분지하며 흔히 샘창자의 셋째부분에 의해 덮여있다(그림 4.74). 이 동맥은 복막 뒤에서 아래로 내려가다 왼쪽으로 향해 골반가장자리에 이른다. 이 부위에서 동맥은 온엉덩혈관을 가로질러 골반안으로 들어가 위곧창자동맥(superior rectal artery)이 된다(196쪽 참조).

아래창자간막동맥의 첫째 가지는 왼잘룩창자동맥(left colic artery)인데, 왼쪽으로 달리다 오름가지와 내림가지를 낸다. 오름가지는 가로잘룩창자의 먼쪽 1/3 부위와 왼잘룩창자굽이에 분포한다. 내림가지는 내림잘룩창자와 구불잘룩창자의 시작 부위에 분포한다. 아래창자간막동맥으로부터 여러 개의 구불잘룩창자가지가 나와 잘룩창자간막을 통해 구불잘룩창자에 분포한다.

아래창자간막동맥의 가지들은 아래창자간막정맥의 지류들을 동반한다(그림 4.74). 이 혈관의 경로와 끝나는 부분은 문맥계통과 함께 기술하겠다.

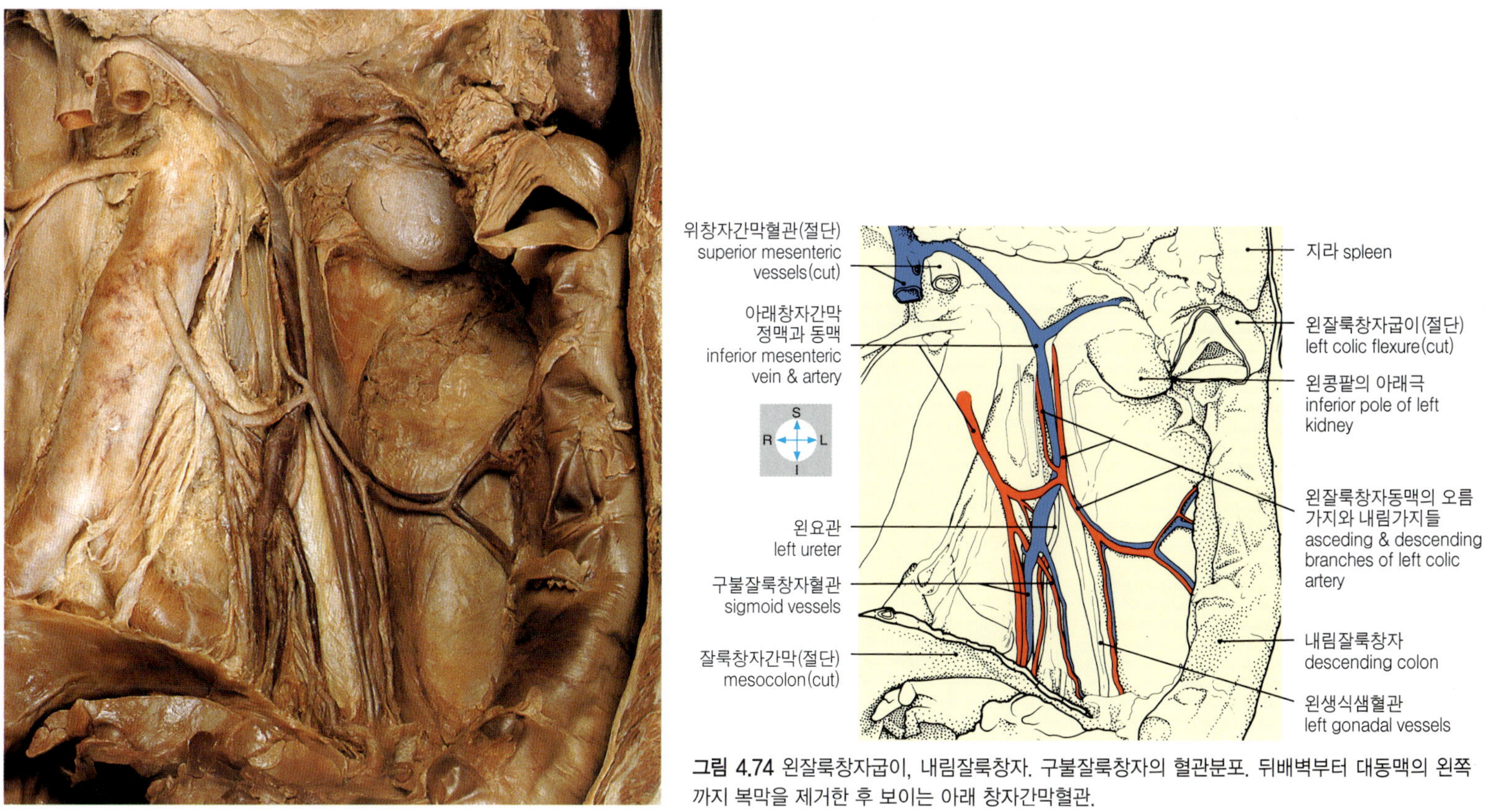

그림 4.74 왼잘룩창자굽이, 내림잘룩창자, 구불잘룩창자의 혈관분포. 뒤배벽부터 대동맥의 왼쪽까지 복막을 제거한 후 보이는 아래 창자간막혈관.

문맥계통(Portal venous system)

간문맥계통은 대부분의 소화기관(배안 식도, 위, 작은창자, 큰창자 포함) 및 이자 및 지라로부터 혈액을 받는다. 이들 기관으로부터의 혈액은 위창자간막정맥(superior mesenteric vein)과 지라정맥(splenic vein)으로 유입되고 이 두 정맥은 합쳐져 문맥이 된다(그림 4.75). 문맥은 큰 정맥으로 고유간동맥과 함께 간문에 근접하여 간으로 들어간 후 나뉜다. 문맥과 고유간동맥에서 기원한 혈액은 간을 통과한 후 간정맥으로 유입되고, 간정맥은 아래대정맥으로 들어간다.

정맥지류(Tributaries)

대부분의 작은창자와 큰창자의 몸쪽부분 절반으로부터 혈액이 위창자간막정맥(그림 4.76)으로 유입한다. 이 정맥은 큰유두 먼쪽부분의 샘창자, 빈창자, 돌창자, 막창자, 막창자꼬리, 오름잘룩창자와 대부분의 가로잘룩창자에 분포한다. 이 정맥은 창자간막의 뿌리 안에서 위창자간막동맥을 동반하고, 정맥의 지류들은 일반적으로 동맥의 가지들을 동반한다.

지라정맥은 지라와 이자의 일부, 위에 분포한다. 지라정맥은 지라문에서 시작하여 이자꼬리 뒤에 지라콩팥인대속에서 오른쪽으로 달린다. 지라정맥은 이자몸통 뒤에서 계속되어 대개 아래창자간막정맥과 지라동맥의 가지들에 해당하는 정맥가지를 받는다.

아래창자간막정맥은 항문관의 윗부분, 곧은창자, 구불잘룩창자, 내림잘룩창자, 가로잘룩창자의 먼쪽부분에 분포한다. 이 정맥은 처음에는 동명의 동맥과 동반하다가 경로의 나중부분에서는 독립적으로 뒤배벽을 올라가며, 샘창자빈창자연결부의 왼쪽을 지난다. 이 혈관은 대개 이자몸통 뒤에서 지라정맥과 만나게 되어 끝난다(그림 4.75). 그러나 위창자간막정맥으로 합쳐질 수도 있다.

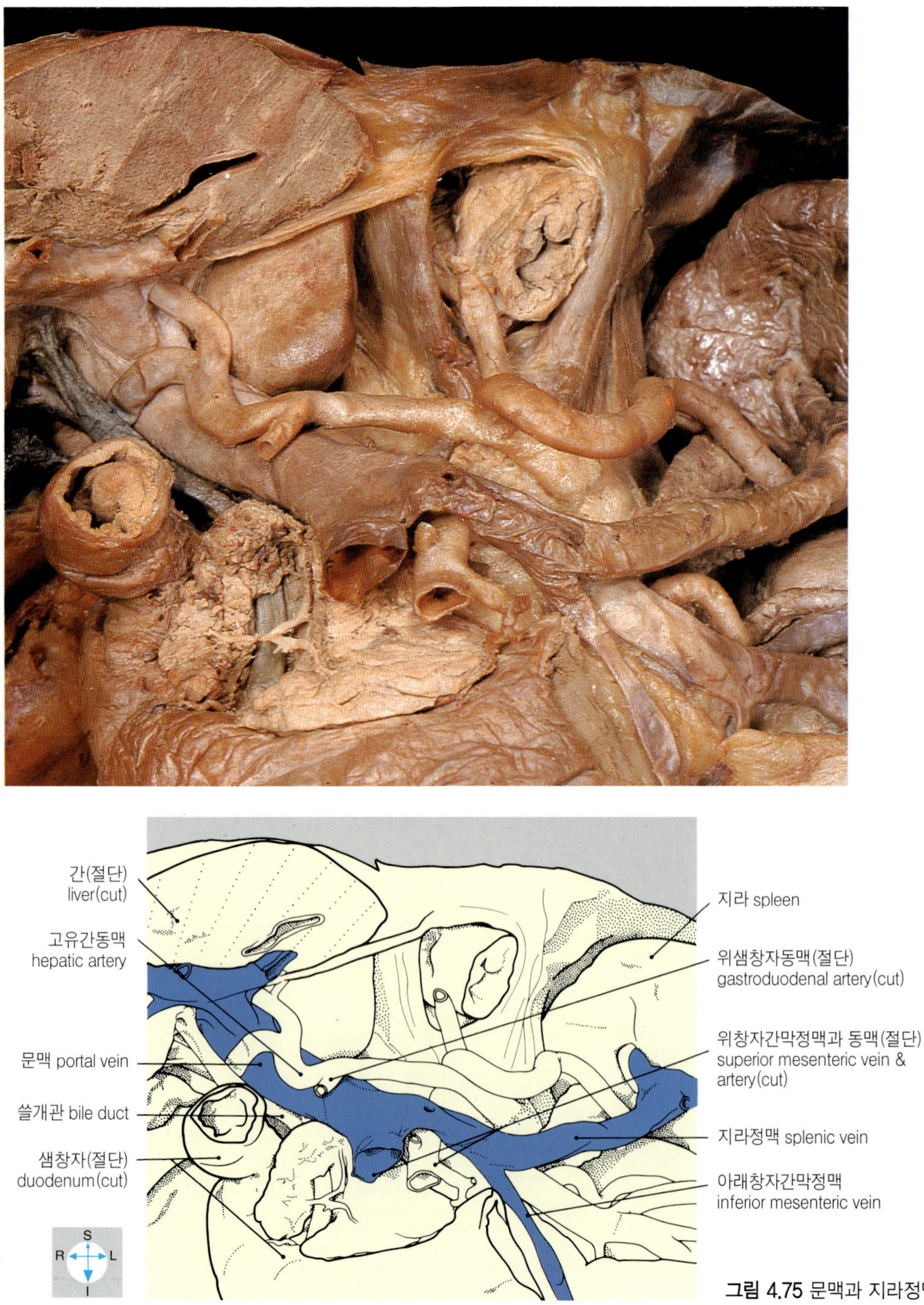

그림 4.75 문맥과 지라정맥. 대부분의 이자는 제거되었고, 샘창자 첫째부분을 젖혔다.

문맥(Portal vein)

문맥은 이자목 뒤에서 위창자간막정맥과 지라정맥이 합쳐져 형성된다(그림 4.75). 문맥은 위샘창자동맥(gastroduodenal artery)의 뒤와 샘창자의 첫째부분에서 위, 오른쪽으로 주행한다. 이후, 문맥은 앞쪽에 쓸개관과 고유간동맥을 동반하여 작은그물막의 자유모서리로 들어간다(그림 4.42 참조). 간문 가까이에서 문맥은 오른가지와 왼가지로 나뉜 다음 간으로 들어간다. 여러 작은 정맥들이 문맥으로 직접 들어가며 왼, 오른위정맥(left & right gastric vein)과 쓸개정맥(cystic vein)도 이에 속한다.

문맥대정맥연결 (Portacaval anastomoses)

문맥계통의 지류들과 몸정맥계통(systemic venous system)의 지류들 사이에 많은 연결이 이루어진다. 건강한 사람에서 이들 문맥대정맥연결은 현미경으로 관찰 가능한 것이지만, 만일 문맥이나 간의 혈류에 장애물이 생겼을 경우 특징적인 임상증상이 나타난다. 예를 들면, 식도의 가장 아래부분의 벽에서 왼위정맥(left gastric vein)으로 유입하는 정맥들이 홀정맥계통(기정맥계통, azygos venous system)의 지류들과 연결된다. 문맥의 막힘은 이들 식도정맥의 육안적인 확대를 일으키고(식도정맥류, oesophageal varices), 이는 대량출혈을 유발할 수도 있다.

이와 유사하게 간원인대를 동반하는 배꼽옆정맥(paraumbilical vein)은 간문에서 문맥과 연결되고, 배꼽근처에서는 앞배벽의 정맥들과 연결된다. 그러므로 문맥막힘은 배벽의 피하정맥의 확장을 일으킬 수 있다. 문맥대정맥연결이 일어나는 또 다른 장소는 항문관과 작은창자의 복막뒤부분이다.

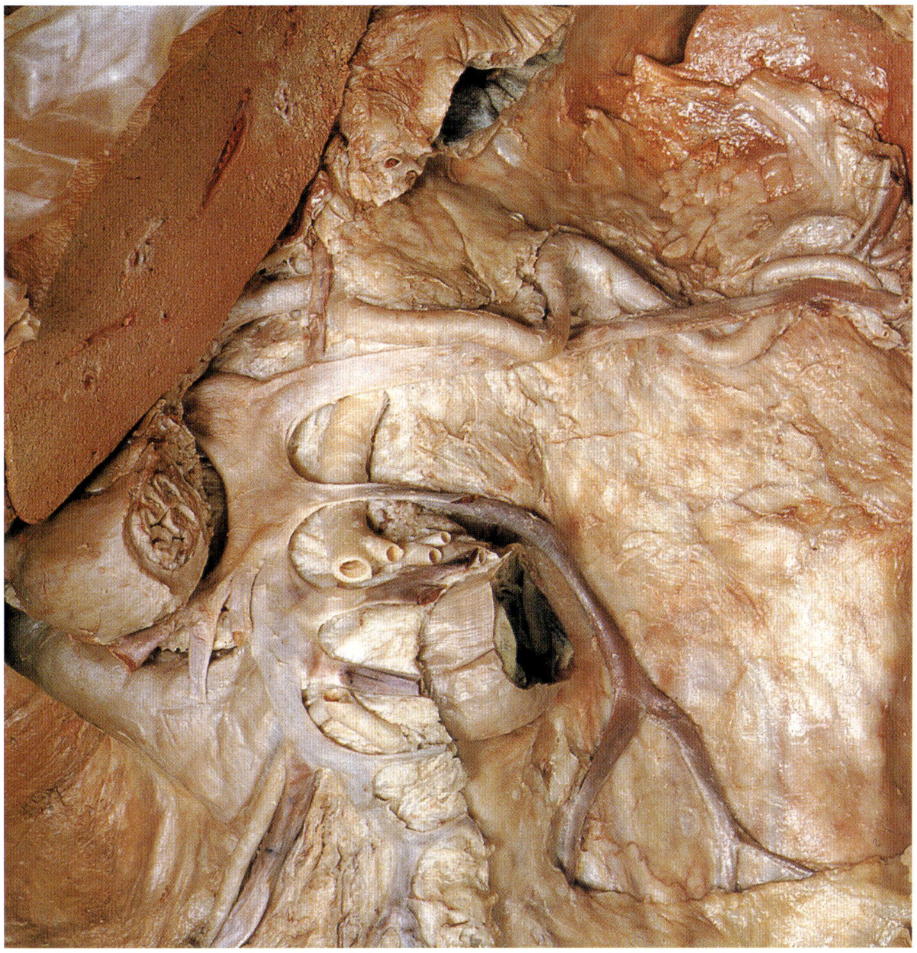

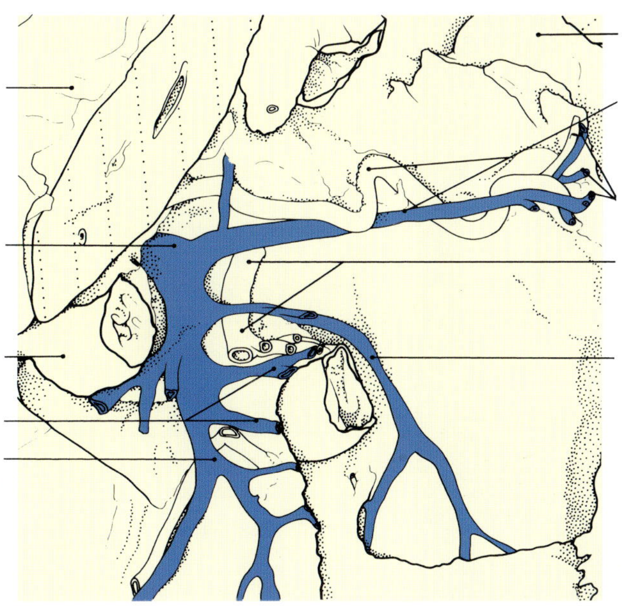

그림 4.76 문맥의 지류들. 이 표본에서 아래창자간막 정맥은 위창자간막정맥과 합쳐진다.

콩팥과 부신 (Kidneys and suprarenal glands)

콩팥(Kidneys)

콩팥(신장, kidneys)은 복막 뒤에서 위쪽 허리뼈(upper lumbar vertebrae) 양쪽에 위치한다(그림 4.77). 콩팥은 뒤배벽의 척추곁오목(paravertebral gutters)에서 지방 안에 묻혀있고, 앞면이 약간 가쪽으로 기울어져 놓여있다(그림 4.78). 왼쪽 콩팥은 대개 오른쪽보다 더 높이 위치한다.

각각의 콩팥은 콩모양으로 앞뒤로 납작하고, 길이는 약 11cm이다. 앞면과 뒷면은 약간 볼록하고, 위끝(상극, superior pole)과 아래끝(하극, inferior pole)은 둥글다. 가쪽모서리(lateral border)는 볼록하고, 안쪽모서리(medial border)의 움푹 패인 부분에는 구멍이 있는데, 이는 콩팥문(신문, hilums)으로 콩팥깔대기(신우, renal pelvis), 또는 요관, 콩팥혈관, 림프관, 자율신경이 통과한다(그림 4.79). 콩팥문은 콩팥 안에 있는 하나의 공간인 콩팥동굴(신동, renal sinus)로 이어지며, 이 공간에는 콩팥깔대기와 콩팥술잔들(신배, renal calyces)(그림 4.81), 콩팥혈관과 많은 지방이 위치한다.

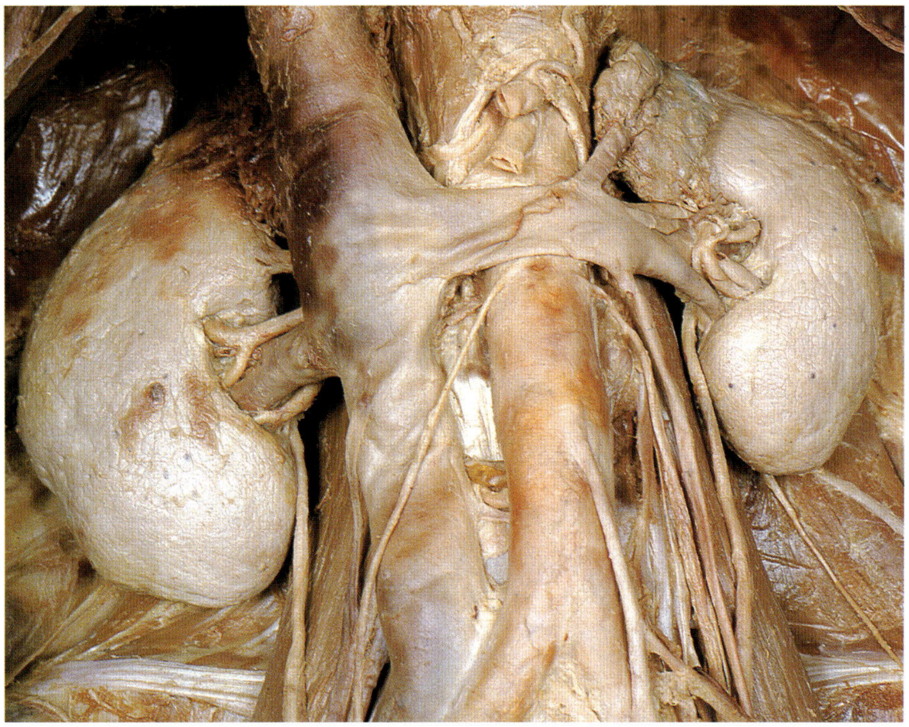

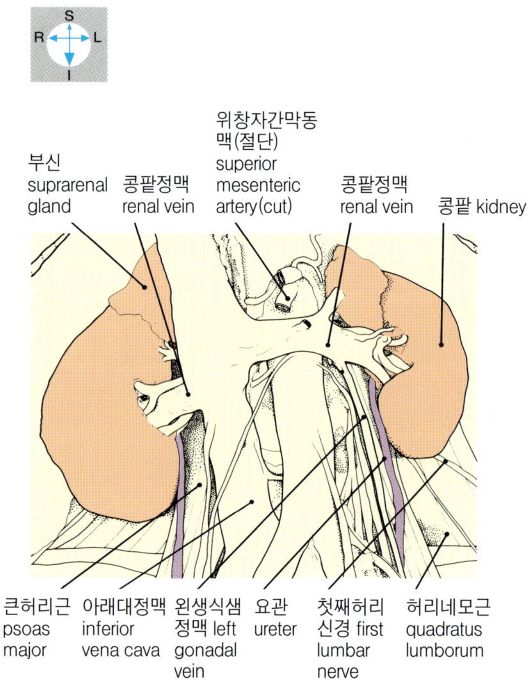

그림 4.77 콩팥, 부신과 혈관들.

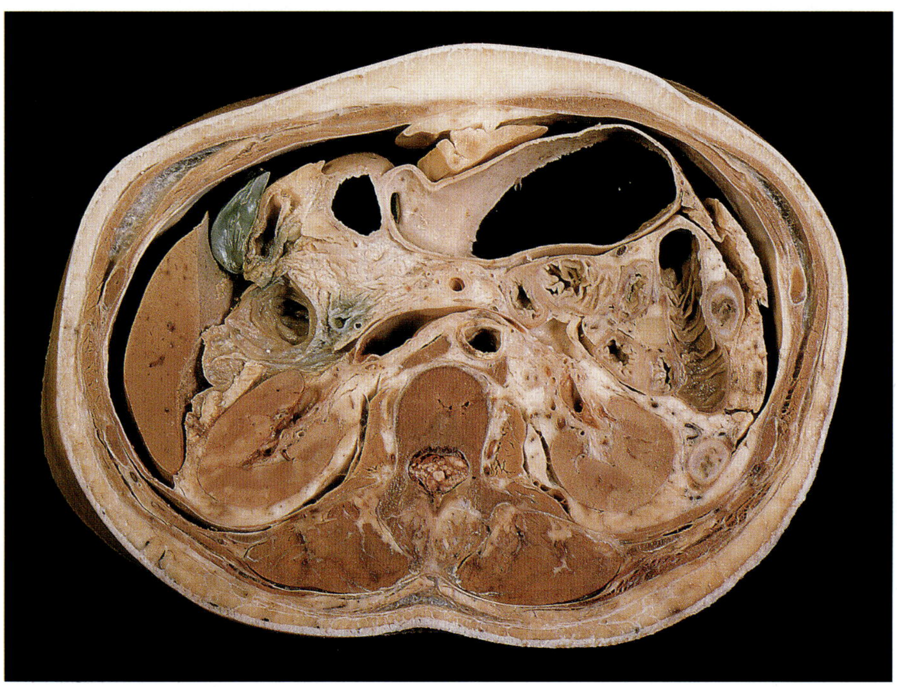

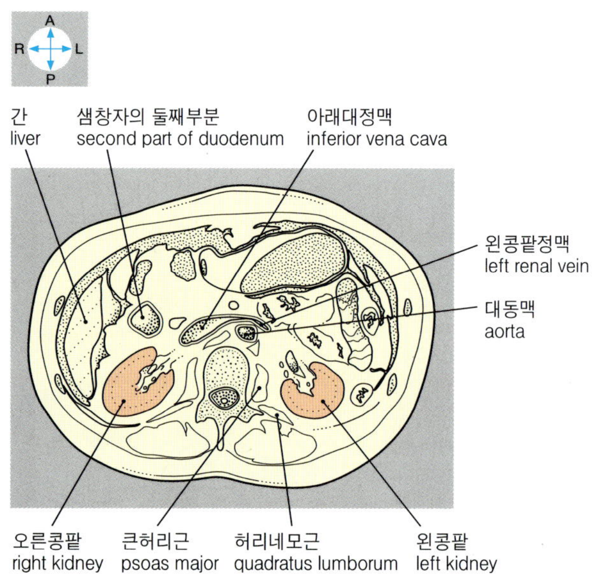

그림 4.78 첫째허리뼈높이 가로절단면에서 보이는 콩팥의 주위 관계. 이 표본에서 지라는 보이지 않는다. 아래에서 본 것임. 그림 4.107과 비교.

콩팥은 얇은 피막(capsule)에 의해 덮여 있고, 내부는 바깥쪽의 겉질(피질, cortex)과 속쪽의 속질(수질, medulla)로 구성된다. 속질은 많은 콩팥피라밋(pyramids)으로 구성되는데 이 피라밋의 꼭지점은 콩팥동굴로 돌출하는 콩팥유두(신유두, renal papillae)이다. 유두로부터 나오는 오줌은 약 10개 정도의 나팔모양으로 된 작은콩팥술잔(소신배, minor calices)(그림 4.81)에 모이고, 이들 술잔은 2~3개의 큰콩팥술잔(대신배, major calices)으로 된다. 이들은 하나의 깔대기 모양의 콩팥깔대기가 되고, 콩팥깔대기는 대부분의 혈관 뒤에 위치하며, 요관에 연결된다.

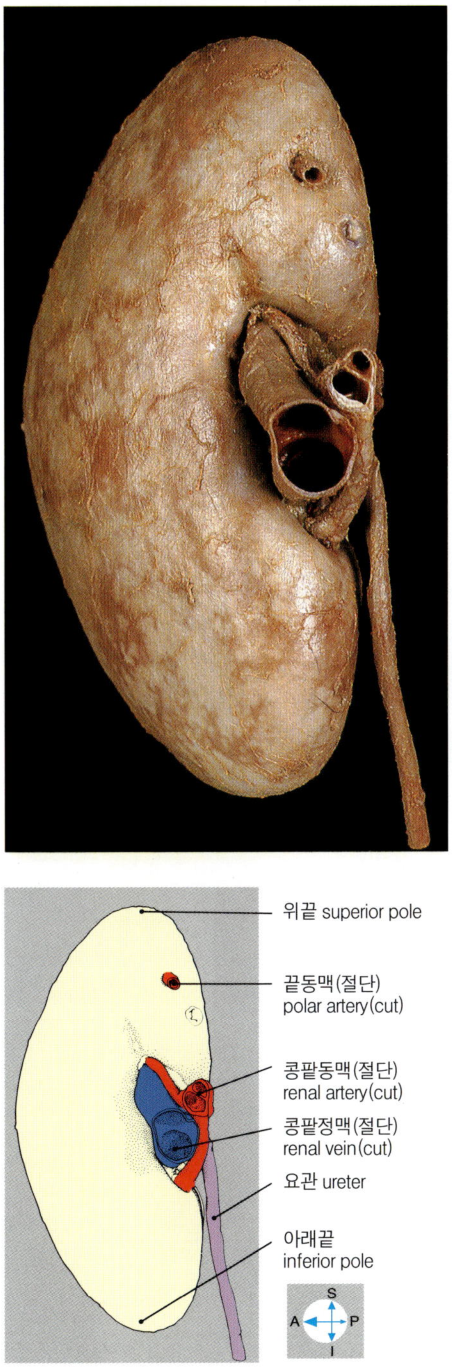

그림 4.79 오른콩팥의 안쪽면에서 보이는 콩팥문을 지나는 콩팥혈관들.

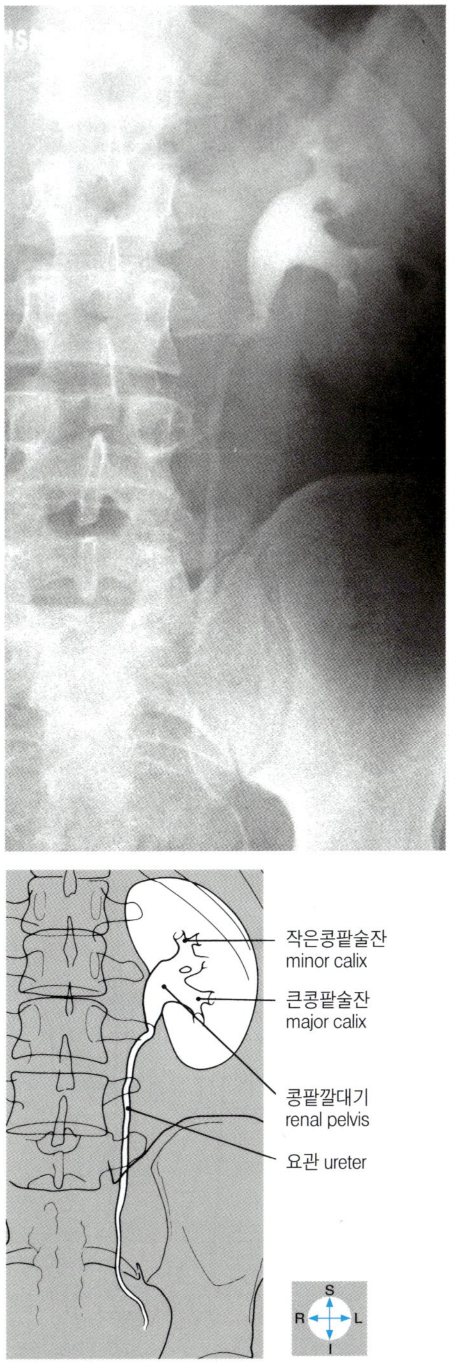

그림 4.80 자세하게 콩팥깔대기 술잔계통을 보여주는 정맥요로조영술(intravenous urogram).

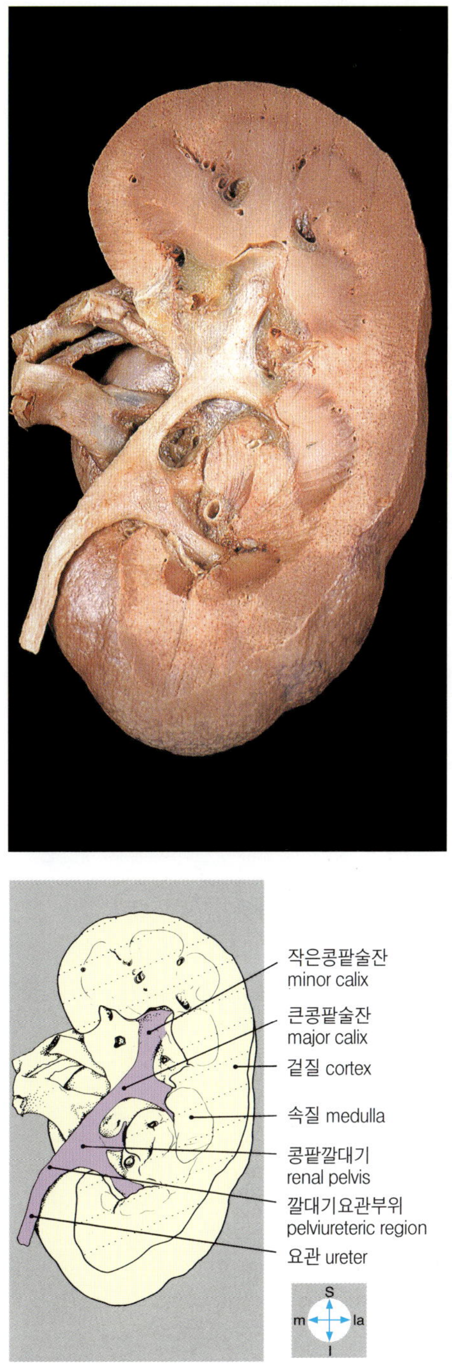

그림 4.81 뒤에서 해부한 오른콩팥에서 보이는 콩팥깔대기와 콩팥술잔들.

콩팥주위 조직(Perirenal tissues)

각각의 콩팥은 콩팥근막(신근막, renal fascia)이라고 하는 얇은 결합조직층에 둘러싸인 한 층의 콩팥주위지방(perirenal fat)에 의해 둘러싸여 있다(그림 4.82). 이 근막은 또한 부신과 요관의 몸쪽부분을 둘러싼다. 콩팥의 아래끝으로부터 콩팥근막은 아래로 좁아져 엉덩뼈오목으로 내려간다. 콩팥근막주위에는 또 하나의 지방이 있으며(콩팥곁지방, parenal fat, paranephric fat), 이는 뒤배벽과 마주하여 위치하고 앞쪽으로는 복막에 덮여있다.

콩팥의 관계(Relations of kidneys)

오른쪽 콩팥과 왼쪽 콩팥은 서로 비슷하게 주위 관계를 보인다(그림 4.78 참조). 위끝은 가로막과 열두째갈비뼈를 마주보고 위치하며, 열두째갈비뼈 아래로는 갈비아래신경과 혈관이 지나간다. 왼쪽에서도 역시 위끝은 가로막을 통해 가슴막 및 열한째갈비뼈와 인접한다. 각 콩팥의 안쪽모서리는 허리근과 겹치는 반면(그림 4.77 참조), 아래가쪽 부분은 네모허리근, 배가로근, 첫째허리신경과 인접한다.

콩팥의 앞쪽 주위 관계는 좌우 서로 비대칭이다. 오른쪽에서는 위로부터 아래로 간의 무장막지역, 샘창자의 둘째부분(그림 4.78 참조), 오른잘룩창자굽이, 빈창자고리가 위치한다. 오른콩팥의 안쪽모서리에는 아래대정맥, 콩팥혈관, 요관의 윗부분과 인접한다(그림 4.82).

왼쪽에서는 위로부터 아래로, 위, 지라, 지라혈관, 이자꼬리, 왼잘룩창자굽이, 빈창자 고리가 위치한다. 안쪽모서리에는 부신, 콩팥혈관, 부신혈관, 왼생식샘정맥 및 요관의 몸쪽부분이 인접한다(그림 4.85 참조).

콩팥혈관(Renal vessels)

첫째허리뼈 높이에서 대동맥은 대개 각 콩팥으로 가는 하나의 콩팥동맥(신동맥, renal artery)을 낸다(그림 4.83). 각 동맥은 동반하는 정맥 뒤에 위치하며, 오른쪽에서는 아래대정맥 뒤를 가로지른다. 그러나 흔히 대동맥으로부터 나오는 전형적인 콩팥동맥의 위, 아래로 부가적인(supernumery, abberant, anomalous) 콩팥동맥이 나온다. 기원과는 무관하게 각 콩팥동맥은 콩팥에 가까이 갈수록 나뉘면서 모든 가지들의 대부분이 콩팥문을 지난다. 그러나 끝으로 가는 동맥이 가끔 콩팥문의 위 또는 아래에서 콩팥의 안쪽모서리로 들어가는 것이 관찰된다(그림 4.79, 4.85).

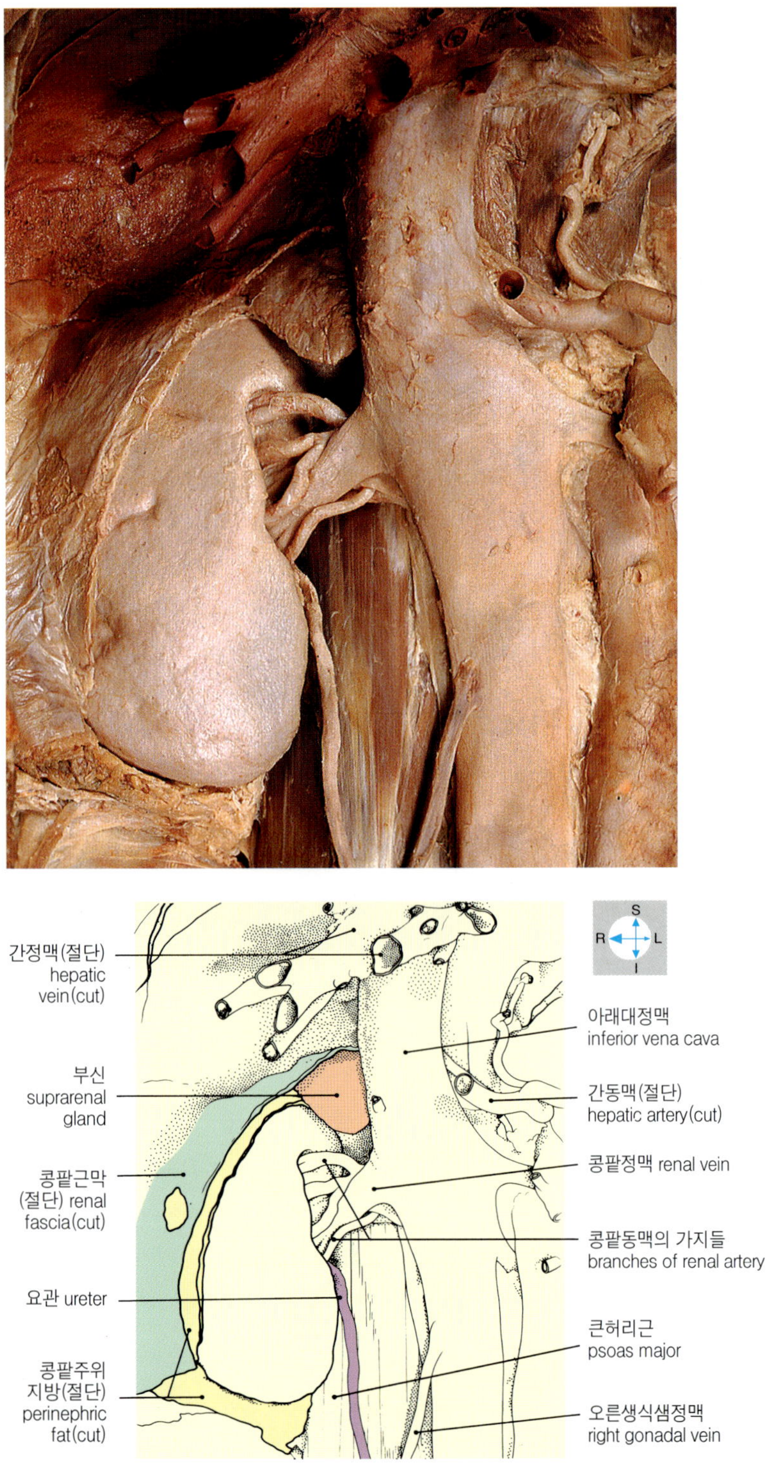

그림 4.82 콩팥근막과 콩팥주위지방(그 일부는 제거됨)안에 들어있는 오른콩팥과 부신.

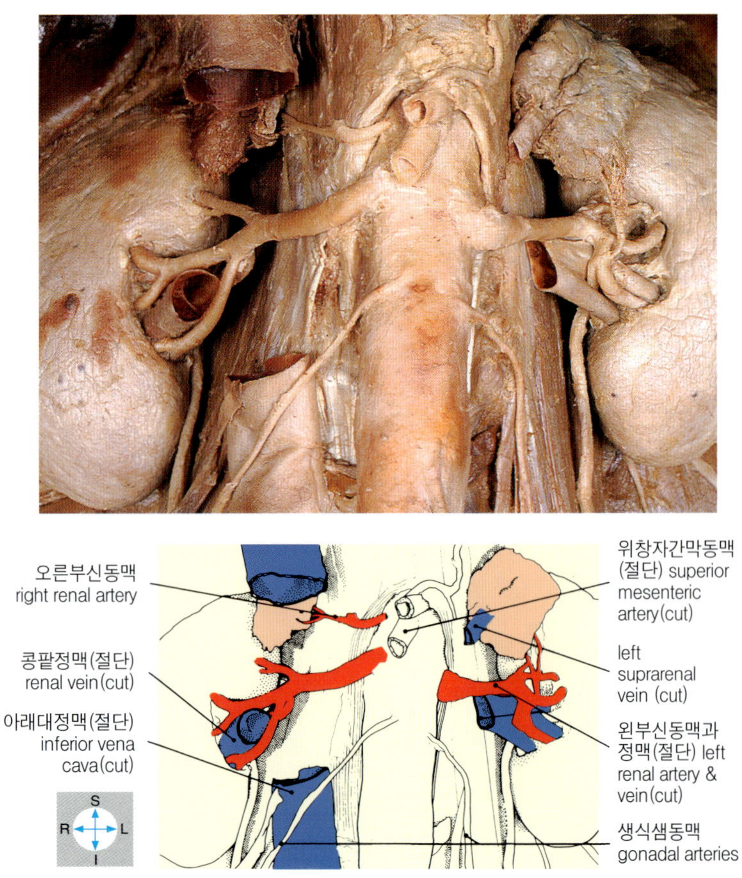

그림 4.83 콩팥정맥과 일부 아래대정맥를 제거하였을때 노출된 콩팥동맥.

여러 개의 정맥이 콩팥문 근처에서 합쳐져 콩팥정맥이 된다. 오른쪽에서 콩팥정맥(신정맥, renal vein)은 짧게 달려 아래대정맥에서 끝난다. 왼콩팥정맥은 더 길고, 대개 아래대정맥에 도달하기 위해 대동맥 앞을 지나기 전에 부신정맥과 생식샘정맥을 받는다(그림 4.77 참조). 이와 같이 왼생식샘정맥이 콩팥정맥에서 끝나므로 콩팥정맥이 막히면 정맥의 확장이 일어날 수 있다. 남성에서 이와 같은 현상이 음낭 안의 덩굴정맥얼기(pampiniform plexus)의 확장을 가져올 수 있다(정맥류, varicocele).

부신(Suprarenal glands)

부신은 콩팥의 위끝 근처에 위치하며, 콩팥옆지방에 묻혀 있다. 오른쪽에서 부신은 사면체로 콩팥의 위끝과 아래대정맥 사이각에 위치한다(그림 4.84). 왼부신은 반달형으로, 콩팥문 위쪽에서 콩팥의 안쪽모서리에 붙어있다(그림 4.85).

부신의 혈액공급은 콩팥동맥, 아래가로막동맥, 대동맥의 가지에 의하여 이루어진다. 오른부신정맥은 매우 짧고, 아래대정맥으로 직접 들어가는 반면, 왼부신정맥은 아래로 내려가 왼쪽콩팥정맥으로 유입한다.

각 부신의 속질은 교감신경줄기로부터 유래한 신경절이전교감신경(preganglionc sympathetic nerve)에 의하여 풍부한 신경지배를 받는다.

요관의 배부분으로 가는 혈액공급은 콩팥동맥의 가지에 의하여 이루어지고 일부 더 작은 복막혈관에 의하여 보충된다.

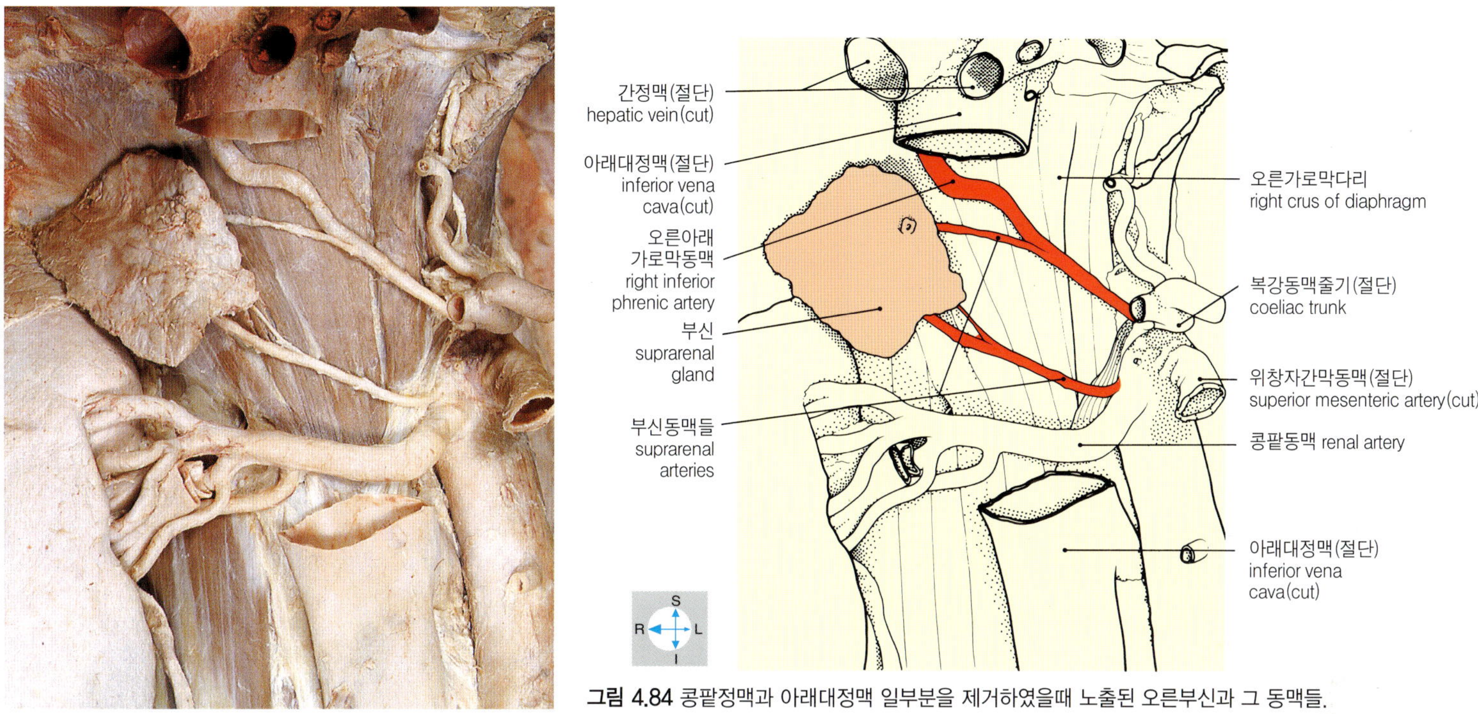

그림 4.84 콩팥정맥과 아래대정맥 일부분을 제거하였을때 노출된 오른부신과 그 동맥들.

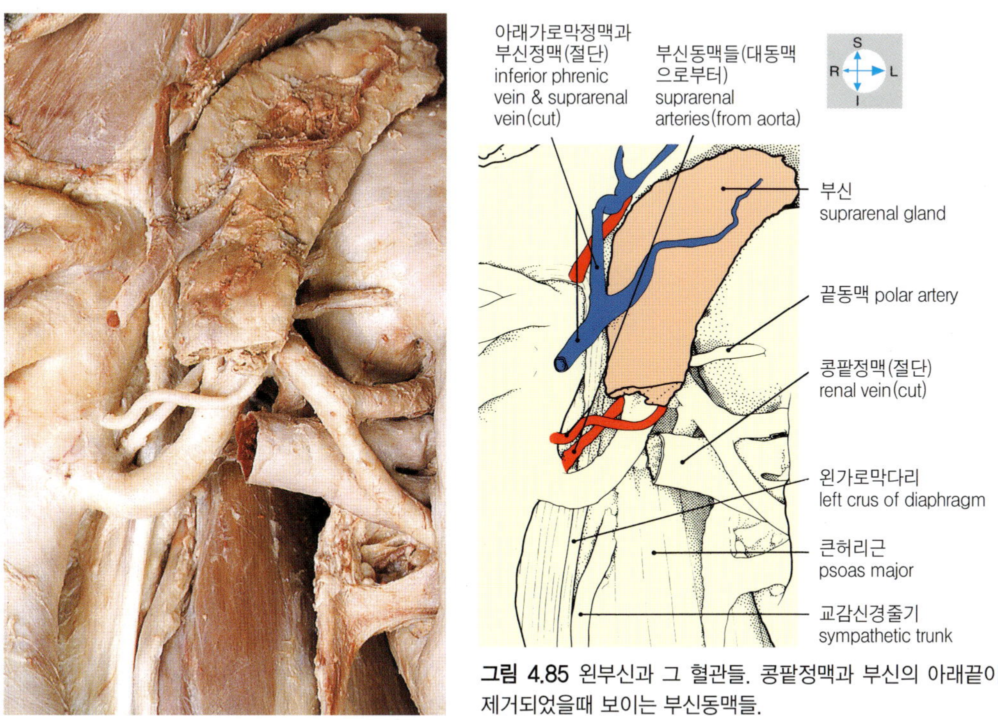

그림 4.85 왼부신과 그 혈관들. 콩팥정맥과 부신의 아래끝이 제거되었을때 보이는 부신동맥들.

요관의 배부분 (Abdominal parts of ureters)

콩팥깔대기요관부분(pelviureteric region)으로부터 각각의 요관이 뒤배벽의 복막뒤조직을 관통하여 골반가장자리(pelvic brim)까지 내려온다. 골반가장자리에서 요관은 바깥엉덩혈관(external iliac vessels) 앞을 가로질러 아래로 골반의 가쪽벽으로 연결된다(201쪽 참조). 배안에서 요관은 허리근(psoas muscle) 위에 놓이고, 허리근 뒤에는 허리뼈가로돌기가 위치한다(그림 4.80 참조).

오른요관은 샘창자 둘째부분의 뒤에서 시작하며, 창자간막의 뿌리, 생식샘혈관, 위창자간막동맥의 가지들과 그와 동반하는 정맥들이 요관을 가로지른다. 요관은 작은창자 고리 또는 가끔 막창자 및 막창자꼬리와 인접한다. 왼요관은 처음에는 이자에 의해 덮이며, 왼요관의 다음부분을 생식샘혈관, 아래자간막동맥과 정맥의 가지들(그림 4.74 참조), 작은창자고리와 구불잘룩창자가 가로지른다. 골반가장자리에서 요관은 구불잘룩창자간막의 뿌리 뒤를 지난다.

배대동맥(Abdominal aorta)

대동맥은 열두째등뼈 높이에서 가로막의 정중활꼴인대(median arcuate ligament) 뒤를 지나 배로 들어간다. 대동맥은 복막 뒤에서 내려가는데, 정중앙선에서 약간 왼쪽으로 기울어 내려가 넷째허리뼈 앞에서 둘로 나뉜다(그림 4.87). 전체 경로에 걸쳐 배대동맥은 림프관과 림프절을 동반하고, 자율신경얼기에 의하여 둘러 싸인다(176~179쪽 참조).

대동맥뒤에는 왼허리정맥(left lumbar vein), 앞세로인대(anterior longituninal ligament), 허리뼈의 몸통이 위치한다. 앞에는 위로부터 아래로 이자몸통, 지라정맥과 왼콩팥정맥, 샘창자의 셋째부분, 창자간막의 뿌리와 작은창자고리가 대동맥과 연관된다.

대동맥의 오른쪽으로 오른가로막다리와 아래대정맥이 있다(그림 4.87). 왼쪽에는 왼가로막다리, 부신과 콩팥이 위치한다.

내장쪽 가지들(Visceral branches)

소화기관에 분포하기 위하여 대동맥 앞면에서 세 개의 동맥이 나뉘어 나오고, 세 쌍의 가쪽 가지들(lateral branches)이 나와 부신, 콩팥과 생식샘으로 각각 들어간다.

복강동맥과 위창자간막동맥은 각각 열두째등뼈 높이와 첫째허리뼈 높이에서 분지하고, 좀더 작은 아래창자간막동맥은 셋째허리뼈 높이에서 기원한다(그림 4.87).

이들 동맥 각각의 가지들의 경로와 분포영역에 관하여 147, 160, 165쪽을 보시오.

대동맥의 부신가지들은(그림 4.87) 작고 변이가 심하며, 흔히 아래가로막동맥과 콩팥동맥에 의하여 보충된다(그림 4.84, 4.90 참조). 콩팥동맥은 대개 첫째허리뼈높이에서 갈라져 나오는데, 변이가 흔하다(170쪽 참조).

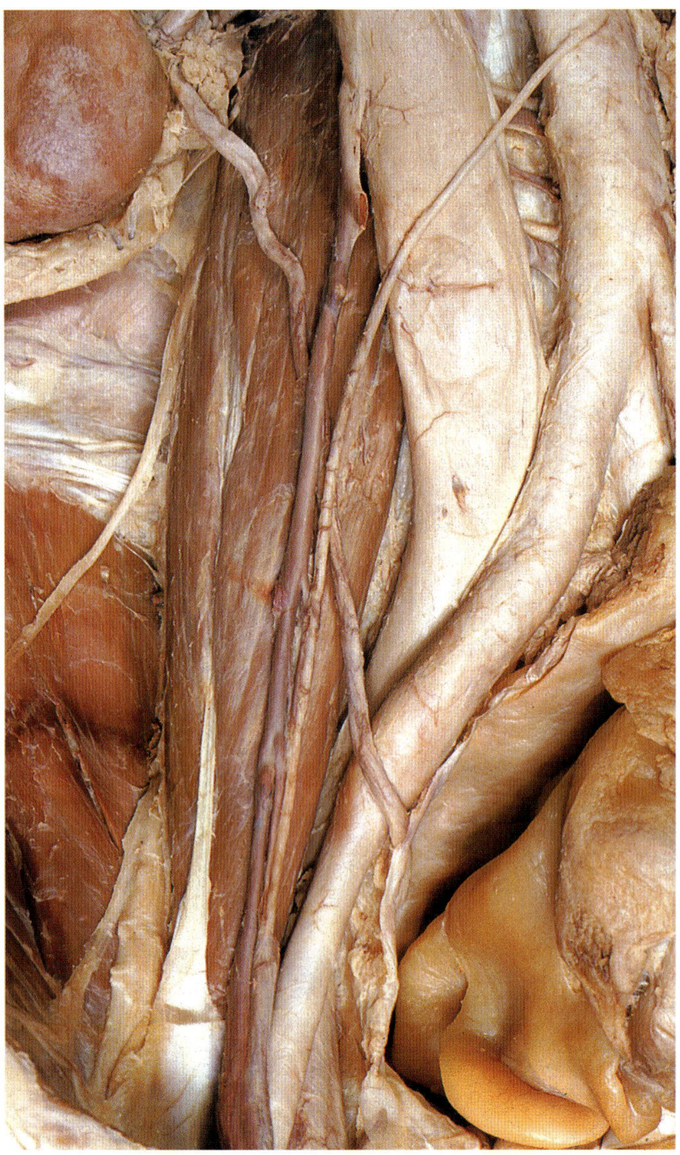

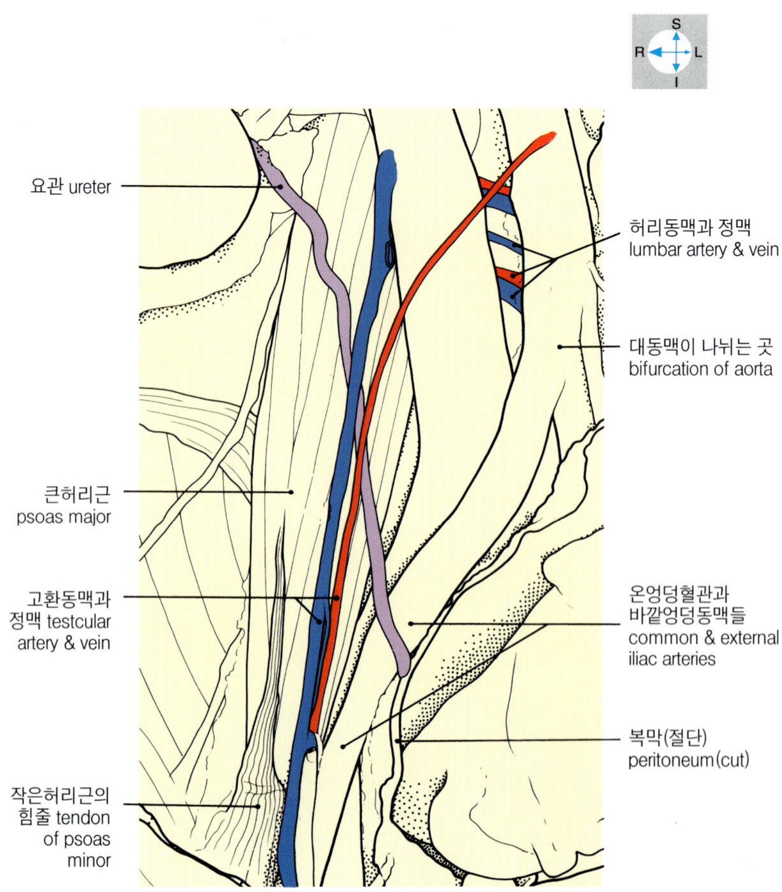

그림 4.86 배안에 있는 오른고환동맥들. 여러 개의 허리신경들도 관찰된다.

가늘고 긴 생식샘(정소 혹은 난소)동맥은 대개 콩팥동맥 바로 아래에서 대동맥으로부터 기원한다(그림 4.87). 오른쪽에서 생식샘동맥은 아래대정맥을 앞에서 가로지르고, 양쪽의 생식샘동맥들은 허리근 위에서 복막뒤조직을 관통하여 아래로 가쪽으로 기울어져 내려간다(그림 4.86). 각 동맥은 한 두 개의 생식샘정맥을 동반하고, 요관을 앞에서 가로지르고, 창자에 분포하는 혈관들의 뒤를 가로질러 간다. 아래로 고환동맥(testicular artery)은 골반가장자리 주위에서 허리근을 따라가다 깊은샅굴구멍으로 들어간다(133쪽 참조). 난소동맥은 바깥엉덩혈관과 골반가장자리를 가로질러 골반 안에서 난소에 도달한다(200쪽 참조).

벽쪽 가지들(Parietal branches)

이들 혈관은 가로막과 배와 골반의 뒤벽에 분포한다. 한 쌍의 아래가로막동맥(inferior phrenic arteries)은 배에서 대동맥의 처음 가지이고(그림 4.87, 4.90 참조), 흔히 부신으로 작은 가지를 가로막의 배쪽면(abdominal surface)에서 위가쪽으로 굽어지기 전에 낸다.

네 쌍의 허리동맥(lumbar arteries)이 대개 대동맥의 뒤가쪽면에서 기원하여 뒤배벽에 분포한다(그림 4.86, 4.88 참조). 오른쪽에서 이 동맥들은 아래대정맥뒤를 가로질러 해당허리뼈몸통의 옆을 둥글게 돌아 허리근 깊숙이 들어간다.

하나의 작은 혈관 즉 정중엉치동맥(median sacral artery)이 대동맥이 두개로 갈라지는 부분의 뒤쪽에서 기원하여 왼온엉덩정맥뒤를 내려가서 엉치뼈의 앞면에 도달한다(그림 4.88).

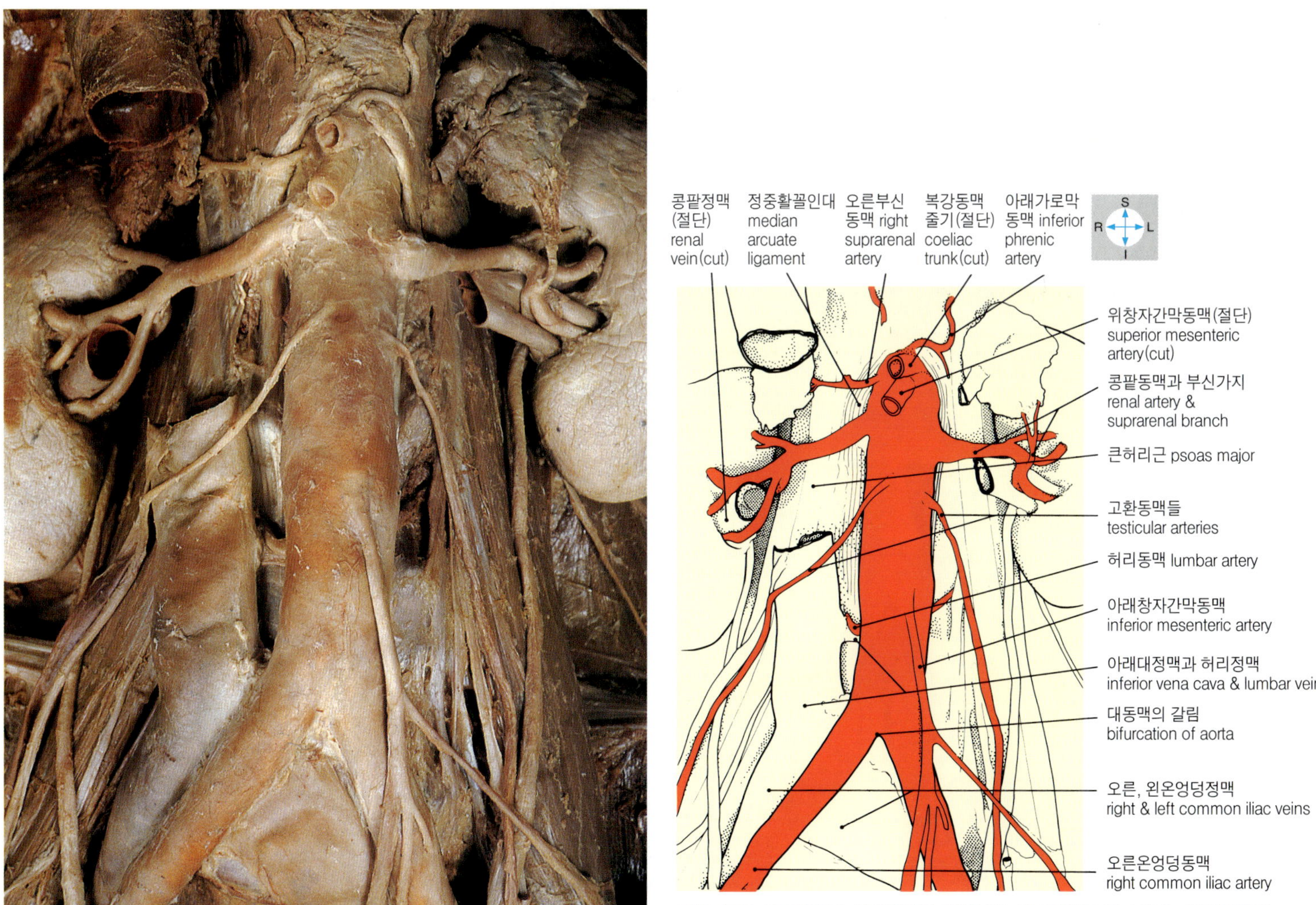

그림 4.87 콩팥정맥과 아래대정맥 일부분을 제거되었을 때 보이는 배대동맥과 가지들.

엉덩혈관(Iliac vessels)

온엉덩혈관과 바깥엉덩혈관 (Common and external iliac vessels)

대동맥에서 나뉜 양쪽의 온엉덩혈관(총장골혈관, common iliac vessels)은 큰허리근 안쪽 면에서 아래가쪽으로 경사져 내려간다(그림 4.88). 이 혈관들은 엉치엉덩뼈관절(천장관절, sacroiliac joint) 앞에서 속엉덩혈관(내장골혈관)과 바깥엉덩혈관(외장골혈관)(internal & external iliac vessels)으로 나뉘면서 끝난다. 오른온엉덩혈관은 왼온엉덩정맥앞을 가로지르고, 왼쪽에서 아래창자간막혈관이 왼엉덩정맥을 가로지른다. 요관은 온엉덩동맥의 아래 끝이나 혹은 바깥엉덩동맥의 시작부위를 가로지른다(그림 4.88). 속엉덩동맥은 온엉덩동맥이 둘로 갈라지는 지점에서 시작하여 골반의 바깥벽에서 내려간다(212쪽 참조).

바깥엉덩동맥은 골반가장자리 둘레를 돌고(그림 4.88) 샅고랑인대 뒤를 지나 넙다리동맥(대퇴동맥, femoral artery)이 되어 넙적다리(thigh)로 들어간다(그림 6.19 참조). 바깥엉덩동맥은 안쪽에 같은 이름을 가진 정맥을 동반하고, 뒤로 가쪽으로 큰허리근을 동반한다. 여성의 경우, 난소동맥이, 남성의 경우 정관이 바깥엉덩혈관을 가로지른다. 샅고랑인대 가까이에서 바깥엉덩동맥은 아래배벽동맥(inferior epigastric artery)을 내고, 아래배벽동맥은 위로 안쪽으로 달려 깊은샅굴구멍의 안쪽에 위치한다(그림 4.17, 4.21 참조).

각각의 바깥엉덩정맥은 샅고랑인대뒤에서 넙다리정맥(대퇴정맥, femoral vein)에 이어져 시작된다(그림 4.88). 바깥엉덩정맥은 아래배벽정맥을 받고, 아래배벽동맥의 안쪽을 지나 속엉덩정맥과 합쳐져서(213쪽 참조) 온엉덩정맥이 된다. 두개의 온엉덩정맥이 위로 안쪽으로 연속되어, 오른온엉덩동맥뒤를 지난다. 두 개의 온엉덩정맥이 합쳐 아래대정맥이 되기 전에 오른온엉덩동맥에 의하여 압박받을 수도 있다.

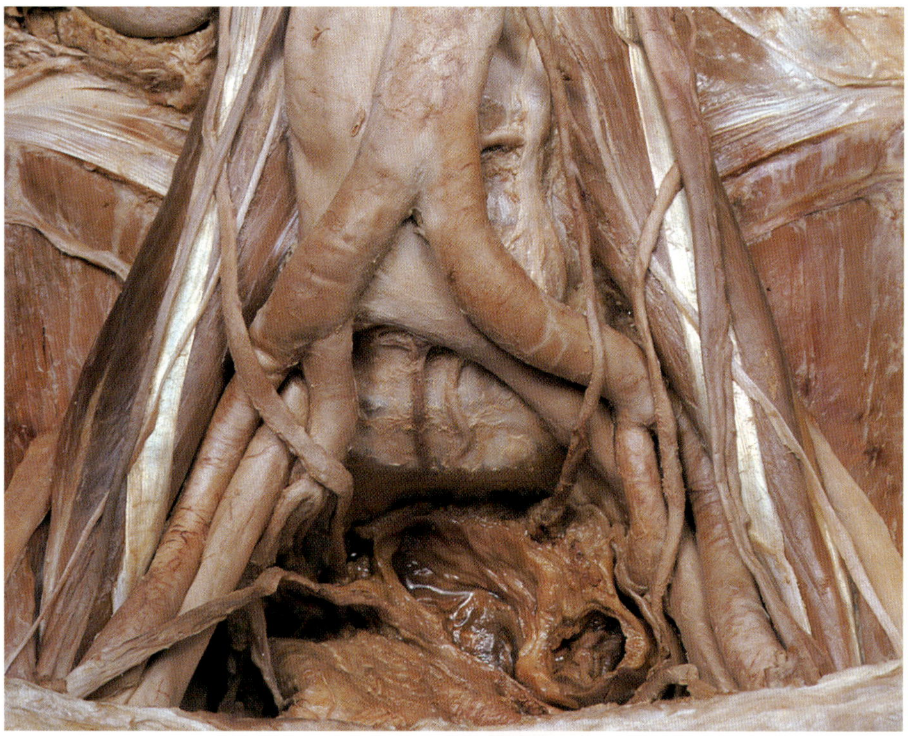

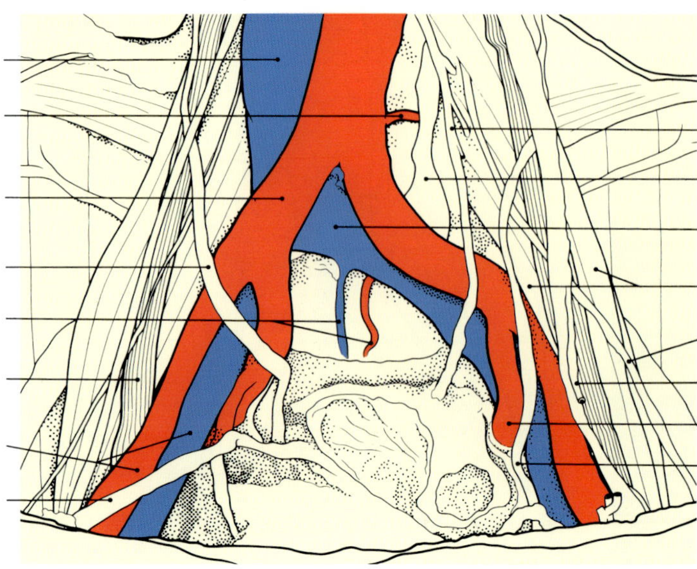

그림 4.88 온엉덩혈관과 바깥엉덩혈관 및 그 연관성을 보여주는 남성의 골반과 아래쪽 배.

아래대정맥(Inferior vena cava)

아래대정맥(하대정맥, inferior vena cava)은 정중앙선보다 약간 오른쪽, 다섯째허리뼈 높이에서 형성된다(그림 4.89). 아래대정맥은 뒤배벽을 따라 올라가 여덟째등뼈 높이에서 가로막의 중심힘줄(central tendon of diaphragm)을 뚫고 가슴으로 들어간다(그림 2.61 참조).

아래대정맥의 뒤에는 허리뼈의 몸통, 앞세로인대, 오른교감신경사슬과 오른큰허리근이 있다. 그뿐 아니라, 오른콩팥동맥과 오른허리동맥이 대정맥뒤를 가로 지르고(그림 4.86, 4.87 참조), 오른부신의 대부분이 대정맥의 뒤에 위치한다(그림 4.90).

아래대정맥의 시작부위 가까이에서 복막과 작은창자고리는 아래대정맥의 앞을 덮는다. 창자간막의 뿌리, 오른생식샘동맥(그림 4.86 참조)과 샘창자의 셋째부분(그림 4.50 참조)이 아래대정맥을 위에서 가로지른다. 아래대정맥은 그물막주머니로 들어가는 구멍 뒤에서 연속(그림 4.36 참조)된 다음 가로막을 뚫기 전에 간의 뒷면에 홈을 만들며 지난다(그림 4.56 참조).

대정맥의 오른쪽으로 생식샘혈관, 요관, 콩팥과 콩팥혈관(그림 4.89), 간의 오른엽이 위치한다. 대정맥의 왼쪽에는 대동맥, 대동맥과 관련된 림프절, 오른가로막다리, 간의 꼬리엽이 위치한다.

지류들(Tributaries)

부신, 콩팥, 생식샘의 정맥유입은 좌우비대칭이다. 오른쪽에서 이들 기관 각각은 아래대정맥으로 직접 들어가는 각각 하나의 정맥을 낸다(그림 4.89, 4.90). 그러나 왼쪽에서는 대정맥에 도달하기 위하여 대동맥 앞을 가로지르기 전에 콩팥정맥이 부신정맥과 생식샘정맥을 받는다. 아래대정맥은 가로막을 뚫기 바로 직전에 여러 개의 큰 간정맥을 받는다(그림 4.90).

아래대정맥의 벽쪽 지류들은 가로막과 뒤골반벽과 배벽을 담당한다. 허리정맥들과 정중엉치정맥(그림 4.86, 4.88 참조)은 같은 이름의 동맥들을 동반하고, 위쪽의 허리정맥들(upper lumbar veins)은 흔히 콩팥정맥, 부신정맥, 홀정맥, 반홀정맥(반기정맥, hemiazygos vein)과 교통하는 허리정맥들이다. 두 개 이상의 아래가로막정맥(inferior phrenic veins)이 가로막의 아래면에 분포한다(그림 4.90).

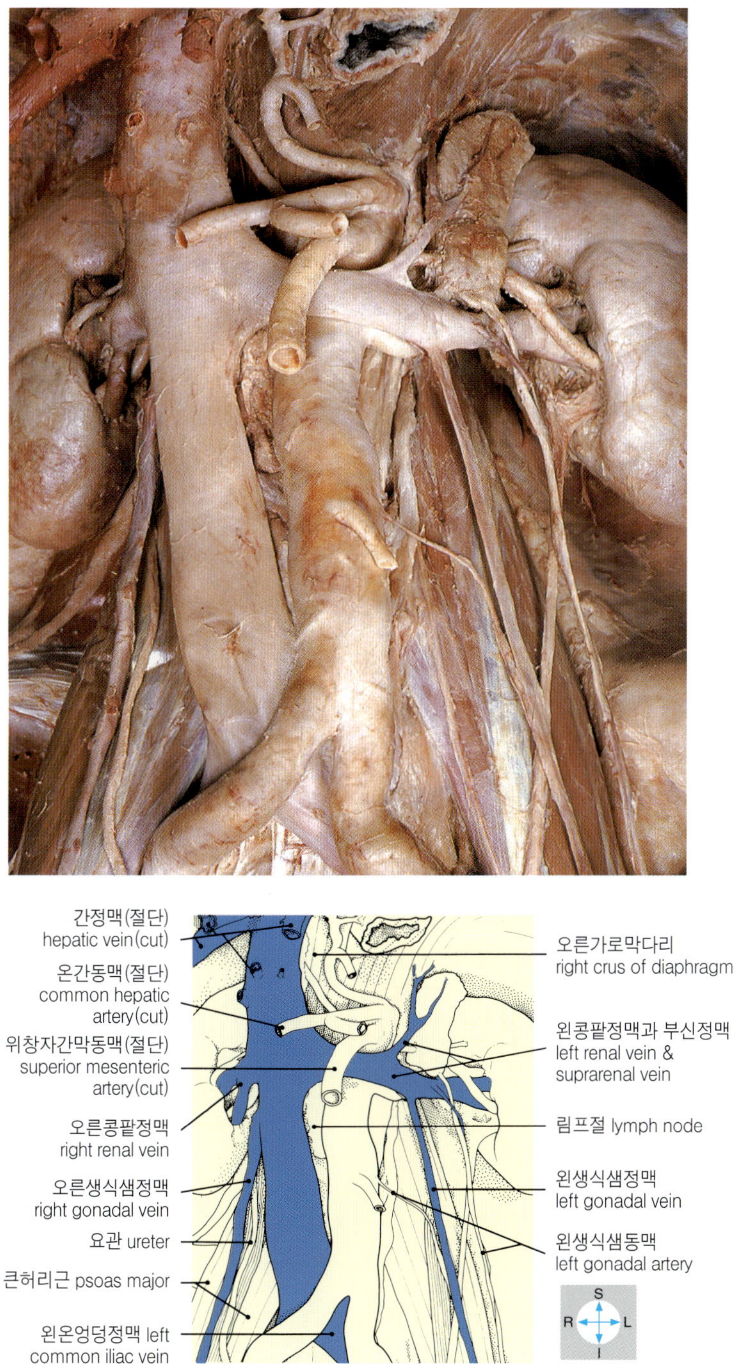

그림 4.89 아래대정맥의 경로와 주요 지류들.

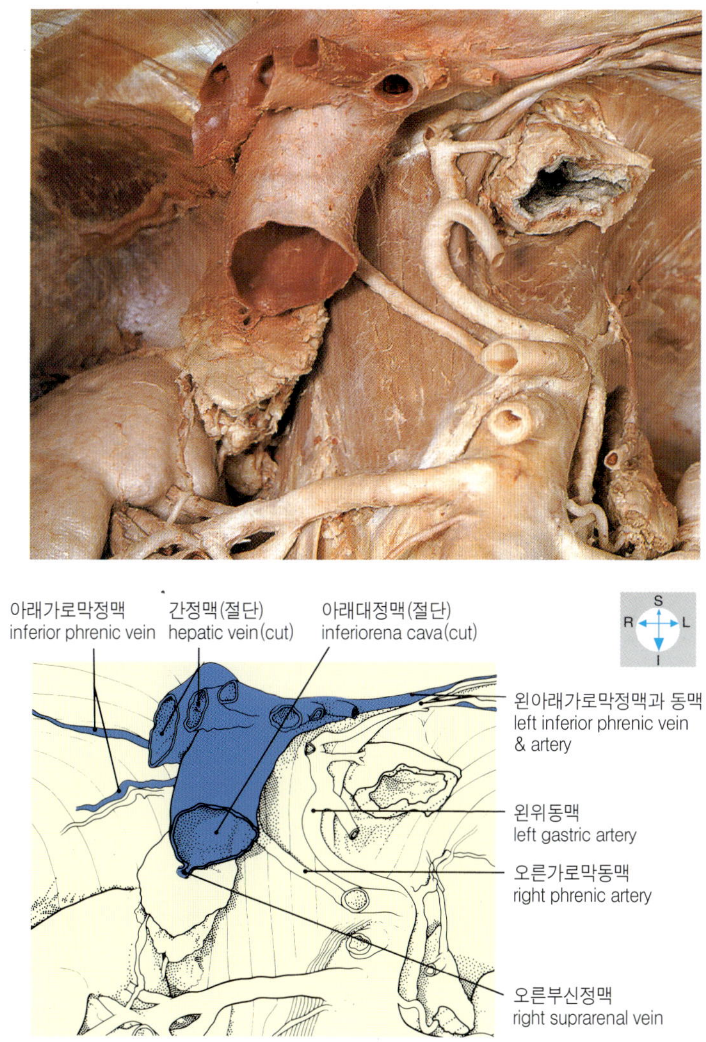

그림 4.90 아래대정맥의 윗부분과 그 지류들. 이 표본에서 왼아래가로막동맥은 왼위동맥으로부터 기시한다.

배의 림프관 (Lymphatics of abdomen)

배의 림프관(임파관, lymphatic vessels)과 림프절(임파절, lymphatic nodes)은 배와 골반의 장기들뿐만 아니라 골반벽과 배벽의 아래부분에도 분포한다(배의 윗부분은 안쪽 가슴림프절과 겨드랑림프절[internal thoracic & axillary lymph node]로 유입한다; 132쪽 참조). 이에 더하여, 배의 림프관은 다리와 샅의 림프도 받는다.

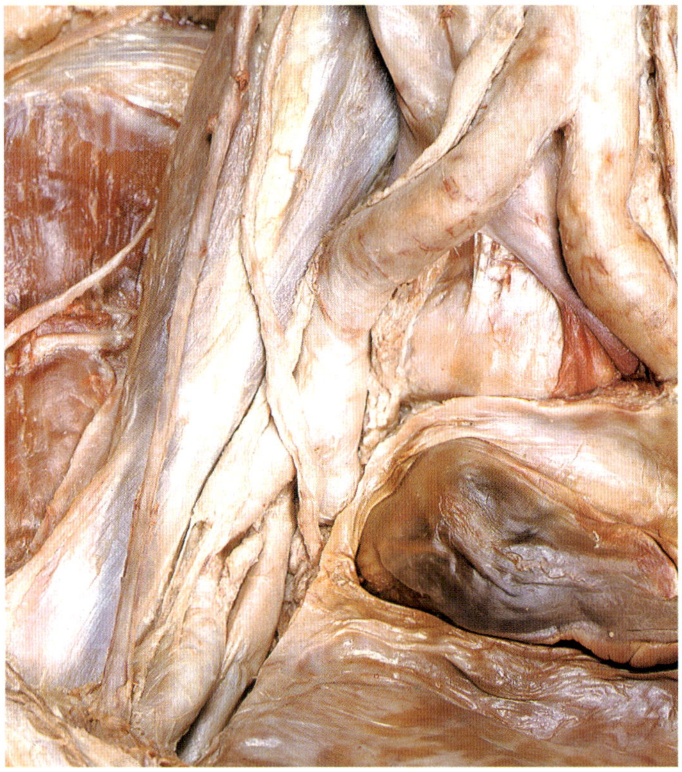

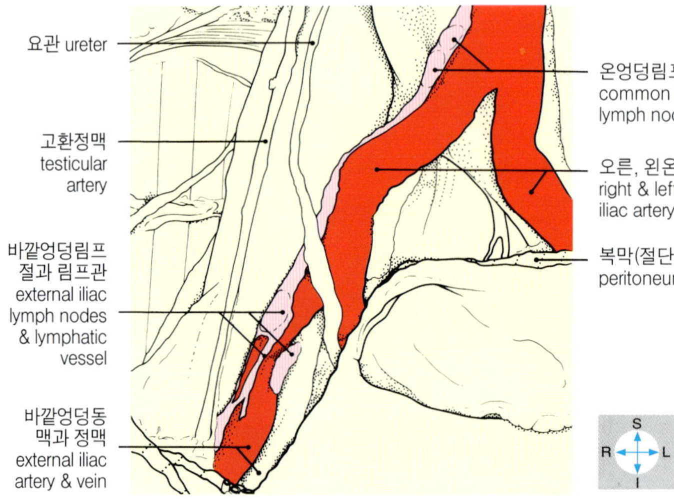

그림 4.91 온엉덩동맥과 바깥엉덩동맥을 동반하는 림프관과 림프절 사슬.

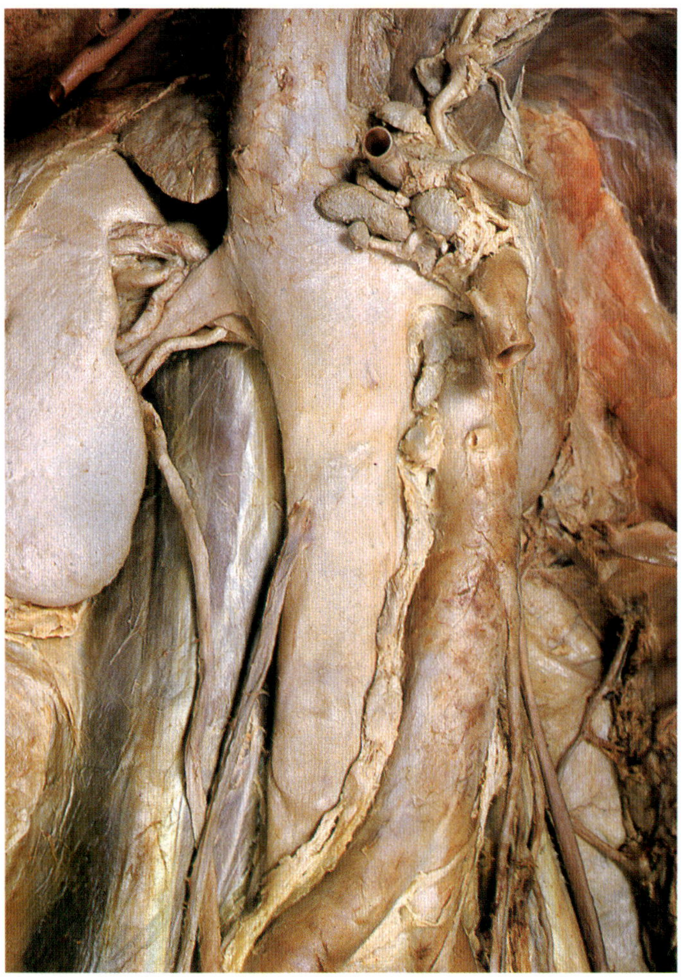

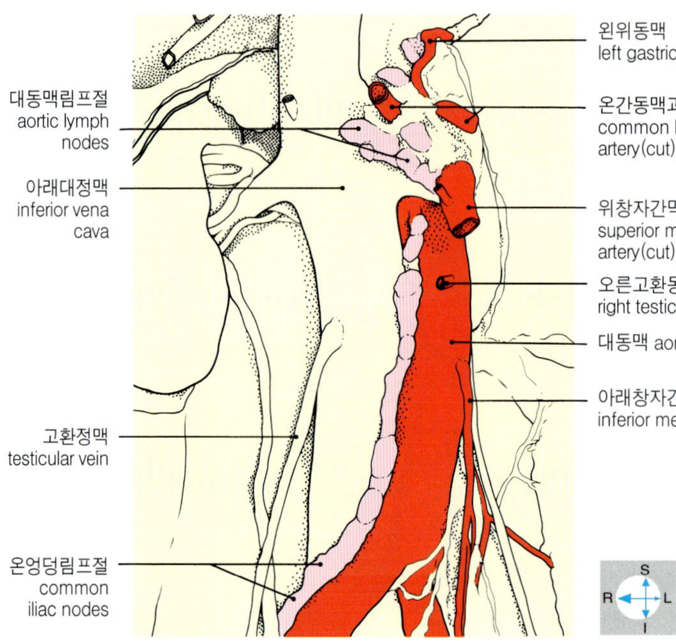

그림 4.92 자율신경과 복막뒤 결합조직을 제거하였을 때 보이는 대동맥의 오른쪽에 위치하는 림프관과 림프절.

어떤 림프절은 그들이 림프를 받아들이는 장기 근처에 위치하는데, 이런 림프절에는 간, 지라, 콩팥문의 림프절이 속한다. 대부분의 배안 장기에 분포하는 림프관은 혈관과 동반하여 위치하고, 대동맥둘레에 무리지어 존재하는 림프절을 지난다. 흔히 림프는 동맥의 경로를 따라 위치하는 중간림프절(intermediate lymph node)을 통과한다. 배벽과 배의 내장(viscera)으로부터 나온 림프는 결국 가슴관(흉관 thoracic duct)으로 유입한다.

대부분 배안 림프절은 깊숙한 곳에 위치하기 때문에 생체에서 부어올랐을 경우에조차도 손으로 만져지지 않는다.

엉덩림프절(Iliac lymph nodes)

바깥엉덩림프절(외장골임파절, external iliac nodes; 그림 4.91)은 다리와 바깥생식부위로부터 깊은샅굴림프절(deep inguinal nodes)을 통해 림프를 받는다. 이에 더하여 엉덩림프절은 아래배벽혈관(inferior epigastric vessels)과 동반하는 림프관을 통하여 배꼽아래 배벽의 좀더 깊은 곳의 림프를 받는다. 아래배벽의 얕은 조직으로부터 나오는 림프는 처음에는 얕은샅굴림프절(superficial inguinal nodes)을 지난 다음, 깊은샅굴림프절을 지나 바깥엉덩림프절에 도달한다.

속엉덩림프절(내장골임파절, internal iliac nodes)은 골반벽과 바닥, 방광, 곧창자의 아래부분, 전립선, 자궁을 포함한 골반장기로부터 림프를 받는다. 그러나 대부분의 곧창자, 구불잘록창자와 난소로부터 나오는 림프는 대동맥림프절(aortic nodes)로 유입한다. 바깥엉덩림프절과 속엉덩림프절로부터 나온 림프는 온엉덩동맥을 따라 위치하는 림프절로 유입하고(그림 4.91), 그 다음에 대동맥림프절로 들어간다.

대동맥림프절(Aortic nodes)

배안의 큰 림프관과 그와 관련된 림프절은 대동맥을 따라 배열한다(그림 4.92). 대동맥의 양쪽에 있는 림프절은 온엉덩림프절, 뒤배벽, 생식샘, 콩팥, 부신으로부터 림프를 받고, 반면에, 대동맥의 바로 앞쪽에 있는 림프절은 소화기관으로부터 림프를 받는다.

아래창자간막동맥 시작부 둘레에 위치한 림프절은 대부분의 곧창자, 구불잘록창자, 내림잘록창자로부터 림프를 받는다. 위창자간막동맥과 복강동맥의 시작부 근처에 위치하는 림프절은 지라, 이자, 간, 위, 작은창자, 지라굽이까지의 큰창자로부터 림프를 받는다.

가슴림프관팽대(Cisterna chyli)

대동맥림프절로부터의 수출림프관은 가슴림프관팽대(유미조, cisterna chyli)로 유입한다(그림 4.93). 이 방추모양의 주머니는 오른가로막다리 근처 위쪽 두 개의 허리뼈 높이에 위치한다. 이는 대동맥의 오른모서리의 뒤에 위치하고, 위로 가슴관에 열린다. 가슴관은 가로막의 대동맥구멍을 통과하여 위로 올라가 가슴을 지나 목의 뿌리에 있는 큰 정맥으로 유입한다(61쪽 참조).

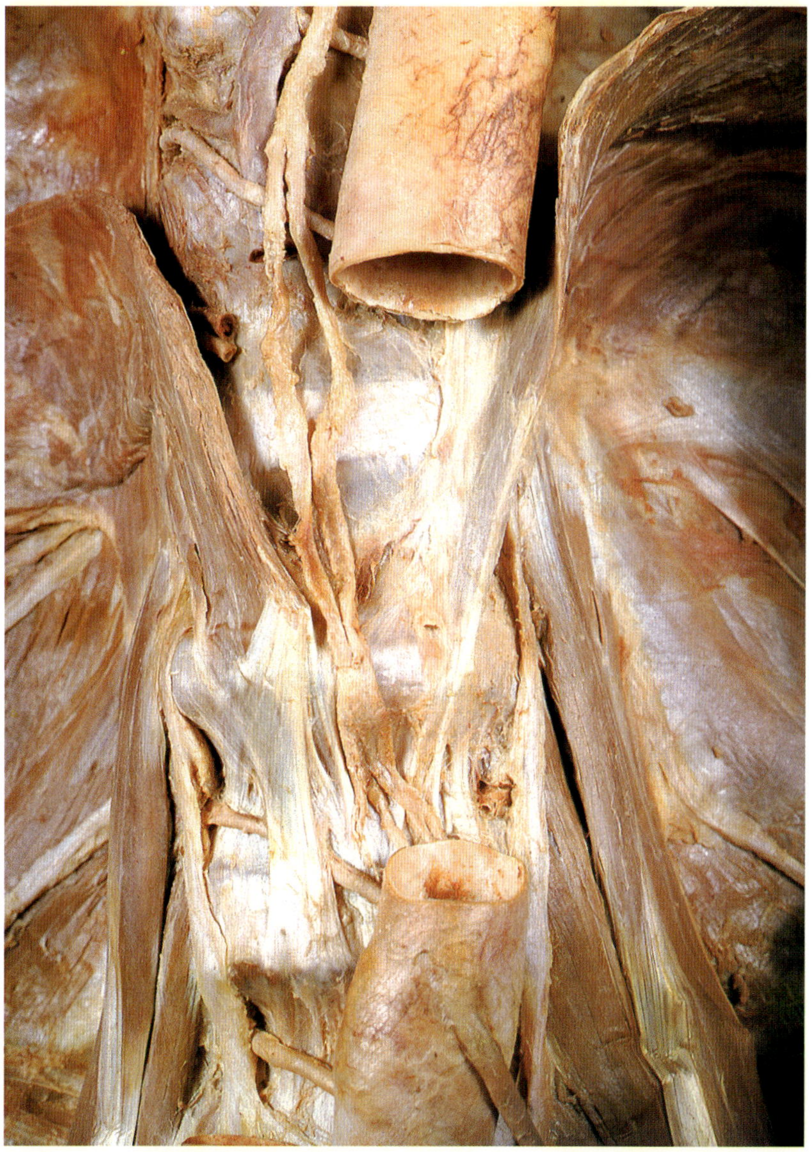

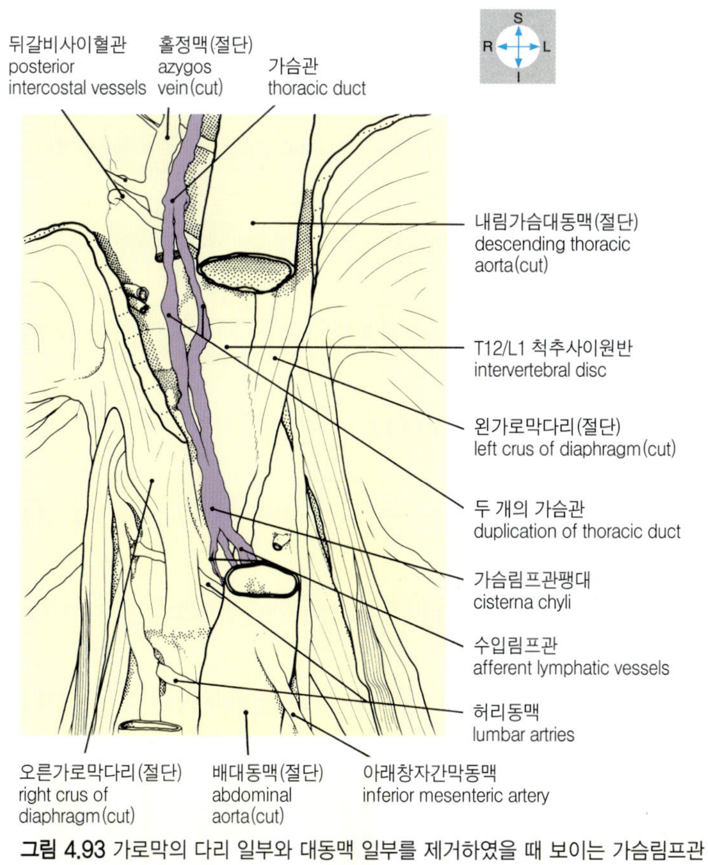

그림 4.93 가로막의 다리 일부와 대동맥 일부를 제거하였을 때 보이는 가슴림프관팽대.

배의 자율신경 (Autonomic nerves of abdomen)

배안 내장(abdominal viscera)에 분포하는 자율신경은 각 장기에 분포하는 동맥과 동반하는 혈관주위신경얼기(perivascular nerve plexuses)에 의하여 제공된다. 이 신경얼기는 운동성 및 감각성의 교감신경과 부교감신경으로 구성된다. 자율신경은 샘분비, 평활근의 활성, 혈관의 긴장도를 조절하고, 또한 감각성 신경은 속이 빈 장기(유강장기, hollow organ)의 팽창(distension)과 창자간막의 긴장성(tension)을 전달한다.

부교감신경(Parasympathetic nerves)

대부분의 부교감신경은 미주신경(열째뇌신경, vagus nerve)에 의하여 공급되지만, 잘룩창자의 먼쪽부분은 엉치척수신경(sacral spinal nerves)으로부터 기원하는 골반내장신경(pelvic splanchnic nerve)의 가지들에 의하여 공급받는다. 미주신경과 골반내장신경은 해당기관의 벽에 있는 신경절이후신경섬유(postganglionic nerve fibers)와 연접하는 신경절이전부교감신경(preganglionic parasympathetic nerves)을 운반한다.

식도신경얼기(esophgeal plexus)(61쪽을 보시오)로부터 두 개 이상의 미주신경줄기(위신경, gastric nerve)가 식도를 동반하여 가로막을 통과한다. 앞신경줄기(anterior trunk)는 대개 왼미주신경(left vagus nerve)(그림 4.94)로부터 유래하는데, 식도 앞으로 배로 들어가고, 위의 앞면과 간으로 가지를 낸다. 뒤신경줄기(posterior trunk)는 대개 오른미주신경(right vagus nerve)으로부터 기원하는데, 식도 뒤를 따라 내려와 위의 뒷면과 복강신경얼기(coeliac plexus)에 분포한다. 복강신경얼기로부터 몇 개의 미주신경이 아래로 내려와 위창자간막동맥의 뿌리로 간다. 복강동맥과 위창자간막동맥의 가지들을 동반하는 혈관주위신경얼기는 잘룩창자의 지라굽이까지의 소화기관 전 부분에 미주신경을 공급한다.

큰창자의 나머지 부분은 골반내장신경의 가지들(nervi erigentes)로부터 부교감신경을 공급받는다. 이들은 골반에 있는 신경얼기(210쪽 참조)를 통해 위쪽으로 올라가며, 구불잘룩창자간막의 뿌리에서 왼온엉덩혈관을 가로질러 아래창자간막동맥의 뿌리에 도달한다. 아래창자간막동맥의 가지들과 동반함으로써, 척수의 엉치뼈 분절(sacral segment of spinal cord)로부터 기원한 부교감신경은 내림잘룩창자, 구불잘룩창자, 곧창자에 분포한다.

교감신경(Sympathetic nerves)

배의 교감신경계통은 두개의 신경절 줄기(ganglionated trunk)와 대동맥의 표면을 덮는 신경얼기(대동맥신경얼기 또는 척추앞신경얼기, aortic or prevertebral plexuses)로 구성된다.

각 교감신경줄기는 가로막의 안쪽활꼴인대(medial arcuate ligament) 뒤를 지나 배로 들어가고(그림 4.95), 큰허리근의 안쪽모서리를 따라 내려가며, 오른쪽에서 줄기는 아래대정맥의 뒤에 놓이게 된다. 각 줄기는 온엉덩혈관의 뒤를 지나고, 엉치뼈의 날개(ala of sacrum)에서 위골반문(pelvic inlet)을 가로지른다.

배안에서 각 줄기는 다섯 개의 허리신경절(lumbar ganglia)로 되어있다. 오직 위쪽 두 신경절만 중추신경계로부터 오는 섬유를 받는다. 이들 신경절이전교감신경(preganglionic sympathetic nerve)은 첫째, 둘째 허리신경으로부터 기원하는 백색교통가지(white rami communicantes)안에서 들어온다. 몇몇 신경절이전섬유는 교감신경줄기에서 연접하고, 다른 것들은 교감신경줄기의 가지들 안으로 들어가 표적기관에 좀더 가까이 가서 연접한다.

각 교감신경줄기의 신경절은 한 개의 가지 즉 회색교통가지(grey ramus communicantes)를 해당하는 척수신경으로 보낸다. 회색교통가지에 있는 섬유는 신체의 벽과 하지에 분포한다. 이에 더하여, 신경절은 배안장기와 골반안장기로 가는 신경절이후가지를 낸다(이는 신경절이전섬유와 신경절이후섬유를 둘다 포함한다). 위쪽 신경절로부터 나오는 가지들은 대동맥신경얼기를 보강하는 반면, 허리내장신경은 아래쪽 신경절로부터 아래로 내려와 온엉덩혈관의 뒤를 가로지른다(그림 4.96). 오른쪽과 왼쪽 신경줄기로터 나온 허리내장신경은 대동맥이 나뉘는 지점 아래에서 서로 합쳐져 아래배신경얼기(hypogastric plexus)를 형성하고, 아래배신경얼기로부터 나온 가지들은 아래로 내려가 골반자율신경얼기(pelvic autonomic plexuses)에 도달한다(210쪽 참조).

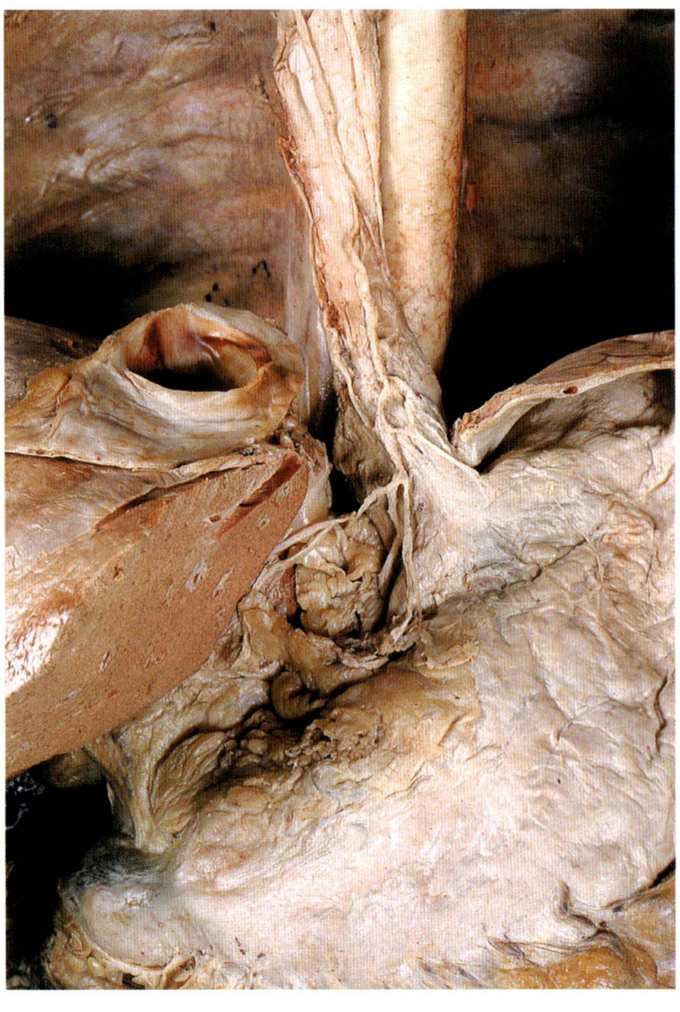

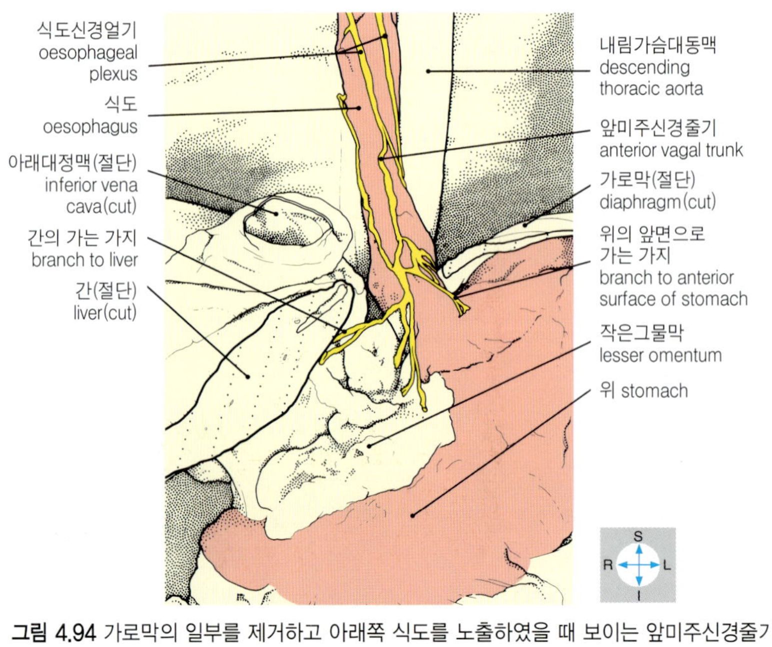

그림 4.94 가로막의 일부를 제거하고 아래쪽 식도를 노출하였을 때 보이는 앞미주신경줄기.

대동맥신경얼기(Aortic plexuses)

배대동맥을 둘러싸는 자율신경으로 된 치밀한 그물(교감신경과 부교감신경을 둘 다 포함한다)은 여러 가지 신경얼기로 되어 있으며, 이들 얼기는 대동맥의 큰 가지들을 따라 명명하여 복강신경얼기, 대동맥콩팥신경얼기, 콩팥신경얼기, 위창자간막신경얼기, 창자간막사이신경얼기, 아래창자간막신경얼기라 한다. 이들 혈관주위신경얼기로부터 신경이 나와 배안 장기에 분포한다.

대동맥신경얼기속에 포함된 부교감신경섬유는 주로 뒤미주신경줄기로부터 기원한 것이고, 뒤미주신경줄기는 식도벽을 타고 배로 들어오며, 반면, 교감신경은 주로 가슴내장신경에의하여 공급된다(63쪽 참조). 교감신경줄기 가슴부분의 가지들은 가로막의 다리들을 관통하여 복강신경얼기에 도달한다. 부가적인 교감신경들이 허리교감신경사슬의 위쪽 신경절로부터 나온다. 대동맥신경얼기안에는 신경절이전교감신경과 신경절이후교감신경이 연접하는 작은 신경절이 들어있다.

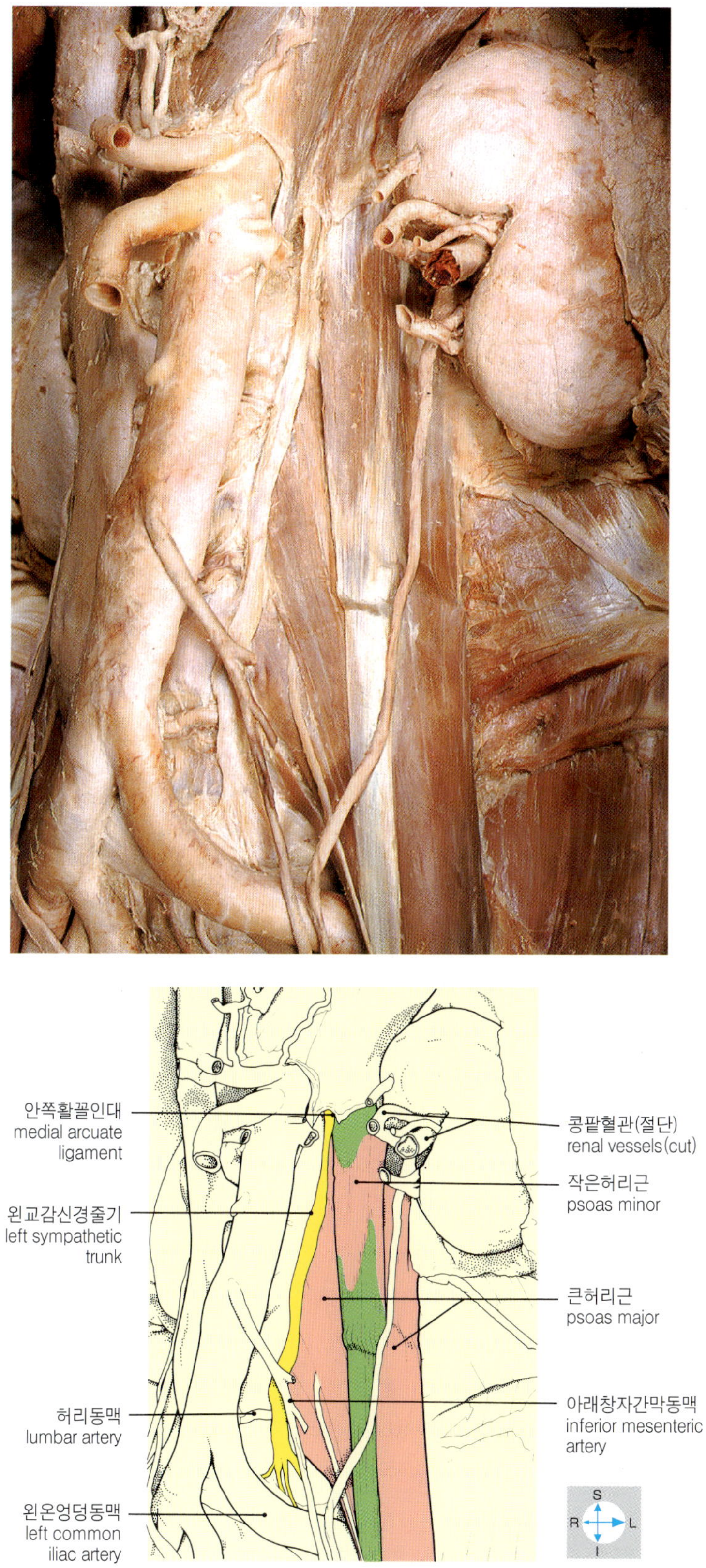

그림 4.95 대동맥신경얼기를 제거하였을때 보이는 왼교감신경줄기의 허리부분.

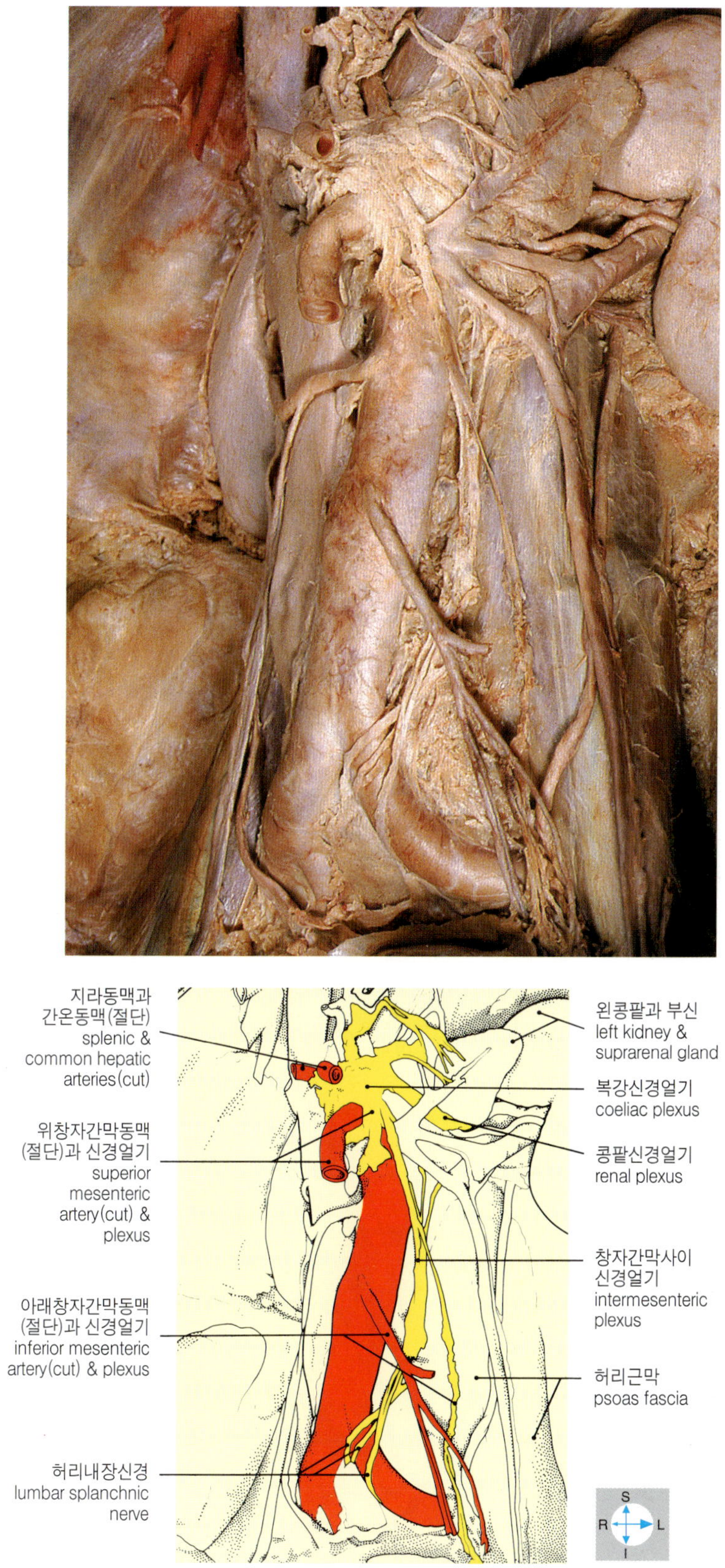

그림 4.96 대돌맥림프절과 림프관을 제거하였을 때 보이는 대동맥자율신경얼기.

뒤배벽(Posterior abdominal wall)

배안공간 뒤에는 허리뼈(lumbar vertebra)의 가시돌기, 허리근, 엉덩근, 허리네모근과 관련된 근막과 신경이 위치한다(그림 4.97). 뒤배벽은 아래로 골반가장자리(골반연, pelvic brim)까지, 위로는 가로막이 부착하는 장소까지이며(183쪽 참조), 반면 앞가쪽벽과 가쪽에서 합쳐진다. 허리뼈의 가시돌기와 척추뒤 근육들(척주세움근, erector spinae)은 8장에서 기술하겠다.

근육(Muscles)

큰허리근(Psoas major)

이 긴 방추모양의 근육(그림 4.97)은 마지막 등뼈와 다섯 개의 허리뼈 모두의 몸통, 그 사이에 있는 척추사이원반(추간원판, intervertebral disc)과, 허리뼈 가로돌기의 앞에 부착한다. 허리뼈의 몸통 각각의 옆에서 큰허리근은 허리동맥과 정맥이 지나는 근막으로 된 터널에 부착한다(그림 4.101 참조). 큰허리근은 아래로 경사져 내려가서 샅고랑인대 뒤를 지나 넙적다리의 앞구획(anterior compartment)으로 들어간다(그림 4.98). 큰허리근의 힘줄은 엉덩근 대부분의 섬유도 역시 받는데, 엉덩관절껍질(고관절피막 hip joint capsule)의 앞을 지나고, 엉덩관절껍질과의 사이에는 윤활주머니(bursa)에 의하여 분리되고, 넙다리뼈(대퇴골, femur)의 작은돌기(lesser trochanter)에 부착한다.

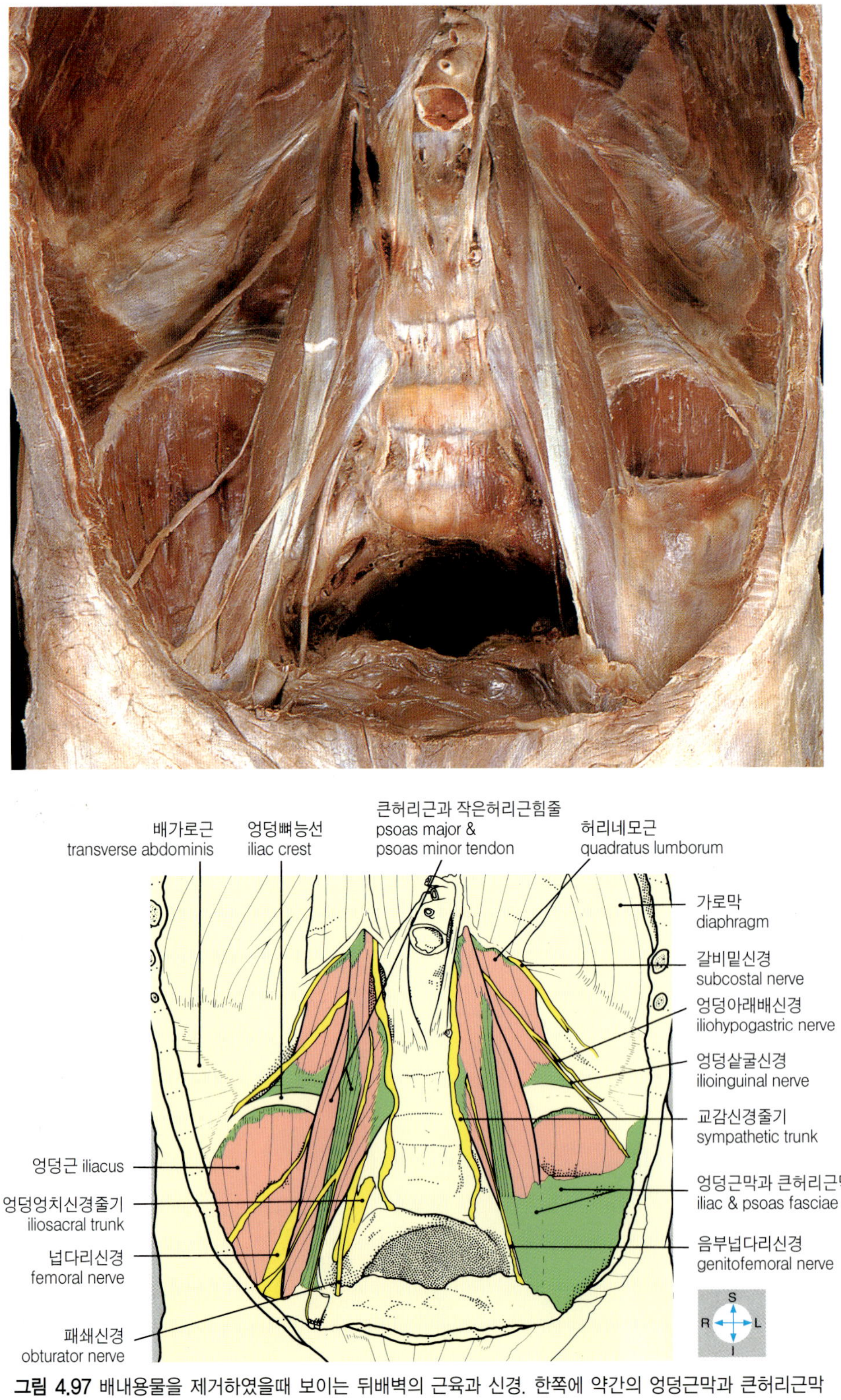

그림 4.97 배내용물을 제거하였을때 보이는 뒤배벽의 근육과 신경. 한쪽에 약간의 엉덩근막과 큰허리근막이 보존되었다.

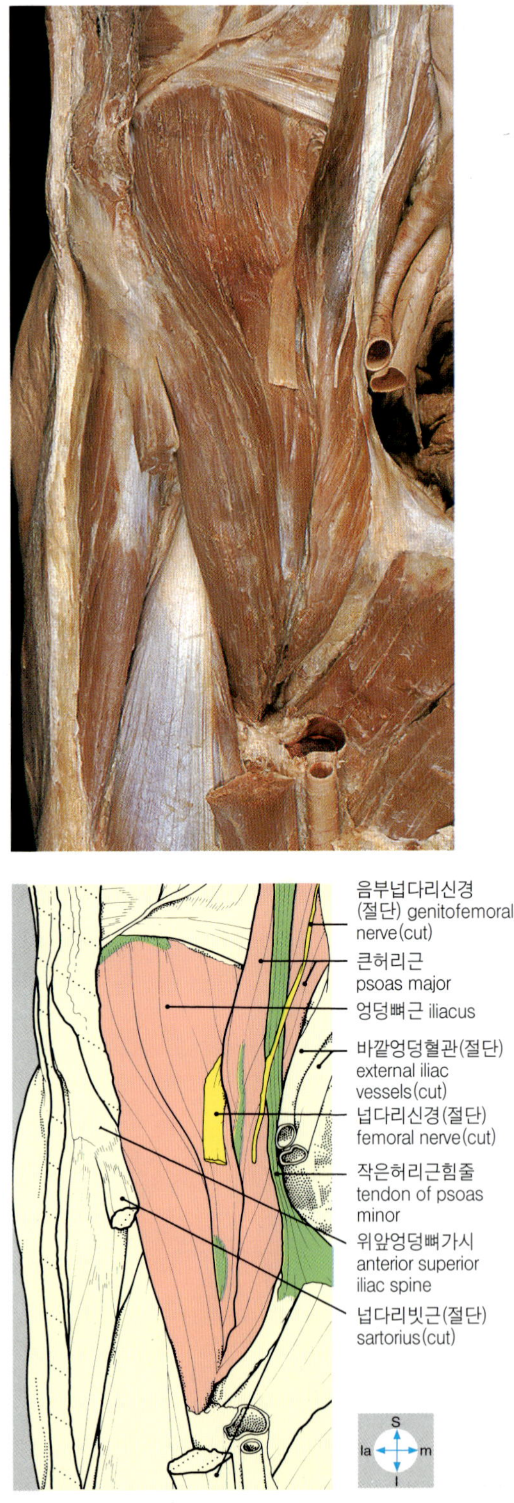

그림 4.98 샅고랑인대와 넙다리빗근(봉공근 sartorius)의 일부가 제거되었을 때 보이는 엉덩근과 큰허리근이 넙다리뼈의 작은돌기에 부착한다. 작은허리근힘줄은 엉덩뼈의 엉덩두덩돌기(장치융기, iliopubic eminence)로 내려간다.

큰허리근은 위쪽 허리신경들(upper lumbar nerves) 앞가지의 신경지배를 받고 주 기능은 엉덩관절(hip joint)의 굽힘(flexion)과 안쪽으로 돌리는 작용이다. 이에 더하여, 이 근육은 허리뼈를 앞으로, 가쪽으로 굽히는 작용도 한다. 큰허리근의 내부에서 허리신경들의 앞가지는 허리신경얼기(lumbar plexus)를 형성하고, 이 신경얼기의 가지들은 이 근육의 가쪽, 앞쪽, 안쪽 면에서 근육 밖으로 나온다.

작은허리근(Psoas minor)

이 근육이 존재할 때는 이 작은 근육은 큰허리근의 앞면에 있고, 가늘고 긴 힘줄이 되어(그림 4.98) 볼기뼈(관골, hip bone)의 엉덩두덩융기(장치융기, iliopubic eminence)에 부착한다.

엉덩근(Iliacus)

이 부채모양의 근육은 엉덩뼈(ilium)의 배부분 윗부위와 이에 근접한 엉치뼈(sacrum) 부분에 부착한다(그림 4.98). 대부분의 근섬유는 큰허리근의 힘줄에 부착하고 몇몇 섬유는 넙다리뼈의 작은돌기(lesser trochanter) 아래까지 이른다. 넙다리신경의 지배를 받고(그림 4.101 참조), 엉덩관절(hip joint)을 굽힐 때 큰허리근을 도와준다.

허리네모근(Quadratus lumborum)

허리네모근은 아래쪽으로 엉덩허리인대(ili-olumabr ligament)와 엉덩뼈능선(iliac crest)에 부착한다. 위로는 열두째갈비뼈의 아래모서리의 안쪽 부분에 도달한다. 중간부분은 윗쪽 네 개 허리뼈의 가로돌기에도 부착한다. 갈비밑신경(늑하신경, subcostal nerve)과 위쪽 세 개 허리신경의 앞가지의 신경지배를 받고 허리뼈의 가쪽 굽힘근이다. 숨을 들이 쉴 동안 가로막이 수축할 때, 허리네모근은 열두째갈비뼈를 안정시킨다.

근막(Fasciae)

허리근막과 엉덩근막(psoas & iliac fasciae)은 해당 근육의 앞면을 덮는 연속된 층으로 되어있다(그림 4.97). 허리근막은 위로 가로막근막과 합쳐지고, 가쪽과 아래쪽으로는 배가로근막과 합쳐진다. 큰허리근과 허리네모근의 윗부분 상방에서 근막이 두꺼워져 안쪽과 가쪽 활꼴인대(외측과 내측 궁상인대, lateral & medial arcuate ligaments)가 되고(허리갈비활, lumbocostal arches), 이는 가로막이 붙는 구조이다(그림 4.101 참조). 허리네모근의 앞면과 뒷면을 덮는 근막은 등허리근막(흉요근막, thoracolumbar fascia)의 일부가 된다. 이 근막은 허리네모근의 가쪽모서리에서 합쳐지고, 배가로근에 부착한다.

신경(Nerves)

정중앙선의 양쪽에서 교감신경줄기는 가로막의 안쪽활꼴인대의 뒤에서 배로 들어가고, 큰허리근의 안쪽모서리에서 아래로 내려간다(그림 4.95 참조). 갈비밑신경과 허리신경들의 앞가지는 각각 해당하는 척추사이구멍을 통해 나와 큰허리근 내부로 들어간다. 허리근안에 들어있는 모든 척수신경은 교감신경줄기로부터 회색교통가지를 받을 뿐만 아니라, 마지막 가슴신경과 위쪽 두개 허리신경은 교감신경줄기로 가는 백색교통가지를 낸다.

갈비밑신경(T12)(Subcostal nerve)

이 신경은 열두째갈비뼈의 아래모서리를 따라 위치하고, 가로막의 가쪽활꼴인대의 뒤에서 배안으로 들어간다. 이 신경은 허리네모근의 앞면을 가로지르고, 배가로근의 깊은 면에 연속된다. 이 신경은 배가로근을 뚫고 배벽의 신경혈관면으로 들어간다. 그 다음 경로는 아래 갈비사이신경의 경로와 비슷하다(131쪽 참조).

허리신경얼기(Lumbar plexus)

큰허리근 안에서 위쪽 네개의 허리신경들의 앞가지가 허리신경얼기(요신경총, lumbar plexus)를 형성하고, 이들의 가지들은 배벽의 아래부분, 하지, 골반속의 엉치신경얼기(천골신경총, sacral plexus)에 분포한다(그림 4.100, 4.102).

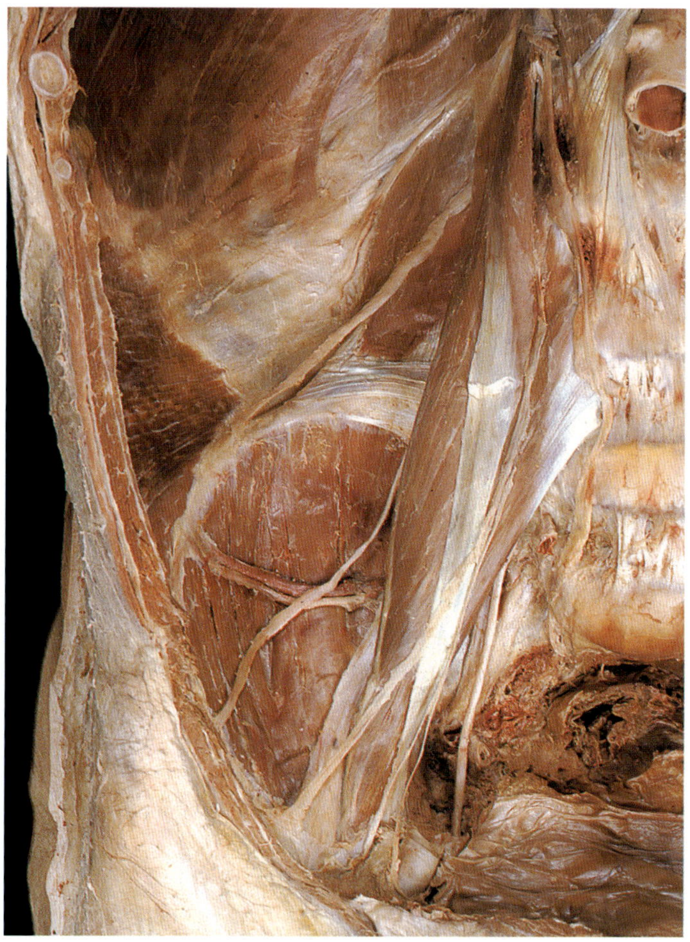

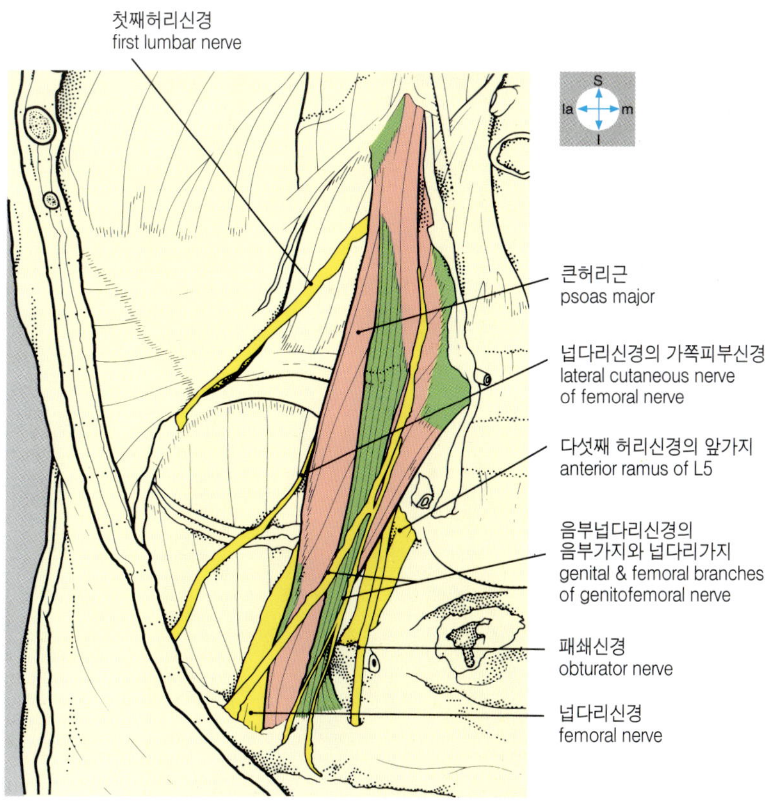

그림 4.99 큰허리근의 내부로부터 나오는 허리신경얼기의 가지들.

첫째허리신경(First lumbar nerve)

몇몇 첫째허리신경은 음부넙다리신경(genitofemoral nerve)을 형성하지만(그림 4.100), 대부분의 첫째허리신경은 큰허리근의 가쪽모서리로부터 나오는 하나의 신경이 되어 허리네모근의 앞면을 가로지른다(그림 4.101).

다양한 길이를 달린 다음 이 신경은 엉덩아래배신경(iliohypogastric nerve)과 엉덩샅굴신경(ilioinguinal nerve)으로 분리되고, 앞가쪽배벽으로 연속된다. 이 신경의 경로와 분포는 132쪽에 기술하였다.

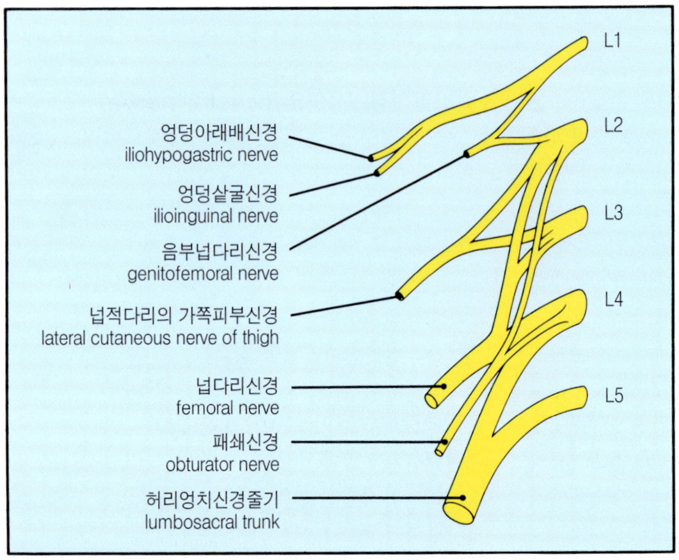

그림 4.100 허리신경얼기의 가지들의 기원을 보여주는 모식도.

음부넙다리신경(L1, L2, genitofemoral nerve; 음부대퇴신경)

이 신경은 큰허리근의 앞면을 뚫고 나타나서 이 근육위에서 아래로 내려가 두 개의 가지로 분리된다(그림 4.99 참조). 음부가지(genital branch)는 깊은샅굴구멍으로 들어가 고환거근(cremaster muscle)에 분포하는 한편, 넙다리가지는 샅고랑인대의 뒤를 지나 넙다리삼각(femoral triangle)을 덮는 피부밑조직에 도달한다(그림 6.9 참조).

가쪽넙다리피부신경(L2, L3, lateral cutaneous nerve of thigh)

큰허리근의 가쪽에서 나타나 엉덩근의 앞면을 가로질러 내려간다(그림 4.99 참조). 이신경은 위앞엉덩뼈가시(ASIS)(a site of entrapment) 가까이에서 샅고랑인대 뒤 또는 샅고랑인대를 관통하여 넙적다리의 앞가쪽면 피부밑조직으로 들어간다.

넙다리신경(L2, L3, L4, femoral nerve)

이 큰 신경은 큰허리근의 가쪽모서리에서 나타나고, 큰허리근과 엉덩근 사이에 있는 고랑에서 아래로 내려간다(그림 4.99 참조). 이 신경은 엉덩근에 분포하고(그림 4.101), 넙다리동맥의 가쪽에서 샅고랑인대 뒤를 지나, 넙적다리의 앞구획으로 들어간다(그림 6.8 참조).

패쇄신경(L2, L3, L4 obturator nerve)

큰허리근 안에서 수직으로 내려가며, 골반가장자리 근처에서 큰허리근의 안쪽모서리로부터 나타난다(그림 4.101; 그림 4.99 참조). 온엉덩혈관뒤를 지나, 가쪽 골반벽에서 아래로 앞으로 달려 패쇄관(obturator canal)에 도달한다(211쪽 참조). 관안에서 앞뒤가지로 나뉘어지고 이들은 넙적다리의 안쪽구획(medial compartment)으로 들어간다(238쪽 참조).

허리엉치신경줄기(Lumbosacral trunk)

넷째허리신경 앞가지로부터 나온 신경이 다섯째허리신경 앞가지와 합쳐서 허리엉치신경줄기를 형성한다(그림 4.101). 이 줄기는 큰허리근의 안쪽에서 출현하여 엉치엉덩관절을 가로질러 골반으로 들어가 엉치신경얼기(sacral plexus)를 형성하는데 기여한다(211쪽 참조).

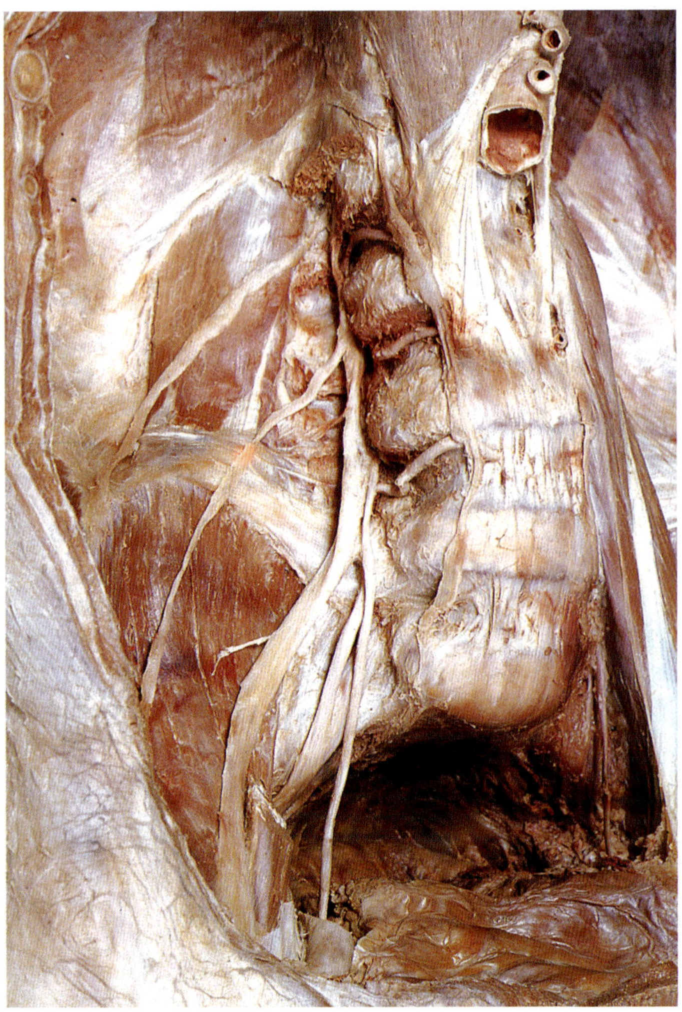

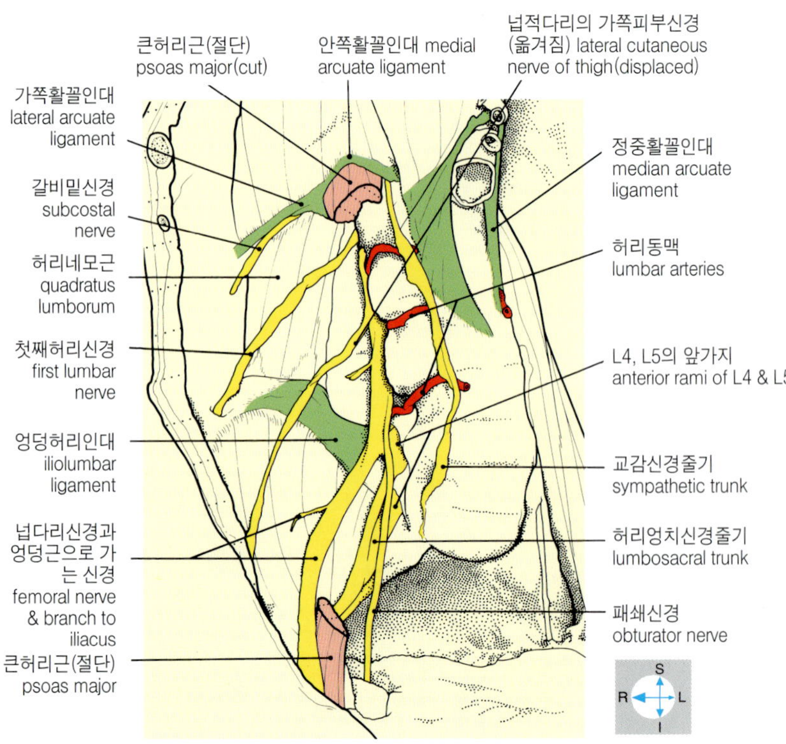

그림 4.101 큰허리근 대부분과 음부넙다리신경을 제거하였을때 보이는 허리신경얼기.

가로막(Diaphragm)

가로막(횡격막, diaphragm)은 가슴공간과 배공간을 분리하는 근육과 힘줄로 된 칸막이(partition)다. 가로막의 주변부는 골격근육으로 구성되며, 이 근육들은 중심에서 합쳐져 넓은 근막성의 힘줄이 된다(그림 4.102). 가로막은 가슴을 향하여 뚜렷하게 볼록하고, 두 개의 지붕(dome, cupolas)을 가지며, 대개 오른쪽 지붕이 왼쪽보다 더 높다(그림 4.103, 4.104 참조).

근육(Musculature)

주변에서 가로막의 근육은 복장뼈, 갈비뼈 가장자리, 척주(vertebral column)에 부착한다. 복장뼈 부착부위는 두 개의 작은 근육 조각에 의해 복장뼈칼돌기의 뒷면에 부착하고, 갈비부분은 배가로근의 근육 조각과 깍지끼듯이 근육 조각에 의하여 아래 여섯개 갈비뼈와 갈비연골의 속면에 부착한다(그림 4.103 참조).

가로막은 배대동맥의 양쪽에 하나씩 두 개의 다리(crura) 또는 기둥(pillars)에 의하여 척주에 부착한다. 두 다리는 모두 위쪽 두 개의 허리뼈몸통의 옆면에 부착하고, 한편 좀 더 긴 오른다리는 셋째허리뼈에도 부착한다. 좌우 다리들은 정중활꼴인대(중심힘줄쪽으로 올라가면서 깍지끼듯 합쳐지는 섬유)에 의하여 대동맥 앞에서 서로 연결된다. 각각 다리의 가쪽에서, 가로막은 안쪽활꼴인대에 의하여 첫째허리뼈의 가로돌기에 부착하고, 가쪽활꼴인대에 의하여 열두째갈비뼈에 부착한다.

삼각형의 빈 공간 즉 허리갈비삼각(lumbocostal trigone)(그림 4.102)이 흔히 마지막 갈비뼈에 붙는 근섬유와 척주로부터 나오는 섬유 사이에 존재한다.

중심힘줄(Central tendon)

가로막의 근육섬유들은 중심힘줄(중심건, central tendon) 가장자리로 모아진다. 중심힘줄은 V자 모양의 치밀섬유성조직으로 꼭지점은 복장뼈칼돌기를 향하고, 가쪽 부분은 뒤쪽으로 지붕이 된다(그림 4.102). 중심힘줄은 섬유심장막(섬유성심막, fibrous pericardium)에 부착하고 아래대정맥이 중심힘줄을 관통한다(그림 4.102, 4.104).

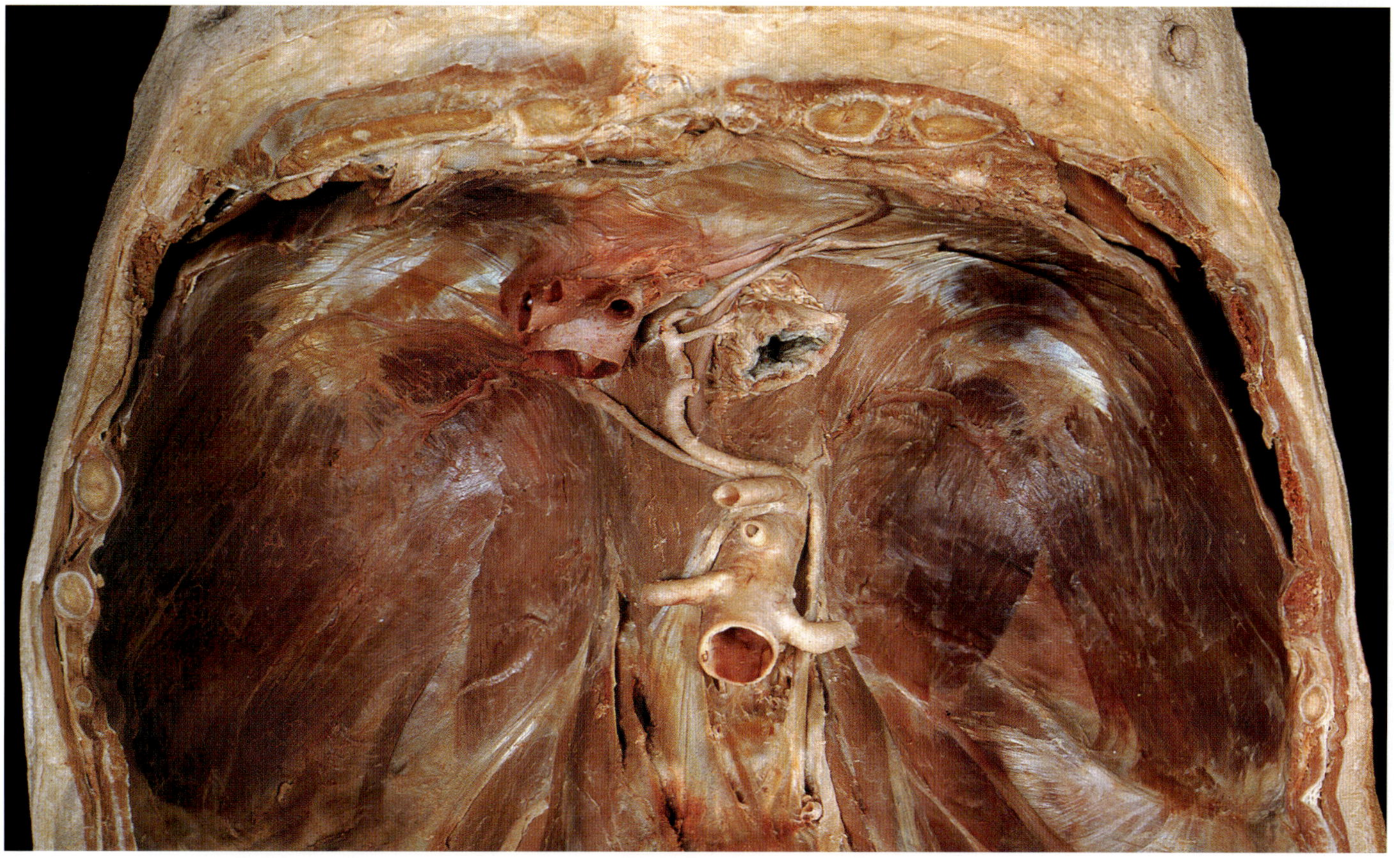

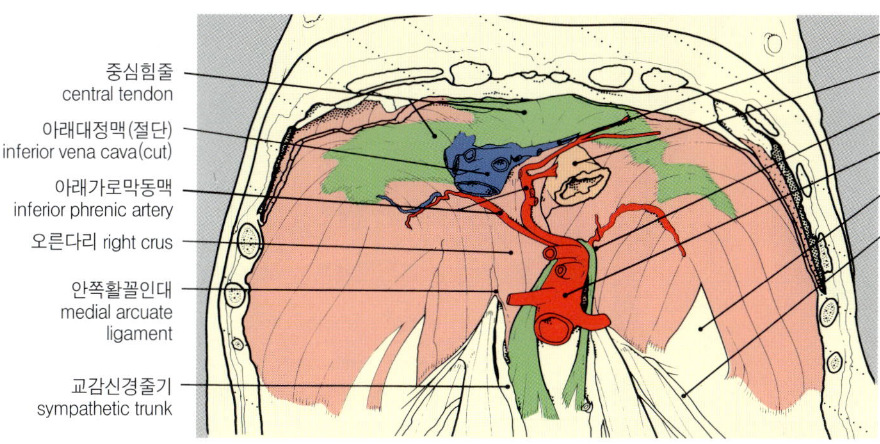

그림 4.102 복막을 제거하였을 때 보이는 가로막의 배쪽면. 가로막의 앞 주변부 일부를 포함하는 복장뼈칼돌기와 앞갈비가장자리가 절제되었다.

가슴과 배 사이를 지나는 구조물 (Structures passing between thorax and abdomen)

가로막에 있는 구멍들을 아래대정맥과 식도가 통과한다. 아래대정맥을 위한 구멍(대정맥구멍, caval opening)은 정중앙선에서 오른쪽에 위치하고, 식도구멍(oesophageal opening)은 약간 왼쪽에 있다(그림 4.102 참조). 조용히 호흡할 때, 이들 구멍의 높이는 각각 여덟째와 열째등뼈높이이다. 대정맥구멍은 중심선을 관통하고, 대정맥뿐만 아니라 오른가로막신경(right phrenic nerve)도 통과한다. 식도구멍으로는 미주신경줄기와 왼위혈관의 가지들이 통과하고, 이는 오른다리의 근육섬유에 의하여 둘러싸여 있다(그림 4.102 참조). 왼가로막신경은 심장의 꼭지점 가까이에서 왼지붕을 관통하고, 한편, 가슴내장신경은 양쪽에서 각각 다리를 관통하여 내장신경얼기에 도달한다. 반홀정맥(반기정맥, hemiazygos vein)이 왼다리를 관통할 수도 있다.

대동맥은 가로막을 관통하지 않고, 가로막 뒤로 내려가는데, 이때 가슴관과 홀정맥을 동반한다(그림 4.105). 이 세 가지 혈관이 정중활꼴인대 뒤를 지나고, 열두째등뼈의 몸통앞을 지난다. 갈비뼈아래신경과 혈관은 허리네모근앞에서 가쪽활꼴인대뒤를 지나 배안으로 들어간다. 반면, 교감신경줄기는 안쪽활꼴인대뒤를 큰허리근앞에서 내려간다(그림 4.102 참조). 칼돌기복장뼈 가까이에서 위배벽혈관(속가슴혈관의 가지, superior epigastric vessel)은 가로막 복장부분의 조각과 갈비부분의 조각 사이를 지나 배곧은근막으로 들어간다. 가로막의 주변부 둘레에서, 갈비사이신경과 혈관은 근육조각사이를 지나 아래 갈비사이공간을 떠나 배벽에 도달한다.

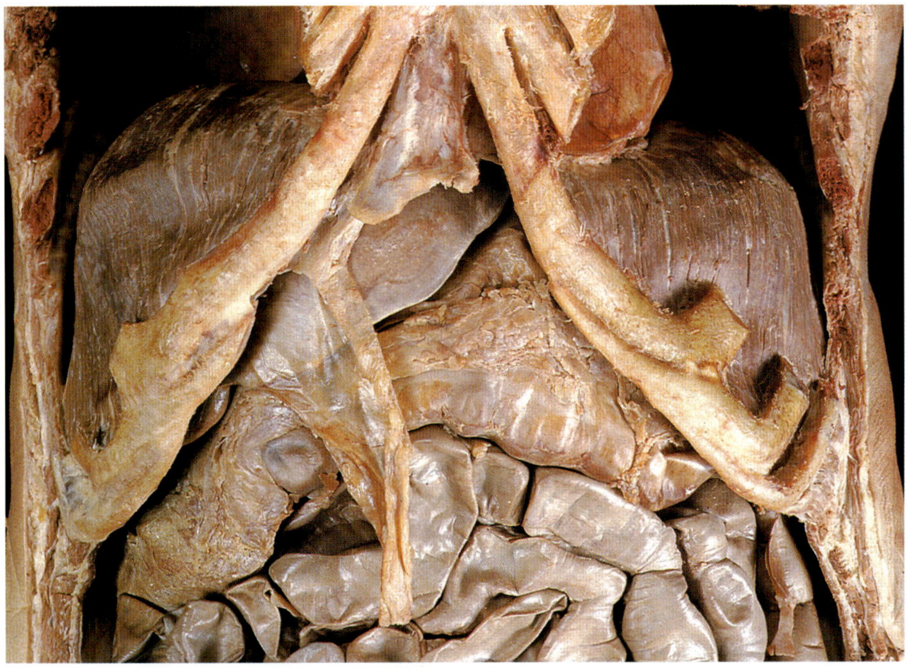

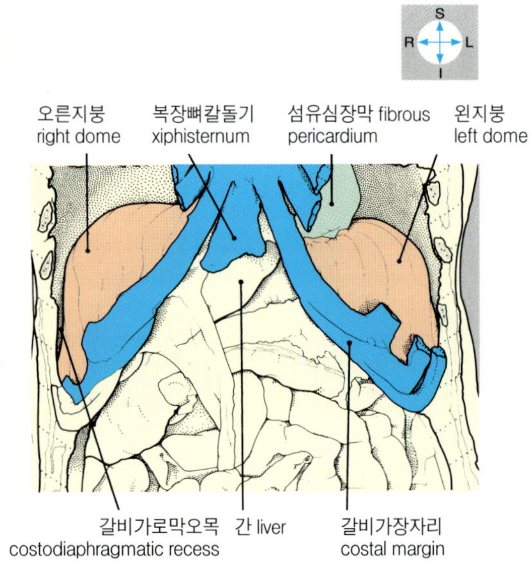

그림 4.103 앞가슴과 앞배벽이 제거되었을 때(갈비가장자리는 제외) 보이는 가로막. 배안장기는 보존되었지만 양쪽 허파와 가로막쪽 가슴막은 제거되었다.

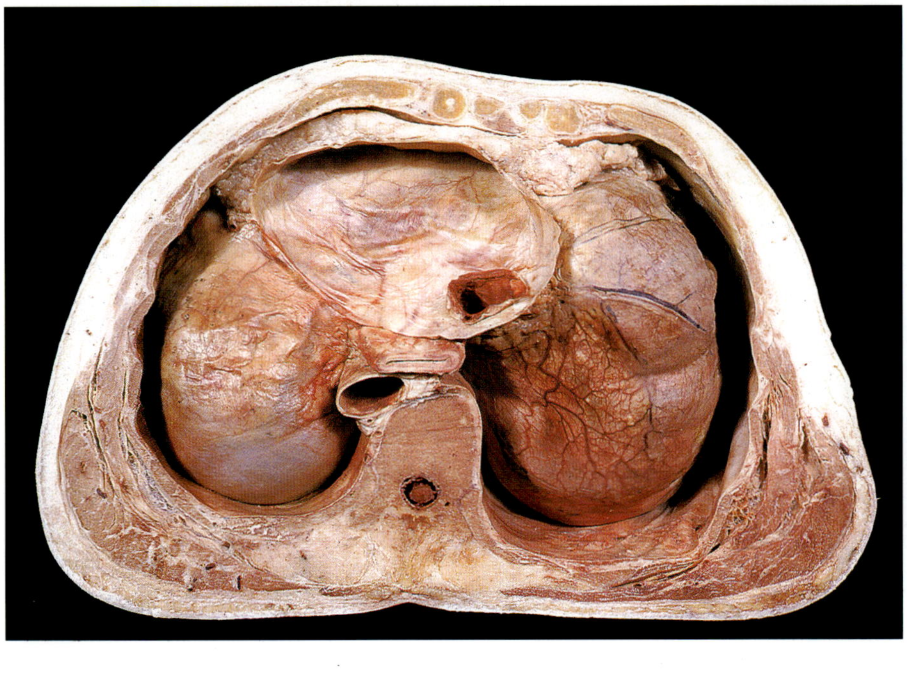

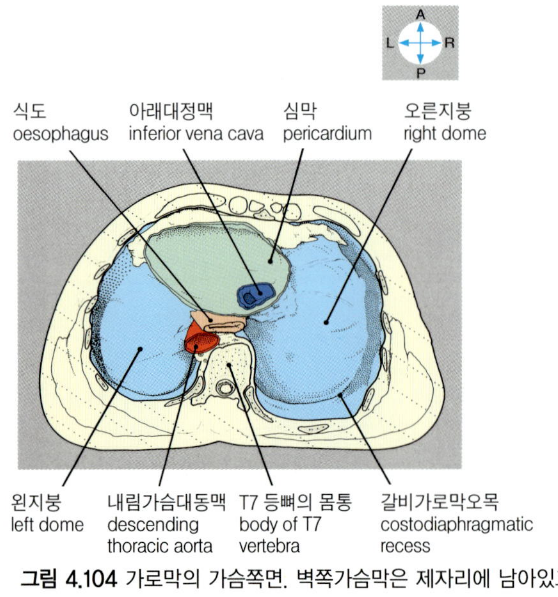

그림 4.104 가로막의 가슴쪽면. 벽쪽가슴막은 제자리에 남아있고, 섬유심장막의 바닥이 남아있다.

운동(Movements)

가로막은 숨을 들이 쉬는 중요한 근육이고 배안과 골반의 압력을 올리는데 있어서 배벽과 골반마루에 있는 근육들의 기능을 돕는다. 그러므로 물건을 들어올리거나, 긴장상태(예, 배변이나 출산)에 있을 때 가로막은 수축하게 된다.

가로막의 모양과 위치는 몸의 자세와 호흡주기에 따라 달라진다. 완전히 숨을 들이 쉴(흡기)때 가로막은 수축하여 중심힘줄을 열째등뼈의 높이까지 아래로 내려오게 한다. 서있는 자세에서 가로막은 더욱 잘 내려가는데, 가로막이 내려갈 때 가슴공간은 넓어진다. 숨을 내쉴 때 가로막이 이완하며, 중심힘줄은 배안압력에 의하여 위로 밀리고, 가슴속 내용물을 압박한다. 몸이 드러누운 자세이거나, 머리를 아래로 숙인 자세에서, 배속기관의 무게에 의하여 가로막의 위로 올라간 정도는 더 심해진다.

신경지배(Nerve supply)

오른쪽, 왼쪽 가로막신경(phrenic nerves)이 가로막에 주요 운동신경과 감각신경을 공급한다. 가로막신경은 목에서 셋째, 넷째, 다섯째 목신경(cervical nerves)으로부터 기원한다(293쪽 참조). 각각의 신경은 가슴을 내려가고(59쪽 참조), 가로막을 관통하는 마지막 가지로 나뉘어져 가로막의 배쪽 면에 분포한다.

아래쪽 갈비사이신경들(lower intercostal nerves)에 의해 지배받는 다리를 제외하고, 각각의 가로막 신경은 가로막의 절반에 운동신경을 공급한다. 이에 더하여 심장막, 가슴막, 가로막의 중심부를 덮는 복막으로 가로막신경에서 감각신경을 낸다. 이들 감각신경이 자극받으면 통증이 어깨로 연관되는데(연관통, referred pain) 그 이유는 이 부위를 덮는 피부가 척수의 넷째목분절(4th cervical spinal segment)의 지배를 받기 때문이다.

가로막의 주변부를 덮는 복막과 늑막으로부터 나온 감각신경섬유는 아래쪽 갈비사이신경들을 통해 전달된다.

혈관분포(Blood supply)

주로 아래가로막동맥(inferior phrenic artery, 그림 4.102 참조)에 의하여 혈액공급을 받으며 이 혈관은 대개 대동맥의 직접적인 가지이다(그림 4.90 참조). 같은 이름을 가진 정맥은 아래대정맥으로 유입한다. 또한 근육가로막혈관(속가슴혈관의 마지막 가지)은 가로막의 주변부에 분포한다.

주위 관계(Relations)

가로막의 아래면은 간, 콩팥, 지라, 위를 포함한 배안 장기와 접촉한다. 가로막의 가슴쪽면은 심장, 폐, 심장막, 가슴막과 연관된다(그림 4.103, 4.104). 가로막이 위로 아래로 움직이는 현상은 가로막과 관련된 모든 장기에 연관성 있는 운동을 일으킨다. 숨을 내쉬는 후기에, 가로막의 주변부는 갈비가로막오목(costodiaphragmatic recesses)이 깊어짐에 따라 가슴벽과 접촉하게 된다(그림 4.103).

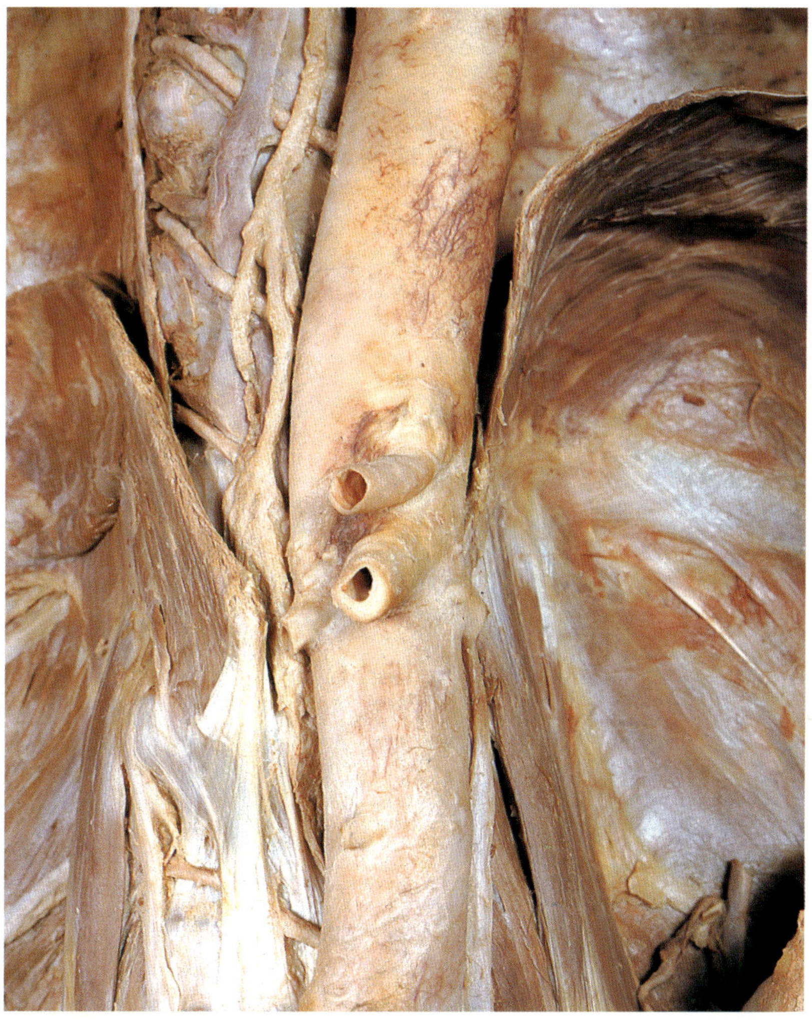

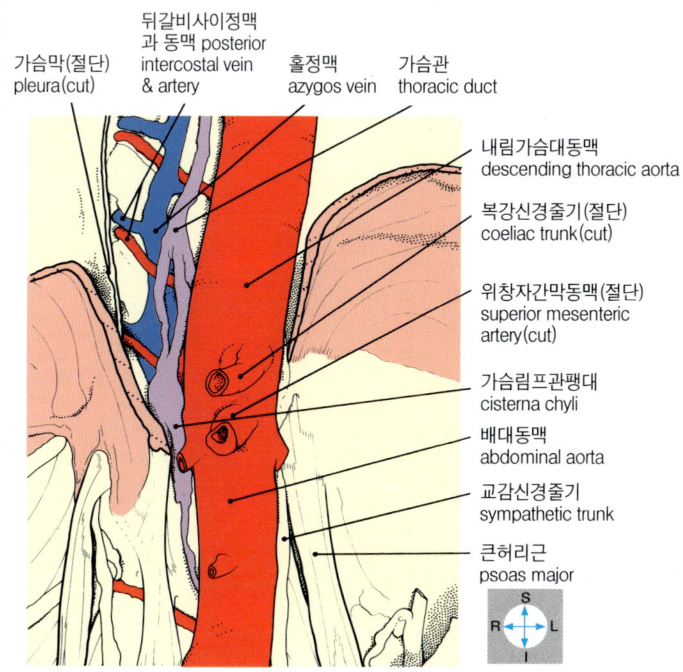

그림 4.105 정중활꼴인대를 분리시키고, 양쪽 다리의 일부를 제거하였을 때 보이는 가로막의 대동맥구멍. 대동맥은 홑정맥, 가슴관을 동반한다.

연습문제

아래의 완성되지 않은 각 설명 뒤에는 다섯 개의 제시된 답 혹은 완전한 설명이 있다. 어느 것이 맞고 틀린지를 결정하라. 답은 367쪽에 있다.

1. **배곧은근은:**
   a) 허리뼈의 강력한 굽힘근이다.
   b) 갈비가장자리에 부착한다.
   c) 아홉째갈비연골을 가로지르는 가쪽모서리를 가진다.
   d) 앞쪽에서 아래배벽동맥(inferior epigastric artery)과 관계있다.
   e) 샅굴의 앞에 있다.

2. **위창자간막동맥은:**
   a) 셋째허리뼈높이에서 배대동맥으로부터 기원한다.
   b) 샘창자의 아래부분(셋째부분)의 앞을 지난다.
   c) 이자머리로 가는 가지가 나온다.
   d) 중간잘룩창자가지를 낸다.
   e) 구불잘룩창자로 가는 가지를 낸다.

3. **그물막주머니(작은주머니)는:**
   a) 위쪽으로 간의 네모엽 뒤로 뻗는다.
   b) 왼쪽으로 지라문까지 뻗는다.
   c) 문맥뒤에 위치한 구멍을 통해 큰복막주머니와 교통한다.
   d) 이자에 가까이 연관된다.
   e) 위지라인대가 그물막주머니의 뒤쪽 벽을 형성한다.

4. **지라는:**
   a) 뒤위창자간막(dorsal mesogastrium)에서 발생한다.
   b) 아홉째, 열째, 열한째갈비뼈 깊숙한 곳에 위치한다.
   c) 지라문에서 이자꼬리와 연관된다.
   d) 복막뒤에 있다.
   e) 위창자간막동맥의 가지가 분포한다.

5. **아래대정맥은:**
   a) 오른교감신경줄기(사슬)의 앞에 있다.
   b) 그물막구멍의 앞을 지나간다.
   c) 오른생식샘동맥은 직접적인 지류이다.
   d) 열째등뼈높이에서 가로막을 관통한다.
   e) 대개 오른콩팥동맥의 앞을 지난다.

6. **가로막은:**
   a) 힘주어 숨을 내쉴때 수축한다.
   b) 갈비사이신경으로부터 운동신경의 일부를 받는다.
   c) 간과 직접 접촉한다.
   d) 속가슴동맥으로부터 일부 동맥공급을 받는다.
   e) 왼가로막신경이 통과하는 식도구멍이 있다.

7. **오른콩팥은:**
   a) 뒤로 열두째갈비뼈와 관련있다.
   b) 안쪽으로, 앞으로 향하는 문이 있다.
   c) 앞으로 이자머리와 연관된다.
   d) 숨을 들이쉴 때 아래로 움직인다.
   e) 콩팥주위지방에 묻혀있다.

8. **음낭에 관하여:**
   a) 백색막은 고환의 뒤에 위치한다.
   b) 부고환은 정관 안쪽에 위치한다.
   c) 음낭근육(dartos muscle)은 골격근이다.
   d) 엉덩샅굴신경은 피부의 일부에 분포한다.
   e) 피부밑조직으로부터 나온 림프는 샅굴임파절로 들어간다.

9. **이자몸통은:**
   a) 지라정맥의 앞에 위치한다.
   b) 가로잘룩창자간막의 뿌리가 앞모서리에 붙어있다.
   c) 복막안에 있다.
   d) 첫째허리뼈높이에 있다.
   e) 지라동맥으로부터 가지를 받는다.

10. **오른쪽 요관은:**
    a) 속엉덩동맥의 앞에 있다.
    b) 시작부분은 샘창자의 내림부분(둘째부분)과 가까이 연관된다.
    c) 오른콩팥동맥으로부터 몇몇 동맥가지를 받는다.
    d) 오른생식샘혈관앞을 가로 지른다.
    e) 막창자꼬리 가까이 지나갈 수도 있다.

11. **막창자는:**
    a) 잘룩창자띠를 가진다.
    b) 대개 오른엉덩뼈오목에 위치한다.
    c) 위창자간막동맥으로부터 혈액공급을 받는다.
    d) 대개 가쪽에 막창자꼬리가 부착한다.
    e) 마지막 돌창자와 이어진다.

12. **배대동맥과 직접적인 연관성을 가지는 구조물에 속하는 것은:**
    a) 왼콩팥정맥
    b) 샘창자의 내림부분(둘째부분)
    c) 앞세로인대
    d) 왼허리정맥
    e) 이자머리

13. **간에 관련된 복막에 속하는 것은:**
    a) 낫모양인대는 앞배벽에 부착한다.
    b) 왼삼각인대는 가로막에 부착한다.
    c) 작은그물막의 내부에 위혈관이 들어있다.
    d) 간콩팥오목이 간과 오른콩팥 사이에 있다.
    e) 오른삼각인대는 관상인대와 연속된다.

14. **큰허리근은:**
    a) 모든 허리뼈의 몸통에 부착한다.
    b) 허리뼈를 가쪽으로 굽힌다.
    c) 넙다리신경이 분포한다.
    d) 큰허리근의 안쪽 경계부에서 패쇄신경이 나타난다.
    e) 엉치관절을 편다.

15. **간은:**
    a) 대개 갈비뼈 가장자리의 아래까지 뻗는다.
    b) 부분적으로 왼갈비아래구획에 위치한다.
    c) 왼가로막지붕과 직접 접촉한다.
    d) 지라로부터 오는 혈액을 받는다.
    e) 간의 네모엽은 간문의 위에 있다.

16. **샅굴은:**
    a) 배속빗근과 배가로근의 가장 아래 섬유에 의하여 지붕이 형성된다.
    b) 아래배벽혈관의 가장자리에 깊은 구멍이 있다.
    c) 자궁원인대가 통과한다.
    d) 엉덩샅골신경이 나타나는 얕은구멍이 있다.
    e) 깊은샅굴림프절로 가는 고환림프관이 통과한다.

임상문제

답은 367쪽에 있다.

사례연구 1

두 달 간격으로 2세 남자아이의 엄마는 아이의 음낭이 부어오른 것을 보고 가정의에게 데리고 왔다. 처음 두 번의 경우, 의사는 비정상적인 소견을 발견할 수 없었으나, 세번째 방문 시에는 종양을 발견하여 병원으로 후송하였다. 병실에 도착했을 때 음낭의 덩어리는 보이지 않았으나 물을 한잔 마실 때 아이는 침을 튀기고, 기침을 하며, 소리쳐 울기 시작하였다. 이때, 오른쪽 샅부위(groin) 아래 절반부위에 실린더모양의 덩어리가 음낭으로 뻗어 오른쪽 고환 앞에 위치하였다. 의사가 왔을 때는 아이가 토하기 시작하였다. 의사는 수술할 필요가 있다고 말했다.

질문:
1. 진단명은 무엇인가?
2. 어떻게 구조물이 배에서 음낭으로 이동할 수 있는지를 설명하라.
3. 덩어리가 왜 없어졌다 보였다 하였는가?
4. 덩어리는 어떤 해부학적 구조물로 구성되는가?
5. 왜 아이는 구토하였는가?
6. 외과의사는 무엇을 할 것인가?

사례연구 2

20세의 여성이 자동차 사고를 당했다. 이 여성은 안전벨트를 하지 않은 채 나무와 부딪혔다. 구조원은 그녀가 의자에 끼인 채 부분적으로 의식이 있었으며, 창백하고 땀을 흘리고, 맥박이 약하고 빠르게 뛰는 것을 알았다. 수액을 환자에게 주사한 후 급히 병원으로 이송하였다. 도착했을 때 그녀는 배와 왼쪽 어깨에 통증이 있음을 의사에게 말할 수 있었다. 맥박은 여전히 빠르고 혈압은 낮았다. 배는 특히 왼쪽이 아팠다. 수혈과 수술이 이루어졌다. 마취에서 깨어났을 때 그녀의 지라가 제거되었음을 듣게 되었다.

질문:
1. 의사들은 환자에게 배안에 출혈이 있음을 의심했다. 그 증거는 무엇인가?
2. 지라는 배에 대한 둔한 외상에 대하여 쉽게 손상 받는 기관이다. 그 이유는?
3. 출혈이 배안 어느 부분으로 일어났을까?

사례연구 3

50대의 한 남자가 술, 특히 독주를 항상 즐기는데, 하루는 가정의를 찾아와 6개월 동안의 피로감을 호소하였다. 며칠 전부터는 피부가 노랗게 보였기 때문에 급하게 병원에 왔다고 했다. 의사는 이 창백한 남자가 약간의 황달이 있음을 알았다. 배를 검사한 결과 배에 통증이 느껴지는 덩어리를 발견했는데, 이 덩어리는 오른쪽 갈비아래구획에 있고, 깊게 호흡할 때 2cm 정도 갈비가장자리 아래로 돌출하였다가 아래로 내려가는 덩어리였다. 의사는 더 이상 술을 먹지 말 것과 몇 가지 엄격한 식사조절을 권하였다. 채혈을 하고, 며칠 뒤 다시 오라고 하였다.

질문:
1. 의사가 내린 진단명은 무엇인가?
2. 어떤 특징이 있어서 이렇게 진단하였는가?
3. 왜 덩어리는 숨을 들이마실 때 움직였는가?

임상병리학적 검사결과 혈장빌리루빈 농도가 올라가고, 간부전(hepatic failure)과 일치하는 결과를 보였다. 그러나 환자는 다시 오지 않아 치료가 이루어지지 않았다. 1년 후 환자는 피를 많이 흘리며 집 마루바닥에 누워 죽어있었다. 부검 결과, 황달, 복수, 간에 결절이 있고, 단단하게 변해 있었다. 아래 식도부위에서 정맥류가 발견되었고, 그 중 하나가 터져 있었다. 허파, 인두와 입안 안에는 응고된 혈액, 소화 덜된 음식물이 발견되었다. 사망원인은 질식과 쇼크였다.

4. 간 질환이 어떻게 식도에 정맥류를 유발하는가?
5. 이런 환자에서 정맥류를 발견할 수 있는 다른 장소는?

사례연구 4

45세의 남자가 4시간 정도 지속되는 매우 심한 복통을 호소하며 응급실에 왔다. 배변과 배뇨할 때는 나아졌으나 다시 재발하였다. 그는 창백했고, 안절부절하며 고통을 호소하였다.

현재 아픈 장소는 오른엉덩뼈오목 부위인데, 오른쪽 등에서 작게 시작했다가 샅부위까지 아프게 되었다고 하였다. 의사는 오른엉덩뼈오목을 누르면 약간 아프고, 창자소리는 정상이며, 열이 없다는 것을 알았다. 곧창자검사결과도 정상이었다. 뇨검사 결과 육안적으로 다소 어둡게 보였고, 검사결과 혈액이 들어있었다.

질문:
1. 통증이 발생한 해부학적 장소는?
2. 왜 곧창자검사를 하였는가?

환자에게 강한 진통제를 주사하고, 수술병동에 입원시켰다. 가능한 한 많은 물을 마시도록 하고 모든 오줌을 모았다. 배방사선검사를 하여 자세히 오른쪽 요관 선을 관찰한 결과 요관에 결석 징후를 발견하였다.

3. 방사선검사에서 보이는 요관의 경로는?

정맥요로조영술(intravenous urogram)을 시행하였다.

4. 이 검사는 어떤 해부학적 구조물을 보여주는가?

이 환자는 다음날 결석이 빠져나갔다. 일단 결석이 방광으로 빠져나오자마자 통증은 사라지고, 결석은 쉽게 요도를 빠져나와 용기에 들어있었다.

그림문제

지시된 구조를 자세하게 식별하라. 답은 아래쪽에 있다.

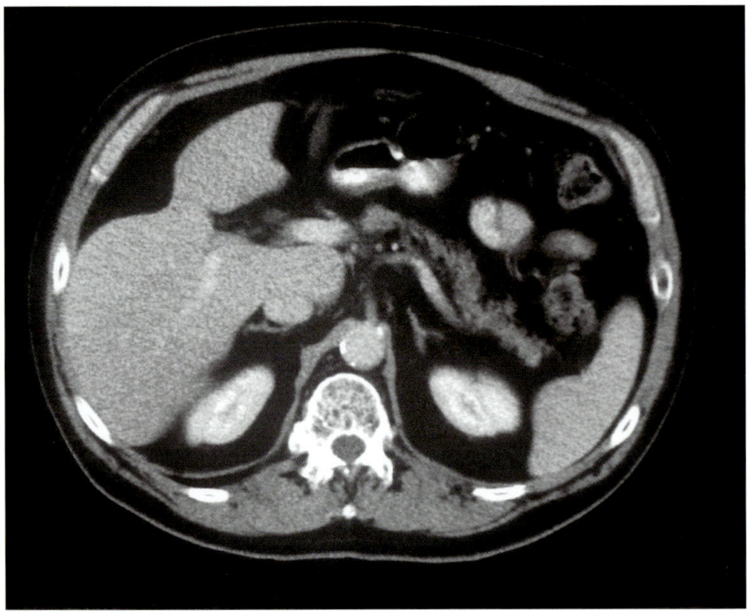

그림 4.106 열두째등뼈높이에서 찍은 가로 전산화단층촬영(CT) 영상. 그림 4.109와 비교.

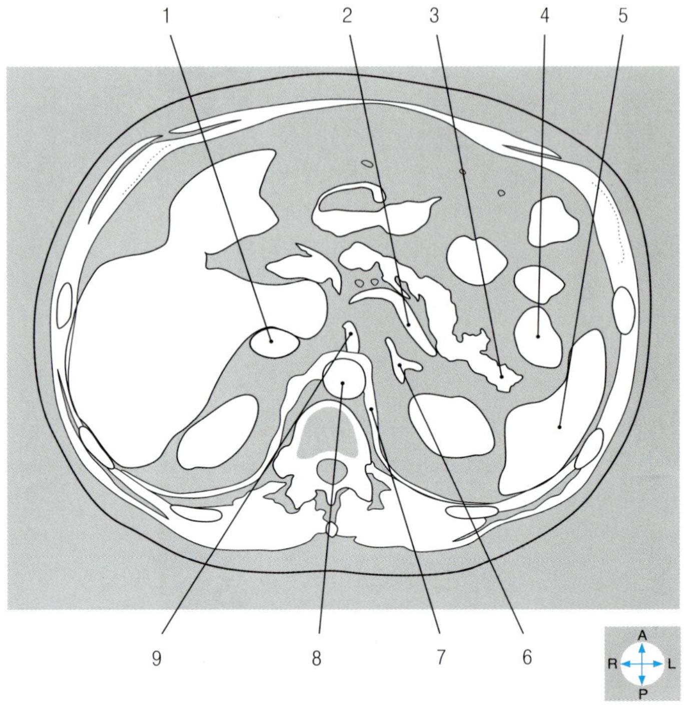

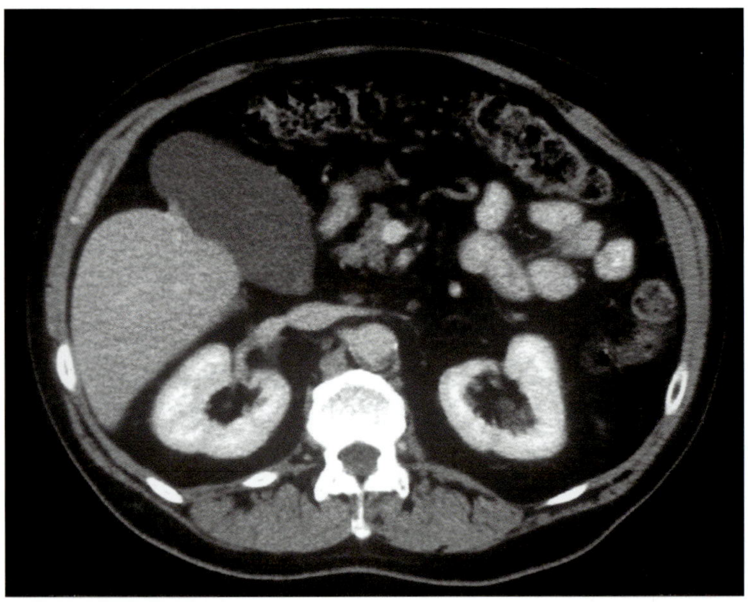

그림 4.107 둘째허리뼈높이에서 찍은 전산화단층촬영(CT)영상. 그림 4.78과 비교.

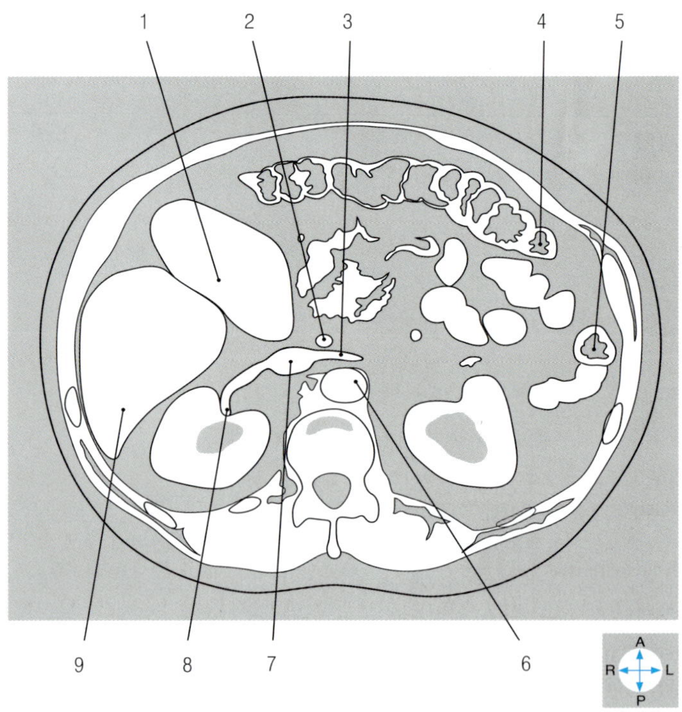

정답

그림 4.106 1 = 아래대정맥, 2 = 지라동맥, 3 = 이자꼬리, 4 = 내림잘룩창자, 5 = 지라, 6 = 왼부신, 7 = 왼가로막다리, 8 = 배대동맥, 9 = 내장동맥.

그림 4.107 1 = 확대된 쓸개, 2 = 위창자간막동맥, 3 = 왼콩팥동맥, 4 = 가로잘룩창자, 5 = 내림잘룩창자, 6 = 배대동맥, 7 = 아래대정맥, 8 = 콩팥문에서 오른콩팥정맥, 9 = 오른간엽.

지시된 구조를 자세하게 식별하라. 답은 아래쪽에 있다.

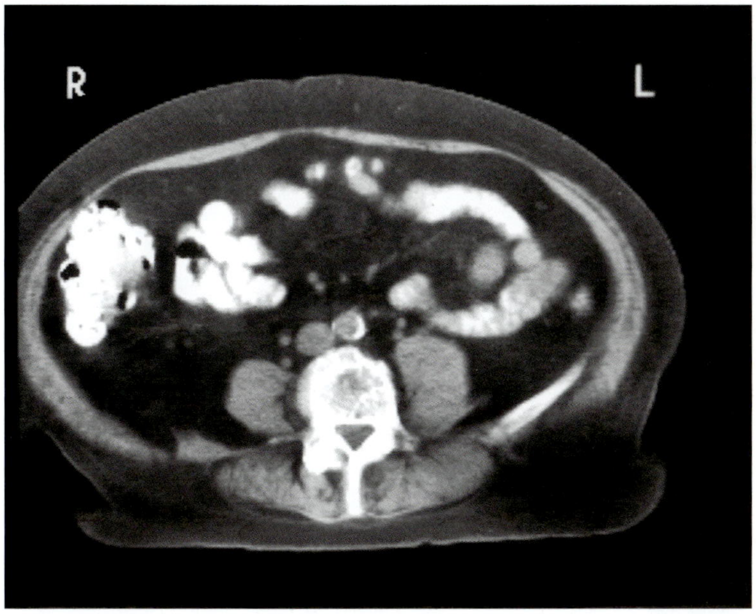

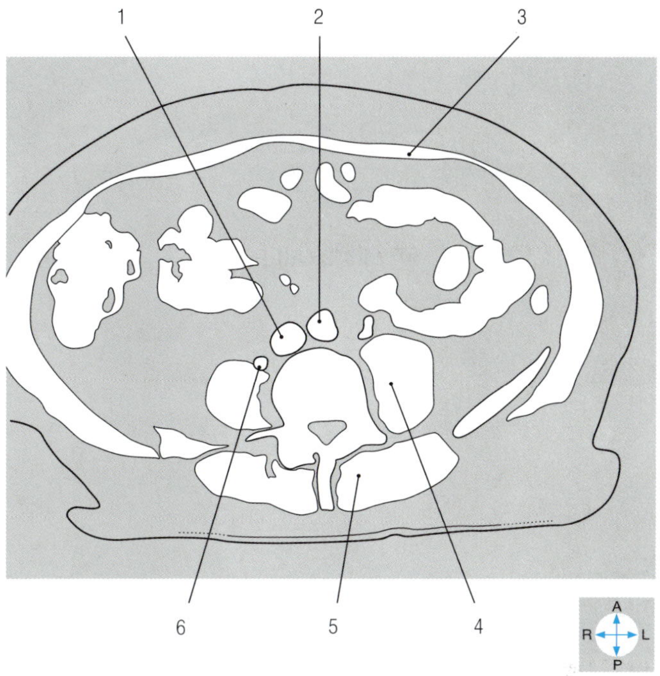

그림 4.108 넷째허리뼈에서 전산화단층촬영(CT)영상. 그림 4.110과 비교.

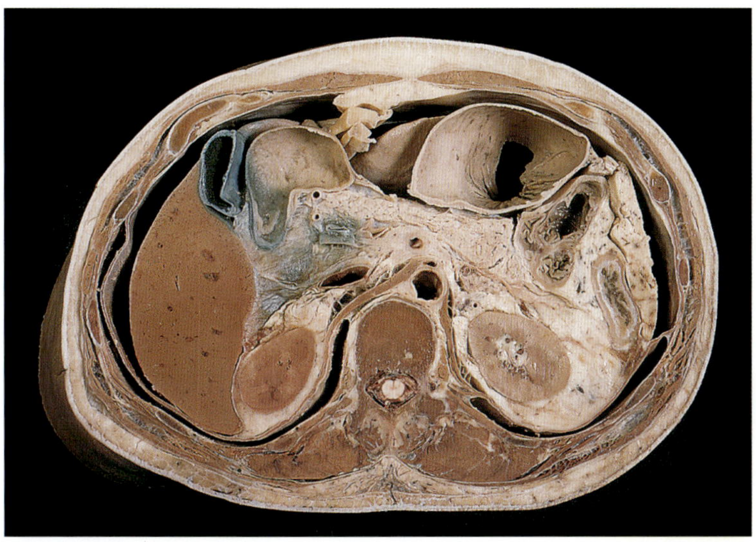

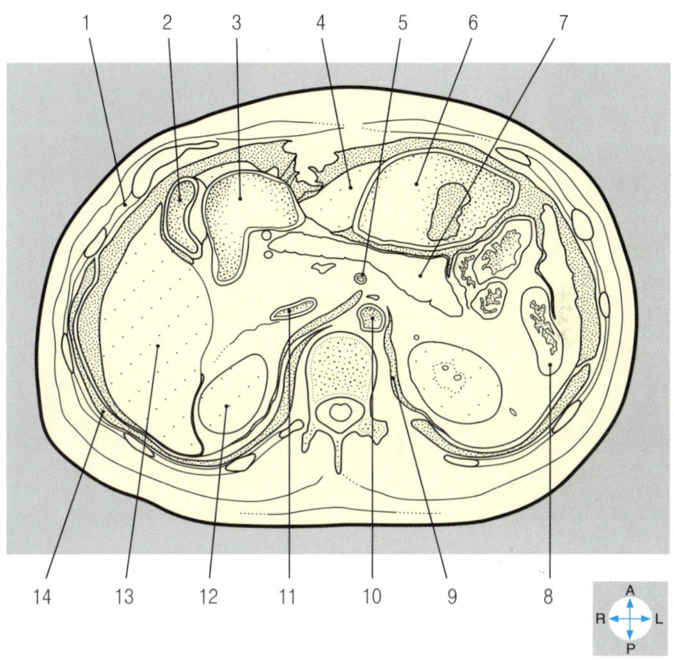

그림 4.109 열두째등뼈높이에서 가로절단면. 그림 4.106과 비교.

정답

그림 4.108 1 = 아래대정맥, 2 = 배대동맥, 3 = 배곧은근, 4 = 큰허리근, 5 = 척주세움근, 6 = 요관.

그림 4.109 1 = 갈비사이근육, 2 = 쓸개의 바닥부분, 3 = 샘창자의 둘째부분, 4 = 왼간엽, 5 = 위창자간막동맥, 6 = 위, 7 = 이자, 8 = 내림잘룩창자, 9 = 왼가로막다리, 10 = 배대동맥, 11 = 아래대정맥, 12 = 오른콩팥, 13 = 오른간엽, 14 = 갈비가로막오목.

지시된 구조를 자세하게 식별하라. 답은 아래쪽에 있다.

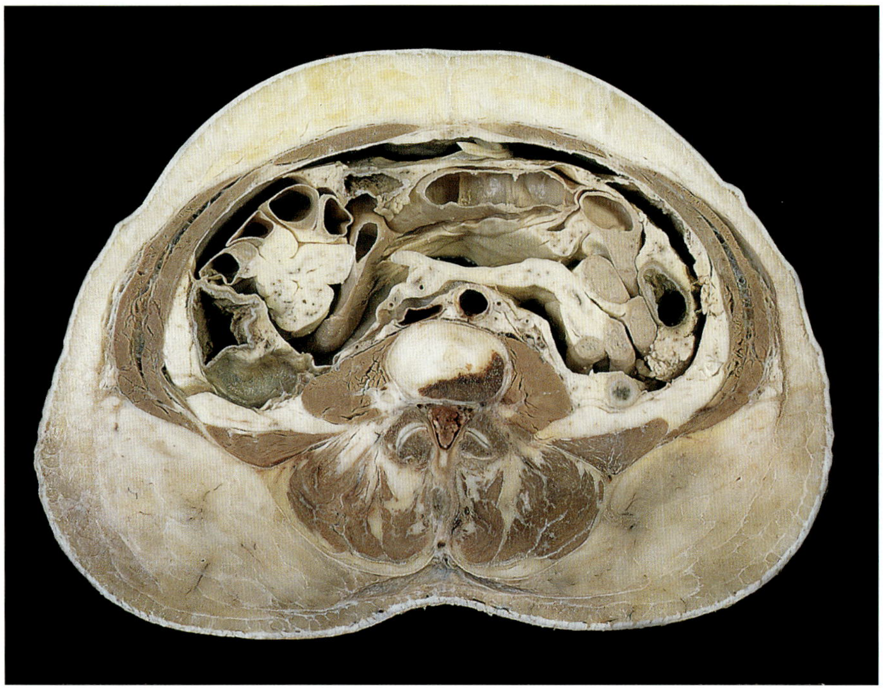

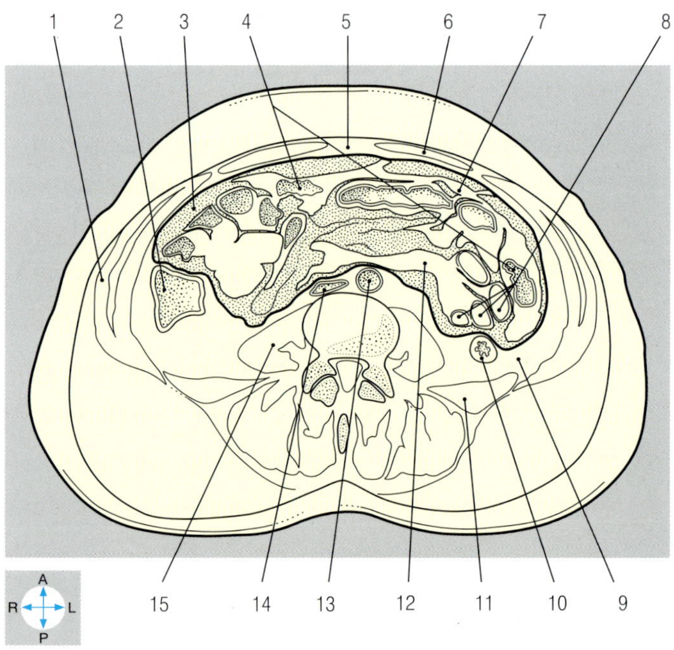

그림 4.110 셋째와 넷째허리뼈 사이의 척추사이원반높이에서 자른 절단면. 그림 4.108과 비교.

정답

그림 4.110 1 = 배바깥빗근, 2 = 올림잘룩창자, 3 = 복막공간, 4 = 가로잘룩창자, 5 = 백색선, 6 = 배곧은근, 7 = 큰그물막, 8 = 작은창자, 9 = 복막뒤지방, 10 = 내림잘룩창자, 11 = 허리네모근, 12 = 작은창자의 창자간막, 13 = 배대동맥, 14 = 아래대정맥, 15 = 큰허리근.

제 5 장 골반과 샅 Pelvis and Perineum

서론

골반안(pelvic cavity)은 배안과 직접적으로 연결되어 있다. 골반안은 샅의 아래에 위치하는 골반바닥(pelvic floor, 골반가로막[pelvic diaphragm])까지 아래쪽, 뒤쪽으로 연장된다. 몇몇 해부학자와 외과의사는 '거짓골반(false pelvis; 엉덩뼈능선[iliac crest]의 아래, 위골반문[pelvic inlet]의 위)'과 '참골반(true pelvis; 위골반문 아래)'으로 나누기도 한다. 이 장에서는 '참골반'만을 다루고 이러한 두 가지 표현은 사용하지 않을 것이다.

골반(Pelvis)

골반(pelvis) 혹은 골반안(pelvic cavity)은 대야 모양의 공간으로 위골반문(pelvic inlet)의 뒤 아래쪽에 위치하고 있다(그림 5.1). 이것은 근육, 인대, 막에 의해 보조되는 다리이음뼈(pelvic girdle)를 이루는 뼈에 의해 둘러싸여 있다. 두덩결합(symphysis pubis) 근처의 앞벽은 얕은 반면, 엉치뼈(sacrum)에 의해 이루어지는 뒤벽은 깊고 오목하다. 각각의 가쪽벽은 속폐쇄근으로 이장되어있고, 이 넓은 근육의 안쪽은 근막으로 덮여져 있다. 이 근육의 위로는 다리로 들어가는 신경과 혈관이 지나가는 두 개의 구멍이 있다. 큰궁둥구멍(greater sciatic foramen)은 볼기부위(gluteal region)로, 폐쇄관(obturator canal)은 넓적다리(thigh)로 연결된다.

골반은 방광(bladder)과 아래요관(lower ureter), 곧창자(rectum) 및 때때로 작은창자(small intestine)와 구불잘록창자(sigmoid colon)의 일부를 포함한다. 남성골반은 또한 전립샘(prostate, 방광의 아래쪽)과 정낭(seminal vesicle, 방광의 뒤쪽), 정관(ductus deferens)의 일부분을 포함한다(그림 5.5). 여성생식기관은 방광과 곧창자 사이에 있고 질(vagina)과 자궁(uterus), 자궁관(uterine tube)과 난소(ovary)를 포함한다(그림 5.6). 영아의 골반은 비교적 얕아서 방광, 자궁의 일부분은 골반가장자리 위에 놓이게 된다. 그러나 성인의 방광과 자궁은 소변으로 인한 확장이나 임신으로 인한 팽창 시 배안으로 들어가기는 하지만 이는 주로 위골반문(pelvic inlet 혹은 pelvic brim)의 아래에 위치한다. 큰복막주머니(greater sac)의 복막(peritoneum)은 골반장기(pelvic organ)의 윗부분을 덮고 있다. 이것은 남성의 경우 방광과 곧창자 사이에 한 개의 주머니로 들어가는 반면 여성의 경우는 자궁 앞뒤에서 두 개의 깊은 주머니를 형성한다. 각각의 자궁관을 싸고 있는 복막은 넓은인대(broad ligament)로 불리고, 난소는 이것의 뒤편에 붙는다.

대부분의 골반장기로의 동맥공급은 속엉덩동맥(internal iliac artery)에 의해 이루어진다(그림 5.2). 그러나 곧창자와 난소에는 배대동맥(abdominal aorta)에서 나오는 아래창자간막동맥(inferior mesenteric artery)과 난소동맥(ovarian artery)이 각각 공급한다. 비슷하게 대부분의 정맥혈액은 속엉덩정맥(internal iliac vein)으로 들어간다. 하지만 곧창자는 아래창자간막정맥(inferior mesenteric vein)을 거쳐 문맥계통(portal venous system)으로 들어가고, 난소정맥(ovarian vein)은 아래대정맥(inferior vena cava)과 왼콩팥정맥(left renal vein)으로 들어간다. 골반기관으로부터의 림프는 대부분 속엉덩림프절(internal iliac node)로 가지만 곧창자와 난소로부터의 림프는 배안에 있는 대동맥림프절(aortic node)로 들어간다.

엉치신경얼기(sacral plexus)를 포함한 골반의 많은 신경은 골반벽을 이루는 근육을 지배하며 나머지는 단순히 통과하여 다리로 들어간다. 골반장기 자체는 속엉덩동맥의 가지를 둘러싸고 있는 좌우의 골반신경얼기(pelvic plexus)를 통해 자율신경지배를 받는다. 이 얼기에 있는 부교감신경은 둘째, 셋째, 넷째엉치신경(sacral spinal nerve)의 가지인 골반내장신경(pelvic splanchinic nerve)에서 오는 반면, 교감신경은 대동맥갈림(aortic bifurcation)의 주위로부터 내려오는 아래배신경얼기(hypogastric plexus)에서 공급된다.

마름모형태인 골반바닥은 주로 좌우의 항문올림근(levator ani)에 의해 형성된다. 그것은 주로 골반벽의 속폐쇄근(obturator internus)을 둘러싸고 있는 근막에서 유래하여, 내려가서 중간선에서 융합된다. 두덩결합(symphysis pubis)근처에는 중간선에 위치하는 좁은 틈이 있고, 이것을 요도와 질이 가로지른다. 골반바닥의 중앙부는 곧창자가 관통하고, 이것은 아래뒤쪽으로 굽어 항문관(anal canal)으로 연결된다.

샅(Perineum)

샅(perineum)은 항문관(anal canal)과 바깥생식기관(external genitalia)이 포함되어 있는 얕은 부분이다. 이것은 마름모 형태를 띠고 있고 아래골반문(pelvic outlet)에 의해 경계 지어진다: 골반뼈의 아래경계와 이와 연관된 인대들(그림 5.3). 이 부분은 앞으로는 두덩결합까지, 뒤로는 꼬리뼈(coccyx)까지, 가쪽으로는 궁둥뼈결절(ischial tuberosity)까지 뻗어있다. 샅의 지붕은 두개의 항문올림근으로 형성되며, 바닥은 피부이고, 각각의 가쪽 벽은 골반벽과 유사하다. 두덩뼈(pubis)와 궁둥뼈(ischium)는 속폐쇄근(obtura-

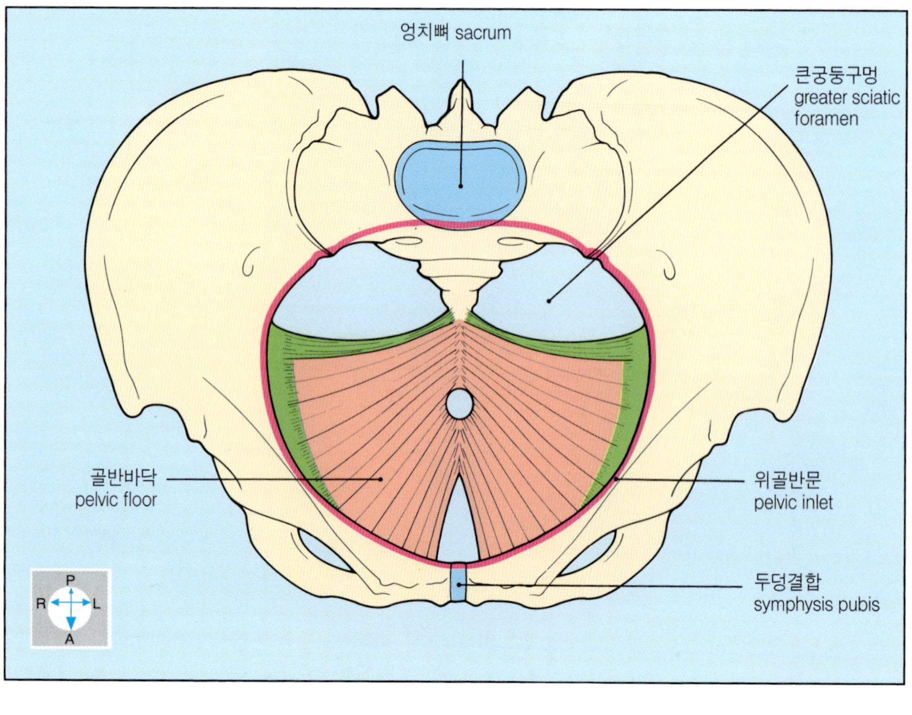

그림 5.1 위골반문(pelvic inlet)과 골반바닥(pelvic floor)을 관찰하기 위해 위앞쪽에서 비스듬하게 본 그림 .

tor internus)으로 덮여져 있다.

항문삼각(anal triangle)인 샅의 뒤쪽 반은 항문관과 조임근(sphincter) 및 지방으로 채워진 공간인 궁둥항문오목(ischioanal fossa, 궁둥곧창자오목[ischiorectal fossa])이 포함되어 있다. 각각의 오목은 작은 구멍인 작은궁둥구멍(lesser sciatic foramen)을 통해 볼기부위와 교통한다. 비뇨생식삼각(urogenital triangle)인 샅의 앞쪽 반은 바깥생식기관(external genitalia)이 포함되어 있다. 여성의 경우 질의 아래부분과 요도는 음문(vulva; 대음순[labia majora]과 소음순[labia minora] 및 음핵[clitoris])에 의해 둘러싸여 있고, 남성의 경우 요도의 먼 부분은 음경에 의해 둘러싸여 있다. 음경뿌리의 아래쪽에는 음낭(scrotum)이 있다. 음낭은 샅부분에 있지만 이는 4장에서 고환(testis)과 샅굴(inguinal canal)과 함께 설명하기로 한다(136쪽 참조).

고환을 제외하고, 음낭(scrotum)을 포함하는 샅의 대부분의 구조물은 음부신경(pudendal nerve)과 속음부혈관(internal pudendal vessel)에 의해 공급된다(그림 5.2). 골반에서 나오는 신경혈관다발은 항문올림근을 관통하지 않고 샅에 이르며, 대신에 큰궁둥구멍, 볼기부위, 작은궁둥구멍을 가로질러 샅에 도달한다. 신경과 혈관은 샅을 지나 항문관, 음낭이나 음순, 음경 또는 음핵으로 가는 가지를 낸다. 이러한 구조물에서 유래하는 대부분의 림프는 샅고랑림프절(inguinal node)로 들어가는데, 이 림프절은 또한 항문관과 질의 아래부분으로부터 들어오는 림프도 받는다. 그러나 고환의 림프는 배에 있는 대동맥림프절(aortic lymph node)로 들어간다.

음부신경(pudendal nerve)은 바깥항문조임근(external anal sphincter)과 요도조임근(urethral sphincter)을 포함하여 샅의 많은 가로무늬근에 운동신경가지를 낸다. 또한 이 신경은 항문관, 질, 요도와 샅피부 대부분에 감각신경가지를 낸다.

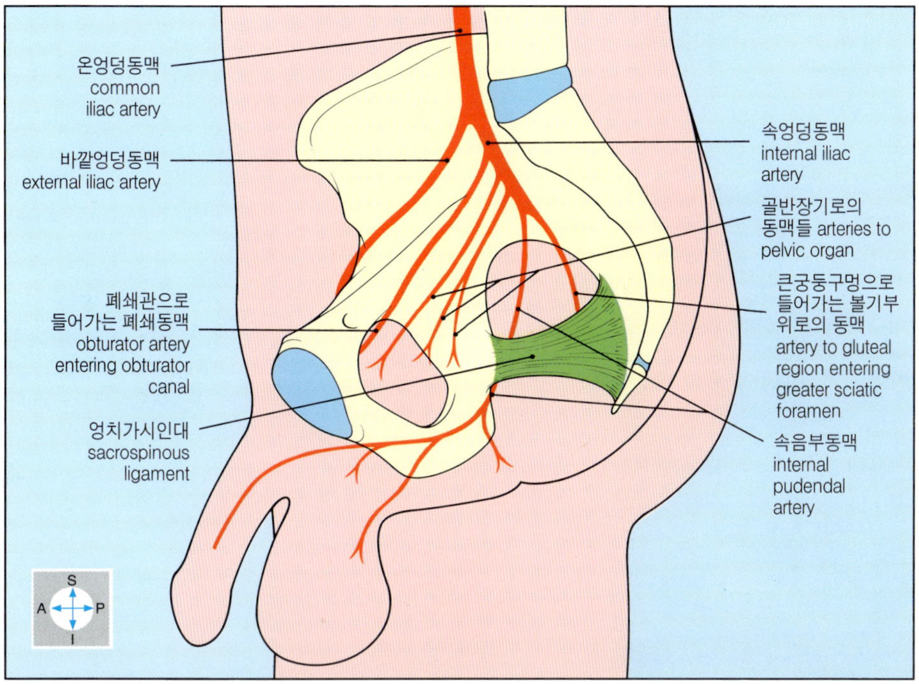

그림 5.2 골반(pelvis), 샅(perinuem), 다리로의 속엉덩동맥(internal iliac artery)과 몇몇 가지.

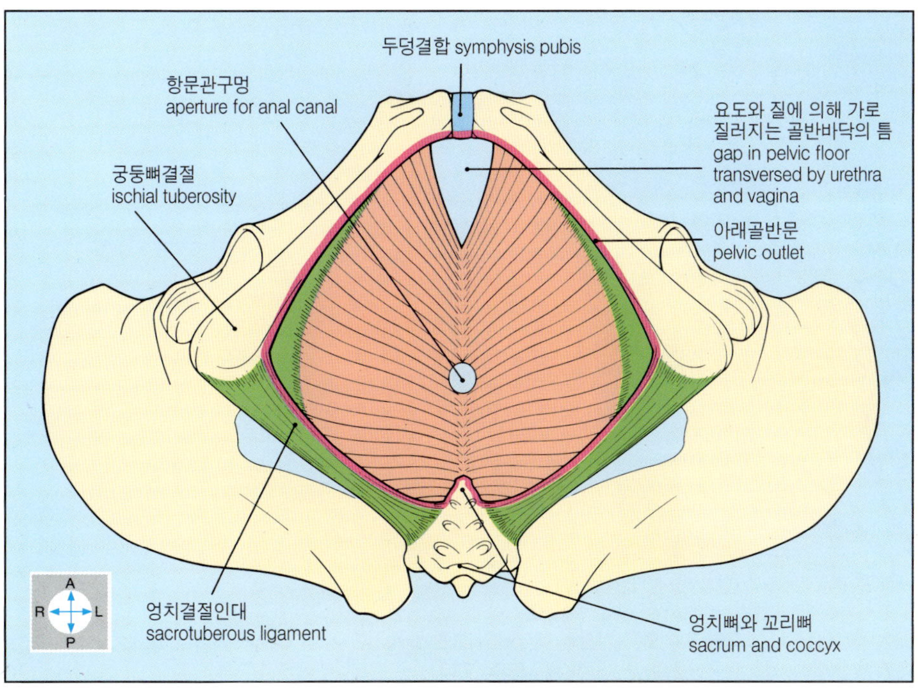

그림 5.3 아래골반문(pelvic outlet)과 샅의 경계를 보여주는 다리이음뼈(pelvic girdle)의 아래면.

골반안(Pelvic cavity)

골반안은 배안(abdominal cavity)과 직접적으로 연결되어 있지만 두 지역은 위골반문(pelvic inlet)(골반가장자리, pelvic brim)이라는 가상의 면으로 구분할 수 있다. 이것은 대략 수평면에서부터 45도 정도로 누워 있고 뒤로는 엉치뼈곶(sacral promontory), 가쪽으로는 활꼴선(arcuate line)과 두덩근선(pectineal line), 앞쪽으로는 두덩결합(pubis symphysis)의 위쪽가장자리 및 두덩뼈능선(pubic crest)을 포함한다(그림 5.4).

위골반문 아래쪽에 골반뼈로 이루어진 벽에는 두 쌍의 근육이 부착된다. 속폐쇄근(obturator internus)과 궁둥구멍근(piriformis)은 골반에서 유래하는데 이들의 힘줄은 볼기부위를 지나 넙다리뼈(femur)에 이른다. 속폐쇄근(obturator internus)의 안쪽면을 덮고 있는 근막은 치밀하며, 골반바닥을 형성하기 위한 부착부위를 제공한다. 궁둥구멍근(piriformis)은 엉치뼈(sacrum)의 앞쪽 표면에서 일어나며 엉치신경얼기(sacral plexus)의 큰 신경들에 의해 부분적으로 덮여 있다(그림 5.4).

남녀 모두에서 골반안에는 요관(ureter)의 아래부분, 작은창자 또는 큰창자의 일부 및 곧창자와 방광이 포함되어 있다. 나머지 기관은 성에 따라 다르다. 골반에 있는 남성생식기관은 전립샘(prostate)과 정낭(seminal vesicle), 정관(ductus deferens)이다(그림 5.5). 여성생식기관은 난소(ovary), 자궁관(uterine tube), 자궁(uterus), 질(vagina)의 윗부분이다(그림 5.6).

복막(Peritoneum)

복막은 가쪽과 뒤쪽 골반벽을 싸고 있으며, 골반장기(pelvic organ)의 대부분을 덮는다(그림 5.5, 5.6). 남녀 모두에서 복막은 앞배벽에서 방광의 윗면으로 뻗어있다. 남성의 경우 복막은 방광의 뒷면으로 내려와서 곧창자로 가서 곧창자방광오목(rectovesical pouch)을 형성한다(그림 5.14). 여성의 경우 복막은 방광에서 자궁몸통의 앞면으로 뻗어 방광자궁오목(vesicouterine pouch)을 형성한다(그림 5.6). 이것은 자궁바닥(fundus of the uterus)을 덮고, 양쪽에서 자궁관 위를 지나 자궁넓은인대(broad ligament)를 형성한다. 자궁의 뒤쪽 면으로부터 복막은 질의 둥근 천장(vault) 위를 지나 곧창자의 앞으로 가서 곧창자자궁오목(rectouterine pouch[of Douglas])을 형성한다. 체액은 남성의 경우 곧창자방광오목(rectovesical pouch)에 모일 것이고 여성의 경우는 곧창자자궁오목(rectouterine pouch)에 모인다. 만약 감염되었다면 이 부위에 골반고름집(pelvic abscess)을 형성하게 될 것이다.

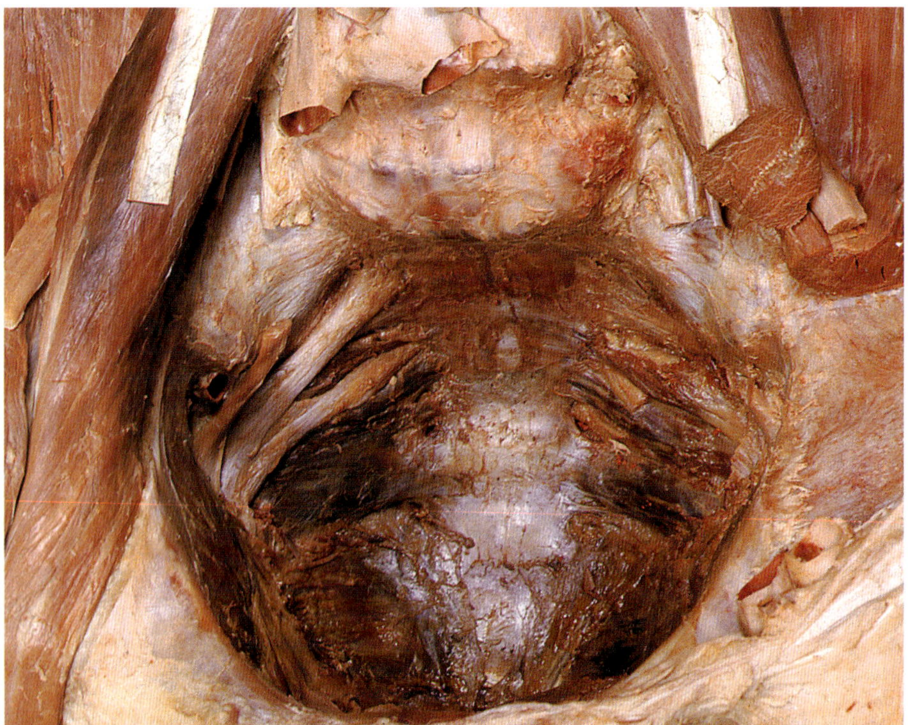

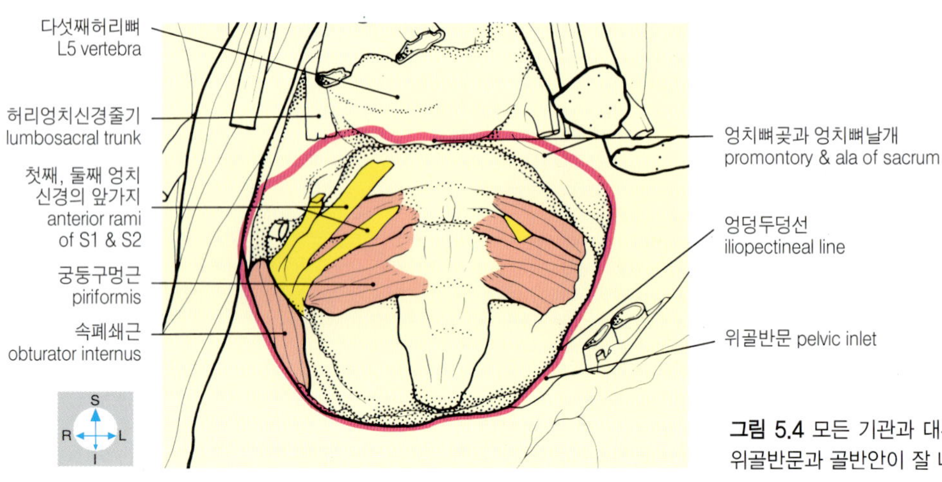

그림 5.4 모든 기관과 대부분의 혈관은 제거한 후의 골반과 아래배(lower abdomen). 위골반문과 골반안이 잘 나타나 있다.

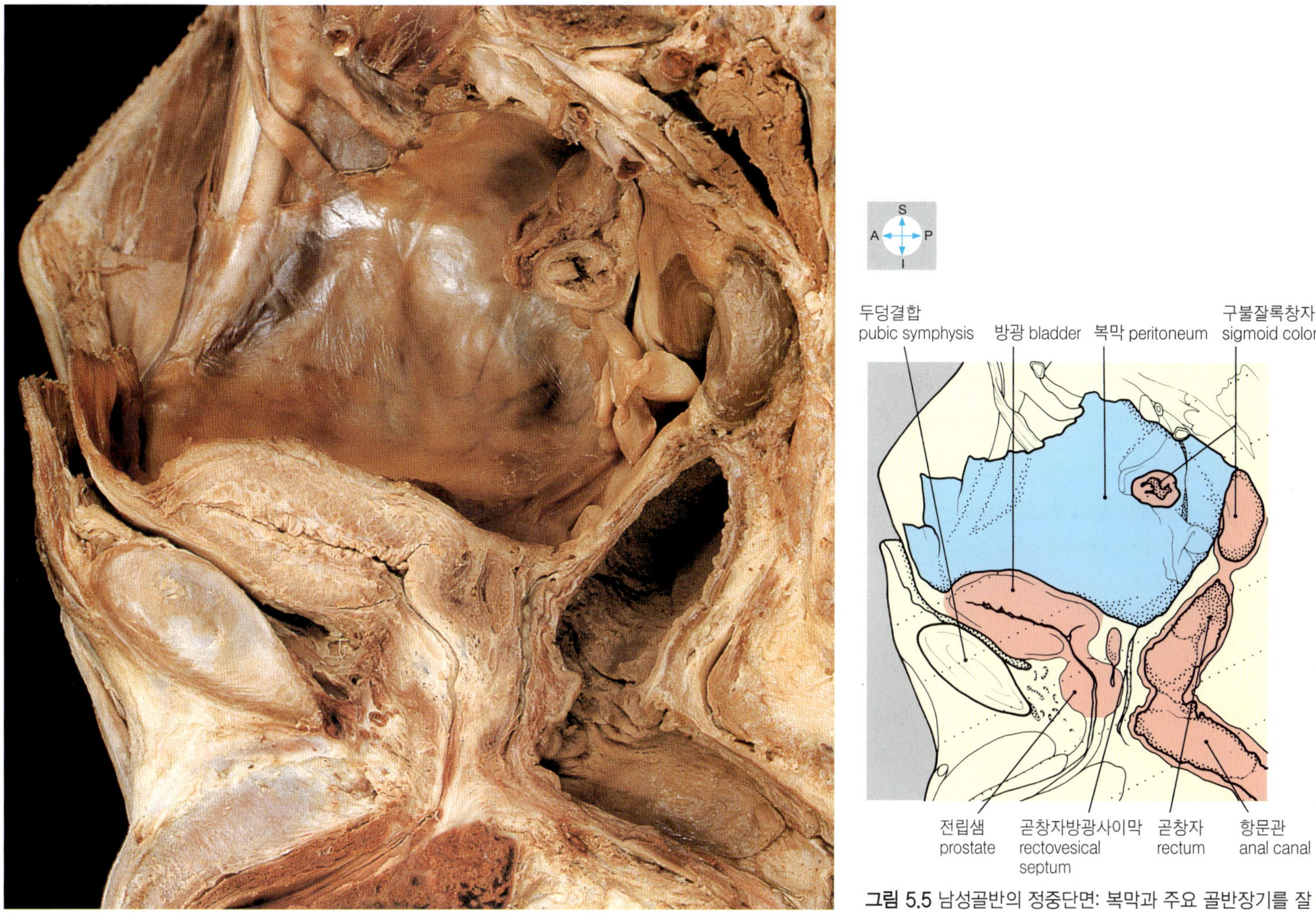

그림 5.5 남성골반의 정중단면: 복막과 주요 골반장기를 잘 보여준다.

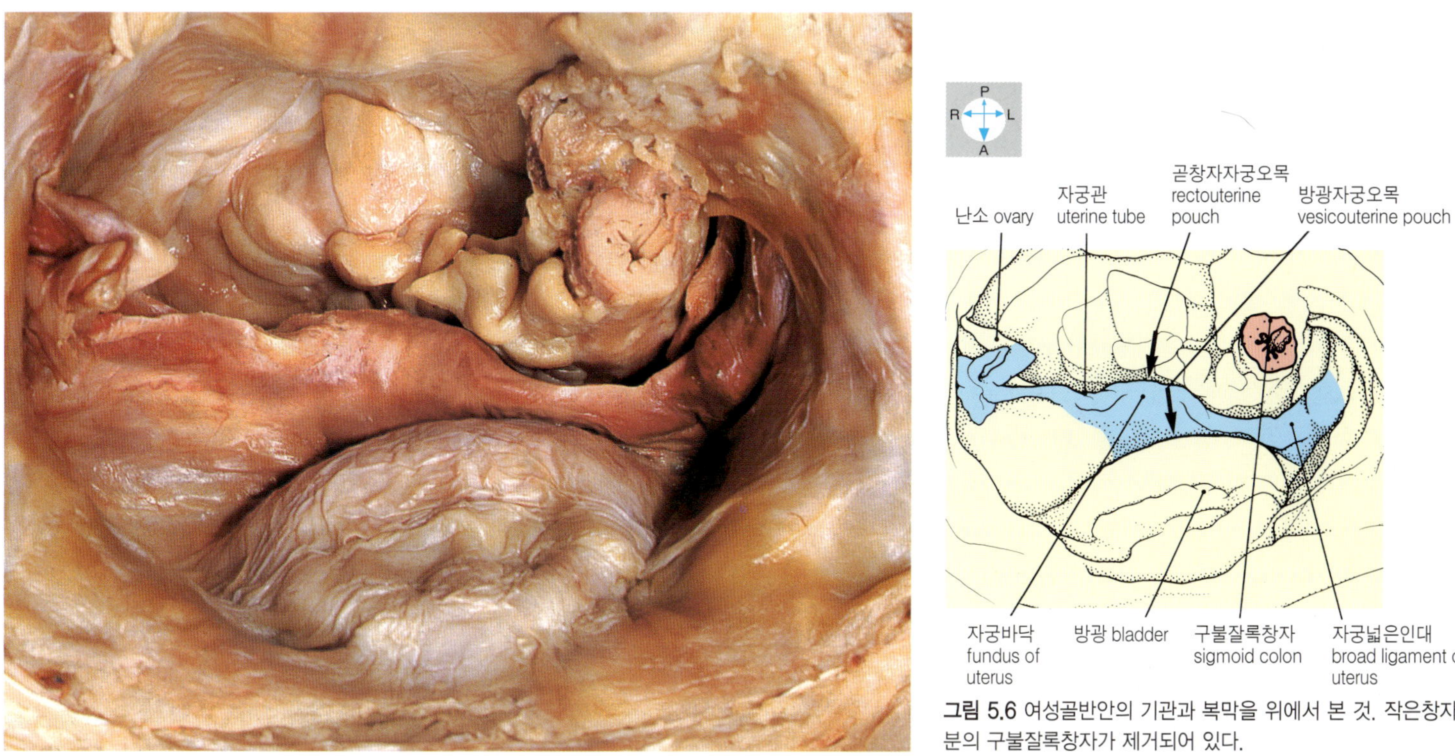

그림 5.6 여성골반안의 기관과 복막을 위에서 본 것. 작은창자와 대부분의 구불잘록창자가 제거되어 있다.

곧창자(Rectum)

곧창자는 큰창자의 먼 부분으로, 골반안(pelvic cavity)의 뒷부분에 위치한다. 곧창자는 셋째엉치분절 앞에 위치하는 곧창자구불잘록창자경계(rectosigmoid junction)에서 구불잘록창자와 연결되는데, 종종 창자와 예각을 이루며 만나므로 잘록창자보개(colonoscope)의 진입을 방해한다(그림 5.7). 곧창자는 앞아래쪽으로 굽어 엉치뼈의 앞면에 이르고 그 이후에 골반바닥의 윗면에 이른다. 이것은 중간선의 옆으로 기울어지는데, 이러한 가쪽으로의 굽이(flexure)는 기관이 팽창되었을 때 더욱 두드러진다. 곧창자의 가장 아래부분인 팽대(ampulla)는 가장 팽창이 잘되는 부분이다. 곧창자는 급격하게 뒤아래쪽으로 굽어진 후 골반바닥을 관통하여 항문관과 연결되는 항문곧창자경계부(anorectal junction)에서 끝이 난다(그림 5.5).

잘록창자(colon)와 다르게 곧창자는 복막주렁(appendices epiploicae)이 없고, 잘록창자띠(taeniae)가 없으며 세로근육층(longitudinal muscle)이 둘레 주위로 균일하게 분포되어 있다. 점막층은 세층이고, 곧창자관 내강으로 튀어나와 가로주름을 형성한다.

관련구조(Relations)

곧창자의 위 2/3는 복막안(peritoneal cavity)의 아래부분 대부분과 관련되어 있다. 곧창자의 위쪽 1/3은 앞쪽과 양쪽 옆면이 복막으로 덮여 있는 반면, 중간 1/3은 앞면만이 복막으로 덮여있고, 곧창자자궁오목(rectouterine pouch) 혹은 곧창자방광오목(rectovesical pouch)의 뒤에 있다.

곧창자 윗부분에서 뒤로는 엉치뼈(sacrum), 꼬리뼈(coccyx), 궁둥구멍근(piriformis)이 있고 아래부분에는 항문올림근(levator ani muscle)이 있다. 곧창자의 뒤로 위곧창자혈관(superior rectal vessel)(그림 5.7), 자율신경의 아래배신경얼기(hypogastric plexus of autonomic nerve), 중간선의 양 옆으로 교감신경줄기(sympathetic trunk)와 엉치신경얼기(sacral plexus)가 내려온다. 곧창자의 가쪽으로는 자율신경의 골반신경얼기(pelvic plexus)와 요관(ureter)이 위치한다.

곧창자 윗부분에서 앞으로는 골반안으로 내려가는 구불잘록창자(sigmoid colon)와 돌창자(ileum)가 있다. 곧창자팽대(rectal ampulla)의 앞쪽과 관련된 구조는 곧창자 검사 시 만져지므로 임상적으로 중요하다. 남성의 경우 이와 관련된 구조는 전립샘(그림 5.5), 방광바닥, 정낭과 정관의 팽대부분이다. 여성의 경우는 곧창자팽대가 질의 뒷벽에 근접해 있어서 곧창자 검사 시 자궁목이 만져진다.

혈액공급(Blood supply)

곧창자의 동맥공급은 주로 위곧창자동맥(superior rectal artery)(그림 5.7)이 담당하고, 이는 아래창자간막동맥(inferior mesenteric artery)과 연결된다(165쪽 참조). 이러한 혈액공급은 속엉덩동맥(internal iliac artery)으로부터 나온 중간곧창자가지(middle rectal branch)에 의해 보충된다. 정맥혈액은 위곧창자정맥(superior rectal vein)과 이것과 연결된 아래창자간막정맥(inferior mesenteric vein)을 통해 문맥계통(portal venous system)으로 들어간다. 또한, 중간곧창자정맥(middle rectal vein)을 통하여 속엉덩정맥(internal iliac vein)으로 들어간다. 위곧창자정맥과 중간곧창자정맥이 연결되면서 곧창자의 벽은 문맥대정맥연결(portacaval anastomosis)의 장소가 된다(167쪽 참조).

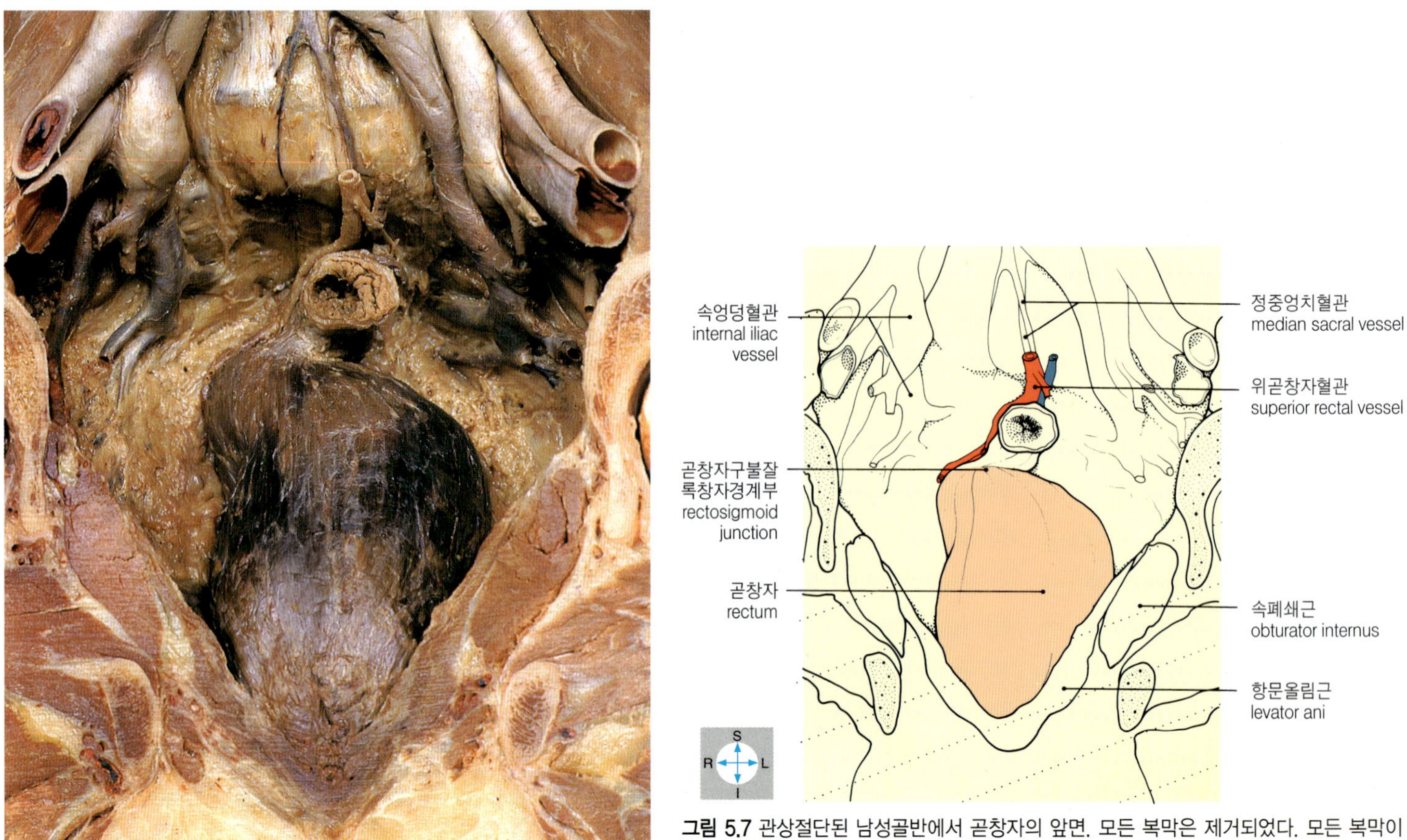

그림 5.7 관상절단된 남성골반에서 곧창자의 앞면. 모든 복막은 제거되었다. 모든 복막이 제거된 남성골반의 관상단면 앞면.

여성속생식기관(Female internal reproductive organs)

여성속생식기관은 자궁(uterus), 질(vagina), 한 쌍의 난소(ovary)와 자궁관(uterine tube 혹은 나팔관[fallopian tube])을 말한다. 자궁과 난소는 특히 폐경기 이후 위축된다.

자궁(Uterus)

자궁은 서양배모양(pear-shaped)으로 생긴 기관으로 길이가 대략 8cm이다. 자궁의 주된 부분은 자궁몸통(body or corpus)인데, 이는 임신 후에는 커져있다. 아래쪽으로 자궁은 원통형의 목(neck) 혹은 자궁목(cervix)으로 점점 가늘어지며, 이는 질의 위쪽으로 튀어나온다(그림 5.9).

자궁몸통은 주로 방광의 윗면에 위치한다(그림 5.8). 방광이 차거나 비워짐에 따라서 자궁몸통은 상대적으로 움직이지 않는 자궁목 위에서 움직인다. 따라서 방광이 비워지면 자궁몸통이 앞으로 굽지만(자궁목에서 앞으로 굽음), 방광이 늘어나면 자궁은 자궁목에서 뒤로 굽게 된다.

자궁몸통(Uterine body)

자궁몸통은 앞아래쪽과 뒤위쪽 표면을 가진다. 좌우면은 넓은인대(broad ligament)가 부착하고 위로는 자궁관(uterin tube)이 붙어있다(그림 5.8, 5.11). 자궁관 사이에 있는 자궁몸통의 둥근, 위쪽 끝부위를 바닥(fundus)이라고 부른다.

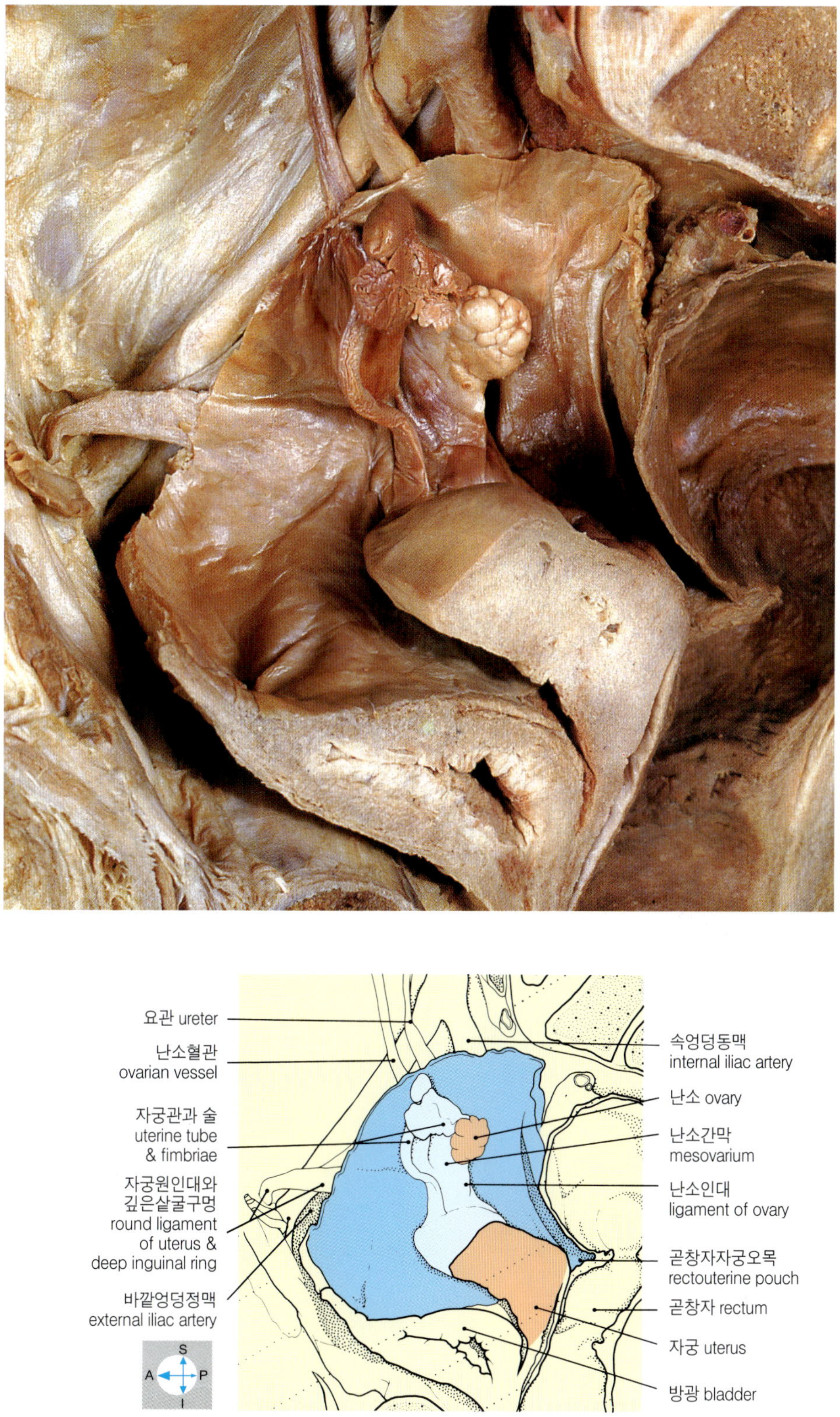

그림 5.8 오른쪽 난소(ovary)와 넓은인대(broad ligament).

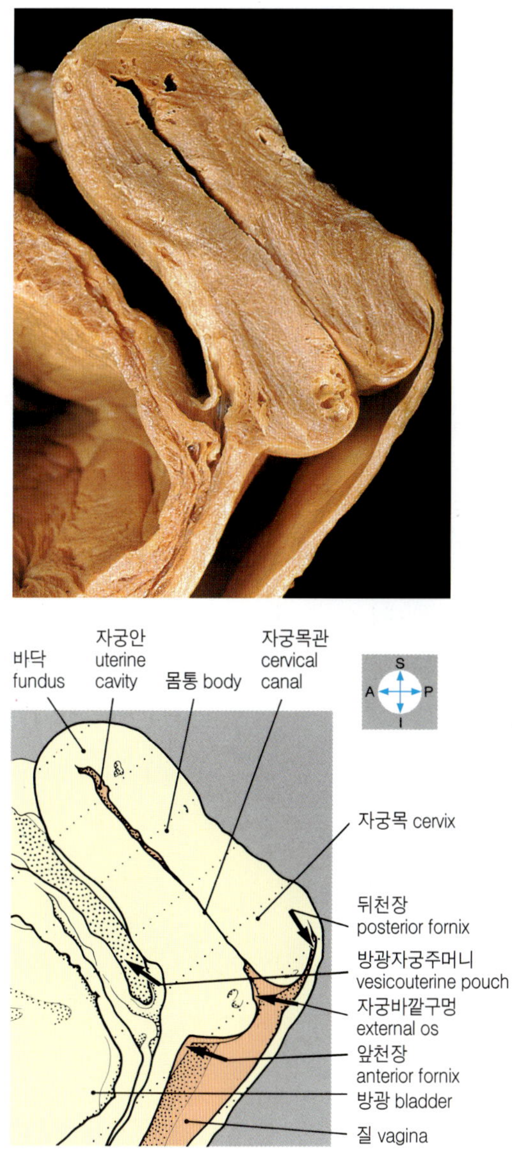

그림 5.9 자궁과 질의 시상단면.

자궁의 뒤윗면에는 구불잘록창자(sigmoid colon)나 돌창자(ileum)가 있다. 앞면은 복막에 의해 덮여있는데, 이는 넓은인대와 연결되어 있다(그림 5.11). 넓은인대 안의 자궁에는 자궁동맥(uterine artery)과 이와 관련된 정맥얼기가 인접해 있다. 자궁의 양 옆에는 난소인대(ligament of the ovary)와 자궁원인대(round ligament)가 자궁관이 시작되는 인접부위의 자궁몸통에 붙어 있다. 태아길잡이(fetal gubernaculum)의 잔여물인 이 인대들은 넓은인대 안에서 가쪽으로 주행하여 복막 안에서 능선을 형성한다. 난소인대는 난소의 안쪽극(medial pole)에 붙고 자궁원인대(round ligament)는 가쪽 골반벽으로 가서 복막바깥조직 안에서 앞으로 굽는다. 자궁원인대는 바깥엉덩정맥(external iliac vessel)을 교차하여 깊은샅굴구멍(deep inguinal ring)으로 들어가서 샅굴을 가로질러 대음순의 피부밑조직에서 끝난다(그림 4.22).

자궁몸통의 벽은 두꺼운 민무늬근육층(myometrium)으로 구성되어 있으며, 월경주기의 단계에 따라 두께가 변하는 혈관점막층(endometrium)에 의해 이장되어 있다. 자궁안(uterine cavity)은 시상절단 시 좁지만, 관상절단 시 삼각형이고 자궁관이 들어가는 곳에서 가장 넓어진다(그림 5.10). 자궁안은 아래로 갈수록 점점 좁아지며 자궁속구멍(internal os)을 통해 자궁목관(cervix canal)과 이어진다.

자궁목(Cervix)

자궁목은 두꺼운 벽으로 되어 있으며 자궁목관(cervical canal)이라는 좁은 내강을 포함하고 있다(그림 5.9, 5.11). 자궁목관은 자궁속구멍(internal os)를 통해 위쪽으로 자궁안과 연결되고, 아래쪽으로는 자궁바깥구멍(external os)에서 질로 열린다. 자궁바깥구멍은 첫번째 질분만(vaginal delivary) 전에는 원형이지만 그 후에는 타원형으로 된다. 자궁목은 자궁몸통과는 대체로 일렬로 있지만, 질의 장축에 대해 대략 직각으로 놓여있다(앞돌림이라 불리는 자세).

자궁목의 반은 질의 위에 위치하고(supravaginal part) 있으며, 자궁목의 뒷부분은 자궁몸통에서 질의 둥근천장까지 뻗어있는 복막에 의해 덮인다. 넓은인대의 뿌리는 자궁목의 이 부분에 붙고 자궁동맥(uterine artery)을 포함하고 있다(그림 5.13). 혈관은 요관의 위에서 안쪽으로 굽어, 자궁목의 옆에서 위로 주행한다. 앞쪽으로는 자궁목의 질위쪽부분(supravaginal part)이 방광의 뒷면과 연관되어 있다. 자궁목의 아래쪽 반은 질의 앞쪽 벽으로 돌출되어 임상검사가 가능하게 된다.

자궁몸통과 자궁목은 자궁동맥(uterine artery)의 가지와 속엉덩동맥(internal iliac artery)의 가지에 의해 혈액이 공급된다. 정맥혈액은 속엉덩정맥(internal iliac vein)으로 들어가는 자궁정맥얼기(uterine venous plexus) 안으로 들어간다(그림 5.13).

자궁관(Uterine tube)

각각 대략 10cm인 한 쌍의 자궁관은 넓은인대의 위모서리 안에서 뻗어 있으며(그림 5.8, 5.9, 5.11) 난소로부터 자궁안으로 난자를 운반한다. 난소 주위에서 각 자궁관의 내강은 골반구멍(pelvic aperture)을 통해 복막안과 연결된다. 이 구멍은 손가락같은 돌기(난소에 붙는 술[fimbria])를 가진 깔때기(funnel)모양의 깔때기(infundibulum)로 연결된다. 깔때기는 자궁관의 가쪽에 비교적 넓게 형성된 팽대(ampulla)로 연결된다. 자궁관의 안쪽부위인 잘룩(isthmus)은 좁은 부위이며, 자궁관의 벽속부분(intramural part)이 자궁벽과 연결된다.

자궁관 안쪽부위의 혈액공급은 자궁동맥(uterine artery)의 종말가지에 의해 이루어진다. 이 혈관은 넓은인대의 윗부분에서 가쪽으로 가서 자궁관의 가쪽에 혈액을 공급하는 난소동맥(ovarian artery)과 연결(anastomosis)된다. 정맥혈액은 동맥과 동반하는 정맥으로 흘러 들어간다. 난자의 수정은 자궁관에서 일어나는데 주로 팽대에서 일어난다. 자궁관의 폐쇄는 불임의 주된 원인이다.

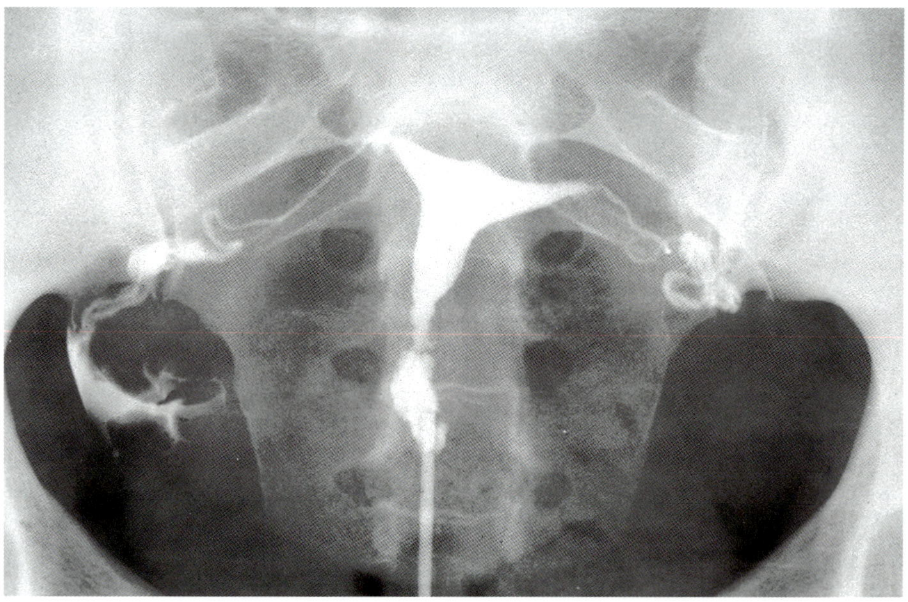

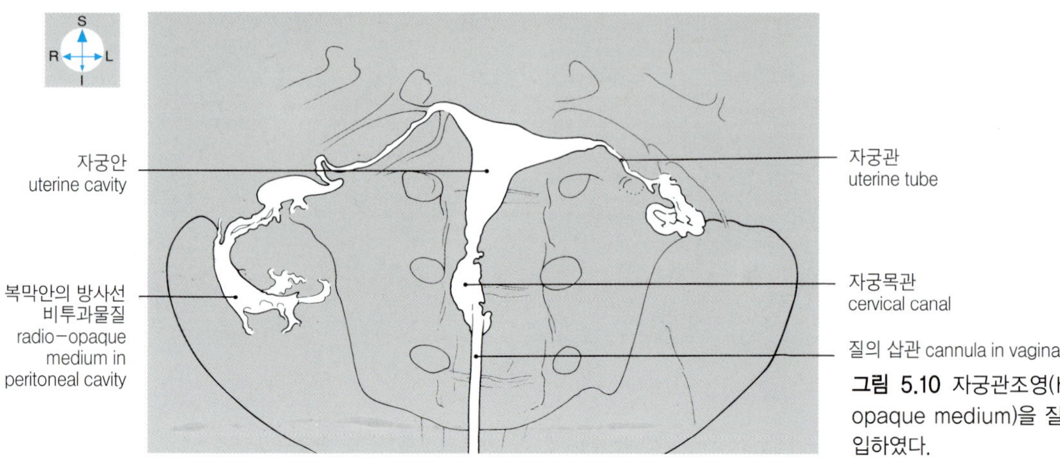

그림 5.10 자궁관조영(hysterosalpingogram). 방사선비투과물질(radio-opaque medium)을 질에서 삽관(cannula)을 통해 자궁과 자궁관 안으로 삽입하였다.

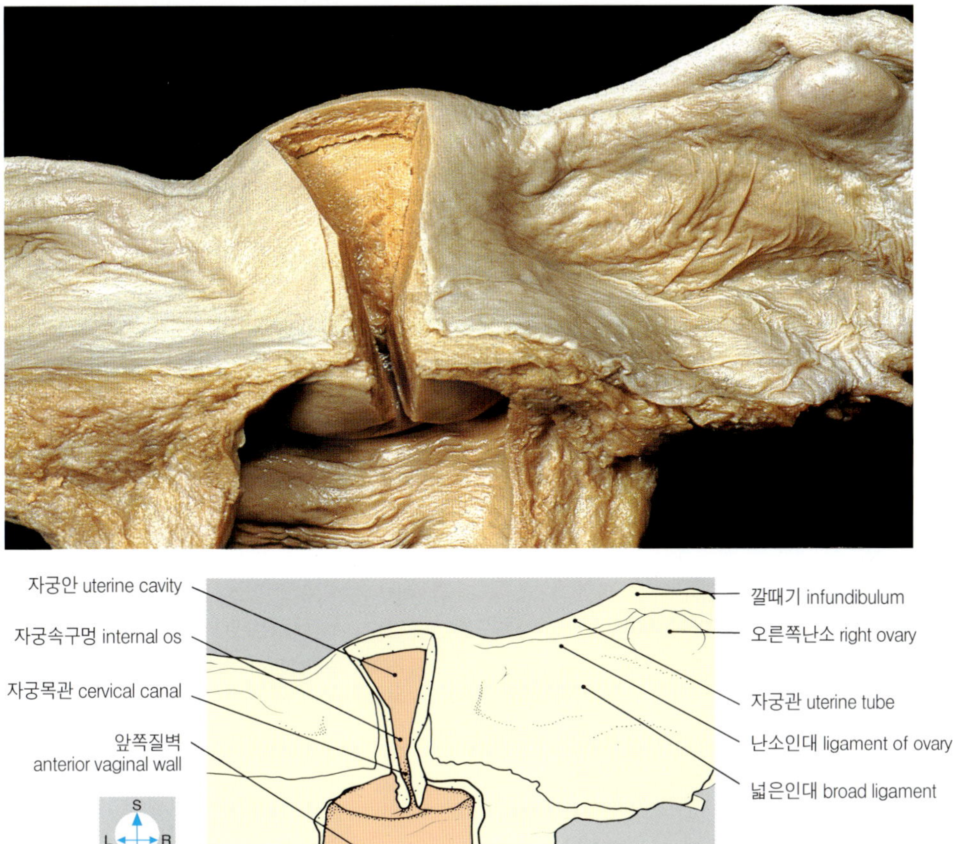

그림 5.11 뒷벽을 제거하여 노출시킨 자궁안과 자궁목관.

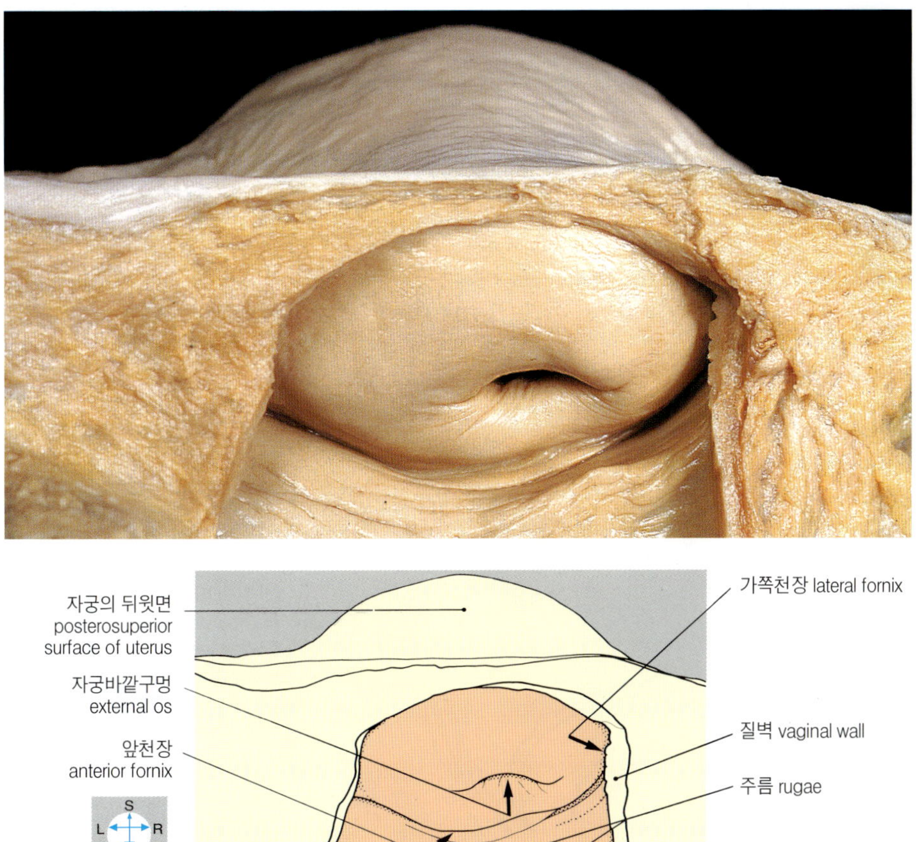

그림 5.12 질의 뒷벽을 제거하여 나타낸 자궁목의 질 안쪽 부분.

난소(Ovary)

난소는 가쪽 골반벽에 인접해 있으며, 넓은인대(broad ligament)의 뒷면에 매달려 있다(그림 5.8). 각 난소는 타원형이고 길이는 4cm, 폭은 2cm에 이른다. 난소의 한쪽 끝은 안쪽으로 자궁을 향해 있고, 다른 끝은 가쪽으로 자궁관 끝의 술을 향하고 있다. 각 난소는 난소혈관을 담고 있는 난소간막(mesovarium)이라는 복막의 소매(sleeve)에 의해 넓은인대에 붙어 있다. 그러나 대부분의 난소 표면은 복막이 없다. 난소인대(ligament of the ovary)는 난소의 안쪽 끝에 붙어 있으며, 넓은인대 안에서 주행하여 자궁몸통 옆에 다다른다. 난소는 흔히 바깥엉덩혈관(external iliac vessel)과 속엉덩혈관(internal iliac vessel)사이에 있는 가쪽골반벽위의 난소오목(ovarian fossa)이라는 곳에 놓여 있다. 요관(ureter)은 난소오목의 뒤쪽에서 내려오고 폐쇄신경과 혈관은 난소오목의 바닥을 가로지른다(그림 5.13). 따라서 이 부위에서 벽쪽복막을 포함하는 난소의 질병은 신경을 통해 넙다리의 안쪽 면에 연관통증을 야기한다.

난소는 배대동맥(abdominal aorta)의 직접 가지인 난소동맥(ovarian artery)(그림 5.13)에 의해 혈액이 공급된다(172쪽 참조). 이 혈관은 골반가장자리(pelvic brim)를 가로지른 후 난소걸이인대(suspensory ligament of the ovary)(골반누두인대[infundibulopelvic ligament])를 가로지른 다음, 넓은인대로 들어가서 난소간막(mesovarium)의 종말가지로 나누어진다. 난소에서는 수많은 정맥(덩굴정맥얼기[pampiniform plexus])으로 혈액이 들어가고, 이것들이 합쳐져서 난소정맥을 형성한다. 오른쪽 난소정맥은 아래대정맥(inferior vena cava)으로 들어가고 왼쪽 난소정맥은 주로 왼쪽콩팥정맥(left renal vein)과 합쳐진다(175쪽 참조).

질(Vagina)

질은 8~10cm의 관모양 기관으로, 앞, 아래로 경사져있다(그림 5.8, 5.9). 끝이 막힌 둥근천장(vault)을 포함한 위쪽 2/3는 골반안(pelvic cavity)에 있다. 질은 골반바닥을 뚫고 아래쪽으로 소음순 사이로 열려있다(218쪽 참조). 앞뒤의 질벽은 가깝게 있다. 표면에는 수많은 가로능선(transverse cleft)이 있다(주름, rugae)(그림 5.12). 자궁목은 앞쪽 질벽의 상부를 뚫고 돌출해 있으며, 모고랑(angular groove)이 자궁목(cervix)의 질 안쪽을 둘러싼다. 이 고랑은 위쪽으로 뒤천장(posterior fornix)이라 불리는 곳에서 가장 깊다(그림 5.9). 자궁목의 양쪽은 가쪽천장이고 자궁목의 아래는 상대적으로 얕은 앞천장이다(그림 5.12).

앞쪽으로 질은 방광과 요도의 뒤쪽벽과 가까이 있다. 뒤쪽으로 질은 복막의 곧창자자궁오목(rectouterine pouch of peritoneum)과 곧창자의 팽대(ampulla of the rectum)에 위치한다(그림 5.13). 아래쪽 1/3의 가쪽은 항문올림근의 안쪽면인데, 이는 질과 자궁을 지지하는 중요한 부위이다. 골반바닥의 근육조직이 약하면 자궁이 빠져나올 가능성이 있다.

질은 자궁동맥(uterine artery)의 가지나 가끔은 속엉덩동맥에서 바로 올라오는 혈관에 의해 혈액을 공급받는다(그림 5.31). 정맥혈액은 질의 위쪽을 둘러싸는 광범위한 정맥얼기로 들어가고 결국은 속엉덩정맥에 이른다.

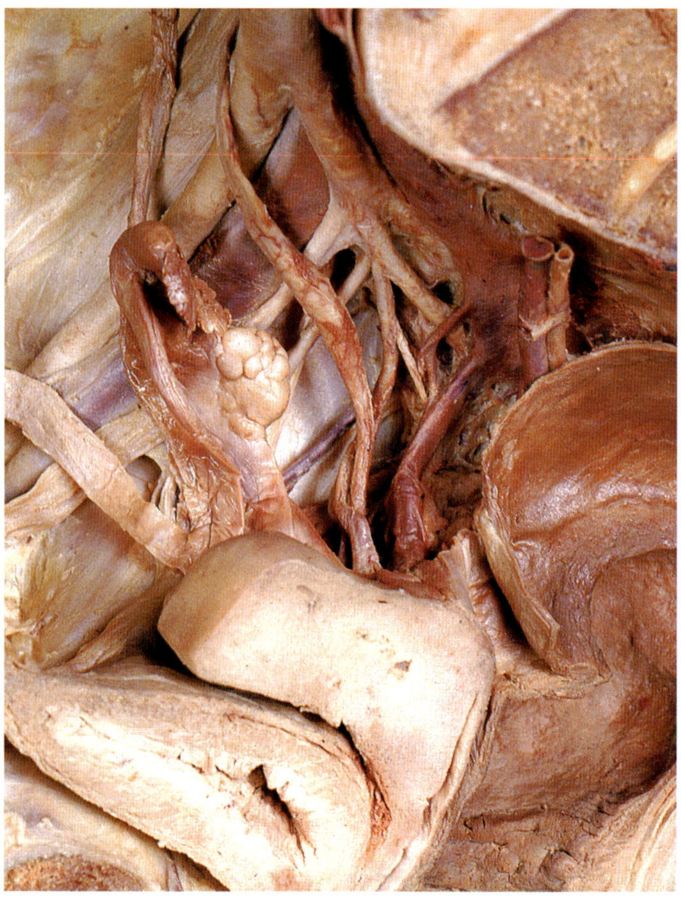

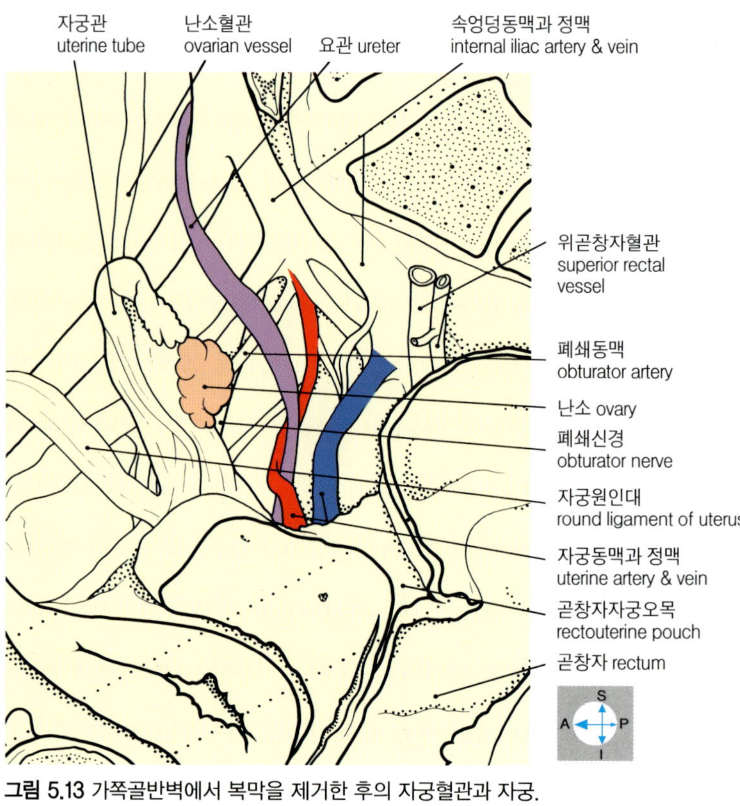

그림 5.13 가쪽골반벽에서 복막을 제거한 후의 자궁혈관과 자궁.

골반요관(Pelvic ureter)

각 요관은 온엉덩혈관(common iliac vessel)의 앞이나 바깥엉덩혈관(external iliac vessel)의 시작점에서 가로질러 골반으로 들어간다(그림 5.14). 요관은 뒤아래쪽으로 내려가 앞으로 꺾여 방광의 뒷면으로 들어간다. 요관은 폐쇄신경과 혈관, 항문올림근을 따라 앞으로 가서 폐쇄신경과 혈관 및 위방광혈관의 안쪽면을 가로지른다. 골반복막(pelvic peritoneum)은 요관의 안쪽면을 덮어 요관을 곧창자와 구불잘록창자, 돌창자와 분리시킨다.

남성의 경우 요관은 정관의 아래를 지나 정낭(seminal vesicle) 근처에서 끝난다(그림 5.15).

여성의 경우 요관은 난소의 뒷면 가까이에서 내려가며(그림 5.13), 이는 넓은인대의 뿌리까지 복막으로 덮여있다. 여기서 요관은 자궁동맥(uterine artery)의 아래를 가로지르며, 자궁목의 가쪽면과 인접해있다.

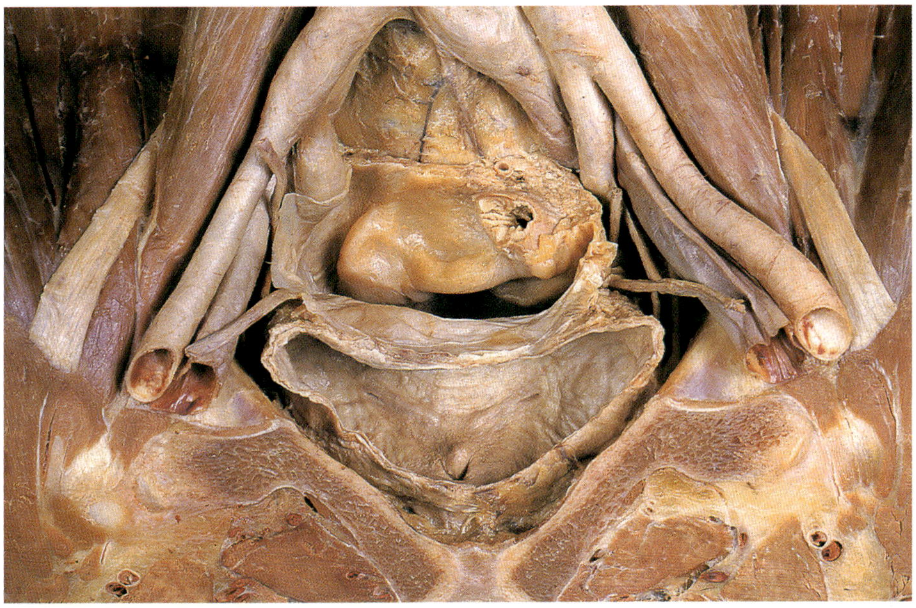

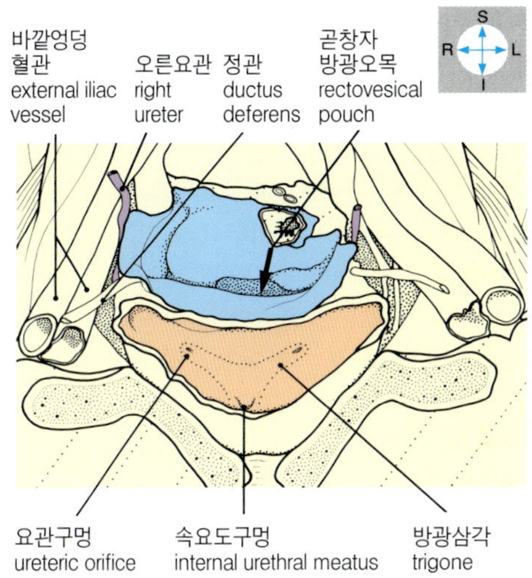

그림 5.14 방광의 내부 및 관련된 구조물을 관찰하기 위한 남성골반의 관상단면.

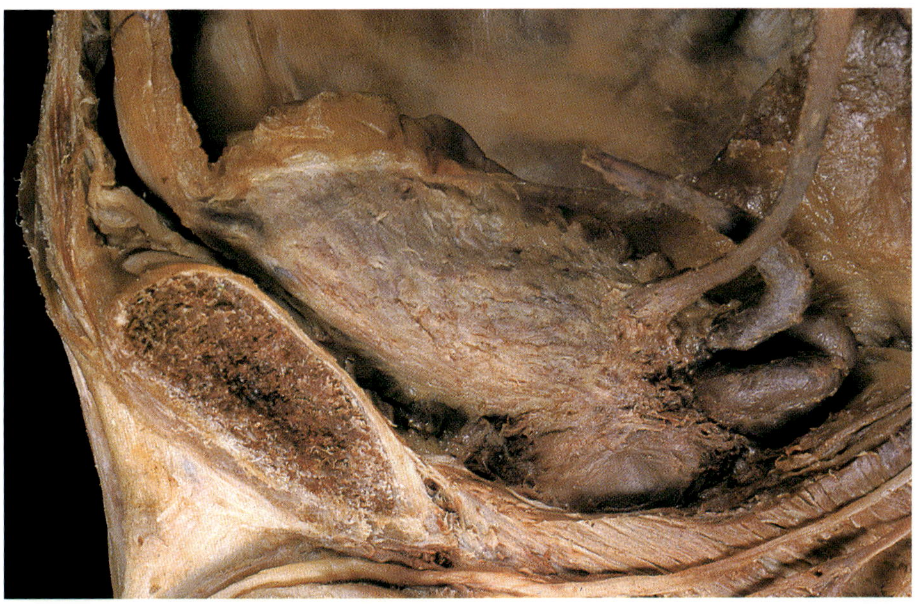

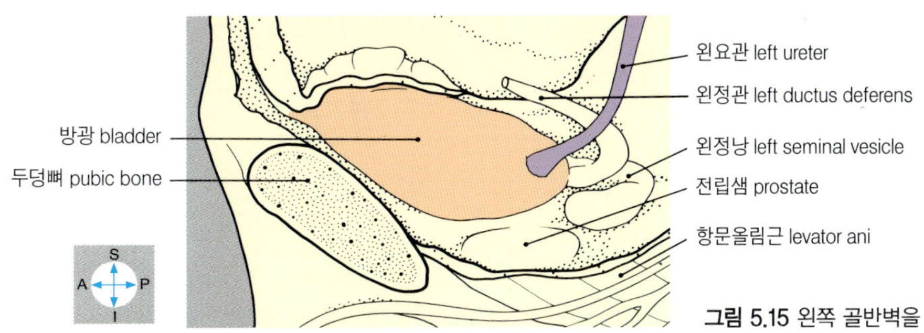

그림 5.15 왼쪽 골반벽을 제거한 후 가쪽에서 본 남성방광.

방광(Bladder)

방광은 골반안의 앞쪽에 있다. 방광은 확장되면 둥근형태이지만, 비어있을 때는 4개의 각과 4개의 면을 가진 4면체를 형성한다. 뒤가쪽의 두 각에서는 요관이 들어오는 반면 방광목(bladder neck)인 아래각은 요도와 연결되어 있다. 앞쪽각은 요막관(urachus)이라는 섬유끈이 붙어있다(그림 5.16). 이러한 태아요막(fetal allantois)의 잔여물은 앞배벽의 복막바깥조직에서 배꼽까지 뻗어있다.

윗면과 두 아래가쪽면은 오줌이 채워짐에 따라 점점 팽창하지만, 비교적 작은 뒷면이나 바닥은 변하지 않고 상대적으로 고정되어 있다. 이 면은 요관의 입구와 방광목 사이에 위치한다.

방광벽은 오줌이 차면서 두께가 점점 감소하는 민무늬근육(배뇨근, detrusor)으로 이루어져 있다. 비록 늘어난 방광의 내부는 매끈하지만 방광삼각(trigone)을 제외한 점막층은 오줌이 비게 되었을 때에는 주름이 생기게 된다(그림 5.16). 방광삼각은 요관구멍(ureteric orifice)과 속요도구멍(internal urethral meatus) 사이의 삼각형의 공간이다(그림 5.14). 요관은 방광벽의 근육조직을 비스듬하게 뚫어 틈새같은 구멍모양으로 열린다.

관련구조(Relations)

방광의 윗면은 복막으로 덮이는데 여기에 돌창자와 구불잘록창자가 놓여있다(그림 5.16). 남녀 모두 방광의 아래가쪽면은 속폐쇄근(obturator internus), 항문올림근(levator ani muscle)과 이와 관련된 근막에 비스듬히 놓여 있다. 방광과 이러한 근육사이에는 폐쇄신경과 혈관, 위방광혈관(superior vesical vessel)이 지나간다(그림 5.17). 방광의 앞은 지방조직과 정맥으로 가득 찬 두덩뒤공간(retropubic space)이다(그림 5.16).

빈 방광은 두덩뼈 뒤에 위치하지만, 채워지면 두덩뼈능선(pubic crest)의 높이까지 올라가서 앞배벽의 아래부분까지 닿게 된다. 팽창된 방광은 벽쪽복막과 앞배벽 사이에 끼어든다(그림 4.28). 방광에 대한 외과적인 접근은 복막을 열지 않고 배를 절개함으로써 이루어질 수 있다.

남성의 경우 정낭(seminal vesicle)과 정관의 팽대(ampulla of ductus)는 방광뒷면의 양쪽에 위치한다. 복막은 이 뒷면에서 약간 내려와 곧창자방광오목(rectovesical pouch)을 형성하여 곧창자의 앞면에 이른다(그림 5.14). 이 곧창자방광오목 높이 밑에서 방광은 곧창자방광사이막(rectovesical septum)과 곧창자팽대(ampulla of the rectum)와 연관되어 있다. 남성방광의 아래에는 전립샘(prostate)과 전립샘정맥얼기(prostatic plexus of vein)가 있다.

여성의 경우 방광윗면의 뒷부분은 자궁몸통과 연관되어 있다(그림 5.16). 복막은 방광의 윗면에서 자궁몸통까지 뻗어서 방광자궁오목(vesicouterine pouch)을 형성한다. 여성방광의 뒷면에는 자궁목과 질의 앞벽이 기대고 있다. 여성의 경우 방광의 아래쪽 각은 남성보다 낮은 높이에 있고 두개의 항문올림근과 밀접하게 연관되어 있다.

혈액공급(Blood supply)

방광은 속엉덩동맥(internal iliac artery)의 가지에 의해 혈액이 공급된다. 양쪽에서 위방광동맥(superior vesical artery)은 골반의 가쪽벽을 따라 앞으로 가서 안쪽으로 돌아 방광에 도달한다(그림 5.17). 앞쪽에서는 각각의 위방광동맥은 안쪽배꼽인대(medial umbilical ligament; 태아배꼽동맥[fetal umbilical artery]의 잔여물)라는

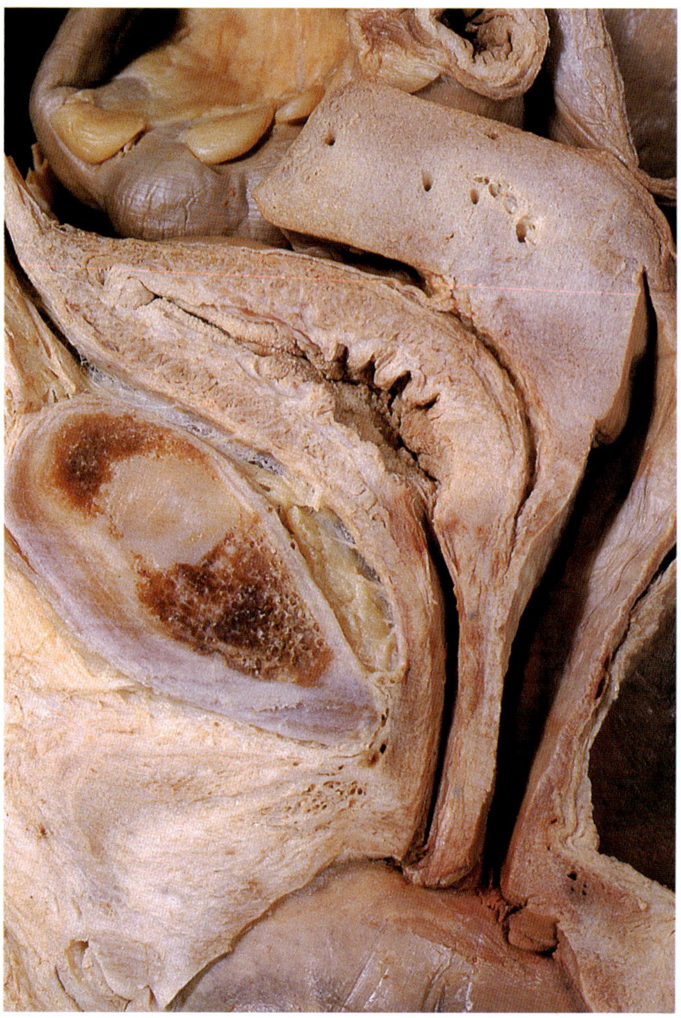

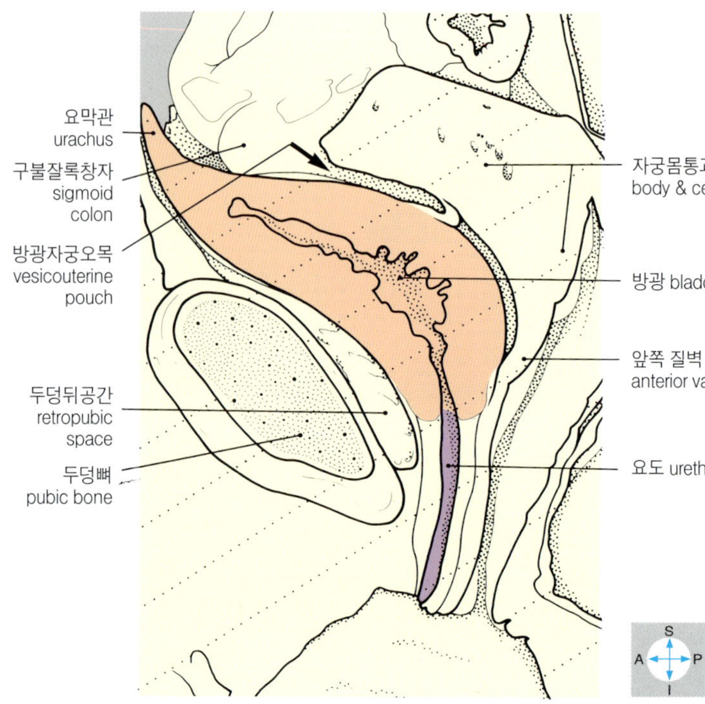

그림 5.16 방광과 이와 연관된 구조물을 보기 위한 여성골반의 정중단면.

섬유끈과 연속되며 배벽의 복막바깥조직 안에서 위로 배꼽까지 연결된다(그림 4.28 참조). 방광은 부가적으로 아래방광동맥(inferior vesical artery)과 폐쇄동맥(obturator artery)에 의해 혈액을 공급받는다. 여성의 경우 자궁동맥(uterine artery)과 질동맥(vaginal artery)도 방광의 혈액공급에 기여한다.

정맥혈액은 전립샘얼기(prostatic plexus)나 질얼기(vaginal plexus)와 교통되는, 정맥의 복잡한 그물조직인 방광얼기(vesical plexus)로 들어가서 속엉덩정맥으로 흘러 들어간다.

신경지배(Nerve supply)

배뇨근육(detrusor muscle)의 운동신경은 골반내장신경(pelvic splanchnic nerve)과 자율신경의 골반얼기(pelvic plexus)를 포함하는 부교감신경에 의해 지배된다(그림 5. 29). 남성의 경우 방광목(bladder neck; 전립샘앞조임근[preprostatic sphincter])을 둘러싸고 있는 민무늬근육이 아래배신경얼기(hypogastric plexus)로부터 유래하는 교감신경에 의해 지배된다. 부교감신경은 배뇨 시 방광의 수축을 자극하고, 남성의 방광목에 분포한 교감신경은 사정액의 역류를 막는다.

여성요도(Female urethra)

여성요도는 3~4cm 길이의 섬유근육관(fibromuscular tube)으로서, 방광의 속요도구멍(internal urethral meatus)에서 시작한다. 질의 앞쪽벽에 묻혀서 골반바닥을 통해 아래 앞쪽으로 경사져서 내려간 후(그림 5.18), 음핵과 질입구 사이의 바깥길(external meatus)의 어귀(vestibule)에서 끝난다.

요도는 두덩결합(symphysis pubis)의 뒷면에 인접하여 지나가며(그림 5.16), 여기에 두덩요도인대(pubourethral ligament)가 붙는다. 요도의 중간 1/3은 가로무늬근육섬유로 구성된 바깥요도조임근(external urethral sphincter)에 의해 둘러싸이는데, 이 근육은 배뇨억제를 위한 긴장유지에 중요한 역할은 한다. 또한 요도의 폐쇄를 위해서는 항문올림근의 수축력도 중요한 역할을 한다(그림 5.18). 배뇨(micturition)는 방광의 압력이 요도압력보다 클 때 이루어지며, 이는 바깥요도조임근의 이완과 동시에 방광벽의 배뇨근(detrusor muscle)이 수축함으로써 이루어진다.

요도의 동맥공급은 아래방광동맥(inferior vesical artery)에 의해 이루어지고, 정맥피는 정맥의 방광얼기(vesical plexus)로 들어간다. 점막층은 음부신경(pudendal nerve)에 의해 감각신경을 제공받는데, 이 신경은 둘째, 셋째, 넷째 엉치뼈분절에서 나오며 바깥요도조임근에도 신경지배를 한다.

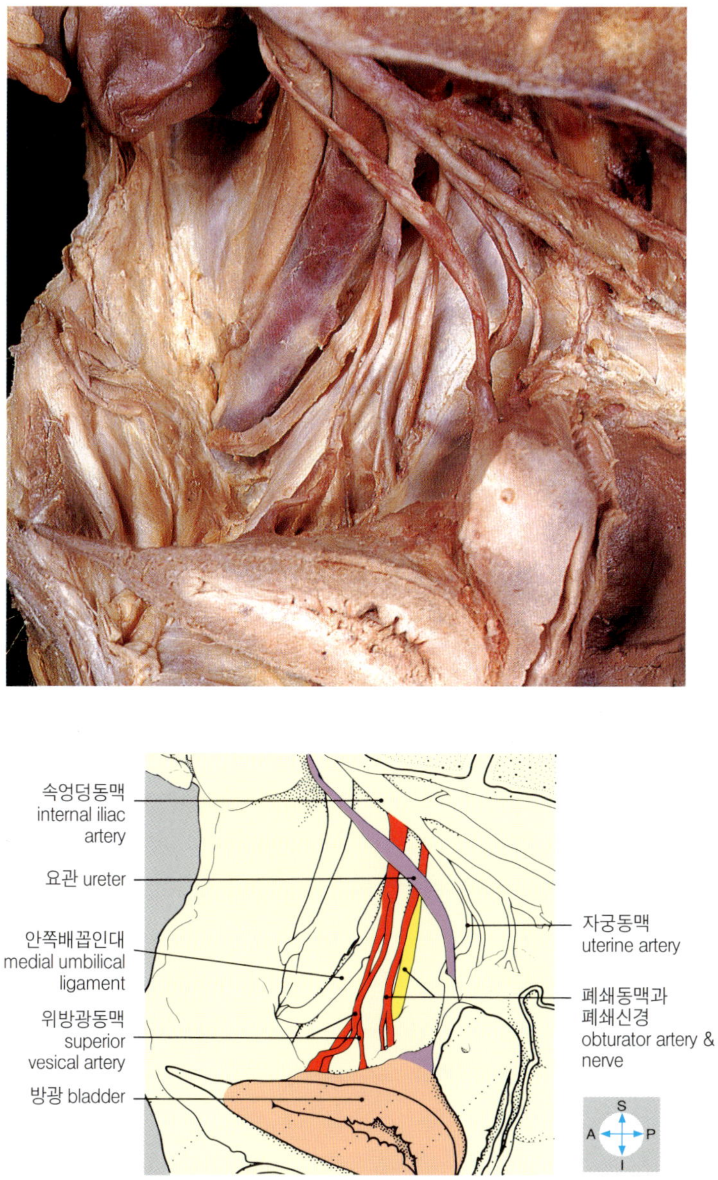

그림 5.17 여성골반 내에서의 동맥공급과 방광과 관련된 구조.

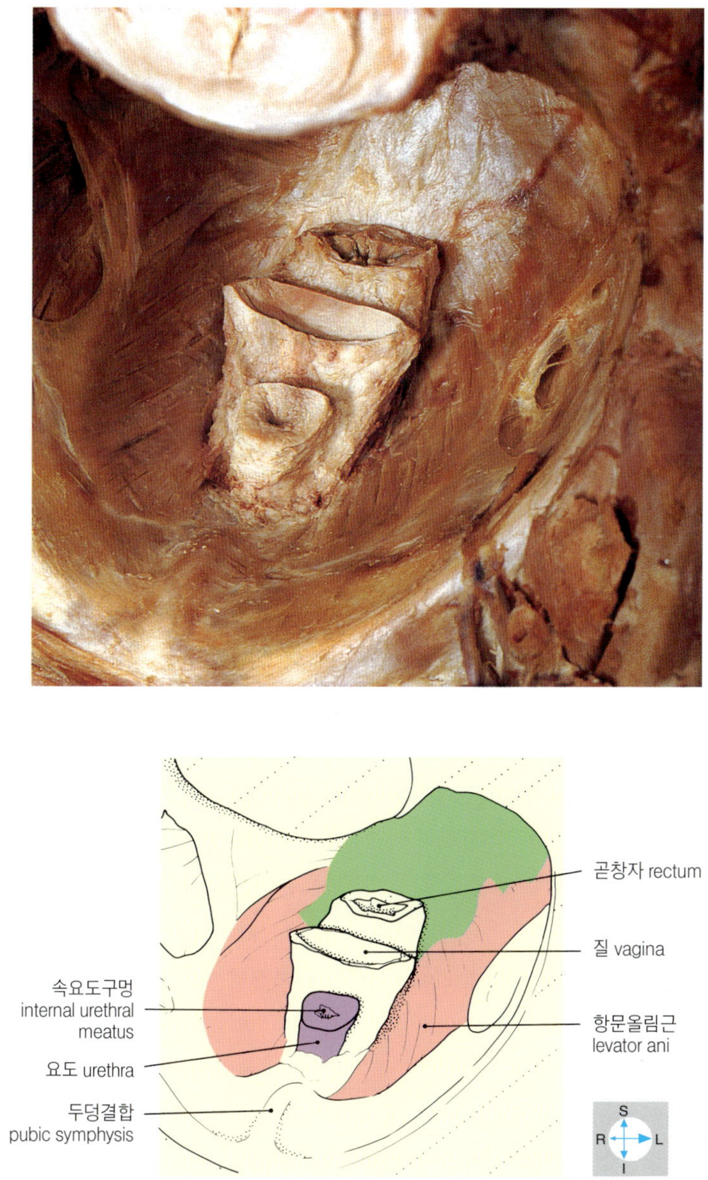

그림 5.18 여성요도 및 여성요도의 질과 항문올림근에 대한 연관성.

남성요도(Male urethra)

남성요도는 20cm 길이의 섬유근육관(fibromuscular tube)이다. 방광의 속요도구멍(internal urethral meatus)에서 시작하여 전립샘과 골반바닥을 통해 내려가서 음경망울(bulb of the penis)로 들어간다(그림 5.19). 그리고는 음경의 요도해면체(corpus spongiosum)와 귀두(glans penis)를 가로질러 바깥요도구멍(external urethral meatus)에서 끝난다. 남성요도는 방광으로부터 소변이 들어오는 것 외에도 전립샘관(prostatic tube)과 사정관(ejaculatory duct), 망울요도샘관(duct of bulbourethral gland)으로부터의 분비물을 받는다.

남성요도는 세 부분으로 나뉜다: 전립샘부분, 중간부분(막부분, membranous part)과 해면체부분. 전립샘부분과 중간부분은 아래로 내려가는 반면, 해면부분은 음경망울에서 앞쪽으로 굽는다(그림 5.19). 이 급격한 각도는 카테터나 방광경을 넣을 때 주의를 요하게 한다. 해면부분과 전립샘부분은 쉽게 늘어나지만 바깥구멍(external meatus)과 중간요도(intermediate urethra)는 상대적으로 좁다.

전립샘요도(Prostatic urethra)

전립샘을 통해 앞아래쪽으로 내려가는 전립샘요도는 길이가 3cm 정도이다. 중간선에 있는 능선인 요도능선(urethral crest)은 뒤쪽벽에서 나와 전립샘굴(prostatic sinus)을 형성한다. 즉, 양쪽의 고랑을 형성한다(그림 5.20). 각 전립샘굴(prostatic sinus)로 수많은 전립샘관(prostatic tube)이 열려있다. 요도능선(urethral crest)은 중간지점 근처에서 가장 뚜렷한데, 여기서 원형융기인 요도둔덕(seminal colliculus)을 형성한다. 요도둔덕의 중간선에 있는 구멍은 끝이 막힌 주머니인 전립샘소실(prostatic utricle)로 들어가는데, 이것은 여성배아에서는 자궁을 형성하는 관의 잔여물이다. 타원주머니(utricle)의 양 옆에는 사정관(ejaculatory duct)구멍이 있다.

중간(막)요도(Intermediate [membranous] urethra)

전립샘의 꼭대기의 앞면에서 나오는 중간요도는 골반바닥을 따라 내려가서 샅막(perineal membrane)을 관통한다. 이것은 길이가 약 2cm 정도이고 점막층은 접혀 있어 관내강이 별모양을 나타낸다. 중간요도를 둘러싸고 있는 것은 소변을 자제하는 데 있어서 중요한 역할을 하는 바깥요도조임근(external urethral sphincter)의 가로무늬근이다(그림 5.21). 조임근의 가쪽은 항문올림근의 안쪽면과 닿아 있다.

중간요도의 뒤가쪽에는 각각 지름이 1cm 정도인 한 쌍의 망울요도샘(bulbourethral gland)이 있다(그림 5.21). 망울요도샘관은 샅막을 관통하여 해면체요도(spongy urethra) 안으로 열린다. 중간요도의 뒤쪽에는 곧창자의 팽대가 관련되어

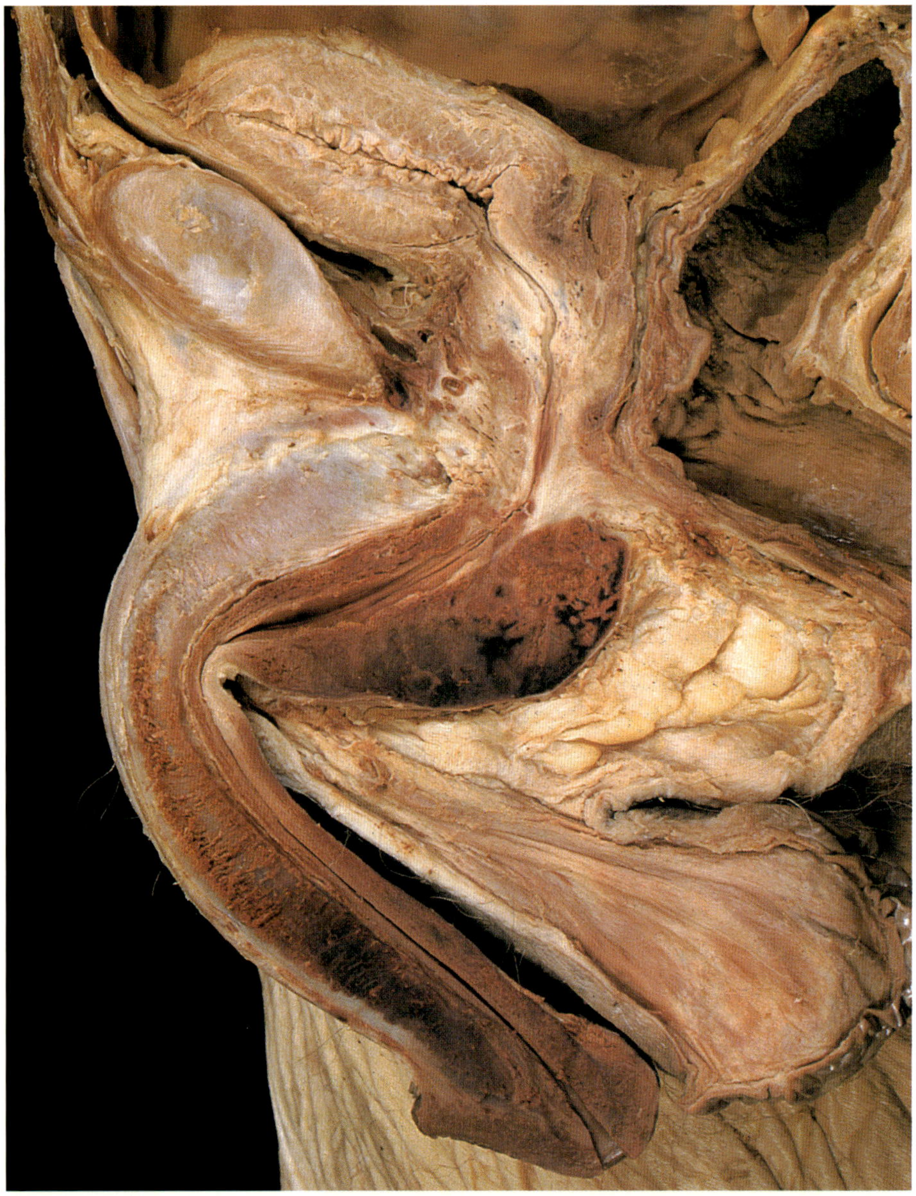

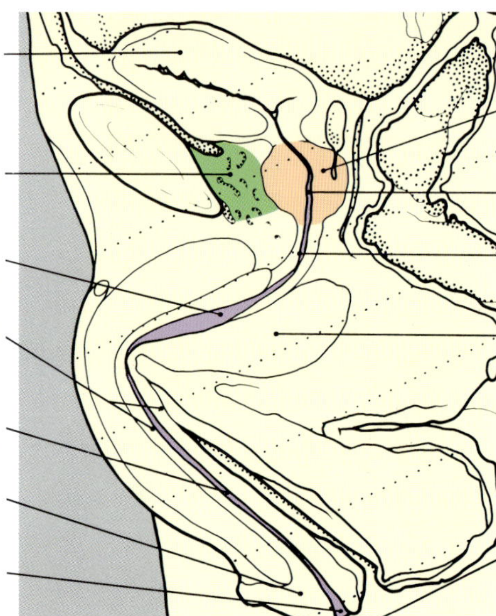

그림 5.19 남성요도의 시상단면.

있고, 앞쪽에는 두덩결합의 아래면이 놓여 있어서 요도가 두덩요도인대(pubourethral ligament)에 의해 여기에 고정된다.

해면체(음경)요도 (Spongy[or penile] urethra)

해면체요도의 길이는 대략 15cm이고, 음경망울에서 시작하여 요도해면체(corpus spongiosum)의 발기조직과 귀두를 가로지른다(그림 5.19). 점막층에는 수많은 작은 오목(recesses)이나 움푹 패인 부분(lacuna)이 있고, 이것의 대부분 내강은 가로틈새(transverse slit)를 형성한다. 음경망울 안에서 요도는 더 넓으며, 망울안오목(intrabulbar fossa)을 형성한다. 관내강은 귀두 안에서 팽대되어 요도배오목(navicular fossa)을 형성하며, 이는 표면에서 세로 틈새(vertical slit)로 열린다.

혈액공급(Blood supply)

요도의 전립샘과 중간부분은 아래방광동맥(inferior vesical artery)으로부터 혈액을 받는다. 해면체부분은 속음부동맥(internal pudendal artery)에서 유래하는 음경의 등쪽동맥(dorsal artery)이나 망울(bulb)로 가는 동맥에 의해 공급된다. 정맥혈액은 전립샘정맥얼기(prostatic venous plexus)와 속음부정맥(internal pudendal vein)으로 들어간다.

신경지배(Nerve supply)

점막층의 주된 감각신경은 엉치신경얼기(sacral plexus)의 가지인 음부신경(pudendal nerve; S2, S3, S4)에 의해 지배된다. 동일한 척수신경이 바깥항문조임근(external sphincter)에 분포한다.

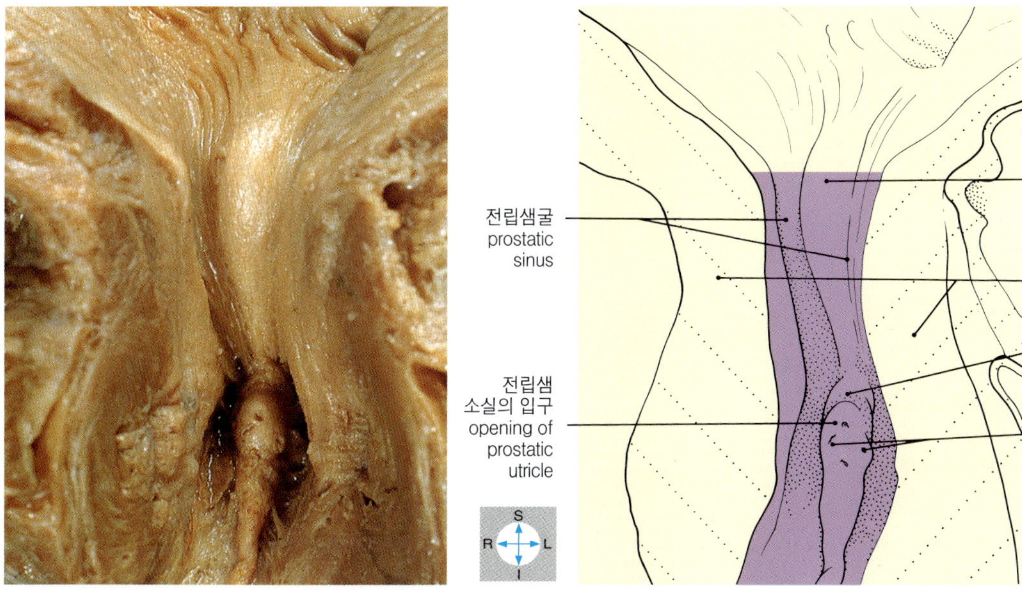

그림 5.20 요도능선(urethral crest)과 요도둔덕(seminal colliculus)을 관찰하기 위해 전립샘요도가 앞쪽벽을 통해 열렸다.

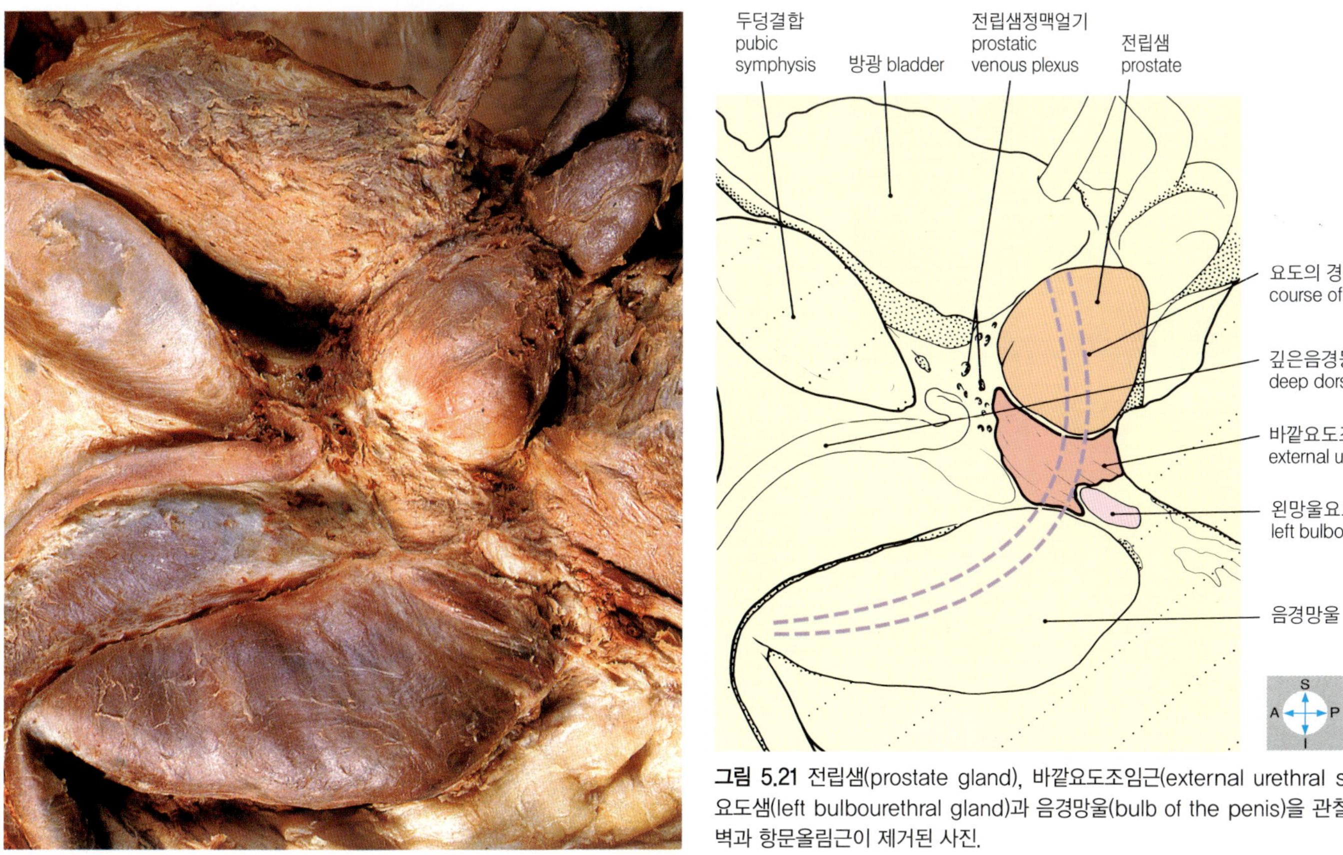

그림 5.21 전립샘(prostate gland), 바깥요도조임근(external urethral sphincter), 왼쪽망울요도샘(left bulbourethral gland)과 음경망울(bulb of the penis)을 관찰하기 위해 왼쪽 골반벽과 항문올림근이 제거된 사진.

남성속생식기관(Male internal organs of reproduction)

남성속생식기관은 한 쌍의 고환(testis), 부고환(epididymis), 정관(ductus[vas] deferens), 정낭(seminal vesicle), 사정관(ejaculatory duct), 망울요도샘(bulbourethral gland)뿐만 아니라 전립샘(prostate)과 음경(penis)을 말한다. 표면에 있는 바깥생식기관(superficial organ or external genitalia)으로는 음경(217쪽)과 음낭의 고환, 부고환이 있다(136, 137쪽 참조).

생식기관은 골반 안쪽에 있는 전립샘, 정낭, 정관의 골반 안쪽부분(그림 5.22), 사정관을 말한다.

전립샘(Prostate)

전립샘은 방광의 바로 아래에 놓인 둥근 기관이다(그림 5.23). 납작한 윗면(바닥)은 방광목에 닿고, 요도가 전립샘의 내부를 내려와서 전립샘 무딘 꼭대기 근처에서 밖으로 나온다. 요도의 뒤쪽, 그리고 사정관 사이와 윗쪽에 위치한 전립샘 부분은 보통 정중엽(median lobe)이라고 부른다(그림 5.24).

전립샘은 앞쪽에서 두덩전립샘인대(puboprostatic ligament)에 의해(그림 5.19) 두덩결합(pubic symphysis)의 아래모서리에 연결된다. 전립샘의 아래에는 중간요도(intermediate urethra)가 위치하고, 이것을 바깥요도조임근이 둘러싸고 있다(그림 5.23). 뒤쪽에는 곧창자방광사이막(rectovesical septum)과 곧창자의 팽대(ampulla)가 있다. 전립샘의 양 옆면은 항문올림근의 안쪽모서리와 맞닿아있다.

나이가 들면서 전립샘은 점차로 커지고(benign prostatic hypertrophy), 전립샘이 싸고 있는 요도 부위를 막아서 배뇨를 방해한다.

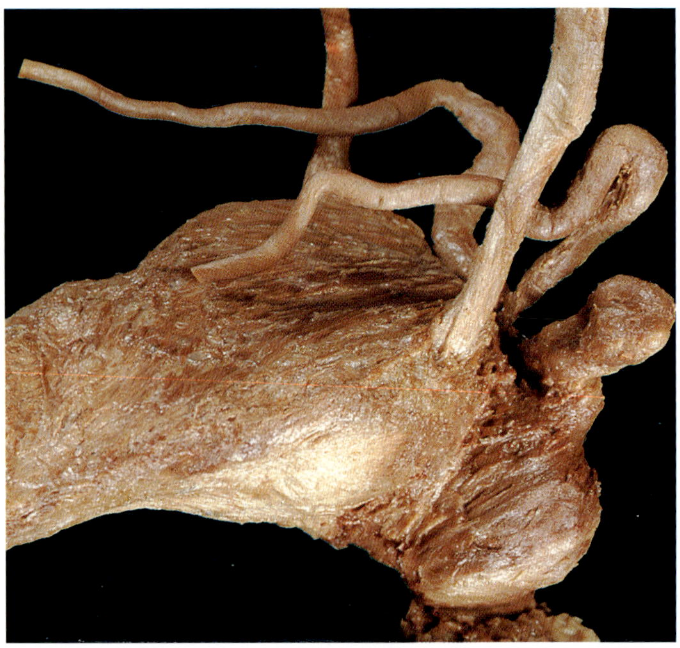

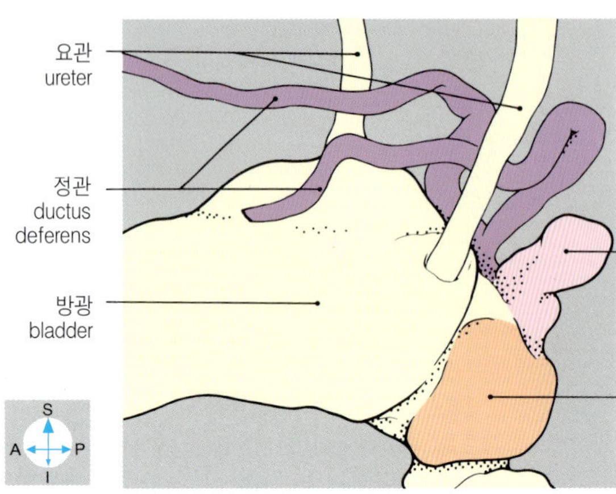

그림 5.22 전립샘, 왼정낭과 두 개의 정관을 옆에서 본 그림.

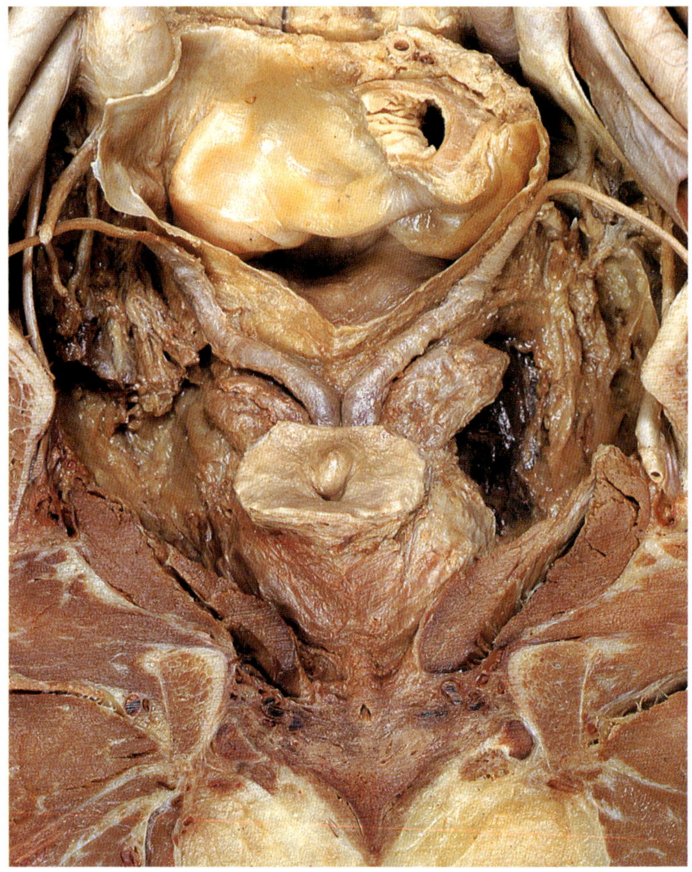

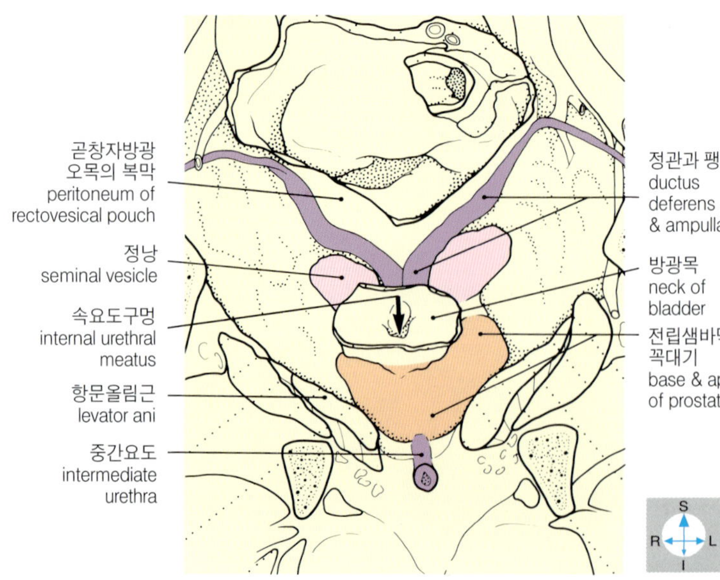

그림 5.23 골반벽과 바닥의 관상단면. 방광의 대부분은 제거되어 전립샘과 정낭, 두 개의 정관이 드러나 있다.

정낭(Seminal vesicle)

각각의 정낭(seminal vesicle)은 둥근 주머니 모양의 샘으로 길이가 대략 3cm이고, 정관 팽대의 가쪽에 놓여 있다(그림 5.24, 5.25) 정낭은 곧창자와, 복막의 곧창자방광오목(rectovesical pouch)의 앞에 있고(그림 5.23) 방광의 뒷벽에 있는 요관 종말부분까지 이어진다(그림 5.25).

정관(Ductus[vas] deferens)

각각의 정관은 음낭(scrotum) 안에 있는 부고환의 꼬리부분에서 시작해서, 정삭(spermatic cord) 내부를 통해 올라가서 샅굴(inguinal canal)을 가로지른다(133~135쪽 참조). 정관은 깊은샅굴구멍(deep inguinal ring)에서 나온 후 복막에 덮인 채로 골반 가쪽을 따라 주행한 뒤 위방광혈관(superior vesical vessel)과 폐쇄신경 · 혈관(obturator nerve & vessel)의 안쪽을 지나간다. 그런 다음 정관은 요관의 위를 지난 후(그림 5.25), 아래쪽으로 방향을 바꾸어 방광의 뒤안쪽으로 향한다(그림 5.23). 정관의 끝부분은 확대되어 팽대를 형성하는데, 이 팽대는 정낭 안쪽에 위치한다. 팽대의 뒤쪽에는 곧창자방광오목(rectovesical pouch)의 복막, 곧창자방광사이막(rectovesical septum), 곧창자(rectum)가 위치하고 있다.

사정관(Ejaculatory duct)

각각의 정관은 다른 정관의 팽대와 합쳐져서 사정관(ejaculatory duct)을 형성한다(그림 5.24). 오른쪽과 왼쪽 정관은 전립샘의 내부를 아래, 앞, 안쪽으로 주행해서 요도둔덕(seminal colliculus)의 가장 위쪽에 있는 틈새 모양의 구멍을 통해 전립샘내부의 요도로 연결된다.

망울요도샘(Bulbourethral gland)

망울요도샘은 요도의 중간 부위에 인접해 있고 204쪽에 기술되어있다.

혈액공급(Blood supply)

정관에 혈액을 공급하는 동맥은 보통 위방광동맥(superior vesical artery)으로부터 나오는 작은 혈관이고, 부고환부위까지의 정관에 혈액을 공급한다. 정관의 팽대, 정낭 및 전립샘은 아래방광동맥(inferior vesical artery)에 의해 혈액공급을 받는다. 속생식기관에서 나온 혈액은 전립샘을 감싸는 정맥얼기를 지나서(그림 5.21) 속엉덩정맥(internal iliac vein)으로 유입된다.

사정(Ejaculation)

정액은 고환에서 나온 정자와 정관의 팽대, 정낭, 전립샘에서 나온 분비물이 포함되어 있다. 교감신경계통의 작용으로 정관, 정낭, 전립샘의 민무늬근육이 수축하게 되면 전립샘요도(prostatic urethra)로 분비물이 방출된다. 그후 정액은 음경망울(bulb of the penis)을 압박하는 망울해면체근(bulbospongious muscle)의 수축에 의해 요도 밖으로 배출된다(218쪽). 방광목의 벽에 있는 근육인 '전전립샘조임근(preprostatic sphincter)' 은 방광으로의 정액의 유입을 방지한다.

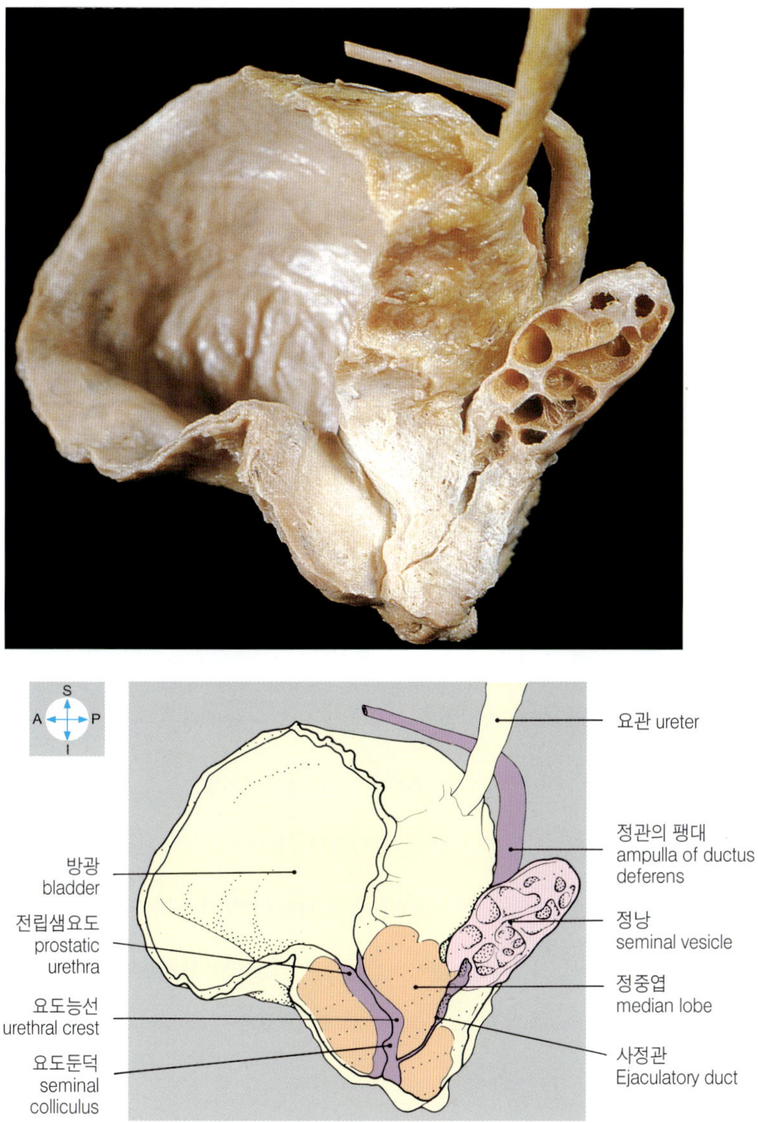

그림 5.24 전립샘과 왼정낭의 해부.

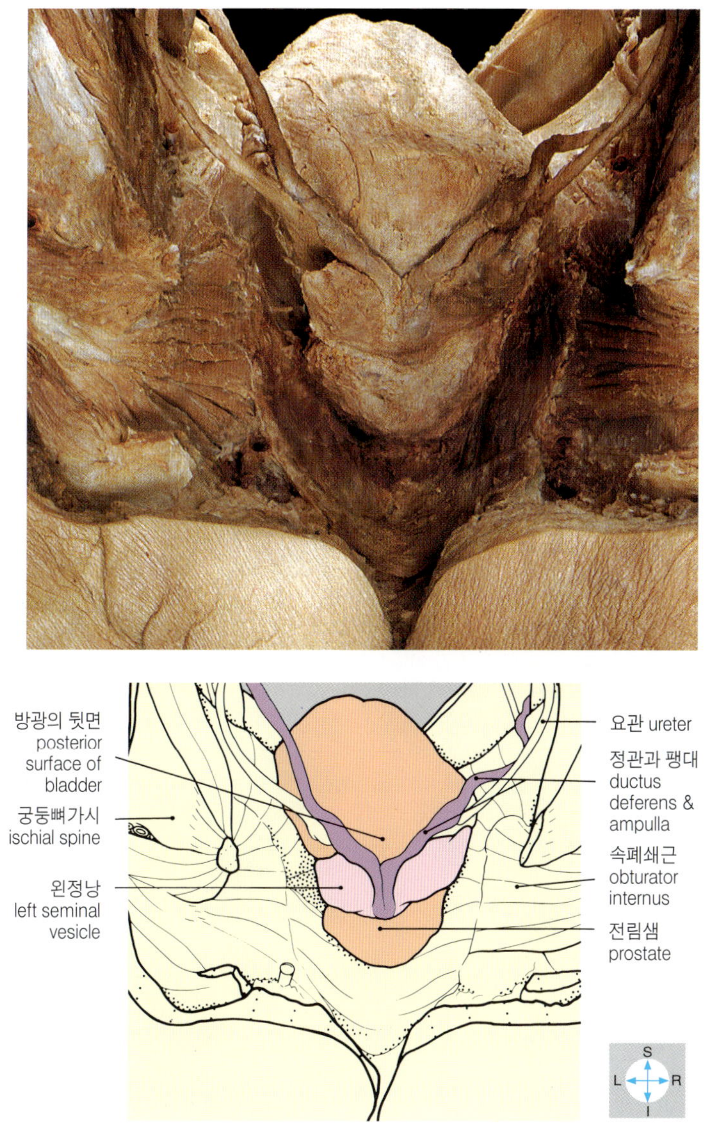

그림 5.25 곧창자와 골반 뒤쪽벽을 제거함으로써 방광, 전립샘, 정낭 및 정관이 보인다.

골반벽과 골반바닥 (Pelvic wall and floor)

골반벽은 다리이음뼈(pelvic girdle)와 이들과 연관된 인대, 근육 및 근막에 의해 형성된다. 뼈대를 보면 오른쪽과 왼쪽 볼기뼈(hip bone)가 앞가쪽에 위치하고 엉치뼈(sacrum)와 꼬리뼈(coccyx)가 뒤쪽에 위치한다. 골반안(pelvic cavity)은 보통 여성이 더 넓고 얕다. 이는 골반 주변을 둘러싸는 뼈들의 모양이 남녀에 있어서 다르기 때문이다.

볼기뼈(Hip bone)

여기서는 볼기뼈의 안쪽(골반쪽)만을 설명할 것이다. 가쪽면은 238쪽에 설명되어 있다. 각 볼기뼈는 세 개의 뼈로 이루어져있다: 엉덩뼈(ilium), 궁둥뼈(ischium), 두덩뼈(pubis)(그림 5.26). 엉덩뼈의 앞위쪽 부위는 배벽이 되고 엉덩근(iliacus)이 붙는다. 엉덩뼈의 아래 부위는 위골반문(pelvic inlet)까지 이어지고 골반의 가쪽벽이 된다. 엉덩뼈의 뒤쪽부분에는 귀모양의 면이 있고, 이것은 엉치엉덩관절(sacroiliac joint)에서 궁둥뼈의 대응하는 면과 관절을 이룬다.

궁둥뼈는 아래쪽에 둥글고 거친면이 있으며, 이 거친면이 앉은 자세에서 몸무게를 견딜 수 있게 해준다. 뒤쪽에는 뾰족한 가시가 있고, 이것은 큰궁둥패임(greater sciatic notch)과 작은궁둥패임(lesser sciatic notch)을 나눈다. 반면에 앞쪽에 있는 궁둥뼈가지(ramus of ischium)는 위쪽에서 아래두덩뼈가지(inferior pubic ramus)와 융합된다.

두덩뼈에는 엉덩두덩융기(iliopubic eminence) 근처에서 엉덩뼈와 합쳐지는 윗가지와, 폐쇄구멍(obturator foramen) 아래에서 궁둥뼈가지와 연결되는 아래가지가 있다. 오른쪽과 왼쪽 두덩뼈몸통은 두덩결합에서 관절을 이룬다.

폐쇄구멍은 폐쇄막(obturator membrane)에 의해 거의 완벽하게 막힌 큰 구멍이다(그림 5.26). 폐쇄막의 위쪽에는 작은 틈인 폐쇄관이 있는데, 이것을 통해 골반과 넓적다리의 안쪽 부분이 서로 교통한다.

골반바닥(Pelvic floor)

골반바닥(pelvic floor, 혹은 가로막[diaphragm])은 근육으로 된 부분이며, 아래쪽의 샅(perineum)과 위쪽의 골반안(pelvic cavity)을 나눈다. 이것는 중간선을 향해 아래쪽으로 비스듬하게 경사를 이루어, 아래 앞쪽으로 기울어진 최하방부위(trough)를 형성한다(그림 5.28). 앞쪽으로는 중간선에 위치한 근육섬유 사이의 좁은 삼각형모양의 틈이 있고, 이를 통해 남성에서는 요도가, 여성에서는 요도와 질이 통과한다(그림 5.18). 뒤쪽에서는 항문관이 골반바닥을 관통해 지나간다.

골반바닥은 주로 오른쪽과 왼쪽 항문올림근(levator ani muscle)에 의해 형성되며, 일부는 뒤쪽에서 꼬리근(coccygeus muscle)에 의해 형성된다(그림 5.28). 꼬리근은 엉치가시인대(sacrospinous ligament)의 안쪽면에 닿는다.

안쪽으로 꼬리근은 엉치뼈와 꼬리뼈의 가쪽모서리에 붙고, 바깥쪽으로는 궁둥뼈가시(ischial spine)에 붙는다.

각각의 항문올림근은 골반벽에 선모양으로 부착된다. 궁둥뼈몸통의 골반면에서 시작된 부착은 뒤로 이어지는데 힘줄활(tendinous arch)의 형태로 폐쇄근막을 따라 궁둥뼈가시까지 계속된다(그림 5.28). 항문올림근은 두 부분으로 이루어진다. 앞 부분은 두덩꼬리근(pubococcygeus)이고 뒤 부분은 엉덩꼬리근(iliococcygeus)이다.

두덩꼬리근은 뒤아래쪽으로 주행한다. 대부분의 앞쪽 섬유는 중간선 근처에 위치하고 요도에 인접해서 지나간다. 두덩꼬리근은 남성에서 전립샘을 지지하며(그림 5.23), 여성에서는 질에 붙는다(그림 5.18). 두덩꼬리근의 중간 섬유는 항문관에 도달한 뒤 항문관의 벽에 붙거나 항문직장이음(anorectal junction)의 뒤쪽을 감싼다. 뒤쪽 섬유는 꼬리뼈에 붙거나 항문꼬리솔기(anococcygeal raphe)에서 나온 반대편 섬유와 중간선에서 융합된다.

엉덩꼬리근(iliococcygeus) 섬유는 두덩꼬리근(pubococcygeus)섬유의 아래에서 아래안쪽으로 주행해서 꼬리뼈와 항문꼬리솔기에 붙는다.

항문올림근은 골반포함물을 지지하고, 골반장기의 위치를 유지한다. 특히, 두덩꼬리근은 요도와 질을 압박하고 방광과 요관을 지지한다. 뒤쪽에서 항문관을 감싸는 항문올림근섬유는 항문직장이음의 각도를 유지하는 것을 돕고, 대변을 참는 것에 있어서 중요한 역할을 한다. 배변 시 항문관의 벽에 부착한 섬유가 항문을 위로 당긴다. 항문올림근과 꼬리근은 넷째엉치신경(fourth sacral nerve)의 지배를 받는다. 이 근육이 약화되면(common gynaecological problem이라고 부름) 골반장기의 탈장을 유발하기도 한다.

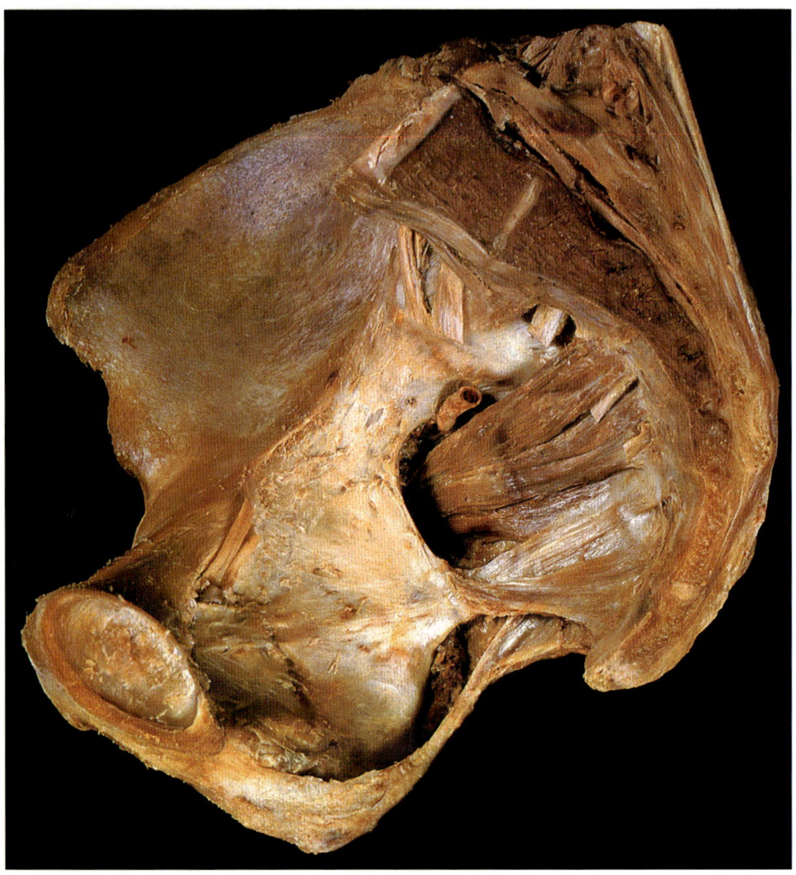

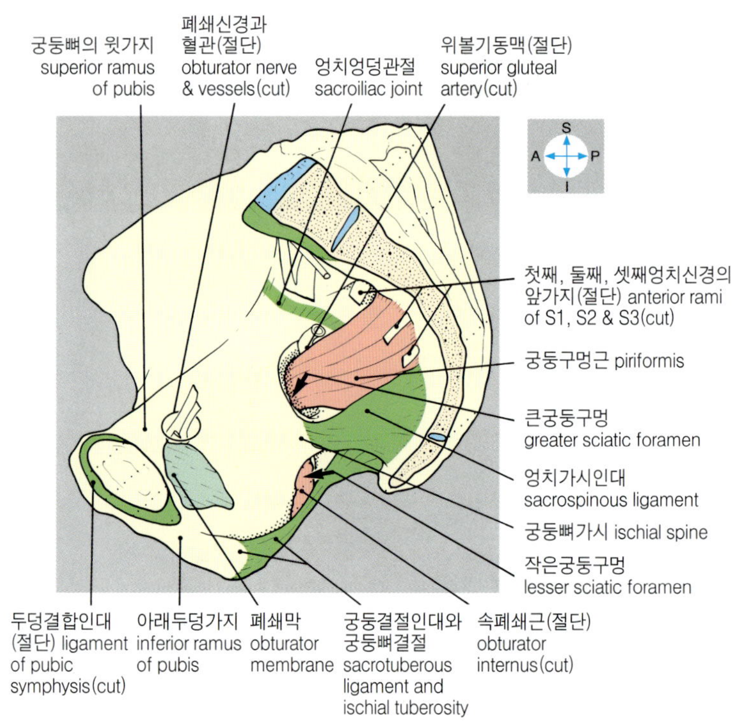

그림 5.26 두덩결합, 폐쇄막, 인대와 구멍을 보여주는 오른쪽 골반의 절반.

관절(Joint)

다리이음뼈(pelvic girdle)는 두 개의 엉치엉덩관절(sacroiliac joint)과 하나의 두덩결합(pubic symphysis)을 이루는 뼈들이 서로 결합하여 안정된 고리모양의 구조물을 형성한다.

두덩결합은 이차연골관절이며, 이것은 양쪽 두덩뼈몸통을 분리시키는 섬유연골패드를 함유한다(그림 5.27) 관절은 관절면의 가장자리 주위에 부착되는 인대에 의해 안정화된다.

엉치엉덩관절(sacroiliac joint)은 윤활공간(synovial cavity) 안쪽의 관절면이 불규칙하고 각 윤활공간의 뒷부분에 두꺼운 뼈사이인대(interosseous ligament)가 있기 때문에 아주 작은 움직임만을 허락한다. 각 관절은 앞, 뒤 엉치엉덩인대(sacroiliac ligament)와 엉덩허리인대(iliolumbar ligament), 엉치가시인대(sacrospinous ligament)와 엉치결절인대(sacrotuberous ligament)에 의해 추가로 지지된다. 허리엉치원반(lumbosacral disc)을 통해 아래쪽으로 전달되는 몸무게는 엉치뼈를 돌려 아래 부분이 뒤로 기울어지도록 하는 경향이 있는데, 이러한 움직임은 엉치가시인대와 엉치결절인대에 의해 조절된다(그림 5.26).

엉덩허리인대는 다섯째 허리뼈의 가로돌기(transverse process) 안쪽에, 엉덩뼈능선의 가쪽에, 그리고 엉치엉덩관절 앞에 붙는다(그림 8.23).

엉치가시인대는 엉치뼈와 꼬리뼈의 가쪽모서리에서 엉치뼈가시까지 뻗어있다. 큰엉치결절인대(larger sacrotuberous ligament)는 엉치뼈의 옆과 뒤쪽 및 엉덩뼈의 뒷면에서 궁둥뼈결절(ischial tuberosity)까지 뻗어있다. 이 두 인대에 의해서 큰궁둥패임(greater sciatic notch)과 작은궁둥패임(lesser sciatic notch)이 큰궁둥구멍(greater sciatic foramen)과 작은궁둥구멍(lesser sciatic foramen)으로 바뀐다(그림 5.26).

근육(Muscle)

궁둥구멍근(piriformis)은 둘째, 셋째, 넷째엉치분절의 골반면에 붙는 편평한 근육이다(그림 5.26). 이는 큰궁둥구멍(greater sciatic foramen)을 관통하여 가쪽으로 주행하면서, 볼기로 들어간 후 넙다리뼈큰돌기(greater trochanter of femur)의 윗부분에 붙는다(242쪽 참조).

궁둥구멍근은 볼기관절(hip joint)을 가쪽으로 돌리는 역할을 하고 첫째, 둘째엉치신경의 지배를 받는다. 많은 혈관과 신경이 큰궁둥구멍을 통하여 근육과 같이 달린다(그림 5.27).

속폐쇄근(obturater internus)은 폐쇄구멍의 모서리와 폐쇄막의 골반면에 광범위하게 붙는 부채모양의 근육이다(그림 5.27). 근육섬유는 작은궁둥구멍(lesser sciatic foramen)에서 모여서 힘줄을 형성하고, 이것은 가쪽으로 방향을 바꾸어 볼기부위로 들어간다. 힘줄은 큰돌기(greater trochanter)의 안쪽 면에 붙는다. 근육은 볼기관절(hip joint)을 가쪽으로 돌린다. 속폐쇄근을 지배하는 신경(다섯째허리신경, 첫째, 둘째엉치신경)은 큰궁둥구멍과 작은궁둥구멍을 가로지르면서 샅 안에서 근육으로 들어간다.

골반근막(Pelvic fascia)

이 용어는 골반벽에 붙어있는 근막과 골반장기를 둘러싸는 복막바깥결합조직을 합쳐서 말하는 것이다. 속폐쇄근의 골반면(그림 5.28), 궁둥구멍근(piriformis)과 항문올림근(levator ani muscle)은 근막(fascia)에 의해 덮여있고, 이 근막은 위쪽으로 배가로근막(transversalis)과 엉덩근막(iliac fascia)과 연결된다. 골반장기 사이에서 골반근막(pelvis fascia)은 그물모양의 성긴결합조직으로 구성된다. 그러나 곧창자 앞에서 뭉쳐 곧창자방광사이막(rectovesical septum)을 형성한다. 그리고 골반장기에 혈액을 공급하는 동맥 중 일부, 주로 자궁과 질의 혈관은 '인대'라 불리는 두꺼운 근막띠와 동행한다. 자궁을 지지하는 가로목인대(transverse cervical ligament; 가쪽엉치인대[lateral sacral ligament])와 자궁엉치인대(uterosacral ligament)는 자궁목에서 골반벽으로 부챗살모양으로 펴져있다.

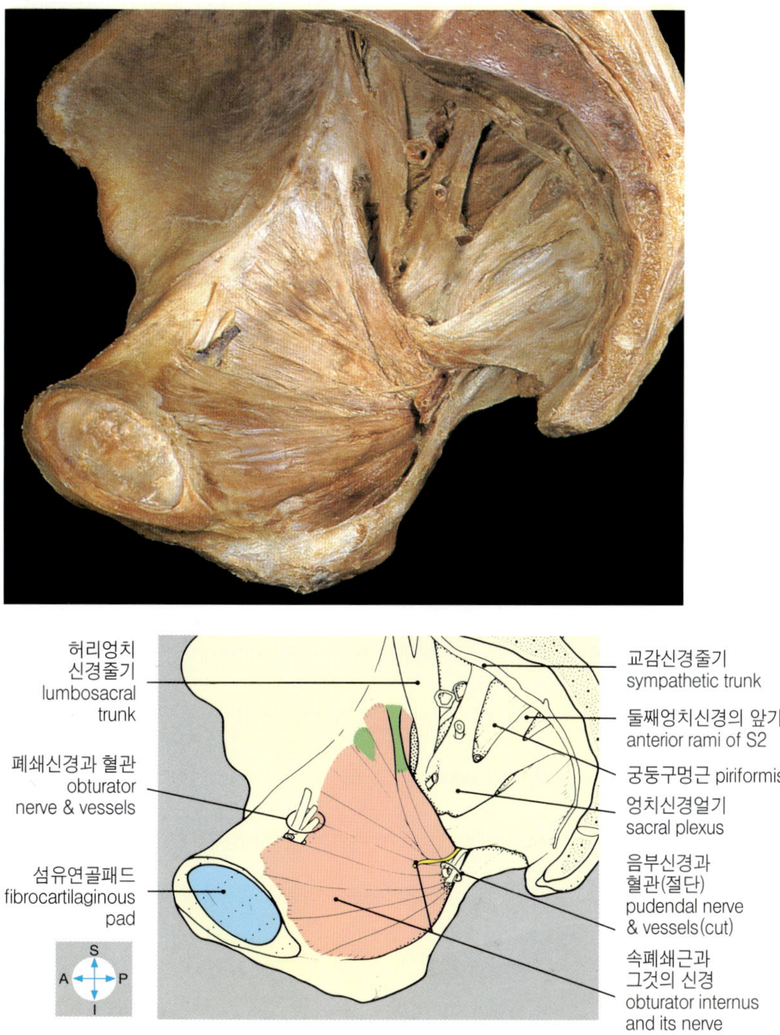

그림 5.27 속폐쇄근이 골반에 부착되는 것을 보여주는 오른골반의 절반.

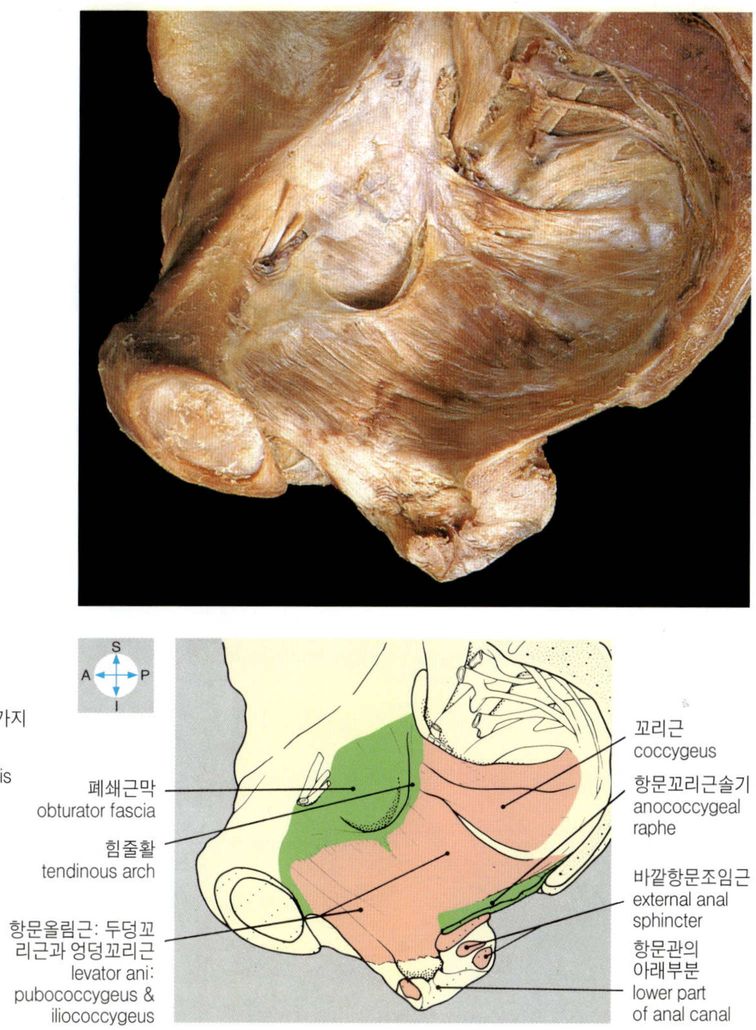

그림 5.28 골반의 정중시상면에서 본 오른쪽 항문올림근과 항문관의 일부분.

골반신경(Pelvic nerve)

자율신경(Autonomic nerve)

골반장기(pelvic organ)는 속엉덩동맥(internal iliac artery) 및 그 가지와 인접해 있는 오른쪽과 왼쪽의 골반신경얼기(pelvic plexus)에 의해 자율신경지배를 받는다(그림 5.29). 각각의 신경은 신경얼기에서 나와서 동맥과 함께 방광, 생식기관 및 곧창자 쪽으로 간다. 신경얼기와 그들의 가지는 척수의 각기 다른 부위에서 나와서 골반으로 가며 부교감신경계통과 교감신경계통 모두로부터 나오는 날신경이 포함되어 있다.

부교감신경(Parasympathetic nerve)

골반신경얼기(pelvic plexus)의 부교감신경성분은 골반내장신경(pelvic splanchnic nerves; 발기신경[nervi erigentes])에 의해 제공되고, 이것은 척수에서 나오는 둘째, 셋째, 넷째엉치신경에서 나온다. 부교감신경섬유는 배뇨를 조절하여 남녀 모두에 있어서 발기조직의 확장 및 배변을 조절한다. 골반신경얼기는 또한 내림잘록창자(descending part of the colon)와 구불잘록창자(sigmoid part of the colon)의 부교감신경지배를 담당한다. 이 섬유들은 아래배신경얼기(hypogastric plexus)에서 나와서 배안으로 올라가서 아래창자간막동맥(inferior mesenteric artery)의 가지와 함께 분포한다.

교감신경(Sympathetic nerve)

골반자율신경얼기(pelvic autonomic plexus)를 구성하는 교감신경은 척수의 아래쪽 가슴분절(lower thoracic segment)과 위쪽 허리분절(upper lumbar segment)에서 시작해서, 교감신경줄기(sympathetic trunk)의 허리부위(lumbar portion)를 경유하면서 뒤배벽을 통과한다. 이 부위에서 교감신경은 아래배신경얼기 속에서 아래로 이동해 골반에 도달한다. 교감신경섬유는 남녀 모두에서 생식기관의 민무늬근육을 지배하고, 남성에서는 사정에도 영향을 미친다(207쪽 참조).

두 교감신경줄기는 뒤배벽(178쪽 참조)에서 시작해서 온엉덩혈관(common iliac vessel)의 뒤를 지나 골반으로 간다. 이들은 궁둥뼈(ischium)와 궁둥구멍근(piriformis)의 앞쪽에서 내려와(그림 5.30) 중간선을 향해서 모이고 꼬리뼈의 앞면에서 합쳐진다. 각 줄기는 셋 혹은 네 개의 신경절을 형성하고, 신경절이후섬유(postganglionic fiber)로 구성된 회색교통가지(grey rami communicantes)를 엉치신경에 보낸다. 이 신경 섬유들은 엉치신경에 의해 지배를 받는 영역에 있는 혈관과 땀샘을 지배한다.

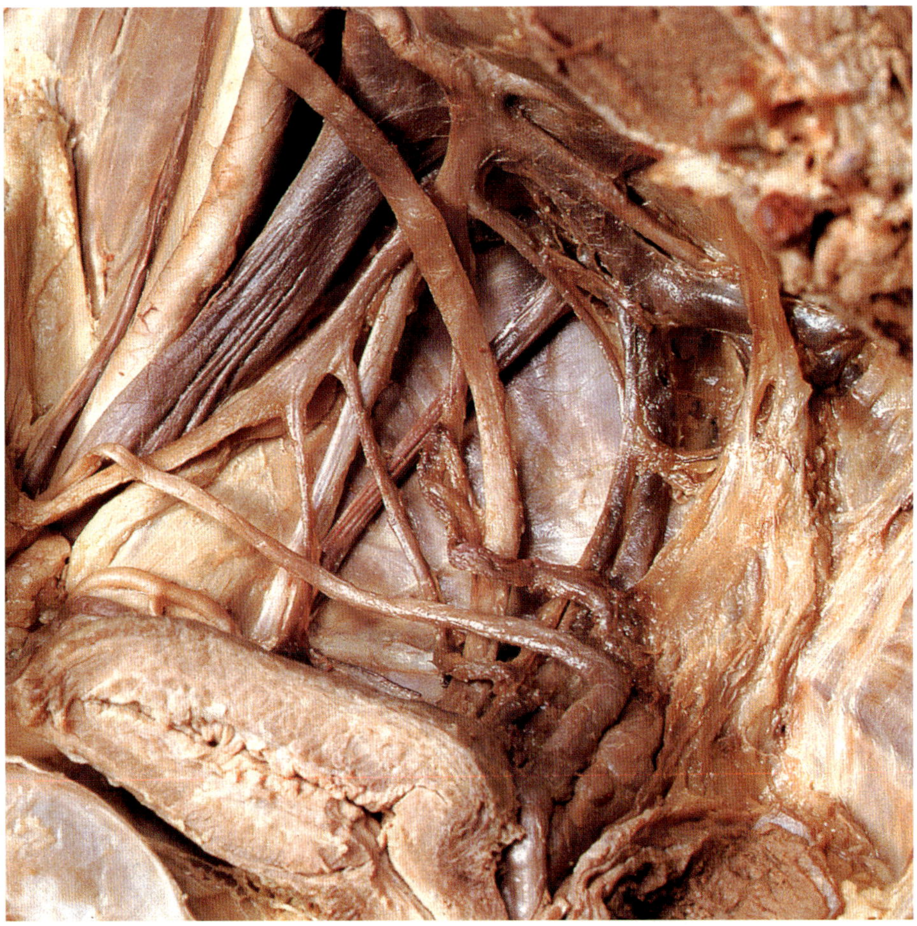

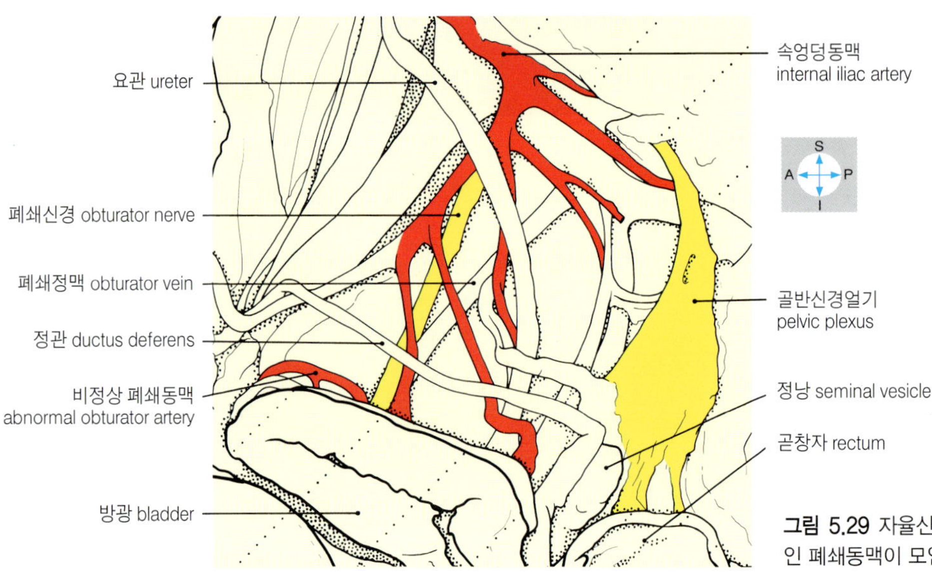

그림 5.29 자율신경의 오른쪽 골반신경얼기(pelvic plexus). 이 표본에는 비정상적인 폐쇄동맥이 모인다.

척수신경(Spinal nerve)

아래허리척수신경(lower lumbar spinal nerve)과 위엉치척수신경(upper sacral spinal nerve)은 주로 다리의 신경을 지배한다. 그러나 이 척수신경에서 나온 몇몇 섬유는 골반벽과 골반바닥 및 샅에 분포하는 가지를 낸다.

폐쇄신경(Obturator nerve)

허리신경얼기(lumbar plexus)의 가지인 폐쇄신경은(182쪽) 큰허리근(psoas major)의 안쪽 모서리에서 시작해서 엉치뼈날개(ala of sacrum) 앞을 가로질러 골반으로 들어간다. 이후 온엉덩혈관(common iliac vessel)과 속엉덩혈관(internal iliac vessel)과 함께 요관의 가쪽에서 내려간 뒤(그림 5.29) 속폐쇄근의 안쪽면에 이른다. 이 신경은 폐쇄혈관과 함께 폐쇄관을 가로질러 넓적다리(thigh)의 안쪽으로 들어간다(238쪽 참조).

엉치신경과 꼬리신경 (Sacral and coccygeal nerve)

첫째, 둘째, 셋째, 넷째엉치신경의 앞가지는 앞엉치뼈구멍(anterior sacral foramina)을 통해 나와서 합쳐져 엉치신경얼기(sacral plexus)를 형성한다(그림 5.30). 다섯째엉치신경과 꼬리신경은 작으며 신경얼기를 형성하지 않는다. 모든 엉치신경과 꼬리신경은 교감신경줄기에서 나오는 회색교통가지(grey rami communicantes)를 받는다.

엉치신경얼기(Sacral plexus).

이 신경얼기는 궁둥구멍근(piriformis)의 앞에서 뒤골반벽에 위치하고(그림 5.30), 앞쪽은 골반근막에 의해 덮여 있다. 신경얼기는 위쪽 네 개의 엉치신경 앞가지에 의해 형성되는데, 넷째와 다섯째허리신경으로부터 나오는 섬유가 함유되어 있는 허리엉치신경줄기(lumbosacral trunk)가 추가된다(182쪽 참조). 엉치신경얼기의 가지는 다리, 골반벽과 골반바닥 및 샅에 분포한다.

골반을 떠난 엉치신경얼기의 가지들은 큰궁둥구멍을 통해 궁둥구멍근과 함께 볼기로 들어간다(240, 242쪽 참조). 속폐쇄근으로 가는 신경과 음부신경(pudendal nerve)은 작은궁둥구멍을 통해 앞으로 지나 샅(perineum)으로 간다(그림 5.27 참조).

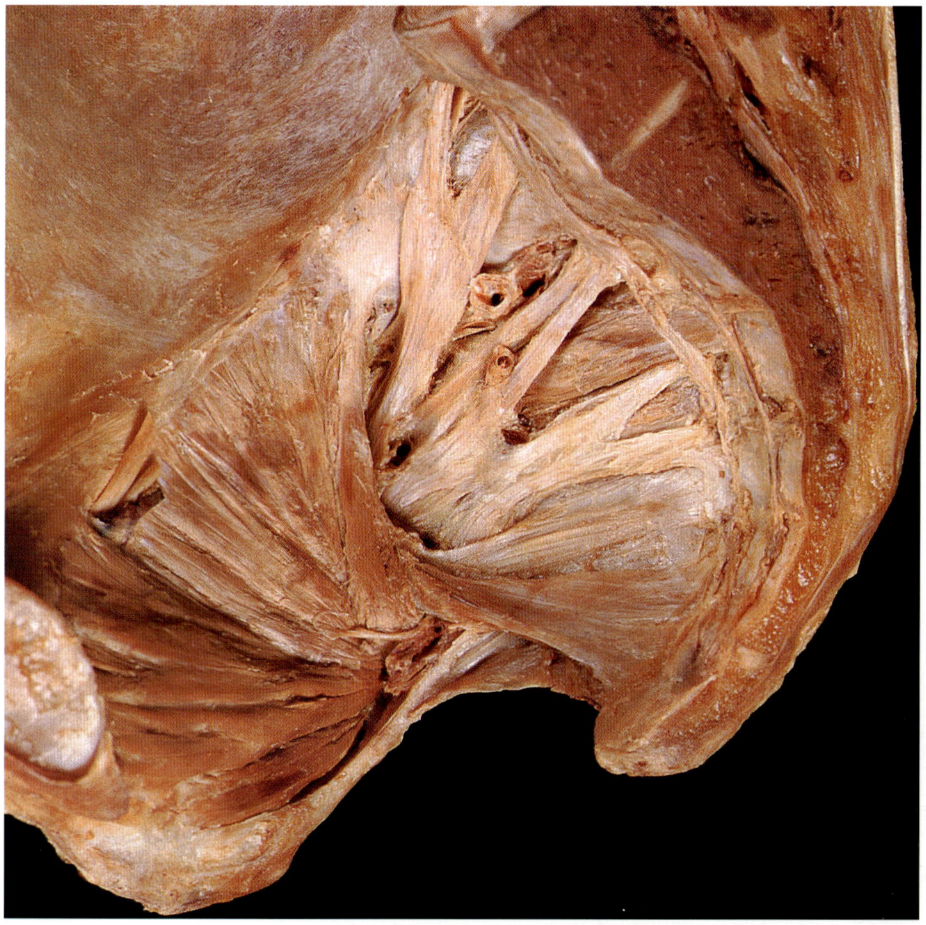

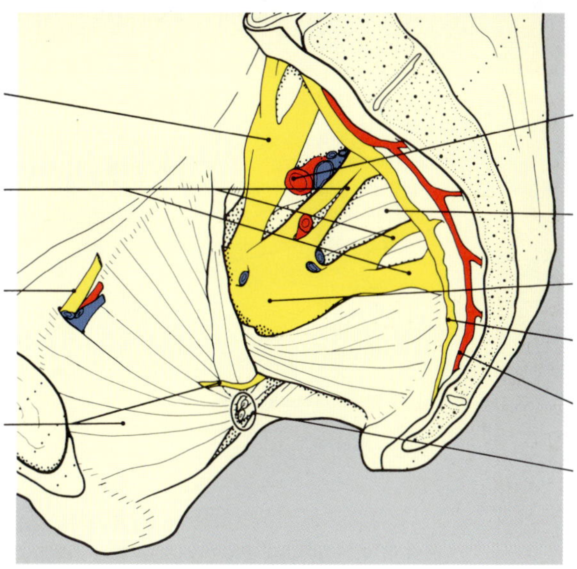

그림 5.30 엉치신경얼기와 교감신경줄기의 골반 부분.

골반 혈관과 림프 (Pelvic blood vessels and lymphatics)

골반벽과 골반바닥, 골반장기는 동맥공급의 대부분을 속엉덩동맥(internal iliac artery)의 가지로부터 받으며, 속엉덩동맥은 샅과 다리에도 가지를 보낸다. 그러나 곧창자는 위곧창자동맥(superior rectal artery)으로부터 주된 공급을 받는다(165, 196쪽 참조). 반면 골반 뒷벽은 정중엉치동맥(median sacral artery)으로부터 공급을 받는다(그림 5.30). 난소는 배대동맥(abdominal aorta)의 난소가지(ovarian branch)에 의해 공급을 받는다(200쪽 참조).

속엉덩동맥과 가지 (Internal iliac artery and branches)

속엉덩동맥(internal iliac artery)은 온엉덩동맥(common iliac artery)의 종말가지(terminal branch) 중 하나로서 엉치엉덩관절(sacroiliac joint)의 앞쪽에 위치하고 있다(그림 5.31). 속엉덩동맥은 가쪽 골반벽에서 아래뒤로 주행하고, 여기서 내장가지(visceral branch)와 벽쪽가지(parietal branch)를 낸다.

내장가지(Visceral branches)

위방광동맥(superior vesical artery)은 앞쪽으로 주행해서 방광 근처에 도달하여 방광에 하나 이상의 가지를 낸다(그림 5.17). 이 동맥에서 보통 정관(ductus deferens)으로 가는 가느다란 동맥이 나오며 끝이 막힌 배꼽동맥(umbilical artery)이 되어 배꼽으로 진행한다(132쪽 참조).

아래방광동맥(inferior vesical artery)은 남성에서만 나타나고 방광(bladder)의 아래 부위, 전립샘(prostate), 정낭(seminal vesicle)과 요관의 골반부분(pelvic ureter)에 혈액을 공급한다. 자궁동맥(uterine artery)은 넓은인대(broad ligament)의 뿌리 부위에서 안쪽으로 주행하고, 요관(ureter) 위를 가로질러(그림 5.13) 질(vagina)과 자궁목(uterine cervix), 자궁몸통(uterine body), 자궁관(uterine tube)에 혈액을 공급한다. 동맥은 자궁몸통의 가쪽모서리를 따라 주행하다가 넓은인대(broad ligament)의 가쪽에서 자궁관에 인접하며, 난소동맥(ovarian artery)과 연결되며 끝난다.

질은 자궁동맥(uterine artery)의 가지와 속엉덩동맥으로부터 나온 한두 개의 작은 질동맥(vaginal artery)으로부터 혈액공급을 받는다.

중간곧창자동맥(middle rectal artery)(그림 5.31)은 곧창자의 근육층에 혈액을 공급하고 남성에서는 전립샘과 정낭으로 가는 작은 가지를 내는 경우도 있다.

벽쪽가지(Parietal branches)

폐쇄동맥(obturator artery)은 동일한 정맥 및 신경과 함께 앞아래쪽으로 주행하여 폐쇄관(obturator canal)으로 들어간다. 이 동맥은 넓적다리(thigh) 안쪽의 몸쪽부위와 볼기관절(hip joint)에 혈액공급을 한다(238쪽 참조). 때때로 폐쇄동맥은 아래배벽동맥(inferior epigastric artery)에서 기원하는 혈관과 결합해서 골반안으로 내려와 폐쇄관으로 들어간다. 이러한 혈관을 '비정상폐쇄동맥(abnormal obturator artery)'(그림 5.29)이라 하고, 이것은 넙다리관구멍(femoral ring)근처를 지나는데, 넙다리탈장수술(femoral hernia operation) 중에 손상을 받을 수 있다.

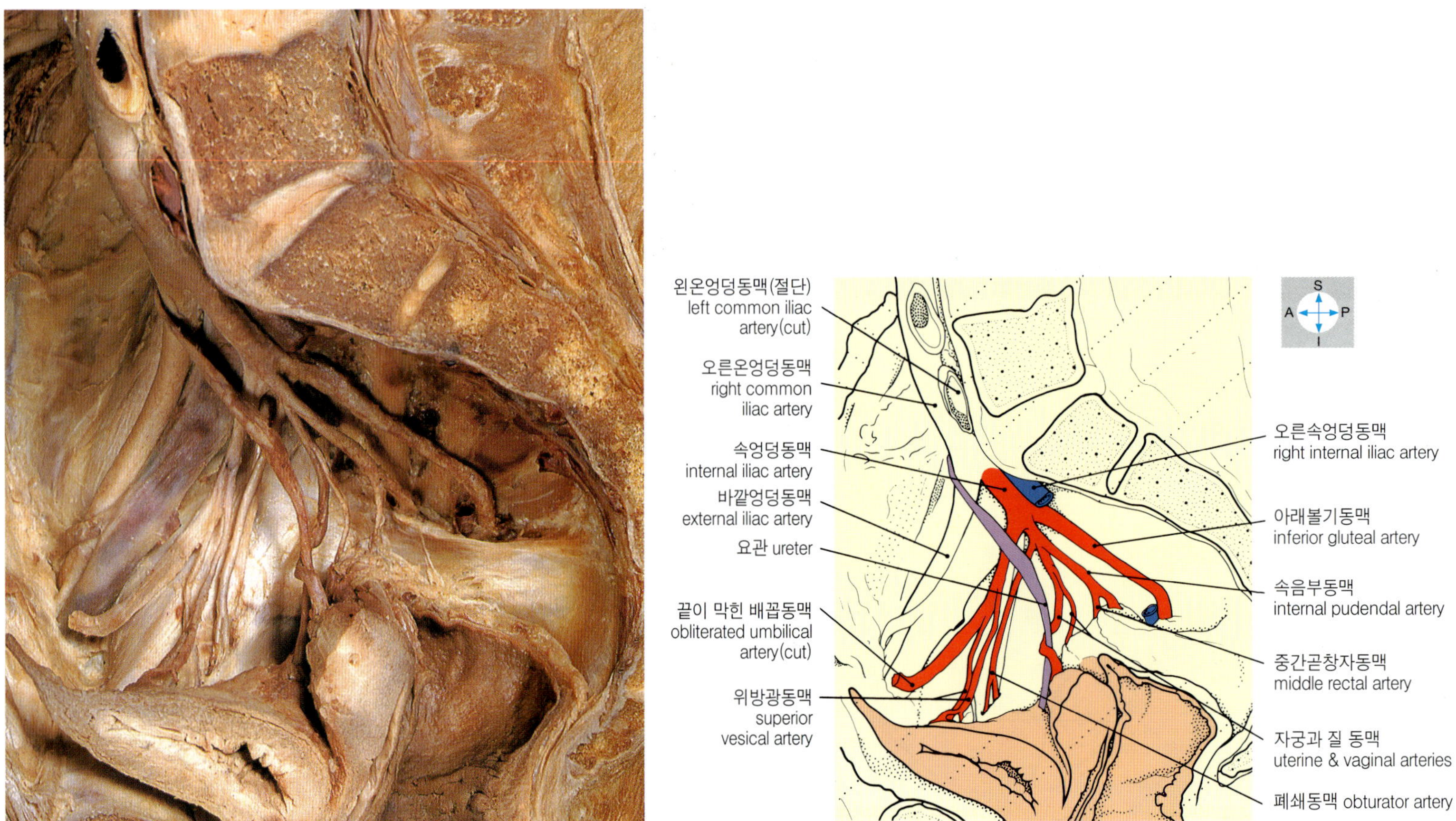

그림 5.31 오른속엉덩동맥과 이 동맥의 몇몇 가지들.

위볼기동맥(superior gluteal artery)과 아래볼기동맥(inferior gluteal artery)은 큰궁둥구멍을 통하여 볼기로 가며, 위볼기동맥은 궁둥구멍근 위를 통해 볼기로 나가고(그림 5.30 참조) 아래볼기동맥은 궁둥구멍근 아래를 통해 볼기로 나간다.

속음부동맥(internal pudendal artery)은 샅의 주된 혈액공급을 담당한다. 이 동맥은 큰궁둥구멍을 통하여 볼기로 나가고, 궁둥뼈가시 주위를 돌아 앞으로 가서 작은궁둥구멍을 통해 샅으로 간다(216쪽 참조).

엉덩허리동맥(iliolumbar artery)은 뒤배벽으로 올라가 아래허리동맥(lower lumbar artery)과 연결된다.

가쪽엉치동맥(lateral sacral artery)은 골반의 뒷벽에 혈액을 공급하고 정중엉치동맥(median sacral artery)과 연결된다.

속엉덩정맥과 가지 (Internal iliac vein and tributary)

속엉덩동맥(internal iliac artery)의 가지는 볼기와 샅, 골반벽과 대부분의 골반장기에서 나오는 정맥과 함께 달린다. 이 정맥들은 합쳐져 속엉덩정맥(internal iliac vein)을 형성하여(그림 5.32) 골반 가쪽벽에서 동맥의 뒤로 올라간다. 정맥은 바깥엉덩정맥(external iliac vein)과 만나며 끝나고 온엉덩정맥(common iliac vein)을 형성한다.

골반장기에서 나오는 대부분의 정맥들은 자유롭게 연결(anastomosis)되어 광범위한 정맥얼기(venous plexus; 방광, 전립샘, 자궁과 질 정맥얼기)를 형성한다. 이 정맥얼기에서 나오는 혈액의 대부분은 속엉덩정맥으로 들어가고 일부는 문맥대정맥연결(portacaval anastomosis)을 통해 위곧창자정맥(superior rectal vein)으로 들어가거나 앞엉치뼈구멍(anterior sacral foramina)을 통해 척추정맥얼기(vertebral venous plexus)로 들어간다.

골반림프(Pelvic lymphatics)

골반에서 나오는 림프는 동맥과 동행하는 림프관으로 들어간다. 대부분의 림프는 속엉덩동맥(internal iliac artery) 근처에 있는 림프절로 유입되며 날림프관(efferent vessel)을 통해 온엉덩림프절(common iliac node)로 들어간다(176쪽 참조).

그러나 난소와 곧창자에서 나온 림프관은 직접적으로 대동맥림프절(aortic node)로 가고, 자궁몸통에서 나오는 일부 림프관은 샅굴(inguinal canal)을 통해 원인대(round ligament))를 따라가고 얕은샅굴림프절(superficial inguinal node)에서 끝이 난다.

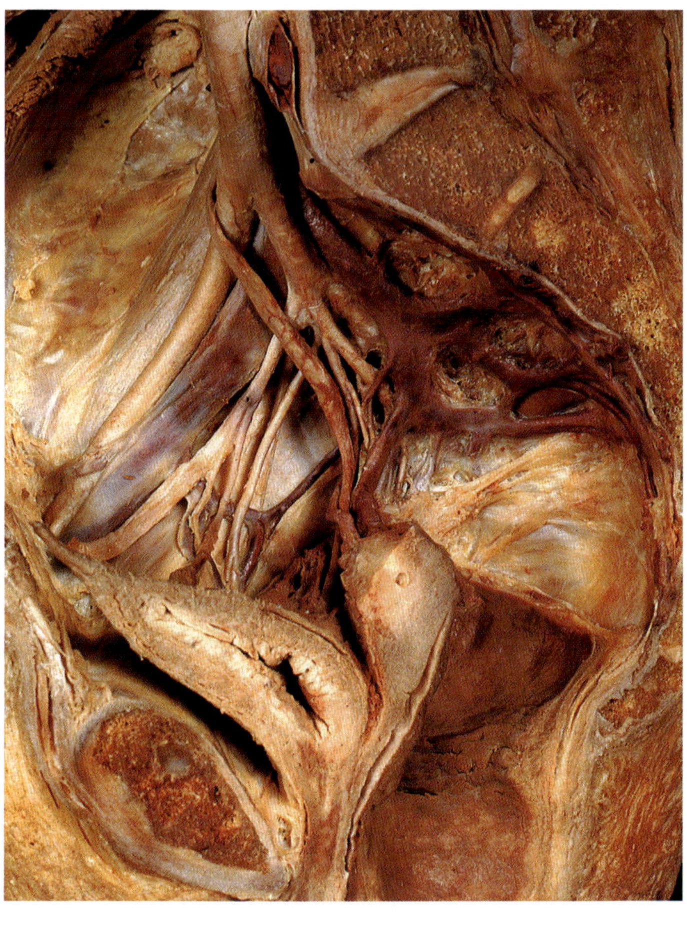

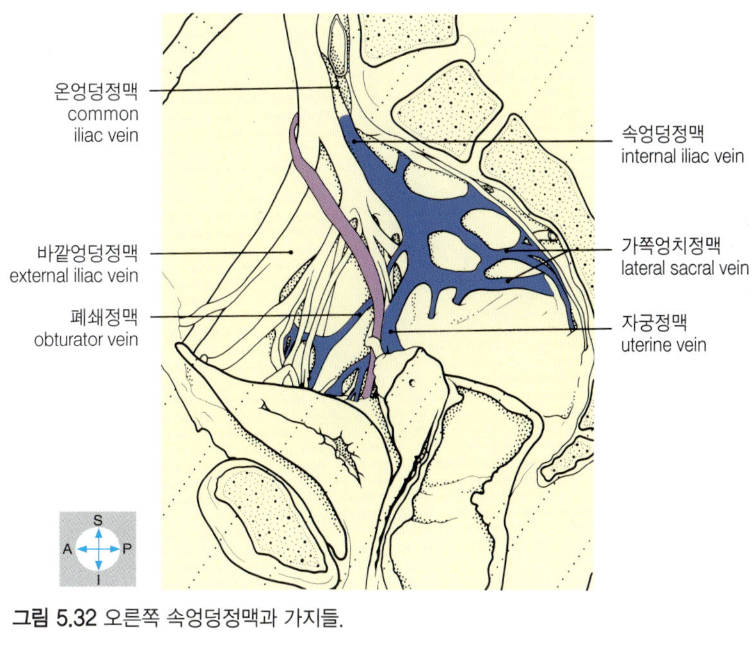

그림 5.32 오른쪽 속엉덩정맥과 가지들.

샅(Perineum)

샅은 골반바닥의 아래쪽에 있고 항문관과 생식관 · 요관의 아래부위가 샅의 얕은부분(superficial region)을 지나간다. 샅은 다이아몬드 모양의 영역으로, 앞쪽으로는 두덩결합, 뒤로는 꼬리뼈, 가쪽으로는 궁둥뼈결절에 이른다(그림 5.33). 샅부위는 궁둥뼈가지와 두덩뼈가지의 연결부위, 큰볼기근(gluteus maximus)의 아래 모서리에 의해 덮여있는 엉치결절인대(sacrotuberous ligament)에 의해 양옆으로 경계가 이루어진다. 샅의 아래쪽은 피부에 의해 경계가 된다. 관례적으로 샅은 양쪽 궁둥뼈결절(ischial tuberosity)이 만나는 선에 의해 두 개의 삼각으로 나뉜다. 뒤쪽은 항문관과 궁둥항문오목(ischioanal fossa, 궁둥곧창자오목[ischiorectal fossa])을 포함하는 항문삼각(anal triangle)이 있고, 앞쪽은 바깥생식기(external genitalia)를 포함하는 비뇨생식삼각(urogenital triangle)이 있다.

항문관(Anal canal)

항문관(anal canal)은 창자의 끝부분으로 대략 4cm 이다. 항문곧창자연결(anorectal junction)에서 시작하여 아래뒤쪽으로 주행하여 항문까지 간다(그림 5.5). 윗부분은 항문기둥(anal column)이라 불리는 여러 개의 세로능선(longitudinal ridge)을 형성하는 점막에 의해 덮여 있다; 아래부위는 피부에 의해 덮여 있다. 곧창자의 민무늬근육층은 항문관의 벽으로 이어지며, 그 이후 두꺼워져서 속항문조임근(internal anal sphincter)을 형성한다. 항문올림근의 가로무늬근육섬유(striated fiber)(그림 5.34)는 항문관 벽의 바깥층과 섞이며, 항문주위의 피부와 연결된다.

항문관의 아래 2/3는 가로무늬근육섬유로 이루어진 바깥항문조임근(external anal sphincter)에 의해 둘러싸인다(그림 5.35). 이 조임근은 세 부분으로 구성되는데, 가장 위쪽인 깊은부분(uppermost, deep part)은 항문올림근(levator ani muscle)과 섞인다. 이 부위의 아래쪽에 얕은부분(superficial part)이 존재하며, 얕은부분은 뒤로 꼬리뼈와 항문꼬리근솔기(anococcygeal raphe)에 붙고 앞으로 샅막(perineal membrane)의 뒷모서리에 붙는다. 조임근의 가장 아래부분인 피부밑부분(subcutaneous part)은 항문구멍을 둘러싼다. 배변 참기는 바깥항문조임근만의 작용으로는 일어나지 않는다; 항문곧창자각(anorectal angulation)을 유지하는 항문올림근의 섬유가 배변을 참는 데 주된 역할을 한다.

항문관은 음부신경의 아래곧창자가지(inferior rectal branch)(그림 5.35)에 의해 신경지배를 받고, 음부신경(pudendal nerve)은 바깥항문조임근(external sphincter)과 피부를 신경지배한다. 속항문조임근(internal sphincter)과 윗부위를 덮는 점막은 곧창자와 유사하게 자율신경(208쪽 참조)의 지배를 받는다. 혈액은 속음부동맥(intermal pudendal artery)의 아래곧창자가지(inferior rectal branch)에 의해 공급된다. 항문관은 문맥대정맥연결(portacaval anastomosis)이 일어나는 부위인데, 이는 정맥혈액이 아래곧창자정맥을 통해 속엉덩정맥으로 유입될 뿐만 아니라 위곧창자정맥, 문맥정맥계통(portal venous system)(166쪽 참조)의 가지로도 가기 때문이다. 림프는 항문관의 윗부분에서는 속엉덩림프절(internal iliac node)로 유입되지만, 아래부분에서는 얕은샅고랑림프절(superficial inguinal node)로 간다.

항문관의 아래부분의 피부는 풍부한 신경지배를 받는다. 이 피부가 찢어지면 고통스러우며 바깥항문조임근의 반사성연축(reflex spasm)을 일으킨다.

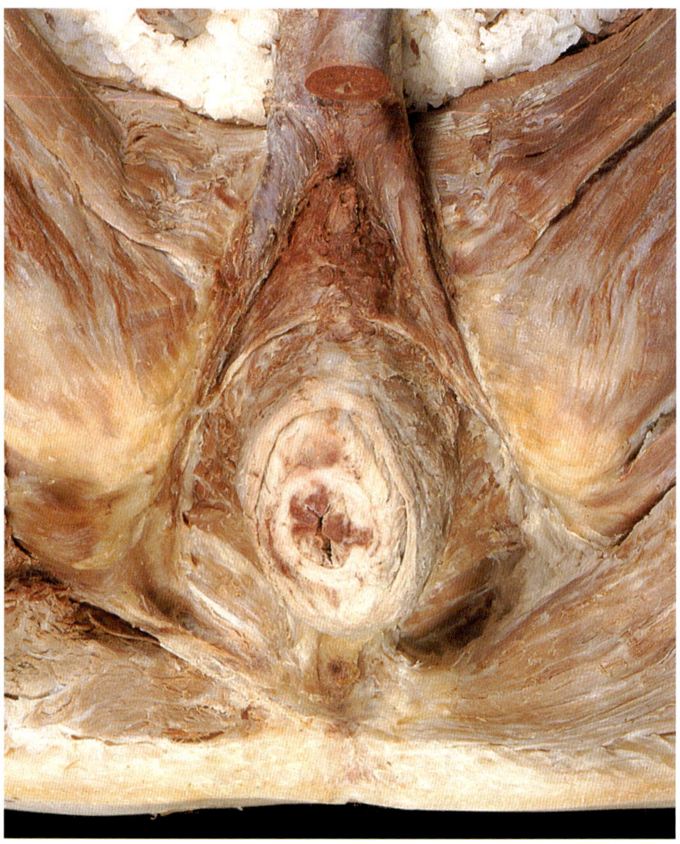

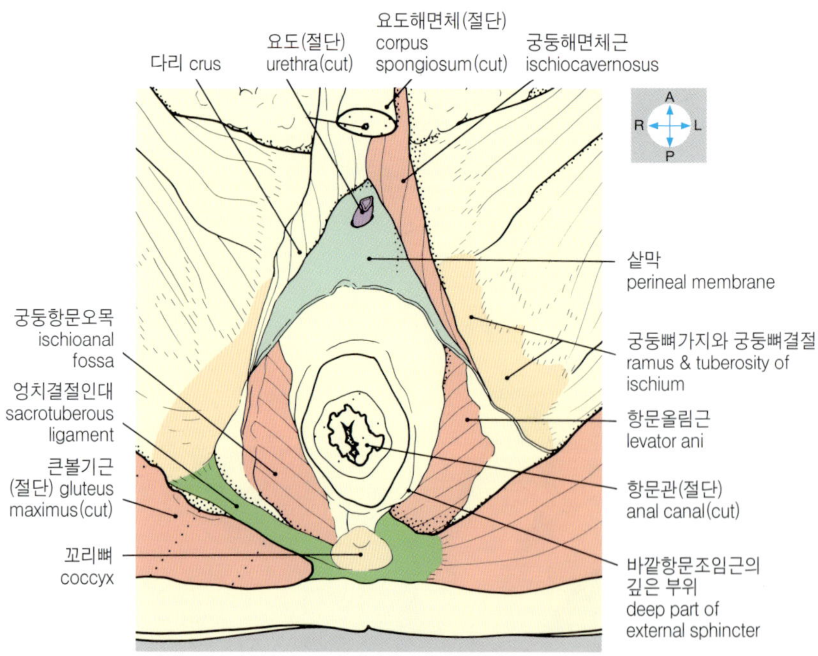

그림 5.33 남성의 샅과 그것의 경계를 보여주기 위한 깊은 해부. 음경망울(bulb of the penis)은 샅막(perineal membrane)을 나타내기 위해 제거되었고, 한쪽에 있는 큰볼기근(gluteus maximus)은 엉치결절인대(sacrotuberous ligament)를 드러내기 위해 일부를 절제하였다.

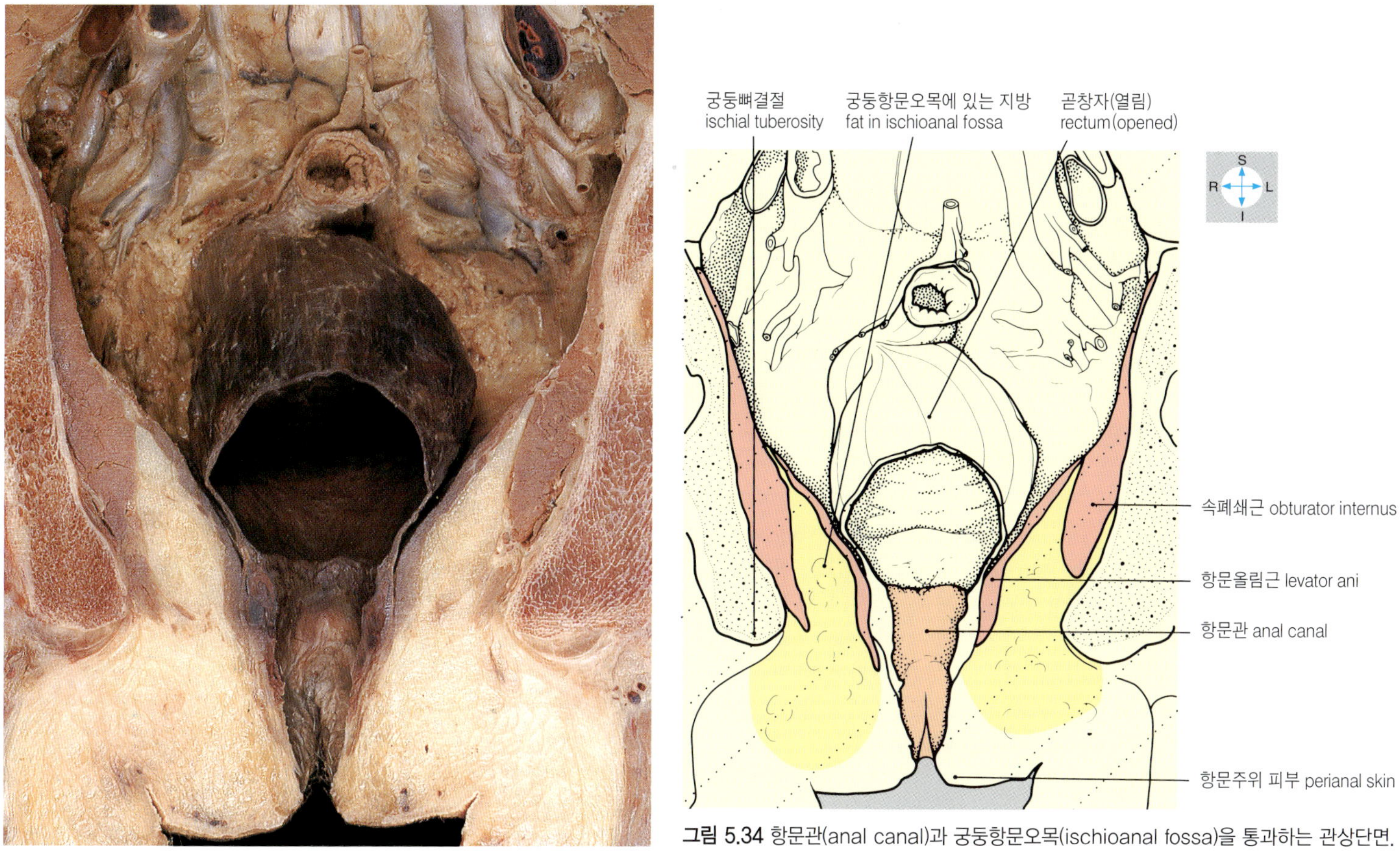

그림 5.34 항문관(anal canal)과 궁둥항문오목(ischioanal fossa)을 통과하는 관상단면.

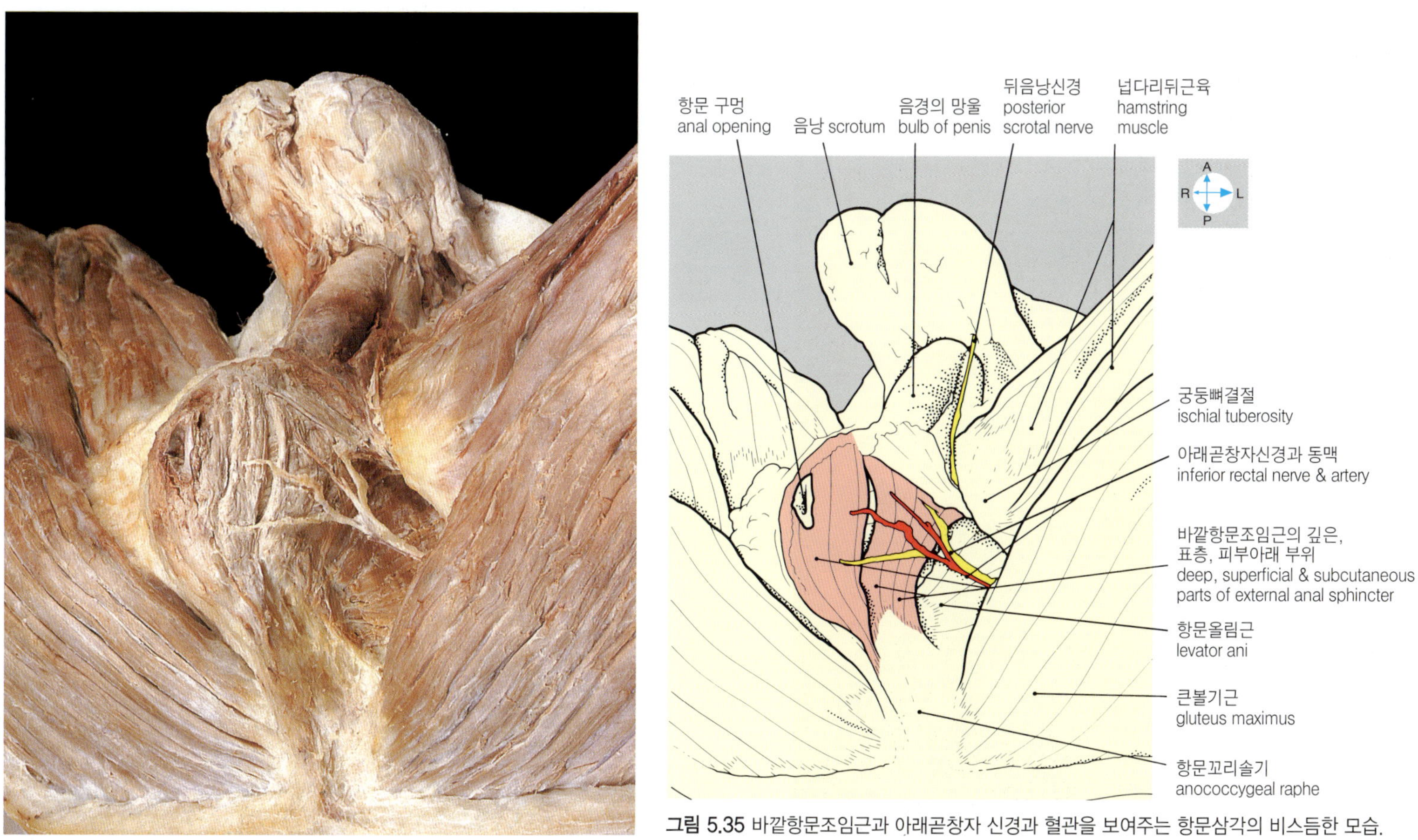

그림 5.35 바깥항문조임근과 아래곧창자 신경과 혈관을 보여주는 항문삼각의 비스듬한 모습.

궁둥항문오목(궁둥곧창자오목)(Ischioanal fossa[ischiorectal fossa])

항문관의 양 옆에는 가쪽으로는 속폐쇄근까지, 위로는 항문올림근까지, 아래로는 항문주위 피부까지(그림 5.34) 이르는 지방으로 가득찬 공간이 있다. 이 오목은 뒤로 항문관과 연결되어있다. 각 오목은 앞으로 차차 좁아지고 샅막과 바깥요도조임근 위쪽을 지나 거의 두덩결합까지 뻗어있다. 속폐쇄근을 지배하는 신경, 음부신경(그림 5.36), 속음부동맥(internal pudendal artery) 및 정맥은 작은궁둥구멍(lesser sciatic foramen)을 통해 볼기에서 나와서 각 오목으로 들어간다.

속폐쇄근(obturator internus)으로 가는 신경은 엉치신경얼기에서 나와서 궁둥항문오목(ischioanal fossa) 안에 있는 근육을 지배한다(그림 5.27).

음부신경과 속음부혈관은 근막굴(fascial tunnel), 음부관(pudendal canal) 속에서 궁둥항문오목의 가쪽벽을 따라 간다. 신경과 동맥에서 나오는 가지는 궁둥항문오목의 윗부분을 가로질러 항문관과 음낭 혹은 대음순의 뒷부분에 분포한다(그림 5.35).

속음부동맥(Internal pudendal artery)

이 혈관은 샅으로 가는 대부분의 동맥혈액을 공급한다. 골반안에서 속엉덩동맥으로부터 나와(그림 5.31) 큰궁둥구멍(greater sciatic foramen)을 통해 볼기로 들어가고, 작은궁둥구멍(lesser sciatic foramen)을 가로질러 궁둥항문오목(ischioanal fossa)으로 들어간다. 동맥은 음부신경관(pudendal canal)의 가쪽벽을 따라 앞으로 주행하고, 아래곧창자가지(inferior rectal branch)와 뒤음낭가지(posterior scrotal branch) 혹은 대음순가지(labial brnach)를 낸다. 동맥은 샅막의 위로 계속 이어져 음경망울(bulb of the penis; 혹은 어귀[vestibule])로 가는 가지와 음경다리(crus of the penis; 혹은 음핵[clitoris])로 가는 가지를 낸다. 그 후 음경(혹은 음핵)의 깊은동맥(deep artery)과 등동맥(dorsal artery)으로 나누어지면서 끝난다. 남성에서 음경등동맥은 두덩결합 아래를 지나 깊은등정맥(deep dorsal vein)의 옆에서 음경몸통(penile shaft)(그림 5.36)의 등쪽을 따라 주행하며, 요도해면체(corpus cavernosum)의 발기조직(erectile tissue)으로 가는 가지를 낸다. 깊은동맥은 샅막을 통과하여 요도해면체의 발기조직에 혈액공급을 한다. 여성의 경우도 이와 유사하지만 음핵으로 가는 가지의 수가 더 적다. 속음부동맥과 그 가지는 정맥을 동반하고, 정맥은 속엉덩정맥으로 들어간다.

음부신경(Pudendal nerve)

음부신경은 샅으로 가는 신경을 주로 제공한다. 이 신경은 엉치신경얼기(둘째, 셋째, 넷째엉치신경)에서 유래하여 속음부동맥과 함께 샅으로 간다. 궁둥항문오목에서 이 신경은 음경(혹은 음핵)의 등신경(dorsal nerve)과 샅신경(perineal nerve)으로 나뉜다(그림 5.36).

샅신경은 항문관으로 가는 아래곧창자가지(inferior rectal branch)와 생식기관으로 가는 뒤음낭가지(posterior scrotal branch; 혹은 대음순가지[labial branch])를 낸다(그림 5.35). 샅의 앞부위에 이르면 샅신경은 얕은샅주머니(superficial perineal pouch) 안에서 모든 근육으로 나가는 신경뿐만 아니라 요도로 가는 감각신경 가지도 낸다.

음경등신경은 샅막 위에서, 그리고 두덩결합 아래에서 속음부동맥과 함께 앞쪽으로 진행한다. 음경등신경은 등동맥의 가쪽에서 음경의 등쪽을 따라 주행하고(그림 5.38) 음경의 먼쪽 2/3의 피부에 분포한다. 음핵등신경은 경로와 분포가 이와 유사하다.

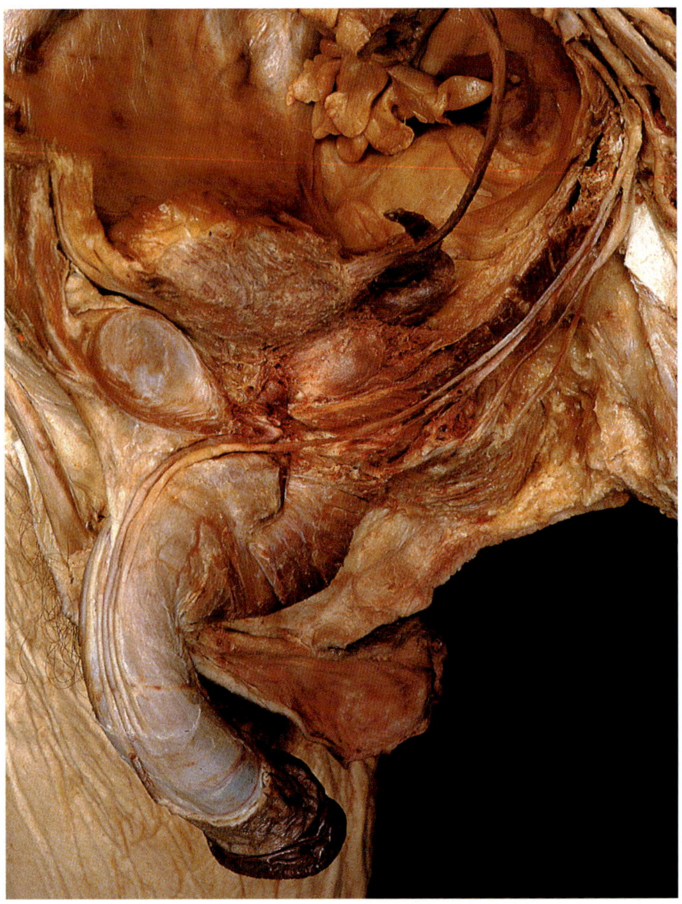

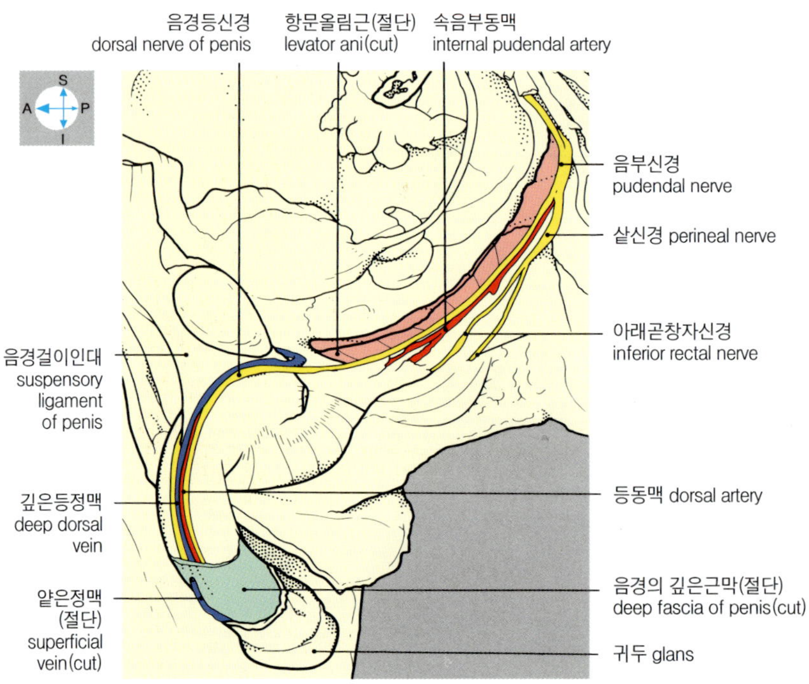

그림 5.36 골반가쪽벽의 제거로 노출된 왼쪽 음부신경.

남성바깥생식기관 (Male external genitalia)

남성바깥생식기관은 음낭(scrotum)과 음경(penis)으로 이루어진다. 음낭의 수와 내용물은 136쪽과 137쪽에 기술되어 있다. 음경은 움직임이 자유로운 몸통(shaft)과 얕은샅주머니(superficial perineal pouch) 안에 있는 뿌리(root)로 이루어지며, 샅막의 아래면에 붙어있다.

샅막과 주머니 (Perineal membrane and pouches)

샅막은 오른쪽과 왼쪽의 궁둥뼈가지와 두덩뼈가지(그림 5.33) 사이의 삼각형 모양의 공간을 가로지르는 치밀한 근막이다. 샅막은 긴 자유로운 뒤모서리와 짧은 앞모서리를 가지고 있는데, 이 짧은 앞모서리는 음경의 깊은등정맥이 지나가는 작은 틈에 의해 두덩결합으로부터 분리된다. 요도와 망울요도관이 막의 가운데부위를 관통한다.

음경의 뿌리와 음낭목(neck of scrotum) 주변에서 샅의 피부밑조직의 막층(membranous layer)은 가쪽으로 궁둥뼈가지와 두덩뼈가지에 붙는다. 뒤로는 근막이 샅막의 자유모서리(edge)에 연결된다. 음경의 막층과 음낭이 만드는 공간은 얕은샅주머니라고 불린다. 이 주머니는 앞배벽의 피부밑조직과 연결되지만 궁둥항문오목(ischioanal fossa), 넓적다리 혹은 골반안과는 교통하지 않는다. 만약 요도의 해면부위가 파열된다면 오줌은 얕은주머니(superficial pouch)로 빠져나갈 것이다(오줌의 얕은 혈관밖유출, extravasation).

샅막의 골반쪽에서 바깥요도조임근(external urethral sphincter)과 망울요도샘(bulbourethral gland)은 종종 깊은샅주머니(deep perineal pouch)라 불리는 공간에 존재한다. '비뇨생식가로막(urogenital diaphragm)' 이라는 용어는 깊은샅주머니와 그 경계를 일컫는 잘못된 명칭이다.

음경(Penis)

음경몸통의 발기조직은 중간에 있는 요도해면체(corpus spongiosum)와 이와 인접한 한 쌍의 음경해면체(corpora cavernosa)로 이루어진다.

요도해면체는 최대로 귀두(glans penis)까지 팽창되는 끝(그림 5.19)을 제외하고는 길이가 일정하다. 귀두의 가장 뚜렷한 가장자리는 귀두관(corona of penis)을 형성한다. 몸쪽으로 요도해면체는 음경의 뿌리로 연결되어 망울(bulb)을 형성하여 샅막의 아래면에 붙는다(그림 5.37). 요도는 샅막을 관통하여 위에서 망울로 들어간 다음 아래앞쪽으로 굽는다. 요도는 요도해면체와 귀두(그림 5.19)를 가로지르고, 귀두꼭지 근처에 있는 바깥요도길(external urethral meatus)에서 끝난다.

요도해면체의 등쪽에는 한 쌍의 음경해면체가 있으며(그림 5.38) 이는 귀두의 오목한 몸쪽면까지 뻗어있다. 몸쪽으로 음경해면체는 두덩결합 아래까지 뻗어 다리(crura)로 나눠진다. 각 다리는 뒤로 가면서 점점 좁아지며, 샅막의 아래면과 두덩뼈가지와 궁둥뼈가지의 근처에 붙는다(그림 5.37; 그림 5.33 참조).

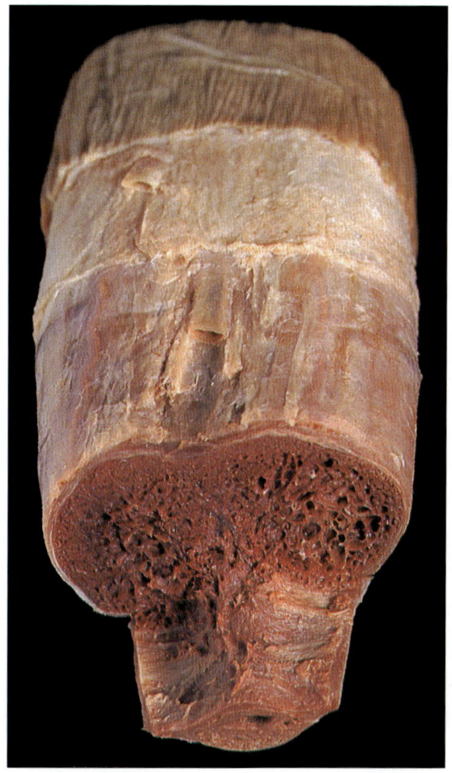

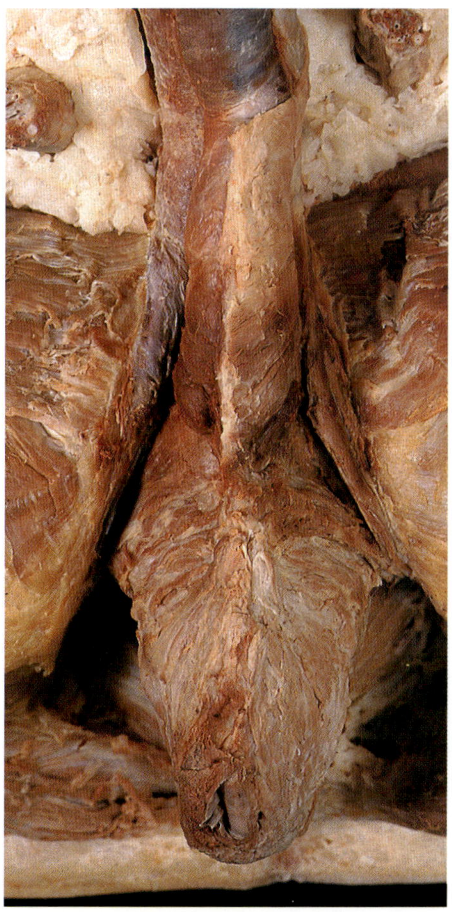

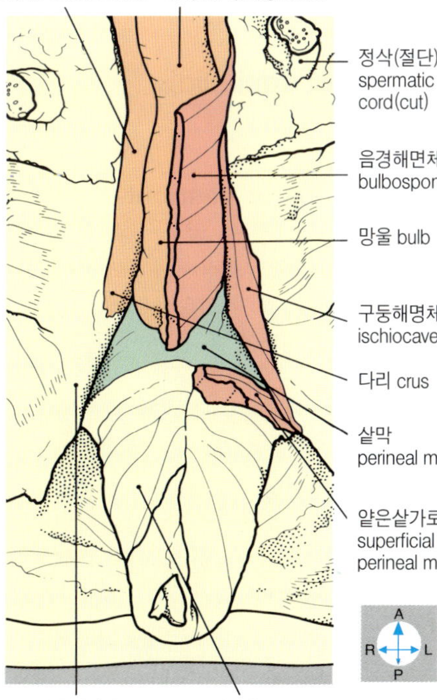

그림 5.37 음경의 뿌리. 한쪽 면에서는 다리를 드러내기 위해 궁둥해면체근(ischiocavernosus)의 일부가 절단되었고, 음경해면체근(bulbospongiosus)은 망울의 절반을 나타내기 위해 제거되었다.

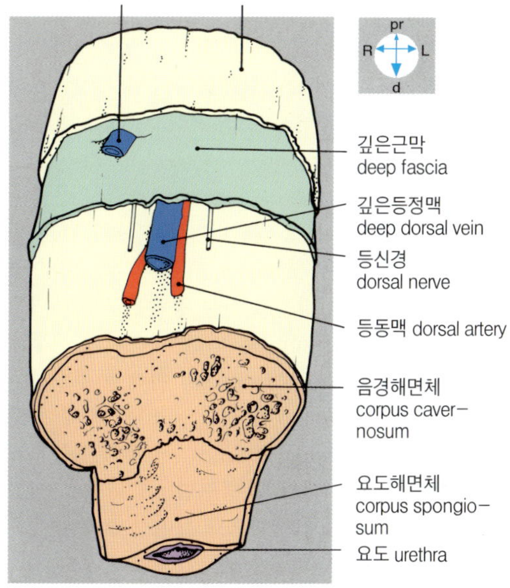

그림 5.38 음경 몸통을 계단식으로 해부하여 세 몸통(corpora)과 등혈관을 보여준다.

근막층과 피부(Fascial layers and skin)

음경의 세 몸통(corpora)은 깊은근막에 의해 둘러싸이고, 깊은근막(deep fascia)은 또한 음경의 음경등혈관과 음경등신경을 덮는다(그림 5.38). 몸쪽으로 깊은근막은 음경걸이인대(suspensory ligament)에 의해 두덩결합의 앞에 고정된다(그림 5.36). 반면 먼쪽으로는 몸통과 융합됨으로써 귀두관(corona)에서 끝난다. 얕은근막(superficial fascia)이 깊은근막(deep fascia)을 덮고 있다.

음경의 피부밑조직은 막성조직이며, 지방이 전혀 없고 얕은 신경과 혈관이 지나는 조직이다(그림 5.38). 몸쪽으로는 앞배벽의 피부밑조직과 연결되어 있고 음낭주위의 피부밑조직으로도 이어지는데 여기에서는 민무늬근육인 음낭근(dartos)이 포함되어 있다.

음경의 피부는 귀두 위쪽을 제외하고는 자유롭게 움직이며, 귀두(glans) 위에서는 단단히 붙어 있다. 피부는 먼쪽으로는 귀두관(corona of glans) 뒤로 뒤집어져서, 후드(hood)같은 꺼풀 즉 음경꺼풀(prepuce)을 형성한다. 이것은 혈관주름인 주름띠(frenulum)에 의해 귀두의 표면 아래에 붙는다.

근육(Muscles)

음경의 망울을 둘러싸는 것은 한 쌍의 음경해면체근(bulbospongiosus)이다(그림 5.37). 이 근육의 섬유는 샅막에 붙고 아래뒤쪽으로 가서 중간선 솔기(midline raphe)에서 만나며 뒤쪽에서 바깥항문조임근과 섞인다. 망울해면체근(bulbospongiosus)은 사정과 배뇨의 마지막 단계에 요도를 압박하여 내용물을 배출시키기 위해 수축한다.

각 다리를 싸고 있는 것은 궁둥해면체근(ischiocavernosus)이다(그림 5.37). 각 다리의 뒤끝에서 작은 얕은샅가로근(superficial transverse perineal muscle)이 음경망울 안쪽으로 주행한다. 모든 음경근육은 음부신경의 샅가지에 의해 신경지배를 받는다.

혈관(Vessels)

음경의 발기조직은 혈액공급이 풍부하다. 각 속음부동맥(internal pudendal artery)(그림 5.36)은 망울과 상응하는 다리(crus)로 가지를 보낸 후 음경등동맥(dorsal artery)과 깊은음경동맥(deep artery)으로 끝난다. 깊은음경동맥은 음경해면체(corpus cavernosum)를 긴축방향으로 가로지르는 반면 망울로 가는 동맥은 요도해면체(corpus spongiosum)를 따라 계속되어 귀두에 이른다. 깊은근막(deep fascia) 아래를 주행하는 깊은음경등정맥(deep dorsal vein)을 통해 주로 정맥피가 유입된다(그림 5.38). 이 정맥은 음경등동맥과 같이 달리며, 두덩결합(pubic symphysis)아래를 지나 골반안으로 들어간 후 전립샘정맥얼기(prostatic venous plexus)에서 끝이 난다(그림 5.21). 이 정맥얼기로부터 혈액은 각 속엉덩정맥(internal iliac vein)이나 속음부정맥(internal pudendal vein)으로 들어간다.

음경의 발기는 척수의 엉치분절에서 나오는 부교감신경(골반내장신경[pelvic splanchnic nerve; 혹은 발기신경[nervi erigentes])에 의해서 조절된다. 이 신경이 자극되면 동맥이 확장됨과 동시에 정맥이 수축된다. 따라서 발기 조직이 충혈(engorgement)되며, 음경이 커짐과 동시에 뻣뻣해진다.

음경과 음낭 앞부위의 피부는 넙다리동맥(femoral artery)의 바깥음부가지(external pudendal branch)에 의해 혈액공급을 받는다. 음경과 음낭 앞부위의 얕은 정맥은 바깥음부정맥으로 유입되는데 이것은 큰두렁정맥(great saphenous vein)의 가지이다(그림 6.11). 음낭의 뒷부위는 속음부동맥으로부터 나오는 뒤음낭가지(posterior scrotal branch)에 의해 혈액공급을 받고 정맥혈액은 속음부정맥으로 들어간다.

피부 신경지배(Cutaneous innervation)

음부신경은 음경등신경(dorsal branch)과 뒤음낭가지(posterior scrotal branch)를 통해 음경과 음낭의 대부분을 지배한다. 그러나 음낭의 앞부분과 음경 몸통의 몸쪽부위는 얕은샅굴구멍(superficial inguinal ring)을 통해 내려오는 엉덩샅굴신경(ilioinguinal nerve)에 의해 신경지배를 받는다(132쪽 참조).

림프배출(Lymphatic drainage)

음경과 음낭의 얕은조직에서 나오는 림프는 얕은샅고랑림프절로 가는 반면에 깊은조직으로부터 나오는 림프는 속음부동맥과 동반하는 림프관을 통해서 유입되어 속엉덩림프절로 간다.

여성바깥생식기관 (Female external genitalia)

음핵과 어귀망울 (Clitoris and bulbs of vestibule)

샅막은 남성보다 여성에서 더 얇고 질과 요도 모두가 관통한다. 남성의 발기조직과 유사한 음핵(clitoris)의 다리(crus)와 어귀망울(bulb of vestibule)이 샅막의 아래면에 부착되어 있는데, 이들은 얇은 궁둥해면체근(ischiocavernosus)과 망울해면체근(bulbospongiosus)에 의해 각각 덮여 있다(그림 5.39, 5.40) 오른다리와 왼다리는 궁둥뼈가지와 두덩뼈가지의 안쪽 모서리에 붙는데, 이들은 아래안쪽으로 주행하여 두덩결합 아래에서 합쳐져 음핵의 몸통을 형성한다. 이는 뒤아래쪽으로 주행하여 요도구멍(urethral opening)을 향하며, 끝 부위는 음핵의 귀두에 의해 덮여져 있다.

한 쌍의 질어귀망울(bulb of vestibule)은 요도와 질의 구멍을 둘러싼다(그림 5.40). 앞에서는 점점 작아져 중간선에서 융합되어 음핵의 귀두를 형성한다. 각 망울의 뒤끝은 커져서 큰어귀(바토린)샘(greater vestibular[Bartholin's] gland)을 덮는다. 이 샘은 직경이 약 1cm이고, 질구멍의 가쪽에 있는 어귀로 열리는 미세한 관으로 배출된다. 얕은샅가로근(superficial transverse perineal muscle)은 가쪽의 질어귀망울(bulb of the vestibule)에서 궁둥뼈결절(ischial tuberosity)로 지나간다.

음순(Labia)

여성바깥생식기관(female externa genitalia)에서 대부분 얕은 부위는 피부주름인 대음순(labia majora)(그림 5.39)이다. 이는 대음순 뒤로는 맞교차(commissure, fouchette)에서 만나고 앞으로는 불두덩(mons pubis)에서 만난다. 불두덩은 두덩결합을 덮고 있는 지방의 판이고 음핵의 대부분을 덮고 있다. 대음순 사이에는 두 개의 소음순(labia minora)이 있고 앞쪽에서 더욱 뚜렷하다. 소음순은 가운데에서 합쳐져 음핵의 귀두주위에서 두 개의 피부주름을 형성한다. 후드모양의 앞쪽 주름은 음핵의 꺼풀(prepuce)을 형성하고 더 작은 뒤쪽 주름은 주름띠(frenulum)를 형성한다.

어귀(Vestibule)

소음순(labia minora)은 질어귀를 둘러싸고 있는데, 이 어귀로 질과 요도가 밖으로 연결된다(그림 5.40). 질구멍(vaginal opening[introitus])은 앞뒤로 길다란 틈이며, 주변 피부, 즉 처녀막(hymen)에 의해 둘러싸여 있다. 바깥요도구멍(external urethral meatus)은 질구멍 앞쪽 약 1cm에 있다.

'음문(vulva)'이라는 용어는 불두덩(mons pubis), 대음순(labia majora)과 소음순(labia minora), 음핵(clitoris)과 질어귀(vestibule)를 의미한다.

피부 신경지배와 혈액공급(Cutaneous innervation and blood supply)

불두덩(mons pubis)과 음순의 앞부위는 엉덩샅굴신경(ilioinguinal nerve)에 의해 지배를 받는다(132쪽 참조). 음문(vulva)의 뒤쪽은 음부신경의 음순가지로부터 지배를 받고, 넓적다리의 뒤피부신경의 가지와 넷째엉치신경의 샅가지도 일부 분포한다.

피부와 피부밑조직은 속음부동맥(213쪽 참조)과 넙다리동맥(femonal artery)의 얕은 · 깊은 바깥음부가지에 의해 혈액을 공급 받는다. 정맥혈액의 대부분은 속음부동맥과 동반하는 정맥으로 들어가지만, 앞쪽으로는 일부 혈액이 바깥음부정맥(external pudendal vein)을 통해 큰두렁정맥(great saphenous vein)으로 들어간다. 질어귀와 질의 아래부분(lower vagina)을 포함하는 피부와 얕은조직으로부터 나오는 림프는 얕은샅고랑림프절(superficial inguinal node)(231쪽 참조)로 가는 반면, 깊은 구조에서 나오는 림프는 동맥의 경로를 따라 이동하여 속엉덩림프절(internal iliac node)로 간다.

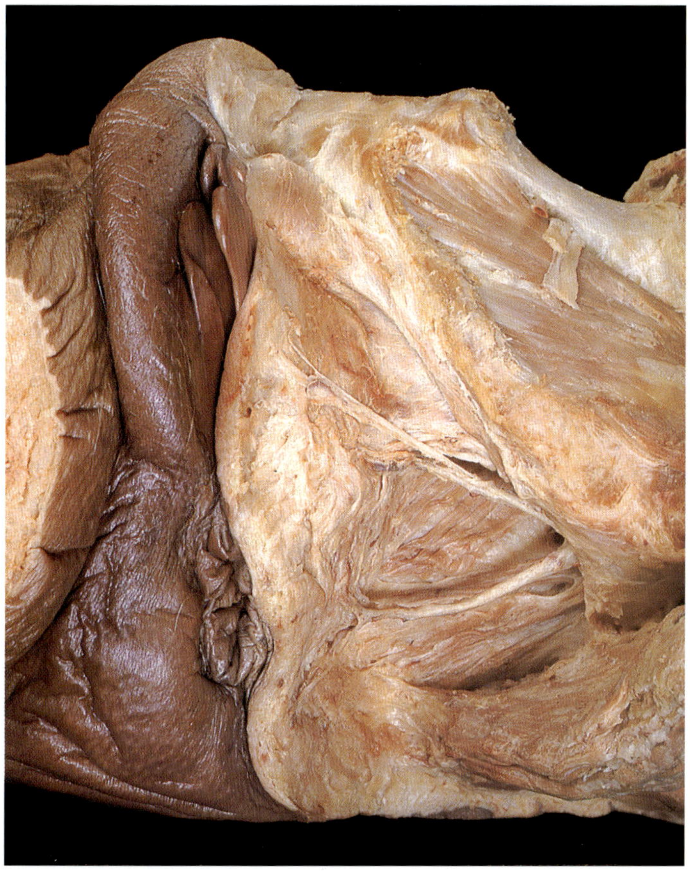

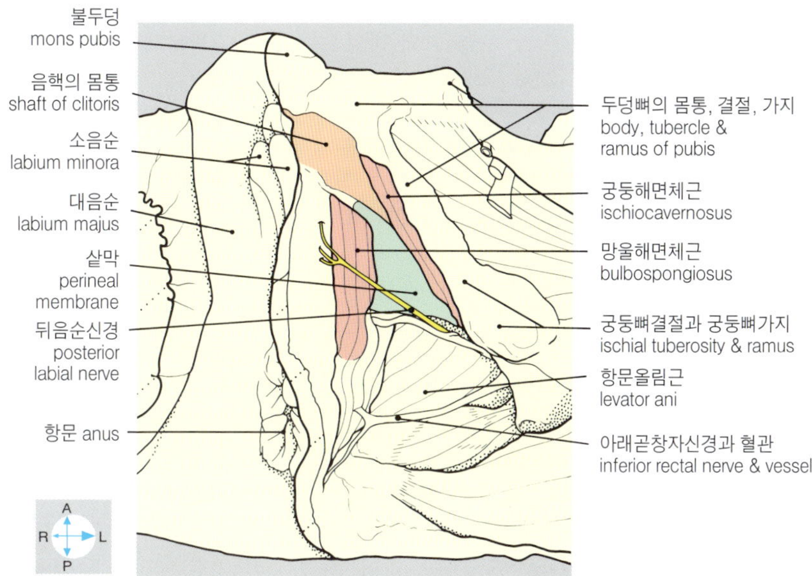

그림 5.39 근육과 피부신경을 보여주는 여성의 샅 한 쪽면의 얕은 해부.

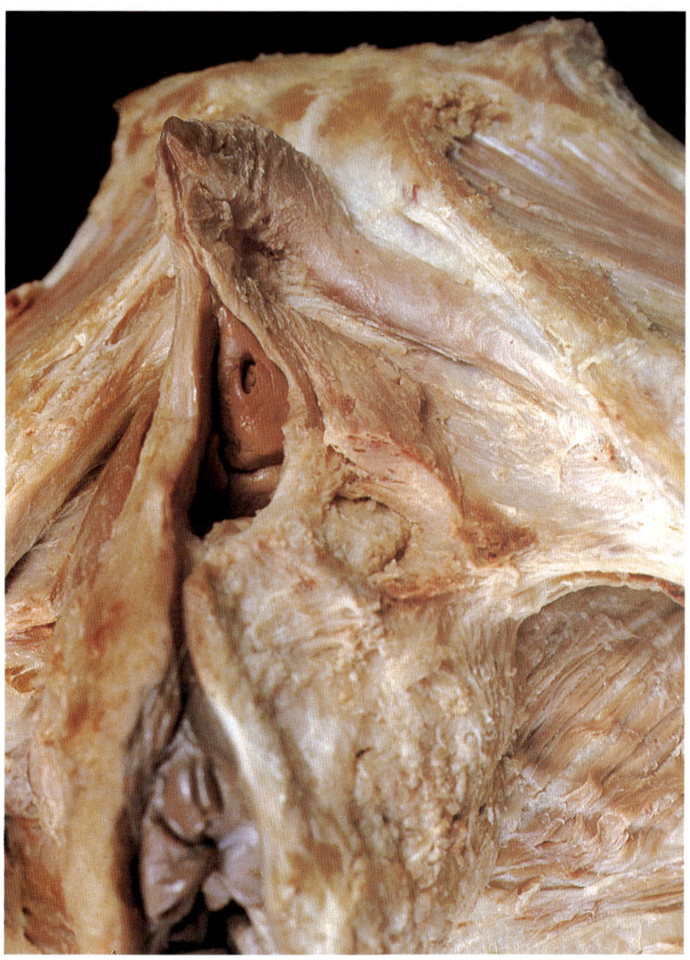

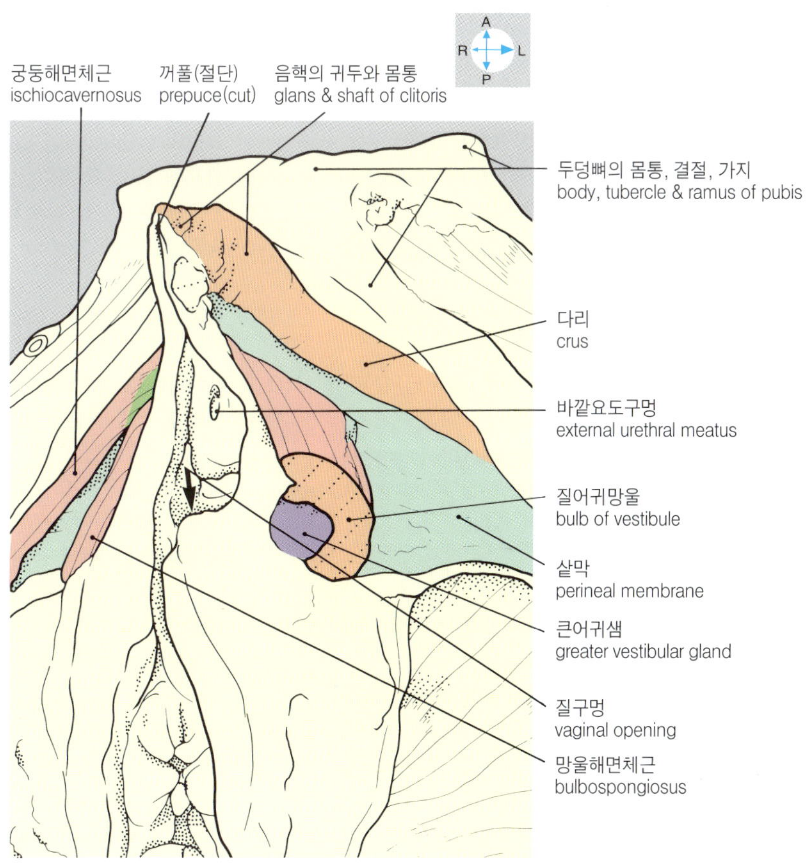

그림 5.40 여성 샅의 깊은 해부. 음핵의 귀두, 몸통 및 왼쪽다리가 보인다. 왼쪽 어귀망울은 큰어귀샘(greater vestibular gland)을 나타내기 위해 절단되었다.

연습문제

아래의 완성되지 않은 각 설명 뒤에는 다섯 개의 제시된 답 혹은 완전한 설명이 있다. 어느 것이 맞고 틀린지를 결정하라. 답은 367쪽에 있다.

1. 난소는:
   a) 주된 동맥공급은 속엉덩동맥(internal iliac artery)으로부터 받는다.
   b) 속엉덩혈관(internal iliac vessel)과 바깥엉덩혈관(external iliac vessel)이 이루는 각 부위에 놓여있다.
   c) 난소간막(mesovarium)에 의해 넓은인대(broad ligament)의 앞면에 붙어있다.
   d) 폐쇄신경(obturator nerve)에 인접하여 위치할 수 있다.
   e) 표면에 복막 덮개(peritoneal covering)가 없다.

2. 여성 골반 안에 있는 복막(peritoneum)은:
   a) 자궁의 원인대(round ligament)를 형성한다.
   b) 난소간막(mesovarium)을 형성한다.
   c) 질의 뒤천장(posterior fonix)을 덮는다.
   d) 곧창자 전체에서 앞면과 가쪽면을 덮는다.
   e) 요관(ureter)과 직접 접한다.

3. 궁둥구멍근(piriformis)은:
   a) 엉치뼈(sacrum)의 골반면에 붙는다.
   b) 작은궁둥구멍(lesser sciatic foramen)을 통해 지난다.
   c) 넙다리뼈의 큰 돌기(greater trochater of the femur)에 붙는다.
   d) 앞면에 골반신경얼기(pelvis plexus)가 있다.
   e) 엉덩관절(hip joint)의 안쪽 회전자(rotator)이다.

4. 허리신경얼기와 엉치신경얼기에 관하여:
   a) 폐쇄신경에는 둘째, 셋째, 넷째허리신경부위에서 나오는 신경섬유가 포함되어 있다.
   b) 넙다리신경(femoral nerve)은 큰허리근(psoas major muscle)의 앞면에서 나온다.
   c) 음부신경(pudendal nerve)은 바깥항문조임근의 운동신경지배를 담당한다.
   d) 교감신경섬유는 둘째, 셋째, 넷째엉치신경에서 척수 밖으로 나온다.
   e) 허리엉치신경줄기(lumbosacral trunk)에는 넷째, 다섯째허리척수신경부위에서 나온 신경섬유가 포함되어 있다.

5. 자궁은:
   a) 속엉덩동맥(internal iliac artery)의 가지에 의해 혈액공급을 받는다.
   b) 넓은인대(broad ligament)에 의해 지지받는다.
   c) 이곳의 림프의 대부분은 샅고랑림프절(inguinal node)로 유입된다.
   d) 요관 가까이에 놓여있다.
   e) 질의 앞벽을 관통한다.

6. 속폐쇄근(obturator internus muscle)은:
   a) 폐쇄막(obturator membrane)의 안쪽면에 붙는다.
   b) 궁둥뼈가지 아래쪽에서 볼기영역으로 들어가는 힘줄을 가진다.
   c) 첫째, 둘째허리신경에 의해 신경지배를 받는다.
   d) 궁둥항문오목(ischioanal fossa; 궁둥곧창자오목[ischiorectal fossa])의 가쪽벽에 분포한다.
   e) 넙다리뼈의 작은돌기에 붙는다.

7. 여성에서 속엉덩동맥(imternal iliac artery)의 가지는 다음을 포함한다.
   a) 위볼기동맥(the superior gluteal artery)
   b) 난소동맥(the ovarian artery)
   c) 자궁동맥(the uterine artery)
   d) 위방광동맥(the superior vesical artery)
   e) 위곧창자동맥(the superior rectal artery)

8. 전립샘은:
   a) 정맥얼기(plexus of vein)에 의해 둘러싸인다.
   b) 깊은샅주머니(공간)(deep perineal pouch [space]) 안에 있다.
   c) 사정관(ejaculatory duct)에 의해 관통된다.
   d) 방광바닥의 뒤아래에 놓여있다.
   e) 음부신경의 가지에 의해 신경지배를 받는다.

9. 여성에서 방광은:
   a) 그것의 앞면에 샅이 있다.
   b) 꼭지에 붙는 요관막(urachus)을 가진다.
   c) 풍부한 부교감신경의 지지를 받는다.
   d) 속엉덩림프절(internal iliac lymph node)로 유입된다.
   e) 자궁몸통 가까이에 있다.

10. 음경망울(bulb of the penis)은:
    a) 샅막의 윗면에 붙어있다.
    b) 음경요관을 포함한다.
    c) 음경해면체근에 의해 압박을 받는다.
    d) 음경의 깊은동맥으로부터 혈액을 받는다.
    e) 음경해면체로서 연결된다.

11. 정관은:
    a) 부고환(epididymis)의 꼬리에서 시작한다.
    b) 정삭(spermatic cord) 안에서 위로 올라간다.
    c) 요관 위를 지나서 방광의 뒷면에 이른다.
    d) 정낭의 가쪽에 놓여있는 팽대에서 끝난다.
    e) 폐쇄신경의 지배를 받는다.

12. 볼기뼈(hip bone)와 연관하여:
    a) 궁둥뼈가시(ischial spine)는 엉치가시인대(sacrospinous ligament)에 부착한다.
    b) 앞위엉덩뼈가시(anterior superior iliac spine)는 샅고랑인대(inguinal ligament)에 붙는다.
    c) 폐쇄구멍은 속폐쇄근으로 가는 신경에 의해 관통된다.
    d) 윤활관절(synovial joint)에 의해 엉치뼈와 관절을 이룬다.
    e) 갈고리인대(lacunar ligament)는 샅선(pectineal line)에 붙는다.

13. 자궁관(나팔관)(uterine tube[fallopian tube])은:
    a) 자궁의 넓은인대의 자유모서리 안에서 주행한다.
    b) 난소동맥(ovarian artery)으로부터 동맥공급의 일부를 받는다.
    c) 자궁벽을 관통하는 구조물중 가장 좁은 내강을 가진다.
    d) 요관(ureter) 가까이에 위치한다.
    e) 샅 공간으로 직접 열려있다.

14. 골반의 부교감신경은:
    a) S2, S3와 S4 척수분절에서 유래한다.
    b) 구불창자(sigmoid colon)를 지배하는 아래배신경경얼기(hypogastric plexus)를 통해 올라간다.
    c) 배뇨반사와 연관이 있다.
    d) 사정을 야기하는 신호를 전달한다.
    e) 곧창자를 지배한다.

15. 큰어귀샘(greater vestibular gland)은:
    a) 깊은샅주머니(deep perineal pouch) 안에 있다.
    b) 큰어귀샘의 관은 질의 어귀로 열려있다.
    c) 어귀의 망울 근처에 있다.
    d) 음경해면체근에 의해 덮인다.
    e) 대음순에 놓여있다.

16. 음경망울요도(penile bulbar urethra)의 파열은 오줌이 다음 부분으로 유출되게 한다.
    a) 음낭(scrotum)의 피부아래조직
    b) 음경(penis)의 피부아래조직
    c) 넓다리(thigh)의 피부아래조직
    d) 아래 앞배벽의 피부밑조직
    e) 궁둥항문(궁둥곧창자)오목

임상문제

답은 368쪽에 있다.

사례연구 1

30세 여성이 그녀의 첫 임신 말기에 진통이 시작되어 산부인과로 갔다. 그녀는 처음 몇 시간 동안은 진통제 흡입과 산소와 이산화질소 혼합기체의 흡입으로 고통을 줄일 수 있었다. 그러나 자궁 수축 시간이 10시간 경과 후에는 그녀의 분만과정이 적절하지 않다고 판단되어 아기를 집게로 꺼내기로 했다. 산부인과 의사는 그녀에게 그녀의 산도를 마취할 것이라고 말하고 양쪽의 음부신경 마취를 시행하였다. 특별한 바늘을 이용하여 음부신경 근처에 마취액을 넣기 위해 그는 환자의 질 안에서부터 뼈골반(bony pelvis)의 모양을 손으로 만져 보았다.

질문

1. 음부신경은 어떠한 피부구조를 신경지배 하는가?
2. 산부인과의사는 어떠한 뼈구조를 촉진했는가?

사례연구 2

25세 여성이 어느 날 아침 일어나면서 힘이 없음을 느꼈고 일어난 후 곧 기절하여 그녀의 주치의에게로 옮겨졌다. 그녀는 원인이 불분명한 아래배의 통증 때문에 밤에 잠을 잘 이루지 못했다. 의사는 그녀가 오른쪽 두덩위에서 느끼는 통증과 별개로 배 부위를 진찰했을 때 아주 작은 것을 발견하였다. 그러나 그는 그녀가 걱정이 되어 큰 병원으로 가라고 말했다.

산부인과의사는 그녀를 진찰하고 질검사를 실시했다. 그는 그녀에게 목이나 어깨에 어떤 통증이 있는지 물었다. 입원 3시간 후 그녀는 응급수술을 받았다. 오른쪽 자궁관에서 임신이 되었으며 이것이 파열된 것으로 밝혀졌다. 이것을 제거할 때 출혈로 인해 샅 공간 안은 많은 양의 혈액과 피덩이가 있었다. 수혈이 이루어졌다.

질문

1. 주치의가 말한 배의 압통을 설명하시오.
2. 산부인과의사는 질검사 중에 무엇을 눈여겨 보았는가?
3. 산부인과의사는 왜 목과 어깨에 통증이 있는지 물어보았는가?

사례연구 3

6살, 3살 및 4개월 된 3명의 아이를 가진 30세 여성이, 그녀가 웃을 때 소변을 참을 수 없다고 한다. 웃을 때 배출되는 소변은 작은 양이었지만, 그것은 그녀에게 커다란 스트레스가 되었다. 그 외에 재채기를 할 때나 아기를 안을 때 역시 소변이 무의식적으로 나온다고 하였다. 방광에 감염이 있을 것이라 결론지은 후 그녀의 주치의는 소변을 참을 수 없는 환자를 전문적으로 상대하는 간호사에게 가서 비수술적 치료가 가능한지에 대한 검사를 받아보라고 하였다. 간호사는 환자에게 운동이 이 문제를 해결해 줄 것이라고 말하였다. 간호사는 운동을 어떻게 하는지를 설명하였으며 하루에도 몇 번씩 그러한 운동을 하도록 요구하였다.

질문

1. 물리학과 해부학 용어에서 남성과 여성 모두에서 소변을 참도록 하는 것은 무엇인가?
2. 여성에서 소변 참기에 있어서 가장 중요한 구조는 무엇인가?
3. 왜 여성에게서 이런 현상이 일어나기 쉬운가?
4. 어떤 신경이 방광벽의 민무늬근육의 수축을 자극하는가?

사례연구 4

60세 남성이 그가 앉은 의자에서 피를 발견했기 때문에 그는 곧 의사와 상담을 하였다. 의사는 창자나 곧창자의 암을 의심하였고 그의 목, 가슴과 배를 검사하였다. 그는 곧창자 검사를 하였고 외과의사에게 소견을 의뢰하였다. 그 외과의사는 비슷한 검사를 하였으며, 조심스럽게 배를 타진하고 가슴 방사선 사진 촬영, 간 기능평가를 위한 혈액 검사, 구불잘록창자보개검사(sigmoidoscopy)와 바륨관장(barim enema)을 포함한 여러 가지 검사를 하였다.

질문

1. 왜 의사는 그 남자의 목을 검사하였나?
2. 왜 외과의사는 배를 타진하였나?
3. 곧창자암은 남녀 모두에 있어서 곧창자와 관계있는 어떤 구조라도 직접적으로 침입한다. 어떤 구조가 이 경로와 관계가 있는가?

그림문제

지시된 구조를 자세하게 식별하라. 답은 아래쪽에 있다.

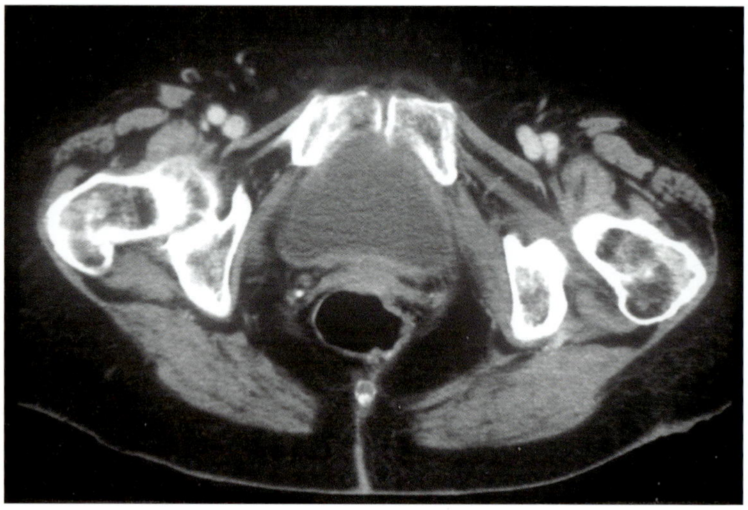

그림 5.41 두덩결합의 레벨 가로 CT 상. 그림 5.43과 비교.

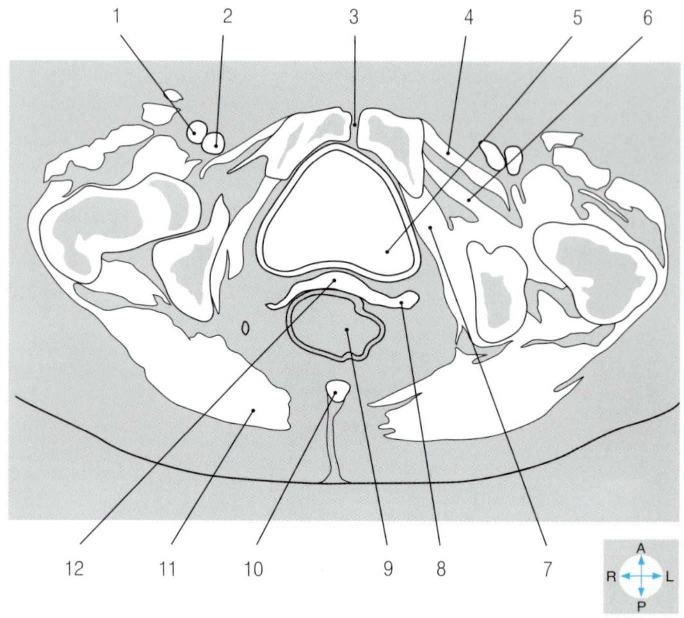

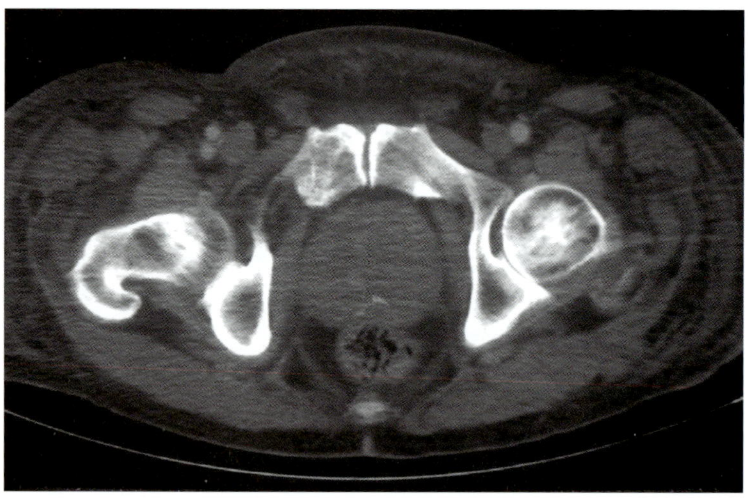

그림 5.42 두덩결합의 레벨에서 가로 CT 상. 그림 5.45와 비교.

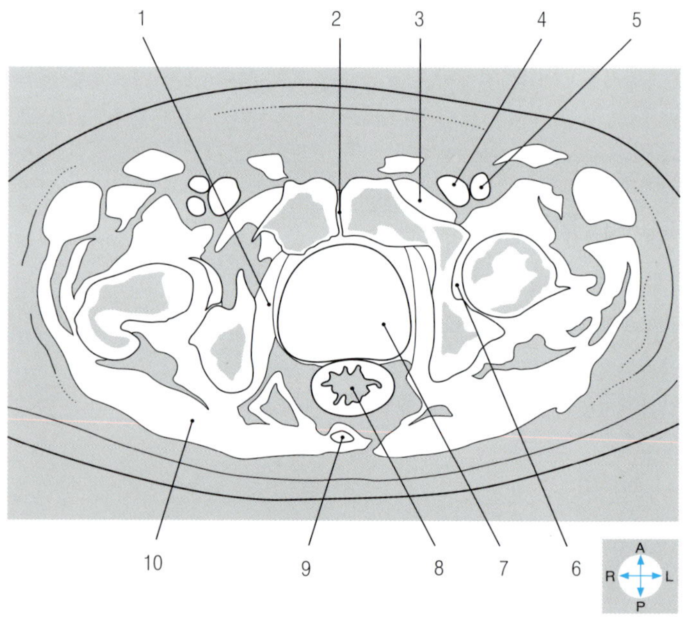

정답

그림 5.41 1 = 넙다리동맥(femoral artery), 2 = 넙다리정맥(femoral vein), 3 = 두덩결합(pubic symphysis), 4 = 두덩근(pectineus), 5 = 요로방광(부풀어진)(urinary bladder[distended]), 6 = 바깥폐쇄근(obturator externus), 7 = 속폐쇄근(obturator internus), 8 = 자궁관(uterine tube), 9 = 곧창자(부풀어진)(rectum[distended]), 10 = 꼬리뼈(coccyx), 11 = 큰볼기근(gluteus maximus), 12 = 자궁 바닥(fundus of uterus).

그림 5.42 1 = 속폐쇄근(obturator internus), 2 = 두덩결합(pubic symphysis), 3 = 두덩근(pectineus), 4 = 넙다리정맥(femoral vein), 5 = 넙다리동맥(femoral artery), 6 = 절구오목(acetabular fassa), 7 = 전립샘(길어진)(prostate[enlarged]), 8 = 항문관(anal canal), 9 = 꼬리뼈(coccyx), 10 = 큰볼기근(gluteus maximus).

지시된 구조를 자세하게 식별하라. 답은 아래쪽에 있다.

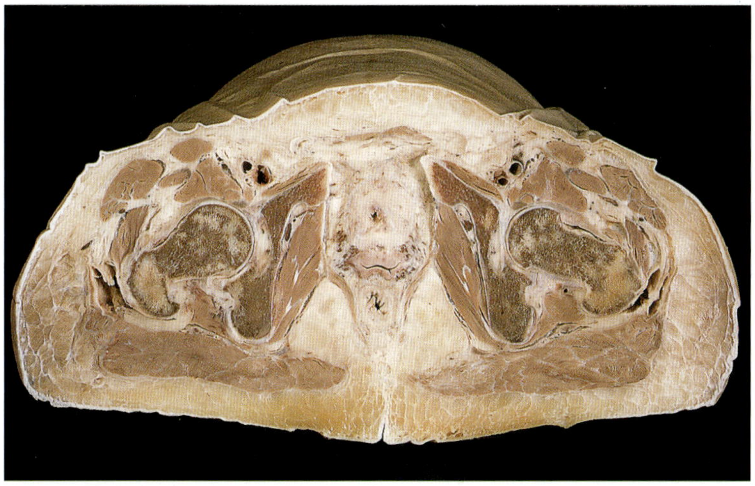

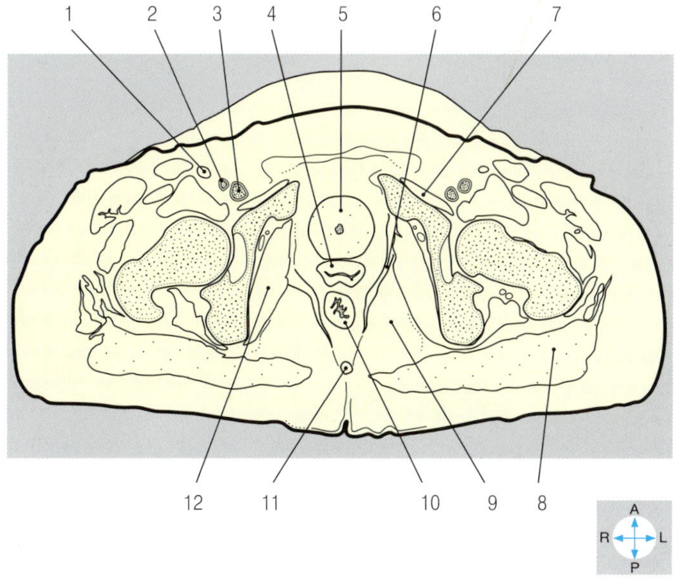

그림 5.43 두덩결합 레벨 바로 위에서의 가로절단. 아래 면. 그림 5.41과 비교.

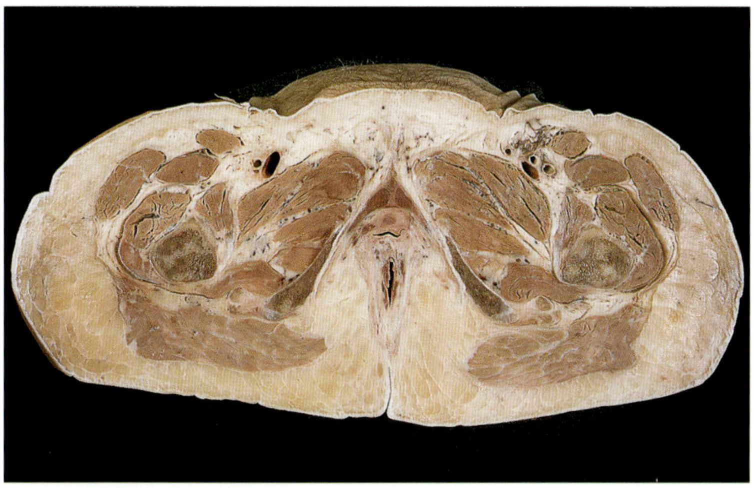

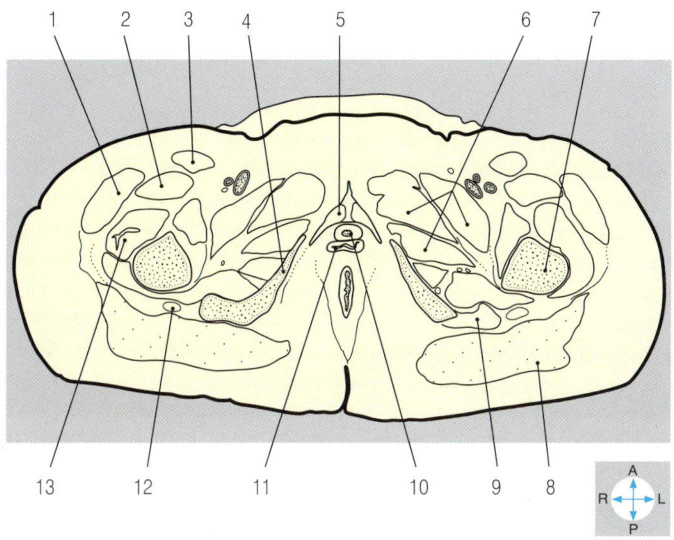

그림 5.44 궁둥두덩가지 레벨에서의 가로절단. 아래 면.

정답

그림 5.43 1 = 넙다리신경(femoral nerve), 2 = 넙다리동맥(femoral artery), 3 = 넙다리정맥(femoral vein), 4 = 질(vagina), 5 = 방광목(neck of bladder), 6 = 항문올림근(levator ani), 7 = 두덩근(pectineus), 8 = 큰볼기(gluteus maximus), 9 = 궁둥항문오목(ischioanal fossa), 10 = 항문관(anal canal), 11 = 꼬리뼈(coccyx), 12 = 속폐쇄근(obturator internus).

그림 5.44 1 = 넙다리근막긴장근(tensor fasciae latae), 2 = 넙다리곧은근(rectus femoris), 3 = 넙다리빗근(sartorius), 4 = 궁둥두덩가지(ischiopubic ramus), 5 = 음핵다리(crus of clitoris), 6 = 모음근(adductor muscle), 7 = 넙다리뼈몸통(shaft of femur), 8 = 큰볼기근(gluteus maximus), 9 = 넙다리뒤근육 힘줄(tendons of hamstring muscle), 10 = 요도(urethra), 11 = 질(vagina), 12 = 궁둥신경(sciatis nerve), 13 = 가쪽넓은근(vastus lateralis).

지시된 구조를 자세하게 식별하라. 답은 아래쪽에 있다.

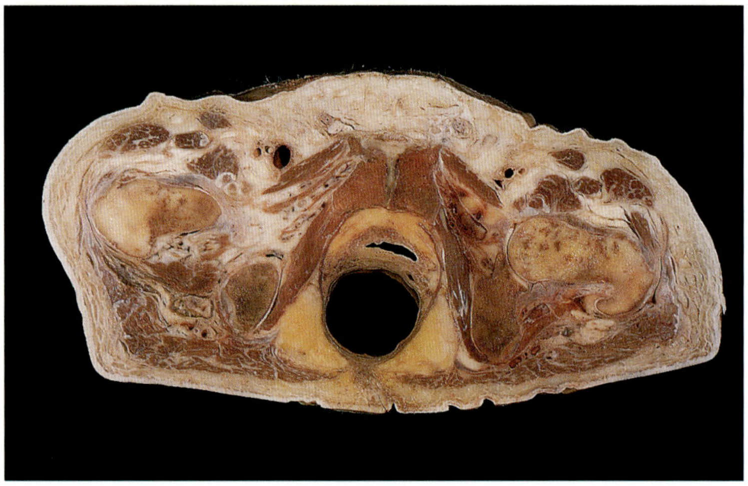

그림 5.45 두덩결합의 레벨에서의 가로절단. 아래 면. 그림 5.42와 비교.

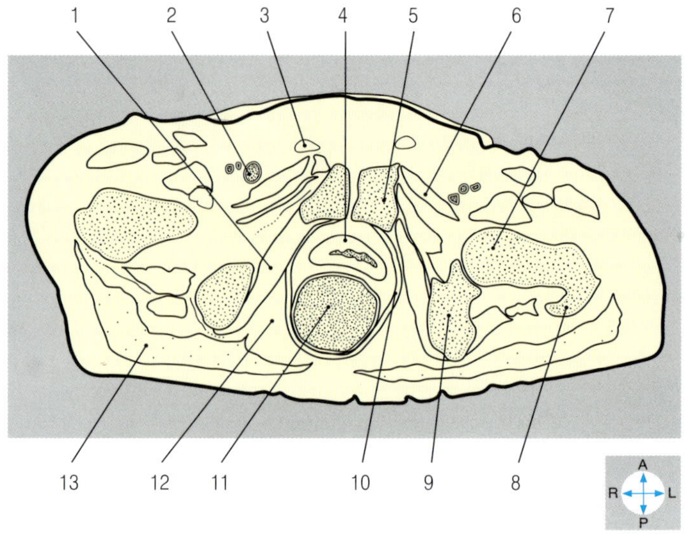

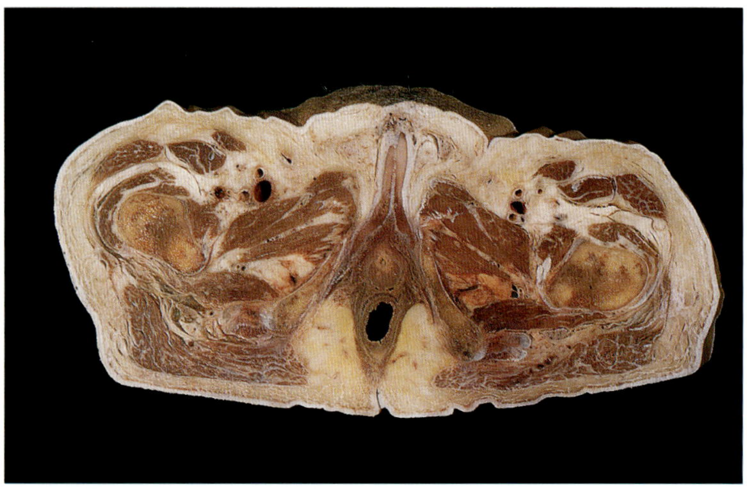

그림 5.46 궁둥두덩가지 레벨에서의 가로절단. 아래 면.

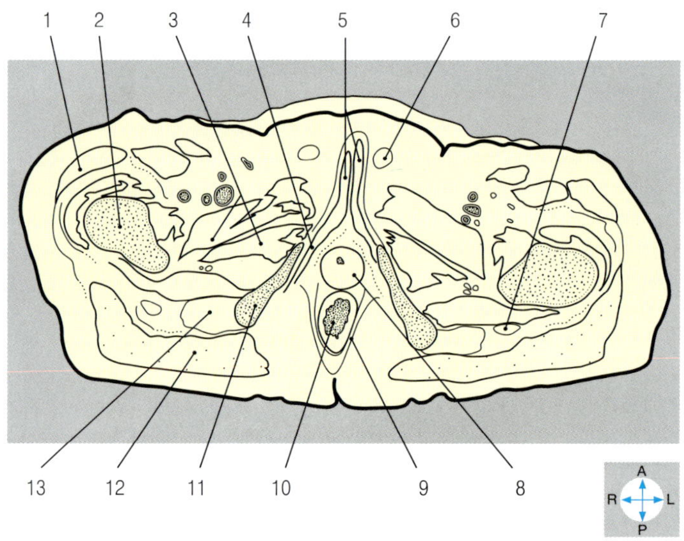

정답

그림 5.45 1 = 속폐쇄근(obturator internus), 2 = 넙다리정맥(femoral vein), 3 = 정삭(spermatic cord), 4 = 방광목(neck of bladder), 5 = 두덩뼈(pubis), 6 = 두덩근(pectineus), 7 = 넙다리뼈머리(head of femur), 8 = 큰돌기(greater trochanter), 9 = 궁둥결절(ischial tuberosity), 10 = 항문올림근(levator ani), 11 = 곧창자(부풀어진)(rectum[destended]), 12 = 궁둥항문오목(ischioanal fossa), 13 = 큰볼기근(gluteus maximus).

그림 5.46 1 = 넙다리근막긴장근(tensor fasciae latae), 2 = 넙다리뼈(femur), 3 = 모음근(adductor muscle), 4 = 음경 다리(crus of the penis), 5 = 음경해면체(corpora cavarnosa), 6 = 정삭(spermatic cord), 7 = 궁둥신경(sciatic nerve), 8 = 음경망울(bulb of penis), 9 = 항문올림근(levator ani), 10 = 항문관(anal canal), 11 = 궁둥두덩가지(ischiopubic ramus), 12 = 큰볼기근(gluteus maximus), 13 = 넙다리뒤근육 힘줄(tendons of hamstring muscle).

제 6 장 다리 Lower Limb

서론

다리는 기립과 보행 중에 몸을 지지한다. 볼기뼈(hip bone)는 다리를 몸통과 연결시키는 볼기근육(muscles of the buttock)과 넙다리근육(muscles of the thigh)의 부착을 제공한다. 볼기뼈의 볼기뼈절구(acetabulum)와 넙다리뼈머리(head of femur) 사이의 엉덩관절(hip joint)은 뭇축관절(mutiaxial joint)이며, 응용이 자유자재인 운동을 제공한다.

넙다리뼈(femur)(그림 6.1)는 넓적다리의 근육과 볼기근육으로 둘러싸여 있다. 무릎뼈(patella)와 함께 넙다리뼈(femur)의 아래 끝과 정강뼈(tibia)의 위쪽 끝은 경첩관절인 무릎관절(knee joint)을 형성한다. 종아리의 근육으로 둘러싸여 있는 정강뼈(tibia)와 종아리뼈(fibula)는 아래쪽 끝에 역시 경첩관절인 발목관절에서 발목뼈(tarsal bone)와 관절하는 관절면을 형성한다.

발은 세 군의 뼈를 포함한다: 뒤쪽으로 발목뼈(tarsal bone), 보다 앞쪽으로 발허리뼈(metatarsals) 및 발가락 내에 있는 발가락뼈(phalanges)다. 발의 뼈대는 두발 서기와 걷기에 적응되어있다.

다리는 피부, 신경과 혈관을 포함하는 피부밑조직(subcutaneous tissue) 및 깊은근막(deep fascia)으로 덮여 있다. 근육사이중격(intermuscular septa)은 근육을 다른 칸으로 분리한다(그림 6.2, 6.3). 각각의 칸은 일반적인 작용을 하는 근육을 포함하고 신경혈관다발(neurovascular bundle)이 분포한다. 넓적다리는 앞쪽칸, 뒤쪽칸, 안쪽칸으로 나누어지는 반면, 종아리는 앞쪽칸, 뒤쪽칸 및 가쪽칸으로 나누어진다. 발은 발등과 발바닥인 단지 2부분만 있다.

주요 혈관과 신경은 3가지의 다른 경로로 배나 골반에서 다리로 들어간다(그림 6.4): 샅고랑인대(inguinal ligament) 뒤쪽으로 배에서 넓적다리의 앞칸까지, 골반과 넓적다리의 안쪽칸 사이의 폐쇄관(obturator canal)을 통하여, 골반이 볼기와 교통하는 곳인 큰궁둥구멍(greater sciatic foramen)을 통하여 다리로 들어간다.

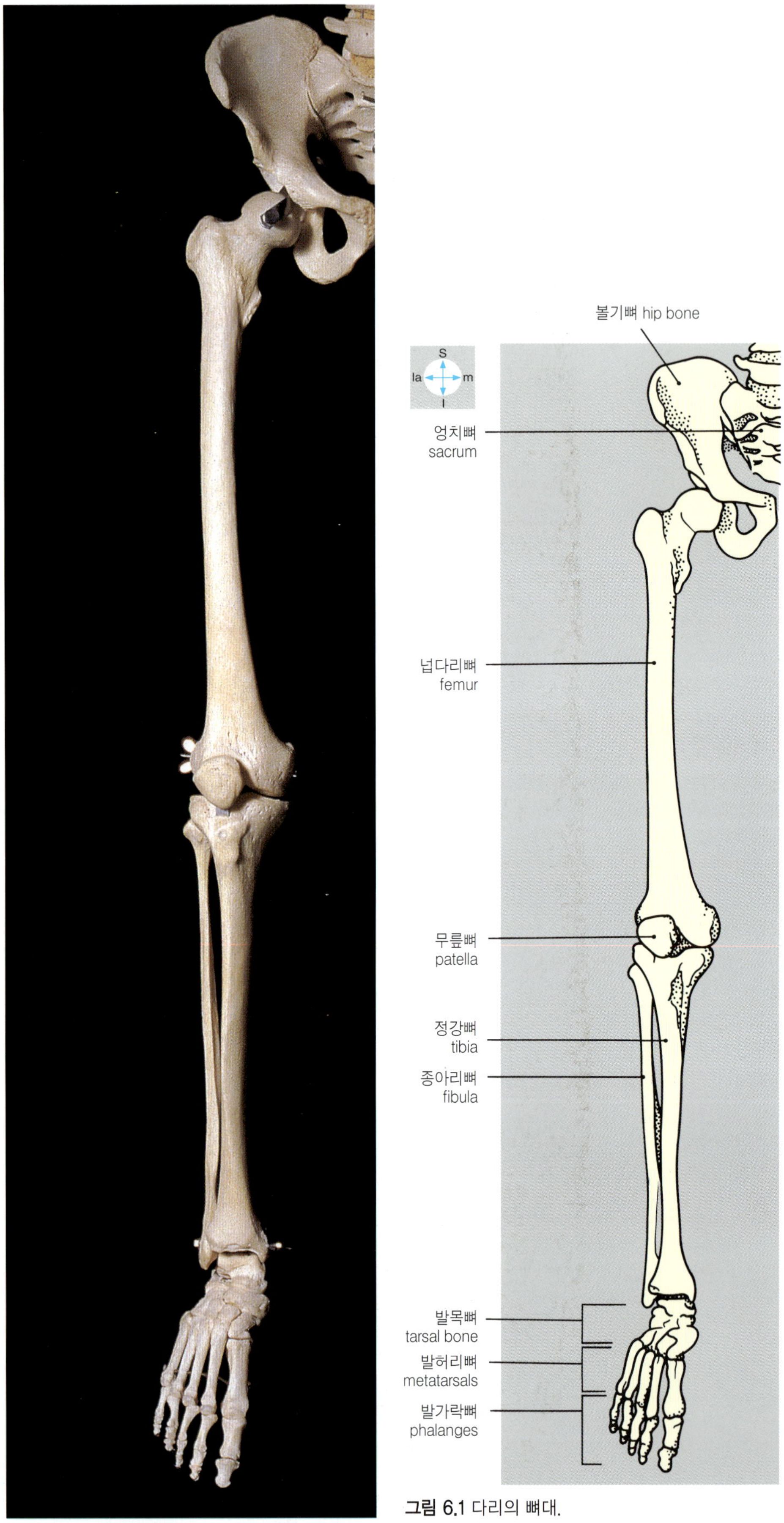

그림 6.1 다리의 뼈대.

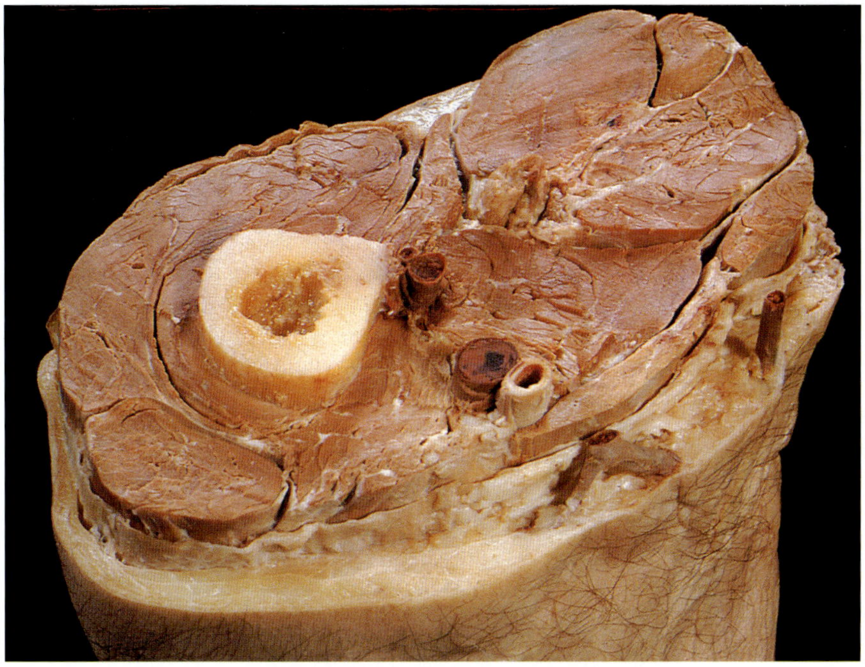

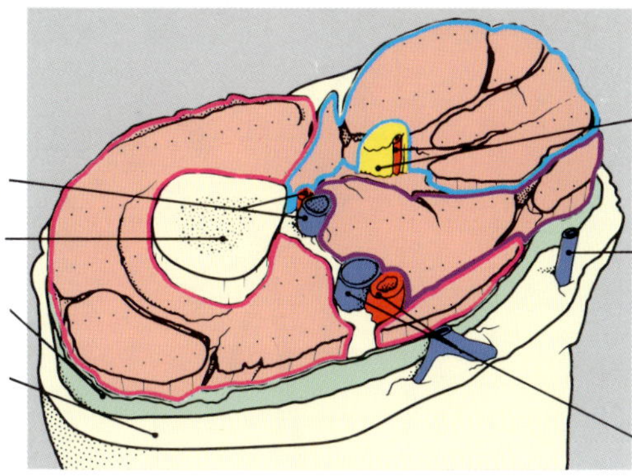

그림 6.2 넓적다리 중간을 지나는 해부, 각 칸들의 관계를 보여준다.

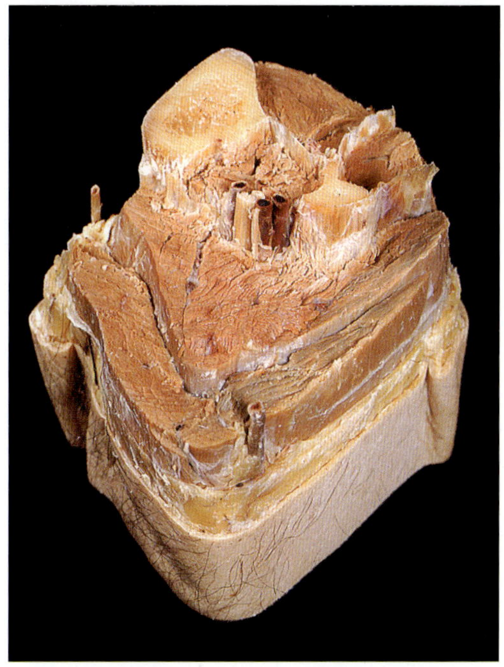

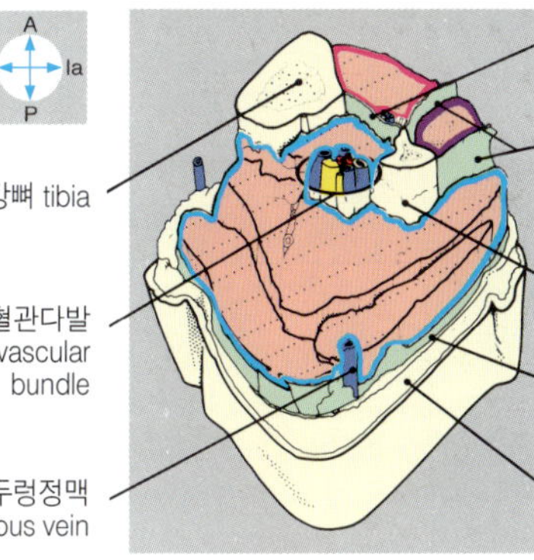

그림 6.3 장딴지(gastrocnemius) 중간을 지나는 해부, 각 칸들의 관계를 보여준다.

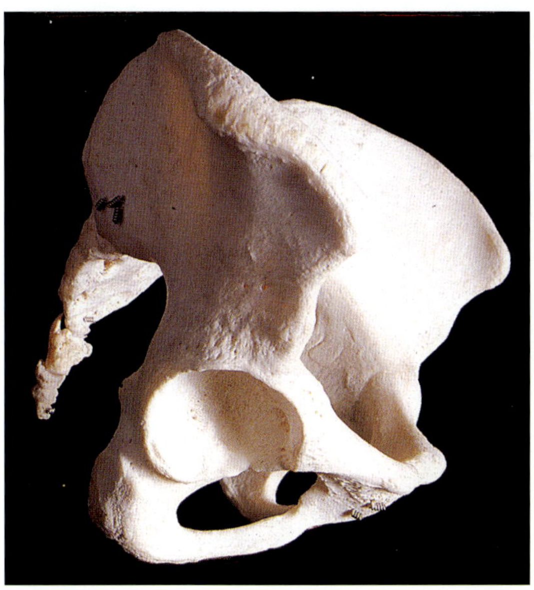

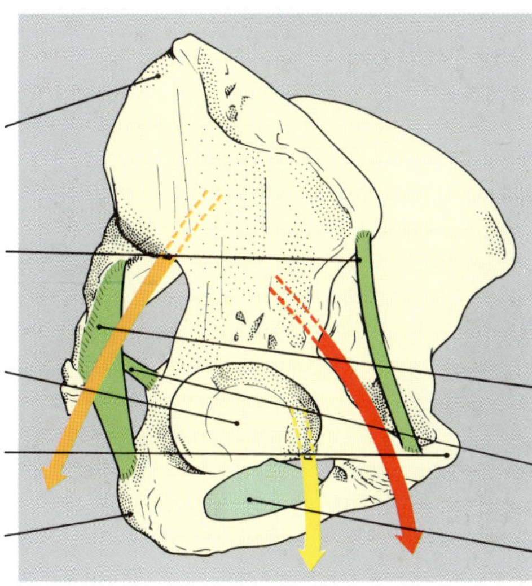

그림 6.4 배와 골반으로부터 다리로 들어가는 중요한 신경과 혈관들의 접근부위.

속엉덩동맥(internal iliac artery)으로부터 나온 위볼기동맥(superior gluteal artery)과 아래볼기동맥(inferior gluteal artery)은 볼기를 담당한다. 그러나 다리의 주 공급은 바깥엉덩동맥(external iliac artery), 넙다리동맥(femoral artery)의 연속에 의해서 공급받는다(그림 6.5). 이는 넓적다리의 앞칸을 가로질러 무릎의 뒤쪽을 지나면서 오금동맥(popliteal artery)이 되고, 이 동맥은 앞정강동맥(anterior tibial artery)과 뒤정강동맥(poterior tibial artery)으로 나뉜다. 앞정강동맥(anterior tibial artery)은 종아리의 앞칸으로 주행해서 발등에 도달하여 발등동맥(dorsal artery of foot)이 된다. 뒤정강동맥(poterior tibial artery)은 종아리의 뒤칸을 가로질러서 발바닥 부분을 담당하는 안쪽발바닥동맥(medial plantar artery)과 가쪽발바닥동맥(lateral plantar artery)으로 나뉜다. 연결은 발등과 발바닥에 있는 동맥 사이에서 일어난다.

얕은정맥과 깊은정맥은 교통정맥에 의해서 연결된다. 발의 얕은정맥은 발등정맥활(dosal venous arch)로부터 나온다(그림 6.6). 안쪽으로 큰두렁정맥(great saphenous vein)이 종아리와 넓적다리를 따라 위로 올라가서 샅고랑인대(inguinal ligament)의 바로 아래에서 넙다리정맥(femoral vein)으로 들어간다. 발의 가쪽면으로부터 작은두렁정맥(small saphenous vein)이 발목 뒤로 주행하고 장딴지근(gastrocnemius)을 가로질러 중간무릎혈관과 신경을 위한 구멍을 통해 오금정맥(popliteal vein)으로 들어간다. 깊은 맥은 동반정맥(venae comitantes)으로서 먼쪽에서 시작되고, 동반정맥은 중간무릎혈관과 신경을 위한 오금정맥구멍을 형성한다(그림 6.6). 이는 넓적다리에서 넙다리정맥(femoral vein)이 되고 계속하여 샅고랑인대(inguinal ligament)의 깊은 부분에서 바깥엉덩정맥(extermal iliac)이 된다. 볼기정맥은 상응하는 동맥을 동반하면서 속엉덩정맥(internal iliac vein)으로 들어간다.

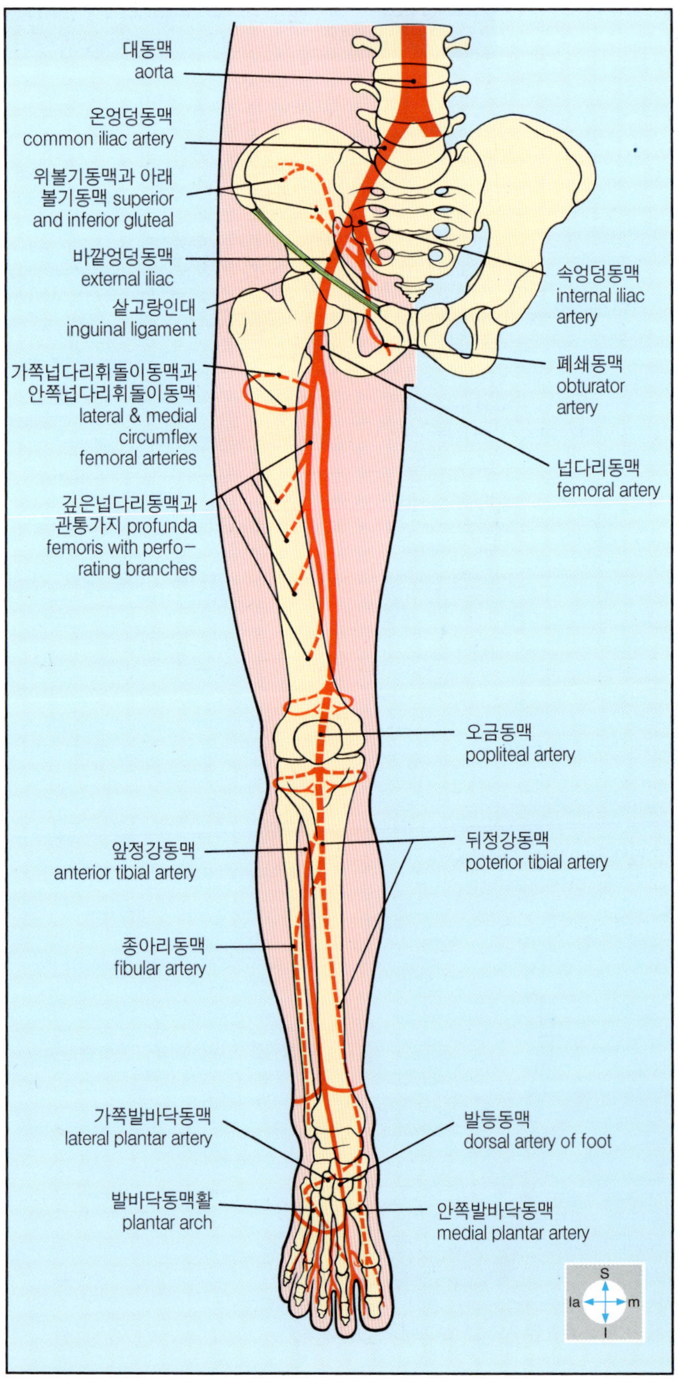

그림 6.5 다리의 주요 동맥.

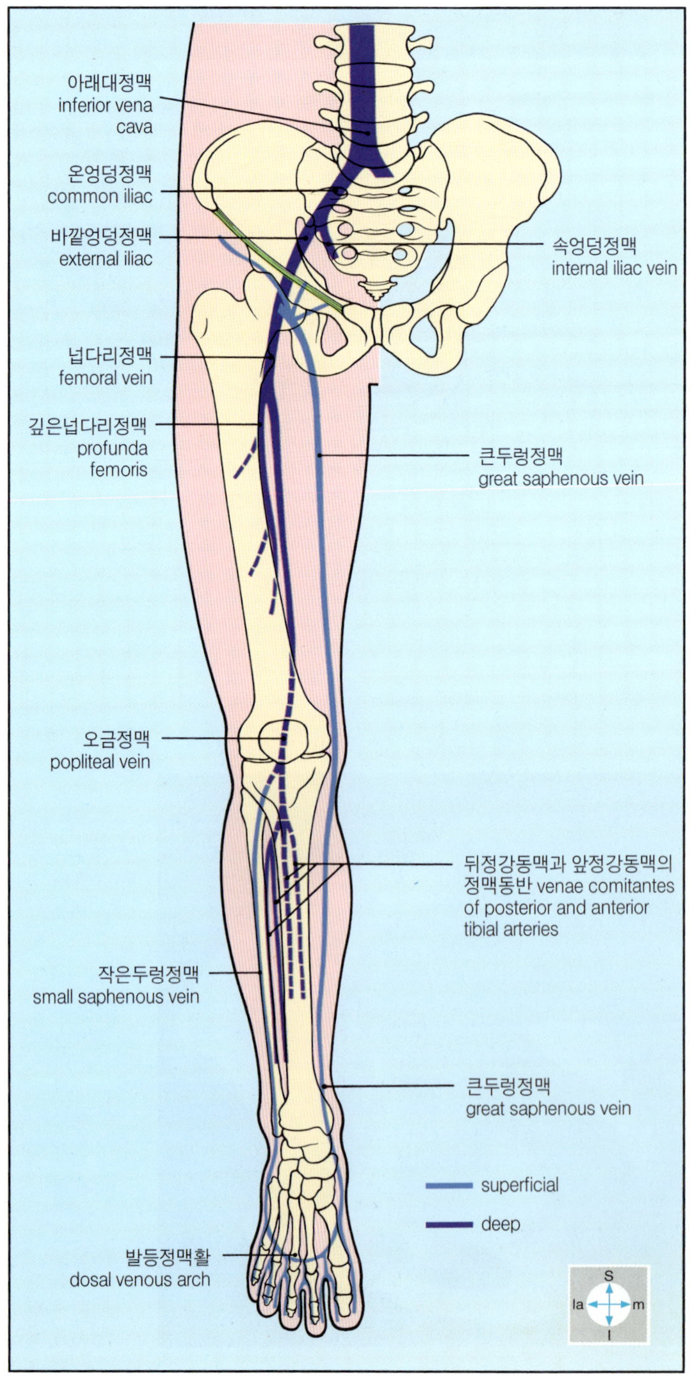

그림 6.6 다리의 정맥.

얕은림프관과 깊은림프관이 둘 다 존재한다. 얕은림프관은 얕은정맥과 동반한다. 큰두렁정맥(great saphenous vein)과 같이 있는 림프관은 얕은샅고랑림프절(superficial inguinal lymph nodes)에서 끝나고(그림 6.7), 얕은샅고랑림프절은 깊은샅고랑림프절(deep inguinal nodes)로 들어간다. 짧은두렁정맥을 따라가는 림프관은 다리중간무릎혈관과 신경을 위한 다리오금에 있는 림프절로 들어간다. 깊은 림프관은 근육부분에 있는 동맥과 동반한다. 종아리와 발에서 시작한 림프관은 오금림프절(popliteal nodes)로 들어가고 그곳에서부터 넙다리동맥(femoral artery)을 따라 위로 올라가서 깊은 샅고랑림프절에 도달하고, 샅고랑림프절의 날림프관은 바깥엉덩군으로 나아간다.

다리의 신경들은 허리신경얼기와 엉치신경얼기에서 일어난다. 넙다리신경(femoral nerve)은 넙적다리의 앞칸에 분포하고, 폐쇄신경(obturator nerve)은 안쪽칸에 분포한다(그림 6.8). 궁둥신경(sciatic nerve)과 그 가지들은 넙다리의 뒤칸과 종아리와 발의 모든 칸에 분포한다.

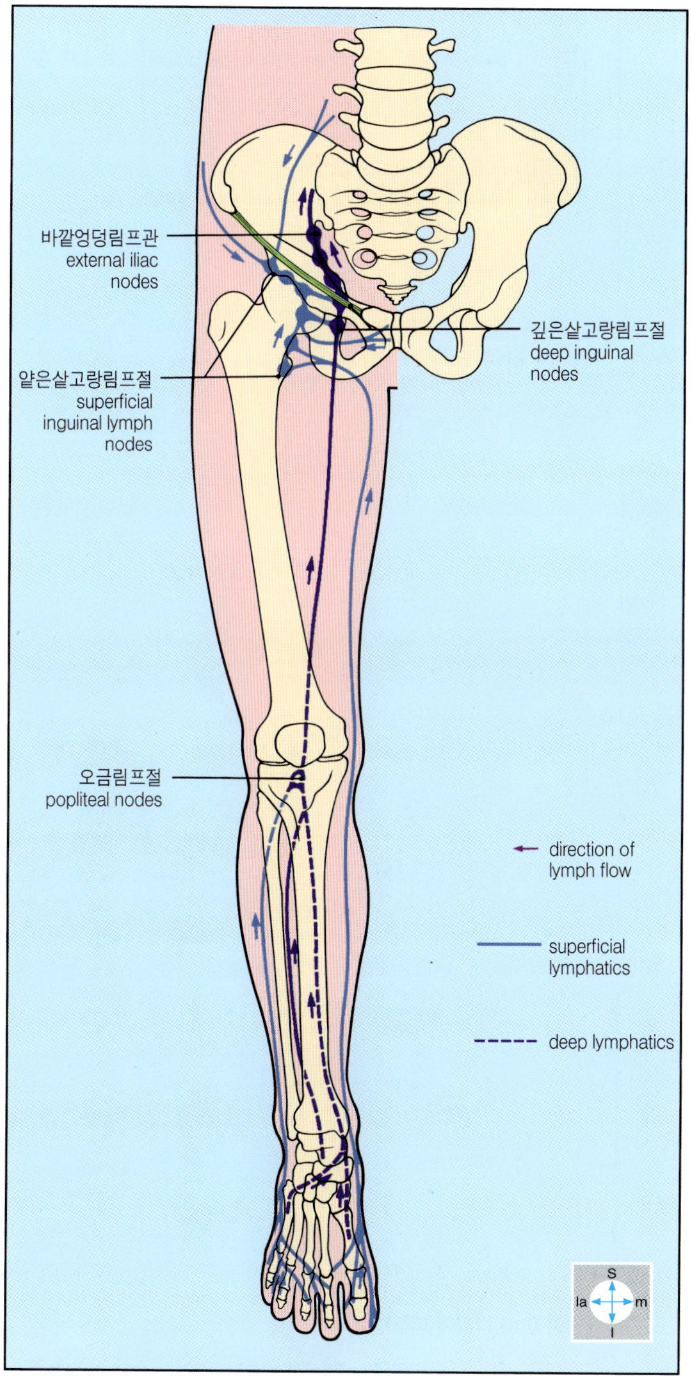

그림 6.7 다리의 림프관 배출.

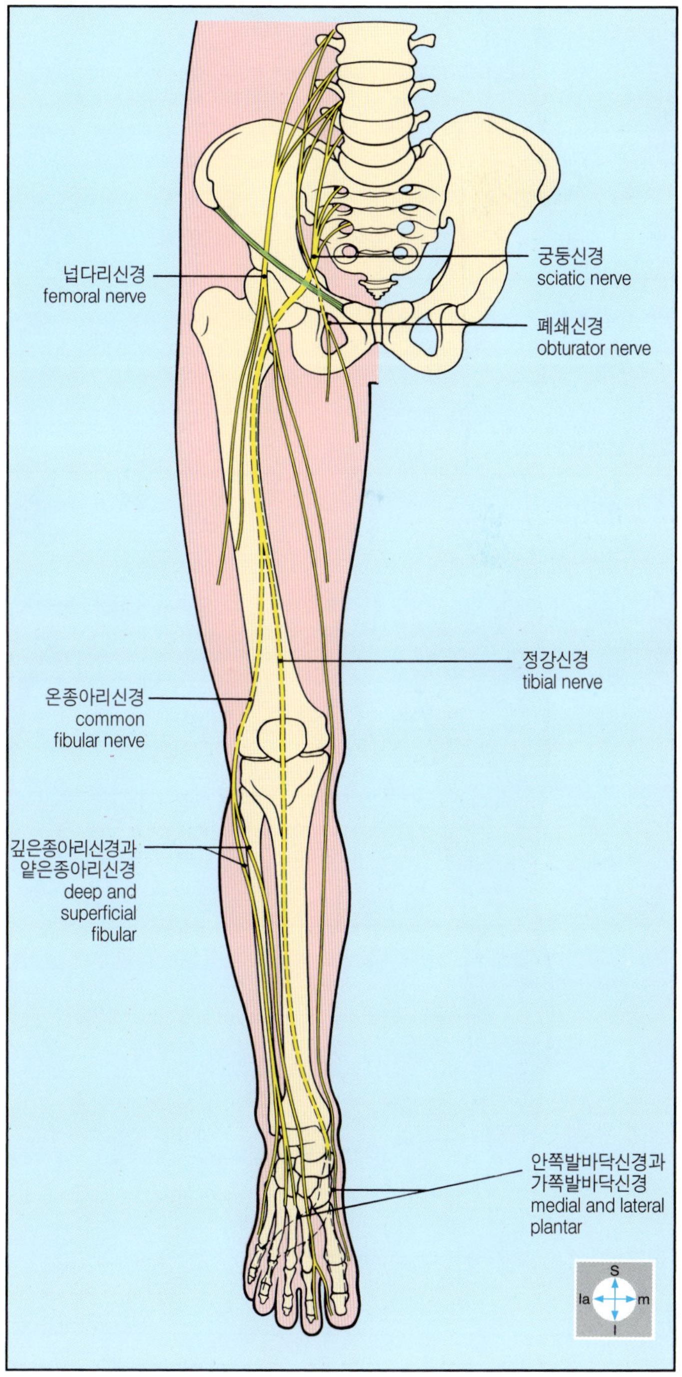

그림 6.8 다리의 주요 신경.

피부신경(그림 6.9)은 개개의 영역 사이에서 다양한 피부영역을 담당한다. 인접한 신경들에 의해 지배되는 영역은 겹치므로 한 신경의 손상은 일반적으로 그 신경이 담당하는 중심부분에 한해서 무감각증이 생긴다. 피부분절 분포는 그림 6.10에서 나타냈다. 몇몇 중첩되는 피부분절이 존재한다.

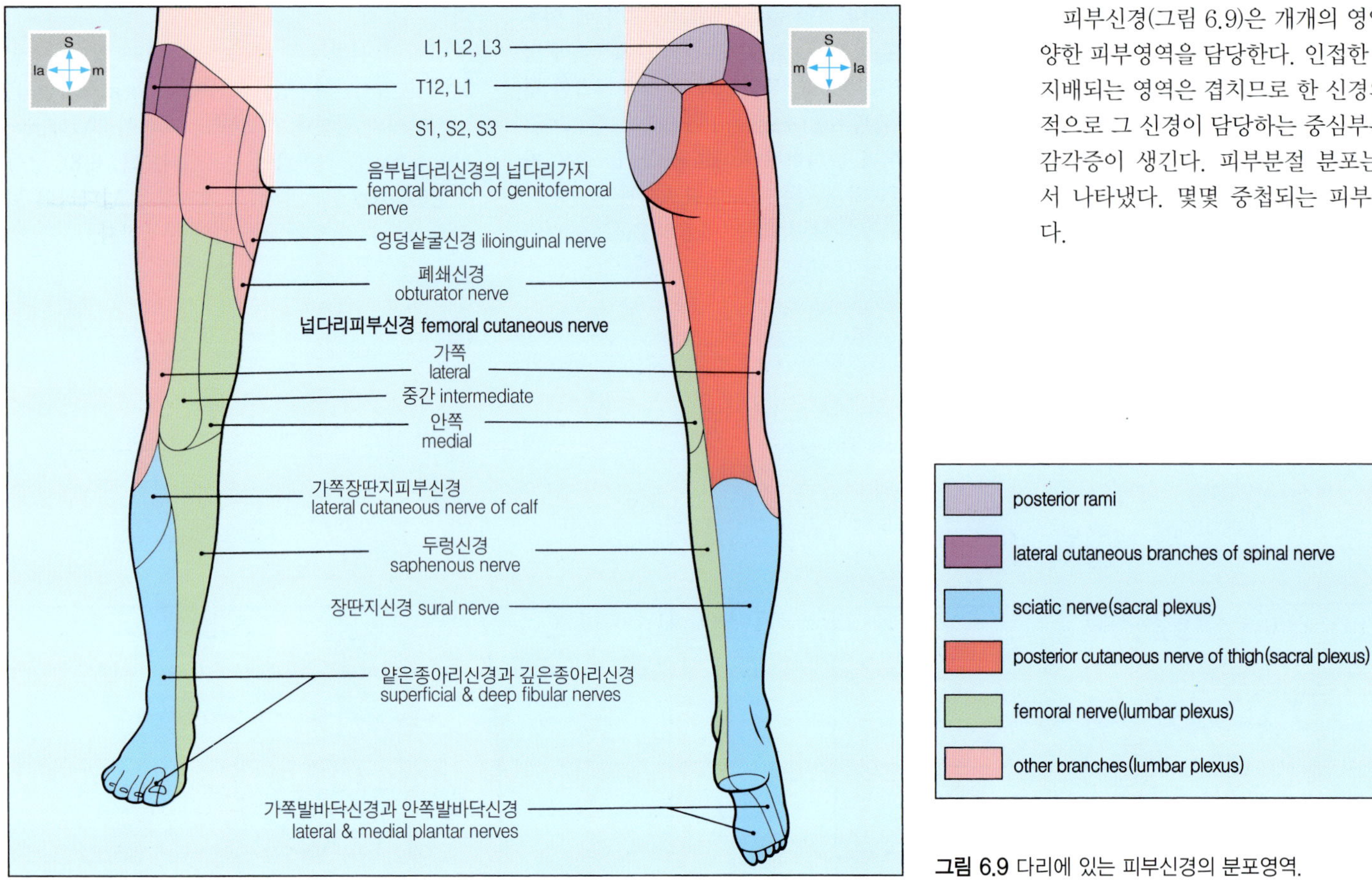

그림 6.9 다리에 있는 피부신경의 분포영역.

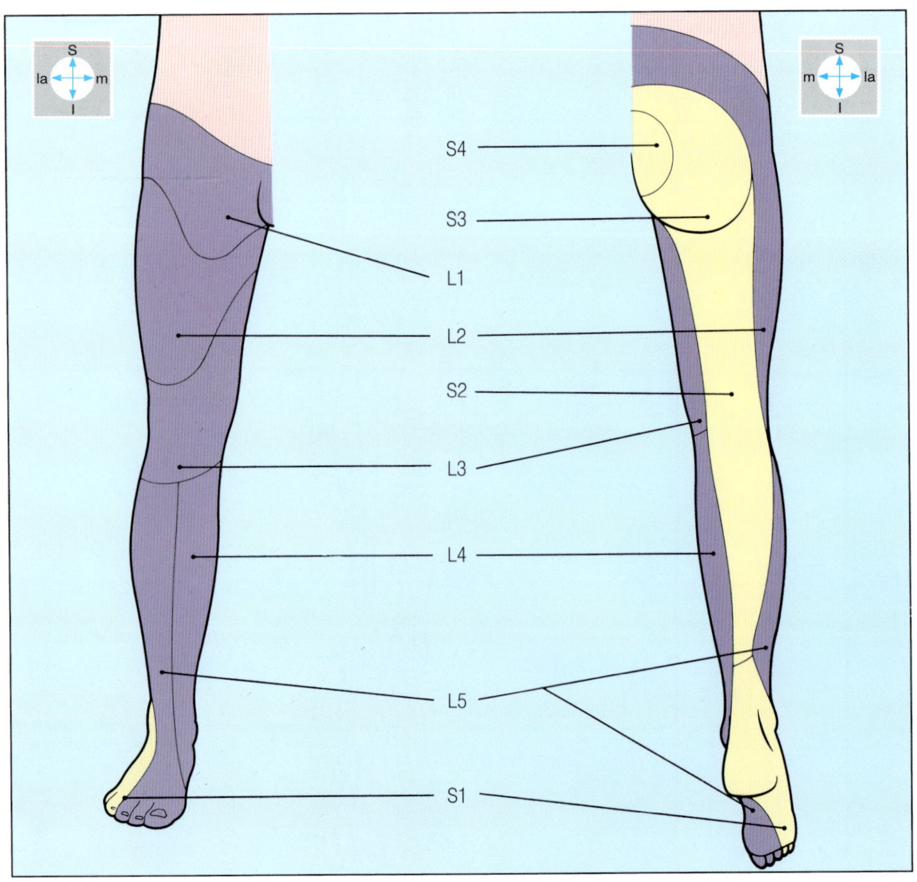

그림 6.10 다리의 피부분절.

넓적다리의 앞쪽 부위

넓적다리의 앞칸은 가장 크며 샅고랑인대(inguinal ligament)와 무릎 사이에 위치한다. 가쪽과 앞안쪽 근육사이막(intermuscular septa)은 각각 뒤칸(오금근육[hamstrings])과 안쪽(모음근)칸으로부터 내용물을 분리시킨다(그림 6.2 참조). 앞칸(그림 6.12)은 넙다리네갈래근(quadriceps femoris)과 넙다리빗근(sartorius) 및 엉덩허리근(iliopsoas)의 힘줄을 포함하고 있으며 넙다리신경(femoral nerve)의 분포를 받는다. 다리의 주요 혈관인 넙다리동맥과 정맥이 이 부위를 지나며 큰모음근(adductor magnus)의 구멍을 지나 중간무릎혈관과 신경을 위한 오금에 이른다.

피부밑조직 (Subcutaneous tissue)(얕은 근막)

피부밑조직은 큰두렁정맥(great saphenous vein)과 그 지류를 포함하며, 동맥, 얕은샅고랑림프절(superficial inguinal lymph nodes), 피부신경들을 함께 동반하고 있다. 큰두렁정맥(great saphenous vein)은 넙적다리의 안쪽에서 올라가며(그림 6.11 참조) 근막에 있는 샅고랑구멍을 지나서 넙다리정맥(femoral vein)으로 들어 간다. 큰두렁정맥은 종아리와 발의 가쪽부위를 제외한 다리전체의 얕은조직의 지류를 받는다. 그 정맥이 끝나는 부위에 볼기와 살 및 배꼽 아래의 배벽으로 들어가는 지류들을 받게 된다. 이들 지류들은 넙다리동맥(femoral artery)들의 상응하는 가지들과 동반한다.

생활에서 간혹 만져지기도 하는 얕은 샅고랑림프절들은 샅고랑인대(inguinal ligament)에 평행하게 위치하며, 큰두렁정맥이 끝나는 부위에 인접해 있다(그림 6.11 참조). 이들 림프절들은 큰두렁정맥과 그것들의 지류들이 흘러 들어가는 것처럼 같은 얕은근막으로부터 유래한 림프들을 받는다. 얕은림프절들로부터 나온 날림프들은 넙다리근막(fascia lata)을 통과하며 넙다리삼각에 있는 깊은샅고랑림프절로 들어간다(229쪽 참조).

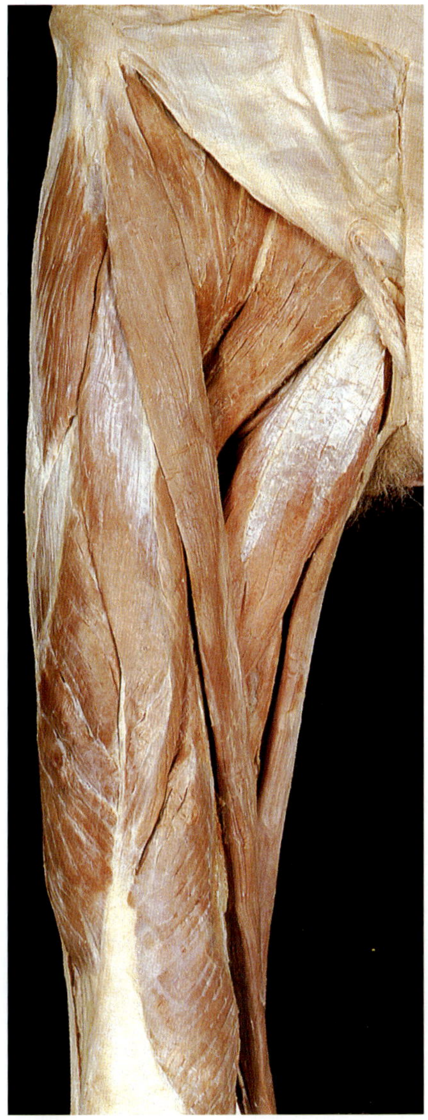

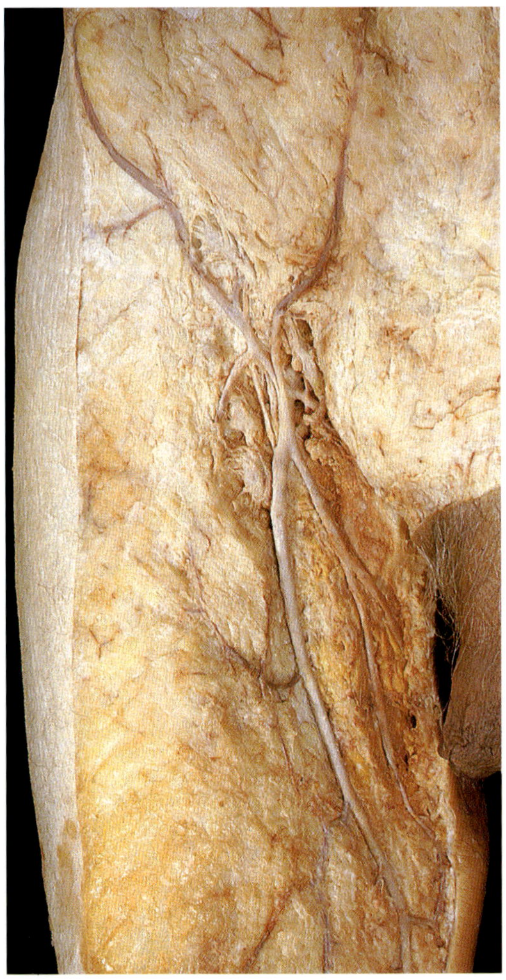

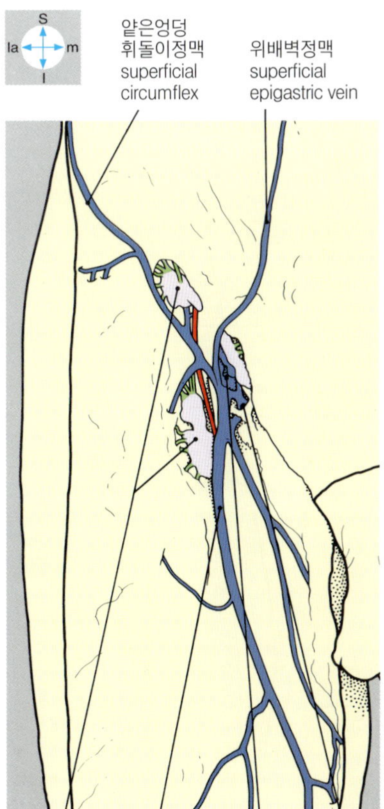

그림 6.11 피부밑조직(subcutaneous tissue)에 놓여 있는 큰두렁정맥, 큰두렁정맥의 가지들 및 샅고랑림프절.

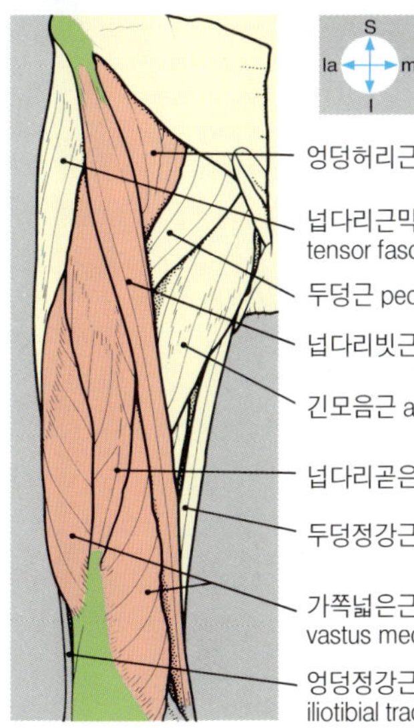

그림 6.12 피부와 근막을 제거한 후의 넓적다리 앞칸의 근육.

넙다리의 가쪽피부신경(L2, L3)은 샅고랑인대(inguinal ligament)를 관통해서 위앞엉덩뼈가시에 인접하고(그림 6.17), 무릎까지의 피부를 지배한다. 중간넙다리피부신경과 안쪽넙다리피부신경은 넙다리신경(femoral nerve)으로부터 출발하여 넙다리의 앞쪽과 안쪽표면을 지배하게 된다. 일반적으로 폐쇄신경(obturator nerve)은 넓적다리의 안쪽면의 피부를 지배하게 된다. 음부넙다리신경(genitofemoral nerve)의 넙다리가지(L1, L2)는 샅고랑인대(inguinal ligament) 아래를 지나며 넙다리삼각을 덮고 있는 피부를 지배하고, 엉덩샅굴신경(ilioinguinal nerve)의 얕은샅굴구멍(superficial inguinal ring)을 통과하여 넓적다리의 인접한 안쪽면을 지배한다.

넙다리근막(Fascia lata)

넙다리근막은 넓적다리를 완전히 싸며 앞칸에서 근육과 수반된 근육사이막(intermuscular septa)의 부착을 제공한다. 이것은 위로 샅고랑인대(inguinal ligament)와 엉덩뼈능선(iliac crest)에 부착하며 아래로는 다리의 깊은근막(deep fascia)과 연속된다. 두덩뼈결절(pubic tubercle)의 아래와 가쪽에 두렁정맥구멍이 있으며, 이것은 긴두렁정맥의 끝부분을 보낸다.

넓적다리의 가쪽면 위에서 넙다리근막은 특히 두꺼워서 엉덩정강근막띠(iliotibial tract)를 형성한다. 큰볼기근(gluteus maximus)과 넙다리근막긴장근(tensor fasciae latae)은 이것의 위쪽 부위에 부착되어 있다(그림 6.30 참조).

근육

넙다리네갈래근(Quadriceps femoris)

넙다리네갈래근(quadriceps femoris)의 네 부분 즉, 넙다리곧은근(rectus femoris), 가쪽넓은근(vastus lateralis), 중간넓은근(vastus intermedius) , 안쪽넓은근(vastus medialis)은 넙다리뼈(femur)의 앞과 옆을 덮고 있다(그림 6.12~6.14). 넙다리곧은근은 아래앞엉덩뼈가시의 곧은갈래와 볼기뼈절구(acetabulum) 위에 있는 볼기뼈(hip bone)의 접힌갈래 의해 부착되어 있다.

가쪽넓은근은 돌기사이선(intertrochanteric line), 거친선의 가쪽선, 넙다리뼈의 관절융기위능선의 가쪽부위에 부착되어 있다(그림 6.15, 6.16). 중간넓은근은 넙다리뼈몸통(shaft)의 앞면과 가쪽면 위쪽 2/3 지점에 부착되어 있으며 안쪽넓은근은 거친선의 나선(spinal line)과 안쪽선에 부착된다. 먼쪽으로는 이들 4개의 근육들이 공동의 힘줄을 형성하며 이 힘줄은 무릎뼈(patella)의 위모서리에 부착한다. 무릎뼈(patella)의 아래 모서리로부터 힘줄은 무릎뼈인대로서 계속 이어져 정강뼈결절(tibial tubercle)에 부착한다(그림 6.75).

넙다리네갈래근은 서 있거나 걷거나 달릴 때 무릎관절을 펴는 강력한 근육이다. 또한 넙다리곧은근은 엉덩관절을 굽히게 한다. 안쪽넓은근의 아래 섬유는 무릎뼈의 위치를 안정시킨다(270쪽 참조). 넙다리네갈래근은 넙다리신경가지에 의해 지배를 받는다.

넙다리빗근(Sartorius)

이 띠모양의 근육은 몸쪽으로 위앞엉덩뼈가시에 부착되어 있으며 넓적다리를 비스듬히 가로질러 내려가며(그림 6.12), 또한 두덩정강근(gracilis)과 반힘줄모양근과 함께 무릎의 뒤안쪽면 위쪽끝에 부착한다(그림 6.79). 넙다리빗근(sartorius)은 엉덩관절을 굽히고 가쪽으로 회전시키며 무릎을 굽힌다. 이 근육은 넙다리신경(femoral nerve)의 지배를 받는다.

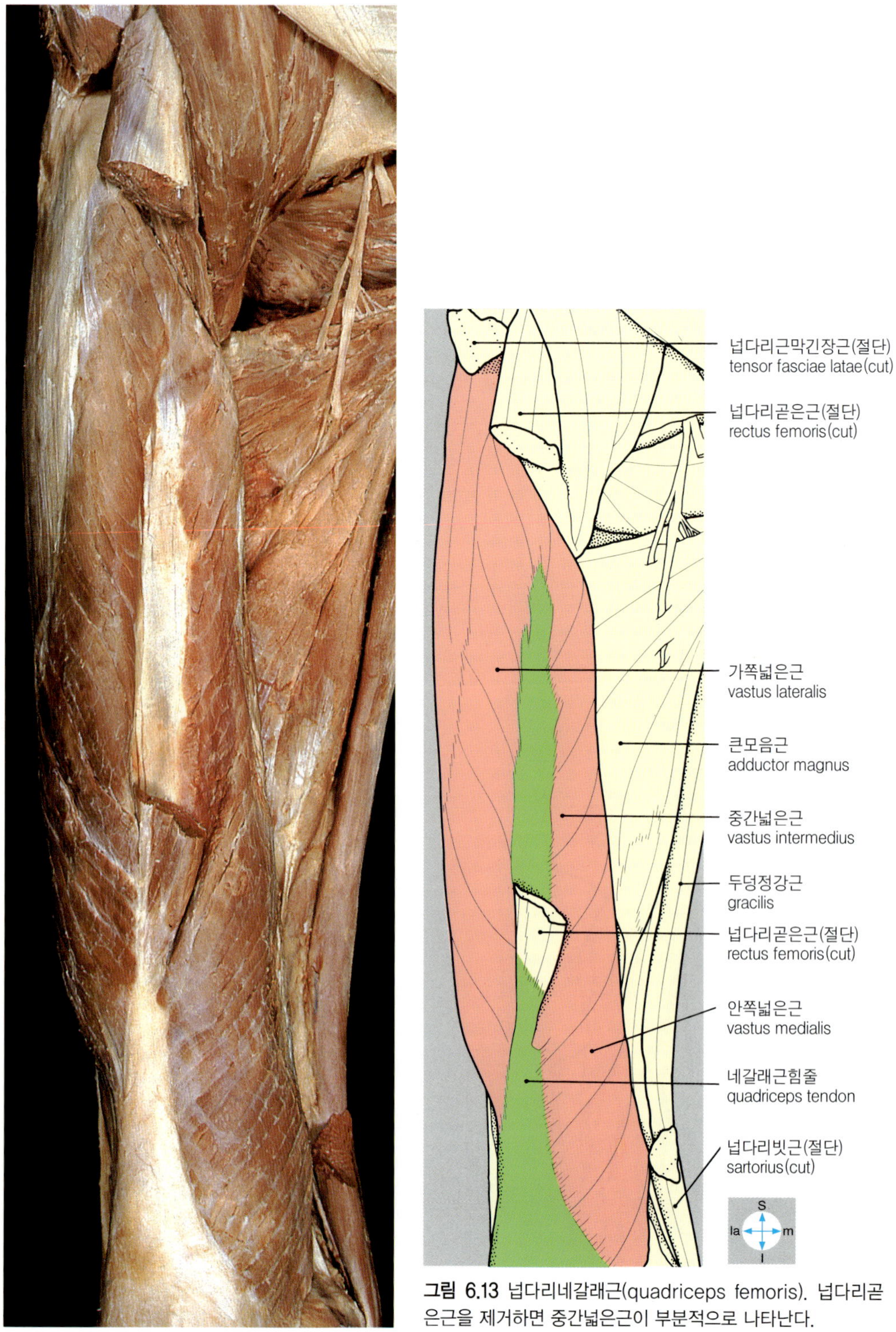

그림 6.13 넙다리네갈래근(quadriceps femoris). 넙다리곧은근을 제거하면 중간넓은근이 부분적으로 나타난다.

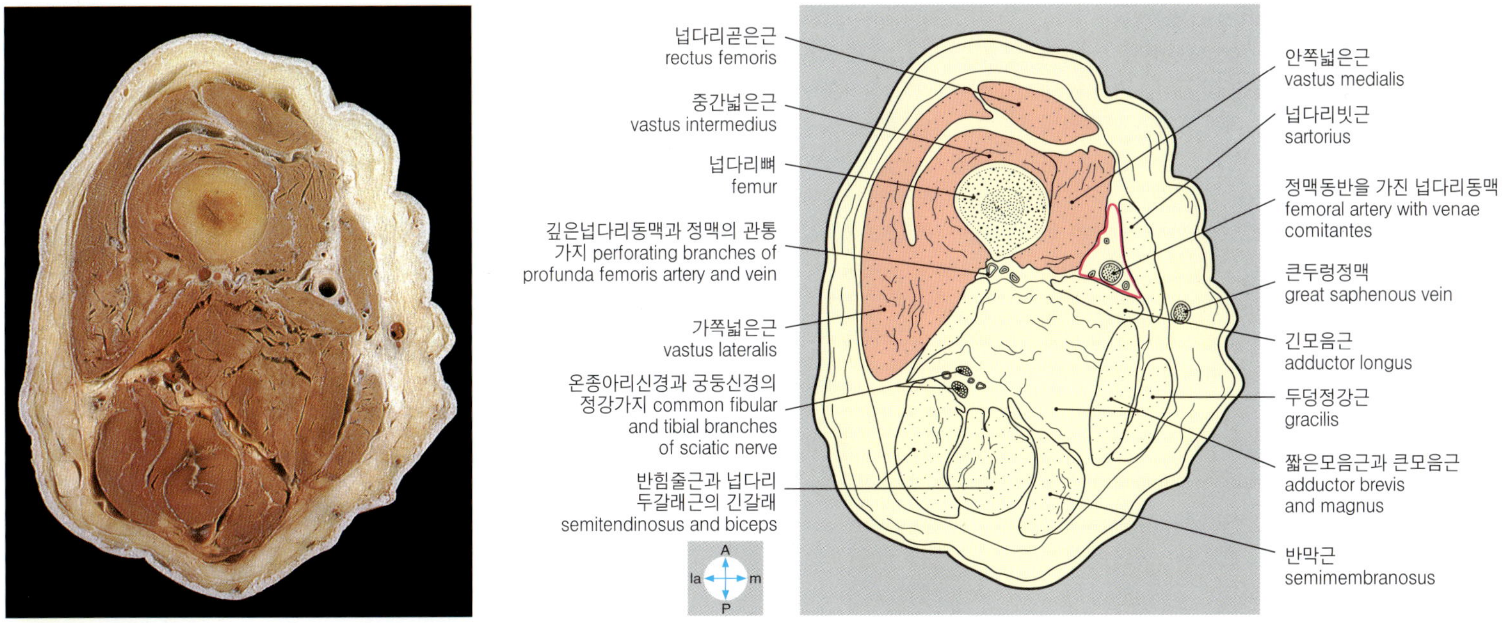

그림 6.14 넓적다리를 지나는 가로단면은 모음근굴(adductor canal), 분홍과 넙다리네갈래근(quadriceps femoris)의 구성요소들을 보여준다. 아래쪽 모습.

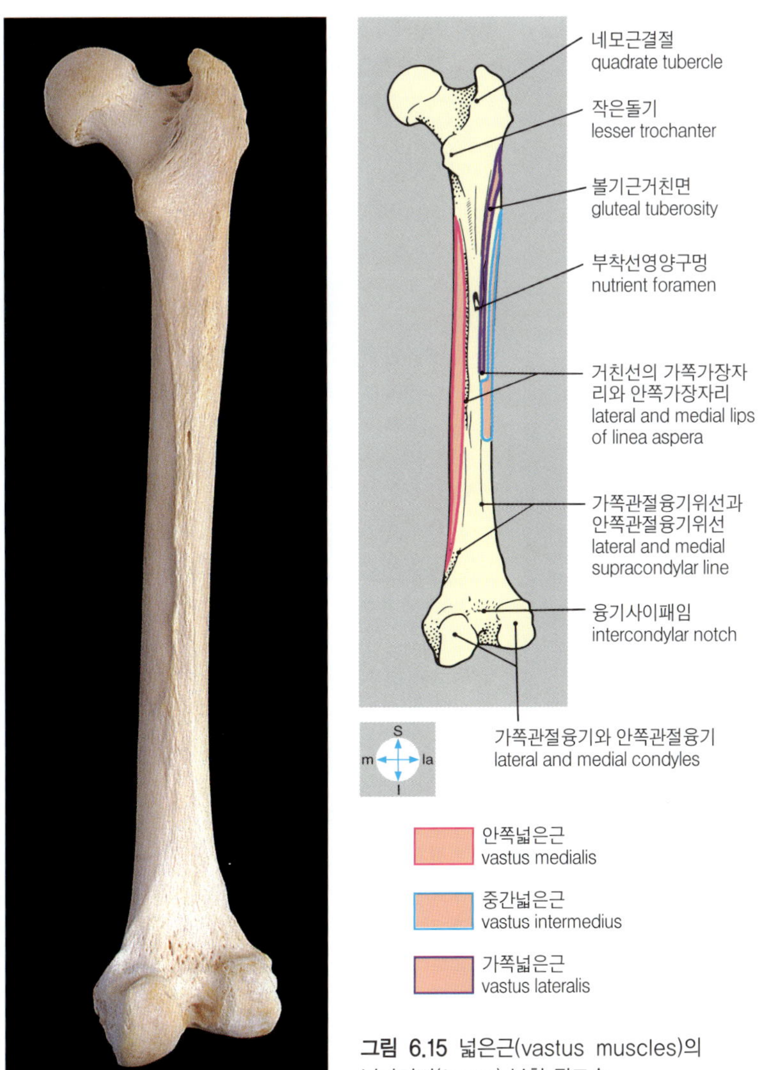

그림 6.15 넓은근(vastus muscles)의 넙다리뼈(femur) 부착 뒷모습.

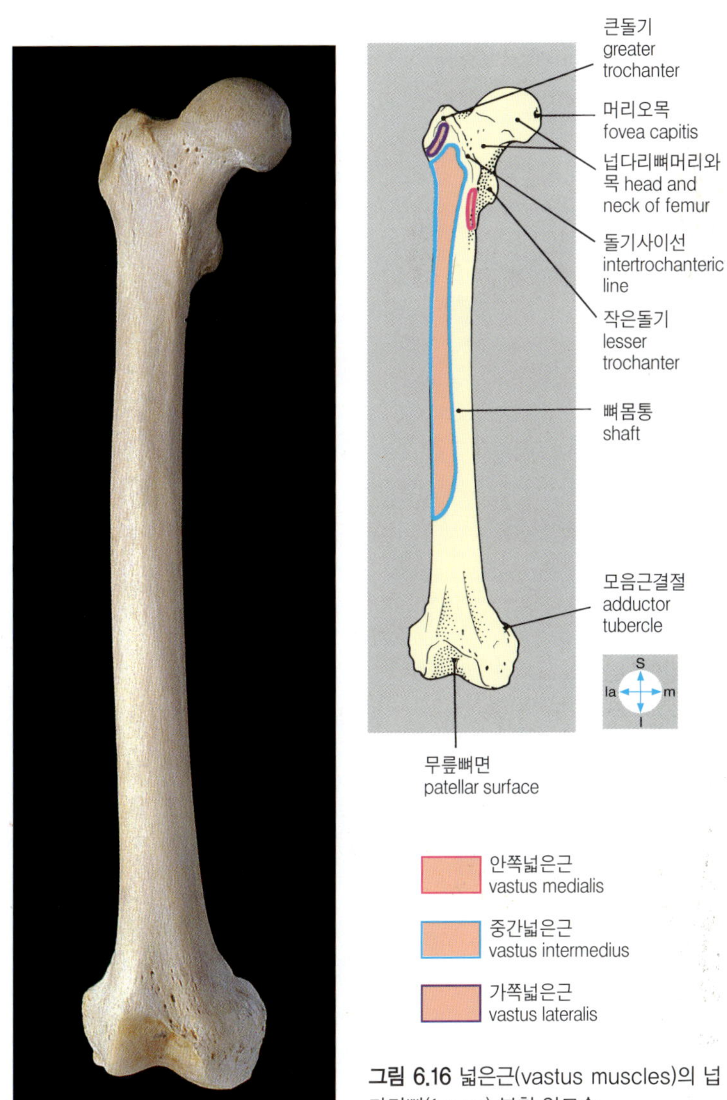

그림 6.16 넓은근(vastus muscles)의 넙다리뼈(femur) 부착 앞모습.

넙다리삼각(Femoral triangle)

넙다리삼각은 넙적다리 앞칸의 윗부분과 아래부분을 차지한다. 위쪽경계는 샅고랑인대(inguinal ligament)이며, 가쪽경계는 넙다리빗근(sartorius)의 안쪽모서리이고, 안쪽경계는 긴모음근(adductor longus)의 안쪽모서리이지만 몇몇 저자들은 가쪽모서리로 정의한다. 천장은 넙다리근막(fascia lata)이고, 바닥은 엉덩허리근(iliopsoas), 두덩근(pectineus), 긴모음근(adductor longus)이다(그림 6.17). 넙다리삼각은 넙다리혈관들과 신경, 깊은림프절을 포함한다.

모음근굴(Adductor canal)

이 굴은 다리중간무릎혈관과 신경을 위한 오금과 함께 넙다리삼각을 연결하는 근육 사이 공간이다. 가로단면에서 삼각형 모양인 모음근굴은 넙다리빗근(sartorius) 아래에 있고 긴모음근(adductor longus)과 중간넓은근(vastus intermedius) 사이의 고랑에 위치하고 있다. 넙다리동맥(femoral artery)과 정맥 및 넙다리신경(femoral nerve)이 이 굴을 통과해서 안쪽넓은근(vastus medialis)으로 주행하고, 두렁정맥도 이 굴을 통해서 주행한다.

넙다리혈관(Femoral vessels)

바깥엉덩동맥(external iliac artery)의 연장인 넙다리동맥(femoral artery)은 다리의 주 동맥이다. 이 동맥은 샅고랑인대(inguinal ligament)의 중간지점 뒤의 앞칸으로 들어가며, 이 부위에서 넙다리혈관은 비교적 얕고 쉽게 만져질 수 있으며, 넙다리삼각(그림 6.19)과 모음근굴을 거쳐 내려가서 큰모음근(adductor magnus)에 있는 구멍을 통과하면서 오금동맥(popliteal artery)으로 연속된다(246쪽 참조).

넙다리동맥(femoral artery)이나 그 주요 가지는 넓적다리의 모든 세 칸에 혈액을 공급한다. 동맥의 피부밑가지는 두렁구멍을 가로지르거나 혹은 넙다리근막(fascia lata)을 관통해서 샅고랑부위에 있는 얕은 정맥들을 동반한다(그림 6.11 참조). 가장 큰 깊은가지는 깊은넙다리동맥(profunda femoris artery)(그림 6.20)이며, 샅고랑인대(inguinal ligament) 아래 4cm 부위에서 넙다리동맥의 뒤가쪽면에서 시작하여 넙다리동맥 뒤 먼쪽으로 주행하며, 두덩근(pectineus)과 긴모음근(adductor longus) 사이를 지남으로써 삼각부를 떠난다. 깊은넙다리동맥(profunda femoris artery)과 그 관통가지는 모음근을 통과해서 넙적다리의 뒤쪽칸에 있는 연결에 기여한다. 관통동맥의 하나는 넙다리뼈에 큰 영양가지를 제공한다. 그것의 이는곳 가까이에서 깊은넙다리동맥은 일반적으로 안쪽넙다리휘돌이동맥가지와 가쪽넙다리휘돌이동맥(medial and lateral circumflex femoral artery)가지를 낸다(그림 6.20). 안쪽휘돌이동맥은 엉덩허리근(iliopsoas)과 두덩근(pectineus) 사이에 있는 넙다리뼈(femur)의 안쪽면을 휘감아서 십자연결로 합류된다(238쪽 참조). 그리고 가쪽휘돌이동맥은 넙다리뼈를 에워싸서 넙다리빗근(sartorius)과 넙다리직근 가쪽으로 깊이 지난다.

넙다리정맥(femoral vein)은 큰모음근(adductor magnus)에 있는 구멍에서 오금정맥(popliteal vein)의 연장이다. 모음근굴에서 그것은 넙다리동맥의 뒤에 놓여 있고 동맥 안쪽으로 위치하고 있는 넙다리삼각을 계속해서 통과한다(그림 6.19). 샅고랑인대(inguinal ligament) 깊이 지나면서 넙다리정맥은 바깥엉덩정맥(extermal iliac)이 된다. 큰두렁정맥(great saphenous vein)을 제외하고 넙다리정맥의 지류들은 넙다리동맥의 지류와 대응한다.

넙다리집(Femoral sheath)

넙다리동맥과 정맥은 배가로근막과 엉덩근막(transveralis and iliac fascia)에서 유래한 두꺼운 근막소매, 넙다리집에 싸여있다. 넙다리집은 샅고랑인대(inguinal ligament)로 깊이 지나 아래로 좁아지고, 인대 먼쪽 약 2.5cm에서 혈관의 바깥막과 섞인다.

두 개의 수직사이막이 넙다리집을 3부분으로 나눈다. 넙다리동맥은 가쪽으로 놓여 있고, 넙다리정맥은 중간칸을 차지하고 있다. 안쪽칸은 넙다리관(femoral canal)(그림 6.20)으로 불리고, 지방과 림프절을 포함하고 있다. 넙다리관의 위쪽 경계는 넙다리고리(그림 4.21 참조)이며, 이것은 앞으로는 샅고랑인대에 의해서 및 뒤로는 두덩뼈위가지(superior pubic ramus)에 의해 경계를 이루는 구멍이고, 가쪽으로는 넙다리정맥이 안쪽으로는 갈고리인대가 놓여있다. 넙다리이탈은 넙다리고리를 통해 내려와서 넙다리관으로 들어간다.

넙다리신경(Femoral nerve)

넙다리신경(L2, L3, L4)은 넙다리집 가쪽에 있는 엉덩허리근(iliopsoas) 위에 놓여 있는 샅고랑인대 아래의 넓적다리로 들어간다(그림 6.19). 넙다리삼각의 짧은 경로 후에 몇 개의 얕은가지와 깊은가지로 나뉜다. 얕은 가지들은 넓적다리의 중간피부신경과 안쪽신경가지이며 및 넙다리빗근(sartorius)과 두덩근(pectineus)으로 향하는 신경이다. 깊은 가지들은 넙다리곧은근(rectus femoris)과 넓은근은 담당하는 신경과 모음근굴로 들어가는 두렁신경(saphenous nerve)을 포함한다.

깊은샅고랑림프절(Deep inguinal nodes)

깊은샅고랑림프절은 넙다리정맥 안쪽 넙다리삼각에 위치하고 있다. 그들은 얕은샅고랑림프절과 감싸고 있는 근막 깊이 있는 다리의 모든 영역으로부터 오는 림프를 받아들이다. 그들은 또한 음경귀두나 음핵귀두로 들어간다. 날림프관은 넙다리관(femoral canal)을 먼쪽으로 통과해서 바깥엉덩림프절에 도달한다.

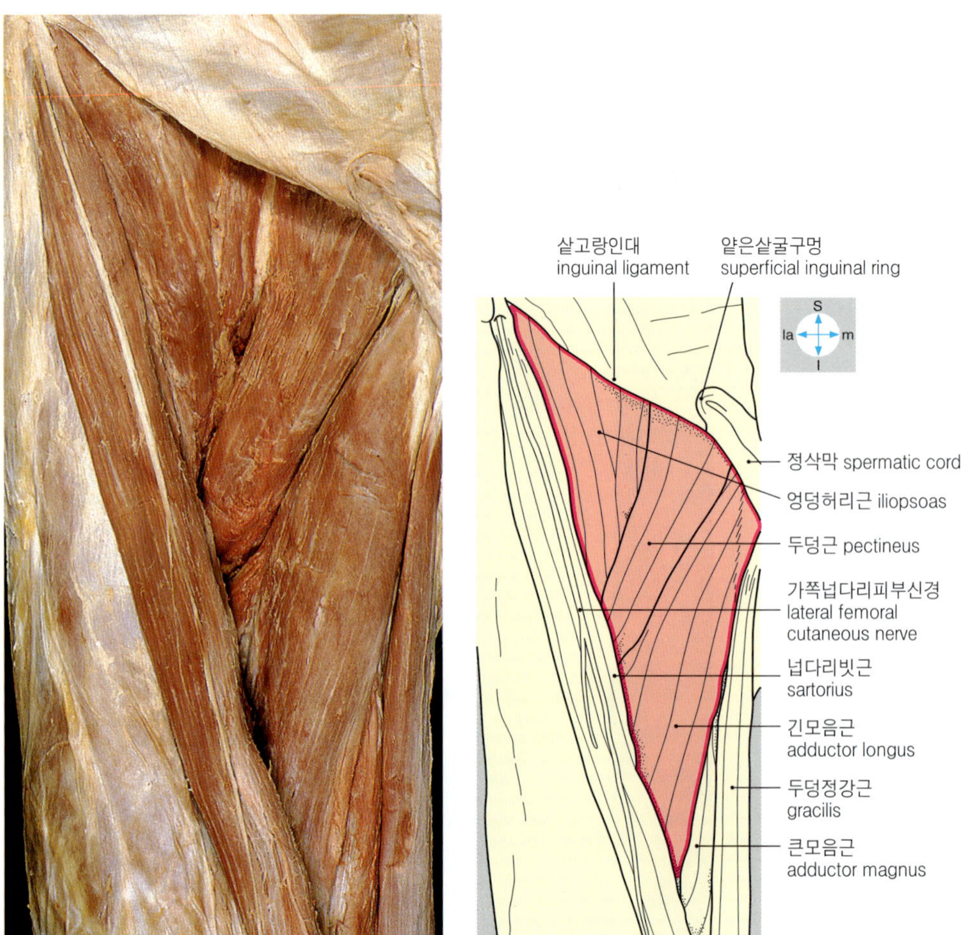

그림 6.17 넙다리삼각(femoral triangle)의 경계와 바닥.

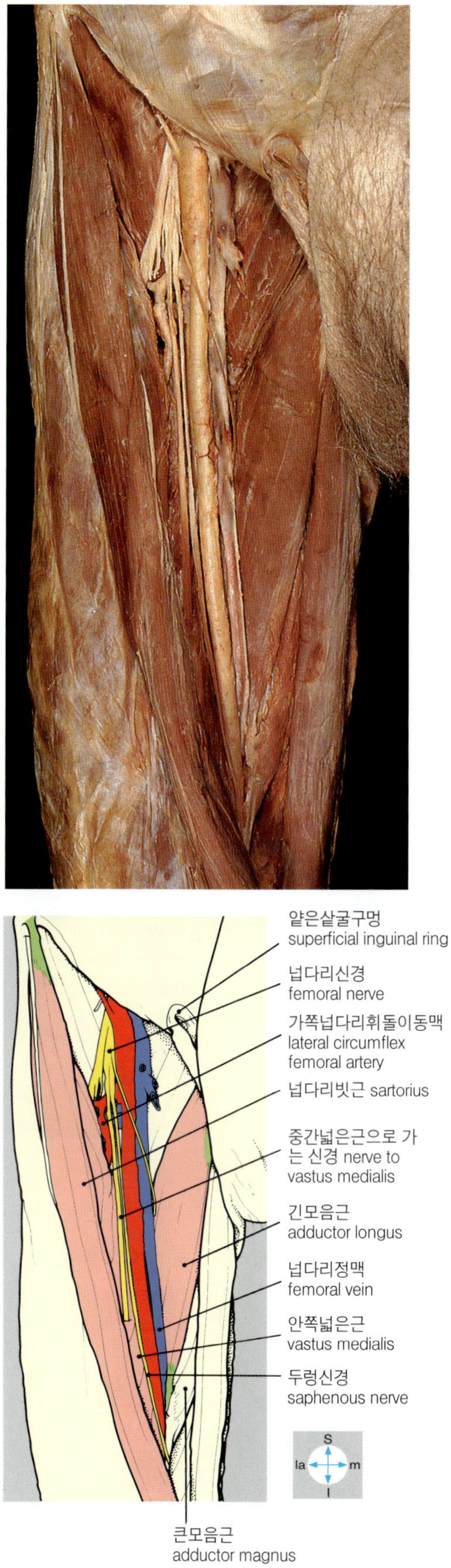

그림 6.18 넙다리빗근(sartorius)을 가쪽으로 옮겨서 노출된 모음근굴(adductor canal)의 내용물들과 경계.

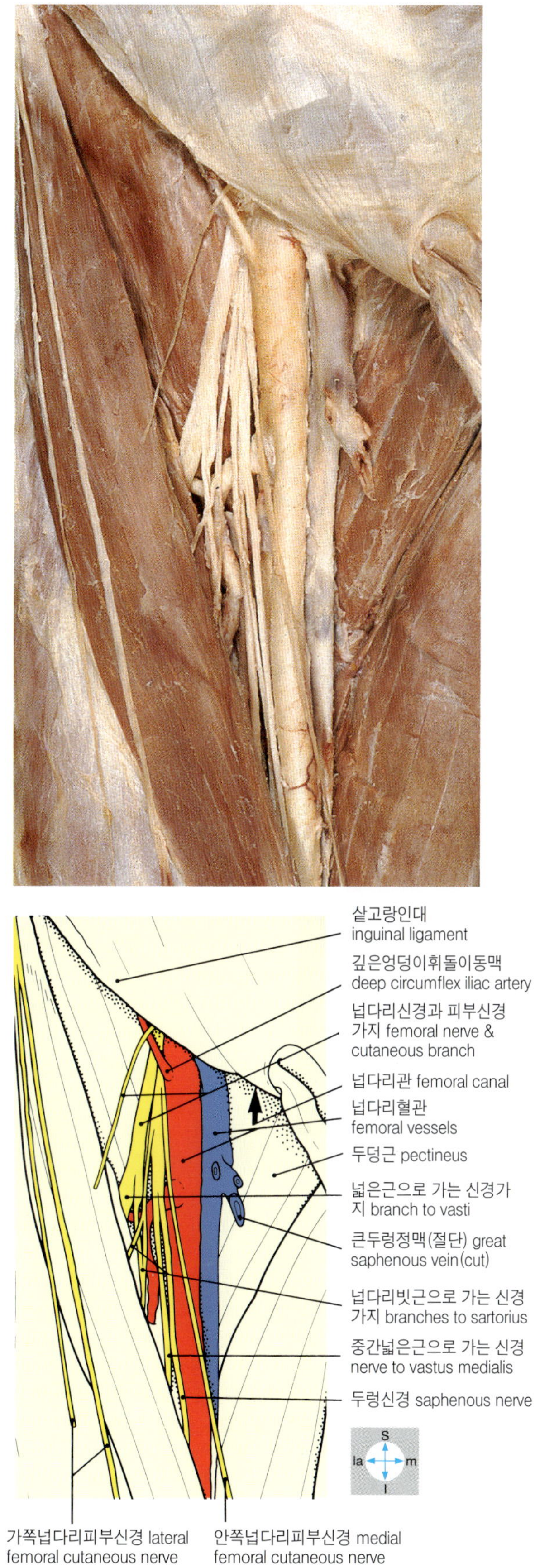

그림 6.19 넙다리삼각(femoral triangle)의 천장. 넙다리근막(fascia lata)을 제거해서 노출된 넙다리삼각의 내용물들. 깊은샅굴림프절은 모음근굴 내에 위치하고 있다.

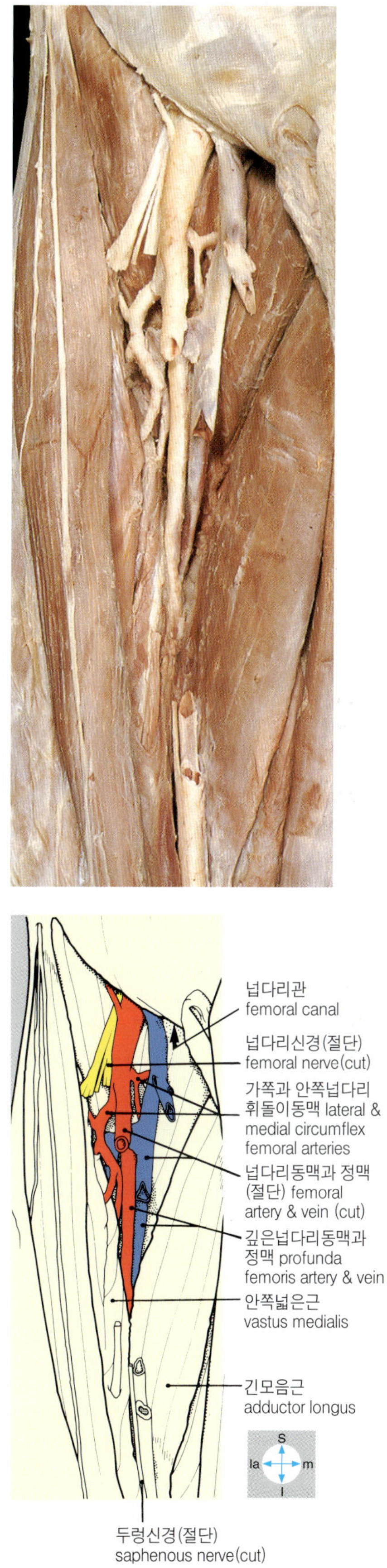

그림 6.20 넙다리동맥(femoral artery)과 정맥을 제거한 후에 나타나는 깊은넙다리혈관들.

넓적다리의 안쪽칸

넓적다리의 안쪽칸은 쐐기모양이며 앞칸과 뒤칸 사이에 놓여 있다. 두덩근(pectineus), 긴모음근(adductor longus), 짧은모음근(adductor brevis) 및 큰모음근(adductor magnus), 두덩정강근(gracilis), 바깥폐쇄근(obturator externus)을 포함하고 있다. 폐쇄신경(obturator nerve)과 폐쇄혈관 및 깊은 넙다리혈관, 그들의 관통가지 모두가 이 칸을 공급하고 있다.

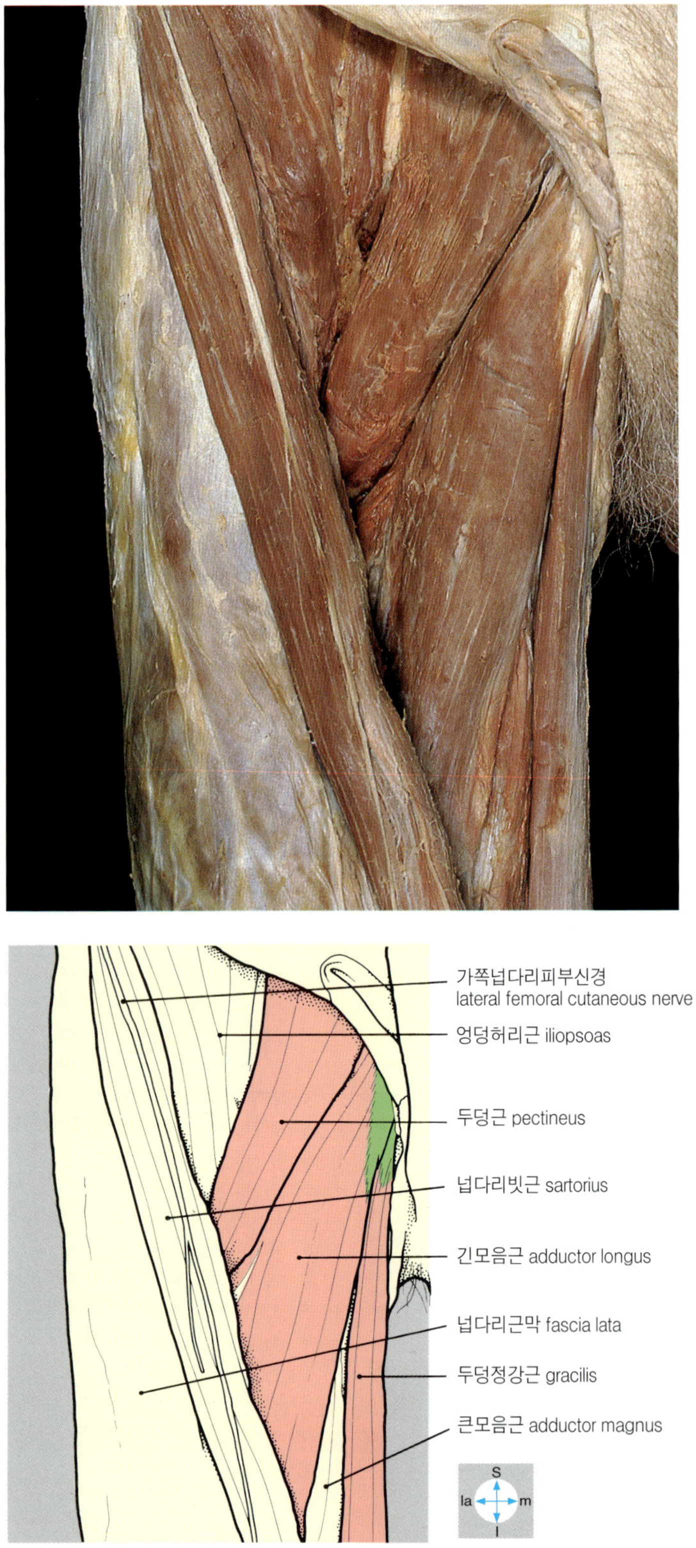

그림 6.21 넓적다리 안쪽 영역 근육의 앞층.

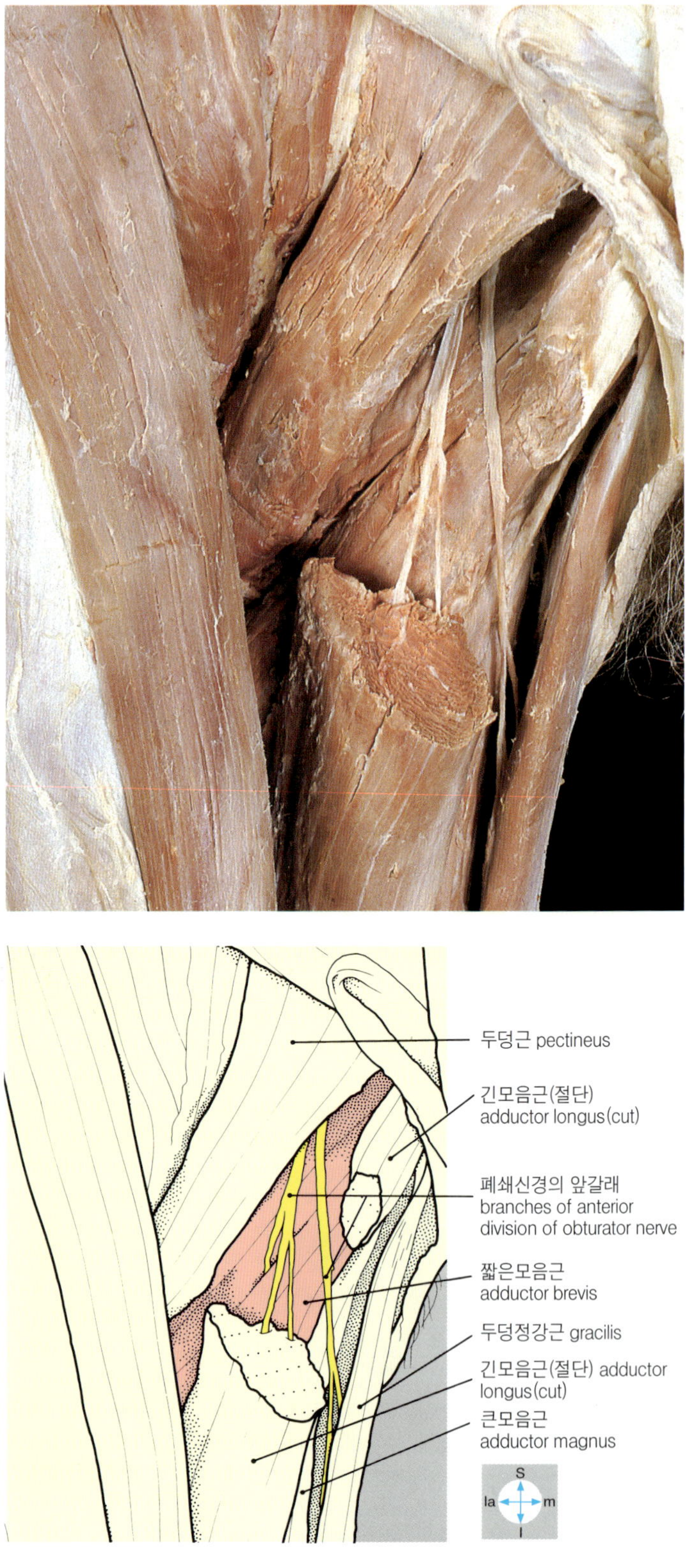

그림 6.22 짧은모음근과 폐쇄신경 앞갈래의 분포, 긴모음근을 떼어내었음.

근육

근육들은 세 층으로 배열되어 있다. 앞 층은 두덩근(pectineus), 긴모음근(adductor longus)과 가쪽에서 안쪽으로 이어지는 두덩정강근(gracilis)으로 구성되어 있다(그림 6.21). 이 근육들의 아래에 형성하고 있는 중간층은 짧은모음근(adductor brevis)(그림 6.22, 6.23)이다. 뒤 층은 바깥폐쇄근(obturator externus)과 큰모음근(adductor magnus)(그림 6.24, 6.25)으로 구성되어 있다. 이들 근육의 몸쪽 부착은 두덩뼈위가지(superior pubic ramus)와 궁둥뼈가지(ischial ramus) 사이에 있는 골반뼈의 바깥면에 위치하고 있다. 부가적으로 바깥폐쇄근(obturator externus)은 폐쇄막(obturator membrane)에 부착되어 있다.

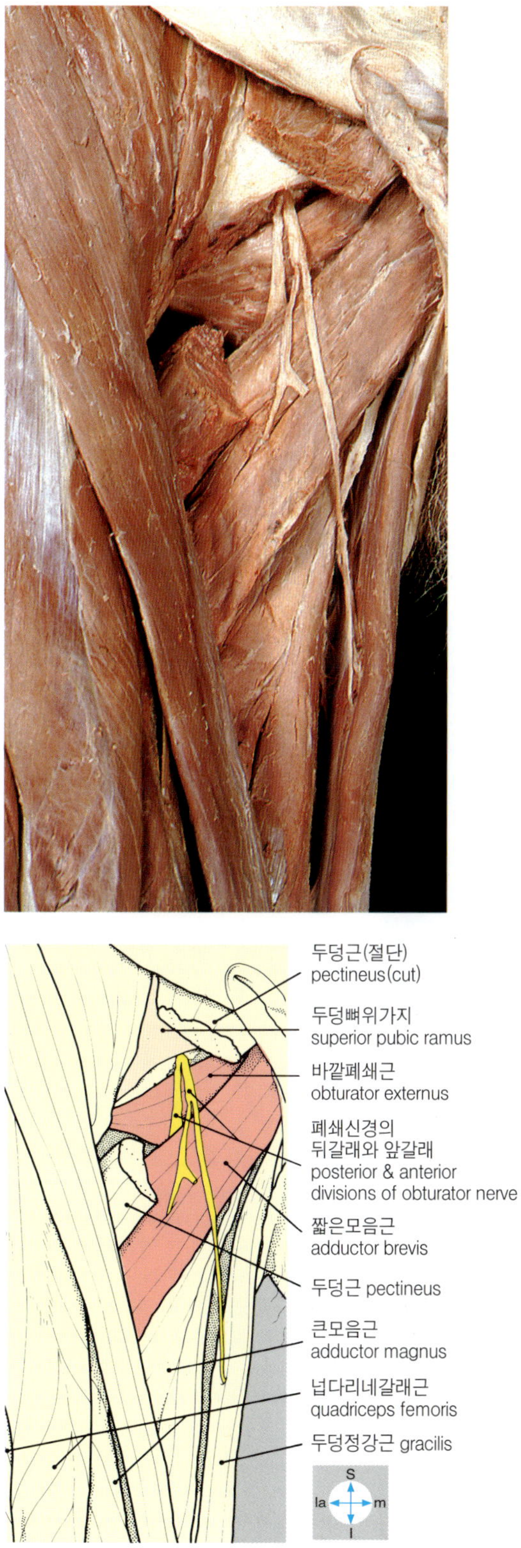

그림 6.23 폐쇄신경(obturator nerve)의 분포, 긴모음근을 떼어내었음 및 두덩근영역. 이 표본에서 폐쇄신경의 뒤갈래는 바깥폐쇄근의 앞에 놓여 있다.

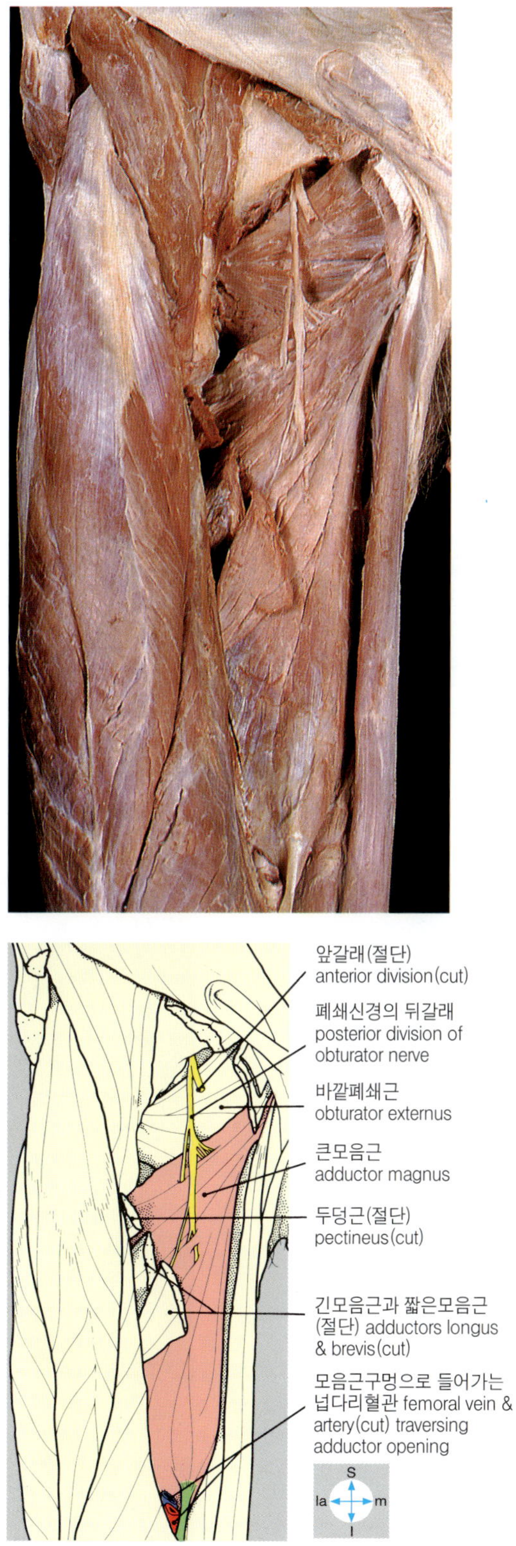

그림 6.24 큰모음근과 폐쇄신경 뒤갈래의 분포. 짧은모음근이 제거되었음.

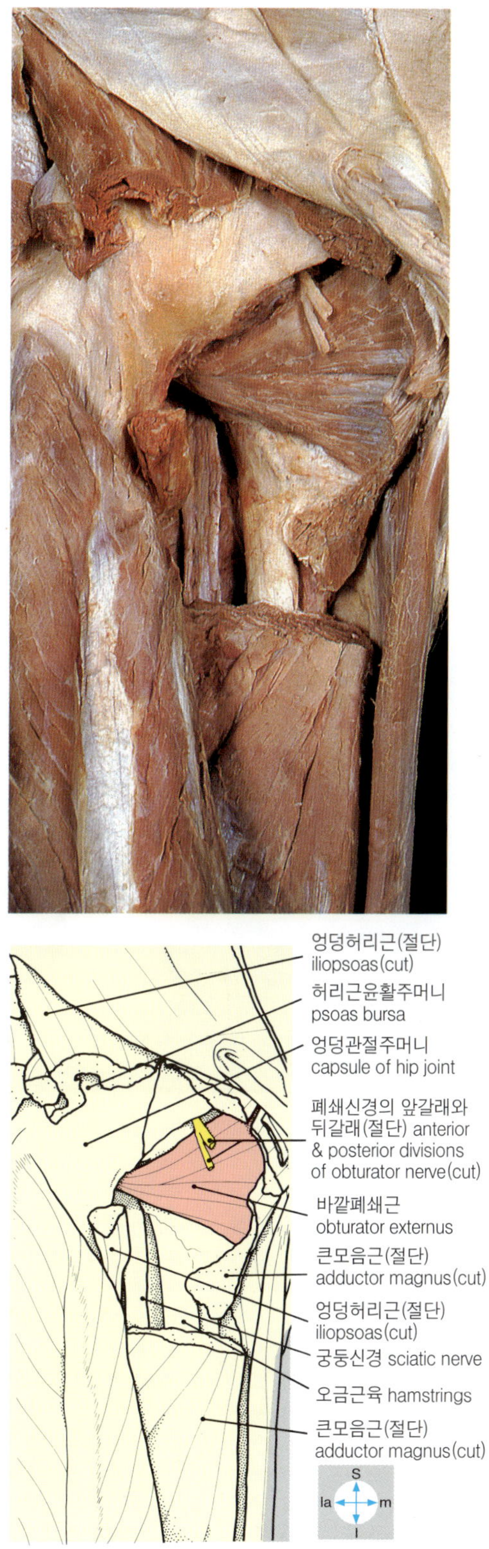

그림 6.25 바깥폐쇄근, 엉덩허리근과 큰모음근을 완전히 떼어내었음.

더 앞쪽 근육들은 깊은 층의 근육들보다 위치적으로 더 높이 부착을 한다(그림 6.26). 두덩정강근(gracilis)을 제외하고 먼쪽으로 근육들은 넙다리뼈에 부착하고, 두덩정강근(gracilis)은 무릎 아래로 내려와서 넙다리빗근(sartorius)과 반힘줄근(semitendinosus)과 함께 정강뼈(tibia)의 피부밑면의 몸쪽 말단에 도달한다. 바깥패쇄근(obturator externus)은 엉덩관절주머니(joint capsule)의 가쪽 아래와 뒤쪽으로 지나가서(그림 6.25, 6.70 참조) 큰돌기(greater trochanter)의 안쪽면에 있는 돌기오목에 이른다. 두덩근(pectineus)과 긴모음근(adductor longus), 짧은모음근(adductor brevis), 큰모음근(adductor magnus)은 가쪽 아래로 경사져서 거친선 영역에 이르며, 그 순서는 근육이 위치하고 있는 층과 관련이 있다(그림 6.27). 큰모음근(adductor magnus)은 위로 볼기거친면에서부터 아래로 모음근결절(adductor tubercle)에 이르는 가장 긴 부착을 하고 있다.

바깥폐쇄근을 제외한 그 칸의 모든 근육들은 엉덩관절을 모으는 작용을 한다. 걷고 있을 때 엉덩이의 외전근들이 골반의 기울어짐을 막고 있는 동안 그 근육들은 넙다리뼈를 안정시킨다(240쪽 참조). 부가적으로 두덩근과 긴모음근은 안쪽 회전근이고 바깥폐쇄근은 가쪽 회전근이다. 두덩근은 엉덩관절에서 굽힘을 돕고 두덩정강근은 무릎관절을 굽히고 안쪽으로 회전시킨다.

두덩근을 제외한 안쪽칸의 모든 근육들은 폐쇄신경에 의해서 지배를 받는다. 두덩근은 일반적으로 넙다리신경(femoral nerve)으로부터 공급을 받지만 또한 폐쇄신경(obturator nerve)에 의해 공급받을 수도 있다. 그리고 큰모음근(adductor magnus)의 궁둥뼈 부분은 궁둥신경섬유를 공급받는다.

폐쇄신경(Obturator nerve)

폐쇄신경은 폐쇄관(obturator canal)을 통과하는 칸에 도달해서 앞신경갈래와 뒤신경갈래로 나누어진다(그림 6.23 참조). 앞신경갈래가 바깥폐쇄근(obturator externus) 앞쪽으로 지나는 동안 뒤신경갈래는 근육들을 관통해서 그 표면에 돌출되기 전에 근육들을 지배한다. 그리고 나서 두개의 신경갈래들은 짧은모음근(adductor brevis)의 앞과 뒤로 각각 내려온다. 앞신경갈래는 긴모음근(adductor longus)과 짧은모음근(adductor brevis), 두덩정강근(gracilis)을 지배한다(그림 6.22 참조). 그리고 엉덩관절과 넓적다리의 안쪽면으로 감각신경가지를 낸다. 뒤신경갈래는 큰모음근(adductor magnus) 위에 위치하고 지배하며(그림 6.24 참조), 감각신경가지를 낸다. 이 감각신경가지는 큰모음근 구멍을 통과하는 넙다리동맥과 동반해서 무릎관절을 지배한다. 폐쇄신경은 엉덩관절과 무릎관절을 지배하기 때문에 한쪽 관절에서 질병이 생기면 다른 쪽 관절에서 관련된 통증을 유발한다.

혈관

혈액공급은 깊은넙다리동맥(profunda femoris artery)과 그것들의 관통가지로부터 유래되고 폐쇄동맥(obturator artery)과 넙다리동맥(femoral artery)의 다른 가지들에 의해 보충된다. 폐쇄동맥(obturator artery)은 작고, 폐쇄막(obturator membrane) 가장자리 둘레에 동맥고리를 형성해서 근육의 몸쪽 부분에 혈액을 공급한다. 절구가지는 절구가로인대 밑을 지나고 원인대(ligamentum teres)와 동반해서 넙다리의 머리에 이른다. 이 칸의 동반정맥은 깊은넙다리정맥(profunda femoris) 또는 속엉덩정맥(internal iliac vein)으로 배출된다.

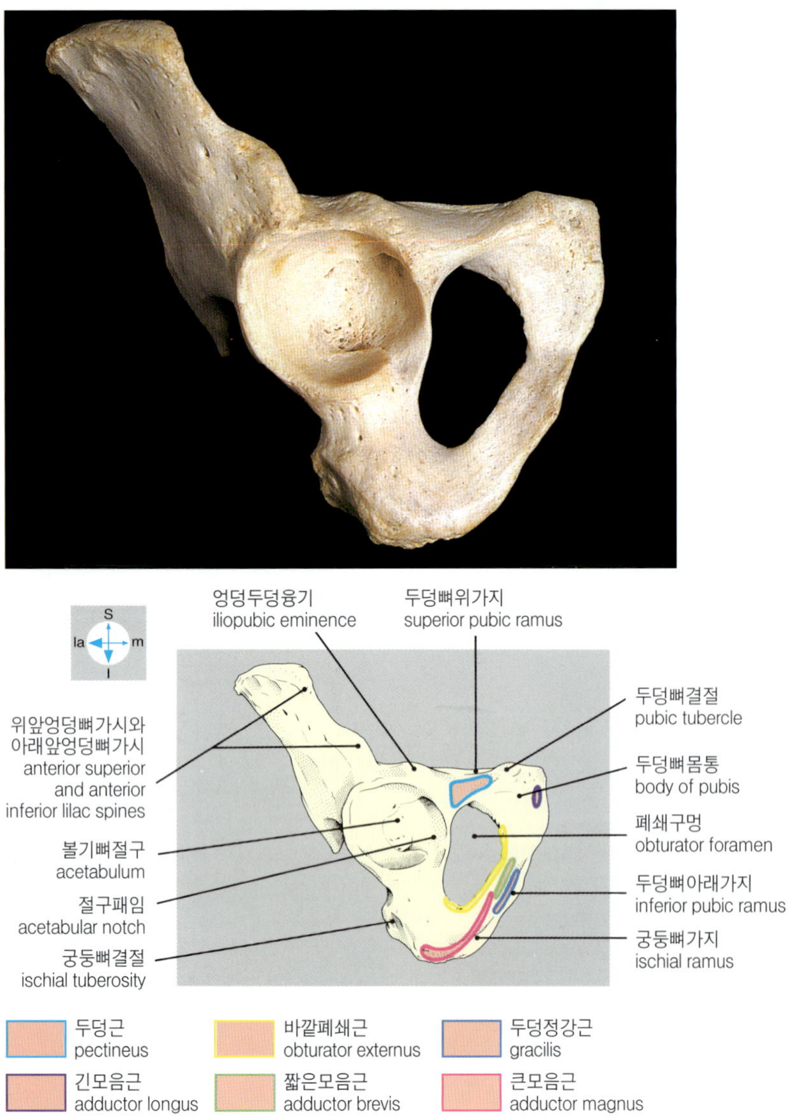

그림 6.26 볼기뼈에 부착하는 넓적다리 안쪽칸의 근육.

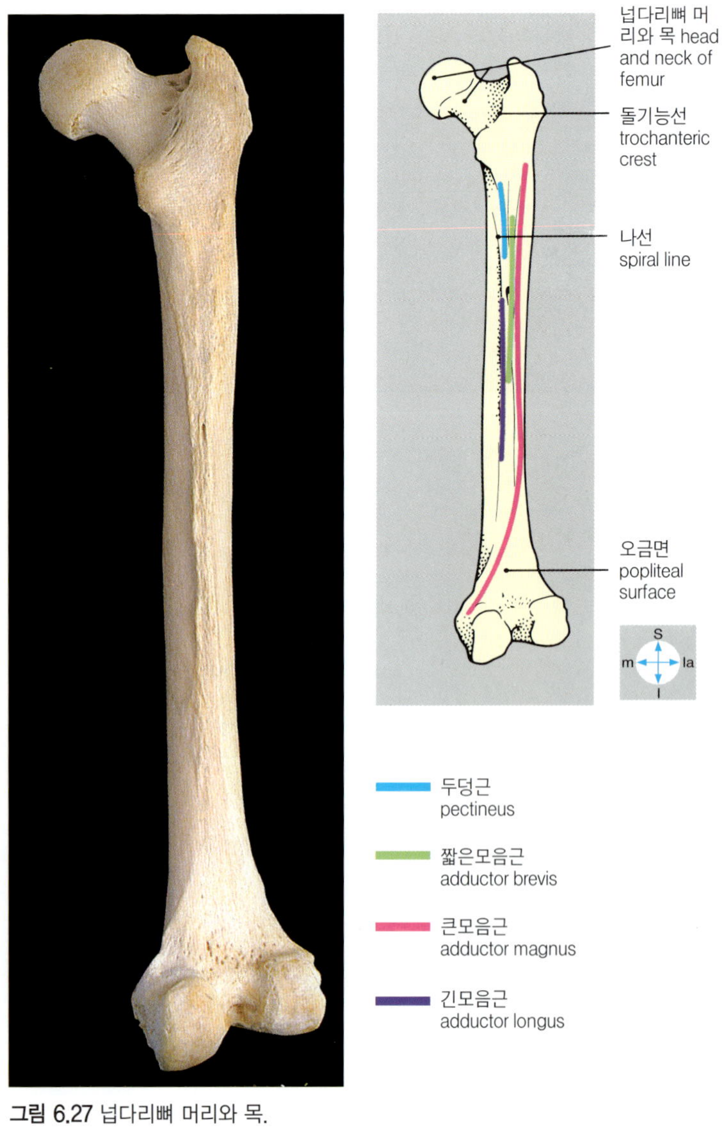

그림 6.27 넙다리뼈 머리와 목.

볼기칸

볼기영역은 다리의 뿌리영역을 형성한다. 이것은 엉덩뼈, 궁둥뼈, 엉치뼈(sacrum)의 뒷부분을 덮고 있으며, 몸쪽으로 아래 몸통과 이어지고 먼쪽으로 넙적다리의 뒤쪽칸으로 이어진다. 깊은근막과 두꺼운 피부밑지방층으로 덮힌 세 개의 실질근육(큰볼기근[gluteus maximus], 중간볼기근[gluteus medius], 속작은볼기근[gluteus minimus])은 볼기의 대부분을 형성하고 볼기의 표면윤곽을 책임진다. 현저한 표면의 형태인 볼기주름은 볼기와 넙적다리가 만나는 자리에 위치한다.

큰볼기근(Gluteus maximus)

매우 큰 사다리꼴의 이 근육은 볼기에서 가장 얕은 층에 있다. 그것의 섬유는 아래방향과 가쪽으로 내려가고(그림 6.28), 그것의 아래쪽 가장자리는 볼기주름을 비스듬하게 가로지른다. 볼기의 피부로 가는 몇몇 감각신경은 근육의 안쪽 부분을 관통하고 다른 것들은 위모서리와 아래 모서리 주위로 나온다. 몸쪽으로 근육은 넓은 부착을 하고 있다. 뒤쪽볼기선 뒤의 엉덩뼈, 꼬리뼈, 엉치결절인대(sacrotuberous ligament)와 등허리근막과 볼기근막. 윤활주머니는 일반적으로 궁둥뼈결절(ischial tuberosity)을 가로지르는 자리에 존재한다. 먼쪽으로 몇몇 더 깊은 섬유들은 넙다리뼈의 볼기근거친면(gluteal tuberosity)에 부착하다(그림 6.29). 그러나 대부분의 근육은 엉덩정강근막띠(iliotibial tract)를 따라 부착해서 가쪽 정강뼈관절융기(tibial condyles)의 앞쪽면에 부착한다(그림 6.30 참조). 신경분포는 아래볼기신경(inferior gluteal nerve)으로부터 나온다(L5, S1, S2).

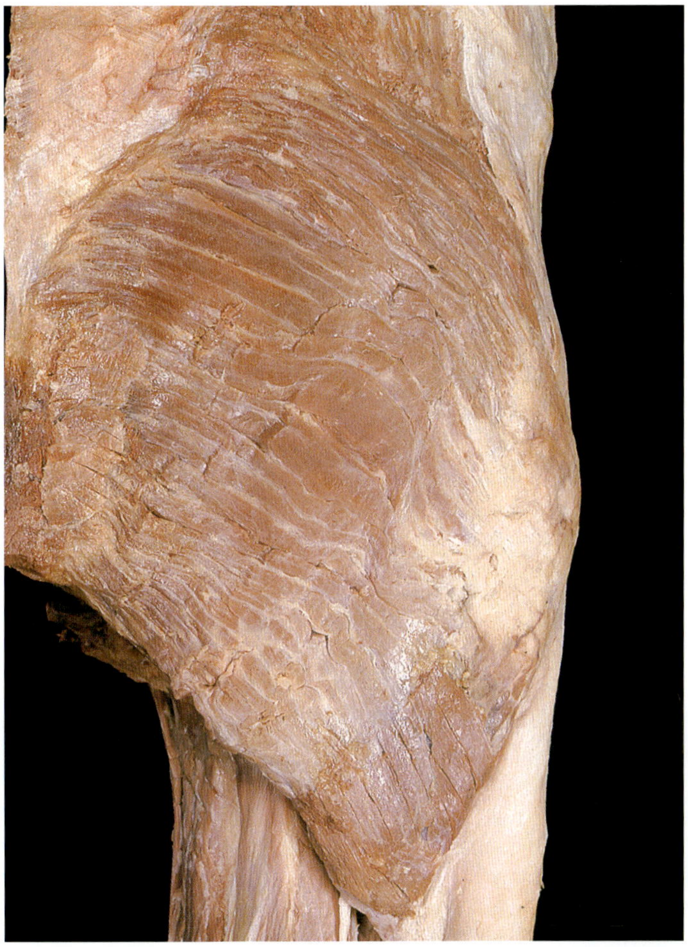

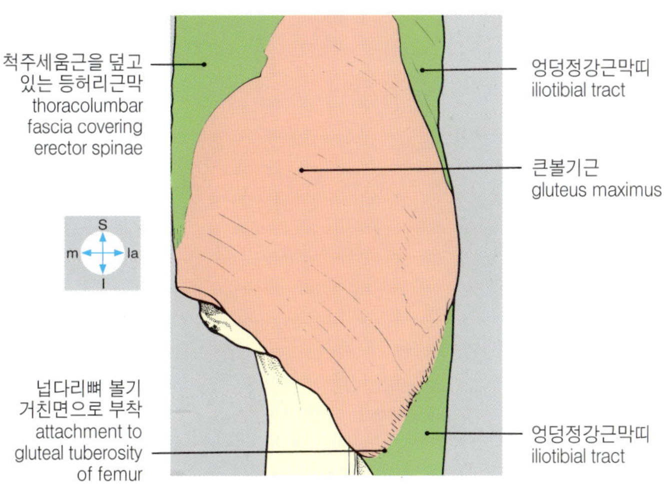

그림 6.28 큰볼기근의 부착은 등허리근막과 엉덩정강근막띠를 포함한다.

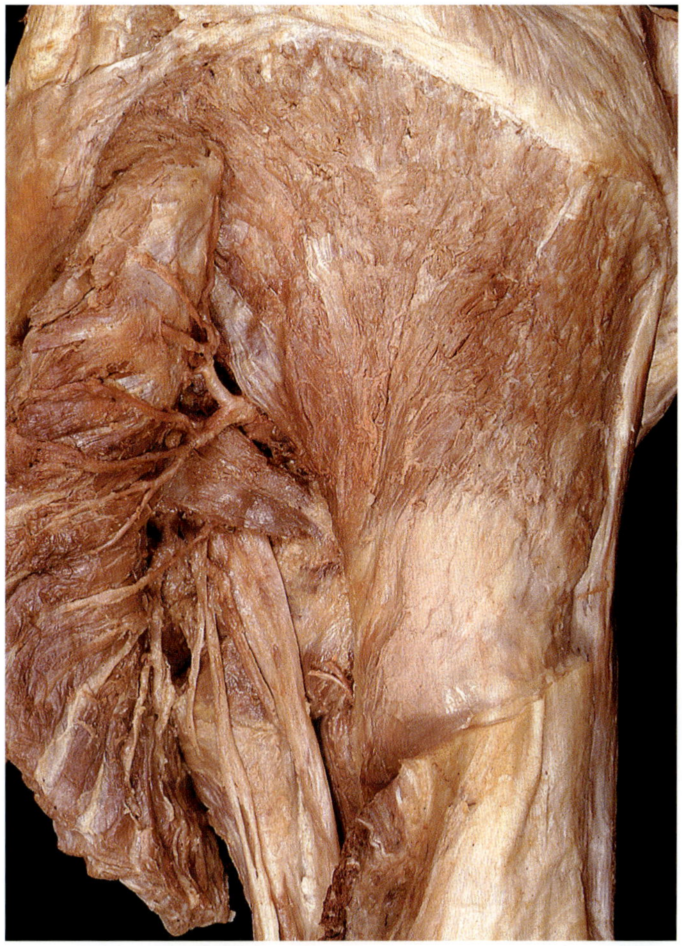

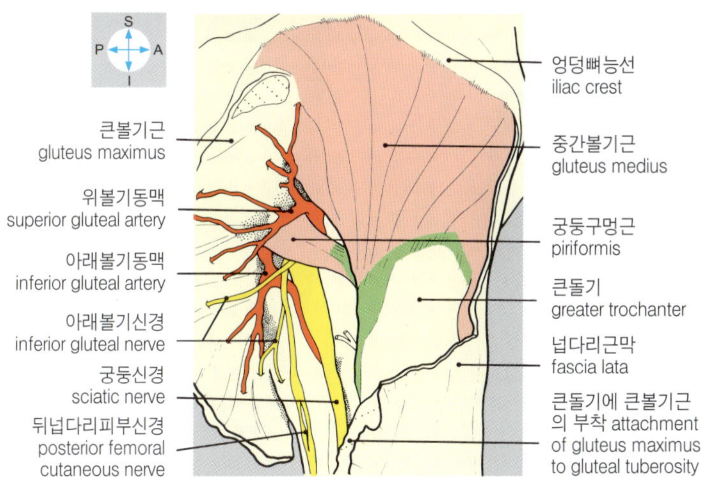

그림 6.29 큰볼기근을 젖히면 중간볼기근과 신경 및 혈관이 노출된다.

큰볼기근(gluteus maximus)은 특히 달릴 때와 오를 때 넓적다리의 강한 폄근이다. 그리고 또한 엉덩관절에서 벌릴 수 있다. 반중력성 근육처럼 그것은 엉덩이 위의 몸통으로 뻗어 있고 엉덩정강근막띠(iliotibial tract)를 따라 뻗어 있으며 무릎관절을 안정시키고 걸을 때나 설 때 다리를 지탱한다.

넙다리근막긴장근(Tensor fasciae latae)

이 작은 근육은 몸쪽으로 위엉덩뼈가시와 엉덩뼈결절 사이의 엉덩뼈에 붙어 있으며(그림 6.31), 먼쪽으로 엉덩정강근막띠(iliotibial tract)의 앞쪽 모서리에 붙어있다(그림 6.30). 그것은 위볼기신경(superior gluteal nerve)에 의해 지배된다.

큰볼기근(Gluteus maximus)의 깊은쪽 구조물

이들 구조물의 배열은 그들이 궁둥구멍근(piriformis)의 위쪽에서 볼기로 들어가는지 혹은 궁둥구멍근의 아래쪽에서 볼기로 들어가는지를 주목함으로써 명확하게 된다(그림 6. 29). 궁둥구멍근자신은 큰궁둥구멍을 경유해서 들어간다(그림 6.36 참조).

궁둥구멍근(Piriformis) 위로 들어가는 구조물

위볼기신경(superior gluteal nerve)(L4, L5, S1)은 골반내에서 허리엉치신경얼기로부터 일어나고, 큰궁둥구멍을 통해서 볼기로 들어가며(그림 6.36 참조), 중간볼기근(gluteus medius)과 속작은볼기근(gluteus minimus) 사이의 가쪽으로 주행한다(그림 6.32).

위볼기동맥(superior gluteal artery)은 속엉덩동맥(internal iliac artery)의 뒤쪽면으로부터 나온다. 그것은 대응하는 신경을 동반하면서 볼기로 들어가고 큰볼기근(gluteus maximus)을 지배하는 얕은 신경가지와 중간볼기근(gluteus medius)과 속작은볼기근(gluteus minimus)을 지배하는 위쪽과 아래쪽으로 구성되는 두 개의 깊은 가지로 나뉜다(그림 6.29). 깊은가지들은 또한 큰돌기(greater trochanter)와 위앞엉덩뼈가지 주위의 연결에 기여한다. 수반하는 정맥들은 근육들 사이에서 넓은 얼기를 형성하고 속엉덩정맥(internal iliac vein)으로 들어간다.

중간볼기근(Gluteus medius)과 속작은볼기근(gluteus minimus)

이 부채모양의 근육들은 궁둥구멍근(piriformis)의 위쪽에 놓여있다. 중간볼기근(그림 6.29 참조)은 몸쪽으로는 뒤볼기선과 앞볼기선 사이의 엉덩뼈의 뒷면에 붙어 있고, 큰볼기근(gluteus maximus)을 분리하는 볼기근막에 붙어있다. 먼쪽으로는 큰돌기(greater trochanter)의 가쪽면에 붙어 있다. 속작은볼기근은 중간볼기근의 바로 아래에 놓여 있고 몸쪽으로 앞볼기선과 아래볼기선 사이의 엉덩뼈등에 붙어있다(그림 6.31). 두 근육들은 모두 위볼기신경에 의해 지배된다.

중간볼기근과 속작은볼기근 모두가 엉덩관절에서 넓적다리를 안쪽으로 회전시킴에도 불구하고, 이 근육들의 중요성은 벌림근에 있다. 걷는 동안 다리를 지탱하는 중간볼기근과 속작은볼기근은 지탱하지 않은 쪽의 다리로 골반이 기우는 것을 막기 위해 수축한다. 이 기작의 실패는 엉덩이의 불안정성이 생기는 트랜델렌부르크 징후의 기초가 된다.

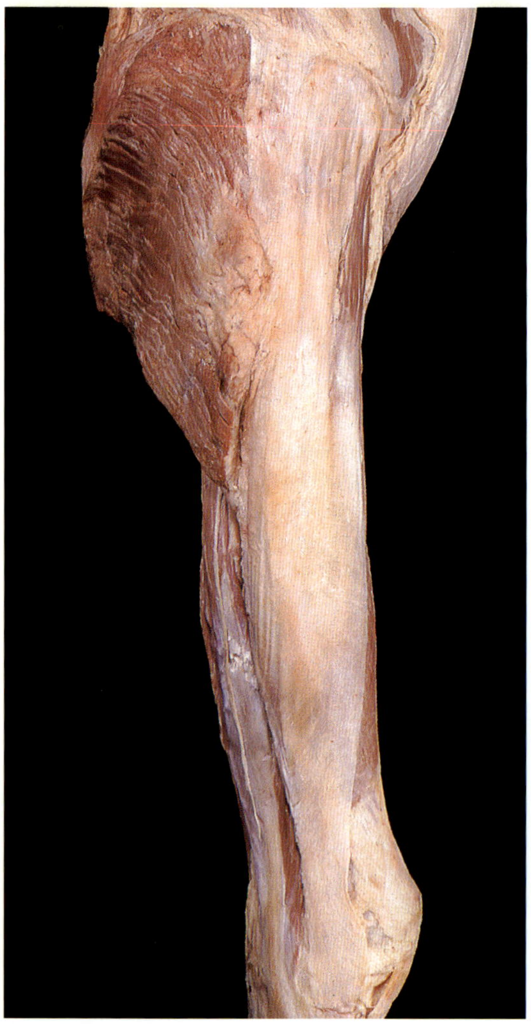

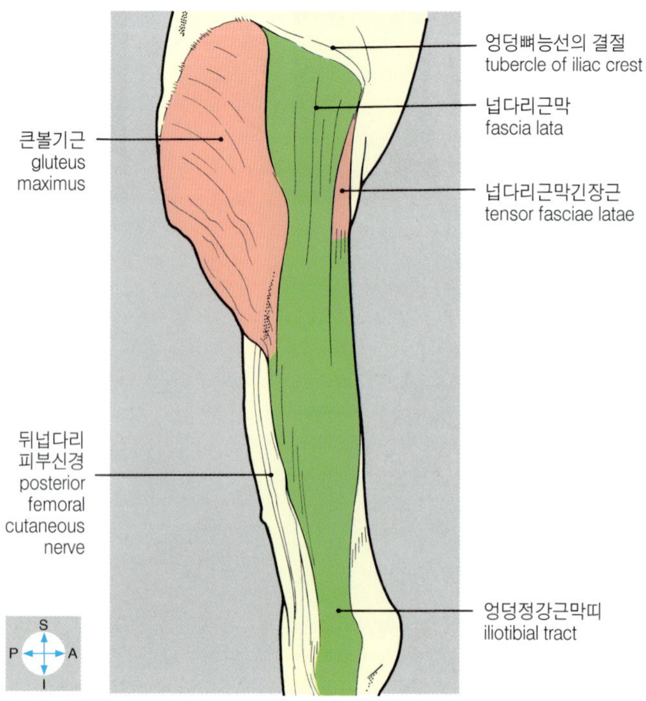

그림 6.30 엉덩정강근막띠에 부착하는 큰볼기근과 넙다리근막긴장근.

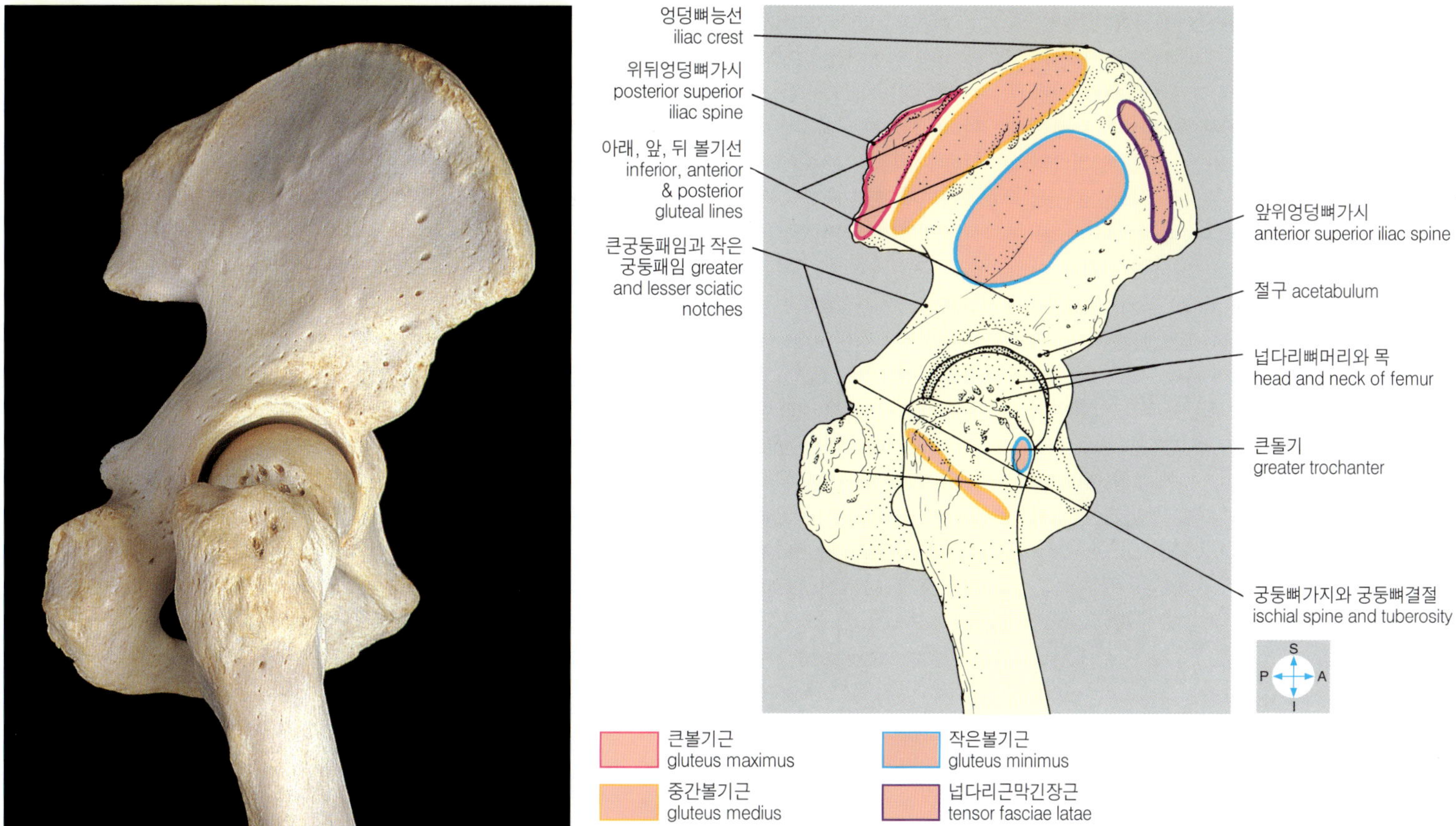

그림 6.31 엉덩뼈와 큰돌기에 부착하는 볼기근육.

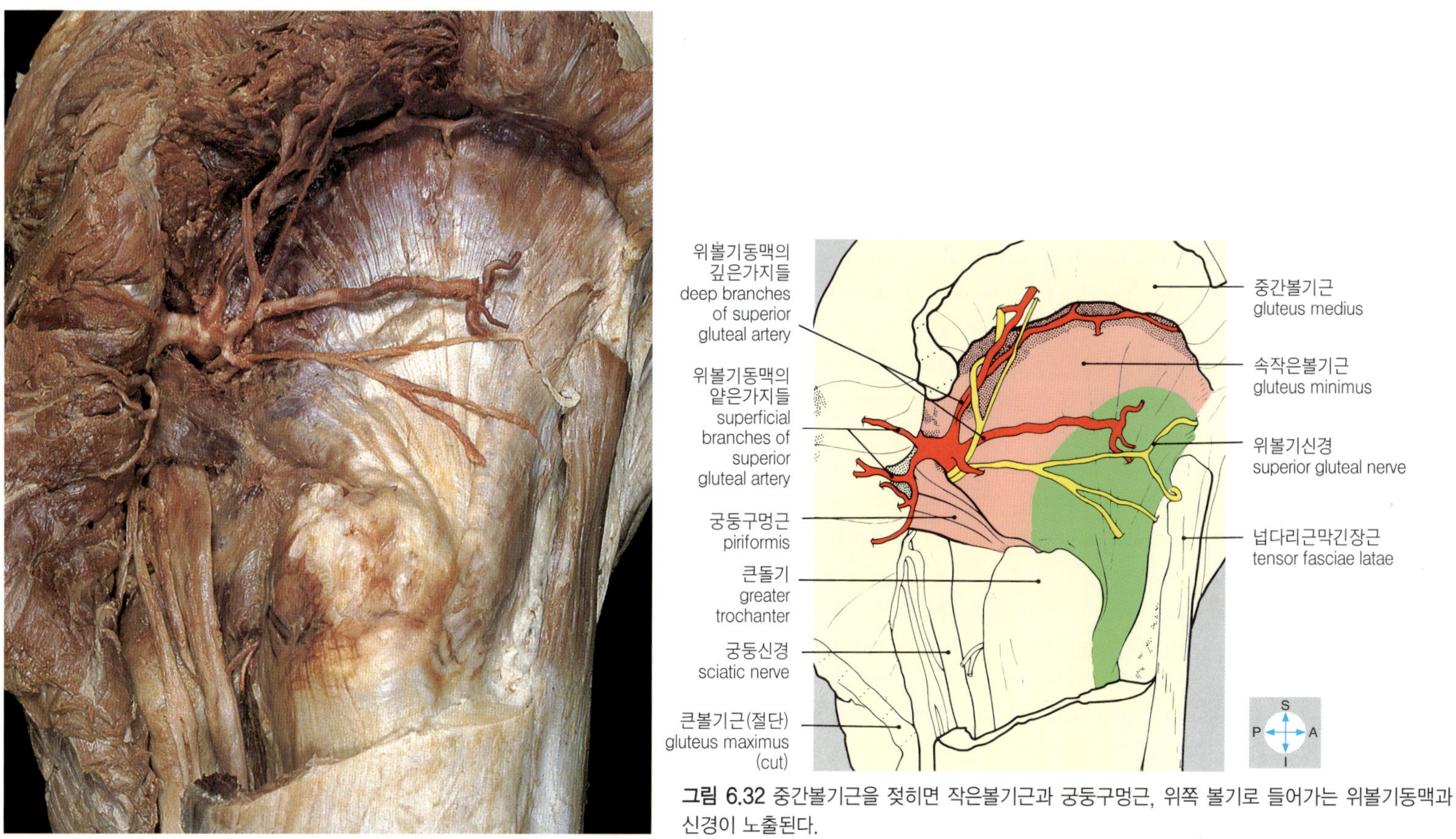

그림 6.32 중간볼기근을 젖히면 작은볼기근과 궁둥구멍근, 위쪽 볼기로 들어가는 위볼기동맥과 신경이 노출된다.

궁둥구멍근(Piriformis) 아래로 들어가는 구조물들

이들은 다음과 같다: 가쪽으로 세 개의 신경 즉, 궁둥신경(sciatic nerve), 넙다리네갈래근(quadriceps femoris)으로 가는 신경, 넓적다리의 뒤쪽 피부신경; 안쪽으로 속음부동맥(internal pudendal artery)과 신경 및 속폐쇄근(obturator internus)으로 가는 신경; 및 중간지점에 아래볼기신경(inferior gluteal nerve)과 혈관들.

다리에서 가장 큰 신경인 궁둥신경(sciatic nerve)(그림 6.33) 척수신경 L4, L5, S1, S2, S3으로부터 나오고 볼기의 구조물들과 넓적다리의 안쪽칸과 앞쪽칸을 제외한 다리 전체를 지배한다. 그것은 뒤위엉덩뼈가시와 궁둥뼈결절(ischial tuberosity) 사이의 약 절반 지점의 큰궁둥구멍에서 시작하여 가쪽과 아래쪽으로 구부러져서 궁둥뼈결절과 큰돌기(greater trochanter) 사이의 가운데점을 가로지른다. 그 신경은 속폐쇄근(obturator internus), 쌍동이근, 넙다리네모근(quadratus femoris) 및 큰모음근(adductor magnus)(그림 6.33)의 위 모서리에 의해서 엉덩관절주머니(capsule of hip joint)로부터 분리된다. 아래볼기동맥(inferior gluteal artery)의 가지는 궁둥신경을 동반한다.

넙다리네모근으로 향하는 신경(L4, L5, S1)은 궁둥신경, 속폐쇄근(obturator internus), 쌍동이근 깊이 놓여 있고, 아래쌍동이근(Inferior gemellus), 넙다리네모근및 엉덩관절을 담당한다.

궁둥신경의 표면과 안쪽에 척수신경 S1, S2, S3에서 일어나는 뒤넙다리피부신경이 있다. 볼기 내에 그것의 살가지는 앞쪽으로 주행해서 음낭이나 대음순의 뒤쪽부분에 있는 피부를 지배한다. 다른 가지들은 큰볼기근의 아래 모서리 둘레를 비틀리면서 볼기를 덮고 있는 피부를 지배한다.

아래볼기신경(inferior gluteal nerve)과 혈관들은 중간지점에 위치하고 있다. 그 신경은 곧장 뒤로 꺾어서 큰볼기근을 지배한다.

속엉덩동맥(internal iliac artery)의 가지인 아래볼기동맥(inferior gluteal artery)은 신경을 동반하고 큰볼기근(그림 6.29 참조)과 엉덩관절의 짧은 가쪽 회전근을 담당하며, 돌기연결과 십자연결에 기여한다. 정맥동반(venae comitantes)은 동맥을 동반하고 속엉덩계로 들어간다.

음부신경(pudendal nerve)(S2, S3, S4), 속음부혈과 및 속폐쇄근(obturator internus)으로 가는 신경(L5, S1, S2), 위쌍동근을 담당하는 신경은 궁둥구멍근의 안쪽 영역 아래로 들어간다(그림 6.33). 볼기에서 그들의 경로는 짧으며 그 후에는 작은궁둥구멍 앞으로 꺾여서 엉치가시인대(sacrotuberous) 또는 궁둥뼈가시를 가로질러 음부신경관으로 들어간다(그림 6.36; 216쪽 참조).

볼기의 짧은근육들

위에서 아래로 향하고 있는 볼기의 짧은근육들은 궁둥구멍근, 쌍동근과 함께 있는 속폐쇄근(obturator internus) 및 넙다리네모근(quadratus femoris)(그림 6.33). 궁둥구멍근은 엉치뼈의 배면에서 시작해서 큰궁둥구멍을 거쳐 가쪽으로 주행해서(209쪽 참조) 큰돌기(greater trochanter)의 안쪽 모서리에서 모인다. 그것은 골반 내에서 다섯째허리신경과 첫째 및 둘째엉치신경(L5, S1, S2)에 의해서 지배된다. 속폐쇄근(obturator internus)은 폐쇄막(obturator membrane)을 포함하는 골반안의 가쪽벽에 부착하고(그림 6.72 참조), 작은궁둥구멍 뒤쪽 앞으로 주행하며 그곳에서 힘줄은 직각의 꺾어진 곳을 만들어 볼기를 가로질러 주행해서 돌기오목 위의 큰돌기(greater trochanter) 안쪽면에 이른다. 위쌍동이근과 아래쌍동이근은 작은궁둥구멍의 위와 아래 모서리에서 일어나 속폐쇄근의 힘줄과 융합되는 작은 근육이다.

넙다리네모근은 궁둥뼈결절(ischial tuberosity)의 가쪽 모서리와 넙다리뼈의 네모근결절(quadrate tubercle)과 밑에 있는 뼈몸통에 부착한다. 엉덩관절 뒤에 있기 때문에 모든 짧은 근육들은 엉덩이를 가쪽으로 회전시킨다.

십자동맥연결

십자연결은 넙다리네모근(quadratus femoris)의 아래 모서리에 놓여 있고 다음으로부터 오는 동맥들을 받는다: 위로는 아래볼기동맥(inferior gluteal artery); 아래로는 첫째관통동맥; 및 각 면에 안쪽넙다리휘돌이동맥과 가쪽넙다리휘돌이동맥(lateral circumflex femoral artery).

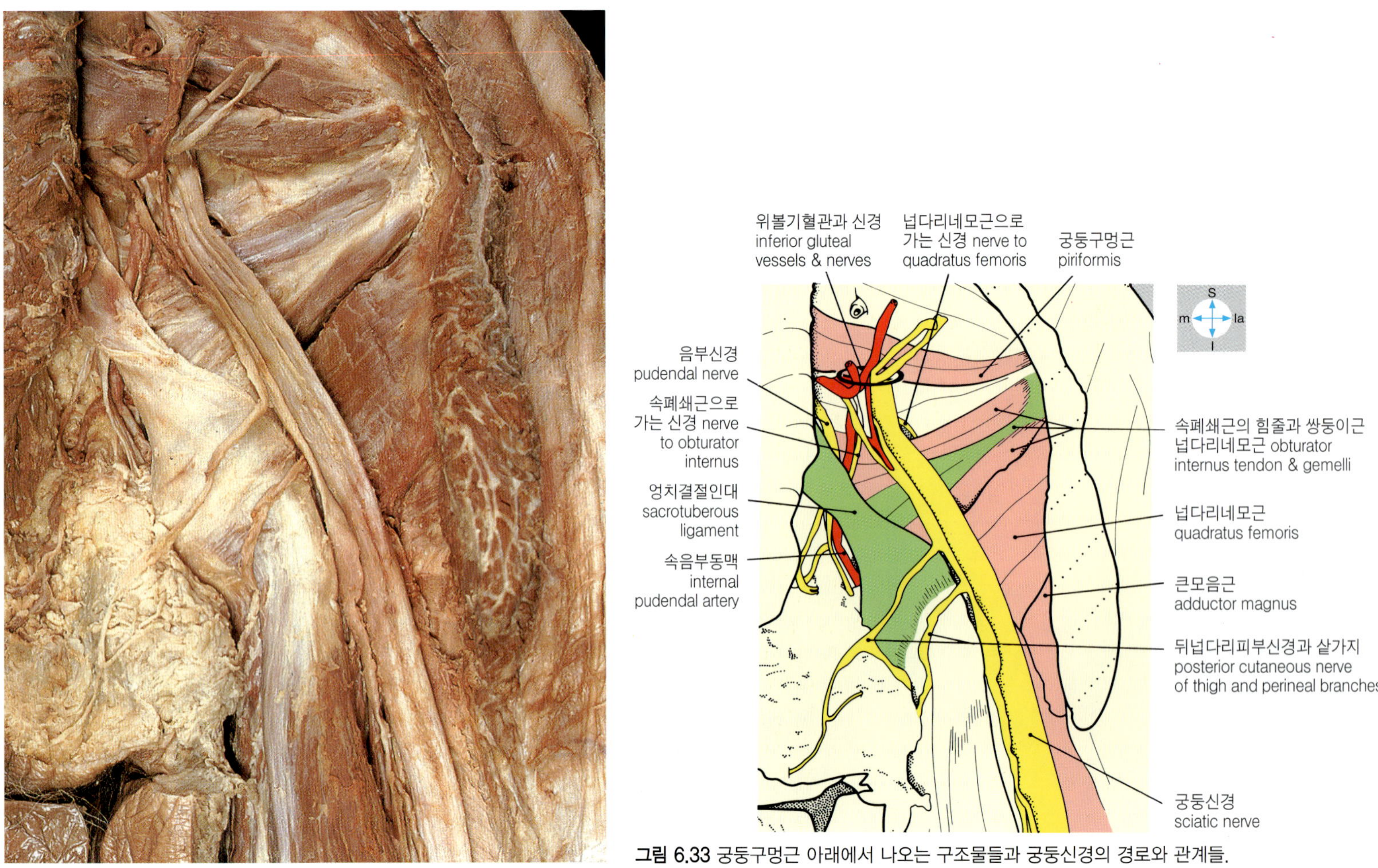

그림 6.33 궁둥구멍근 아래에서 나오는 구조물들과 궁둥신경의 경로와 관계들.

넓적다리의 뒤칸

뒤칸은 넙다리근막(fascia lata)(그림 6.34)인 깊은 근막 내에 둘러싸여 있고 볼기영역 위쪽에서부터 다리오금 아래까지 뻗어 있다. 넓적다리의 뒤쪽 피부신경과 오금근육(hamstrings), 궁둥신경(sciatic nerve) 및 깊은넙다리동맥(femoral artery)의 끝가지를 포함하고 있다.

오금근육(Hamstrings)

반막근(semimembranosus), 반힘줄근(semitendinosus) 및 넙다리두갈래근(long head of biceps femoris) 이 세 근육들은 몸쪽으로 궁둥뼈결절(ischial tuberosity)에 부착하고(그림 6.36 참조) 먼쪽으로는 정강뼈(tibia)나 혹은 종아리뼈(fibula)의 위쪽 끝에 부착하며 궁둥신경(sciatic nerve)에 의해 지배된다. 그들은 넙다리뼈의 전 길이에 걸쳐 있으며, 펴는 것을 위해 엉덩관절과 굽힘을 위해 무릎관절(knee joint) 이 두 개의 관절에서 작용한다. 몸통을 굽힌 후에 오금근육(hamstrings)들은 궁둥뼈결절(ischial tuberosity)에서 잡아당김으로써 몸을 엉덩이에서 똑바르게 펴게 하는 반중력근으로 작용한다.

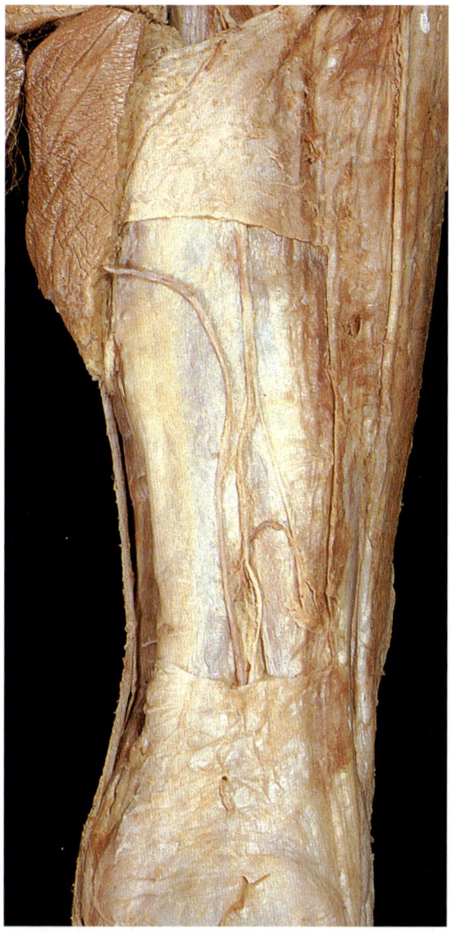

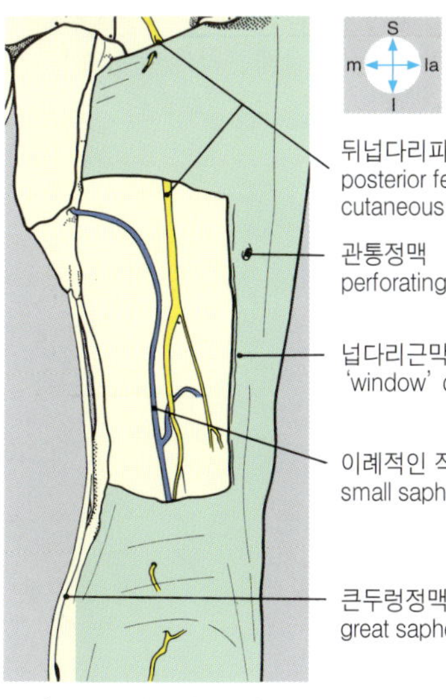

그림 6.34 넙다리근막을 창문형태로 잘랐을 때 보이는 넓적다리 뒤칸의 신경들과 정맥들.

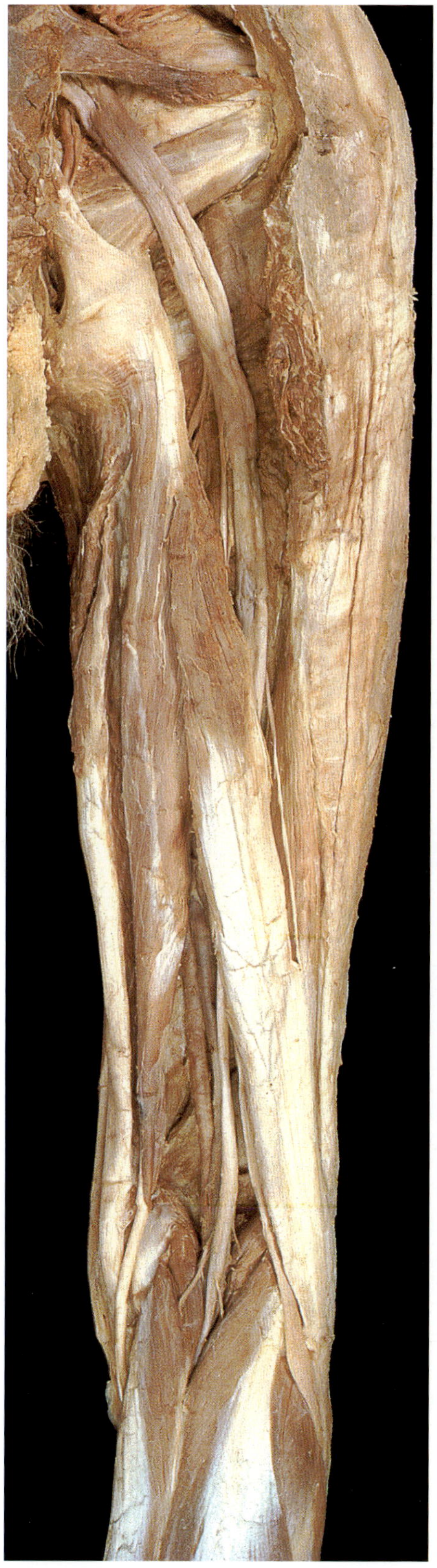

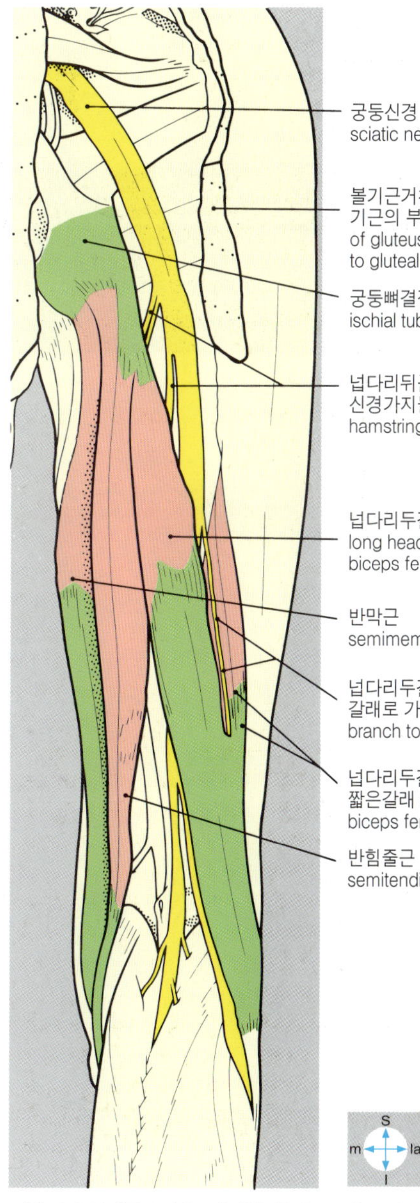

그림 6.35 깊은근막을 제거한 후에 보이는 넓적다리 뒤칸의 주요 내용물들.

반막근(Semimembranosus)

이 근육은 넓고 납작한 힘줄에 의해 궁둥뼈결절(ischial tuberosity)의 윗부분과 가쪽부분에 부착되어 있고, 이 힘줄은 결절에 가까운 두갈래근과 반힘줄근(semitendinosus)의 힘줄과 중첩되어 있다. 그리고 다리중간무릎혈관과 신경을 위한 오금의 안쪽면으로 내려가서 안쪽정강관절융기의 뒤안쪽면에 있는 수평고랑에 부착한다. 그것의 몇몇 섬유들은 무릎관절(knee joint) 뒤의 위쪽과 가쪽으로 지나가서 비스듬한 뒤쪽인대를 형성한다; 다른 것들은 내려가서 중간무릎혈관과 신경을 위한 오금을 덮고 있는 근막을 강화한다(그림 6.39 참조).

반힘줄근(Semitendinosus)

몸쪽으로 반힘줄근은 궁둥뼈결절의 안쪽 영역에 부착한다. 다리오금의 안쪽면으로 내려가서 반막근 위를 덮고 있는 좁은 힘줄을 형성하며, 넙다리빗근(sartorius)과 두덩정강근(gracilis)(그림 6.79 참조)의 부착과 가까이에 있는 정강뼈 몸통의 위쪽 끝의 안쪽면에 부착한다. 오금근육(hamstrings)의 일반적인 작용에 기여할 뿐만 아니라 반힘줄근과 반막근은 무릎에서 다리의 안쪽 회전을 하게 한다.

넙다리두갈래근 (Long head of biceps femoris)

이 근육은 두 개의 갈래를 가지고 있다. 몸쪽으로 긴갈래가 반힘줄근 가까이에서 궁둥뼈결절의 안쪽면에 부착해 있다. 그리고 다리오금의 가쪽면으로 내려가서 짧은갈래와 융합되며 짧은갈래는 넙다리뼈 거친선의 가쪽선과 가쪽 위관절융기능선으로부터 시작된다(그림 6.35 참조). 아래쪽으로 두갈래근의 힘줄은 종아리뼈머리(head of fibula)에 부착된다. 오금근육(hamstrings)의 일반적인 작용에 더하여, 두갈래근은 무릎에서 다리의 가쪽 회전을 가능하게 한다.

궁둥신경(Sciatic nerve)

궁둥신경은 깊은근막 바로 아래에 놓여 있는 큰볼기근(gluteus maximus)의 아래 모서리에서 나와서, 두갈래근의 긴갈래쪽으로 깊이 지나가며 하지의 가운데선으로 내려간다. 넓적다리 먼쪽에서 궁둥신경은 두 개의 끝 가지인 정강신경(tibial nerve)과 온종아리신경(common fibular nerve)으로 나뉜다. 이들은 다리오금으로 계속 이어진다(그림 6.40 참조). 신경갈래는 볼기나 혹은 심지어 골반내에 있는 넓적다리에서 더 몸쪽으로 생겨날 수도 있다. 궁둥신경(sciatic nerve)의 안쪽 영역에서 나온 섬유들은 오금근육들(그림 6.35 참조)과 큰모음근(adductor magnus)의 궁둥뼈머리를 지배한다. 보다 먼쪽으로 신경의 가쪽 영역으로부터 나온 가지는 두갈래근의 짧은갈래를 지배한다.

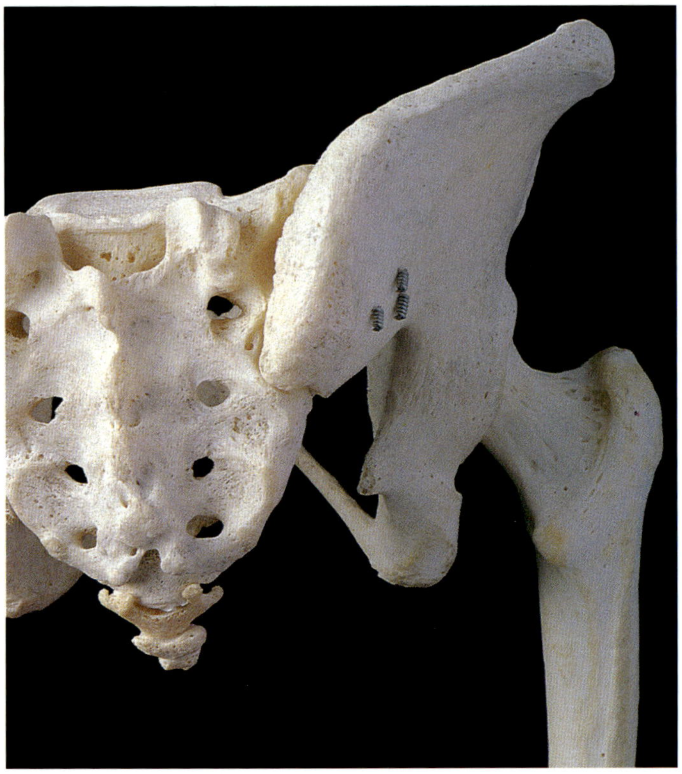

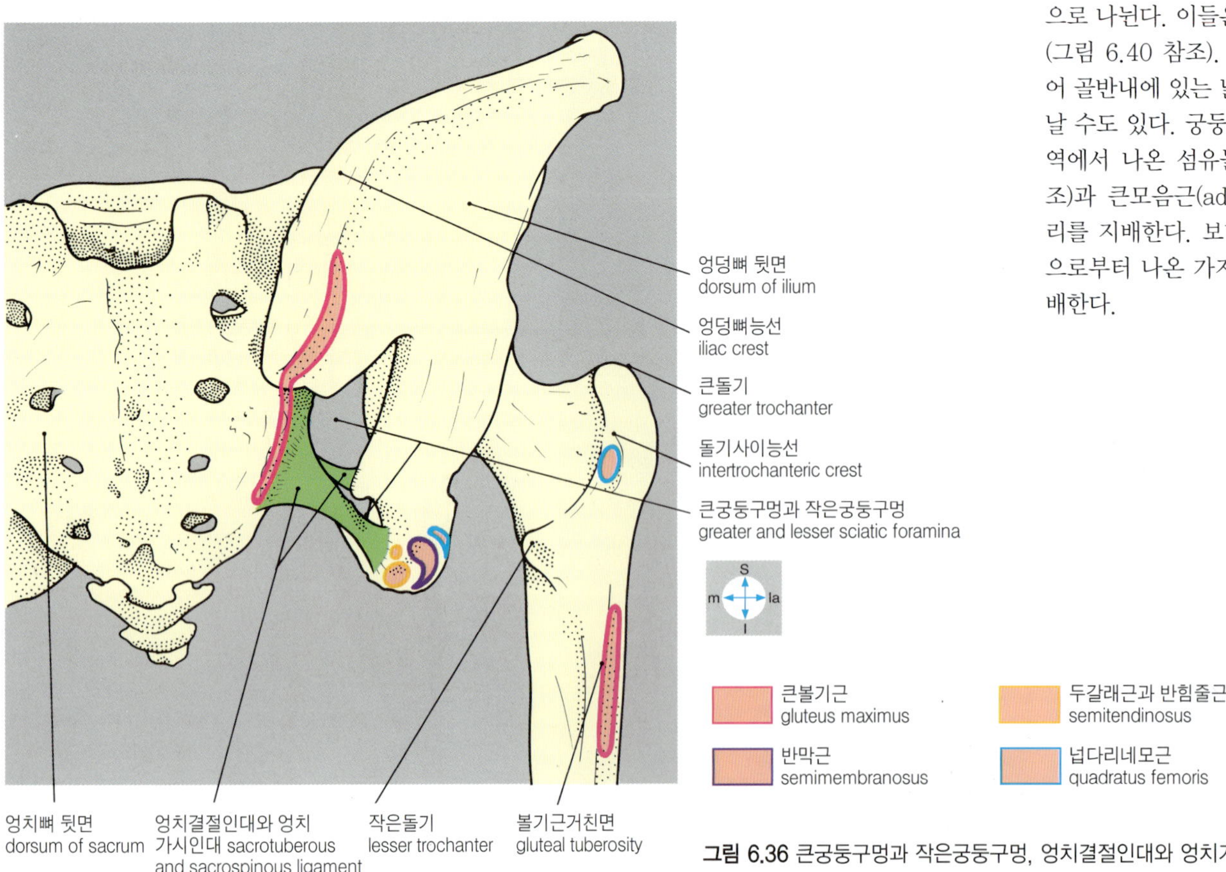

그림 6.36 큰궁둥구멍과 작은궁둥구멍, 엉치결절인대와 엉치가시인대를 보여주는 엉치뼈와 골반뼈의 뒷면.

뒤넙다리피부신경

신경은 궁둥신경의 표면과 약간 안쪽으로 넓적다리에 들어간다. 그리고 넙다리근막(fascia lata) 아래로 내려가서 다리오금의 윗부분에 이른다(그림 6.37). 큰볼기근(gluteus maximus)의 아래 모서리 근처에서 시작한 가지들과는 별개로, 이 신경은 넓적다리 뒷면에 있는 피부에 감각섬유를 낸다.

깊은넙다리동맥 (Profunda femoris artery)

깊은넙다리동맥의 관통가지는 큰모음근(adductor magnus)을 뚫고 나가서 뒤칸에 정지한다. 그들은 위쪽으로는 아래볼기동맥(inferior gluteal artery)으로부터 나온 가지들과 아래쪽으로는 오금동맥(popliteal artery)으로부터 나온 가지들과 연결한다.

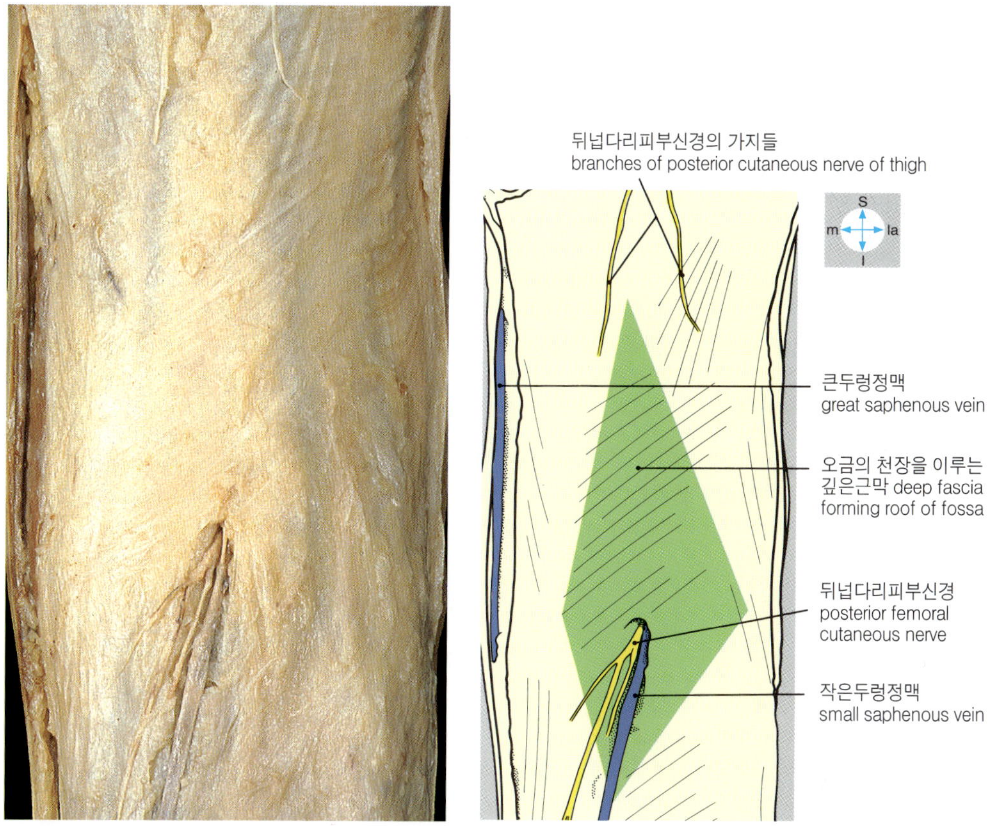

그림 6.37 피부와 피부밑조직을 제거하여 피부신경을 노출하였다. 작은두렁정맥과 동반하는 신경은 오금의 천장을 관통하고 있다.

다리오금

다리오금은 무릎관절(knee joint) 뒤에 있는 다이아몬드 형태의 공간이다. 그것은 넓적다리와 다리 사이를 지나가는 주요한 혈관들과 신경들을 포함한다. 한 개의 천장과 네 개의 벽과 한 개의 바닥을 가지고 있다.

천장(Roof)

천장은 깊은근막(deep fascia)의 감싸는 층에 의해서 형성된다. 천장을 덮고 있는 피부밑조직(subcutaneous tissue)에 다리의 몸쪽 부분으로 계속 이어지는 뒤넙다리피부신경과 작은두렁정맥(small saphenous vein)이 존재한다(그림 6.37). 정맥은 일반적으로 천장을 뚫고 나가서 오금정맥(popliteal vein)으로 들어가지만 가끔 몸쪽으로 큰두렁정맥(great saphenous vein)으로 이어지기도 한다(그림 6.34 참조).

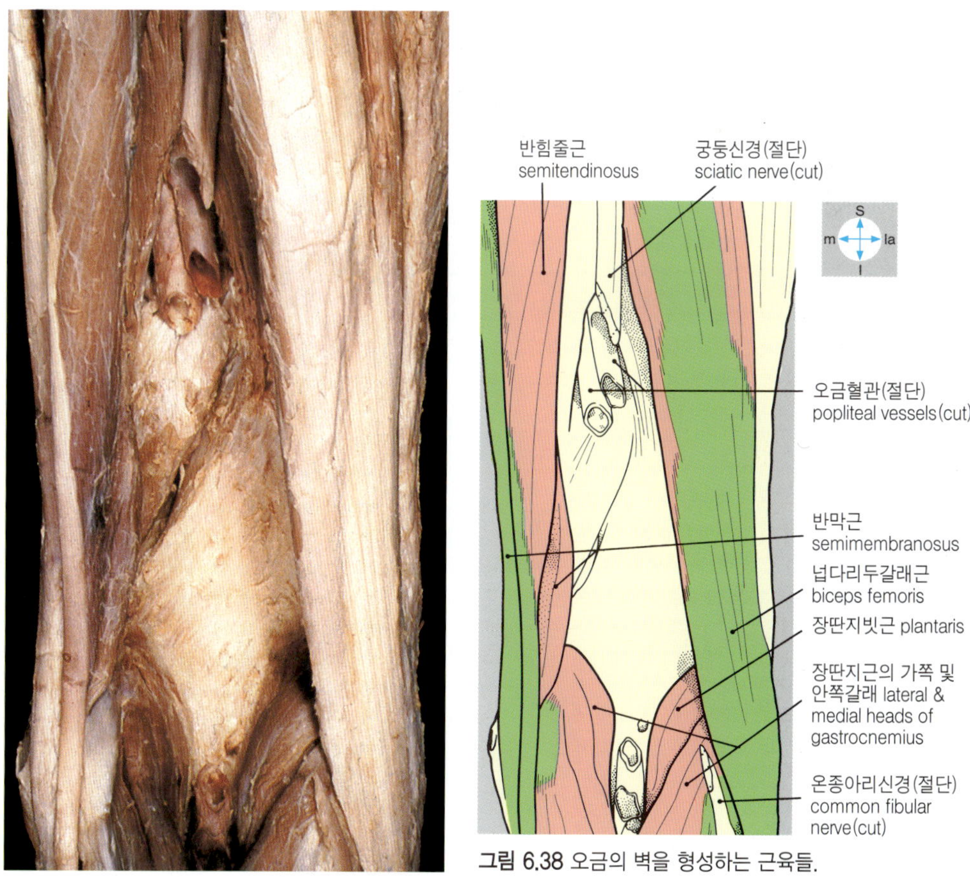

그림 6.38 오금의 벽을 형성하는 근육들.

벽(Walls)

벽은 오목(fovea) 위에 내밀고 있다. 위쪽으로 그들은 오금근육(hamstrings)들의 다른 힘줄, 즉 안쪽으로 위치하는 반힘줄근(semitendinosus)과 반막근(semimembranosus) 및 가쪽으로는 두갈래근에 의해 형성된다. 아래쪽으로는 아래각에서 모이는 장딴지근(gastrocnemius m.)의 안쪽갈래(medial head)와 가쪽갈래(lateral head)가 존재한다(그림 6.38). 장딴지근의 가쪽갈래에 인접해서 작은장딴지빗근이 존재한다. 다리오금의 각 면에서는 오금근육(hamstrings)의 힘줄이 장딴지근의 갈래들과 중첩되고 장딴지근의 안쪽갈래(medial head)와 반막근(semimembranosus) 사이에서는 종종 주머니(capsule)가 있다(그림 6.39 참조).

내용물들

오목의 주요 내용물들은 지방에 묻혀 있으며 및 궁둥신경(sciatic nerve)의 두 개의 끝 가지인 온종아리신경(common fibular nerve)과 정강신경(tibial nerve)과 함께 오금동맥과 정맥을 포함한다(그림 6.40 참조). 이들 혈관들과 신경들은 다리와 발의 대부분을 담당한다.

오금동맥(popliteal artery)은 가장 깊이 놓여 있고 넙적다리에서 넙다리동맥(femoral artery)의 연장이다. 이 동맥은 큰모음근(adductor magnus)에 있는 구멍을 통해서 들어가서 수직으로 오목의 바닥으로 내려가 아래각에 이르며, 그곳에서 장딴지근의 합쳐진 갈래 아래를 떠난다. 이 동맥은 너무 깊게 있어서 무릎을 굽혀서 중간무릎혈관과 신경을 위한 오금의 경계와 천장이 느슨해지지 않으면 마지기가 어렵다. 그 동맥은 주위의 근육들을 담당하고 또한 무릎관절 주위에서 대칭적으로 연결하고 있는 관절가지들의 실질 얼기를 형성한다(그림 1.27 참조).

오금정맥(popliteal vein)은 동맥에 대해 얕게 위치하고, 다리 정강동맥을 동반하는 정맥동반(venae comitantes)에 의해서 오목의 아래각에서 형성되어 있다. 그것은 큰모음근(adductor magnus)에 있는 구멍을 지나 동맥과 몸쪽으로 계속 이어져 모음근굴로 들어가서 넙다리정맥(femoral vein)이 된다.

넓적다리의 뒤쪽칸으로부터 오목으로 들어가는 정강신경과 온종아리신경(common fibular nerve)(그림 6.40)은 천장바로 아래에 및 오금정맥(popliteal vein)의 얕은쪽에 놓여 있다. 정강신경은 오금근육(hamstrings) 아래로부터 들어가서 수직으로 내려가며, 오목의 아래각에서 장딴지근 밑을 지나서 그곳에서 다리의 뒤쪽부분으로 들어간다. 정강신경은 분포된 곳에서 주로 운동신경이며 장딴지근, 장딴지빗근(plantaris), 오금근과 가자미근(soleus m.)을 담당한다. 이 모든 가지들은 중간무릎혈관과 신경을 위한 오금 내에서 일어난다. 그 신경은 또한 무릎관절로 감감신경가지와 장딴지근을 지나서 장딴지신경(sural nerve)이 되는 큰피부신경가지를 낸다. 온종아리신경(common fibular nerve)은 두갈래근의 힘줄 아래로 내려가서 중간무릎혈관과 신경을 위한 오금의 가쪽각에 도달하며, 그곳에서 정강뼈목 주위를 감으면서 다리의 가쪽칸으로 들어간다. 무릎관절에 감각신경가지와 두개의 피부신경, 즉 하나는 장딴지근의 가쪽으로 들어가는 신경 및 다른 하나는 장딴지근에서 장딴지신경(sural nerve)과 합쳐지는 가쪽장딴지피부신경을 공급한다.

다리중간무릎혈관과 신경을 위한 오금에 남아있는 나머지 내용물들은 중간무릎혈관과 신경을 위한 오금동맥 가까이에 있는 오금림프절(popliteal nodes)이 깊이 놓여 있다. 그것들은 다리와 발 및 무릎관절의 깊은 구조물로 들어가고, 다리와 발의 가쪽면으로부터 나온 짧은두렁정맥과 동행하는 얕은 림프관을 받는다.

바닥(Floor)

오목의 바닥은 위에서, 아래방향으로, 넙다리뼈의 오금면(popliteal surface), 빗오금인대(oblique popliteal ligament)에 의해 강화되는 무릎관절주머니(capsule of knee joint) 및 오금근에 의해서 형성된다(그림 6. 39).

오금근(Popliteus)

이 근육은 가자미근선(soleal line) 위 정강뼈의 몸쪽끝 뒤쪽면에 있는 삼각형의 영역에 부착되어 있다. 힘줄은 윗방향과 가쪽으로 지나가서 무릎관절주머니(capsule of knee joint)를 관통해서(그림 6. 77 참조) 넙다리뼈 가쪽위관절융기 아래의 오목에 부착된다. 그것의 작용은 완전히 펴진 상태로부터 무릎관절을 굽히는 동안 정강뼈에서 넙다리뼈의 가쪽회전을 만들어 줌으로써 무릎관절을 열어주는 것이다. 오금근은 정강신경에 의해 지배된다.

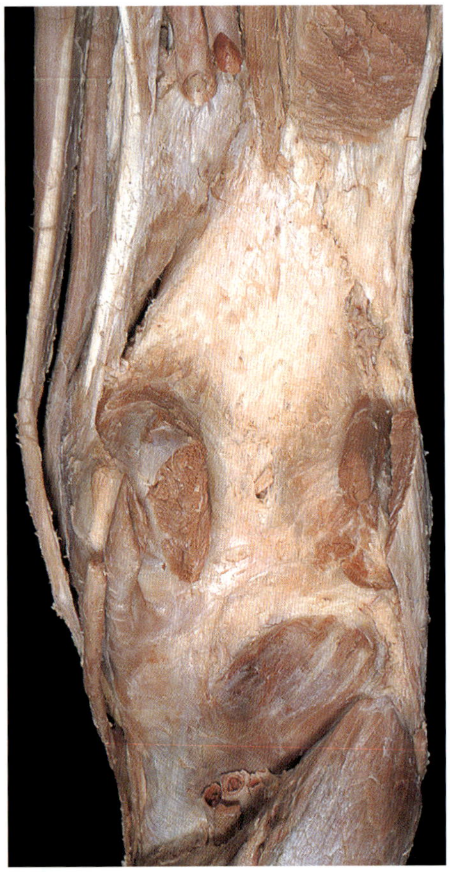

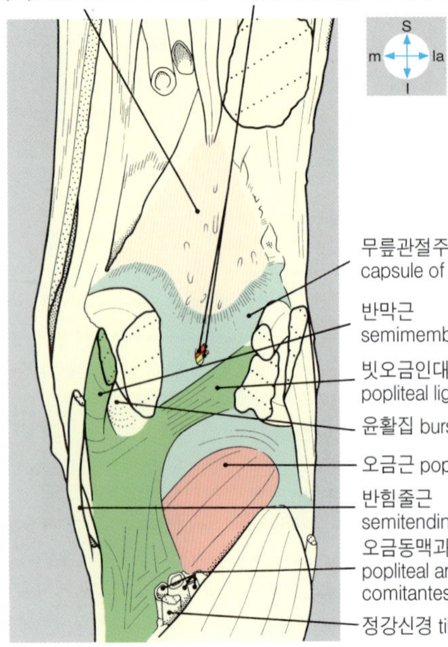

그림 6.39 벽을 제거한 후에 보이는 다리오금의 바닥과 오목(fossa)의 구조물들.

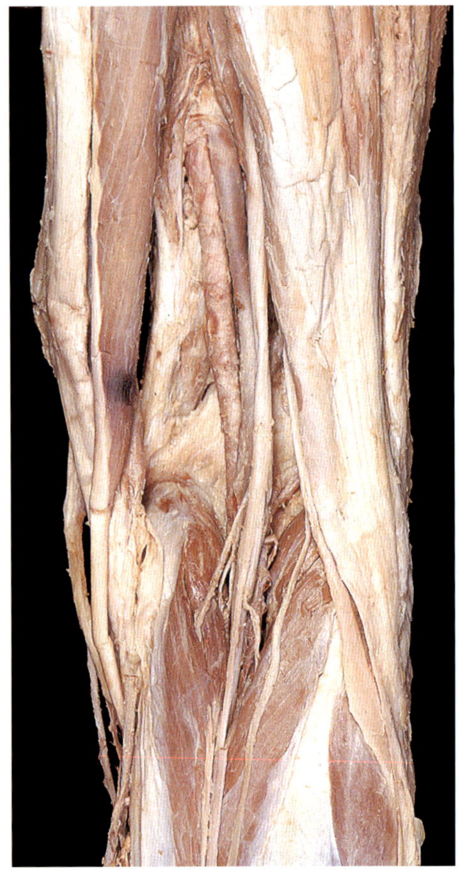

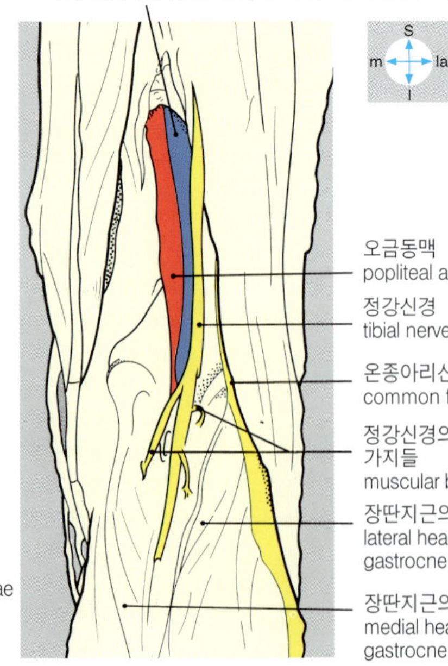

그림 6.40 지방을 제거한 후에 노출된 오금의 주요 혈관과 신경들.

다리의 뒤칸

이 칸은 위로 다리오금으로부터 아래로 발목까지 뻗어 있다. 장딴지근(gastrocnemius m.)과 가자미근(soleus m.)은 장딴지(gastrocnemius)의 크기(그림 6. 41)와 특징적인 윤곽을 책임지고 있다. 그들의 일반적인 힘줄은 발목으로 지나면서 눈에 띈다. 더 아래에 뒤정강근(tibialis posterior) 및 이들 힘줄은 모두 발로 들어가는 두 개의 긴발가락굽힘근(flexor digitorum longus)인 긴엄지굽힘근(flexor hallucis longus)과 긴발가락굽힘근(flexor digitorum longus)이 있다. 뒤정강동맥(poterior tibial artery)과 그것의 정맥동반(venae comitantes)들과 정강신경은 가자미근과 긴굽힘근 사이를 지나서 발로 들어가며 그곳에서 발바닥에 있는 구조물들을 담당한다.

얕은 구조물과 깊은 근막

작은두렁정맥(small saphenous vein)은 발등정맥활(dosal venous arch)의 연장으로서 발 가쪽면에서 시작한다. 발의 외측에서 시작하여 배측의 정맥궁으로 계속된다. 가쪽복사뼈(lateral malleolus)(그림 6.42)의 뒤를 지나면서 그것은 장딴지(gastrocnemius)의 가운데선으로 올라가서 일반적으로 다리오금의 근막 천장을 관통함으로써 끝이 난다. 이 정맥은 종종 큰두렁정맥(great saphenous vein)과 깊은근막(deep fascia)을 뚫고 나와서 특히 발목 바로 위 장딴지의 깊은정맥과 이어지는 중요한 관통정맥(perforating veins)과 교통한다.

장딴지신경(sural nerve)은 정강신경(tibial nerve)의 피부가지(cutaneous branches)로부터 주로 형성되며, 다리오금으로부터 내려와서 장딴지의 몸쪽 부분에 있는 깊은근막을 뚫고 간다. 여기서 그것은 온종아리신경(common fibular nerve)의 장딴지교통가지에 의해 합쳐지고, 먼쪽으로 가쪽복사뼈의 뒤아래의 작은두렁정맥(small saphenous vein)과 이어져 발에 도달한다(그림 6.42). 그 신경은 장딴지의 아래쪽 3분의 2를 덮고 있는 피부와 발목과 발의 가쪽면에 있는 피부를 지배한다.

깊은근막은 몸쪽으로 다리오금과 계속 이어지고 먼쪽으로 발꿈치 가까이 두 곳에서 두터워진다. 첫째는 정강뼈와 종아리뼈 사이에 뻗어 나가는 두꺼운 띠를 형성하고, 그 위로 발꿈치힘줄(tendo calcameus)이 지나가며, 윤활주머니에 의해 분리된다. 두 번째 두터움은 굽힘근지지띠(flexor retinaculum)로서 안쪽복사뼈(medial malleolus)와 발꿈치뼈(calcaneus)의 안쪽면 사이에 있는 틈을 이어주며, 손목에 있는 손목굴과 유사한 섬유뼈굴을 완성한다. 그것은 깊은근육들과 신경혈관다발(neurovascular bundle)이 발바닥으로 들어가는 출입구가 된다.

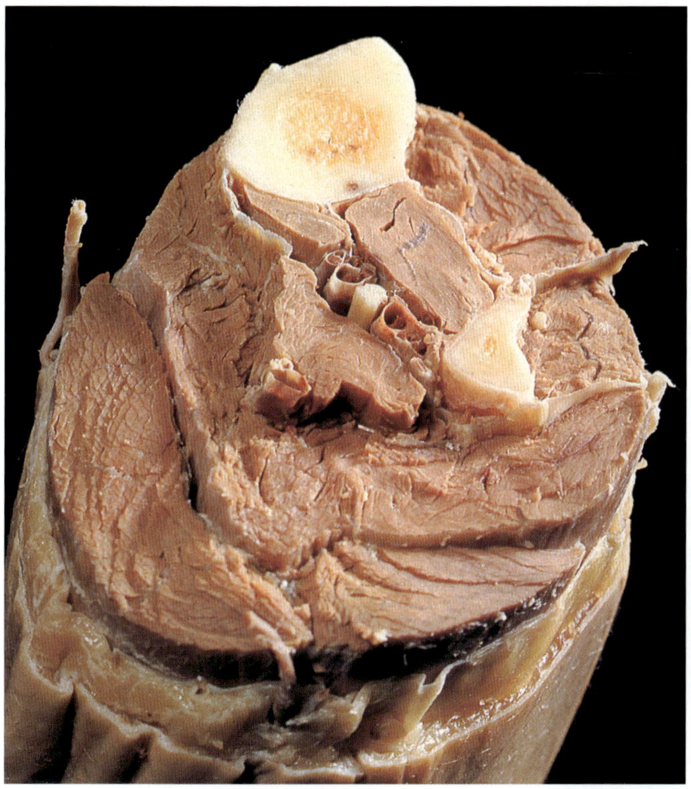

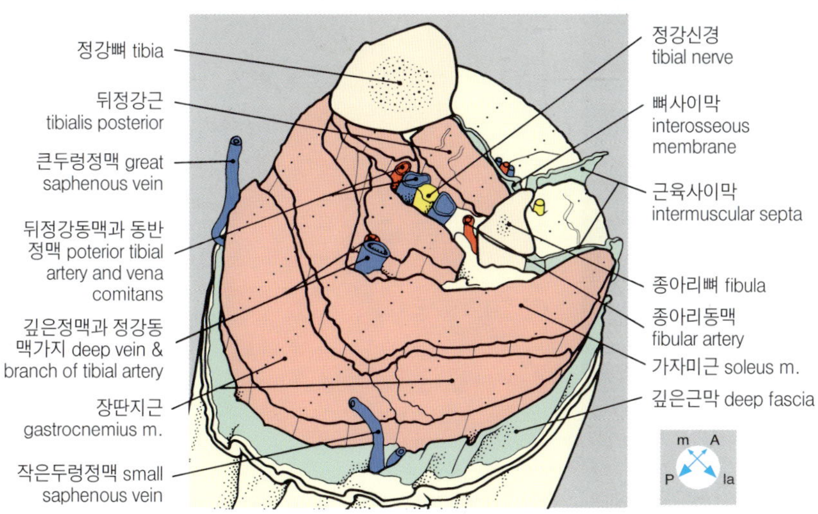

그림 6.41 종아리 1/3 부위의 근육층과 주요 신경 및 혈관의 위치를 보여주는 해부.

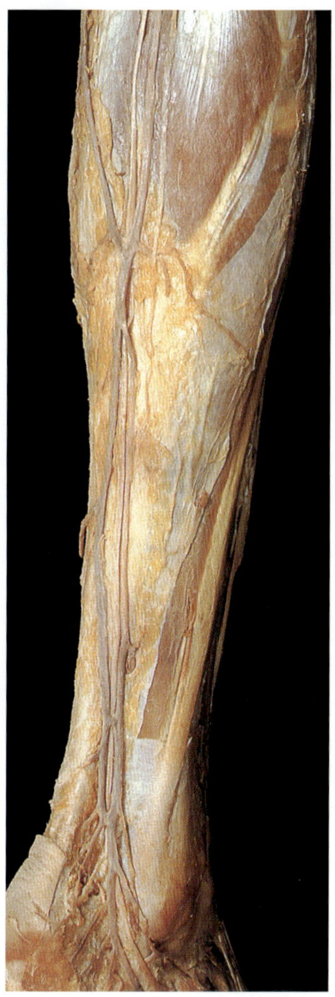

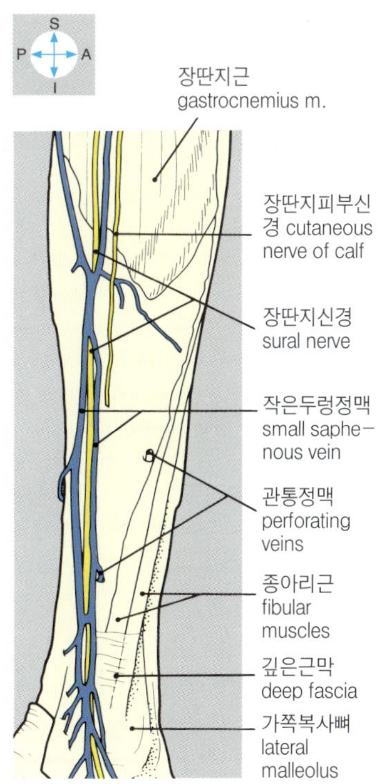

그림 6.42 작은두렁정맥과 장딴지신경 관통정맥은 깊은근막을 뚫고 들어가 장딴지근에 있는 깊은정맥과 연결된다.

얕은근육들

장딴지근(Gastrocnemius m.)

이 근육은 각각의 넙다리뼈 관절융기에 부착되어 있는 안쪽갈래와 가쪽갈래를 가지고 있다. 안쪽갈래는 더 크고 그것의 섬유는 보다 먼쪽으로 뻗어 있다. 두 갈래는 공통의 널힘줄을 공유하고 이것은 아래에 있는 가자미근(soleus m.)의 널힘줄 위를 덮고 있다(그림 6.43). 장딴지근의 긴 수평섬유들은 큰 범위의 운동을 제공하고, 특히 걷거나 달릴 때 사용된다. 넙다리뼈에 부착되어 있기 때문에 그것은 무릎관절의 약한 굽힘근이다.

가자미근(Soleus m.)

이 근육은 정강뼈(tibia)의 뒤쪽 모서리에 있는 가자미근선(soleal line)에 부착하며, 그 자리로부터 그것은 종아리뼈머리(head of fibula)의 뒤쪽면과 위쪽몸통을 활모양으로 가로지른다(그림 6.44). 가자미근의 짧은 뭇깃근육섬유는 서있는 동안 계속적으로 작용한다.

장딴지근과 가자미근의 널힘줄은 발꿈치힘줄(tendo calcameus)(아킬레스근)을 형성하며, 이것은 발꿈치뼈(calcaneus)의 뒤쪽면이 2/3에 부착되어 있고, 윤활주머니에 의해 뼈의 윗부분과 분리된다. 두 개의 근육은 발목관절에서 주된 발바닥 굽힘근이다.

장딴지빗근(Plantaris)

이 근육은 장딴지근(gastrocnemius m.)의 가쪽갈래 근처에서 넙다리뼈의 아래끝에 부착되어 있다. 길고 긴 힘줄은 장딴지근과 가자미근의 널힘줄 사이에서 장딴지근(그림 6.45 참조)의 안쪽갈래 깊이 지나가며 발꿈치힘줄(tendo calcameus)의 안쪽에서 발꿈치뼈(calcaneus)의 뒷면으로 들어간다. 무릎관절과 발목관절의 약한 굽힘근이다.

장딴지근, 가자미근, 장딴지빗근은 다리오금에 있는 정강신경(tibial nerve)에 의해 지배된다(그림 6.40). 가자미근은 가자미근활 아래를 지나가기 때문에 정강신경에 의해 더 지배를 받는다.

신경혈관 구조물

뒤정강동맥(Poterior tibial artery)

오금근 아래 모서리에서 오금동맥(popliteal artery)은 앞정강동맥(anterior tibial artery)(260쪽 참조)과 보다 큰 뒤정강동맥(poterior tibial artery) 두 개의 끝 가지로 나뉜다. 정맥동반(venae comitantes)을 수반하는 후자는 가자미근활 깊이 지나서 긴엄지굽힘근(flexor hallucis longus)과 긴발가락굽힘근(flexor digitorum longus) 사이에서 정강근막 뒤쪽으로 내려간다(그림 6.41 참조). 발목 근처에서 동맥은 정강뼈의 먼쪽끝과 발목관절주머니에 놓여 있고, 그곳에서 맥박은 쉽게 느낄 수 있다. 굽힘근지지띠(flexor retinaculum) 아래에 지나가기 때문에 그것은 발꿈치 가지를 발꿈치의 얕은 조직으로 보내고 그런 후에 안쪽발바닥동맥(medial plantar artery)과 가쪽발바닥동맥(lateral plantar artery)으로 나누어진다. 그것은 장딴지에 있는 근육에 가지들을 보내고 정강뼈몸통으로 큰 영양동맥을 제공한다.

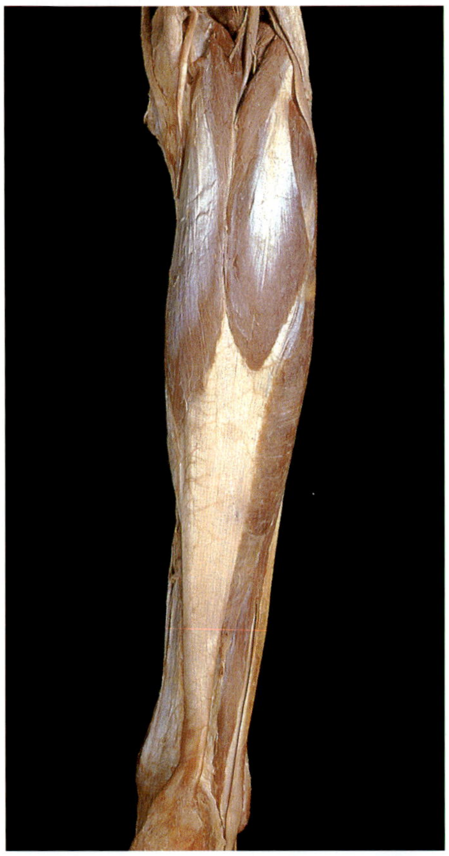

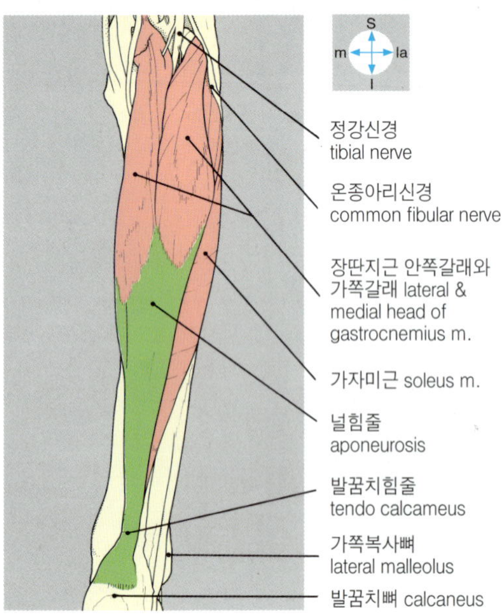

그림 6.43 깊은근막을 제거하면 얕은 굽힘근인 장딴지근과 가자미근이 노출된다.

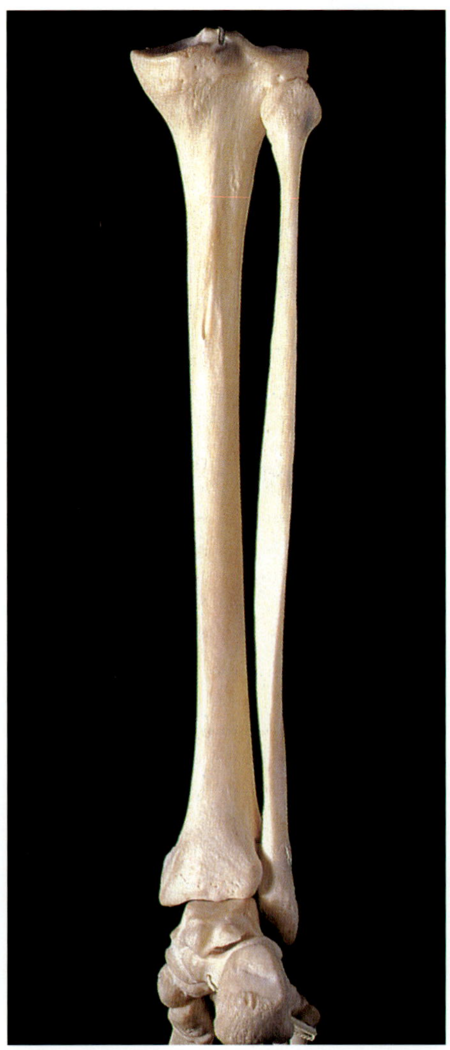

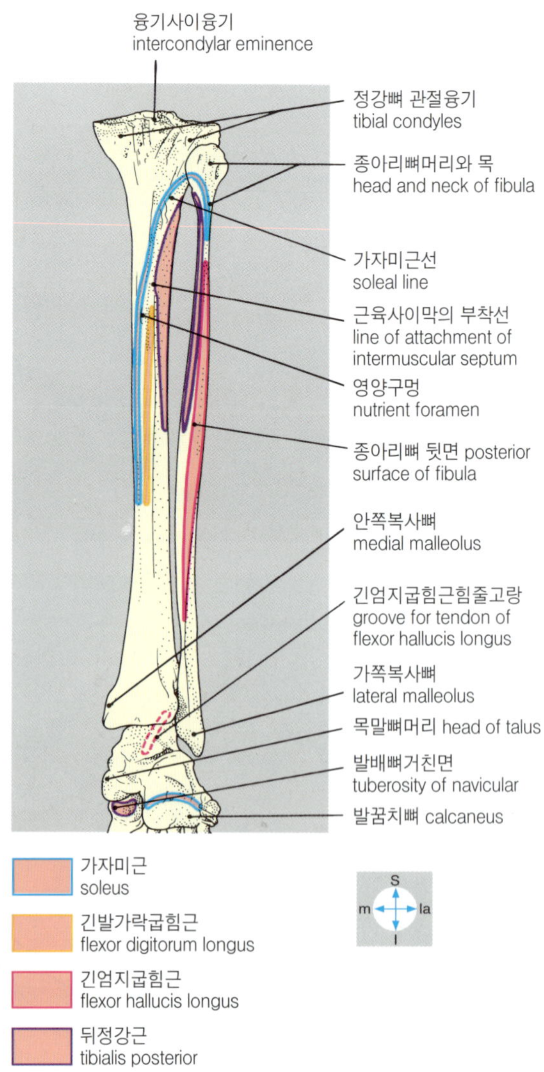

그림 6.44 종아리와 발의 뼈대구조 뒷모습. 모식도는 뒤칸 근육들의 부착을 보여준다.

가장 눈에 잘 띄는 가지인 정강동맥은 가자미근활의 바로 너머에서 생겨서, 긴엄지굽힘근(flexor hallucis longus)의 먼쪽과 가쪽으로 및 뒤정강근(tibialis posterior)의 근막위로 지나간다. 그것은 근육가지와 영양가지를 정강뼈에 제공한다. 정강동맥은 발꿈치 조직을 담당하는 가쪽발꿈치가지 때문에 가쪽복사뼈에서 끝난다. 종아리의 아래쪽에서 교통동맥은 정강동맥과 뒤정강동맥(poterior tibial artery)을 연결한다.

정강동맥의 관통가지는 뼈사이막(interosseous membrane)을 앞쪽으로 관통해서 종아리의 앞쪽 칸으로 들어간다. 앞정강동맥(anterior tibial artery)이 작아지면 이 관통동맥은 그것을 대치할 수 있으며, 발등동맥(dorsal artery of foot)으로서 발로 계속 이어진다.

정강신경(Tibial nerve)

정강신경은 가자미근활 아래를 지나면서 다리 오금으로부터 나온 칸으로 들어간다. 뒤정강동맥(poterior tibial artery)은 뒤정강근(tibialis posterior)의 근막과 정강뼈의 먼쪽 끝에 있는 장딴지를 거쳐 내려가기 때문에 일반적으로 뒤정강동맥(poterior tibial artery)은 안쪽으로 위치하고 있다(그림 6.46). 동맥처럼 정강신경이 발로 들어가면, 그것은 종종 굽힘근지지띠(flexor retinaculum) 아래에서 안쪽발바닥신경(medial plantar nerve)과 가쪽발바닥신경(lateral plantar nerve) 두 개의 가지로 끝이 난다. 그것은 가자미근(soleus m.)과 다리의 깊은 근육을 지배하고 발꿈치의 볼을 덮고 있는 피부에 감각신경을 낸다.

깊은근육들

가자미근 깊이 놓여 있는 근육들은 긴발가락굽힘근(flexor digitorum longus), 긴엄지굽힘근(flexor hallucis longus), 뒤정강근(tibialis posterior)(그림 6.41, 6.46)이다. 몸쪽으로 그들의 부착은 정강뼈와 종아리뼈로부터 가지미근의 이는 곳에 의해서 경계를 이룬다. 그들의 힘줄은 굽힘근지지띠(flexor retinaculum) 아래의 발로 들어간다.

긴발가락굽힘근은 정강뼈의 뒤쪽면으로부터(그림 6.44), 그리고 뒤정강근(tibialis posterior)을 덮고 있는 근막으로부터 나온다. 발에서 힘줄은 네 개로 나뉘고, 그것은 가쪽 발가락의 발가락뼈바닥에 부착한다. 그 근육은 발가락을 굽히고, 발목관절의 발바닥 굽힘을 돕는다.

긴엄지굽힘근은 종아리뼈몸통의 뒤쪽면과 뒤근육사이막(posterior intermuscular septum), 뒤정강근(tibialis posterior)을 덮는 근막에 광범위하게 부착한다(그림 6.44). 그것의 근육섬유들은 특징적으로 거의 발목까지 뻗어 있고(그림 6.46) 굽힘근지지띠(flexor retinaculum) 아래로 지나는 힘줄이 엄지발가락의 먼쪽 발가락뼈바닥에 닿을 수 있도록 길을 제공한다. 걸을 때 발을 떼는 지점에서 앞으로 향하는 발의 추진력에 있어서 엄지의 강력한 굽힘근이다. 발목관절에서 발바닥굽힘 또한 지지한다.

뒤정강근은 그 구역에서 가장 깊은근육이고 정강뼈의 뒤쪽면과 종아리뼈의 안쪽면과 뼈사이막(interosseous membrane)의 위 2/3 영역에 부착한다(그림 6.44). 굽힘근지지띠(flexor retinaculum) 아래를 지나기 때문에 힘줄은 발로 들어가서 주로 발배뼈거친면(tuberosity of navicular)과 작은 힘줄에 의해 다른 발목뼈(tarsal bone)에 부착한다. 앞정강근(tibialis anterior)과 함께 그것의 작용은 발을 뒤집는 것이다. 그것은 또한 발목관절에서 약한 발바닥굽힘근이다.

장딴지의 깊은 세 개의 근육 모두는 정강신경에 의해 지배된다. 발바닥에 있는 힘줄에 대해서 보다 자세한 설명은 256쪽에 있다.

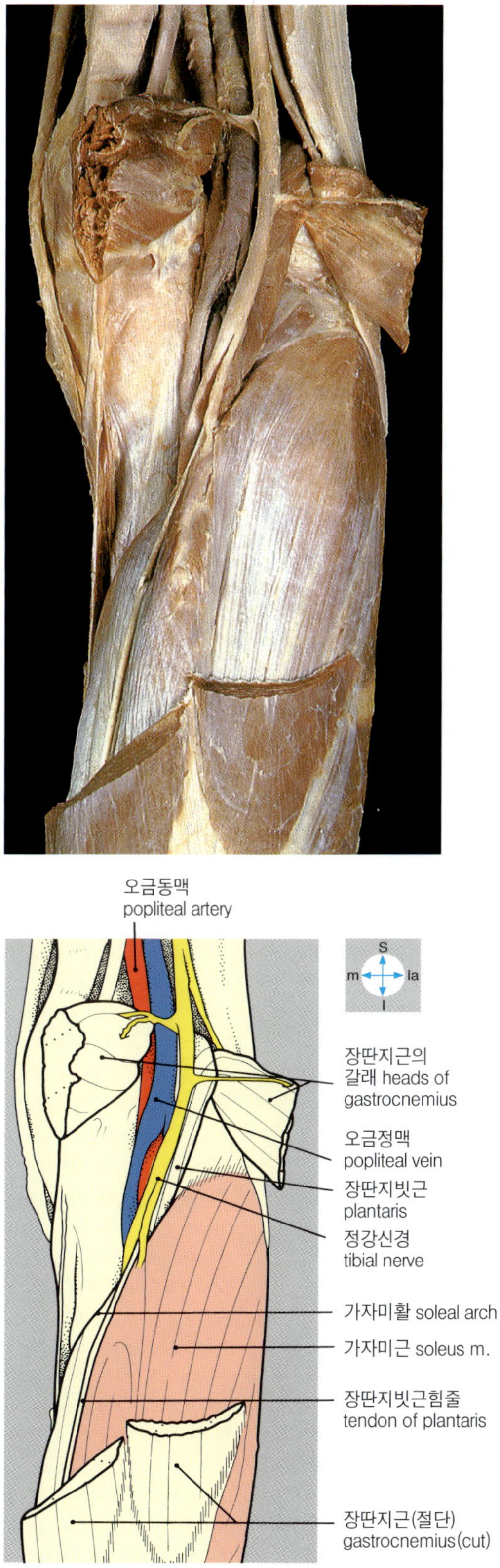

그림 6.45 장딴지근의 두 갈래를 부분적으로 제거해서 노출된 가자미근과 가자미근활 아래로 지나가는 신경혈관다발이 장딴지로 들어간다.

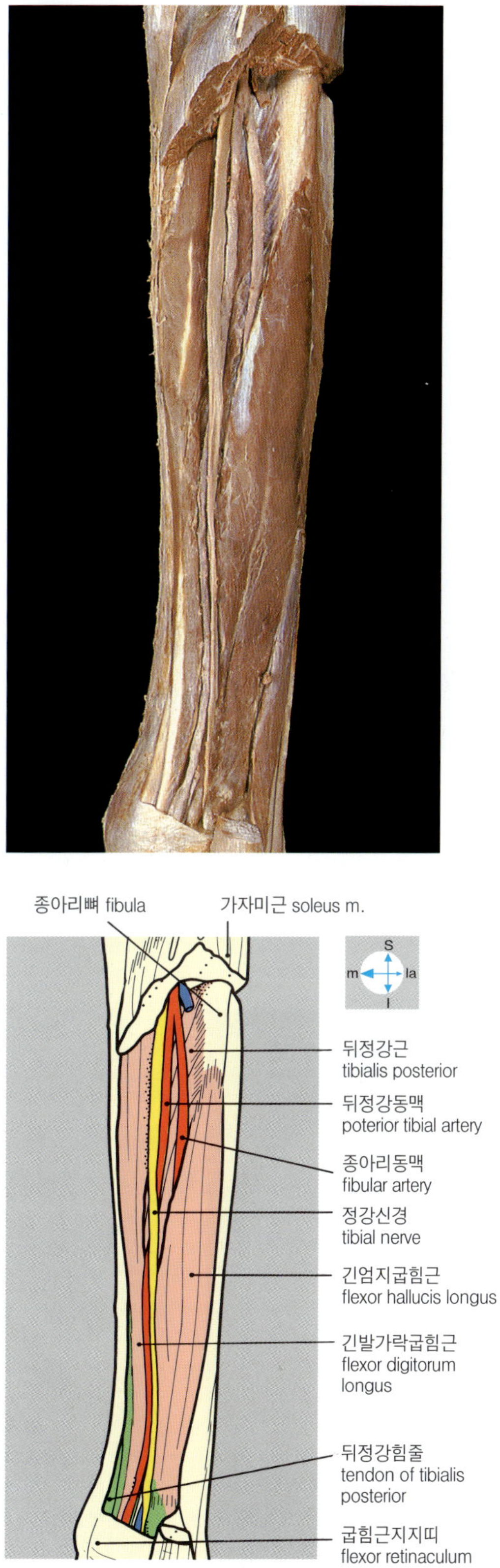

그림 6.46 얕은굽힘근들을 제거하면 그 칸의 깊은 근육과 주요 신경혈관다발이 보인다.

발바닥

발바닥은 발바닥널힘줄(plantar aponeurosis), 내재근(intrinsic muscles), 종아리에 있는 근육에서 기원한 힘줄 및 발바닥 혈관과 신경들을 포함하고 있다. 혈관과 신경에 의해 동반되는 힘줄은 발목뼈(tarsal bone)의 안쪽면과 안쪽복사뼈 사이에서 굽힘근지지띠(flexor retinaculum) 깊이 발바닥으로 들어간다. 발바닥의 피부는 두껍고 상당히 각질화 되어 있으며 섬유사이막에 의해 깊은 근막에 단단히 부착되어 있다.

발바닥널힘줄(Plantar aponeurosis)

근육의 얕은층을 덮고 있는 발바닥의 깊은 근막인 발바닥널힘줄은 특히 가운데 지점에서 두껍다. 뒤쪽으로 널힘줄은 안쪽발꿈치뼈(calcaneus)결절과 가쪽발꿈치뼈(calcaneus)결절에 부착되어 있다. 앞쪽으로 그것은 넓어져 다섯개의 발가락 힘줄(digital slips)로 갈라지며(그림 6.47), 그것은 섬유굽힘집(fibrous flexor shraths)과 바닥쪽발허리판에 부착한다(그림 6.96). 이들 판은 모든 첫마디뼈바닥에 널힘줄의 간접적인 부착을 제공하고, 발의 세로활에 중요한 지지를 해준다(그림 6.98~6.101 참조).

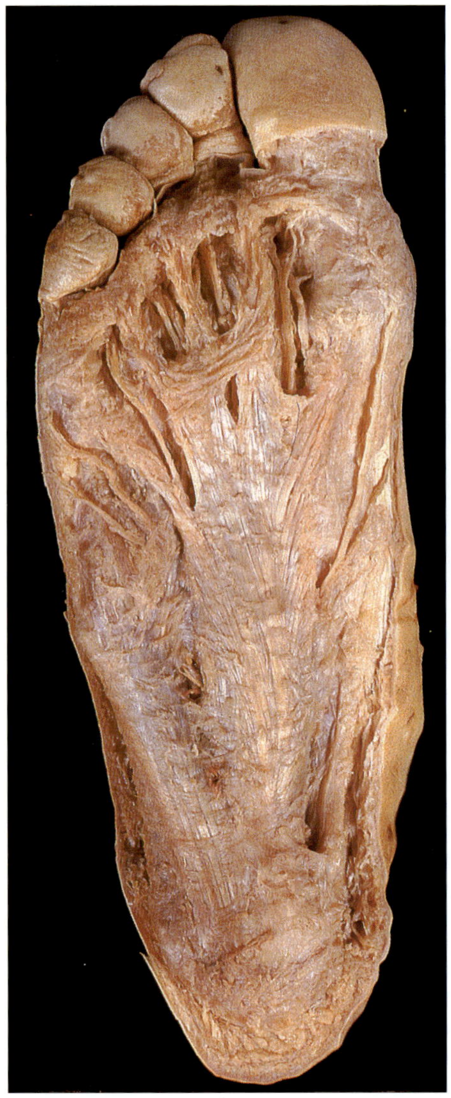

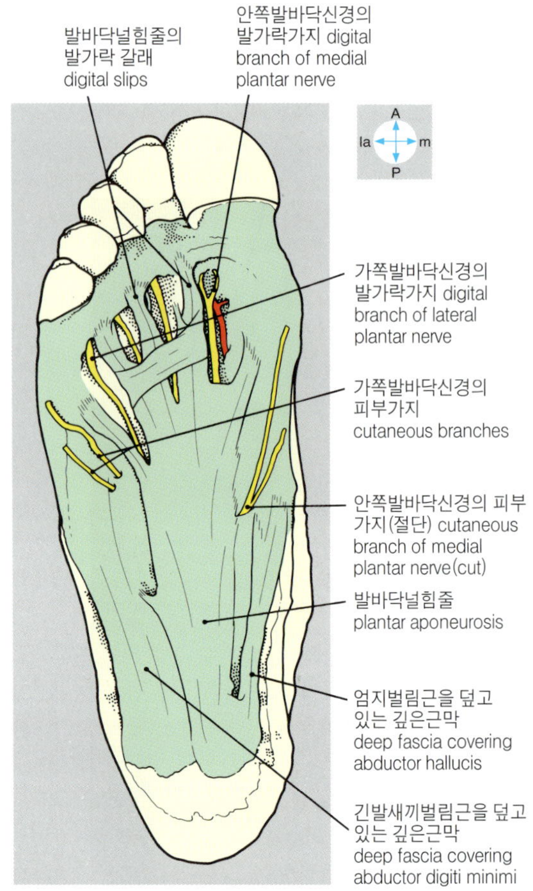

그림 6.47 발바닥의 피부를 제거하여 노출시킨 발바닥널힘줄, 깊은근막 및 피부신경.

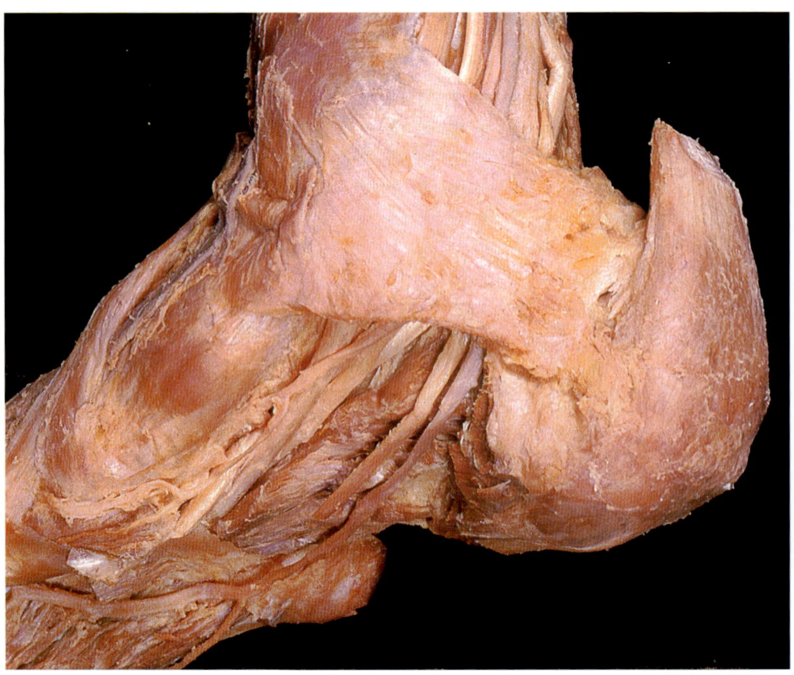

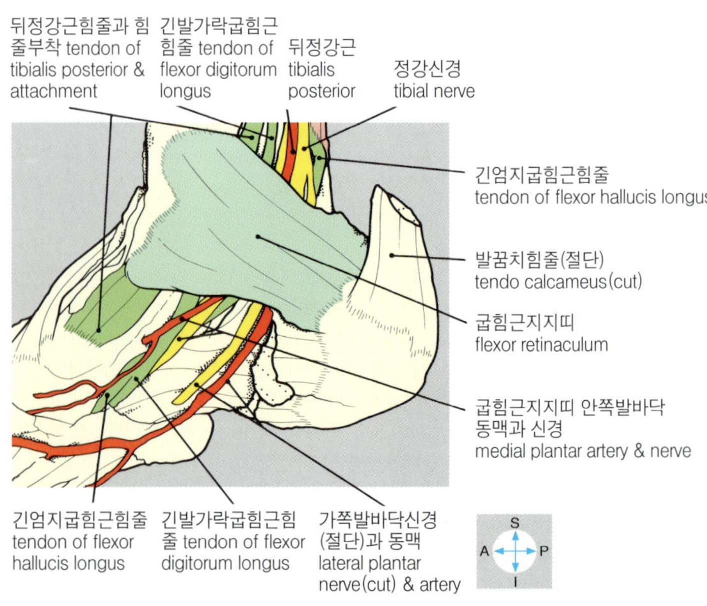

그림 6.48 종아리 뒤칸에서 굽힘근지지띠 깊게 지나 발바닥으로 들어가는 주된 혈관, 신경과 힘줄들.

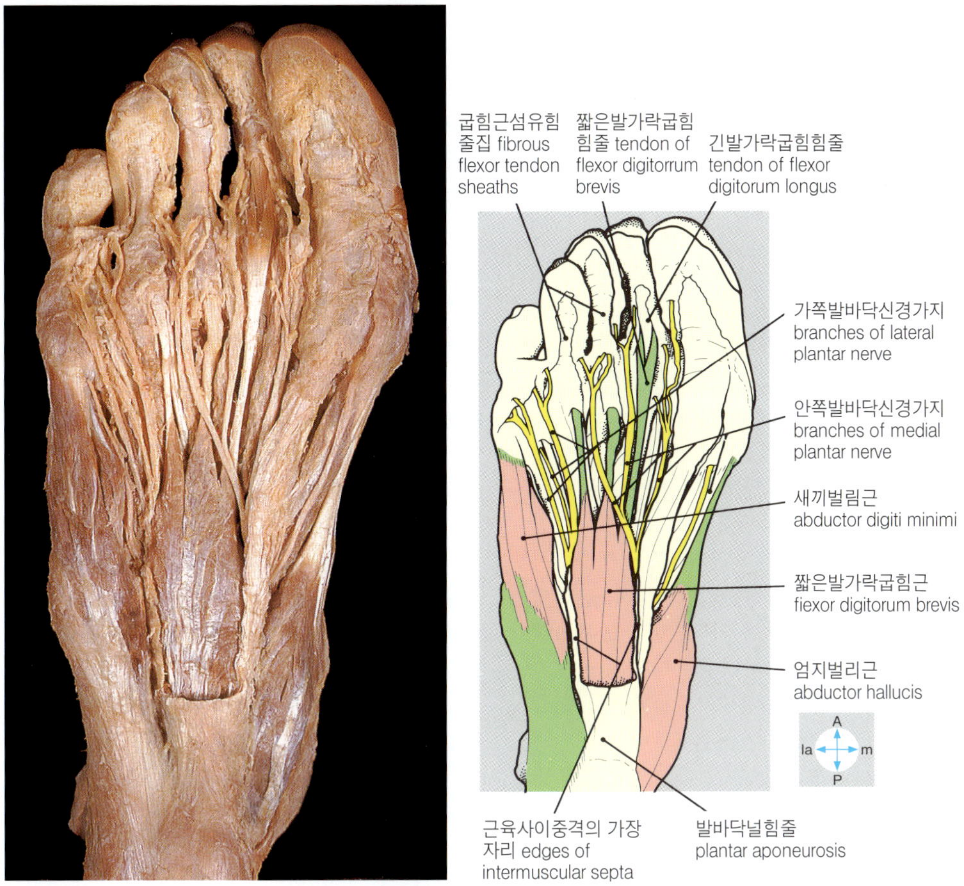

그림 6.49 깊은근막과 발바닥널힘줄 및 둘째섬유힘줄집을 제거한 후의 얕은 내재근과 발바닥신경들. 이 표본에서 짧은발가락굽힘근은 세 개의 힘줄을 가지고 있다.

근육들과 힘줄들

발바닥에 있는 근육과 힘줄은 네 층으로 배열되어 있다.

얕은내재근(intrinsic muscles)

이 층은 발 대부분의 길이에 걸쳐있는 세 개의 근육들을 포함하고 발바닥널힘줄의 깊은면에 부착하고 있다. 엄지벌림근(abductor hallucis)(그림 6.49)은 발의 안쪽면에 놓여 있고 발꿈치뼈(calcaneus)결절과 인접해 있는 굽힘근지지띠(flexor retinaculum)에서 일어난다. 그것의 힘줄은 짧은엄지굽힘근(flexor hallucis brevis)의 안쪽힘줄과 함께 엄지로 향하고 첫째발가락뼈바닥의 안쪽면에 부착한다. 그것은 안쪽발바닥신경(medial plantar nerve)에 의해 지배받는다.

짧은발가락굽힘근은 중앙에 위치하고(그림 6.49) 안쪽발꿈치뼈결절에 부착한다. 가쪽 네 개의 발가락에 대한 섬유굽힘근집으로 들어가는 네 개의 힘줄을 가지고 있다. 각 힘줄은 갈라져 긴굽힘근힘줄이 통과하게 하며(그림 6.49, 6.51) 중간마디뼈의 굽힘근면에 다시 부착하게 한다. 짧은발가락굽힘근(fiexor digitorum brevis)은 발가락의 몸쪽 부분의 굽힘을 돕고 안쪽발바닥신경(medial plantar nerve)에 의해 지배된다.

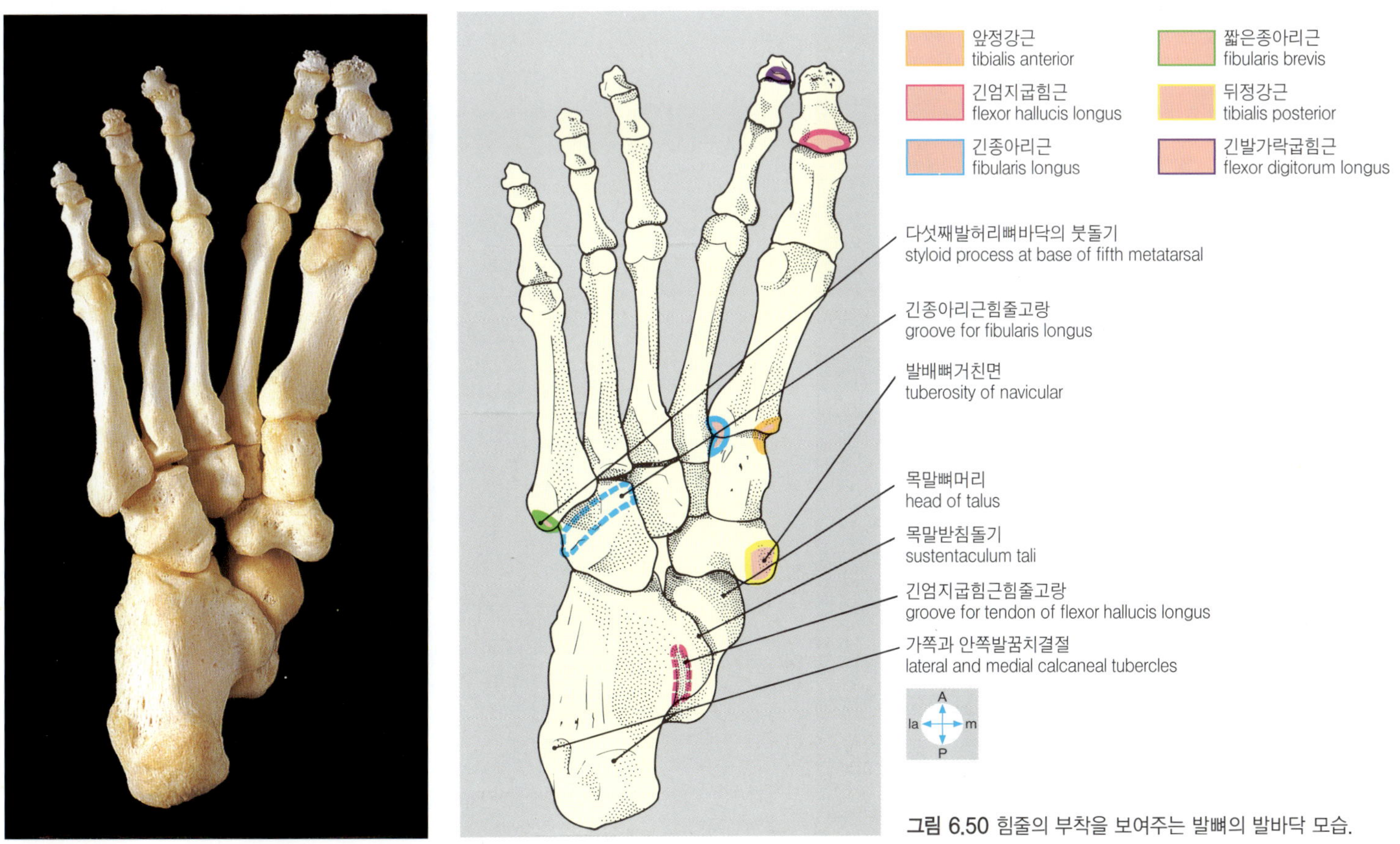

그림 6.50 힘줄의 부착을 보여주는 발뼈의 발바닥 모습.

긴발새끼벌림근(abductor digiti minimi)은 발바닥의 가쪽 모서리를 통과하고(그림 6.49), 안쪽과 가쪽발꿈치뼈 결절에 부착한다. 작은 발가락으로 들어가면서 그것의 힘줄은 첫마디뼈의 가쪽면에 부착한다. 근육은 가쪽발바닥신경(lateral plantar nerve)에 의해 지배된다.

긴굽힘근힘줄과 연관된 내재근

이 층은 종아리에서 일어나는 두개의 굽힘근 즉, 긴엄지굽힘근(flexor hallucis longus)과 긴발가락굽힘근(flexor digitorum longus)을 포함한다. 발바닥네모근(quadratus plantae)과 네개의 벌레근(lumbricals)은 긴발가락굽힘근(flexor digitorum longus)의 힘줄에 부착되어 있다(그림 6.52).

긴엄지굽힘근의 힘줄은 목말뼈(talus)의 뒷면에 홈을 파고 앞쪽 아래로 휘어져 가서 목말받침돌기(sustentaculum tali)와 바닥쪽발꿈치발배인대에 이른다. 긴발가락굽힘근 힘줄 깊이 지나가고 이 힘줄에 긴엄지굽힘근의 힘줄이 일반적으로 부착된다. 긴엄지굽힘근의 힘줄은 첫째 발허리뼈머리(head of first metatarsal)의 앞쪽 아래로 이어져, 그곳에서 짧은엄지굽힘근(flexor hallucis brevis)의 두 힘줄에 있는 종자뼈(sesamoid bone) 사이를 지나며, 엄지발가락의 섬유굽힘집(fibrous flexor shraths)으로 들어가서 끝마디뼈바닥에 부착하게 된다(그림 6.52). 작용과 긴엄지굽힘근의 신경지배는 249쪽에 설명되어 있다.

긴발가락굽힘근의 힘줄은 목말받침돌기(sustentaculum tali) 안쪽으로 지나서 가쪽 네 발가락 각각에 대해 한개씩 해당하는 네 개의 힘줄로 나뉜다(그림 6.51, 6.52). 각 힘줄은 섬유굽힘집(fibrous flexor shraths)으로 들어가서 짧은발가락굽힘근을 거쳐 지난 후에 끝의 발가락뼈(phalanges)바닥에 부착한다. 그 작용과 긴발가락굽힘근의 신경지배에 대해서는 249쪽에 설명되어 있다.

발바닥네모근(그림 6.51, 6.52)은 사각형이고 발꿈치뼈(calcaneus)의 안쪽결절과 가쪽결절에 뒤쪽으로 부착하고 있다. 앞쪽으로 그 근육은 긴발가락굽힘근의 힘줄에 부착한다. 이들 힘줄에서 당기면 발목의 위치와는 상관없이 발가락을 굽힐 수 있다. 그것의 신경공급은 가쪽발바닥신경(lateral plantar nerve)으로부터 나온다.

벌레근(lumbricals)은 긴발가락굽힘근의 힘줄에 부착된 네 개의 작은 근육이다(그림 6.52). 먼쪽으로 개개의 가는 힘줄은 각 발가락의 안쪽면 둘레를 감고서 짧은폄근팽대(extensor expansion)와 첫마디뼈바닥에 부착한다. 벌레근(lumbricals)은 가쪽 네개의 발가락으로 뻗어 있지만 발허리발가락관절(metatrsophalangeal joint)을 굽힌다. 첫째 벌레근은 안쪽발바닥신경(medial plantar nerve)에 의해 지배받고 나머지는 가쪽발바닥신경에 의해 지배된다.

깊은내재근

이 층에는 세 개의 근육들이 발허리뼈(metatarsals)에 인접해서 발의 앞쪽에 위치하고 있다(그림 6.53). 짧은엄지폄근과 엄지모음근(adductor hallucis)은 안쪽으로 놓여 있고, 엄지발가락에 부착되며, 짧은발가락굽힘근(fiexor digitorum brevis)은 가쪽으로 놓여 있으며, 작은 발가락에 작용한다.

짧은엄지굽힘근은 발의 안쪽면을 따라 놓여 있고 입방뼈(cuboid)와 세 개의 쐐기뼈(cuneiforms)에 부착되어 있다. 긴엄지굽힘근(flexor hallucis longus) 힘줄의 어느 한쪽에서 앞으로 지나가며(그림 6.52 참조), 근육은 두 개의 짧은 힘줄을 내며 그것은 첫째 발허리발가락관절(metatrsophalangeal joint)의 아래에 위치한다. 각각의 힘줄은 종자뼈를 가지며 엄지발가락으로 들어가서 첫마디 뼈바닥에 부착한다. 짧은엄지폄근은 첫마디뼈바닥을 굽히고 안쪽발바닥신경(medial plantar nerve)에 의해 지배된다.

엄지모음근(adductor hallucis)(그림 6.53)은 둘째, 셋째, 넷째발허리뼈바닥에 부착된 비스듬한 갈래와 발바닥의 앞쪽부분을 가로질러 놓여 있는 가로갈래로 구성되어 있으며, 깊은가로발바닥인대와 가쪽 세 개의 발허리발가락관절(metatrsophalangeal joint)에 부착되어 있다. 두 갈래는 하나로 모여서 가쪽 힘줄과 짧은엄지굽힘근(flexor hallucis brevis)의 종자뼈(sesamoid bone)에 부착한다. 엄지모음근(adductor hallucis)은 짧은엄지굽힘근(flexor hallucis brevis)을 돕고 발의 가로활을 지지할 수도 있다. 그것은 가쪽발바닥신경에 의해 지배된다.

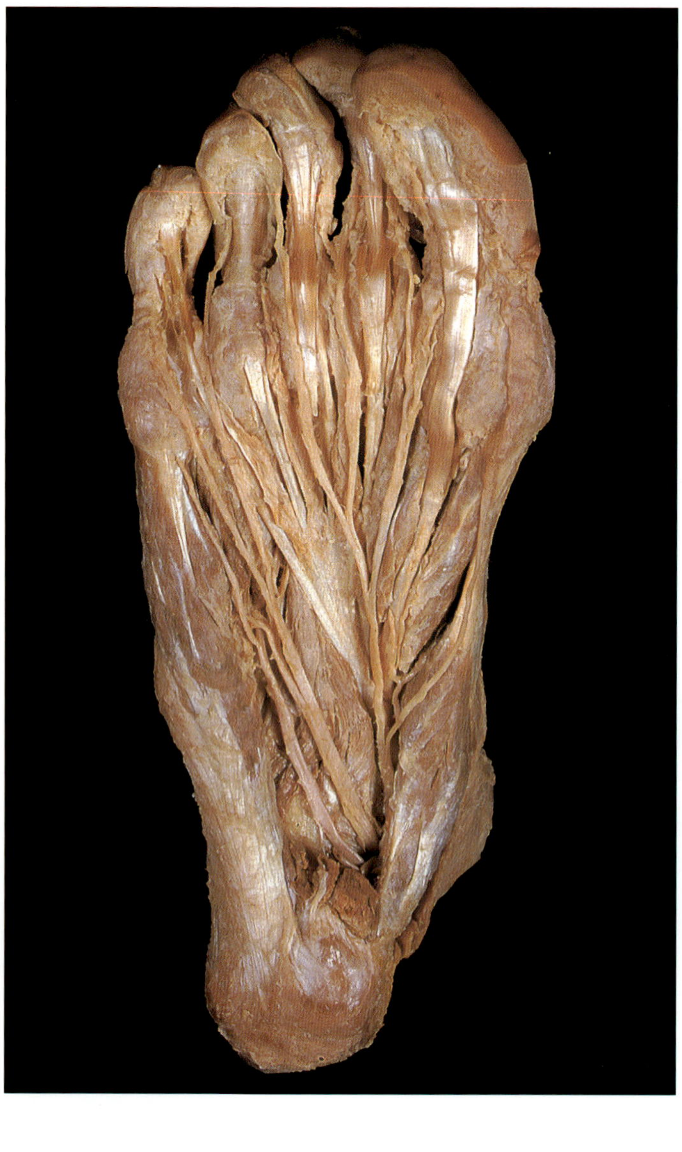

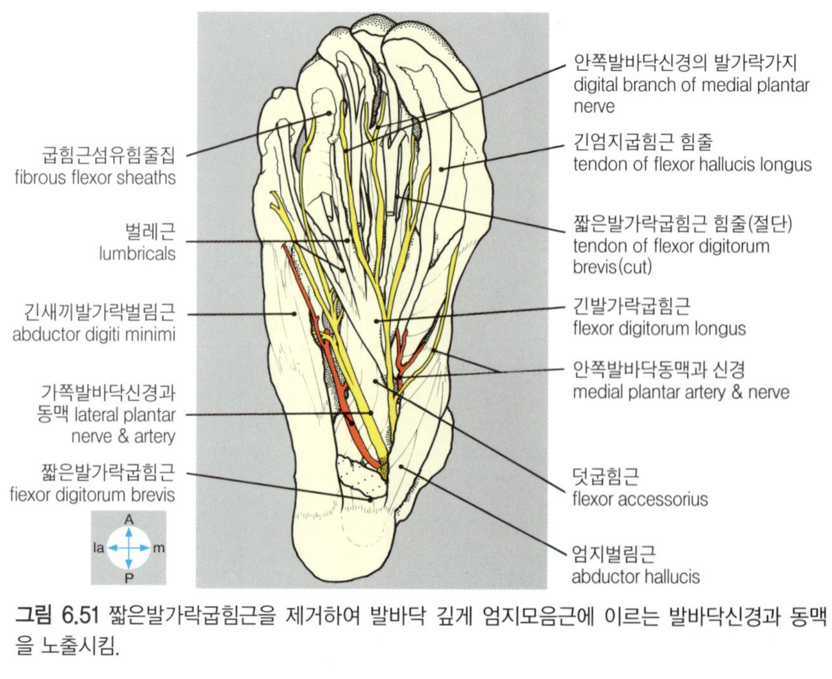

그림 6.51 짧은발가락굽힘근을 제거하여 발바닥 깊게 엄지모음근에 이르는 발바닥신경과 동맥을 노출시킴.

짧은발가락굽힘근은 다섯째 발허리뼈(metatarsals)의 발바닥면을 따라 놓여 있으며(그림 6.53), 뒤쪽으로는 그 뼈의 바닥과 앞쪽으로는 작은 발가락의 첫째마디뼈바닥 가쪽면에 부착하고 있다. 그 근육은 첫째마디뼈를 구부리고 가쪽발바닥신경에 의해 지배된다.

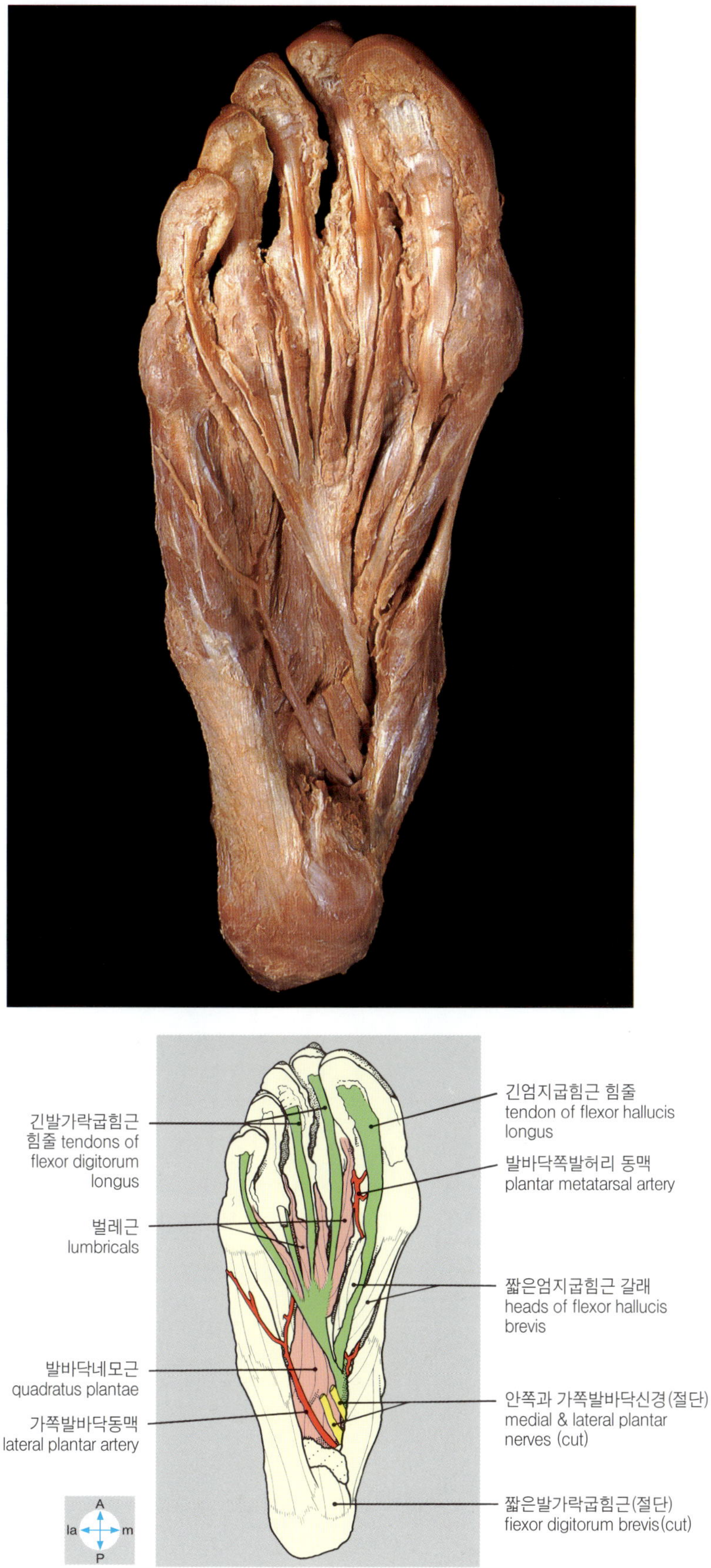

그림 6.52 안쪽과 가쪽발바닥신경과 짧은발가락굽힘근의 힘줄을 제거한 후에 노출된 긴발가락굽힘근과 긴엄지굽힘근 그리고 벌레근의 힘줄.

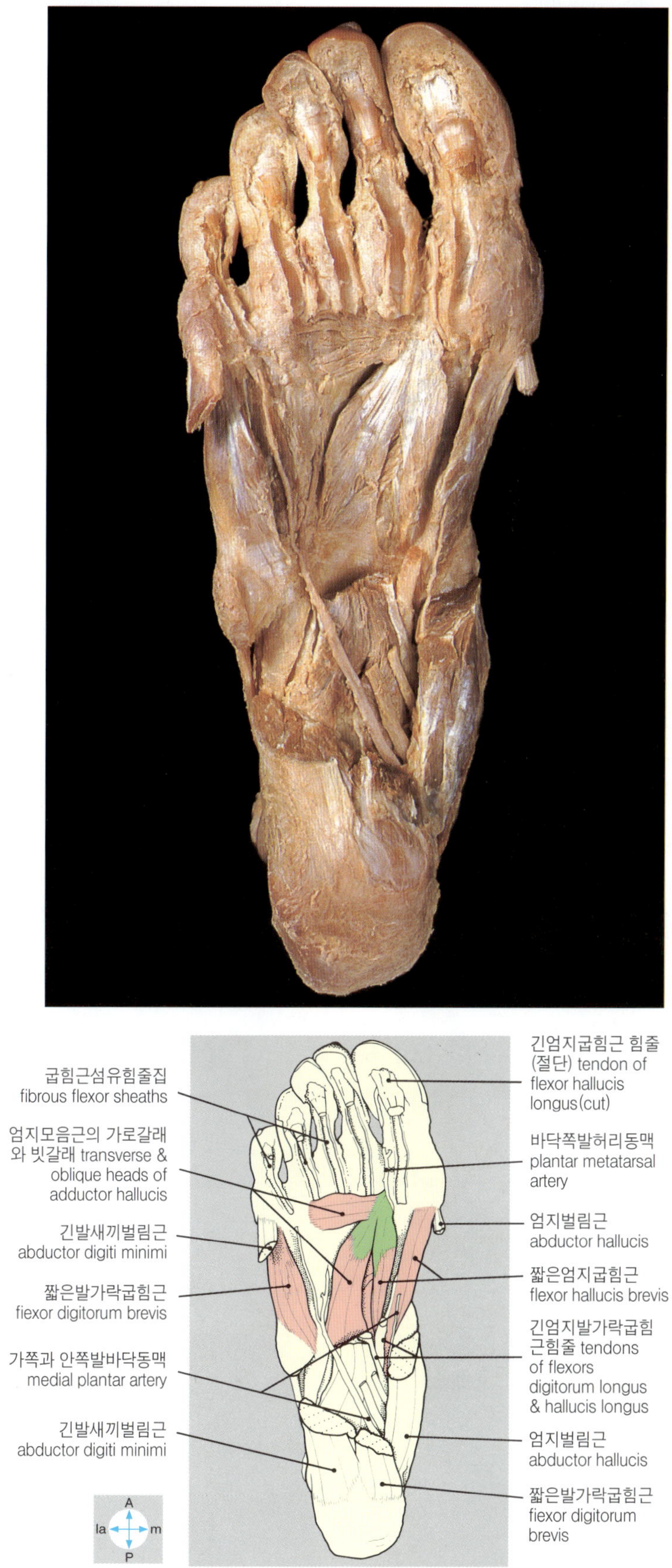

그림 6.53 긴굽힘근힘줄과 모든 발가락벌림근을 제거한 후에 노출된 깊은 내재근(intrinsic muscles).

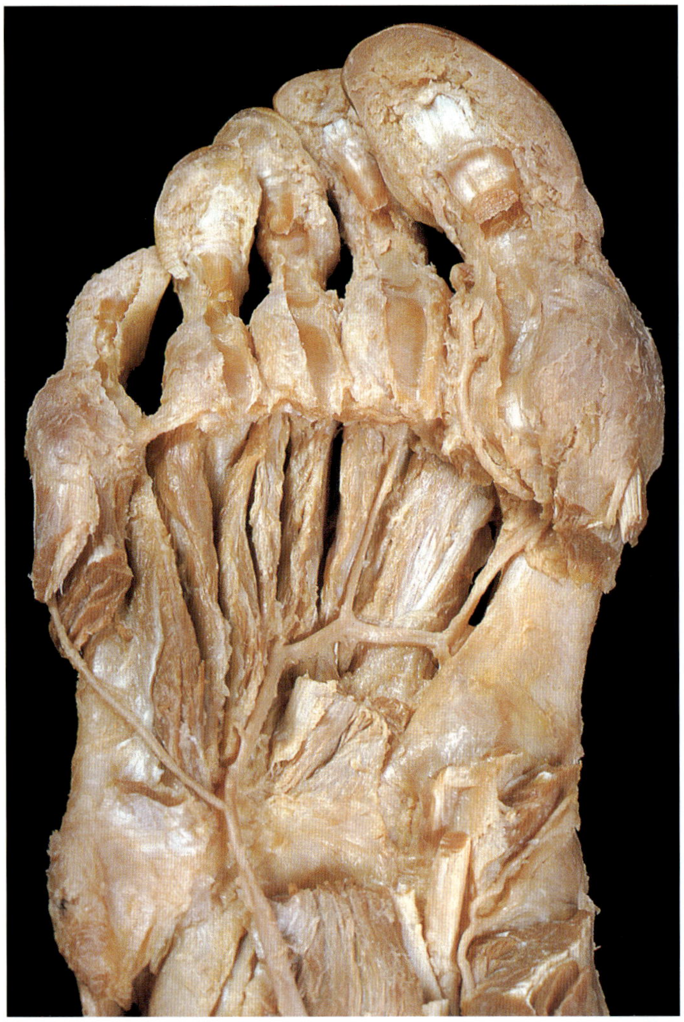

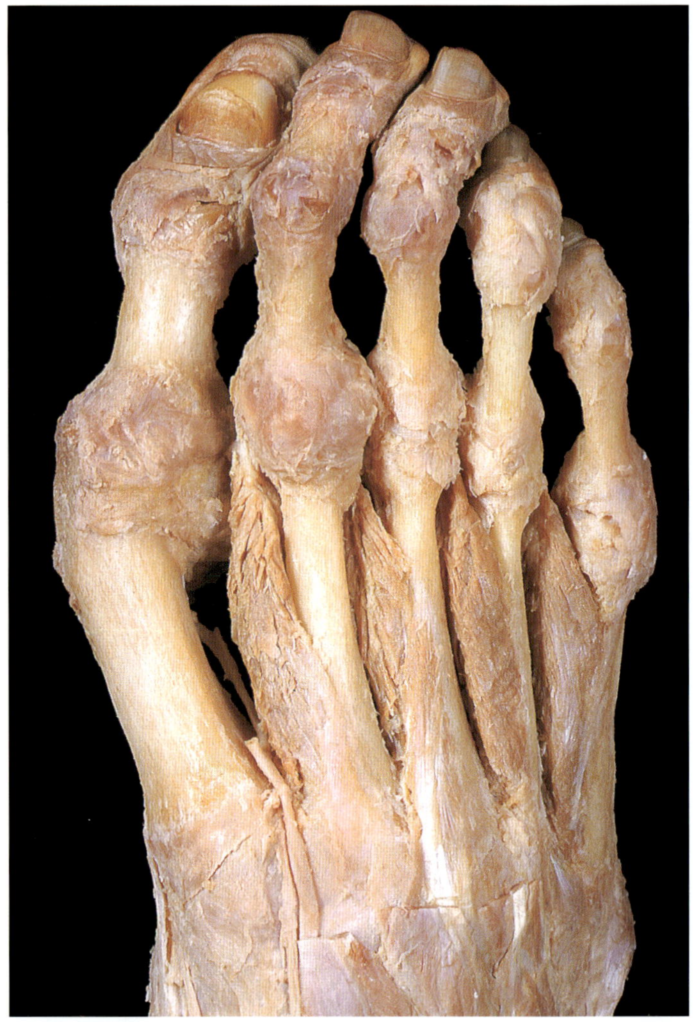

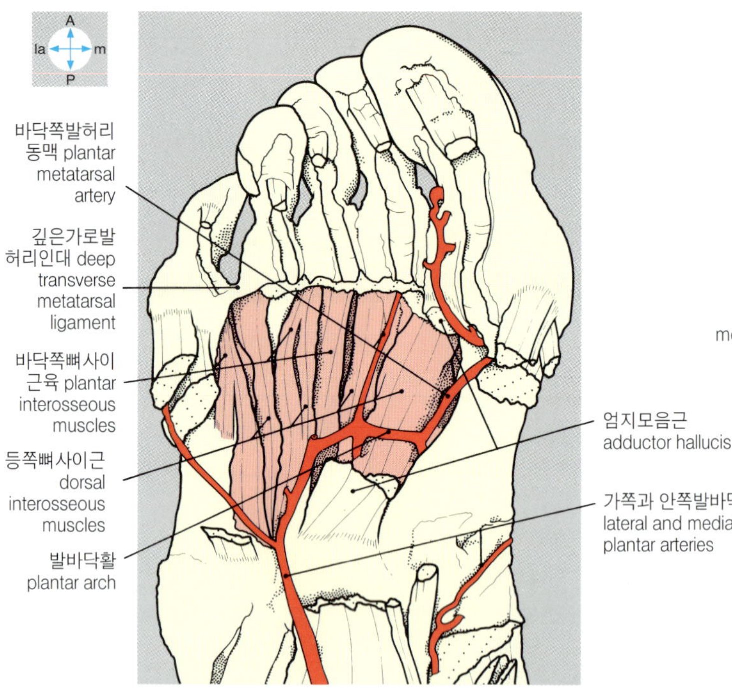

그림 6.54 엄지모음근을 제거한 후에 노출된 뼈사이근과 발바닥동맥활.

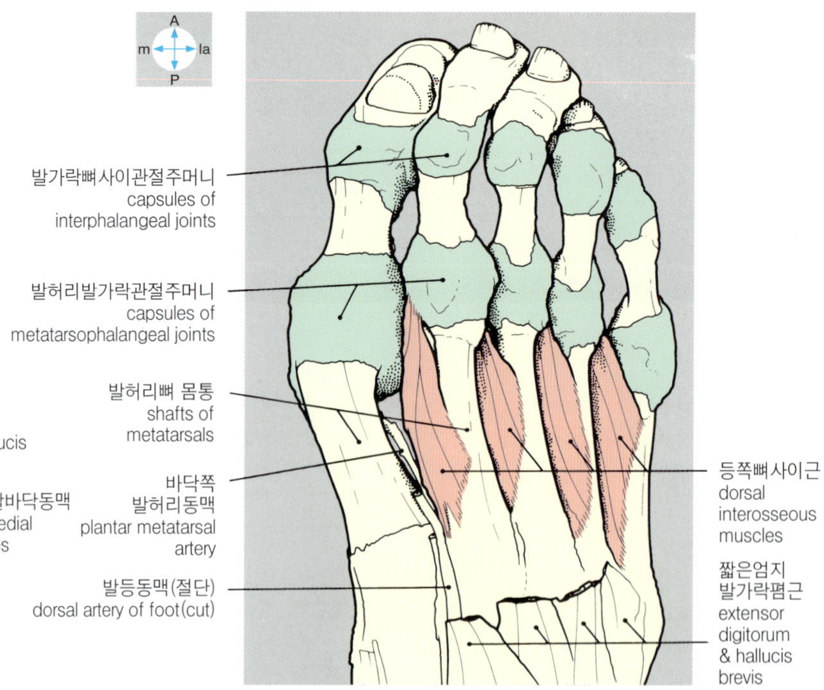

그림 6.55 짧은발가락폄근의 부분적 제거 후, 발등뼈사이근을 보여주는 발의 발등면. 관절주머니를 보여주기 위해 짧은 폄근펭대는 제거되었다.

뼈사이근 및 긴종아리근(fibular muscles) 힘줄과 뒤정강근(tibialis posterior) 힘줄

발바닥에 깊이 놓여 있고 발허리뼈에 부착되어 있어서, 세 개의 발바닥뼈사이근은 셋째, 넷째 및 다섯째발허리뼈의 발바닥 모서리에 부착되어 있다. 네 개의 발등뼈사이근(그림 6.55)은 두 갈래이며 발허리뼈몸통에 부착한다. 그 힘줄은 긴엄지 깊은가로발허리인대(deep transverse metatarsal ligament)의 발등면에서 앞으로 지나가며 첫마디뼈바닥과 발등짧은폄근팽대(extensor expansion)에 부착한다. 이들 근육들은 가쪽발바닥신경에 의해 지배된다. 그들은 발가락의 펴는 것과 발허리발가락관절(metatrsophalangeal joint)의 굽힘을 돕는다. 그들의 부착은 발바닥뼈사이근은 발가락을 모으고 발등뼈사이근은 발가락을 벌리는 사실을 가리키고 있지만, 특히 신을 신은 발에서 이들 운동은 종종 잘 개발되지 못한다.

긴종아리근 힘줄과 뒤정강근 힘줄(그림 6.56)은 발바닥 깊이 지나가서 목말뼈와 발허리뼈에 부착한다. 긴종아리근 힘줄은 발바닥의 가쪽으로 들어가서 긴발바닥인대(long plantar ligament)에 의해 입방뼈 아래의 고랑에서 머문다. 이들 힘줄은 앞쪽으로 및 안쪽으로 지나가서 첫째 발허리뼈바닥의 가쪽면과 인접한 안쪽쐐기뼈(lateral cuneiforms)에 도달한다(앞정강힘줄과 비교, 258쪽). 뒤정강힘줄(tendon of tibialis posterior)은 굽힘근지지띠(flexor retinaculum) 깊이 발의 안쪽면으로 들어가서 발배뼈(navicular)의 거친면에 부착하고 부가적인 slips을 다른 목말뼈와 발허리뼈바닥으로 보낸다. 이들 두 힘줄은 안쪽세로활(medial longitudinal arch)을 지지할 수 있다. 긴종아리근 힘줄과 뒤정강근 힘줄의 다른 작용과 신경지배는 249쪽과 260쪽에 설명되어 있다.

혈액공급

굽힌근지지띠의 깊은 부위에서 정강동맥은 안쪽과 가쪽발바닥동맥(lateral plantar artery)가지로 나뉜다(그림 6.51 참조). 앞쪽으로 나아가서 안쪽발바닥 동맥은 얕은내재근 깊이주행하고 엄지벌림근(abductor hallucis)과 짧은발가락굽힌근사이를 지나는 발바닥피부 신경가지를 내고, 엄지발가락의 안쪽으로 신경가지를 제공함으로써 종결한다. 보다 큰 가쪽발바닥동맥은 얕은내재근 깊이 앞쪽과 가쪽으로 지나가서(그림 6.54) 다섯째발허리뼈바닥에 이른다. 여기서 동맥은 안쪽으로 및 깊이 기울어져서 발바닥활(plantar arch)을 형성하며 뼈사이근과 발허리바닥위에 놓인다. 첫째와 둘째발허리뼈사이의 관통가지는 활을 발등동맥(dorsal artery of foot)에 연결시킨다(260쪽 참조). 활로부터 바닥쪽발허리동맥(plantar metatarsal artery)(그림 6.54 참조) 먼쪽으로 지나가서 발가락 살에 이르며 그곳에서 발가락가지(digital branch)로 나뉜다.

정맥동반은 안쪽과 가쪽발바닥동맥 및 그들의 가지들을 동반한다.

신경공급

정강신경(tibial nerve)의 피부가지는 발꿈치를 덮고있는 피부를 담당한다. 굽힌근지지띠 깊이 정강신경은 안쪽가지와 가쪽가지로 나뉘며, 그 가지들은 발바닥의 안쪽과 가쪽면을 지배한다(그림 6.48, 6.51 참조). 보다 큰 안쪽발바닥신경(medial plantar nerve)은 대응동맥을 동반하고 발톱바닥을 포함해서 안쪽 발가락 세 개와 절반에 피부신경가지를 낸다. 그 신경은 또한 엄지벌림근, 짧은엄지 굽힘근, 짧은발가락굽힘근, 첫째벌레근을 지배한다.

가쪽발바닥신경은 발바닥네모근(quadratus plantae)과 짧은발가락벌림근을 담당하는 대응동맥을 동반하고 발바닥에 피부신경을 내다. 다섯째발허리뼈 근처에서 발바닥의 나머지 근육의 담당하는 얕은 신경가지와 깊은신경가지로 나뉜다. 깊은가지는 발바닥활을 동반하고 엄지모음근(adductor hallucis)에서 끝난다. 근육가지에 더하여 얕은가지는 또한 가쪽 발가락 한 개와 절반에 피부신경을 낸다.

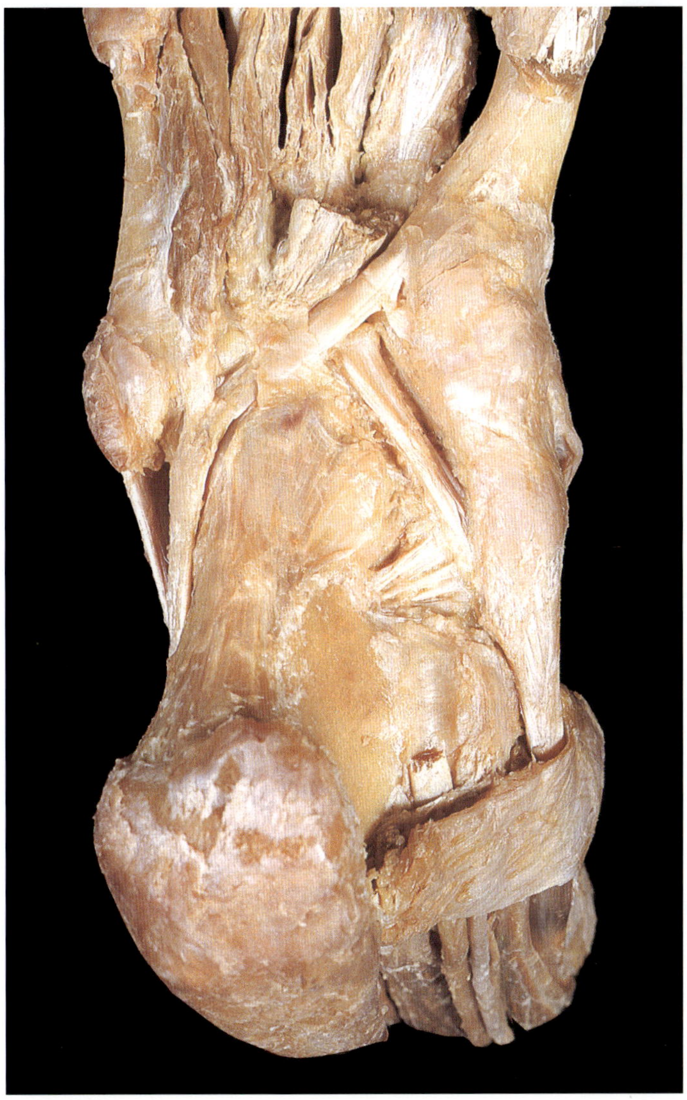

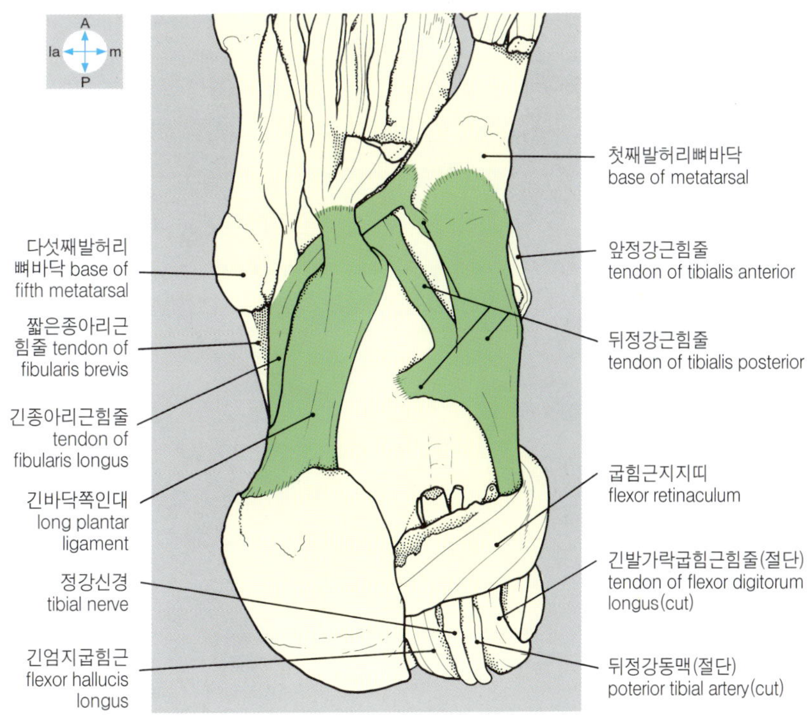

그림 6.56 긴발바닥인대와 긴종아리근힘줄과 뒤정강근힘줄을 보여주는 발바닥의 깊은 해부.

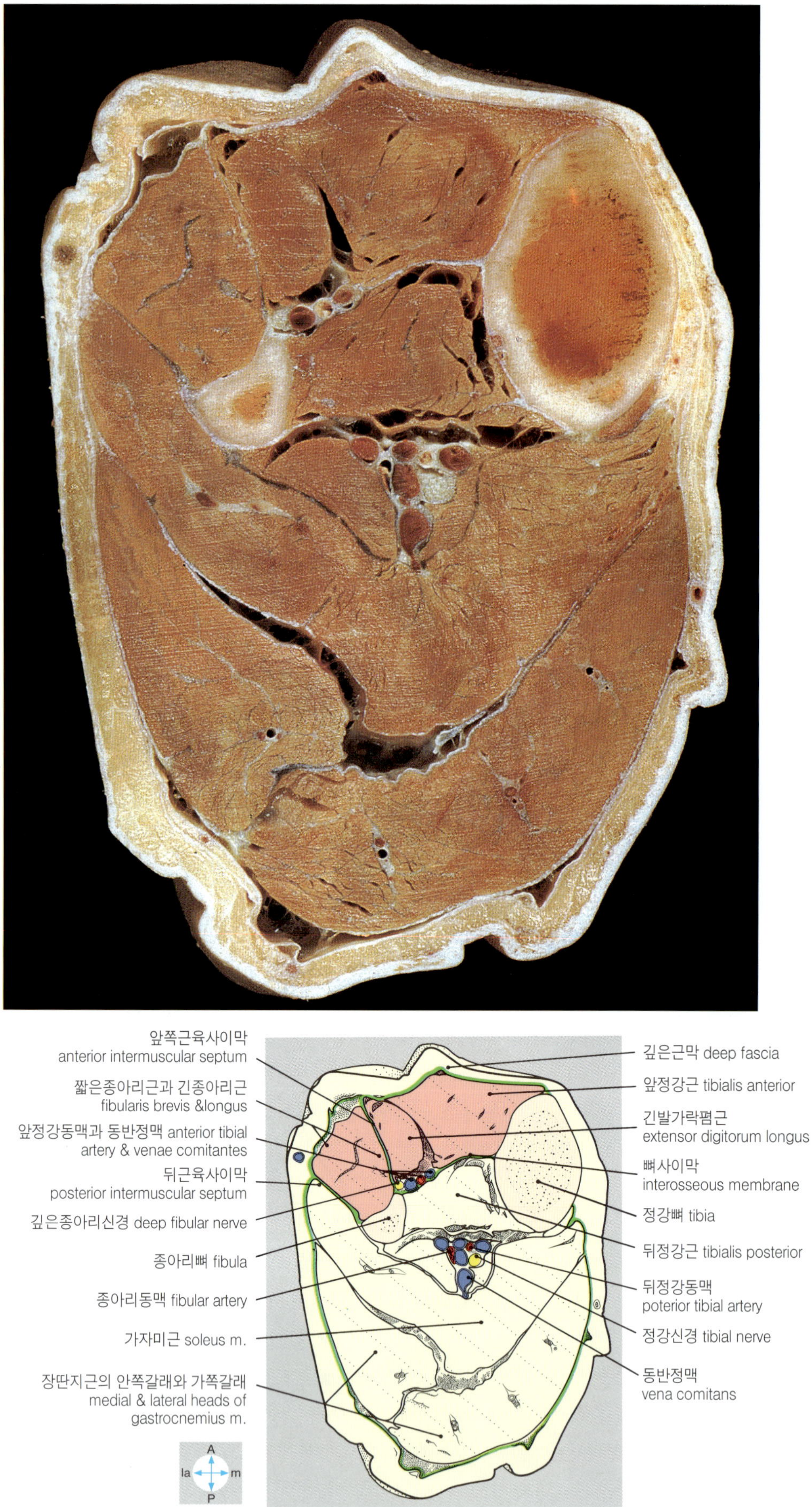

그림 6.57 종아리의 앞칸과 가쪽칸을 보여주는 가로절단면.

종아리앞칸과 가쪽칸 및 발등

종아리의 앞칸과 발등

종아리앞칸은 발목관절과 발가락에 뻗어 있는 근육들을 포함하고 발을 안쪽번지과 가쪽번짐을 하게 한다. 신경혈관다발(neurovascular bundle)은 앞정강동맥(anterior tibial artery)과 그것의 정맥동반과 깊은종아리신경(deep fibular nerve)을 포함한다(그림 6.57). 얕은종아리신경(superficial fibular nerve)의 피부가지가 또한 존재한다.

발등에는 긴발가락폄근힘줄(tendon of extensor digitorum longus), 발등동맥(dorsal artery of foot), 발등정맥활(dosal venous arch)이 있고, 보다 가쪽으로 짧은발가락폄근(extensor digitorum brevis)의 힘살이 존재한다. 안쪽과 가쪽복사뼈(lateral malleolus)는 발목의 각 면에 위치하고 있다.

얕은구조물들

발등정맥활(dosal venous arch)(그림 6.58)은 발가락과 발바닥으로부터 혈액을 끌어 들인다. 안쪽끝에서부터 큰두렁정맥(great saphenous vein)이 안쪽복사뼈의 앞으로 지나가고 그곳에서 만져지며 그런 후에 무릎의 뒤안쪽면으로 올라간다. 활의 가쪽에서 작은두렁정맥(small saphenous vein)이 가쪽복사뼈 뒤를 지나고 다리오금으로 올라간다(245쪽 참조). 두렁신경(saphenous nerve)은 큰두렁정맥을 동반하고 이것은 종아리의 안쪽과 엄지의 발허리발가락관절(metatrsophalangeal joint)까지 발의 안쪽 모서리 피부를 지배한다. 장딴지신경(sural nerve)은 작은두렁정맥을 동반하고(그림 6.58) 다리의 가쪽 모서리와 작은 발가락을 따라 피부를 지배한다.

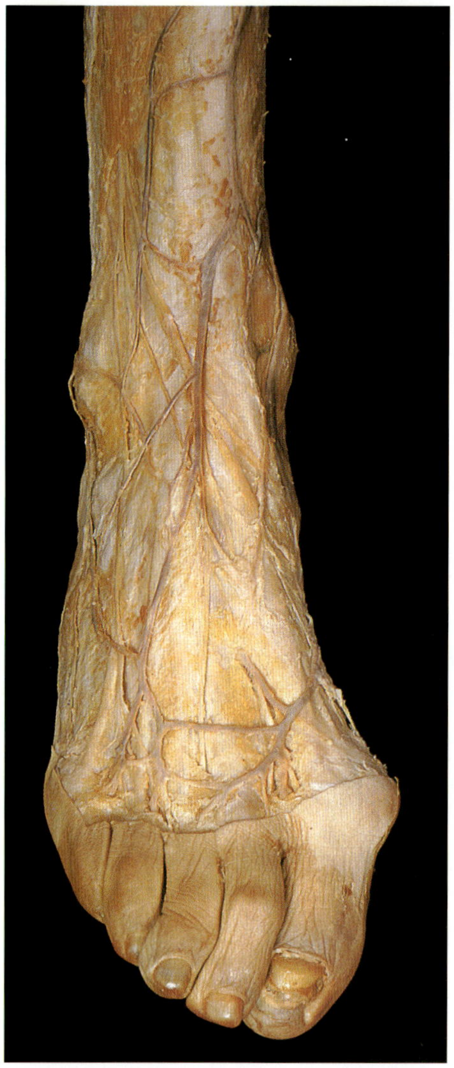

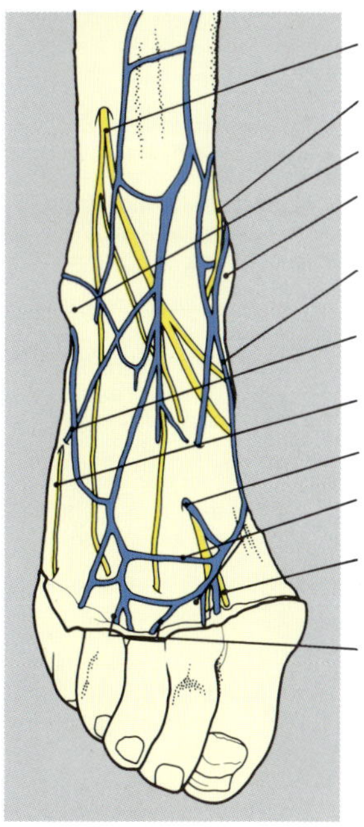

그림 6.58 발등과 발에 있는 얕은신경과 정맥.

얕은종아리신경(superficial fibular nerve)은 긴종아리근(fibular muscles)의 앞쪽 모서리에서 가쪽칸으로부터 안쪽칸으로 들어간다(그림 6.60). 깊은근막을 관통한 후에 종아리피부와 발등을 지배하는 안쪽신경가지와 가쪽신경가지로 나누어진다(그림 6.58). 발가락에 닿자마자 안쪽가지는 엄지의 안쪽과 둘째와 셋째발가락의 접촉면을 지배하며, 가쪽가지는 셋째, 넷째 및 다섯째 발가락의 인접면을 지배한다. 그래서 엄지발가락과 두번째발가락 사이의 틈(깊은정강신경에 의해 지배)과 작은 발가락의 가쪽면(장딴지신경에 의해 지배)을 제외하고 모든 발가락 피부는 얕은종아리신경에 의해 지배된다.

정강뼈의 앞안쪽면을 덮고 있는 피부와 피부밑조직은 비교적 얇고 성긴 혈액공급을 받는다. 결론적으로 이 영역에서 찢어진 상처는 비교적 느리게 아문다.

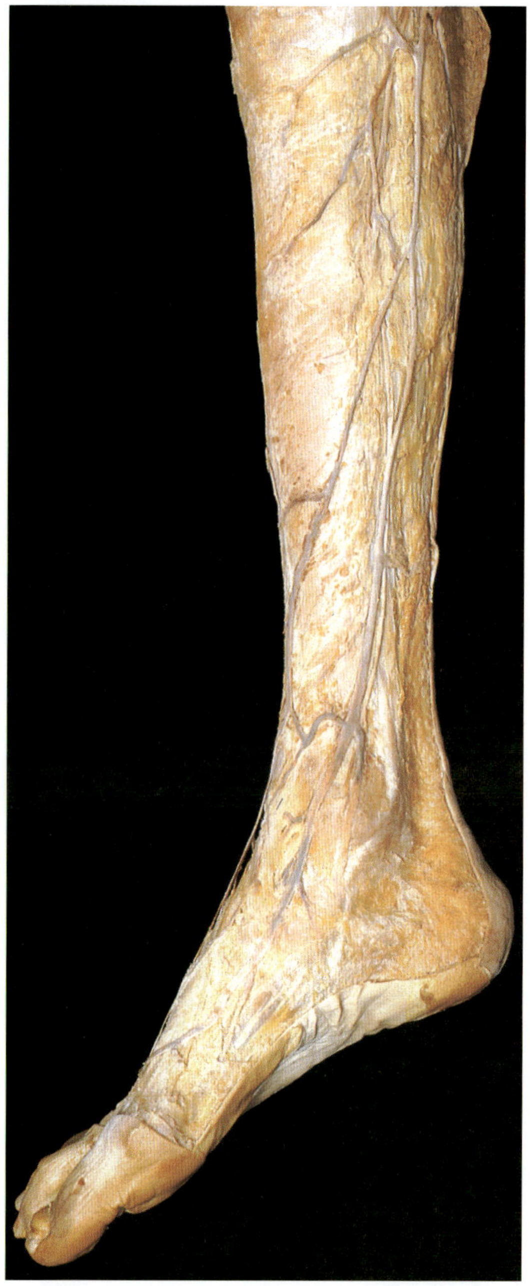

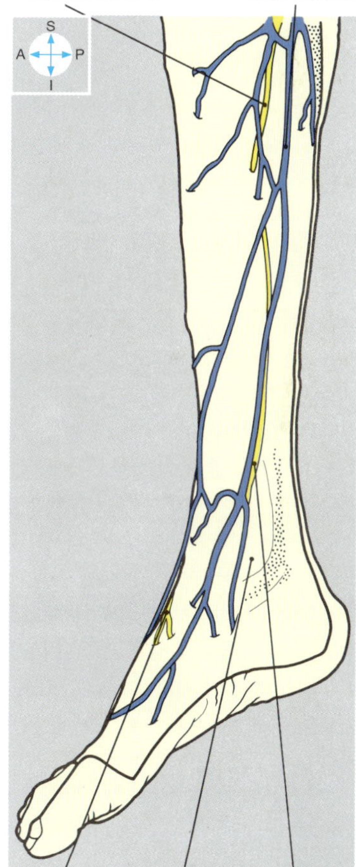

그림 6.59 종아리와 발의 안쪽면에 있는 얕은정맥과 신경.

깊은근막(deep fascia)

발목과 발의 영역에는 근육이 수축하는 동안 긴폄근힘줄이 활시위처럼 되는 것을 막아주는 지지띠를 형성하는 두꺼운 깊은근막이 존재한다(그림 6.60). 그 힘줄은 지지띠 아래를 지나 발에 이르기 때문에 윤활막에 싸인다. 관례적으로 위폄근지지띠(extersor retinaculum)와 아래폄근지지띠(extersor retinaculum)로 묘사된다. 위폄근지지띠는 정강뼈의 앞모서리와 종아리뼈(fibula) 사이를 지나는 넓은 띠를 형성한다. 아래폄근지지띠는 Y-형태이며 줄기는 발꿈치뼈(calcaneus)의 윗면에 부착되어 있다.

근육들

앞칸에 있는 근육들은 앞정강근(tibialis anterior), 긴엄지폄근(extensor hallucis longus), 긴발가락폄근(extensor digitorum longus) 및 셋째종아리근이다. 모든 근육들은 깊은정강신경에 의해 지배된다. 앞정강근은 가장 안쪽에 있으며(그림 6.57, 6.60), 정강뼈몸통의 가쪽관절융기와 앞가쪽면에 및 인접한 뼈사이막과 근육을 덮고 있는 깊은근막에 부착한다. 먼쪽으로 그것의 힘줄은 정강뼈 아래쪽 끝의 앞모서리를 가로지르고 첫째발허리뼈바닥과 첫째쐐기뼈 인접부에 부착한다(그림 6.61). 그 근육은 발을 뒤집고 발목관절을 뒤굽힘시킨다.

다른 세 개의 근육들은 모두 종아리뼈의 좁은 앞면과 인접한 뼈사이막에 부착한다. 긴발가락폄근(그림 6.57)은 몸쪽으로 종아리뼈 3/4에 부착하고, 셋째종아리근은 먼쪽으로 1/4 위치에 및 긴엄지폄근은 종아리뼈 중간 높이에서 다른 근육들과 중첩하고 있다. 또한 긴발가락폄근은 앞근육사이막과 그 위를 덮고 있는 깊은 근막에 부착한다.

긴엄지폄근의 몸쪽 부분은 인접한 근육들에 의해 중첩되어 있지만, 종아리의 아래부분은 그것의 힘줄이 앞정강근의 힘줄 가쪽에서 나온다. 그것은 발목쪽으로 내려가면서 힘줄은 신경혈관다발(neurovascular bundle)의 가쪽면으로부터 안쪽면으로 가로지른다. 발에서 긴엄지폄근 힘줄은 엄지발가락쪽으로 주행하고(그림 6.62), 거기서 끝마디뼈바닥에 부착한다. 그것은 발가락의 강력한 폄근이고 발의 뒤굽힘근이며, 발의 뒤집힘을 돕는다. 긴엄지폄근 가쪽에 긴발가락폄근힘줄(tendon of extensor digitorum longus)은 가쪽 네 개의 발가락 등쪽을 지나가는 네 개의 힘줄에 먼쪽으로 길을 제공한다. 각 힘줄은 세 개의 힘줄로 나뉘어지는 짧은 폄근팽대(extensor expansion)을 형성한다. 가운데 힘줄은 중간마디뼈바닥에 부착하고 나머지 두 개의 가쪽 힘줄은 합쳐져 끝마디뼈바닥으로 들어간다(그림 6.62). 긴발가락폄근은 가쪽 네 개의 발가락으로 뻗어 있고, 발을 뒤로굽힌다. 셋째종아리근(fibular muscles)은 긴발가락폄근힘줄의 연장이다. 그것은 다섯째 발허리뼈의 가쪽 모서리에 부착하고(그림 6.62) 발을 뒤집고 발목을 뒤굽힘시킨다.

종아리앞칸의 근육들은 걸을 때 활동적이다. 체중을 견디는 다리에 있어서 발이 땅에 정지된 채 있는 동안 그 근육들은 종아리가 앞쪽으로 경사지게 한다.

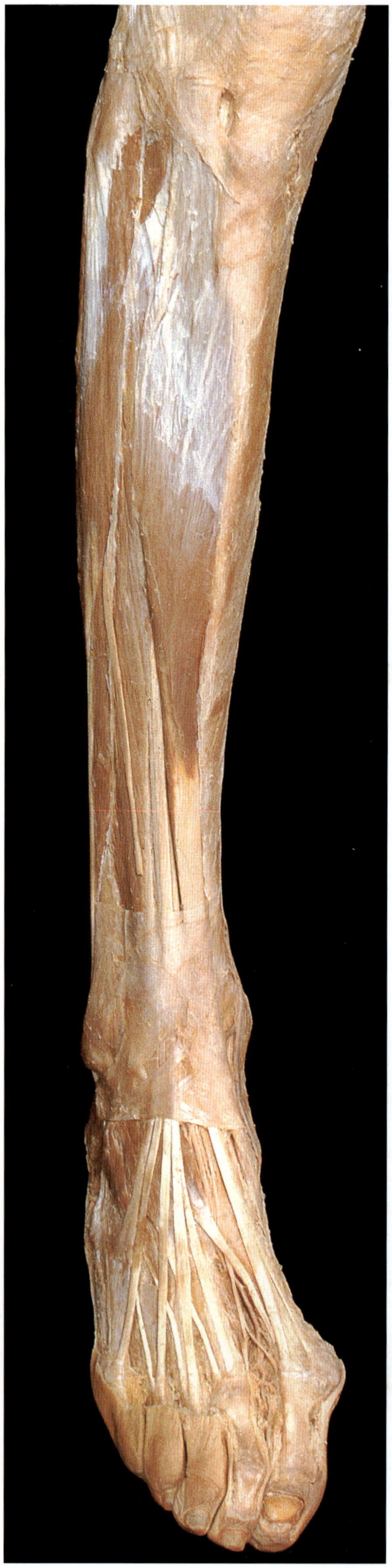

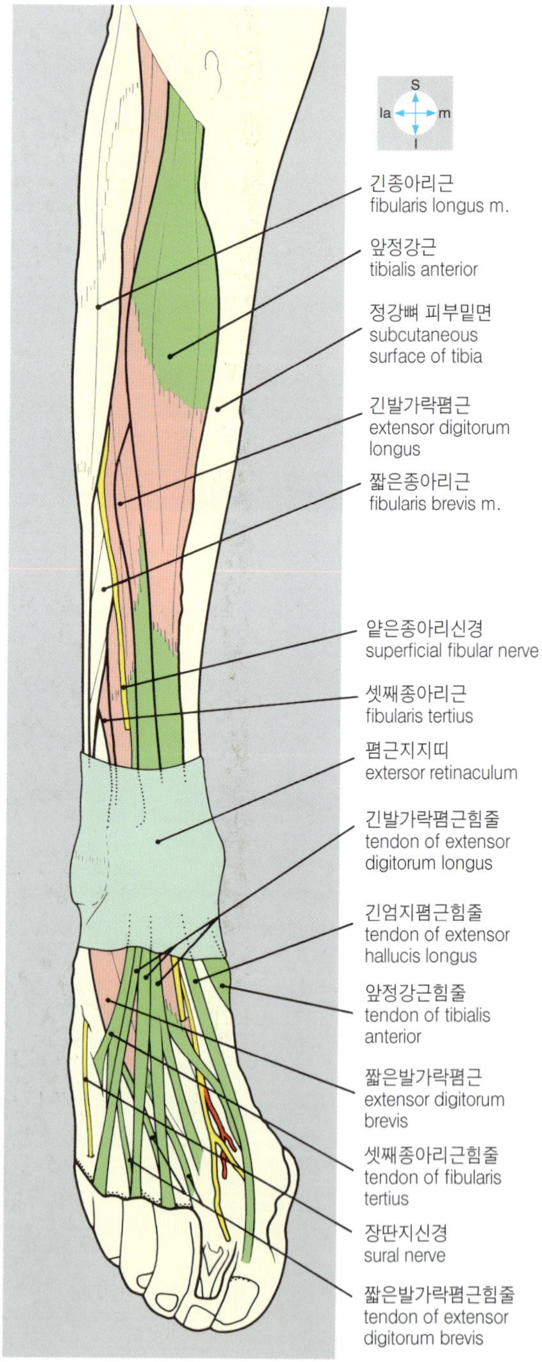

그림 6.60 깊은근막을 제거한 후에 보이는 종아리앞칸의 근육들과 발등에 있는 힘줄. 폄근지지띠는 그대로 있다.

흔들리는 다리에서 그 근육들은 발목을 굽힘 상태로 유지시켜서 발이 떨어지는 것을 막는다.

발등에서 짧은발가락폄근(extensor digitorum brevis muscle)과 짧은엄지폄근(extensor hallucis brevis muscle)(그림 6.62)은 발꿈치뼈의 윗면과 그 위를 덮고 있는 아래폄근지지띠(inferior extensor retinaculum)에 부착되어 있다. 짧은발가락폄근에서 세 개의 짧은 힘줄이 일어나서 셋째에서 다섯째발가락의 긴폄근힘줄(long extensor tendons)보다 깊이 지나며 둘째, 셋째 및 넷째발가락의 등쪽폄근팽대(dorsal extensor expansion)로 닿는다. 짧은엄지폄근힘줄은 엄지발가락의 첫마디뼈바닥(base of proximal phalanx)에 부착한다. 이 근육들은 특히 걷는 동안 지면으로부터 발을 들어올리기 직전에 발가락을 펴는 것을 돕는다. 이 근육들에는 깊은종아리신경(deep fibular nerve)이 분포한다.

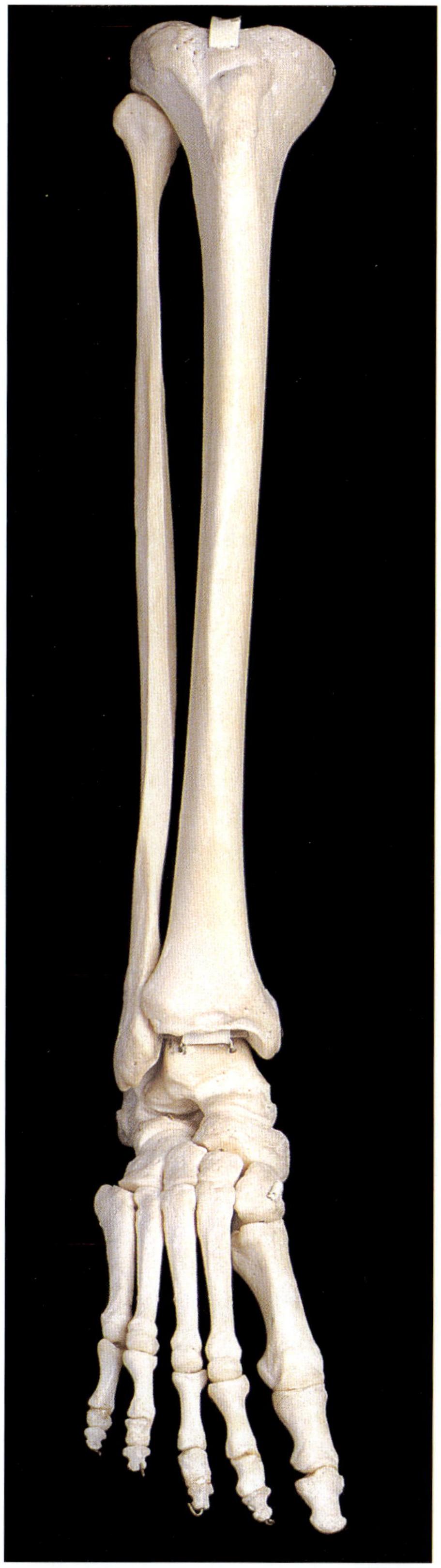

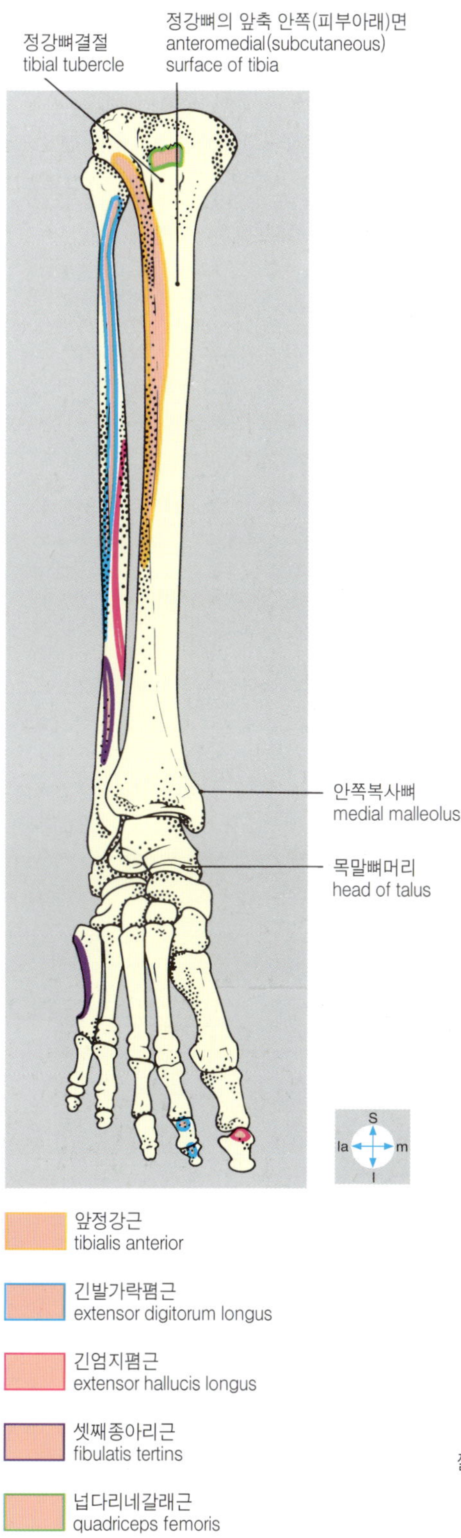

그림 6.61 앞칸의 근육부착을 보여주는 종아리와 발의 뼈대구조 앞모습.

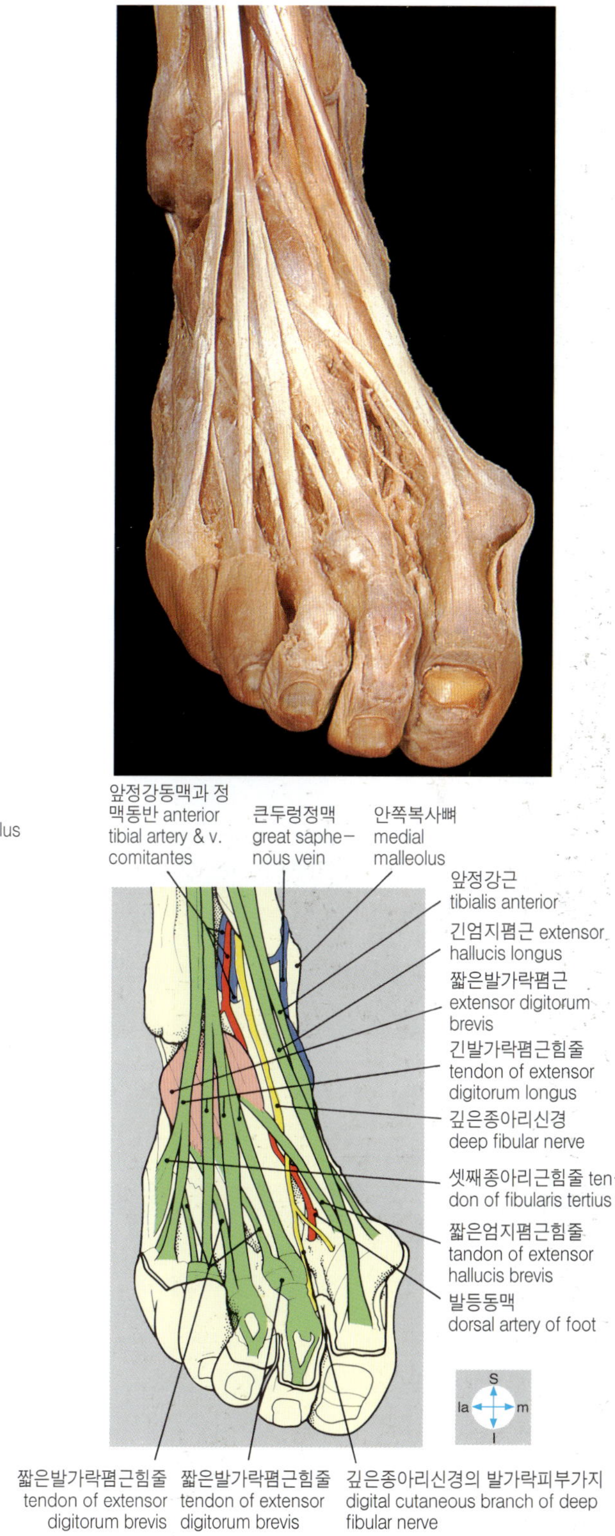

그림 6.62 폄근지지띠(extersor retinaculum)를 제거한 후에 보이는 발목의 등쪽에 있는 주요 구조물들.

신경혈관다발(Neurovascular bundle)

신경혈관다발에는 깊은종아리신경(deep peroneal nerve)과 앞정강동맥(anterior tibial artery) 그리고 동반정맥을 포함한다(그림 6.57 참조). 오금동맥(popliteal artery)의 끝가지인(248쪽 참조) 앞정강동맥은 뼈사이막(interosseous membrane)을 통과한 후 앞칸에 도달한다. 그러고 나서 그것은 뼈사이막 앞면을 따라 내려가(그림 6.63) 발목에서 양쪽의 복사뼈(malleolus) 사이 중간에 놓인다. 먼쪽으로 긴엄지폄근(extensor hallucis longus)의 가쪽에 있는 발등동맥(dorsal artery of foot)으로 이어지며(그림 6.62), 살아있는 다리는 이곳에서 맥박이 느껴진다.

첫째발허리뼈사이공간(first intermetatarsal space)에서 발등동맥(dorsalis pedis artery)은 첫째등쪽뼈사이근(dorsal interosseous muscle)의 두 갈래 사이를 지나는 깊은가지를 내어 발바닥동맥활(plantar arch)로 합쳐진다(255쪽 참조). 발바닥동맥활은 앞정강동맥(anterior tibial artery)과 뒤정강동맥(posterior tibial artery) 사이의 연결(anastomosis)을 제공한다. 발등동맥은 엄지발가락과 둘째발가락의 인접 모서리를 담당하는 첫째등쪽발허리동맥(first dorsal metatarsal artery)과 활꼴동맥(arcuate artery)으로 끝난다. 활꼴동맥은 발허리뼈바닥을 가로지르는 폄근힘줄의 아래가쪽으로 향하면서 발허리동맥들(metatarsal arteries)을 내며, 발허리동맥은 각각 나머지 세 발가락의 인접 모서리에 혈액을 공급한다.

온종아리신경(common fibular nerve)의 끝가지인 깊은종아리신경(deep fibular nerve)은 긴종아리근(fibularis longus muscle) 깊이 종아리뼈목(neck of fibula) 주위를 감는다(그림 6.63). 깊은종아리신경은 앞정강혈관과 함께 다리로 들어가 앞칸의 모든 근육들에 분포한다. 발에서 신경은 발등동맥(dorsal artery of foot) 가까이에 있고 일반적으로 그 동맥의 가쪽으로 놓여 있지만 때로는 안쪽으로도 놓일 수 있다(그림 6.62). 깊은종아리신경은 짧은발가락폄근(extensor digitorum brevis)과 짧은엄지폄근(extensor hallucis brevis) 및 발목의 관절에 가지를 내며 엄지발가락과 둘째발가락 사이의 피부에 분포하면서 끝난다(그림 6.62 참조).

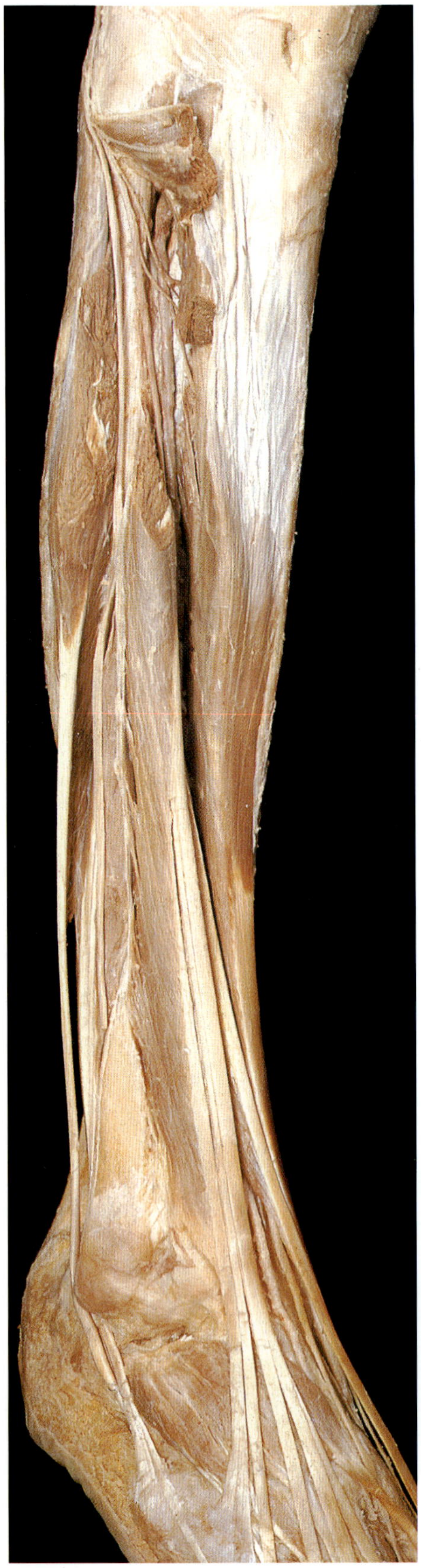

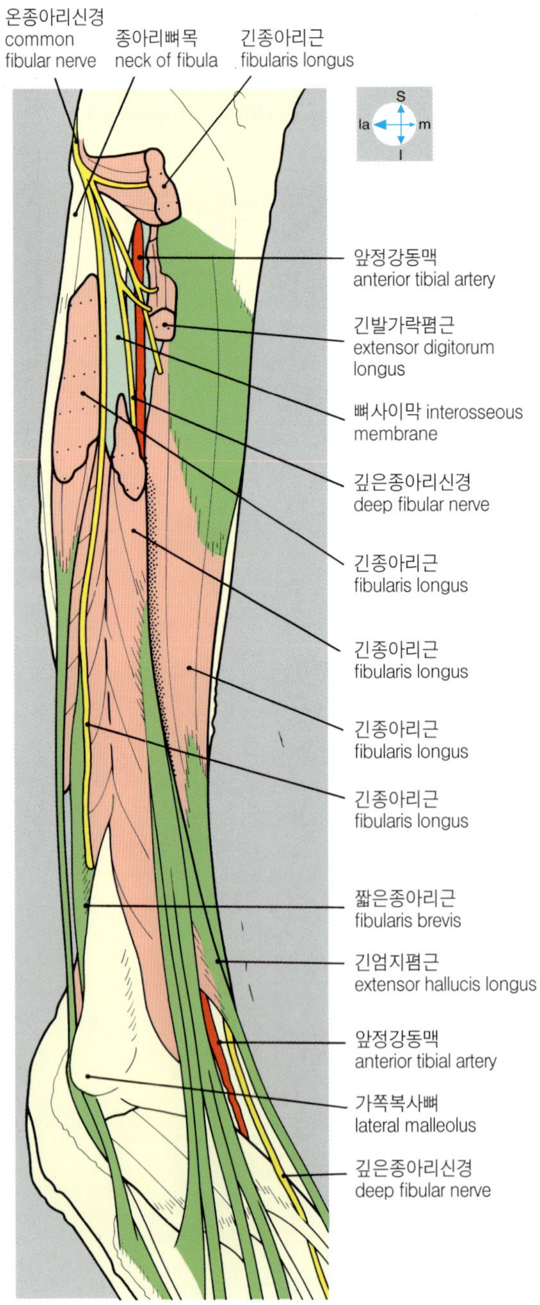

그림 6.63 두 칸에 대한 깊은층 해부 후에 보이는 온종아리신경과 그 가지들 및 앞정강동맥.

종아리 가쪽칸

종아리의 가쪽칸은 종아리뼈머리(head of fibula)에서부터 가쪽복사(lateral malleolus) 아래까지 뻗어 있다. 가쪽칸의 주요 내용물들은 긴종아리근(peroneus longus)과 짧은종아리근(peroneus brevis)이다(그림 6.64). 긴종아리근은 종아리뼈 가쪽면의 위쪽 2/3 부위에 부착되고, 짧은종아리근은 보다 더 앞쪽에 부착되어 있다. 두 근육은 두 종아리근육사이막(crural intermuscular septa)과 그 위를 덮고 있는 깊은근막(deep fascia)에 부착된다. 발목에 도착하자마자 종아리근힘줄들은 가쪽복사의 뒤와 아래를 지나는데, 이때 종아리지지띠(peroneal retinaculum)에 의해 제한되고, 윤활막에 의해 둘러싸인다. 짧은종아리근의 힘줄은 종아리근도르래(peroneal trochlea)의 위앞쪽을 지나서 다섯째발허리뼈바닥으로 닿는다. 긴종아리근힘줄은 종아리근도르래 아래앞쪽을 지나면서 안쪽으로 방향을 바꾸어 발바닥으로 향하며, 발바닥에서 입방뼈(cuboid) 위에 있는 고랑에 놓이게 된다(그림 6.65). 긴종아리근은 첫째발허리뼈(first metatarsal)와 그에 인접한 입방뼈의 가쪽으로 닿는다.

긴종아리근과 짧은종아리근은 발을 가쪽번짐(eversion)하게 하는 근육이며, 발목의 약한 발바닥굽힘근이다. 이 근육들에는 온종아리신경(common fibular nerve)의 끝가지인 얕은종아리신경(superficial fibular nerve)이 분포하며, 종아리뼈목(neck of fibula) 둘레를 감으면서 가쪽칸으로 들어가는데, 이 부위에서 손으로 만져지며 때로는 눌리기도 한다.

뒤정강동맥(poterior tibial artery)(249쪽 참조)에서 일어나는 종아리동맥(fibular artery)의 가지들은 뒤근육사이막(posterior intermuscular septum)을 관통해서 긴종아리근과 짧은종아리근에 혈액을 공급한다.

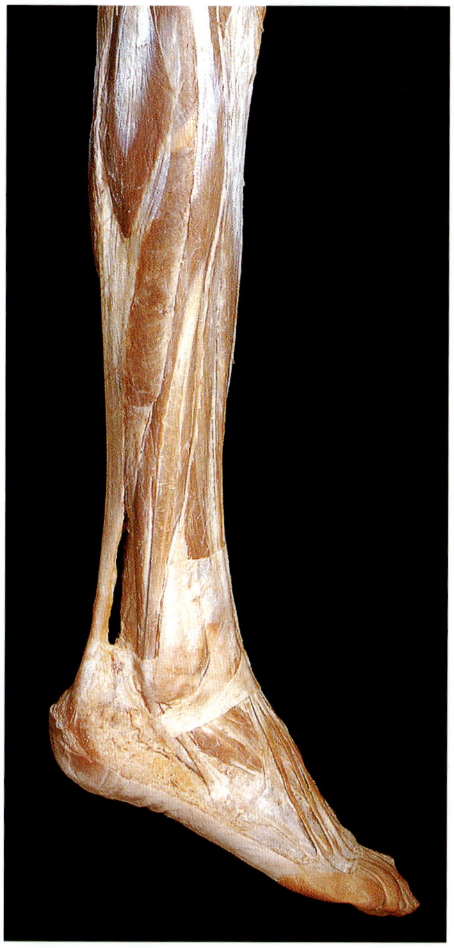
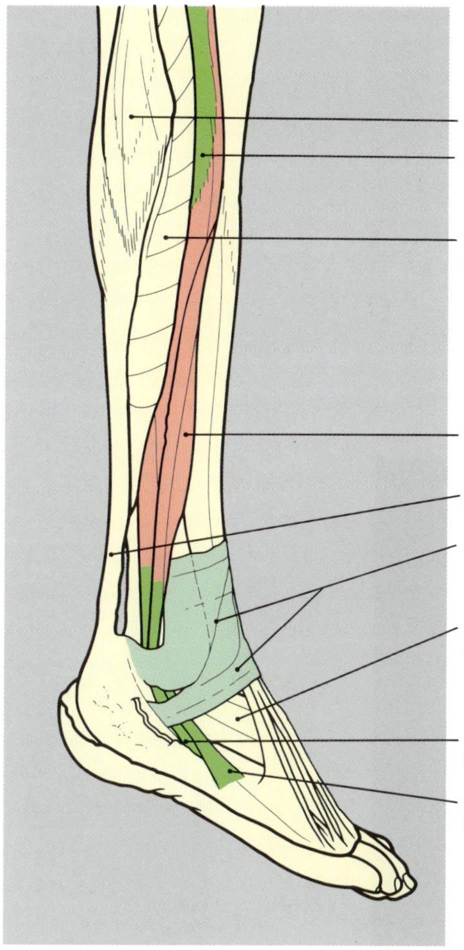

그림 6.64 긴종아리근과 짧은종아리근을 보여주는 종아리와 발의 가쪽면.

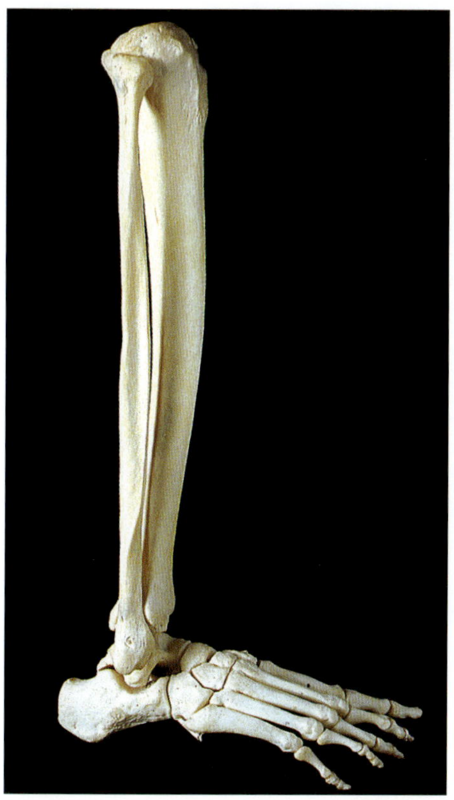
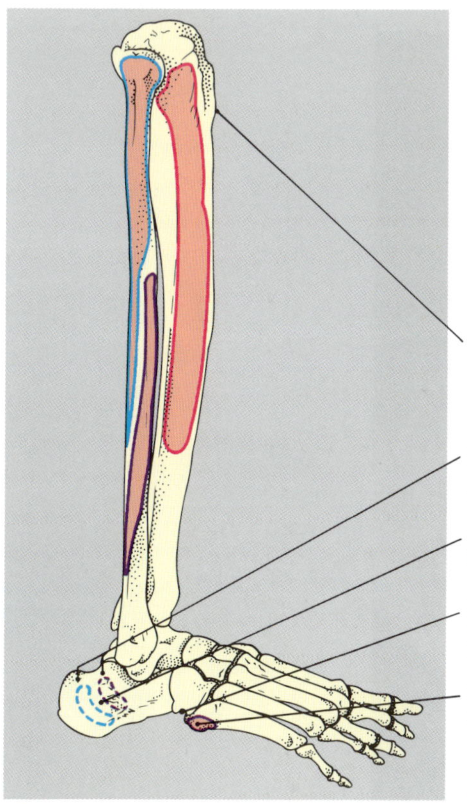

그림 6.65 가쪽칸과 앞칸의 근육부착을 보여주는 종아리와 발의 뼈대구조 가쪽 모습.

엉덩관절(Hip joint)

엉덩관절은 넙다리뼈머리(head of femur)와 엉덩뼈절구(acetabulum) 사이의 절구공이(ball-and-socket) 모양의 윤활관절이다(그림 6.66).

관절면(Articular surface)

유리연골(hyaline cartilage)로 덮여 있는 넙다리뼈머리는 2/3은 공 모양이고 넙다리뼈머리인대(ligament of femoral head; ligamentum teres femoris)가 부착하는 가운데 오목을 가지고 있다(그림 6.66). 머리는 넙다리뼈목(neck of femur) 위에 놓여 있고, 목의 바닥은 큰돌기(greater trochanter)의 안쪽면과 접해있다. 절구(acetabulum)는 유리연골로 덮여 있는 C자모양의 관절영역과 지방으로 차 있는 비관절영역인 절구오목(acetabular fossa)으로 이루어진 깊은 소켓모양이며, 절구오목의 가장자리에는 넙다리뼈머리인대(그림 6.67)가 붙는다. 절구의 가장자리 아래쪽에 절구패임(acetabular notch)이 있고, 이 패임을 가로질러 절구가로인대(transverse acetabular ligament)가 놓이며, 이 구멍을 통해 혈관들이 관절로 들어간다. 절구의 가장자리와 절구가로인대에 부착하는 섬유연골둘레(fibrocartilaginous anulus)는 절구를 더 깊게 한다.

관절주머니(Capsule)

섬유성주머니(fibrous capsule)가 안쪽으로는 테두리(labrum)의 바깥가장자리에 붙고, 가쪽으로는 넙다리뼈목의 뿌리에 있는 돌기사이선(intertrochanteric line)(그림 6.66, 6.68)과 작은돌기(lesser trochanter) 바로 위에 있는 넙다

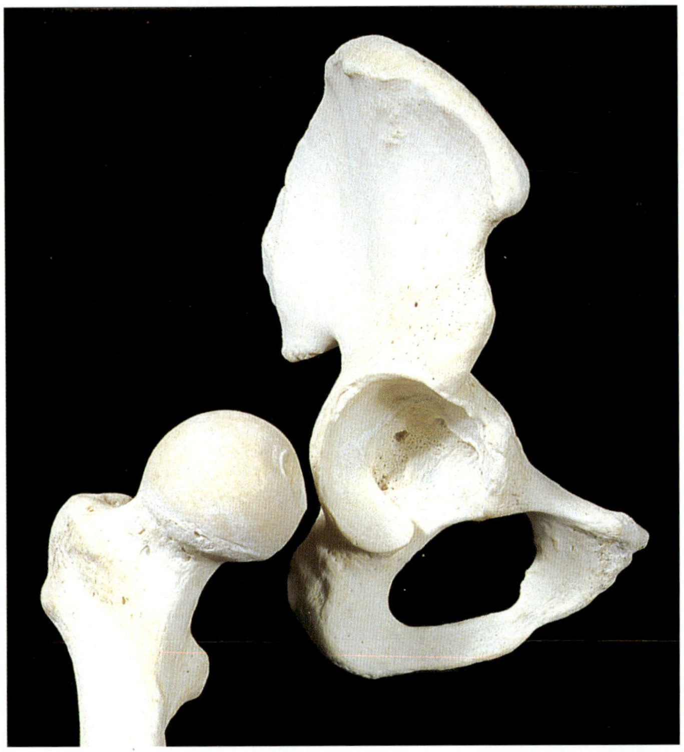

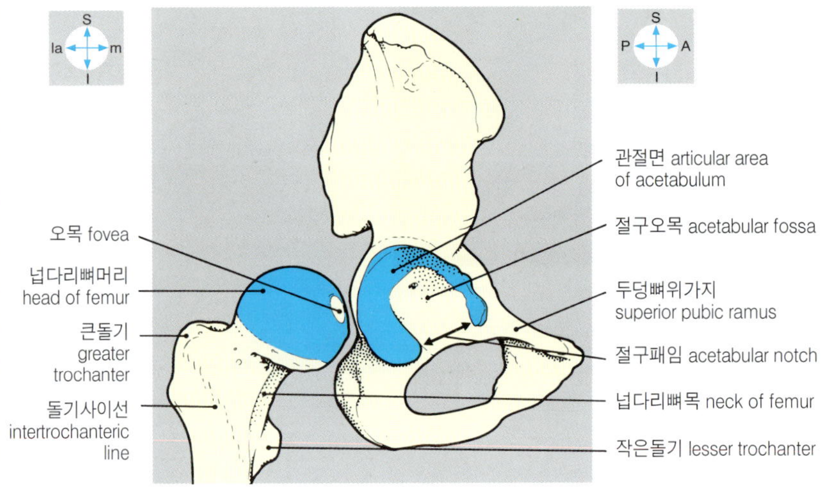

그림 6.66. 엉덩관절의 관절면은 볼기뼈의 볼기뼈절구와 넙다리뼈머리로 구성되어 있다.

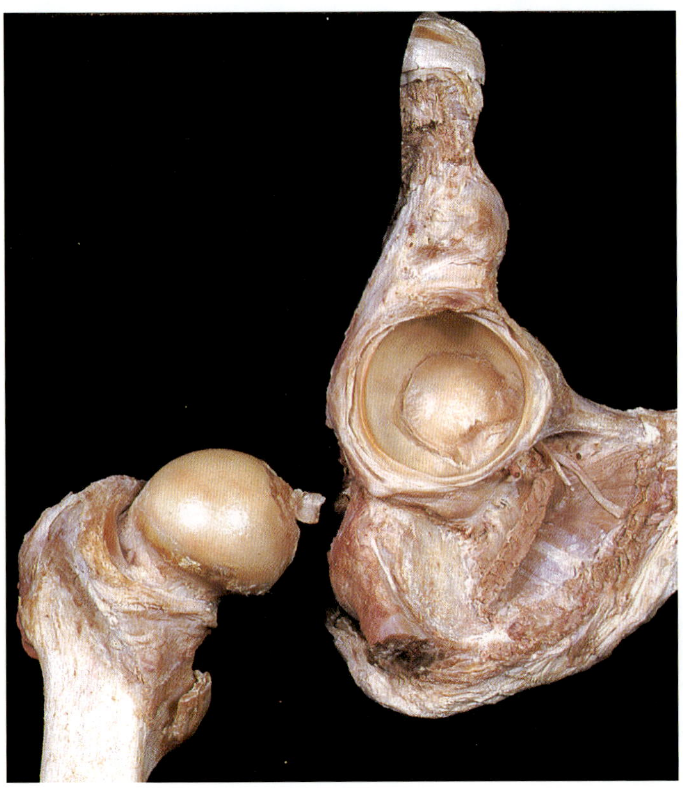

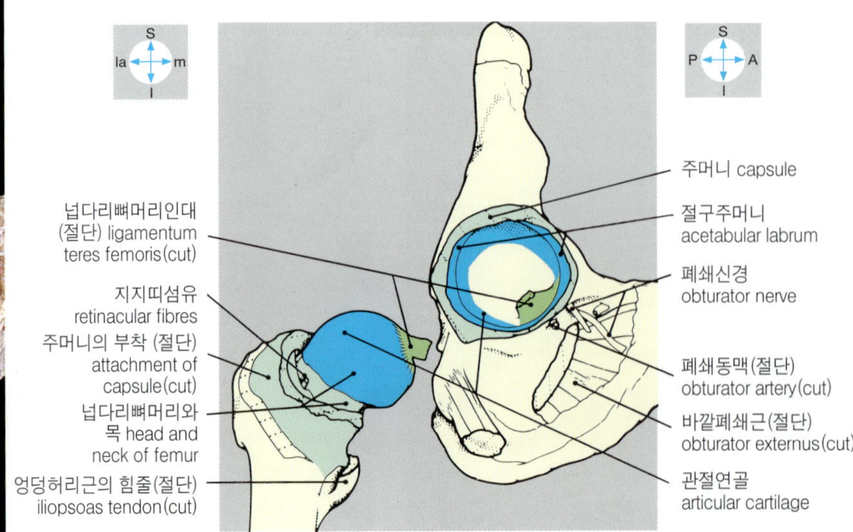

그림 6.67 내부의 생김새, 관절주머니와 인대를 자른 후에 관절을 분리시켜 노출시켰다.

리뼈몸통(shaft)에 부착한다. 주머니의 넙다리뼈 부착으로부터 주머니의 깊은부분(그림 6.67)에서 유래한 지지띠섬유(retinacular fibres)는 넙다리뼈목(neck of femur)을 넘어 안쪽으로 젖혀져 넙다리뼈머리(head of femur)의 가장자리를 향한다. 뒤쪽으로 관절주머니(joint capsule)의 부착선((line of attachment)은 넙다리뼈목의 위쪽 절반만이 관절 내에 위치한다.

인대들(Ligaments)

엉덩뼈(hip bone)로부터 넙다리뼈(femur)까지 나선모양으로 아래가쪽을 향하는 엉덩넙다리인대(iliofemoral ligament), 두덩넙다리인대(pubofemoral ligament), 궁둥넙다리인대(ischiofemoral ligament)들은 관절주머니(joint capsule)를 두텁게 한다. 강한 엉덩넙다리인대(iliofemoral ligament)(그림 6.68)는 뒤집힌 Y자 모양이며, 그 줄기는 아래뒤엉덩뼈가시(posterior inferior iliac spine)에 부착되고 갈라진 부분은 돌기사이선(intertrochanteric line)의 위쪽 끝과 아래쪽 끝에 각각 부착한다.

두덩넙다리인대(pubofemoral ligament)(그림 6.68)는 엉덩두덩융기(iliopubic eminence)로부터 작은돌기(lesser trochanter) 바로 위에 있는 넙다리뼈목까지 지나간다. 궁둥넙다리인대(ischiofemoral ligament)(그림 6.70 참조)는 뒤쪽에 위치하고 큰돌기(greater trochanter)의 뿌리에 이른다.

관절내에 넙다리뼈머리인대(ligamentum teres femoris)(그림 6.67, 6.69)가 있고, 이 인대는 납작한 원뿔모양이며 그 바닥은 절구오목(acetabular fossa)과 절구가로인대(transverse acetabular ligament)의 모서리에 부착하고 인대의 끝은 넙다리뼈머리에 있는 오목에 부착한다.

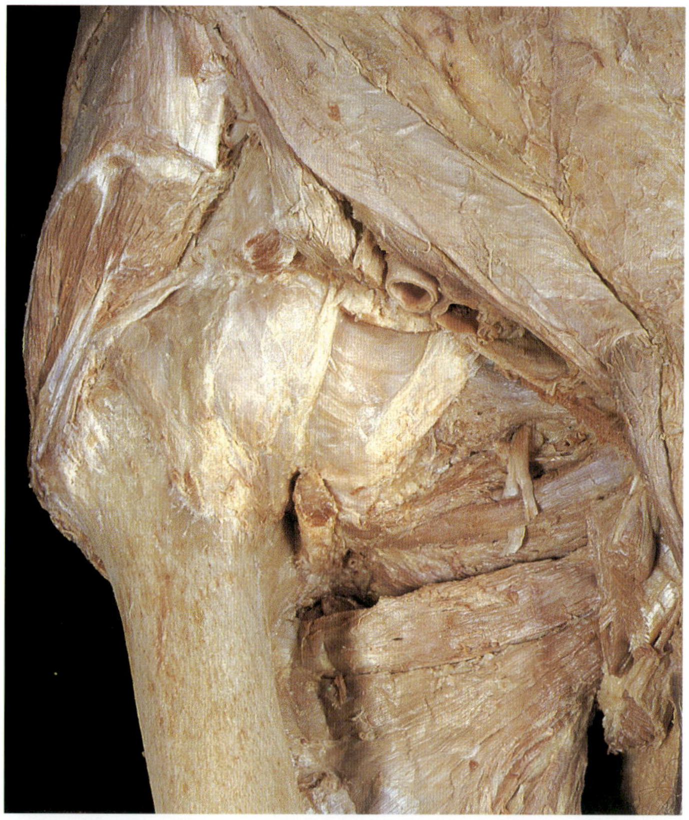

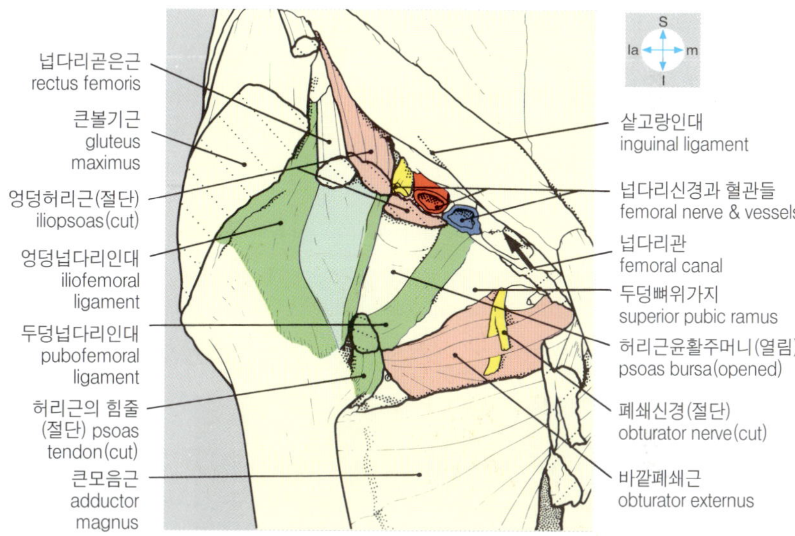

그림 6.68 관절주머니(joint capsule)의 앞면, 관절주머니와 연관된 인대와 인접 관계.

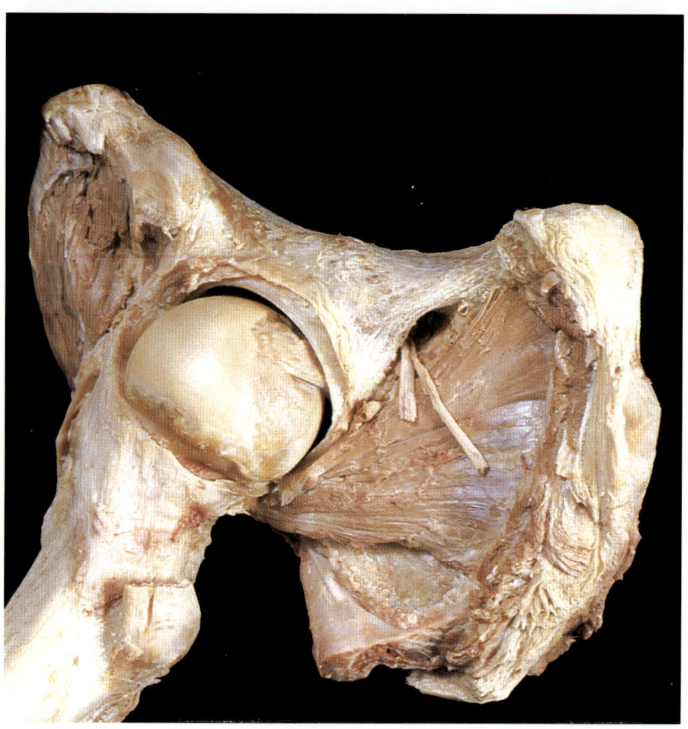

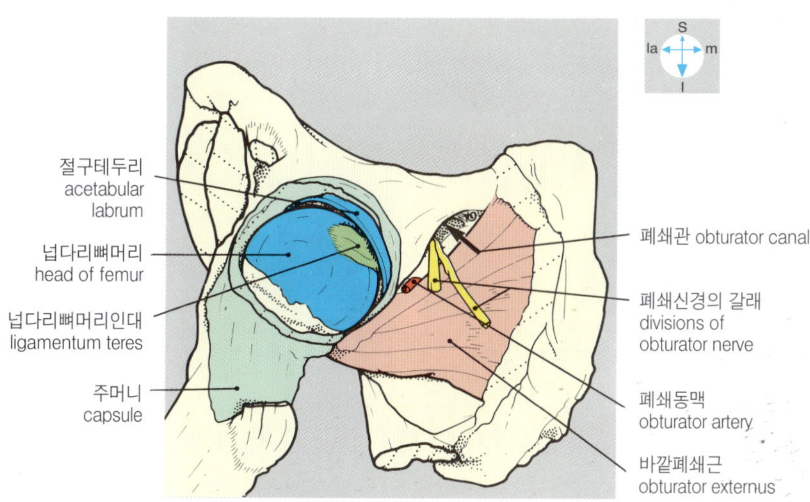

그림 6.69 관절공간을 보여주는 앞쪽으로 열린 관절주머니. 넙다리뼈는 벌어지고 바깥쪽으로 회전된다.

윤활막(Synovial membrane)과 윤활주머니(bursae)

윤활막(synovial membrane)은 관절주머니(joint capsule)의 아래와 관절의 비관절면에 배열되어 있고 넙다리뼈머리인대를 감싸며, 지지띠섬유(retinacular fibres)와 넙다리뼈목 너머로 젖혀져 계속된다. 엉덩허리근(iliopsoas)의 힘줄과 관절의 앞면 사이는 커다란 윤활주머니(그림 6.68 참조)에 의해 분리되고, 이 큰 주머니는 종종 관절안(joint cavity)과 교통한다.

바깥폐쇄근(obturator externus)의 힘줄은 좀 더 작은 윤활주머니(bursa)에 의해 관절주머니(capsule)로부터 분리되며, 이 작은 주머니 또한 관절과 교통한다.

운동(Movements)

엉덩관절(hip joint)은 뭇축성(multiaxial)이고 굽힘(flexion), 폄(extension), 벌림(abduction), 모음(adduction), 안쪽과 가쪽회전(medial and lateral rotation), 휘돌림(circumduction)이 가능하다.

굽힘(flexion)은 넙다리빗근(sartorius)의 도움을 받아 엉덩허리근(iliopsoas), 넙다리곧은근(rectus femoris)과 두덩근(pectineus)에 의해서 이루어진다. 큰볼기근(gluteus maximus)과 오금근(popliteus)들은 폄근(extensors)들이다. 볼기의 벌림근(abductors)들은 중간볼기근(gluteus medius)과 작은볼기근(gluteus minimus)을 포함하고, 모음(adduction)은 긴모음근(adductor longus), 짧은모음근(adductor brevis), 큰모음근(adductor magnus), 두덩근(pectineus)과 두덩정강근(gracilis)에 의해 이루어진다. 안쪽회전(medial rotation)은 엉덩허리근(iliopsoas), 넙다리근막긴장근(tensor fasciae latae) 및 큰볼기근과 중간볼기근의 앞쪽 섬유에 의해 이루어진다. 가쪽회전(lateral rotation)은 궁둥구멍근(piriformis), 넙다리네모근(quadratus femoris), 바깥폐쇄근(obturator externus), 속폐쇄근(obturator internus) 및 쌍둥이근(gemellus)에 의해 이루어진다.

안정성(Stability)

엉덩관절(hip joint)은 그것의 뼈형태와 넙다리뼈머리가 절구(acetabulum)에 깊이 꼭 들어맞게 형성되어 있기 때문에 매우 안정하다. 다른 중요한 요소들로 관절을 가로지르는 인대들과 근육들도 포함된다. 엉덩넙다리인대(iliofemoral ligament), 두덩넙다리인대(pubofemoral ligament), 궁둥넙다리인대(ischiofemoral ligament) 모두는 폄과 안쪽회전을 제한한다. 특히 엉덩넙다리인대는 체중이 엉덩관절의 가로축 뒤로 작용하고 골반 뒤쪽으로 기울 때, 바로 선자세의 과도한 젖힘(hyperextension)을 막는다.

상관관계(Relations)

관절은 샅고랑인대(inguinal ligament)의 중간지점 뒤에서 깊이 위치하고 있다. 가쪽으로 큰돌기(greater trochanter)는 넙다리뼈목을 덮고 넓적다리의 가쪽면에서 만져진다. 안쪽으로 절구오목(acetabular fossa)(그림 6.71, 6.72)의 얇은 뼈만이 넙다리뼈머리를 골반내의 구조물로부터 분리시키며, 그 구조물들은 안쪽이동(medial displacement)이 수반되는 절구골절(acetabular fracture) 후에 다치기 쉽다. 뒤쪽으로는 뒤탈구(posterior dislocation)에 의해 다칠 수 있는 궁둥신경(sciatic nerve)을 포함한 볼기영역(그림 6.70)의 구조물들이 놓여 있다. 앞쪽으로는 엉덩허리근(iliopsoas)과 넙다리혈관과 신경 등이 관절을 덮고 있다. 바깥폐쇄근(obturator externus)과 모음근(adductor muscles)은 관절의 아래쪽에 위치하고(그림 6.72), 위로는 중간볼기근과 작은볼기근이 놓여있다.

혈액공급(Blood supply)

엉덩관절의 동맥공급은, 특히 넙다리뼈머리와 목의 동맥공급이 임상적으로 중요하다. 관절은 폐쇄동맥(obturator artery), 위볼기동맥(superior gluteal artery), 아래볼기동맥(inferior gluteal artery), 가쪽넙다리휘돌이동맥(lateral femoral circumflex artery), 안쪽넙다리휘돌이동맥(medial femoral circumflex artery)으로부터 나온 가지들을 직접적으로 혹은 동맥연결(anastomosis)을 통하여 받아들인다. 이 연결(그림 6.70)로부터 영양동맥(nutrient arteries)은 지지띠섬유(retinacular fibres) 내에서 순환하다가 넙다리뼈목의 위부분에 있는 구멍으로 들어가서 머리(head)에서 끝이 난다. 목의 위쪽 절반만이 관절주머니에 의해 뒤쪽으로 덮여 있기 때문에, 이 부위의 골절은 관절주머니속골절(intracapsular fracture) 또는 관절주머니밖골절(extracapsular fracture) 둘 중의 하나로 분류될 수 있다. 지지띠섬유(retinacular fibres)가 찢어지는 관절주머니속골절은 넙다리뼈머리로 향하는 혈액

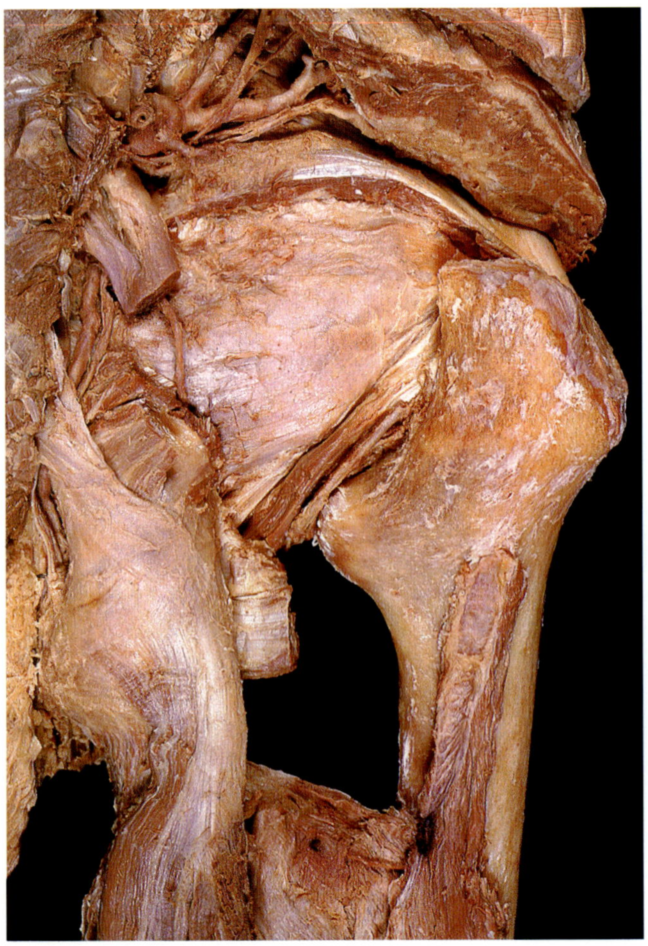

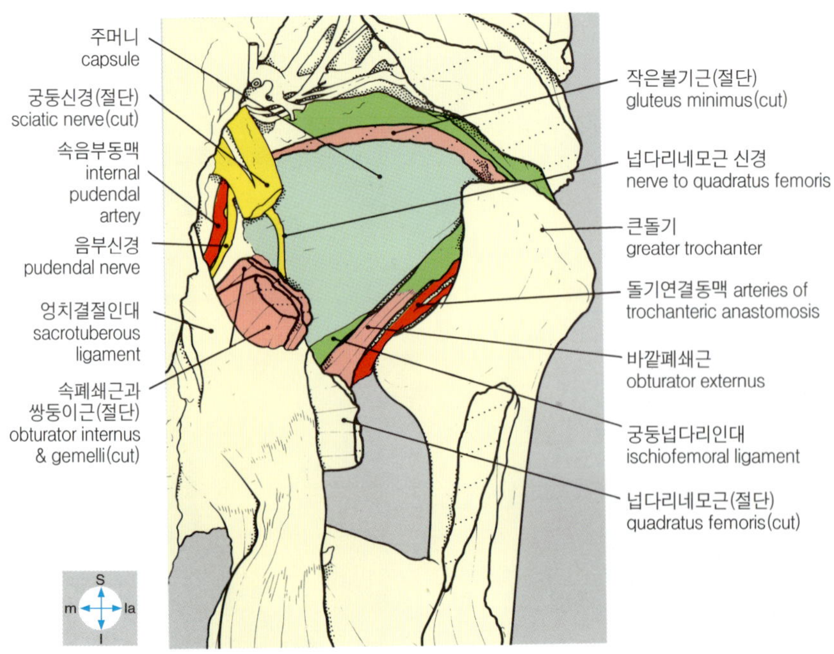

그림 6.70 관절주머니의 뒷면, 궁둥넙다리인대와 인접관계들.

공급의 대부분을 막을 수 있다. 부가적인 혈액공급은 넙다리뼈머리로 가는 넙다리뼈머리인대(ligamentum teres femoris) 내의 폐쇄동맥(obturator artery) 가지와 깊은넙다리동맥(profunda femoris artery)의 관통가지 중의 하나가 넙다리뼈머리와 목에 혈액을 공급하기 위해 뼈몸통으로 들어가는 영양동맥을 거쳐서 들어온다.

신경분포(Nerve supply)

엉덩관절로 들어가는 신경은 넙다리신경(femoral nerve)으로부터 나와 넙다리곧은근(rectus femoris)에 분포하는 신경과, 폐쇄신경(obturator nerve)의 앞갈래로부터 나온 가지들 및 엉치신경얼기(sacral plexus)에서 일어나 넙다리네모근(quadratus femoris)에 분포하는 신경을 포함한다.

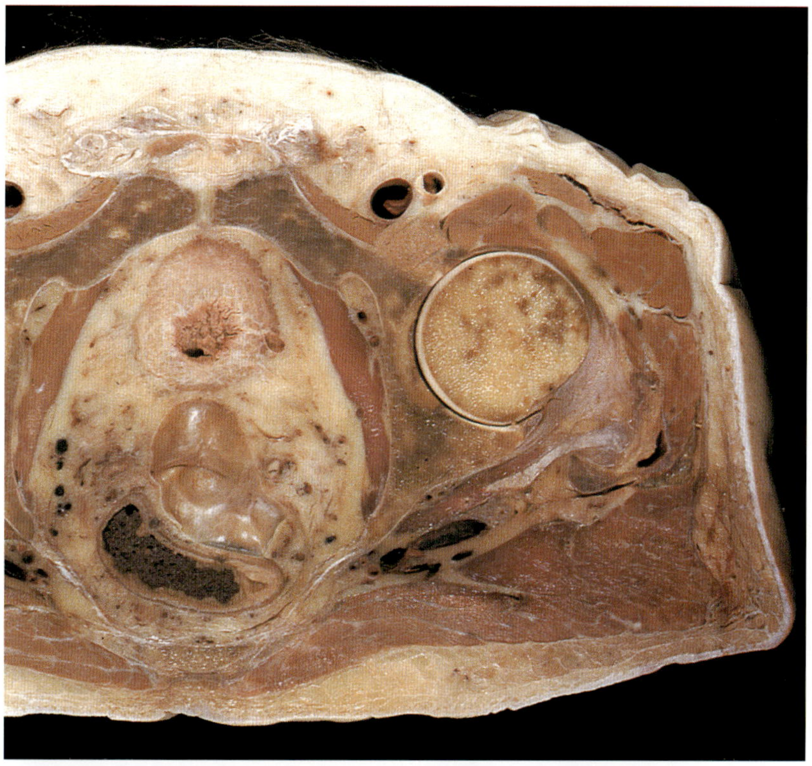

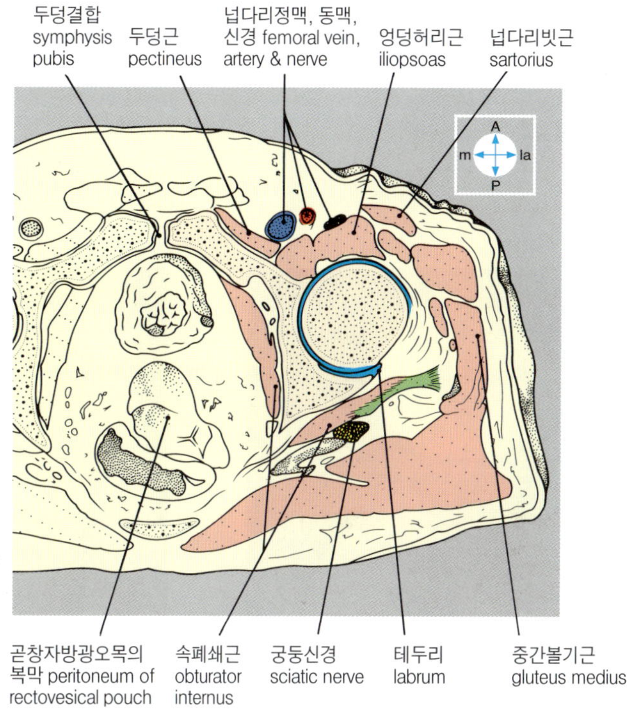

그림 6.71 엉덩관절과 그것의 주위 구조물들을 보여주는 가로단면. 위쪽면. 그림 5.42와 비교.

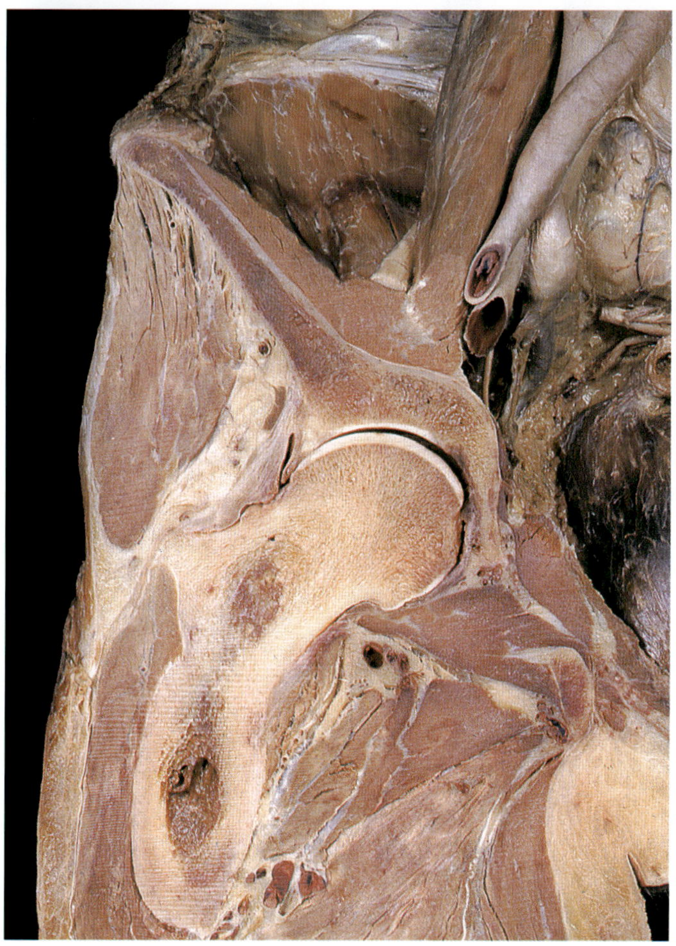

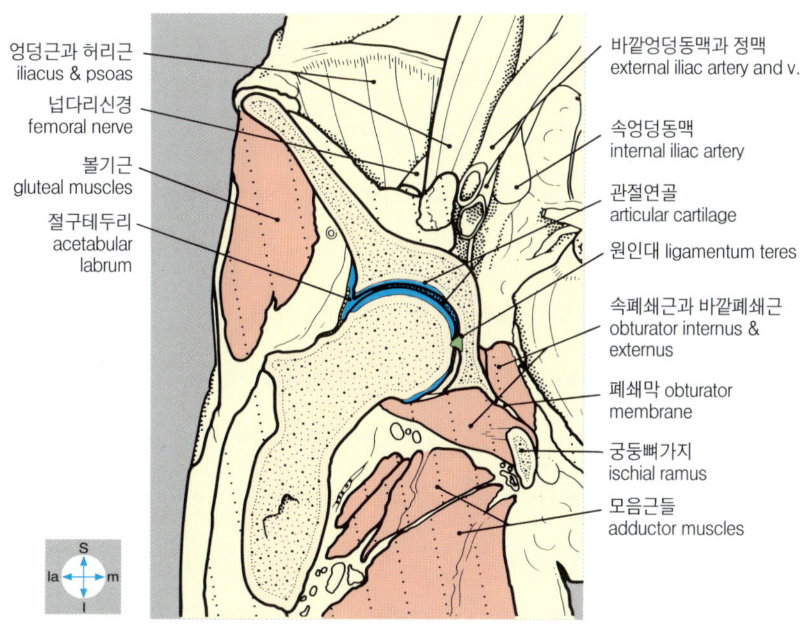

그림 6.72 엉덩관절과 그것의 주위구조물들을 보여주는 관상단면.

무릎관절(Knee joint)

무릎관절은 넙다리뼈(femur)의 먼쪽끝과 정강뼈(tibia)의 몸쪽끝 및 무릎뼈(patella)의 뒷면 사이의 윤활관절(synovial joint)이다(그림 6.73). 광범위한 굽힘과 폄이 가능한 경첩관절(hinge joint)이지만 제한된 가쪽과 안쪽회전도 약간 일어난다. 관절은 앞쪽과 가쪽으로는 비교적 얕고 그 부위에서는 몇몇 뼈들의 형태가 만져지지만 뒤쪽으로는 다리오금(popliteal fossa)의 바닥에 깊이 놓여 있기 때문에 접근하기가 어렵다(그림 6.74).

앞쪽으로 무릎인대(patellar ligament)(그림 6.75)는 무릎뼈의 꼭대기부터 정강뼈결절(tibial tubercle)까지 지나간다. 쉽게 만져지며, 임상적으로 뻗침반사(stretch reflex)를 확인하는데 이용된다.

관절면(Articular surface)

넙다리뼈의 안쪽과 가쪽관절융기(condyle)는 유리연골(hyaline cartilage)로 덮인 관절면을 가지며, 유리연골은 관절면의 아래면과 뒷면에 걸쳐 뻗어 있고 정강뼈(tibia)에 있는 각각의 관절융기와 관절한다(그림 6.73). 넙다리뼈(femur)의 앞쪽에는 무릎관절면이 있고, 뒤쪽으로 깊은 관절융기사이오목(intercodylar fossa)이 두 개의 관절융기를 분리시킨다. 정강뼈관절융기(tibial condyle)에 있는 관절부분은 융기사이융기(intercondylar eminence)에 의해 분리되고, 가쪽관절부분은 안쪽부분에 비해 더 편평하고 작다(그림 6.73).

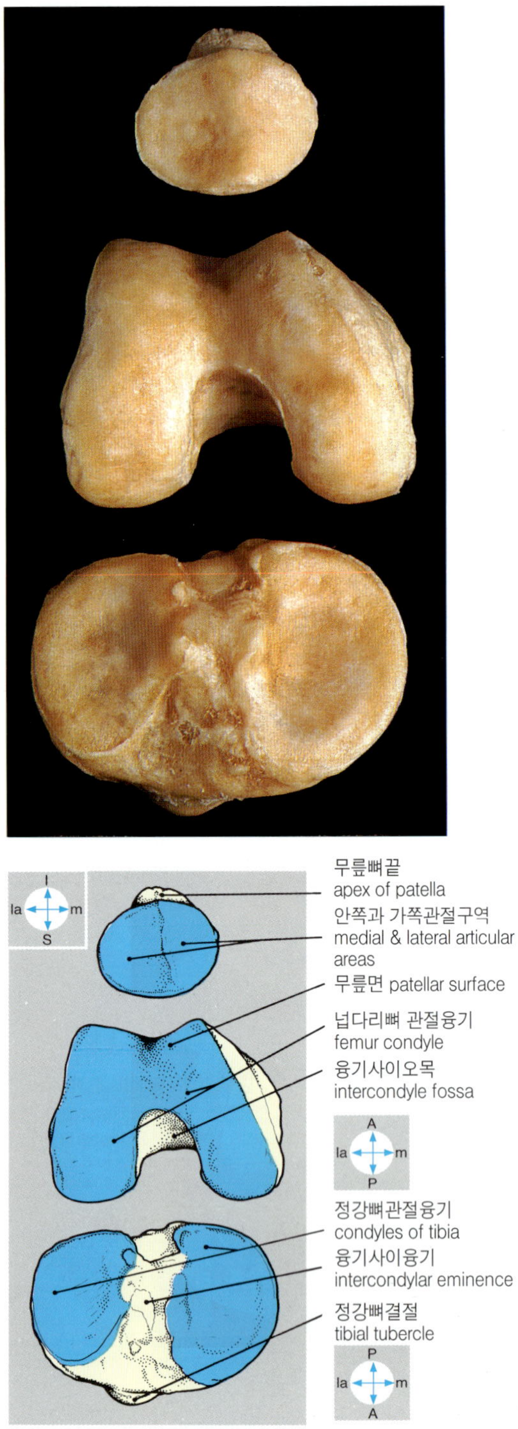

그림 6.73 무릎뼈와 넙다리뼈 및 정강뼈 tibia의 관절면.

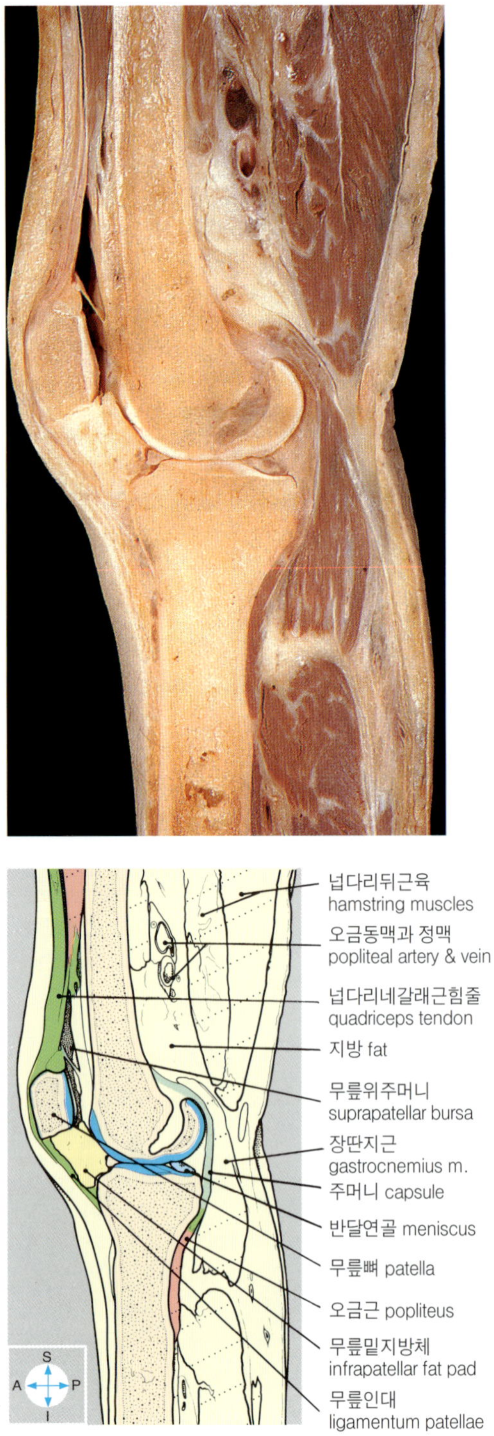

그림 6.74 관절면과 상관관계를 보여주는 무릎관절을 지나는 시상단면.

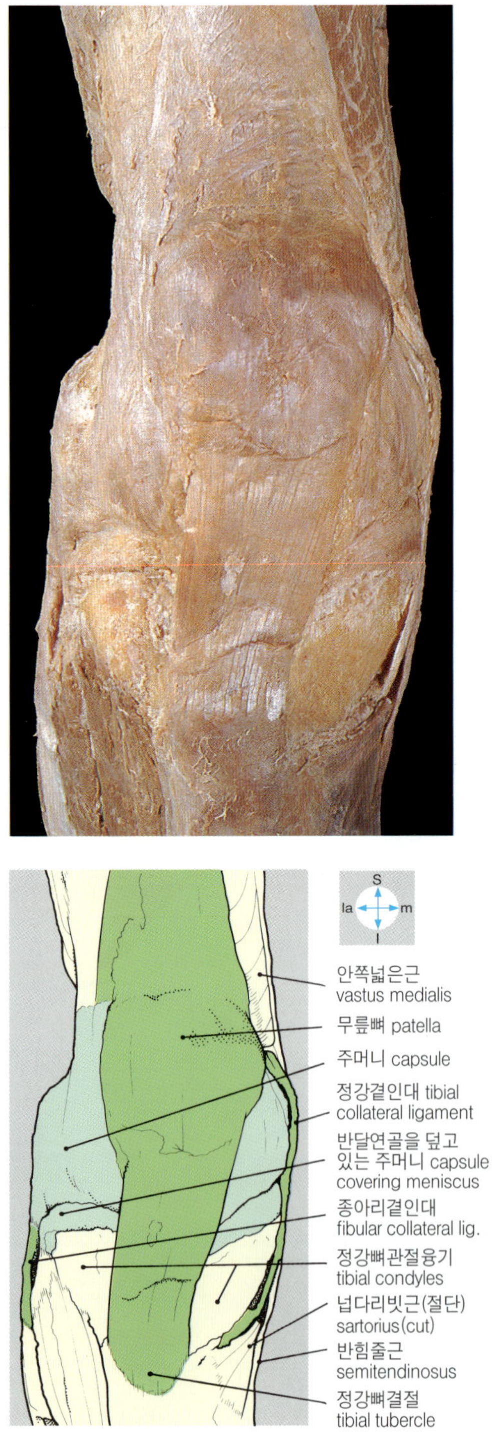

그림 6.75 무릎인대, 주머니, 곁인대를 보여주는 앞쪽면의 얕은층 해부.

관절주머니(Joint capsule)

관절주머니(joint capsule)는 앞쪽에서는 앞뒤로는 얇지만 양옆으로는 강한 곁인대(collateral ligaments)에 의해 강화되어 있다. 넙다리뼈(femur)의 면에서 관절주머니(capsule)의 부착은 위관절융기(epicondyle)까지 뻗어 있다. 뒤쪽으로는 그것은 관절융기의 위 가장자리(그림 6.76, 6.78)와 관절융기사이선(intercondylar line)을 따라 부착하며 앞쪽으로는 몸쪽으로 뻗어서(그림 6.75; 그림 6.79, 6.81 참조) 무릎위주머니(suprapatellar bursa)를 형성하는 윤활막을 수용한다.

정강뼈(tibia)에서 주머니(capsule)는 관절 가장자리 가까이에 부착한다. 관절의 각 면에서 주머니(capsule)의 관절 가장자리부분은 관절반달(articular meniscus)의 바깥 모서리를 넙다리뼈(femur)와 정강뼈에 느슨하게 고정시키고 무릎관상인대(coronary ligament of knee)라고 불린다. 뒤쪽으로 주머니(capsule)의 부착은 아래쪽으로 기울어 관절융기사이영역의 뒷부분을 포함하고, 앞쪽으로는 정강뼈결절(tibial tubercle) 바로 아래까지 내려가 부착된다. 무릎뼈(patella)에서 주머니(capsule)는 관절 가장자리 근처에 부착되어 있다.

뒤쪽으로 반막근(semimembranosus)이 닿는 곳을 지나 위가쪽으로 가며 빗오금인대(oblique popliteal ligament)를 형성하고, 빗오금인대는 주머니(capsule)를 강화한다. 관절주머니(joint capsule) 뒤쪽 부분이 오금근(popliteus)에 의해 관통되는 곳에서 두터워져 활꼴인대(arcuate ligament)를 형성한다(그림 6.76).

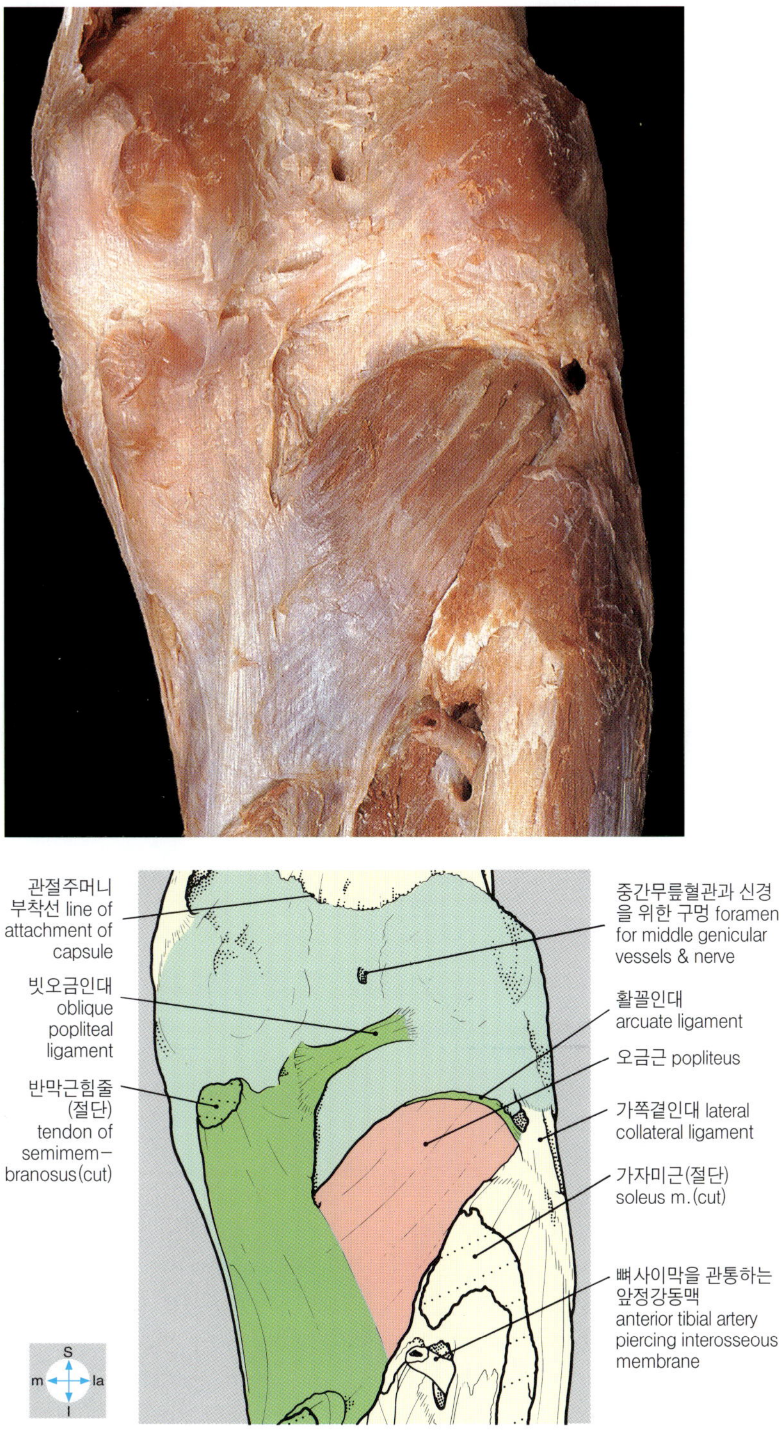

그림 6.76 관절주머니 joint capsule와 오금근 popliteus 및 반막근 semimembranosus의 닿는곳을 보여주는 관절의 뒷면.

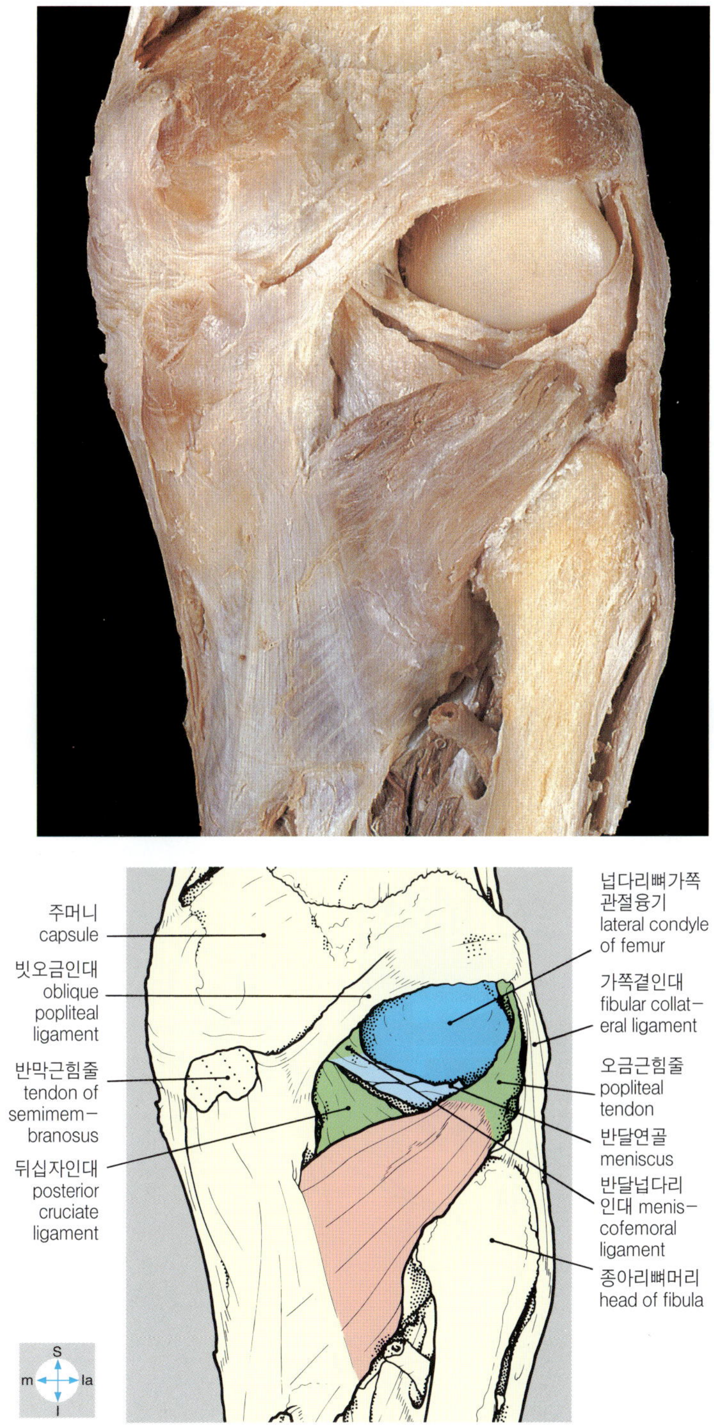

그림 6.77 관절주머니의 부분 제거는 반달넙다리인대와 뒤십자인대 및 오금근힘줄을 보여준다.

곁인대(collateral ligaments)

관절 안쪽에 두터운 안쪽곁인대(tibial collateral ligament)(그림 6.79)가 넓게 퍼져있고 그것은 넙다리뼈(femur) 위관절융기(epicondyle)로부터 정강뼈(tibia) 피부밑면의 위부분까지 내려간다. 그것의 깊은 면은 관절반달의 운동을 줄이는 안쪽반달(medial meniscus)의 바깥 가장자리에 부착되어 있다(그림 6.78). 가쪽에서 끈과 같은 가쪽곁인대(fibular collateral ligament)(그림 6.80)는 넙다리뼈(femur)의 가쪽관절융기(lateral condyle)로부터 붓돌기(styloid process)와 종아리뼈머리(head of fibula)까지 내려가며 오금근힘줄(popliteal tendon)에 의해 가쪽반달(lateral meniscus)로부터 분리된다(그림 6.78).

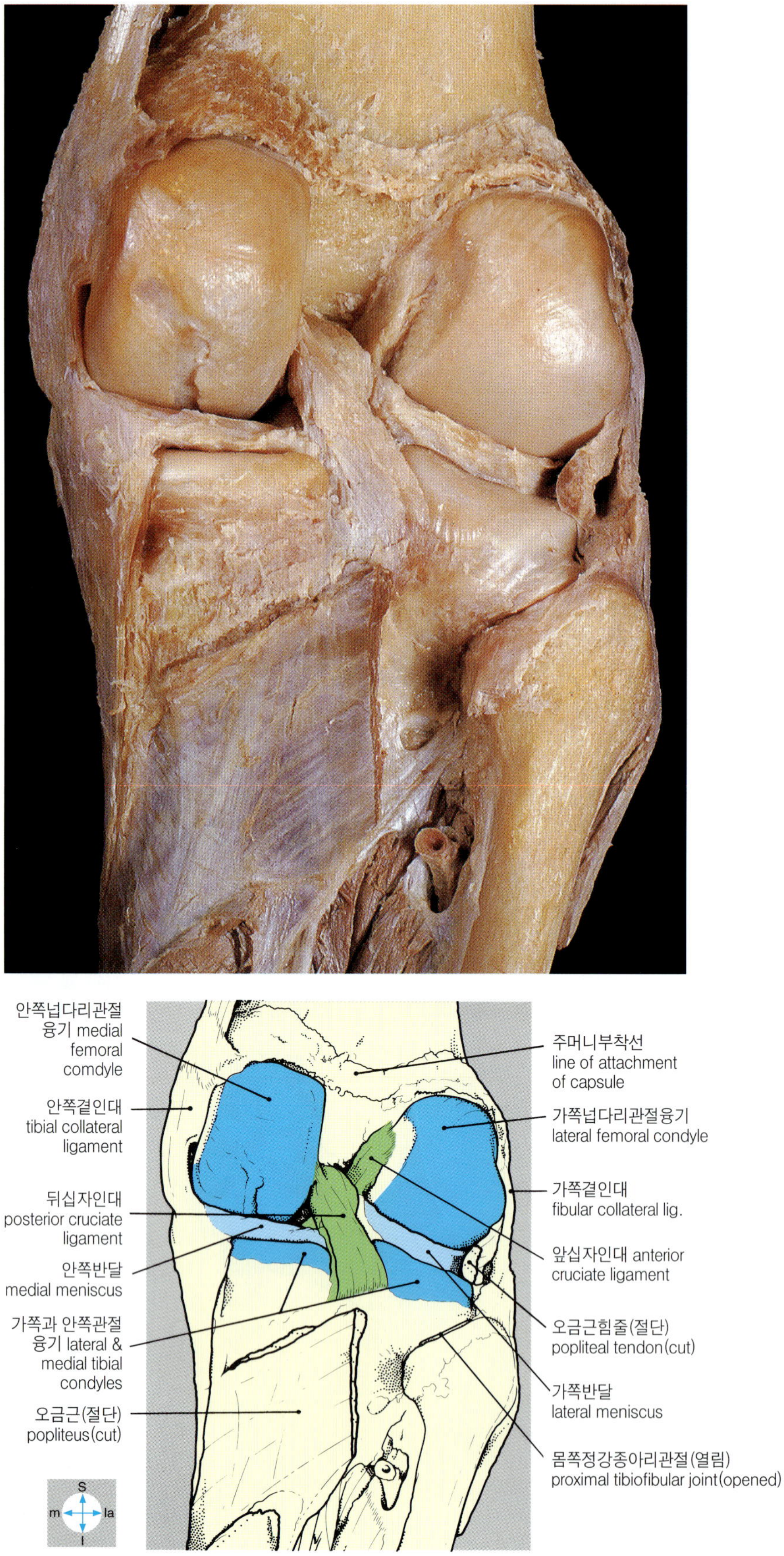

그림 6.78 관절주머니의 뒤쪽부분은 십자인대와 관절반달을 보여주기 위해 제거되었다.

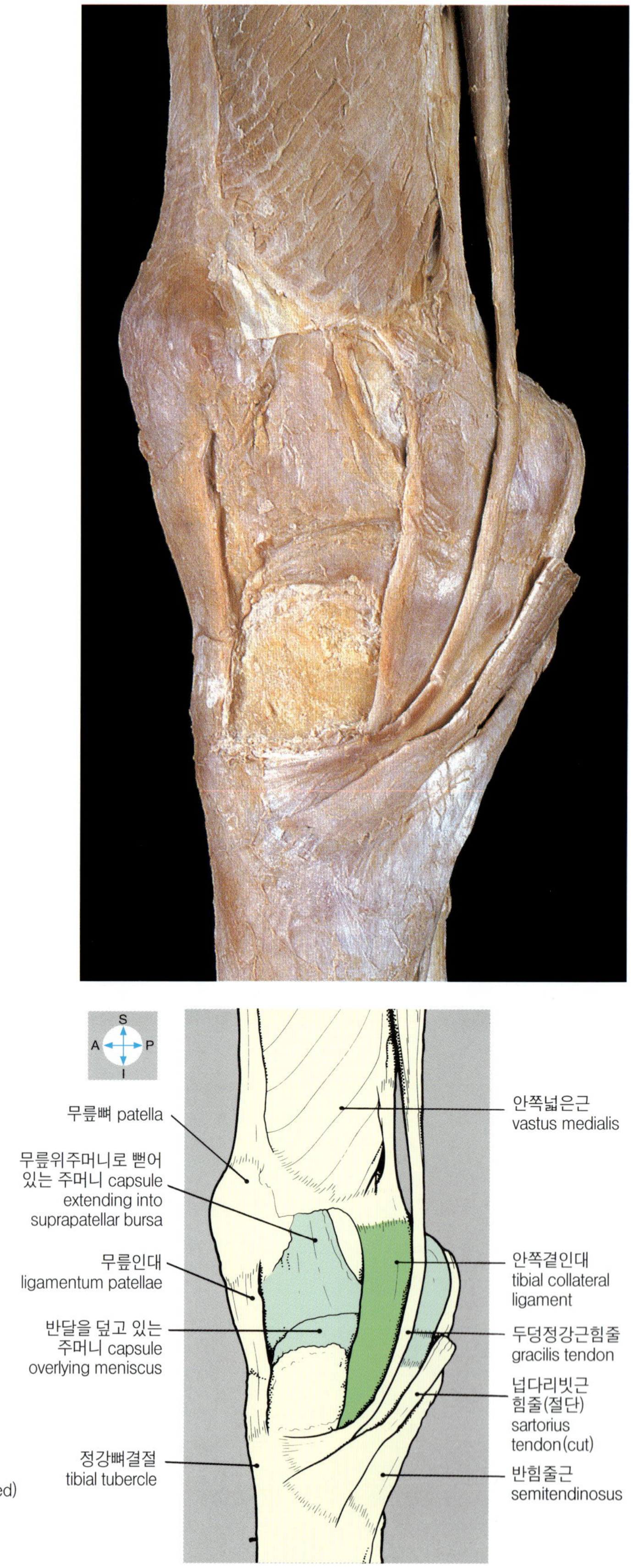

그림 6.79 안쪽곁인대, 관절주머니와 넙다리빗근의 닿는 곳, 두덩정강근과 반막근을 보여주는 안쪽면의 얕은층 해부.

관절주머니속인대 (Intracapsular ligaments)

관절주머니속인대는 앞십자인대(anterior cruciate ligament)와 뒤십자인대(posterior cruciate ligament) 및 반달넙다리인대(meniscofemoral ligament)를 포함한다.

십자인대(그림 6.78)는 정강뼈(tibia)의 융기사이융기(intercondylar eminence)에 부착한 위치에 따라 이름 지어진다(그림 6.82 참조). 앞쪽인대는 위쪽, 뒤쪽 및 가쪽으로 지나가서 넙다리뼈(femur) 가쪽관절융기의 안쪽면에 부착한다. 뒤쪽인대는 위쪽, 앞쪽 및 안쪽으로 지나가서(그림 6.78) 넙다리뼈(femur) 안쪽관절융기의 가쪽면에 부착한다. 반달넙다리인대(meniscofemoral ligament)는 뒤십자인대(posterior cruciate ligament)에 인접해 있고(그림 6.77) 뒤십자인대(posterior cruciate ligament)의 넙다리뼈(femur) 부착 가까이 가쪽관절반달의 뒤쪽 모서리에 부착한다. 반달넙다리인대는 정강뼈(tibia) 위의 넙다리뼈(femur)가 회전하는 동안 관절반달을 안정시킨다. 관절주머니(joint capsule) 내에 있음에도 불구하고, 십자인대와 반달넙다리인대(meniscofemoral ligament)는 윤활막의 접힌 부위에 의해 덮여 있고, 따라서 윤활공간(synovial cavity) 안에 있는 것은 아니다.

관절반달(Articular meniscus)

안쪽과 가쪽관절반달은 C자 형태이며(그림 6.82), 앞뿔과 뒤뿔은 정강뼈(tibia)의 융기사이융기(intercondylar eminence)와 바깥 모서리에 부착되어 관절주머니(joint capsule)와 연결된다. 반달은 크기와 모양이 다르며, 안쪽반달(medial meniscus)은 약간 더 크지만 좁아서 가쪽반달(lateral meniscus)의 뿔(horn)들을 둘러싼다. 또한 안쪽반달(medial meniscus)은 안쪽곁인대에 부착하고 가로절단면에서 그것은 가쪽반달(lateral meniscus)보다 더 깊이 있다. 가로인대(transverse ligament)(그림 6.82 참조)는 안쪽반달(medial meniscus)의 앞뿔을 가쪽반달(lateral meniscus)의 앞면과 연결시킨다.

무릎밑지방체(Infrapatellar fat pad)

무릎인대(patellar ligament) 깊이 많은 양의 지방이 있으며(그림 6.74 참조), 이것은 윤활막을 관절 아래에까지 부풀린다. 윤활막의 주름인 날개주름(alar fold)(그림 6.81)은 주 지방으로부터 어느 한쪽으로 뻗어 있으며, 다른 주름인 점액인대(ligamentum mucosum)는 관절융기사이의 앞부분과 무릎뼈(patella) 아래 가장자리 사이의 정중선에 놓여 있다.

윤활막(Synovial membrane)과 윤활주머니(bursae)

윤활막은 관절주머니(joint capsule) 안쪽을 덮고 있지만 관절반달을 덮지는 않는다. 넙다리뼈에서 그것은 융기사이패임(intercondylar notch)의 가장자리에 부착되어 있고 십자인대(cruciate ligaments)의 앞과 양옆을 덮고 있다. 윤활막은 또한 무릎밑지방체(infrapatellar fat pad)와 오금근(popliteus)의 힘줄을 덮고 있다.

무릎위주머니(suprapatellar bursa)(그림 6.81; 그림 6.74 참조)는 윤활막의 큰 주머니(capsule)이며 몸쪽으로 한 뼘 정도 지나가서 넙다리네갈래근(rectus femoris) 깊이 무릎뼈(patella)의 위모서리에 이른다. 중간넓은근(vastus intermedius)의 일부가 무릎위주머니에 부착한다. 주머니는 관절의 윤활공간과 이어져 있기 때문에 액체를 관절내로 주입하던지 혹은 관절로부터 회수하는 길을 제공한다. 관절에 상처가 생기면 액체는 무릎위주머니(suprapatellar bursa)에 누적이 되고 무릎 주위의 전형적인 비대를 일으킨다. 몇몇 다른 주머니는 무릎관절 근처에 위치하고 커지기도 해서 융기를 일으킨다. 관절주머니(joint capsule)와 장딴지근(gastrocnemius)의 두 갈래 사이에 있는 주머니는 종종 무릎관절과 교통하고 안쪽갈래 아래에 있는 주머니는 또한 반막근주머니(bursa of semimembranosus)와 교통한다. 관절과 교통하지 않는 다른 주머니는 무릎뼈(patella)와 무릎인대(ligamentum patellae)를 각각 덮고 있는 피부 아래의 무릎앞주머니(prepatellar bursa)와 무릎밑주머니(subpatellar bursa)이다.

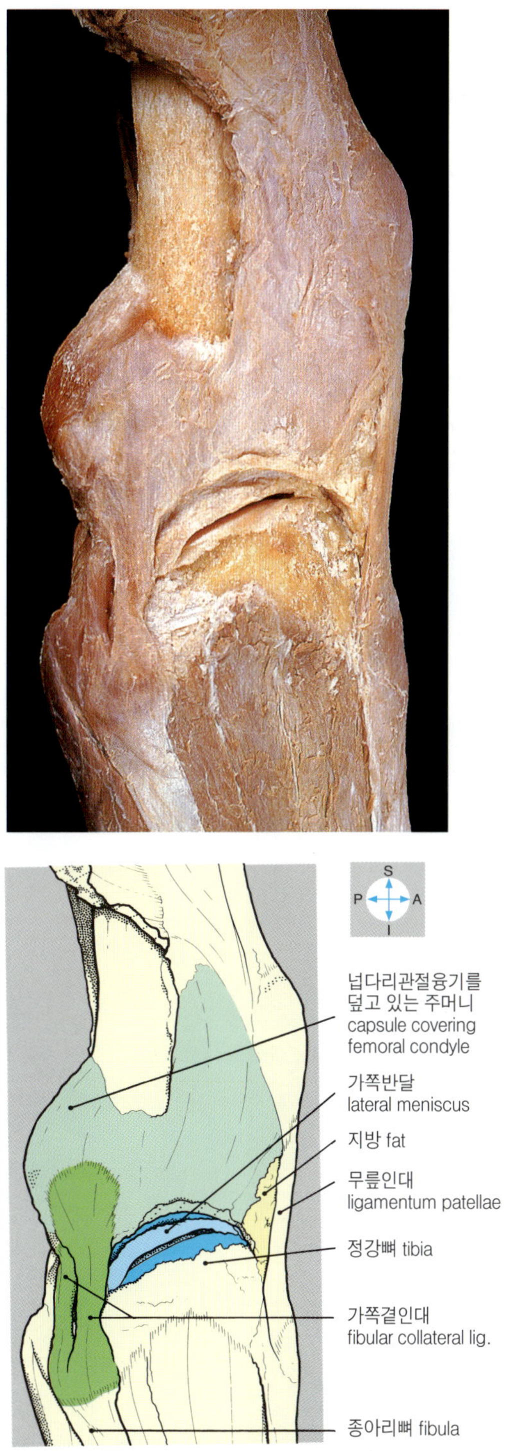

그림 6.80 관절주머니 부분을 제거해서 노출되는 곁인대와 관절반달을 보여 주는 관절의 가쪽면.

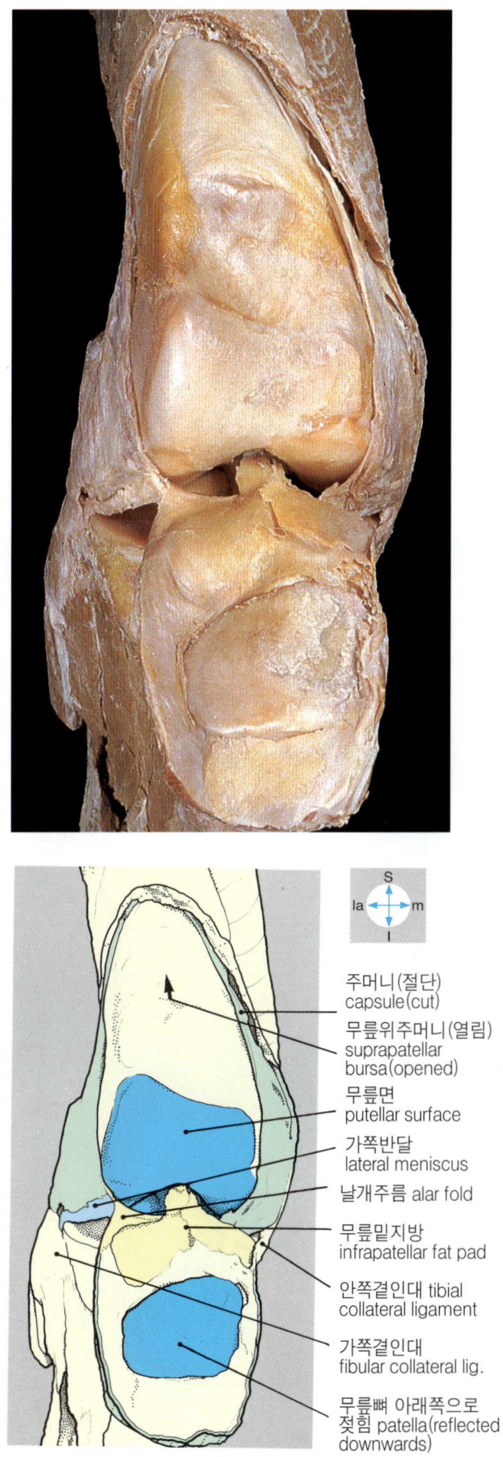

그림 6.81 관절주머니를 앞쪽으로 열어서 무릎뼈를 아래로 젖혀서 노출된 관절 아래.

오금근(Popliteus)

오금근은 정강뼈 부착(tibial attachment)으로부터 위가쪽으로 지나가서(그림 6.76 참조), 무릎관절주머니(capsule of knee joint)의 뒤면을 관통해서 십자인대 깊이 이른다. 관절 내에서 윤활막으로 덮여 있는 힘줄은 가쪽반달(lateral meniscus)의 뒤모서리와 가쪽위관절융기 바로 아래 넙다리뼈(femur)에 부착한다(그림 6.77 참조). 오금근에는 정강신경(tibial nerve)이 분포하며 작용은 다음과 같다.

운동(Movements)

무릎관절의 주요 운동은 굽힘과 폄이다. 굽힘(flexion)은 주로 장딴지근(gastrocnemius)의 두 갈래의 도움을 받아 넙다리뒤근육들(hamstrings; 반막근, 반힘줄근, 넙다리두갈래근)에 의해서 일어난다. 폄(extension)은 무릎인대(ligamentum patellae)를 거쳐 작용하는 넙다리네갈래근(quadriceps femoris)에 의해서 일어난다. 큰볼기근(gluteus maximus)은 엉덩정강근막띠(iliotibial tract)를 통해 무릎을 편 자세에서 무릎의 안정성을 유지한다.

관절면의 생김새 때문에 넓적다리는 펴는 과정 나중 단계 동안 안쪽으로 회전한다. 가쪽관절융기와 관절반달(반달넙다리인대 때문에 일제히 움직임)은 가쪽정강관절융기에서 앞으로 미끄러지며, 안쪽관절융기는 안쪽반달(medial meniscus)에서 펴는 운동을 완성한다. 완전히 펴는 과정은 안쪽회전이 끝남으로써 이루어지고 그 이상의 운동은 곁인대(collateral ligaments)와 빗오금인대(oblique popliteal ligament)에 의해 저해된다. 굽힘의 초기 단계 동안 정강뼈(tibia)에서 넙다리뼈(femur)의 가쪽회전은 가쪽반달(lateral meniscus)을 뒤쪽으로 답아 당기는 오금근에 의해서 이루어진다. 굽힘과 펴는 과정 동안 무릎뼈(patella)는 넙다리뼈(femur)의 무릎뼈(patella)면 위로 미끄러진다.

넙다리뼈(femur)에서 정강뼈(tibia)의 다소 활동적인 회전은 무릎이 굽혀졌지만 체중을 견디는 자세가 아닐 때 일어날 수 있다. 넙다리빗근(sartorius), 두덩정강근(gracilis) 및 반힘줄근(semitendinosus)은 안쪽으로 회전하고 넙다리두갈래근(long head of biceps femoris)은 가쪽으로 회전한다.

안정성(Stability)

무릎관절은 매우 안정적이다. 가장 중요한 요소는 근육 상태와 특히 넙다리네갈래근의 인대들이다. 십자인대는 정강뼈(tibia)에서 과도한 앞뒤 움직임을 막아줌으로써 넙다리뼈(femur)를 안정시킨다. 곁인대는 안쪽과 가쪽의 안정성을 돕고 엉덩정강근막띠(iliotibial tract)는 펴는 과정에서 무릎을 안정시킨다. 빗오금인대(oblique popliteal ligament)와 함께 이 모든 인대들은 무릎이 과도하게 펴지는 것을 막는다.

정강뼈(tibia)와 관계하는 넙다리뼈(femur)의 경사 때문에 넙다리네갈래근(quadriceps femoris)의 수축은 무릎뼈(patella)를 가쪽으로 이동시키려는 경향이 있다. 이러한 이동은 첫째, 안쪽무릎모서리에 닿는 중간넓은근(vastus intermedius)의 가장 아래쪽 섬유에 의해서 방지된다. 이 근육의 활동적인 수축은 무릎뼈(patella)의 가쪽 움직임에 저항한다. 둘째, 가쪽 무릎뼈(patella) 움직임을 기능적으로 어렵게 하는 넙다리뼈(femur) 관절융기의 큰 크기와 돌기에 의해서 저해된다.

신경분포(Innervation)

넙다리신경(femoral nerve), 폐쇄신경(obturator nerve) 및 궁둥신경(sciatic nerve)으로부터 나온 가지들은 관절에 분포하고, 넙다리신경(femoral nerve)으로부터 나온 감각섬유들은 넓은근(vastus muscles)과 넙다리빗근(sartorius)으로 가는 운동신경가지들과 같이 주행한다. 궁둥신경(sciatic nerve)의 정강신경(tibial nerve)과 온종아리신경(common fibular nerve)으로부터 나온 무릎가지들(genicular branches)은 폐쇄신경(obturator nerve)의 뒤갈래로부터 나온 신경섬유들과 함께 관절에 분포한다.

혈액공급(Blood supply)

무릎관절은 오금동맥(popliteal artery)과 앞정강동맥(anterior tibial artery) 및 뒤정강동맥(posterior tibial artery)의 가지로 이루어지는 광범위한 무릎동맥(genicular arteries)의 연결로부터 혈액을 공급받는다.

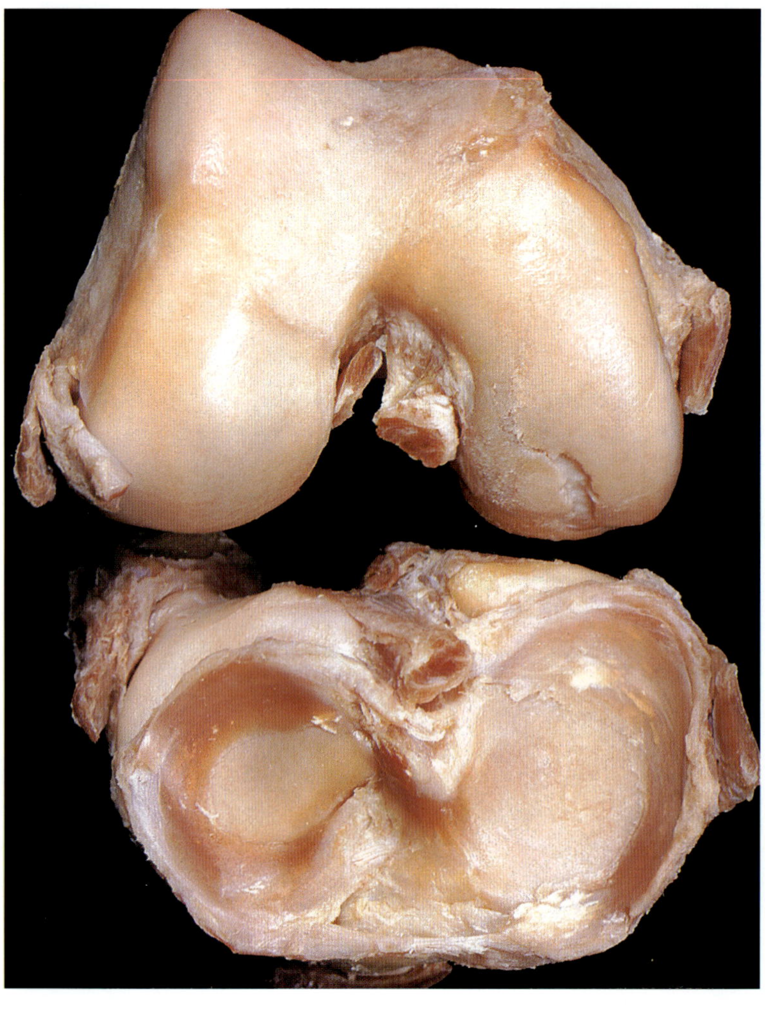

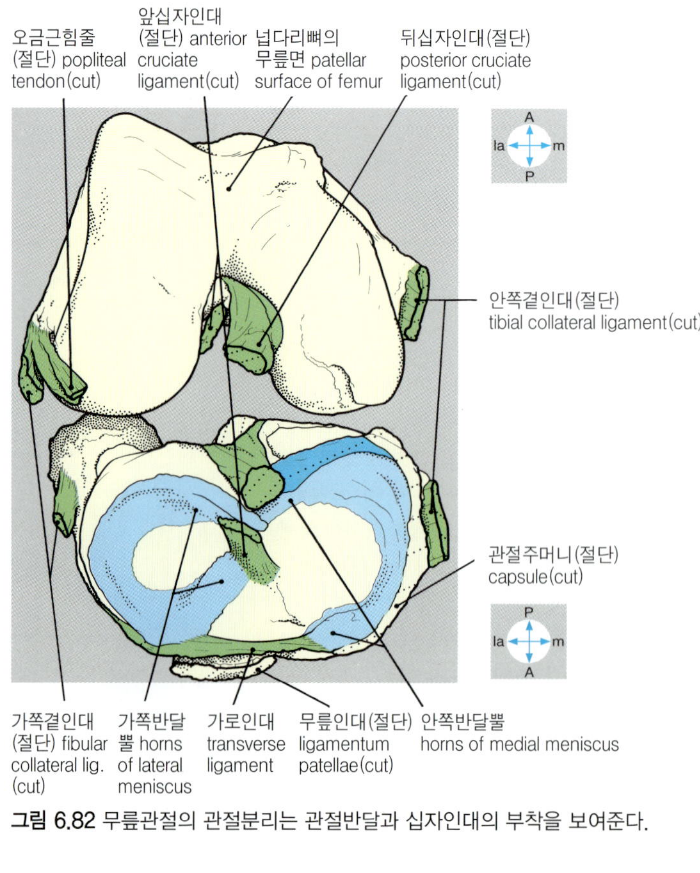

그림 6.82 무릎관절의 관절분리는 관절반달과 십자인대의 부착을 보여준다.

정강종아리관절(Tibiofibular joint)

정강뼈(tibia)와 종아리뼈(fibula)는 몸쪽과 먼쪽의 정강종아리관절에서 관절하고 또한 그 뼈들의 뼈사이모서리(interosseous border)를 잇는 뼈사이막(interosseous membrane)에 의해 연결되며 종아리의 굽힘근칸(flexor compartment)과 폄근칸(extensor compartment)을 분리한다.

몸쪽정강종아리관절(proximal tibiofibular joint)은 정강뼈(tibia)의 가쪽관절융기(lateral condyle)와 종아리뼈머리(head of fibula) 사이의 편평한 경첩관절(hinge joint)이며, 온종아리신경(common fibular nerve)이 분포한다. 관절주머니(joint capsule)는 앞인대와 뒤인대에 의해 강화되고, 윤활공간은 무릎관절과 교통하지 않는다.

정강뼈(tibia)와 종아리뼈(fibula)의 아래끝에서 마주보는 삼각면은 뼈사이인대(interosseous ligaments)에 의해 경계가 이루어지고 먼쪽정강종아리관절(distal tibiofibular joint)을 형성하며, 앞정강종아리인대(anterior tibiofibular ligament)와 뒤정강종아리인대(posterior tibiofibular ligament)에 의해 강화된다. 아래쪽에 펼쳐진 뒤인대인 가로인대(transverse ligament)는 발목관절의 관절면에 기여한다(그림 6.85 참조). 그 관절공간은 종종 정강뼈(tibia)와 종아리뼈(fibula) 사이에 짧게 뻗어있다. 발목은 복사뼈들의 분리를 막아주는 먼쪽정강종아리관절의 인대들에 의해 안정된다. 깊은종아리신경(deep fibular nerve)과 정강신경(tibial nerve)이 분포한다.

아주 작은 움직임이 정강종아리관절에서 일어나지만, 종아리뼈(fibula)의 작은 회전이 발목의 굽힘과 폄 동안에 일어난다.

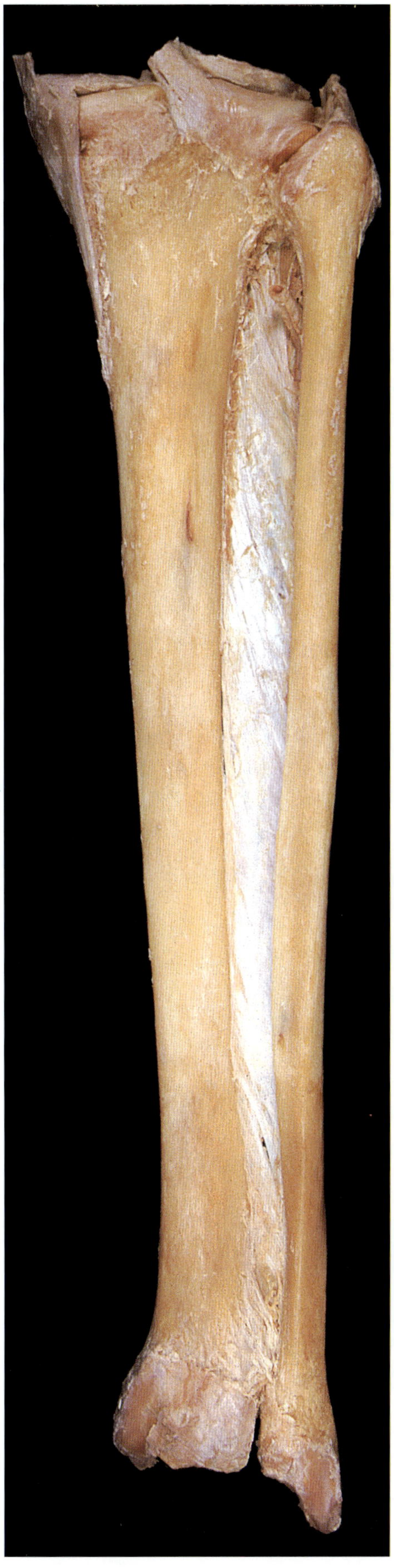

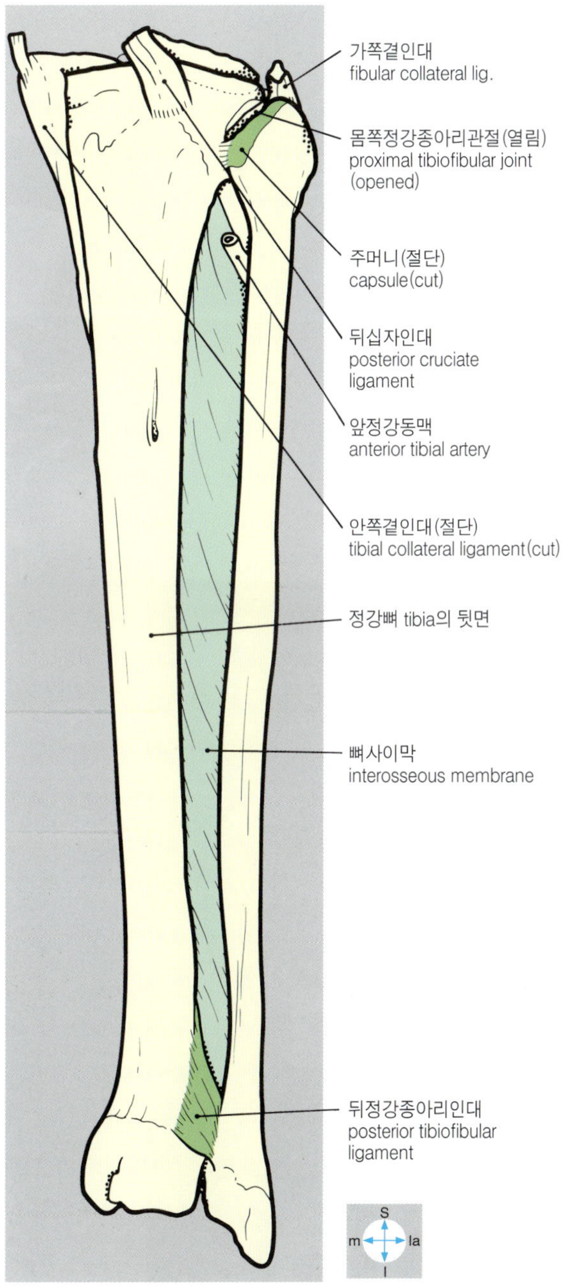

그림 6.83 정강종아리관절과 뼈사이막을 보여주는 정강뼈와 종아리뼈의 뒷면. 정강종아리인대의 아래 부분은 제거되었다.

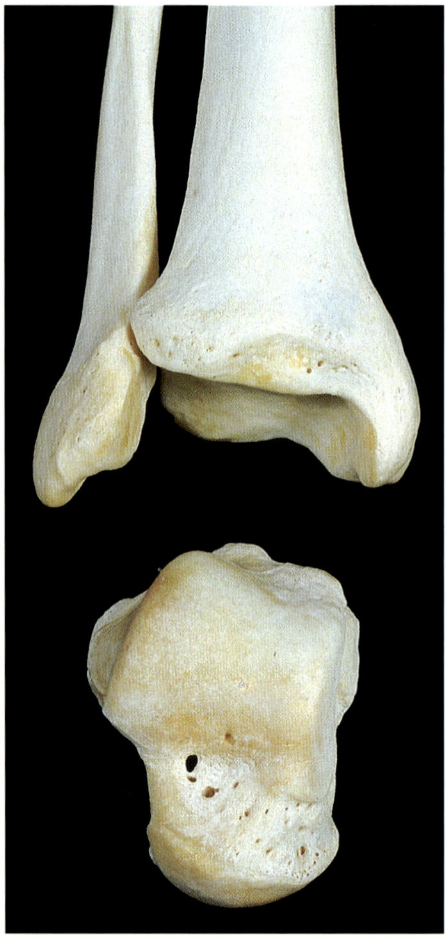

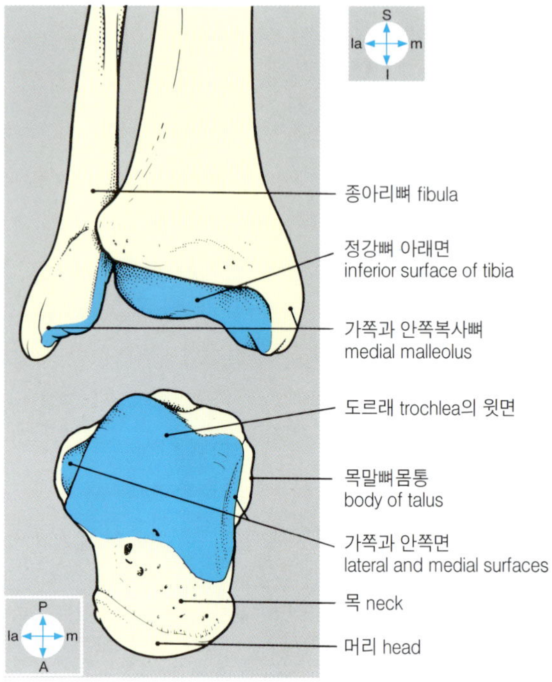

그림 6.84 관절면을 보여주는 무릎관절의 뼈들.

발목관절(Ankle joint)

발목관절은 정강뼈(tibia)와 종아리뼈(fibula)의 아래끝과 목말뼈(talus)의 윗부분 사이의 윤활경첩관절(synovial hinge joint)이며(그림 6.84), 모든 관절면은 유리연골(hyaline cartilage)에 의해 덮여 있다. 몸쪽관절면은 정강뼈(tibia)의 먼쪽끝과 안쪽복사뼈(medial malleolus)와 가쪽복사뼈(lateral malleolus)를 포함하고, 그것들은 함께 깊은 소켓을 형성하며(그림 6.85) 뒤쪽으로 가로정강종아리인대(transverse tibiofibular ligament)에 의해 끝난다. 소켓은 뒤쪽보다는 앞쪽이 더 넓고, 쐐기 형태(그림 6.86)인 목말뼈(talus)의 윗부분과 완전히 일치한다. 목말뼈(talus) 가쪽에 있는 관절면은 안쪽에 있는 관절면보다 더 크다.

관절주머니(Joint capsule)와 윤활막(Synovial membrane)

섬유주머니는 관절면의 가장자리에 부착하고 있지만, 앞쪽으로 뻗어서 목말뼈목(neck of talus)에 이른다(그림 6.86). 주머니(capsule)는 앞쪽과 뒤쪽에서 얇지만, 인대들에 의해서 각 면에서 강화되어 있다. 윤활막은 주머니(capsule) 속으로 배열해 있고 목말뼈목(neck of talus)의 관절속부분을 덮고 있다.

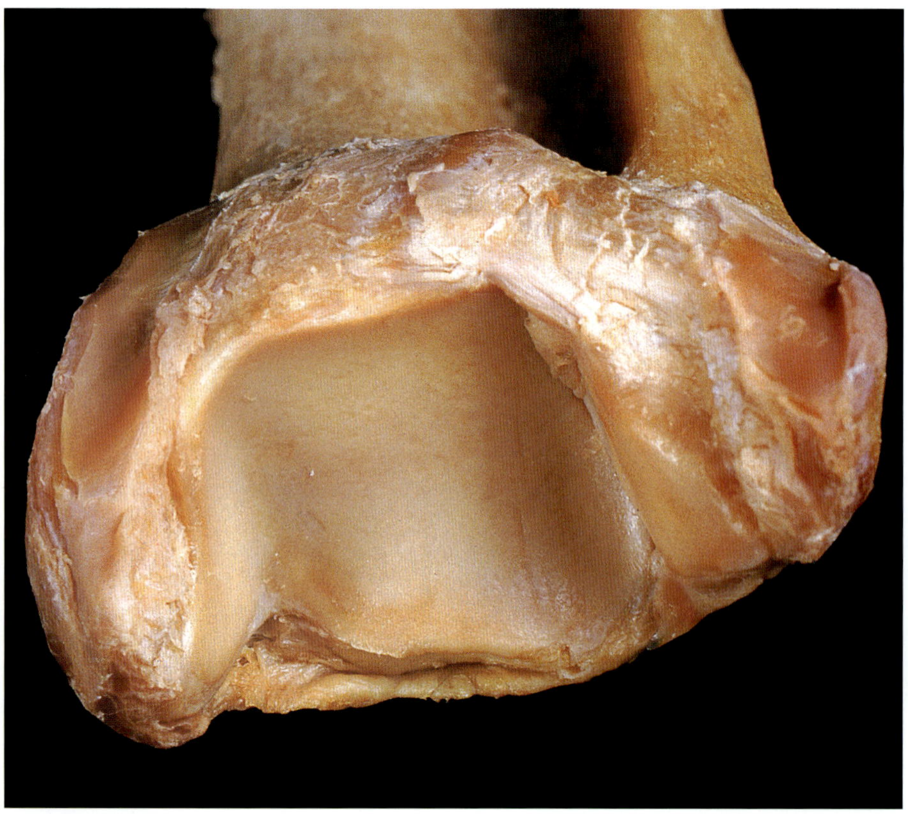

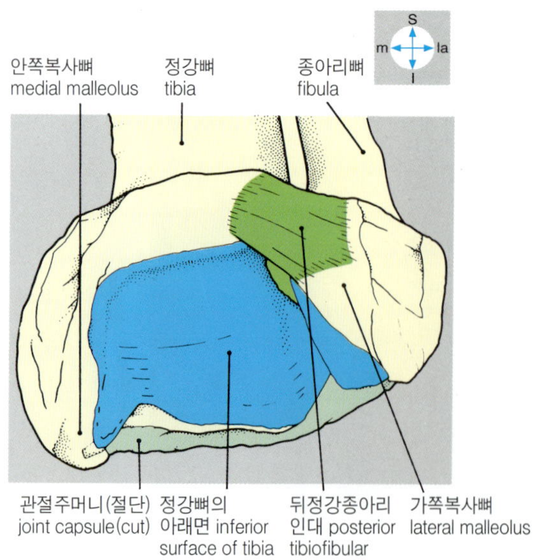

그림 6.85 발목관절의 쐐기형태의 관절 소켓을 보여주는 비스듬한 아래쪽 모습.

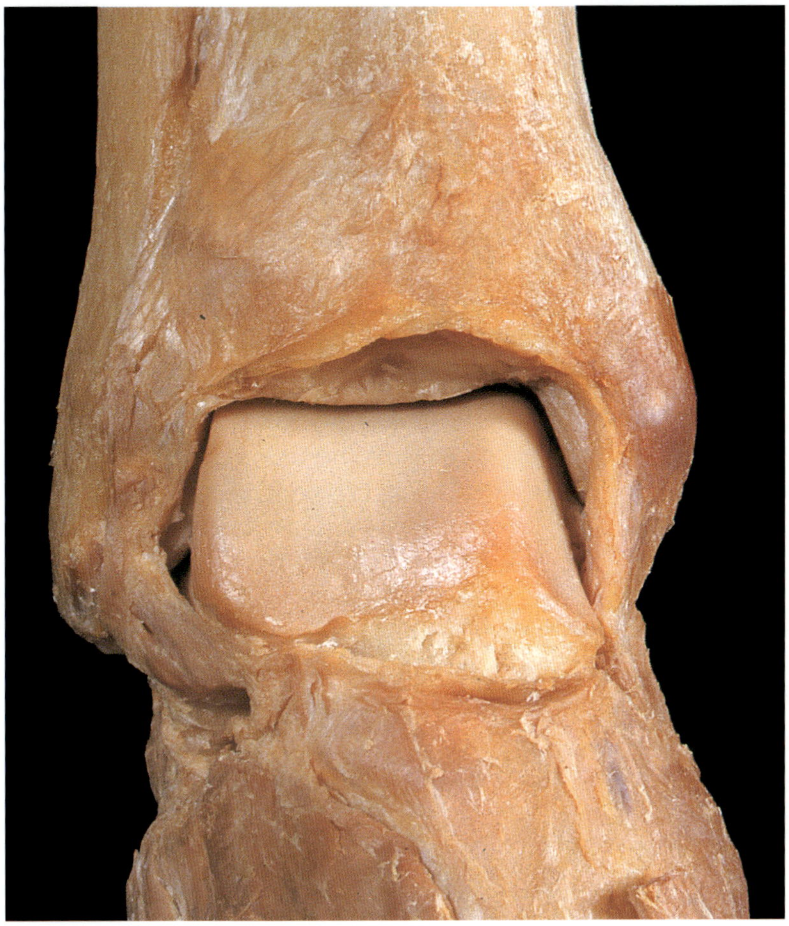

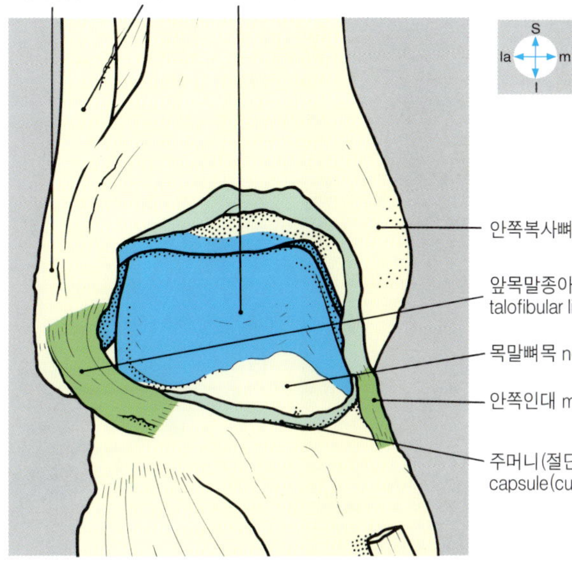

그림 6.86 관절주머니를 제거해서 노출된 관절면을 보여주는 발목관절의 앞모습.

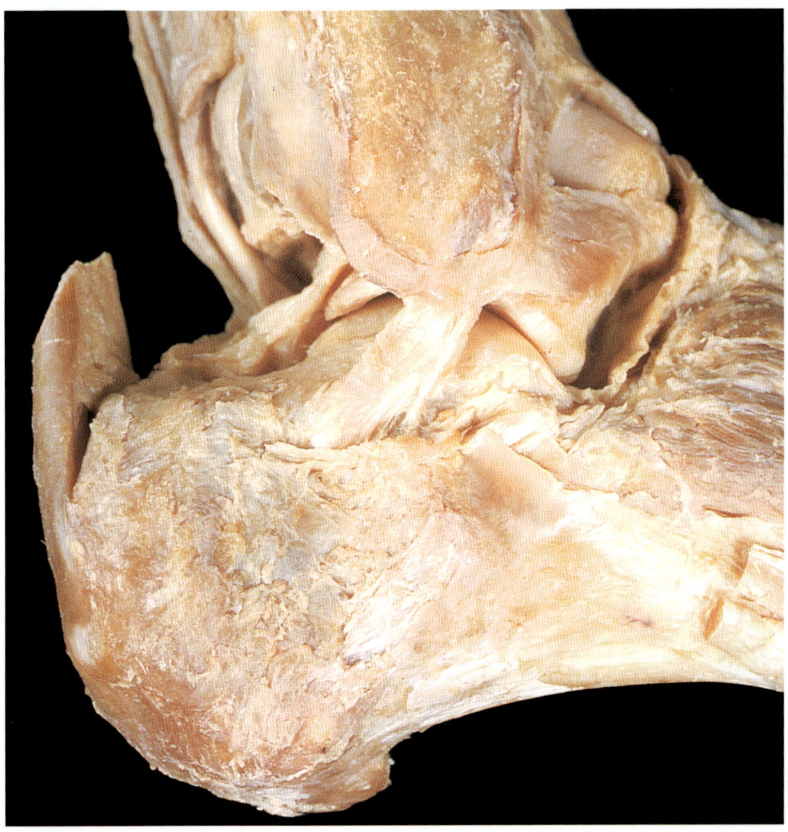

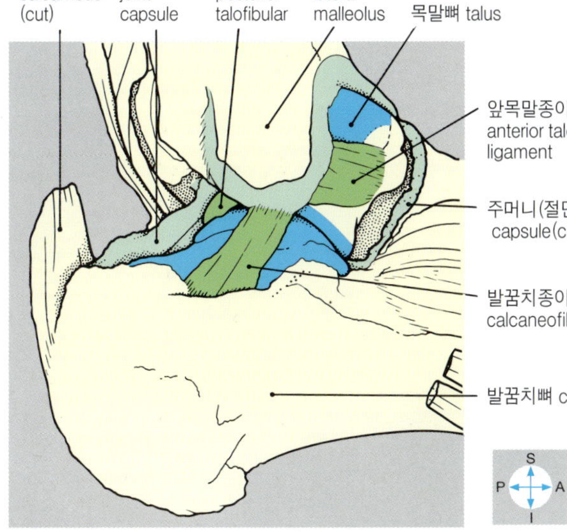

그림 6.87 관절의 가쪽면은 가쪽곁인대를 보여준다.

인대들(Ligaments)

가로정강종아리인대(transverse tibiofibular ligament)는 정강뼈(tibia)와 종아리뼈(fibula)의 먼쪽끝 사이의 틈에 걸쳐 있다(그림 6.85 참조). 두 개의 곁인대가 있으며, 안쪽(삼각)인대(medial [deltoid] ligament)(그림 6.89)는 안쪽복사뼈(medial malleolus)끝의 꼭지에 부착되어 있다. 깊은섬유는 목말뼈(talus)의 안쪽면에 있는 관절면의 가장자리로 내려가고, 좀더 긴 얕은섬유들은 바닥쪽발꿈치발배인대(plantar calcaneonavicular ligament)와 목말받침돌기(sustentaculum tali)의 안쪽 가장자리인 발배뼈거친면(tuberosity of navicular)에 부착한다.

가쪽인대(lateral ligament)는 세 개의 구성요소들을 가지고 있다: 앞목말종아리인대(anterior talofibular ligament), 뒤목말종아리인대(posterior talofibular), 발꿈치종아리인대(calcaneofibular ligament)(그림 6.87, 6.88). 모두 가쪽복사뼈(lateral malleolus)에 붙어 있다. 앞목말종아리인대는 목말뼈목(neck of talus) 가쪽면 앞으로 지나가고, 뒤목말종아리인대는 목말뼈(talus) 뒤결절 안쪽으로 지나가며, 발꿈치종아리인대(calcaneofibular ligament)는 발꿈치뼈(calcaneus) 가쪽면에서 아래쪽과 뒤쪽으로 지나간다.

운동(Movements)

폄(발등굽힘, dorsiflexion)과 굽힘(발바닥굽힘, plantar flexion)만이 양쪽복사뼈 사이 가로축 둘레의 발목관절에서 일어난다. 발바닥굽힘은 뒤정강근(tibialis posterior), 긴엄지굽힘근(flexor hallucis longus), 긴발가락굽힘근(flexor digitorum longus), 긴종아리근(fibularis longus)과 짧은종아리근(fibularis brevis)의 도움을 받아서 가자미근(soleus m.)과 장딴지근(gastrocnemius)에 의해 이루어진다. 폄(발등굽힘)은 앞정강근(tibialis anterior), 긴엄지폄근(extensor hallucis longus), 긴발가락폄근(extensor digitorum longus) 및 셋째종아리근(fibularis tertius)에 의해서 이루어진다.

안정성(Stability)

발목관절은 쐐기꼴의 관절면과 강한 곁인대들 때문에 매우 안정하다. 서 있거나 걷는 동안, 체중은 정강종아리관절을 앞쪽으로 이동시키려는 경향이 있기 때문에 목말뼈(talus)의 넓은 앞쪽부분에 가깝게 인대들이 위치하며, 이것은 발등굽힘 동안에 더욱 안정하게 한다.

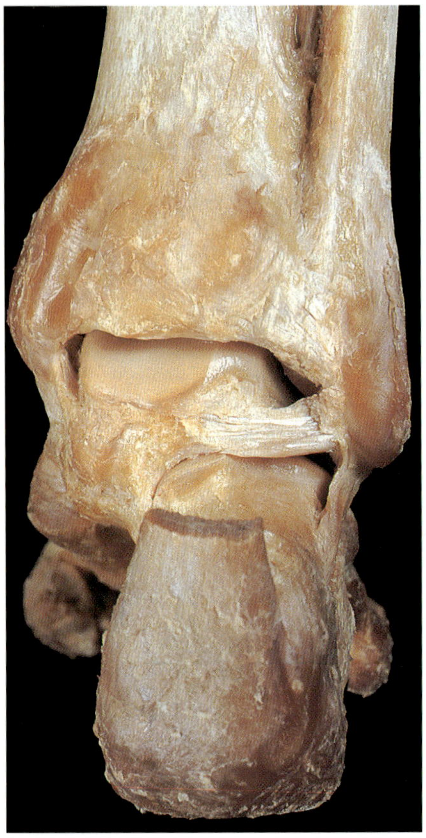
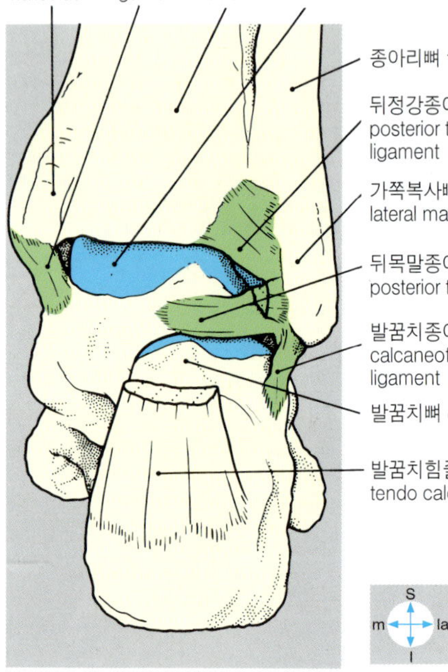

그림 6.88 관절주머니를 제거한 후에 목말뼈의 관절면을 보여주는 발목의 뒷모습.

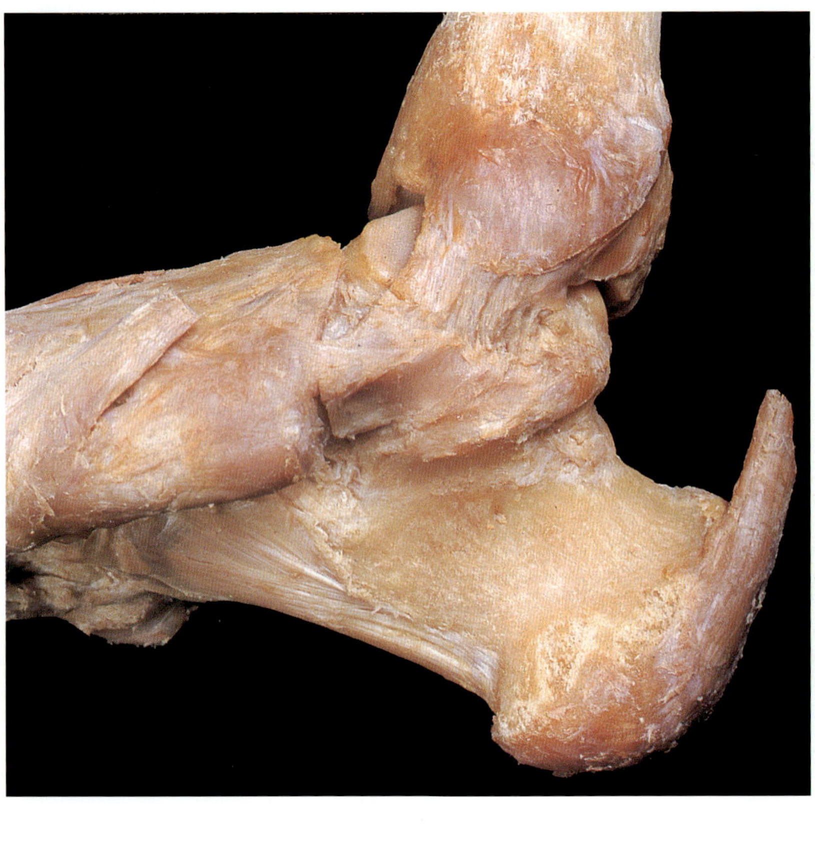
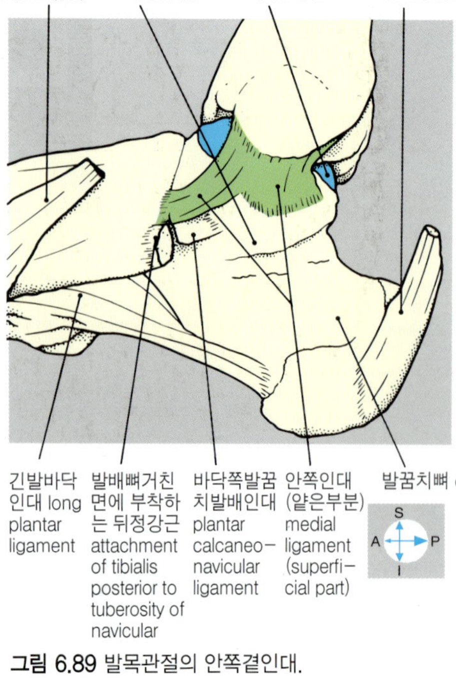

그림 6.89 발목관절의 안쪽곁인대.

목말뼈(talus)에서 정강뼈(tibia)와 종아리뼈(fibula)의 과도한 앞쪽 이동은 안쪽인대(medial ligament)들의 뒤쪽 섬유에 의해서 및 발꿈치종아리인대(calcaneofibular ligament)와 뒤목말종아리인대(posterior talofibular)에 의해서 저해된다. 그러나 발바닥굽힘에 있어서 목말뼈(talus)의 좁은 부분은 관절면의 보다 넓은 앞쪽 부분과 관절을 해서 가쪽운동을 하게 한다. 이 지역에서 발의 강제적인 뒤집힘은 '삔 발목'의 한 형태로 앞목말종아리인대(anterior talofibular ligament)에 손상을 입힐 수 있다.

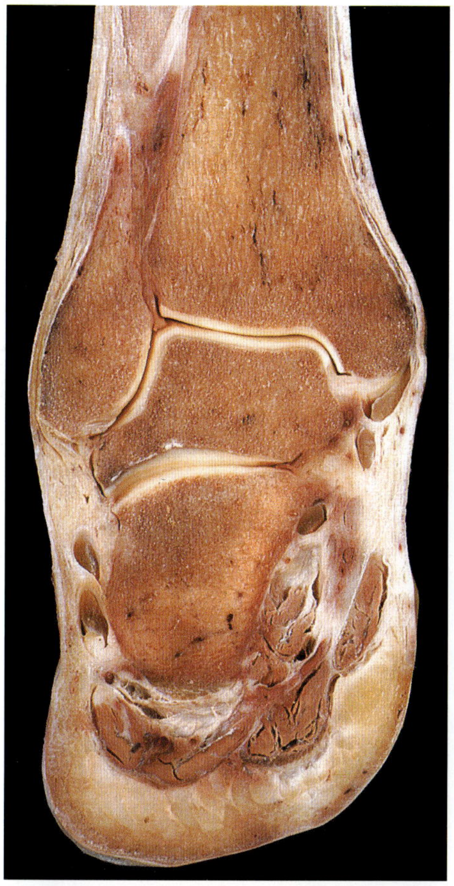

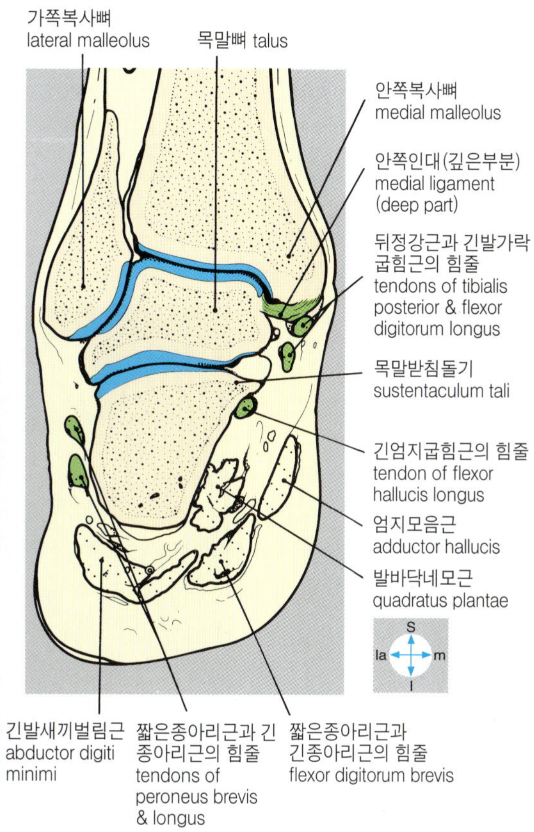

그림 6.90 상호관계를 보여주는 발목과 목말발꿈치관절을 지나는 관상단면.

혈액 및 신경분포

종아리동맥(fibular artery)을 포함해서 앞정강동맥(anterior tibial artery)과 뒤정강동맥(poterior tibial artery)의 가지들은 복사뼈의 높이에서 동맥연결을 하고, 관절에 혈액을 공급한다. 깊은종아리신경(deep fibular nerve)과 정강신경(tibial nerve)이 분포한다.

관계

복사뼈에 해당하는 관절의 가쪽면은 얕고(그림 6.90) 쉽게 만져질 수 있다. 관절 앞에서 피부밑으로 지나가는 것은 얕은종아리신경(superficial fibular nerve)가지와 안쪽복사뼈(medial malleolus) 바로 앞쪽의 두렁신경(saphenous nerve)과 큰두렁정맥(great saphenous vein)이다. 더 깊은 면으로 앞정강근(tibialis anterior)과 긴엄지폄근(extensor hallucis longus)의 힘줄, 발등동맥(dorsal artery of foot), 깊은종아리신경(deep fibular nerve) 및 긴발가락폄근(extensor digitorum longus)과 셋째종아리근(fibularis tertius)의 힘줄이 위치한다(그림 6.91).

뒤쪽으로 발꿈치힘줄(tendo calcameus)(아킬레스힘줄)이 주머니(capsule)와 지방에 의해 관절주머니(joint capsule)로부터 분리되어 놓여 있다. 안쪽복사뼈(medial malleolus) 뒤에 뒤정강근(tibialis posterior), 긴발가락굽힘근(flexor digitorum longus)과 긴엄지굽힘근(flexor hallucis longus)이 있으며(그림 6.90), 정강신경(tibial nerve)과 뒤정강동맥(poterior tibial artery)이 주행하고 있다(그림 6.91). 안쪽복사뼈(medial malleolus) 아래로 지나가면서 그들은 굽힘근지지띠(flexor retinaculum) 아래에 있는 발로 들어간다. 가쪽복사뼈(lateral malleolus) 뒤 얕게 지나가는 것은 작은두렁정맥(small saphenous vein)과 장딴지신경(sural nerve)이고, 깊게 긴종아리근(fibularis longus)과 짧은종아리근(fibularis brevis)의 힘줄이 지난다.

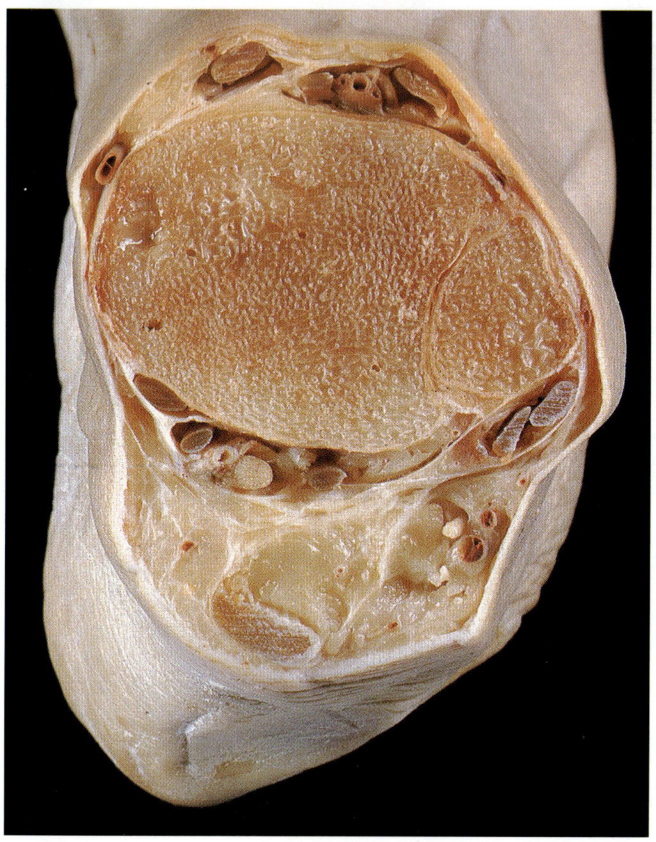

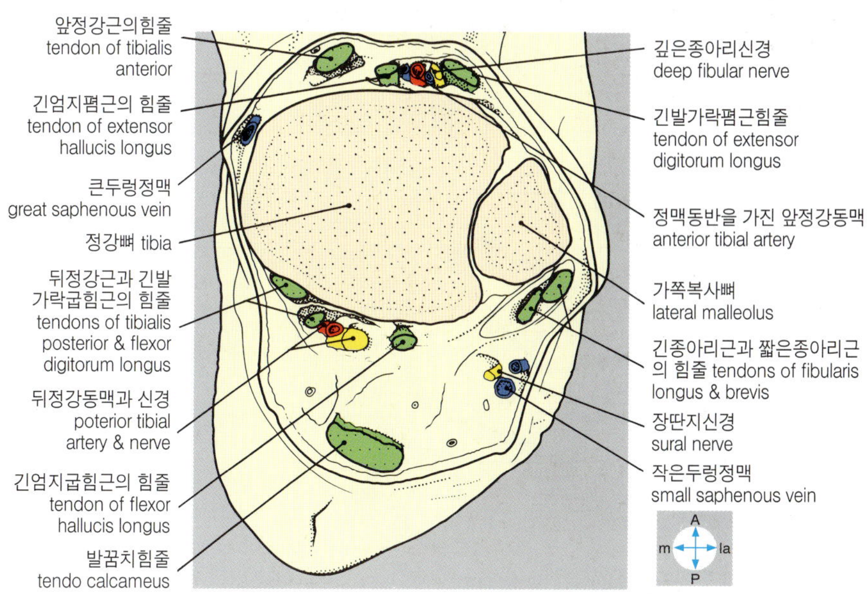

그림 6.91 상호관계를 보여주는 발목관절 바로 위의 가로단면.

발의 관절(Joints of foot)

발의 관절들은 발목뼈(tarsal bone)와 발허리뼈(metatarsals) 및 발가락뼈(phalanges) 사이에 있는 관절들을 포함한다. 그것들은 윤활관절이며 각각의 움직임에 적합한 모양을 갖고 있다.

발목관절(Tarsal joints)

발목관절들은 개개의 뼈들 사이에 형성되는 관절임에도 불구하고, 그들의 위치에 따라서 몇 개의 군으로 분류된다(그림 6.92). 뒤발목뼈군(posterior tarsal group)은 목말뼈(talus)와 발꿈치뼈(calcaneus)를 포함하고; 가운데발목뼈군(midtarsals)은 발의 안쪽면에 있는 목말뼈(talus)와 발배뼈(navicular) 사이이고; 앞발목뼈군(anterior tarsals)은 발배뼈(navicular)와 세 개의 쐐기뼈(cuneiforms) 및 입방뼈(cuboid)를 포함한다. 이 모든 관절은 대단히 안정적이다.

목말발꿈치관절(Talocalcaneal joint)

각각의 윤활공간을 갖는 목말뼈(talus)와 발꿈치뼈(calcaneus) 사이에는 두 개의 관절이 있다. 뒤쪽으로는 발꿈치뼈(calcaneus) 2/3 위치의 볼록한 면과 목말뼈몸통(body of talus)의 오목한 면 사이에 있는 안장관절(saddle joint)이다(그림 6.93). 목말받침돌기(sustentaculum tali)를 포함하는 발꿈치뼈(calcaneus)의 앞부분에 있는 두 개의 납작한 면은 목말뼈머리(head of talus) 아래에 있는 면과 관절한다(그림 6.93).

목말발배관절(Talonavicular joint)

목말뼈머리(head of talus)는 발배뼈(navicular)의 뒷면과 절구공이관절(ball-and-socket joint)을 형성한다. 이 관절은 목말발꿈치관절(talocalcaneal joint)의 앞부분과 일반적인 윤활공간을 공유한다. 발꿈치뼈(calcaneus)머리를 포함하는 연합관절(combined joint)은 목말발꿈치발배관절(talocalcaneonavicular joint)로 불린다. 앞쪽 목말발꿈치관절과 목말발꿈치발배관절은 목말밑관절(subtalar joint)을 형성한다.

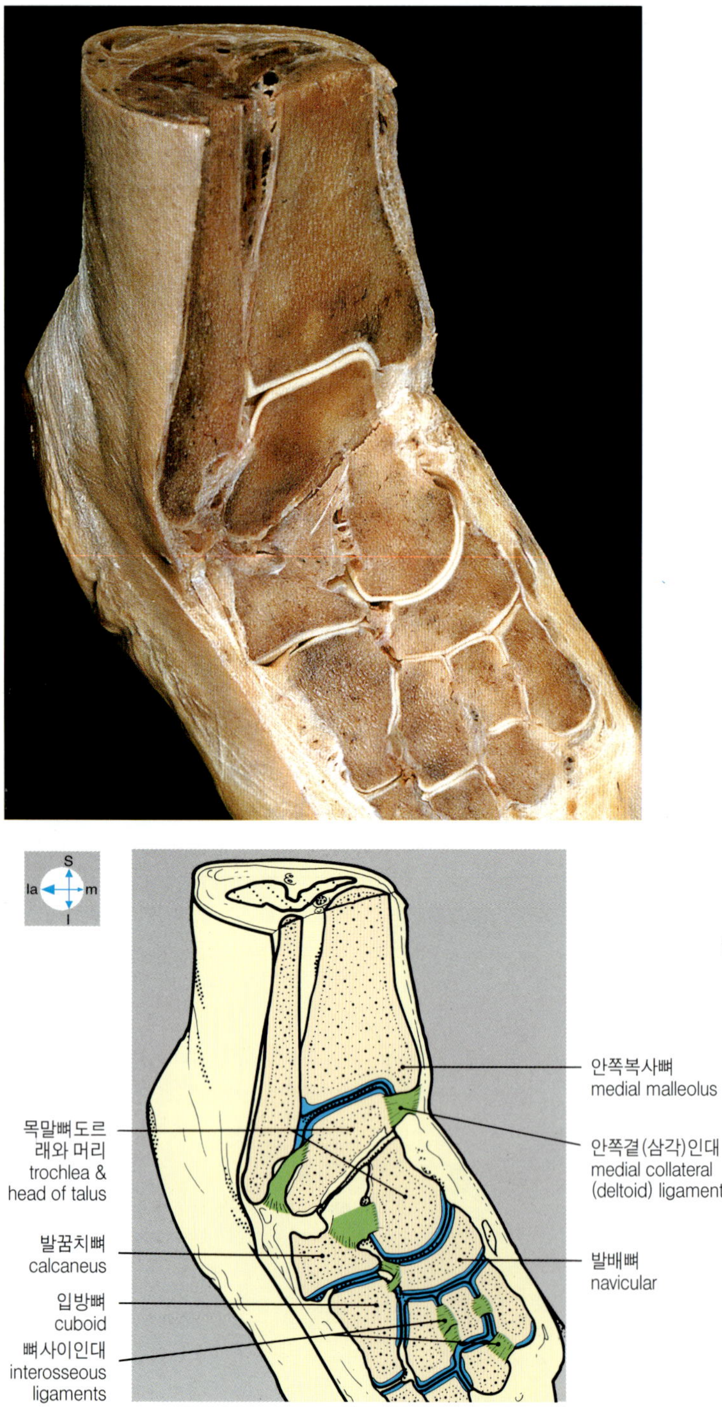

그림 6.92 발목과 다리를 지나는 다른 두 면 절단은 발목관절과 발목뼈관절을 보여준다.

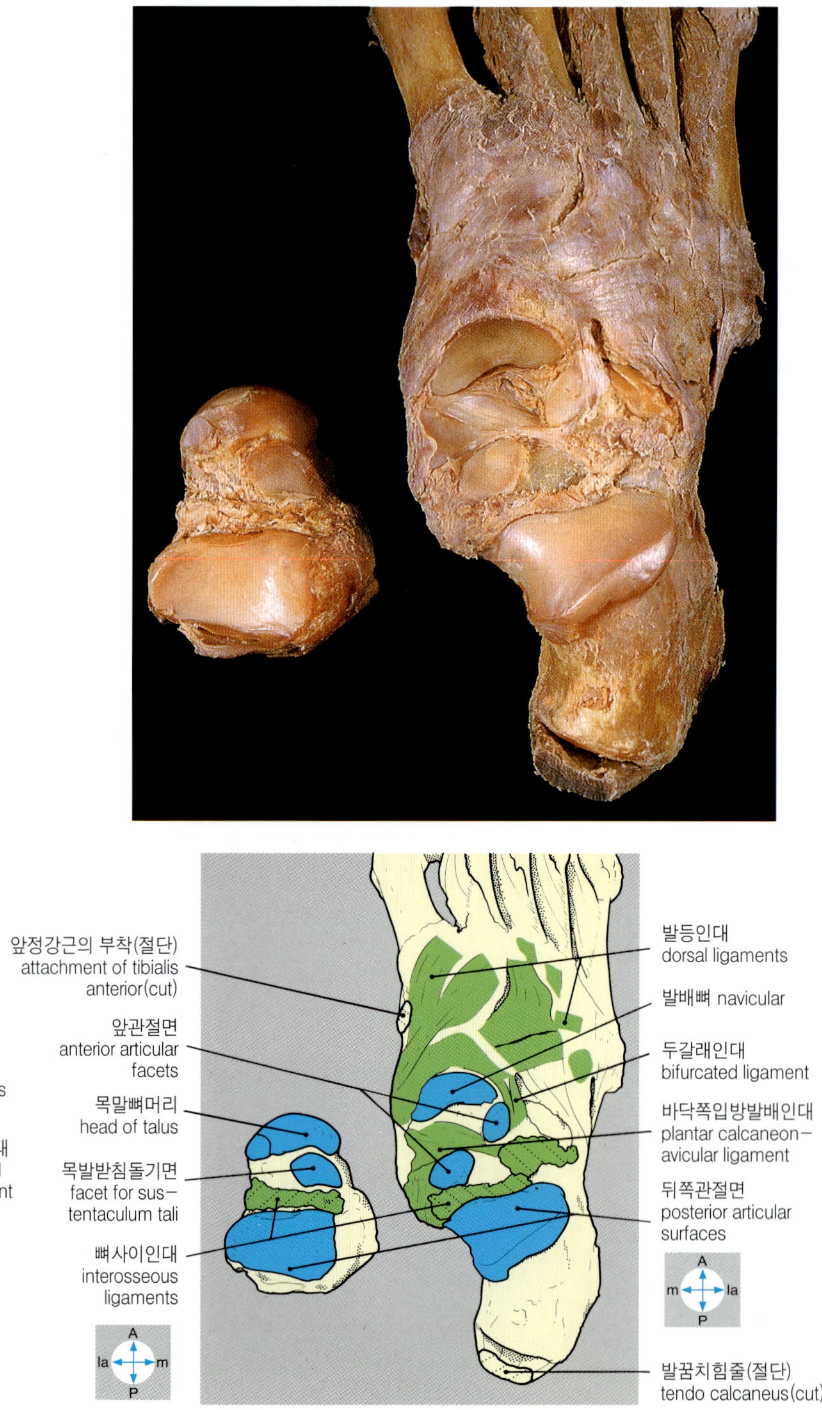

그림 6.93 목말밑관절과 발목발배관절. 목말뼈는 관절에서 분리되어 뒤집혀 있다.

발꿈치입방관절(Calcaneocuboid joint)

발꿈치입방관절은 평면관절(plane joint)이며, 발꿈치뼈(calcaneus)의 납작한 앞면은 입방뼈(cuboid)의 뒷면과 관절한다(그림 6.92).

기타 발목관절

평면관절은 발배뼈(navicular)의 대응면, 세 개의 쐐기뼈(cuneiforms)와 입방뼈(cuboid) 사이에서 이루어지고 그들의 윤활공간은 자유롭게 교통된다.

주머니(Capsule)와 인대

섬유성주머니는 관절면 경계 주위에 붙어 있다. 관절등(dorsum of joint)에 있는 짧은 인대(그림 6.93)는 주머니(capsule)를 강화하고, 뼈사이인대(interosseous ligaments)와 함께 관절면을 가까이에서 마주 보게 한다. 발목뼈굴(sinus tarsi)에 있는 강한 뼈사이목말발꿈치인대(interosseous talocalcaneal ligament)(그림 6.93)는 목말뼈(talus)와 발꿈치뼈(calcaneus)를 함께 붙잡고 있다. 두갈래인대(bifurcated ligament)의 줄기는 발꿈치뼈(calcaneus)의 앞부분에 부착하고, 그것의 가지는 발배뼈(navicular)와 입방뼈(cuboid)에 부착하고 있다. 발목뼈(tarsal bone) 아래에, 긴발바닥인대(long plantar ligament)와 짧은발바닥인대(short plantar ligament)(그림 6.56 참조)가 발꿈치뼈(calcaneus)와 입방뼈(cuboid)의 바닥면과 결합한다. 바닥쪽발꿈치발배인대(plantar calcaneonavicular ligament)(그림 6.93)는 발배뼈(navicular)와 목말받침돌기(sustentaculum tali)를 연결하여 발목뼈(tarsal bone)를 지탱하고 발목뼈머리가 발배뼈(navicular)와 발꿈치뼈(calcaneus)와 관절을 완성한다.

운동(Movements)

가장 운동성이 큰 발목관절은 목말발꿈치발배관절(talocalcaneonavicular joint)이다. 그것의 절구공이 형태는 목말뼈(talus)의 목과 머리를 통하여 위쪽, 앞쪽, 안쪽으로 지나는 비스듬한 축 주위로 회전을 가능하게 한다. 이 회전은 다른 발목뼈관절에서 미끄럼운동(gliding movement)과 함께, 발의 앞부분을 뒷부분으로 뒤틀 수 있게 한다. 이러한 뒤틀림운동(twisting movement)은 발의 안쪽과 가쪽 모서리 둘 중의 하나를 올려야 한다. 발 안쪽모서리의 들어올림은 안쪽번짐(inversion)이라 불리고, 긴엄지폄근(extensor hallucis longus)의 도움을 받아 앞정강근(tibialis anterior)과 뒤정강근(tibialis posterior)에 의해 만들어진다. 가쪽모서리의 들어올림은 가쪽번짐(eversion)이라 불리고 긴종아리근(fibularis longus), 짧은종아리근(fibularis brevis)과 셋째종아리근(fibularis tertius)에 의해서 일어난다.

목말발꿈치발배관절(talocalcaneonavicular joint)의 비스듬한 축 때문에 안쪽번짐은 언제나 발의 발바닥굽힘과 모음을 동반하고, 가쪽번짐은 발등굽힘과 벌림을 수반한다. 이러한 부가적인 운동은 다른 관절에서 동시에 발생하는 운동에 의해 상쇄될 수도 있다. 그래서 안쪽번짐을 수반하는 발바닥굽힘은 발목관절에서 가볍게 일어나는 발등굽힘에 의해 상쇄될 수가 있으며, 모음은 무릎관절과 엉덩관절에서 다리의 가쪽회전에 의해 상쇄될 수 있다.

신경분포(Innervation)

발목관절에는 안쪽발바닥신경(medial plantar nerve)과 가쪽발바닥신경(lateral plantar nerve) 및 깊은종아리신경(deep fibular nerve)이 분포한다.

발목허리관절(Tarsometatarsal joint)과 발허리뼈사이관절(Intermetatarsal joint)

이들은 평면관절이고 넷째와 다섯째발허리뼈 바닥(base of metatarsals)은 입방뼈(cuboid)와 관절하고 첫째, 둘째, 셋째발허리뼈(metatarsals)는 각각의 쐐기뼈(cuneiforms)(그림 6.94)와 관절한다. 발등인대(dorsal ligaments), 발바닥인대(plantar ligaments) 및 뼈사이인대(interosseous ligaments)는 관절주머니(joint capsule)를 강화한다. 이들 관절은 발바닥활의 높이가 변화하는 동안 미끄럼운동을 한다. 발바닥신경(plantar nerves)과 깊은종아리신경(deep fibular nerve)이 분포한다.

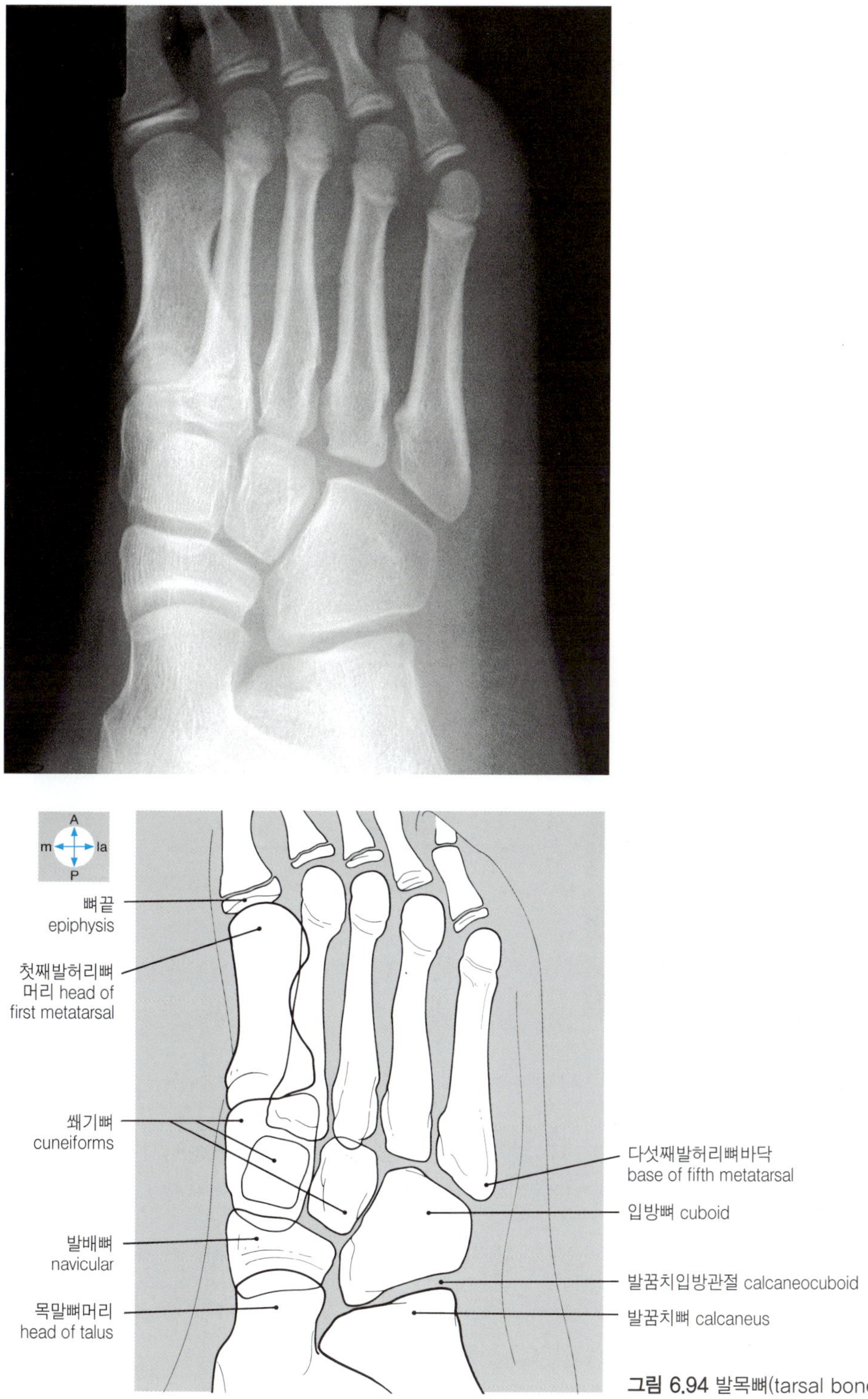

그림 6.94 발목뼈(tarsal bone)와 관절을 보여주는 어린이 발의 방사선 사진.

발허리발가락관절(Metatrsophalangeal joint)과 발가락뼈사이관절(Interphalangeal joints)

절구공이관절인 발허리발가락관절(metatrsophalangeal joint)에서 개개의 발허리뼈(metatarsals)머리는 몸쪽의 발가락뼈바닥(base of phalanges)과 섬유연골성 발바닥판(plantar plate)과 관절한다(그림 6.95, 6.96). 관절면을 둘러싸는 주머니(capsule)는 곁인대와 발등쪽의 폄근팽대(extensor expansion)에 의해 각각의 면에서 강화된다. 주요 운동은 아주 작은 벌림이나 모음을 동반한 굽힘과 폄 운동이다. 첫째발허리발가락관절(first metatrsophalangeal joint)은 걷고 있는 동안 체중을 견디기 때문에 특히 중요하다. 두 개의 종자뼈(sesamoid bone)(그림 6.101 참조)는 엄지발가락의 내재근(intrinsic muscles)이 닿는곳과 밀접한 관계를 가지면서 이 관절의 발바닥판에 주로 존재한다.

발가락뼈사이관절(interphalangeal joints)(그림 6.95, 6.97)은 경첩관절이며, 굽힘과 폄이 가능하다. 이 관절을 움직이는 근육들은 252쪽에 설명되어 있다. 발가락의 관절에는 안쪽발바닥신경(medial plantar nerve)과 가쪽발바닥신경(lateal plantar nerve)의 가지들이 분포한다.

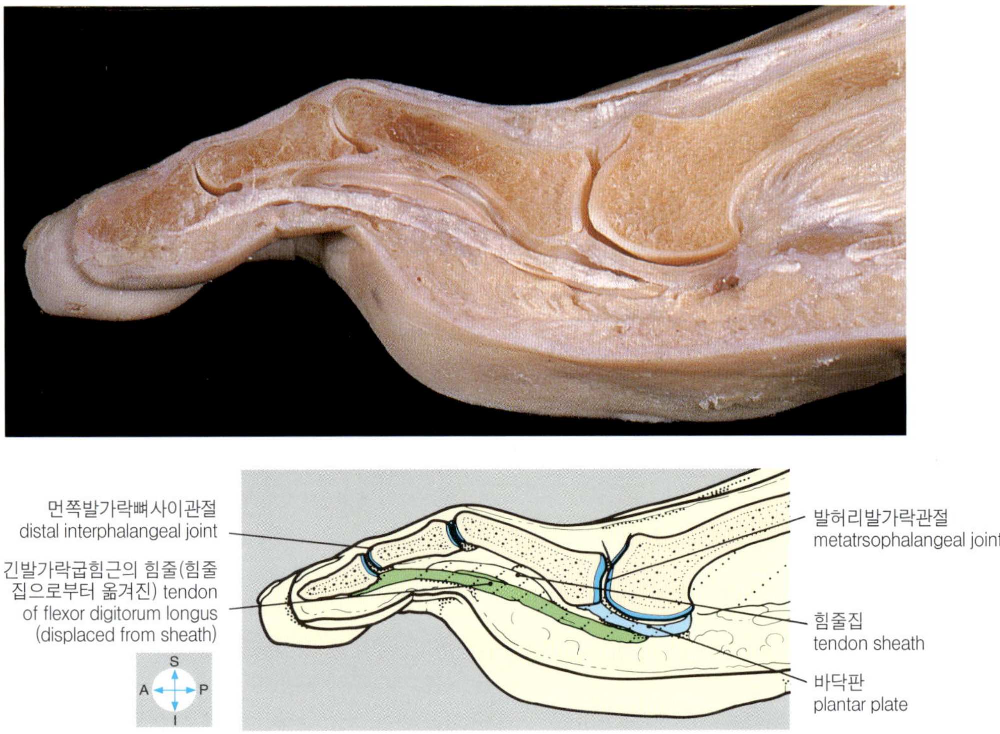

그림 6.95 발허리발가락관절과 발가락뼈사이관절을 보여주는 셋째발가락에 대한 시상절단.

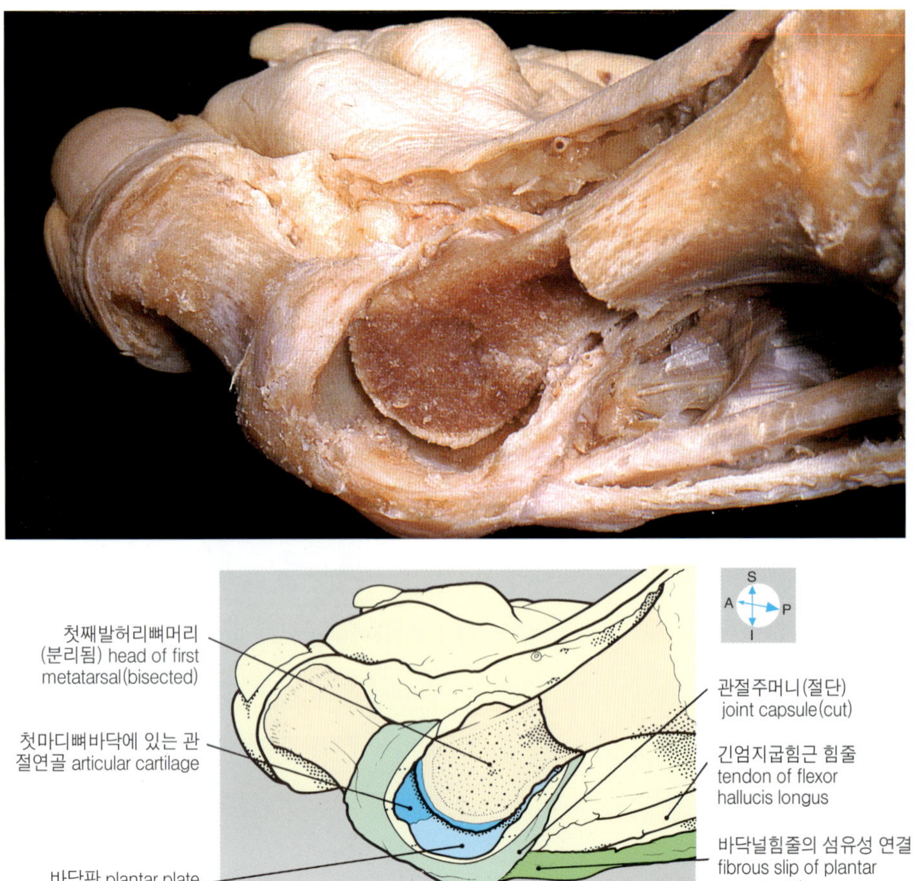

그림 6.96 첫째발허리발가락관절의 내부 형태. 관절주머니와 발허리뼈의 먼쪽 부분은 제거되었다.

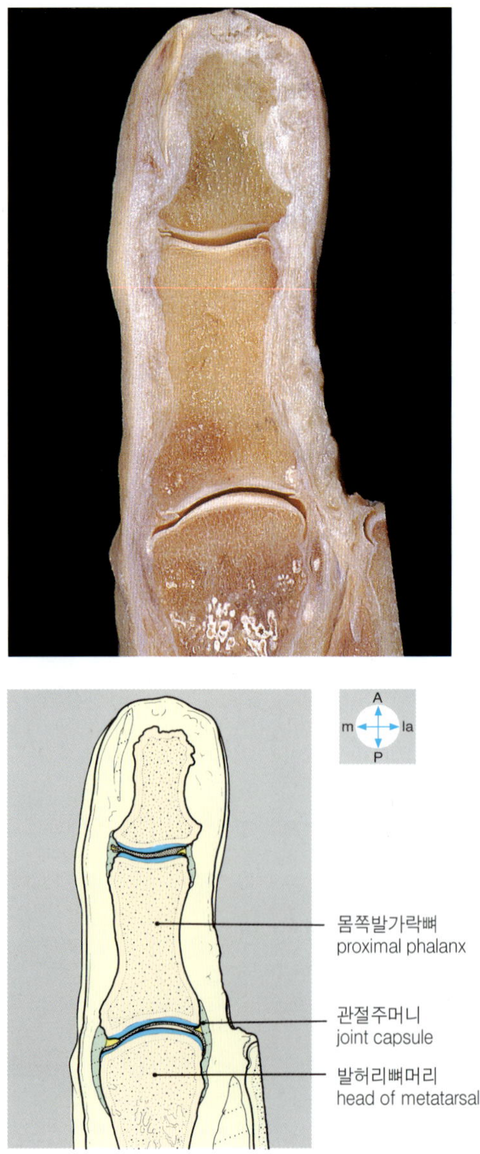

그림 6.97 엄지발가락의 관절을 보여는 세로절단.

발의 활(Arches of foot)

발목뼈(tarsal bone)와 발허리뼈(metatarsals)는 안쪽세로활(medial longitudinal arch)과 가쪽세로활(lateral longitudinal arch)인 두 개의 세로활을 형성한다. 안쪽활은 더 높고 발등을 형성하며, 발꿈치뼈(calcaneus), 목말뼈(talus), 발배뼈(navicular), 세 개의 쐐기뼈(cuneiforms) 및 안쪽의 세 개 발허리뼈(metatarsals)로 구성되어 있다(그림 6.98~6.100). 가쪽활은 발꿈치뼈(calcaneus), 입방뼈(cuboid) 및 가쪽 두 개의 발허리뼈(metatarsals)로 구성된다(그림 6.98). 각각의 활은 체중을 땅으로 전달하는 앞쪽 및 뒤쪽 기둥을 가지고 있다. 각 활의 뒤쪽기둥은 동일한데, 다시 말하면 발꿈치뼈(calcaneus) 아래면에 있는 결절(tubercle)이다. 그러나 앞쪽기둥은 구분되며, 발허리뼈머리(head of metatarsals)에 의해 형성된다. 활들은 앞쪽으로 추진을 향상시키기 때문에 두발걷기와 관련하여 중요하다.

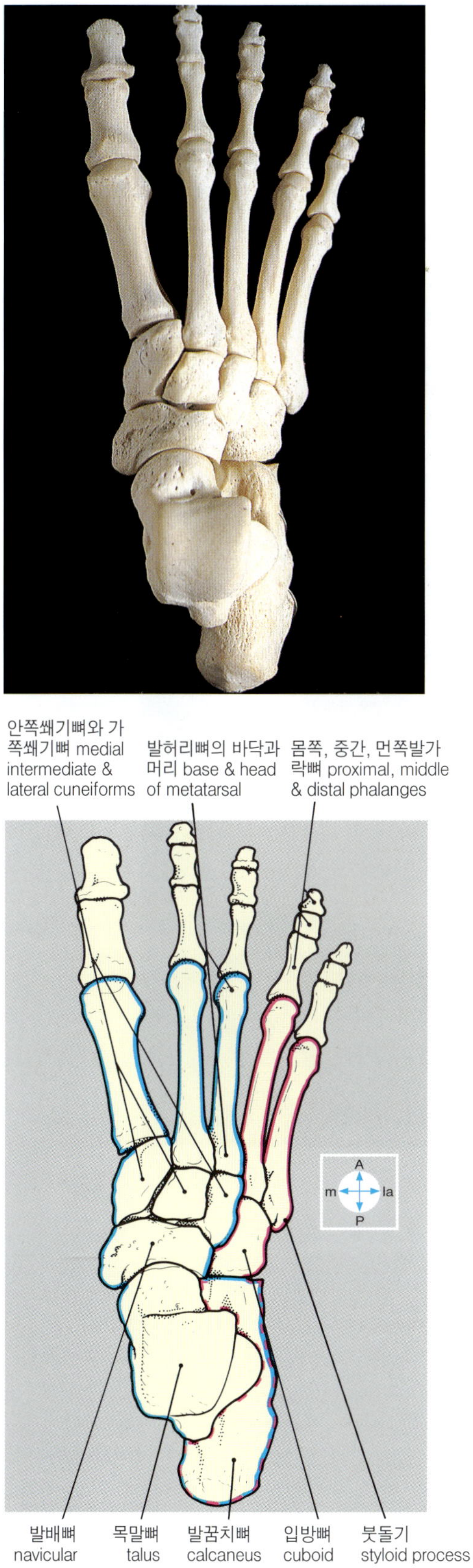

그림 6.98 안쪽세로활과 가쪽세로활을 보여주는 발뼈의 등쪽면.

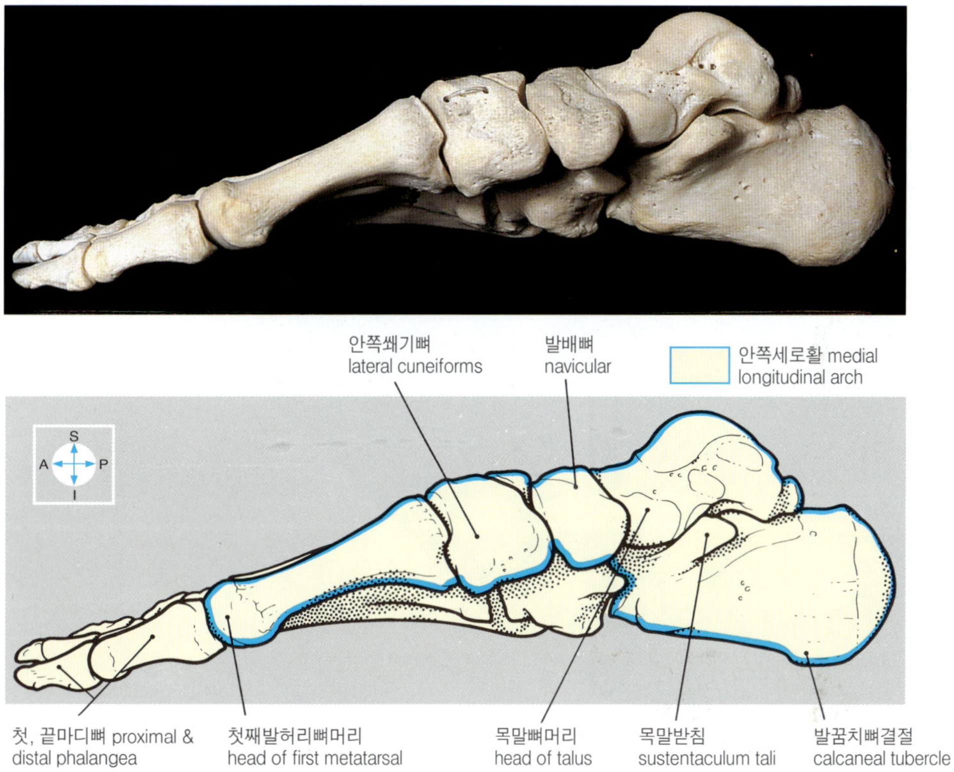

그림 6.99 안쪽세로활을 보여주는 발뼈의 안쪽면.

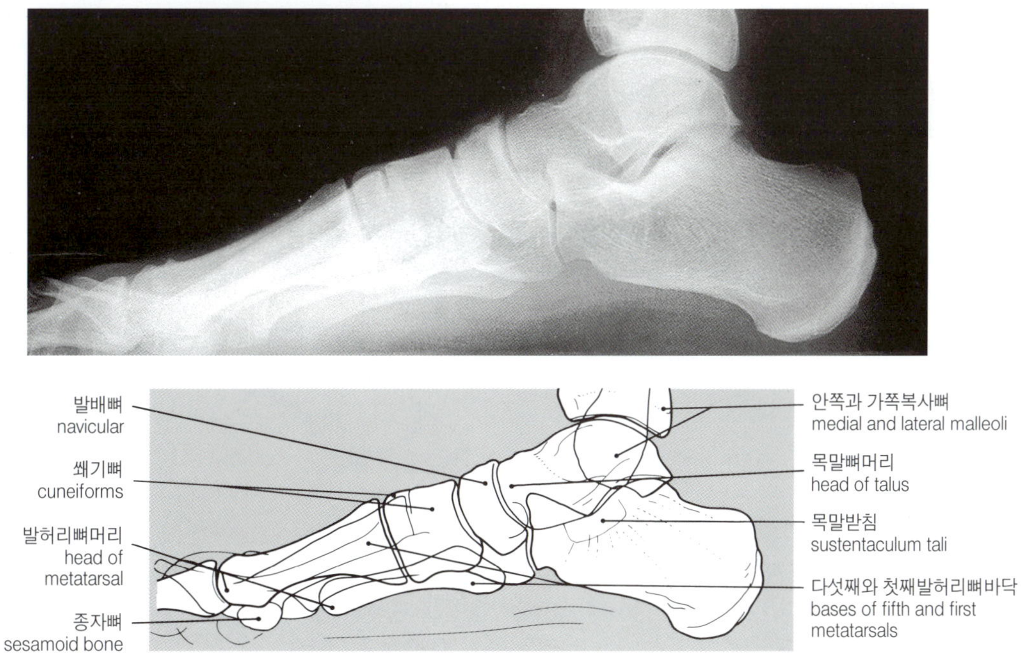

그림 6.100 세로활을 보여주는 방사선 사진.

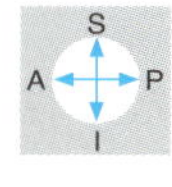

안정성(Stability)

활을 유지하는 요소들은 뼈대구조, 인대, 발바닥널힘줄(plantar aponeurosis) 및 힘줄과 근육들을 포함한다. 뼈대구조는 안쪽활에 중요한데, 이곳의 제일 높은 지점에서 목말뼈머리(head of talus)는 쐐기꼴로 앞쪽으로 쐐기뼈(cuneiforms)와 뒤쪽으로는 목말받침돌기(sustentaculum tali)와 관절한다(그림 6.101). 목말뼈머리(head of talus)는 아래쪽으로 바닥쪽발꿈치발배인대(plantar calcaneonavicular ligament)에 의해 지탱되며(그림 6.93 참조), 긴엄지굽힘근(flexor hallucis longus)의 힘줄과 뒤정강근(tibialis posterior)의 힘줄에서 유래한 힘줄 바로 위에 위치한다. 그 힘줄은 목말받침돌기(sustentaculum tali) 뒤쪽으로 지나간다(그림 6.56 참조). 첫째쐐기뼈(first cuneiform)와 첫째발허리뼈(first metatarsal)로 힘줄이 부착하는 앞정강근(tibialis anterior) 또한 안쪽활을 지탱하고 안쪽번짐(inversion)동안 앞쪽활은 올라간다.

가쪽활은 긴발바닥인대(long plantar ligament)와 짧은발바닥인대(short plantar ligament) 및 긴종아리근(fibularis longus)의 힘줄에 의해 지탱된다. 두 개의 세로활은 긴발가락굽힘근(flexor digitorum longus)의 힘줄과 발바닥널힘줄(plantar aponeurosis)로부터 지탱되고 있으며, 그것의 발가락힘줄은 간접적인 부착으로 몸쪽발가락뼈(proximal phalanx)에 도달한다(그림 6.96 참조). 발꿈치가 땅으로부터 올라갈 때, 널힘줄은 발허리발가락관절(metatrsophalangeal joint)에서 발가락의 폄 운동에 의해 수동적으로 강하게 되고, 그로 인해 세로활은 올라가게 된다.

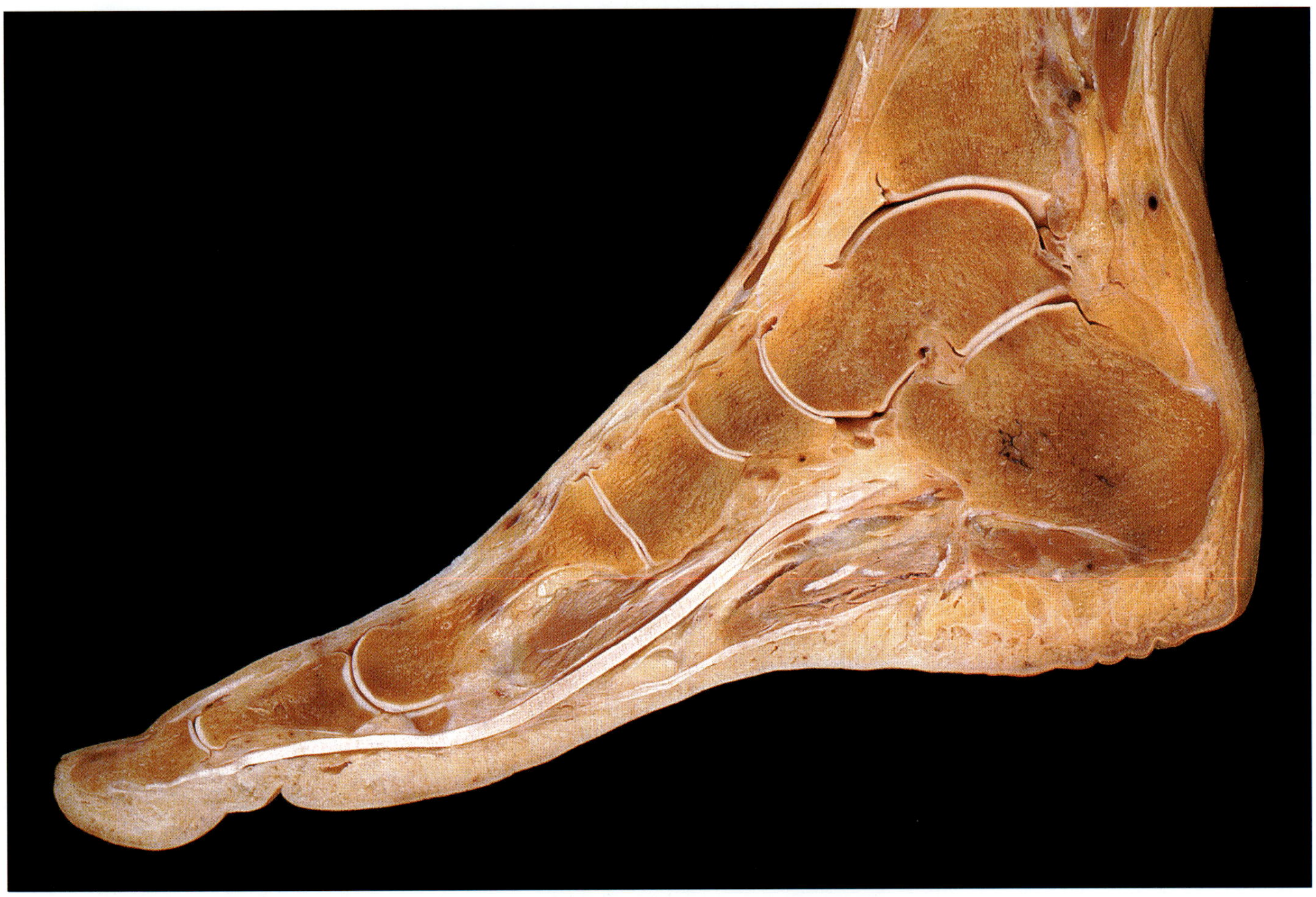

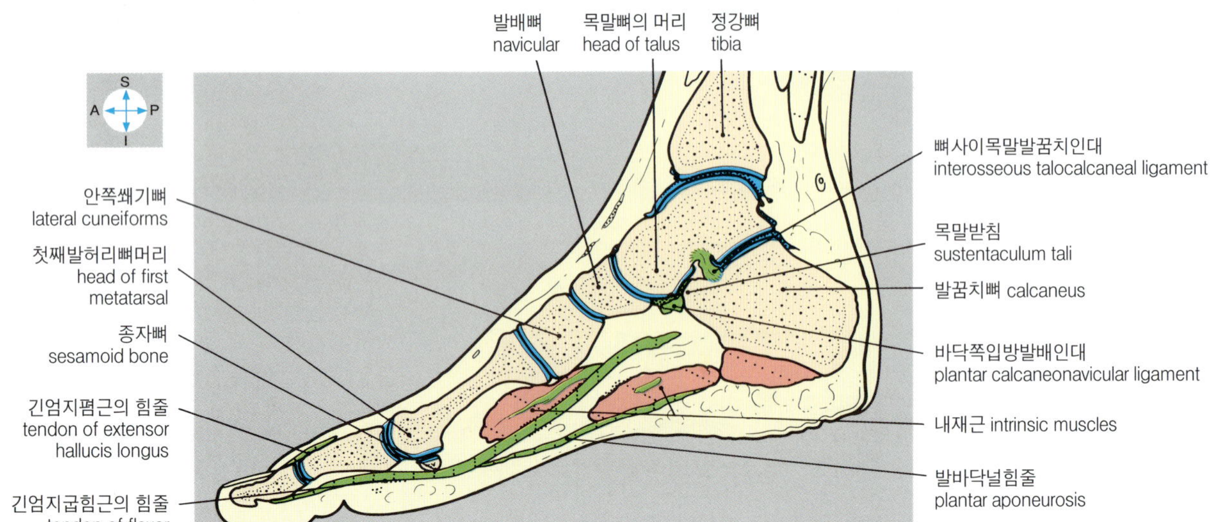

그림 6.101 안쪽세로활을 보여주는 발의 시상단면.

연습문제

아래의 완성되지 않은 각 설명 뒤에는 다섯 개의 제시된 답 또는 완전한 설명이 있다. 어느 것이 맞고 틀린지를 결정하라. 답은 367쪽에 있다.

1. 큰볼기근(gluteus maximus)은:
   a) 주로 엉덩정강띠로 닿는다.
   b) 윤활주머니에 의해 궁둥결절과 구분된다.
   c) 엉덩관절을 지나서 무릎관절을 굽힌다.
   d) 아래볼기신경(inferior gluteal nerve)이 분포한다.
   e) 엉치결절인대(sacrotuberous ligament)에 부착한다.

2. 속작은볼기근(gluteus minimus)은:
   a) 넙다리뼈(femur) 큰돌기(greater trochanter)의 앞면에 부착한다.
   b) 위볼기신경(superior gluteal nerve)이 분포한다.
   c) 중간볼기근(gluteus medius)에 덮여있다.
   d) 엉덩관절을 가쪽으로 돌린다.
   e) 걸을 때 체중을 지탱하는 다리에 작용한다.

3. 다리의 신경분포는:
   a) 궁둥신경(sciatic nerve)은 큰궁둥구멍을 지난다.
   b) 속폐쇄근(obturator internus)에는 폐쇄신경(obturator nerve)이 분포한다.
   c) 넙다리신경(femoral nerve)은 넙다리혈관집 안에 있다.
   d) 가쪽넙다리피부신경은 샅고랑인대(inguinal ligament)를 지난다.
   e) 음부넙다리신경(genitofemoral nerve)은 넙다리 앞쪽의 피부에 분포한다.

4. 다리의 피부분절은:
   a) 넙다리삼각은 L1이다.
   b) 발의 안쪽 모서리는 L5이다.
   c) 볼기부위는 S3이다.
   d) 발바닥은 S1이다.
   e) 종아리의 가쪽면은 L4이다.

5. 넓적다리의 근육은:
   a) 긴모음근(adductor longus)은 넙다리동맥(femoral artery)과 깊은넙다리동맥(profunda femoris artery)을 나눈다.
   b) 안쪽넓은근(vastus medialis)은 모음근굴의 가쪽벽을 이룬다.
   c) 중간넓은근(vastus intermedius)은 무릎관절의 관절주머니(joint capsule)로 닿는다.
   d) 엉덩허리근(iliopsoas)은 넙다리삼각의 바닥에서 안쪽부분을 이룬다.
   e) 바깥폐쇄근(obturator externus)은 엉덩관절주머니(capsule of hip joint)의 아래에 위치한다.

6. 넙다리신경(femoral nerve)은:
   a) 척수의 둘째에서 넷째허리신경에서 일어난다.
   b) 넙다리동맥(femoral artery)의 가쪽에 위치한다.
   c) 넓적다리 가쪽에 분포하는 피부신경을 낸다.
   d) 넙다리빗근(sartorius)에 분포한다.
   e) 발의 안쪽면에 분포하는 가지를 낸다.

7. 폐쇄신경(obturator nerve)은:
   a) 바깥폐쇄근(obturator externus)에 분포한다.
   b) 두덩정강근(gracilis)에 분포한다.
   c) 짧은모음근(adductor brevis)에 의해 두 갈래로 나뉜다.
   d) 넓적다리의 안쪽 피부에 분포한다.
   e) 엉덩관절과 무릎관절로 가지를 보낸다.

8. 엉덩관절은:
   a) 엉덩허리근(iliopsoas)은 강력한 굽힘근과 안쪽돌림근이다.
   b) 뒤쪽으로 탈구되면 궁둥신경(sciatic nerve)이 손상될 위험이 있다.
   c) 샅고랑중간점(midinguinal point)의 바로 아래에 위치한다.
   d) 엉덩넙다리인대(iliofemoral ligament)는 골반이 뒤쪽으로 기울어지는 것을 방지한다.
   e) 넙다리뼈목(neck of femur)은 관절주머니(joint capsule)의 안에 위치한다.

9. 무릎뼈(patella)는:
   a) 넙다리뼈(femur) 안쪽관절융기는 무릎뼈(patella)에 안정성을 제공한다.
   b) 무릎뼈는 탈구가 되면 가쪽으로 치우친다.
   c) 무릎뼈의 탈구는 여자에서 흔하다.
   d) 안쪽넓은근(vastus medialis)은 무릎뼈의 안쪽모서리로 닿는다.
   e) 무릎앞주머니는 피부밑주머니이다.

10. 다리의 동맥분포는:
    a) 넙다리동맥(femoral artery)은 샅고랑중간점에서 촉진할 수 있다.
    b) 오금동맥(popliteal artery)은 무릎관절주머니(capsule of knee joint)와 가깝게 위치한다.
    c) 앞정강동맥(anterior tibial artery)은 종아리의 뒤칸에서 일어난다.
    d) 뒤정강동맥(poterior tibial artery)은 가쪽복사뼈(lateral malleolus)의 뒤쪽으로 지난다.
    e) 발등동맥(dorsal artery of foot)은 발바닥동맥활(plantar arch)과 연결된다.

11. 다리의 정맥순환은:
    a) 관통정맥(perforating veins)은 얕은정맥과 깊은정맥(deep vein)을 직접 연결한다.
    b) 큰두렁정맥(great saphenous vein)은 안쪽복사뼈(medial malleolus)의 앞을 지난다.
    c) 무릎 아래쪽의 깊은정맥(deep vein)은 동반정맥을 이룬다.
    d) 작은두렁정맥(small saphenous vein)은 장딴지신경(sural nerve)과 함께 달린다.
    e) 얕은배벽정맥은 넙다리정맥(femoral vein)으로 바로 계속된다.

12. 넙다리혈관집은:
    a) 엉덩근막이 넙다리혈관집의 뒷부분을 이룬다.
    b) 넙다리정맥(femoral vein)은 넙다리혈관집의 가쪽에 놓인다.
    c) 엉덩샅굴신경(ilioinguinal nerve)의 가지는 넙다리혈관집의 앞쪽을 지난다.
    d) 넙다리관(femoral canal)과 넙다리관(femoral canal)구멍은 안쪽에 위치한다.
    e) 두덩근(pectineus)이 뒤쪽에 위치한다.

13. 다리의 림프는:
    a) 다리의 주된 림프는 샅고랑림프절로 간다.
    b) 발 가쪽 피부의 림프는 오금림프절(popliteal nodes)로 간다.
    c) 항문관 아래쪽의 림프는 얕은샅고랑림프절(superficial inguinal lymph nodes)로 간다.
    d) 다리의 림프는 허리림프줄기로 간다.
    e) 볼기 깊은 곳의 림프는 깊은샅고랑림프절(deep inguinal nodes)로 간다.

14. 발의 안쪽번짐과 가쪽번짐은:
    a) 안쪽번짐은 앞정강근(tibialis anterior)의 작용이다.
    b) 안쪽번짐은 뒤정강근(tibialis posterior)의 작용이다.
    c) 안쪽 및 가쪽번짐은 목말밑관절에서 일어난다.
    d) 안쪽번짐은 셋째종아리근(fibular muscles)의 작용이다.
    e) 가쪽번짐은 긴종아리근(fibular muscles)의 작용이다.

15. 무릎관절은:
    a) 무릎위주머니(suprapatellar bursa)는 무릎 위쪽으로 손바닥 너비까지 뻗어있다.
    b) 오금근은 안쪽반달(medial meniscus)에 부착한다.
    c) 안쪽곁인대는 안쪽반달(medial meniscus)에 부착한다.
    d) 빗오금인대(oblique popliteal ligament)는 반막근힘줄에서 일어난다.
    e) 곁인대는 폄을 제한한다.

16. 발목관절은:
    a) 무리한 가쪽번짐은 앞목말종아리인대(anterior talofibular ligament)에 손상을 줄 수 있다.
    b) 발꿈치종아리인대(calcaneofibular ligament)는 앞쪽 탈구를 막는다.
    c) 발목관절주머니는 목말뼈목(neck of talus)까지 연장된다.
    d) 깊은종아리신경(deep fibular nerve)이 분포한다.
    e) 발바닥쪽굽힘 때 더 불안정하다.

임상문제

답은 368쪽에 있다.

사례연구 1

24살 남자 축구선수가 게임 중 상대선수에 걸려 무릎이 뒤틀리면서 심하게 넘어진 후 응급실로 내원하였다.

무릎을 부분적으로 굽힌 즉, 무릎을 세우고 바로 누운 자세로 검사를 시작하였다. 무릎뼈(patella)의 양옆과 위쪽으로 붓기가 시작되었으며, 무릎의 '꼭지' 또한 부어올랐다. 모든 수동운동에 통증을 호소하였다. 특히 무릎인대(ligamentum patellae)의 안쪽모서리를 누를 때 국소적인 통증이 있었으며, 무릎의 안쪽 전반에서 심한 통증이 있었다. 무릎관절의 가쪽에 손을 대고 안쪽으로 밀었을 때 매우 심한 통증을 호소하면서 다리를 벌리려고 하였다.

방사선촬영에서 넙다리뼈(femur)와 정강뼈(tibia)의 관절선이 일치하지 않았으며, 안쪽으로 벌어져 보였다.

질문:

1. 무릎의 '꼭지'에 해당하는 해부학적 구조는 무엇인가?
2. 무릎인대(ligamentum patellae)의 안쪽을 눌렀을 때 통증을 일으킨 손상된 구조는 무엇인가?
3. 무릎 안쪽모서리의 통증을 일으키고, 가쪽에 손을 대고 안쪽으로 밀었을 때 다리를 벌리려고 하게 만든 손상된 구조는 무엇인가?
4. 관절주머니(joint capsule)의 안과 밖에 위치한 인대들은 무엇이며, 관절의 안정성에 각각 어떻게 작용하는가?

사례연구 2

45세의 여자 점원이 수년에 걸친 오른쪽 종아리의 통증으로 내원하였다. 증상은 하루 일과가 끝날 때 심하다고 하였다. 근래에 왼쪽 샅고랑부위에 덩어리가 생겼다가 침대에 누우면 없어지고, 아침에 일어나면 다시 나타나곤 하였으며, 기침을 하면 더 커졌다.

환자는 키가 크지만 과체중은 아니다. 서 있을 때 커다랗고 구불구불한 정맥이 피부아래에 보였으며, 샅고랑부위에서 안쪽으로 발까지 뻗어 있었다. 샅고랑부위의 안쪽주름 바로 아래로 달걀만한 부종이 있었으며, 환자가 눕거나 다리를 들어 올리면 부종이 없어졌다.

부종은 두덩결절의 가쪽 아래에 있으며, 표면은 부드럽고 말랑말랑하여 손가락(digital)으로 쉽게 눌리고, 환자가 기침을 할 때면 진동이 느껴졌다. 다리 안쪽면의 전반에 걸쳐 커다란 정맥류가 있었으며, Trendelenburg 검사결과는 양성이었다.

질문:

1. 정맥류가 있는 정맥은 무엇인가?
2. 샅고랑부위에 부종을 일으킨 구조는 무엇이며, 왜 기침을 하였을 때 진동이 느껴졌을까?
3. 다리에서 정맥의 순환에 중요한 역할을 하는 기전은 무엇이며, 이 기전이 작용하는 높이는 다리의 어디인가?

사례연구 3

환자는 60세 남자로 당뇨병이 있다. 일 년 이상 장딴지(gastrocnemius) 부위에 통증이 있었으며, 자주 쥐가 나서 보행에 어려움이 점차 커지고 있다. 통증은 휴식할 때 감소되었으나 점차 휴식 때에도 통증이 증가하였고, 잠을 깰 때도 있었다. 최근 두 달 전에 오른쪽 엄지발가락 끝이 검어진 것을 알았으며 점점 심해졌다.

양쪽 다리의 피부, 특히 무릎 아래의 피부가 광택이 나고, 얇아지고, 털이 빠졌다. 오른쪽 다리의 동맥에서 맥박을 잡을 수 없으며, 오른쪽 엄지발가락의 먼쪽 절반 피부가 검고 쭈글쭈글해졌다. 점차 발가락의 몸쪽 부분으로부터 명확한 경계를 이루며 괴저가 나타났다.

동맥조영상에서 심하고 광범위하게 좁아진 부위와 폐색이 모음근결절(adductor tubercle) 바로 위의 동맥에서 보였다. 무릎 주위와 위쪽으로 광범위한 곁동맥이 있었다.

질문:

1. 동맥조영상은 다리의 어디에서 시행하여야 하며, 그 이유는 무엇인가?
2. 다리에서 동맥의 맥박을 느낄 수 있는 부위들은 어디인가?
3. 무릎에서 동맥문합을 이루는 동맥들은 무엇인가?

사례연구 4

20세 남자가 다섯 달 정도 지속된 왼발의 무감각과 왼쪽 종아리의 근력약화를 호소하며 신경과로 내원하였다. 여섯 달 전 외국여행 중 흉부감염이 있었으며, 왼쪽 볼기부위에 두 번의 근육내주사를 맞았다.

환자는 발끝이 조금 처지는 것을 제외하면 절름거리지는 않았으며, 발끝이 처지는 것도 왼쪽에서만 나타났다. 발바닥굽힘의 약화와 엄지발가락의 굽힘에 약화가 있으며, 왼쪽 장딴지(gastrocnemius)가 약간 위축되었다. 통증감각과 촉감의 약화가 왼쪽 발바닥에 있으며, 발목반사가 없었다.

운동신경전도검사에서 왼온종아리신경의 전도속도가 오른쪽에 비해 감소되었으며, 감각신경전도검사에서는 왼장딴지신경(sural nerve)이 오른쪽에 비해 전도속도가 감소하였다.

질문:

1. 다리의 뒤칸에 분포하는 신경은 무엇이고, 어떤 가지가 종아리의 뒤칸에 분포하는가?
2. 장딴지(gastrocnemius) 근육이 위축된 것이 손상된 수준에 대하여 알려주는 것은 무엇인가?

제 7 장 머리 및 목 Head and Neck

서론(Introduction)

머리와 목은 머리뼈(두개골, skull), 아래턱뼈(하악골, mandible), 목뼈(경추, cervical vertebra)로 구성된다(그림 7.1). 머리뼈는 뇌를 감싸는 뇌머리뼈(뇌두개골, neurocranium)와 뇌머리뼈의 앞쪽에 위치하는 물렁조직(연조직, soft tissue)에 덮여있는 얼굴뼈(안면골, facial bone)로 구성된다. 얼굴뼈는 눈확(안와, orbit), 코안(비강, nasal cavity), 코곁동굴(부비동, paranasal sinuses), 입, 인두(pharynx)를 구성한다. 아래턱뼈와 뇌머리뼈는 턱관절(악관절, temporomandibular joint)로 연결된다.

목은 머리, 가슴, 팔을 연결시켜주는 부위이다. 목의 위쪽경계는 아래턱과 머리뼈바닥(두개골저, skull base)이고, 아래쪽경계는 위가슴구멍(superior thoracic outlet)과 위팔띠(상지대, shoulder girdle)이다. 목은 7개의 목뼈, 근육, 소화기관, 호흡기계의 통로부분과 갑상샘(갑상선, thyroid gland)으로 이루어진다. 목뼈 앞쪽의 정중면에는 인두가 위치하고 인두 앞쪽으로는 후두, 갑상샘, 기도가 위치한다. 목의 가쪽 부위에는 머리와 가슴부위를 연결해주는 혈관과 신경, 림프관들이 지나간다. 목뼈는 머리뼈를 지탱해주며 머리뼈의 운동을 가능하게 한다. 목뼈 내에는 척수(spinal cord)를 함유하는 척수관이 존재한다. 목은 섬유막과 피부밑조직, 피부로 둘러싸여 있다.

뇌줄기(뇌간, brain stem)에서 나온 12쌍의 뇌신경은 머리와 목에 분포한다(그림 7.2). 미주신경(vagus n., CN X)은 머리와 목뿐 아니라 가슴안(흉강, cavity)과 배안(복강, abdominal cavity)에도 분포한다. 척수의 목부분에서 8쌍의 척수신경이 일어난다. 위쪽 목신경(경신경, cervical n.)은 머리와 목에 분포하며 아래쪽 목신경은 팔과 가슴안에 분포한다. 삼차신경(trigeminal n., CN V)과 목신경이 머리와 목의 피부에 분포된다.

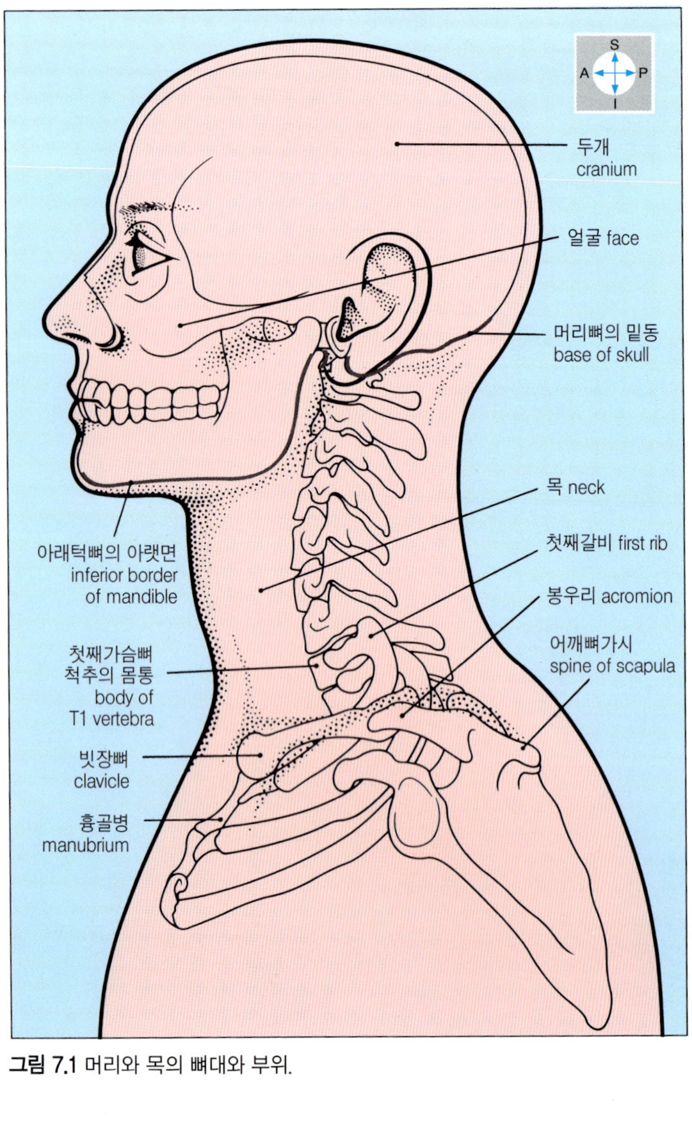

그림 7.1 머리와 목의 뼈대와 부위.

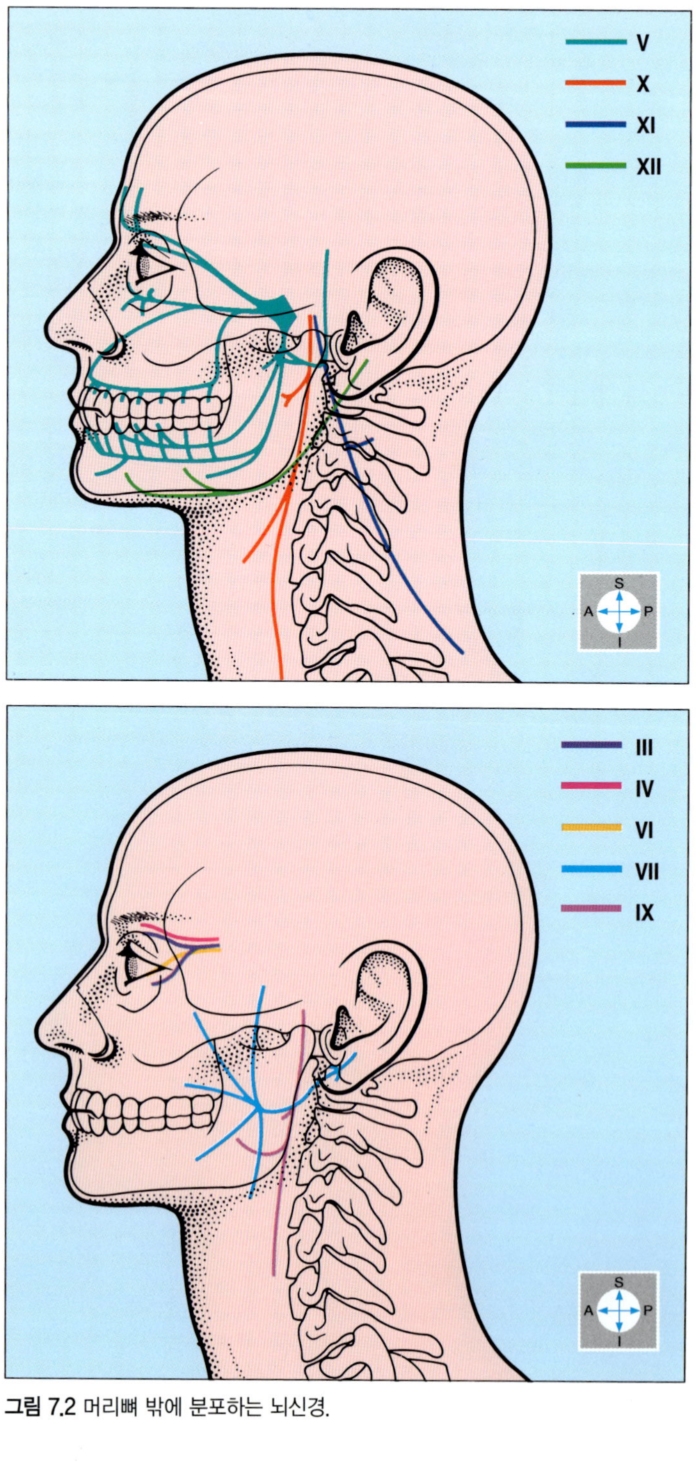

그림 7.2 머리뼈 밖에 분포하는 뇌신경.

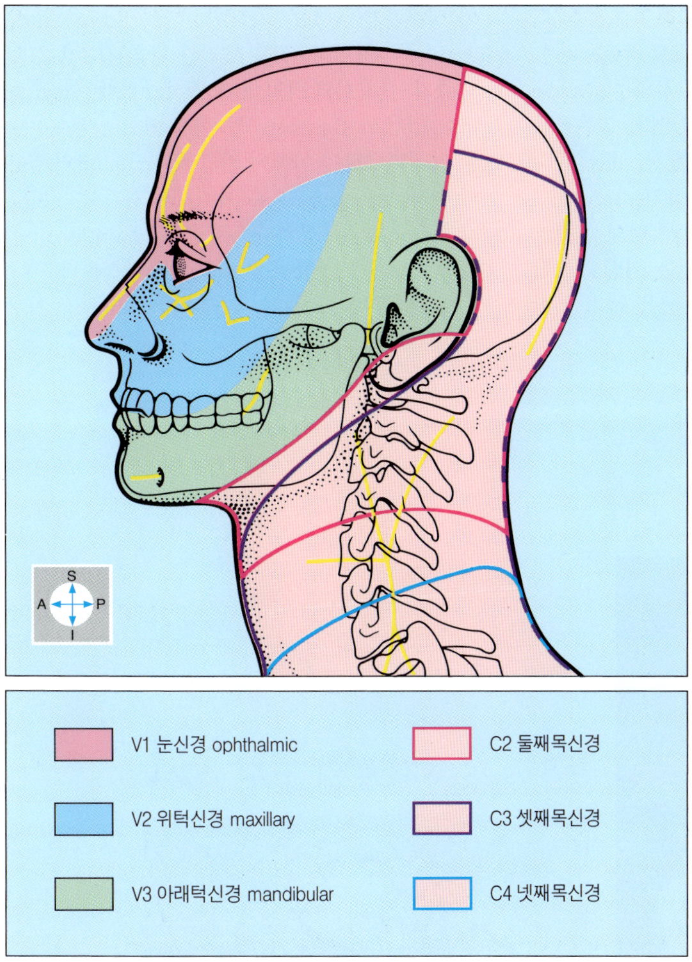

그림 7.3 머리와 목의 피부신경.

온목동맥(총경동맥, common carotid a.)과 척추동맥(추골동맥, vertebral a.)은 머리와 목에 동맥을 공급한다. 온목동맥은 속목동맥(내경동맥, internal carotid a.)과 바깥목동맥(외경동맥 external carotid a.)으로 나뉜다. 속목동맥은 뇌머리뼈와 눈확에 위치하는 내용물들로 동맥을 공급하고, 바깥목동맥은 얼굴, 머리덮개(scalp)의 대부분과 목의 윗부분에 동맥을 공급한다. 빗장밑동맥(쇄골하동맥, subclavian a.)의 가지들은 목의 아래부분에 동맥을 공급한다. 양쪽의 척추동맥은 목뼈의 가로구멍(횡돌기공, transverse foramen)으로 올라가서 큰구멍(대구멍, foramen magnum)을 통해 머리뼈로 들어가서 뇌머리뼈안의 여러 구조물에 동맥을 공급한다.

정맥은 표면정맥과 깊은정맥 두가지 통로를 통해 배출된다. 얼굴, 머리덮개, 목의 표면부분의 혈액은 바깥목정맥(외경정맥, external jugular v.)을 통해서 배출되어 빗장밑정맥(쇄골하정맥, subclavian v.)에 합류된다. 얼굴의 깊은 부위와 뇌머리뼈 안쪽의 혈액은 속목정맥(내경정맥, internal jugular v.)을 통해서 배출되어 팔머리정맥(완두정맥 brachiocephalic v.)에 합류된다.

속목정맥을 따라서 위치한 림프관과 림프절의 림프액은 속목정맥과 빗장밑정맥이 만나는 곳의 정맥으로 합류한다.

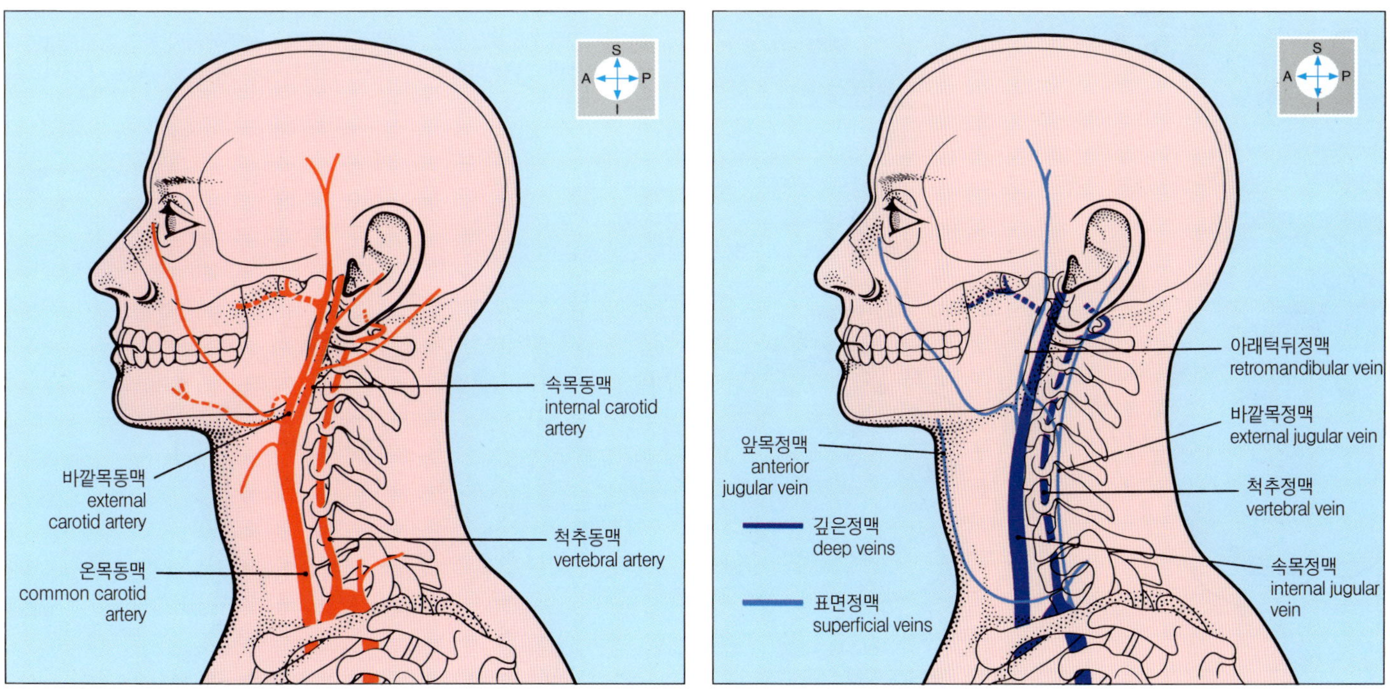

그림 7.4 머리와 목의 동맥 및 정맥.

목(Neck)

목의 근막층(Fascial layers)

목근막층은 4개의 층으로 나뉜다. 4개의 층은 얕은목근막(천경근막, investing fascia), 척주앞근막(추전근막, prevertebral fascia), 기관앞근막(기관전막, pretracheal fascia), 목혈관신경집(경동맥초, carotid sheath)이다(그림 7.5). 얕은목근막은 팔의 깊은 근막에 해당한다. 얕은목근막은 목, 가슴연결부위, 머리뼈의 아래부분, 아래턱뼈의 윗부분에 부착하고 등세모근(승모근, trapezius m.)과 목빗근(흉쇄유돌근, sternocleidomastoid m.)을 앞뒤로 감싼다. 얕은목근막은 위쪽으로는 위목덜미선(상항선, superior nuchal line)과 꼭지돌기(유양돌기, mastoid process)에 부착한다. 꼭지돌기와 턱뼈각(하악각, angle of mandible) 사이에서는 귀밑샘(이하선, parotid gland)를 둘러싼다. 샘을 둘러싼 막의 얕은층은 위로는 광대활(관골궁, zygomatic arch)에 부착한다. 샘을 둘러싼 막의 깊은층은 두꺼워져서 붓아래턱인대(경돌하악인대, stylomandibular ligament)를 형성한다. 얕은목근막은 아래쪽으로는 어깨뼈(견갑골, scapula)의 봉우리(견봉, acromion), 어깨뼈가시(견갑극, spine of scapula), 복장뼈자루(흉골병, manubrium), 빗장뼈(쇄골, clavicle)의 윗부분에 부착한다.

척주앞근막은 척주(vertebral column), 척추

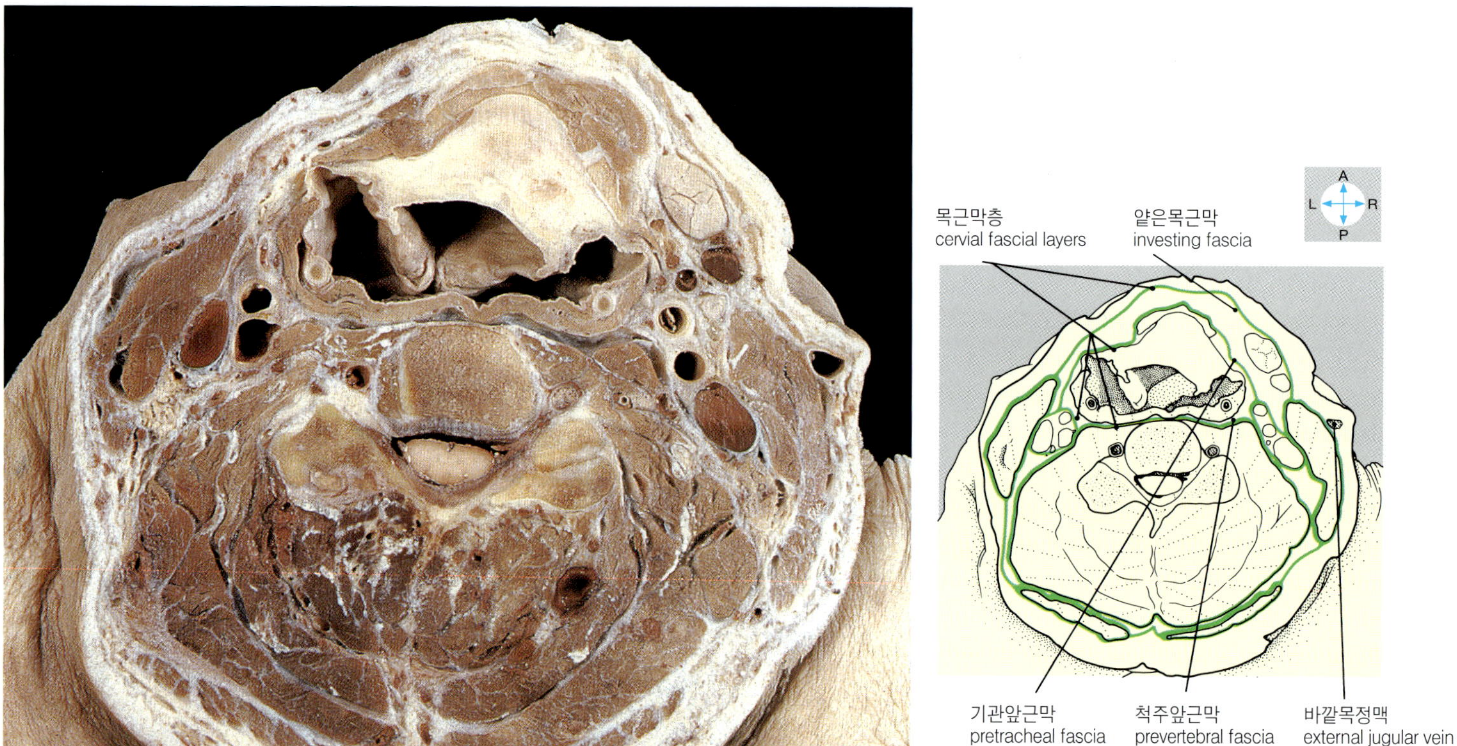

그림 7.5 목근막을 보여주는 넷째척추 높이에서의 목의 가로절단면의 윗면. 그림 7.95와 비교하여 관찰하시오. 아래 모식도는 각 근막으로 나뉘는 공간으로 보여준다.

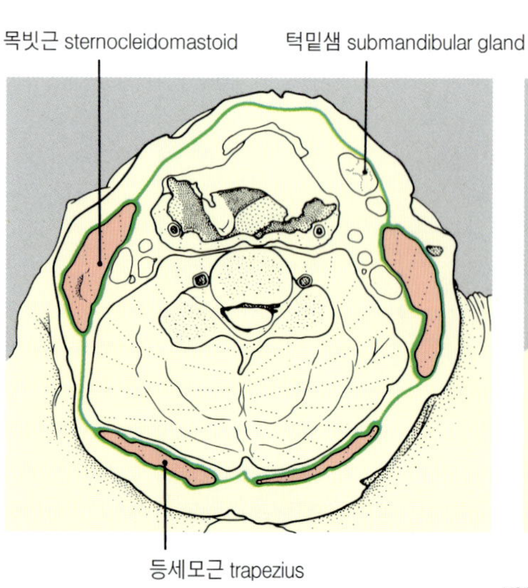

얕은 목근막과 싸고 있는 구조물들.

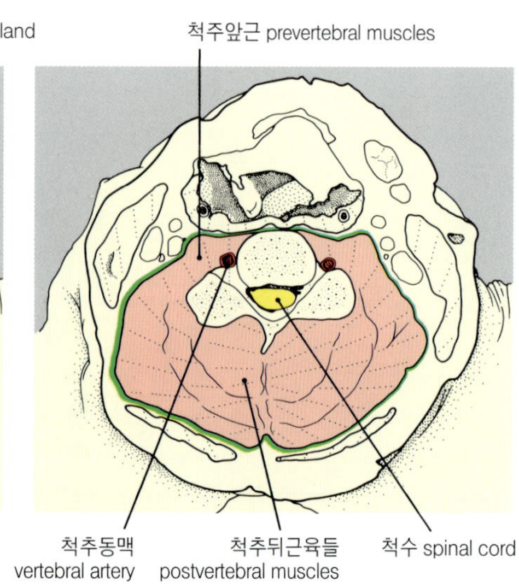

척주앞근막과 싸고 있는 구조물들.

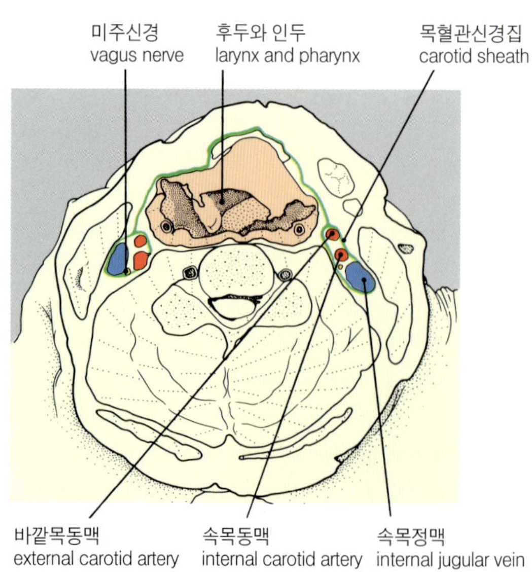

기관앞근막과 목혈관신경집, 싸고 있는 구조물들.

앞근육, 척추뒤근육, 목신경얼기(경신경총, cervical plexus), 팔신경얼기(완신경총, brachial plexus)를 둘러싼다. 위쪽으로는 머리뼈의 아래 부분에 부착하며 아래쪽으로는 위세로칸(종격상부, superior mediastinum)에 부착한다.

기관앞근막은 위쪽으로는 목뿔뼈(설골, hyoid)와 가쪽으로는 방패연골(갑상연골, thyroid cartilage)을 감싸며, 기관과 후두를 싸고 있다. 이 근막은 두 층으로 갈라져 갑상샘(thyroid gland)을 둘러싸며, 각각의 층은 위세로칸에 존재하는 대동맥활(대동맥궁, aortic arch)에서 합쳐진다. 뒤쪽에서 기관앞근막은 목혈관신경집과 섞인다.

목혈관신경집은 온목동맥(총경동맥, common carotid a.), 속목동맥(내경동맥, internal carotid a.), 바깥목동맥(외경동맥, external carotid a.)의 일부, 미주신경(vagus n.), 속목정맥(내경정맥 internal jugular v.)을 포함한다. 목혈관신경집은 위쪽으로는 머리뼈바닥에 있는 목동맥관(경동맥관, carotid canal), 목정맥구멍(경정맥공, jugular foramen)에 부착하며 아래쪽으로는 대동맥활과 팔머리정맥의 바깥막(외막, tunica adventitia)과 합쳐진다.

목은 목빗근(흉쇄유돌근, sternocleidomastoid m.)을 기준으로 앞목삼각(전경삼각, anterior cervical triangle)과 뒤목삼각(후경삼각, posterior cervical triangle)으로 나뉜다.

목빗근 (흉쇄유돌근, Sternocleidomastoid m.)

이 근육은 목의 복장뼈자루(흉골병, manubrium)와 빗장뼈(쇄골, clavicle)의 안쪽에 부착하여 위뒤쪽으로 비스듬하게 올라가면서 뒤통수뼈의 위목덜미선(상항선, superior nuchal line)과 꼭지돌기(유양돌기, mastoid process)에 부착한다(그림 7.6). 한쪽 목빗근만 작용하면 반대편으로 목을 굽히고 양쪽 목빗근이 작용하면 머리를 굽히게 된다. 이 근육은 더부신경(부신경, accessory n., CN XI)의 척수부분이 지배한다.

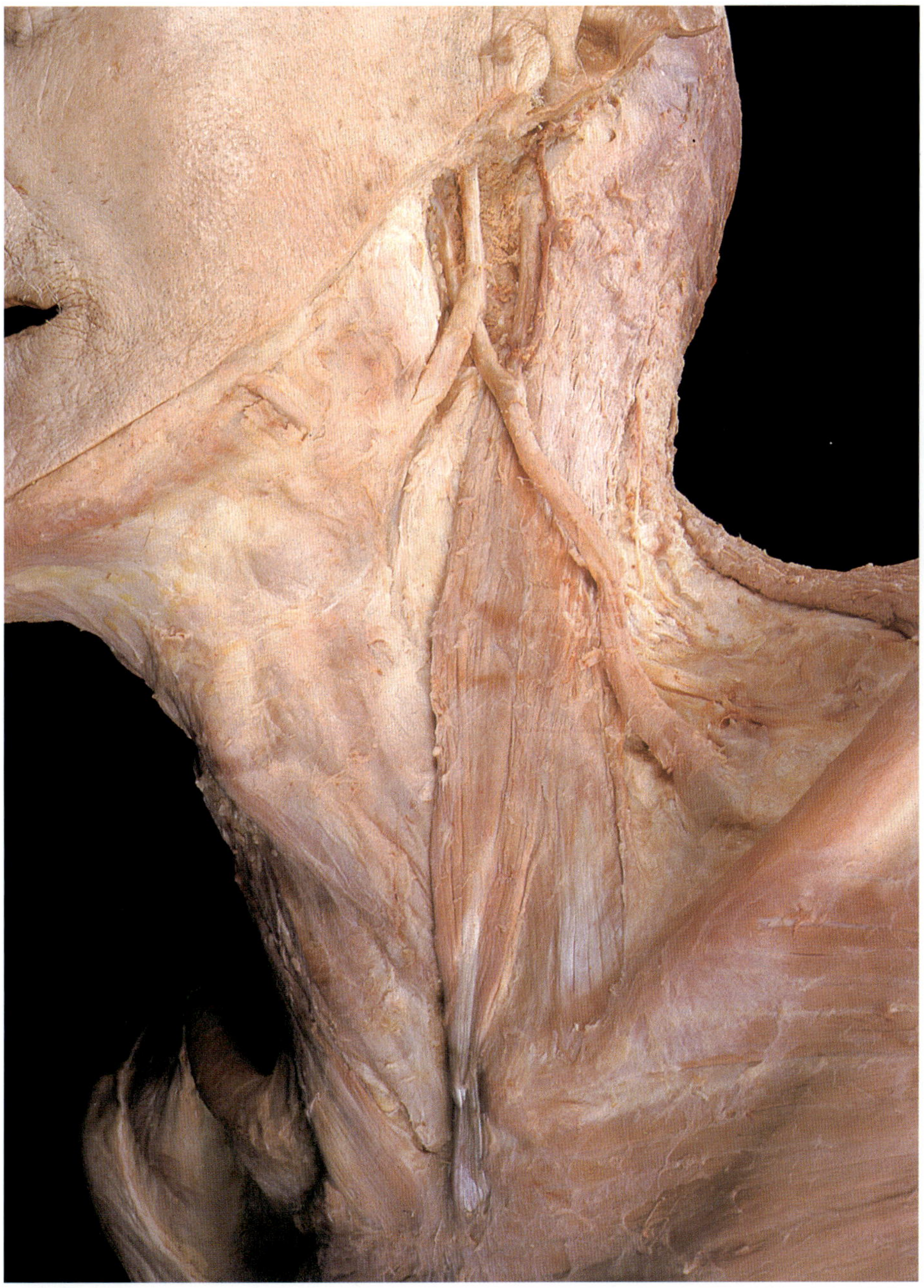

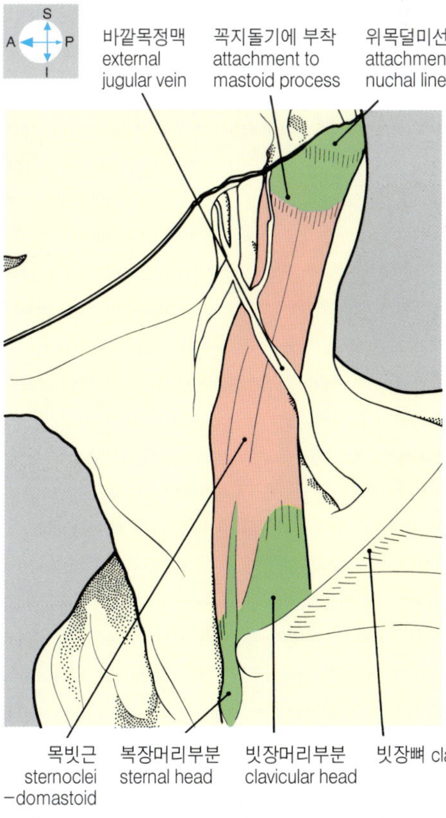

그림 7.6 목빗근과 등세모근을 덮고 있는 얇은목근막을 제거한 후에 나타난 목빗근을 보여주는 목의 비스듬한 면.

뒤목삼각 (후경삼각, Posterior triangle of neck)

뒤목삼각의 경계는 앞쪽으로 목빗근이고 뒤쪽으로 등세모근이다. 뒤목삼각의 바닥부분은 빗장뼈의 윗모서리 부분이며, 뒷목삼각의 꼭지부분은 목빗근과 등세모근이 부착하는 위목덜미선이다. 뒤목삼각은 평평한 면이 아니고 꼭지점이 위뒤쪽에 위치하며 비스듬하게 아래앞쪽으로 내려오는 삼각형의 형태이다.

천장(Roof)

뒤목삼각의 천장부분은 목빗근과 등세모근 사이를 지나는 피부와 얕은근막층으로 덮여있다. 바깥목정맥은 피부 바로 밑에서 있으며, 목빗근 표면에 수직으로 주행하여 뒤목삼각의 바닥부분을 통과한다. 바깥목정맥은 뒤목삼각과 빗장뼈를 지난 후 빗장밑정맥으로 유입된다. 목신경의 피부가지도 뒤목삼각의 천정부분에 놓인다(그림 7.7).

바닥(Floor)

뒤목삼각의 바닥은 머리널판근(두판상근, splenius capitus), 어깨올림근(견갑거근, levator scapulae), 앞, 중간, 뒤목갈비근(전 · 중 · 후사각근, scalenus anterior · medius · posterior)과 같은 척주옆근육(paravertebral m.)을 싸고 있는 척주앞근막이 이룬다(그림 7.8). 척주앞근막 깊은 곳에는 빗장밑정맥, 팔신경얼기의 줄기, 목신경얼기가 위치한다. 팔신경얼기, 빗장밑동맥은 척주앞근막에 싸여서 가쪽으로 이동하여 겨드랑이까지 도달한다. 목갈비근, 빗장밑혈관, 팔신경얼기의 깊은 곳에는 가슴막(흉막, pleura)과 허파의 꼭대기가 위치한다.

내용물(Contents)

뒤목삼각의 바닥과 천장 사이에는 더부신경의 척수부분, 여러 혈관구조물, 목신경얼기 빗장위림프절(쇄골상림프절, supraclavicular lymph node), 뒤통수림프절(후두림프절, occipital lymph node)이 위치한다. 더부신경의 척수부분은 목빗근의 뒤쪽경계 아래부위에서부터 등세모근 앞쪽경계부위로 주행하며, 두 근육을 지배한다. 뒤목삼각의 아래부분에는 어깨목뿔근(견설골근, omohyoid m.)의 아래힘살이 어깨뼈(견갑골, scapular)에 닿는다. 갑상목동맥(갑상경동맥, thyrocervical trunk)의 가지인 가로목동맥(횡경동맥, transverse cervical a.)과 어깨위동맥(견갑상동맥, suprascapular a.)이 뒤목삼각을 지나 어깨뼈 부위로 통과한다. 뒤목삼각의 꼭지점 부위는 뒤통수동맥(후두동맥 occipital a.)이 지나고 이 동맥은 머리덮개에 혈액을 공급한다. 빗장밑정맥은 때때로 빗장뼈 바로 윗부분에서 관찰될 수도 있다.

목신경얼기(Cervical Plexus)

목신경얼기는 첫째~넷째목신경의 앞가지로 이루어져 있으며 척주옆근육에 분포한다. 첫째목신경(C1)에서 나온 가지는 혀밑신경(설하신경 hypoglossal n.)과 합쳐지고, 둘째와 셋째목신경(C2, C3)에서 나온 신경은 목신경고리(경신경고리, ansa cervicalis)를 이룬다. 가로막신경(횡격신경, phrenic n.)은 가로막에 분포하는 신경이며 이는 셋째, 넷째, 다섯째신경(C3, C4, C5)으로 이루어져 있으며 척주앞근막 뒤에서 앞목갈비근 앞쪽을 지나 아래방향으로 주행한다.

목신경의 피부신경가지는 목빗근의 뒤모서리의 중간부분에서 나와 뒤목삼각을 지난다. 이 신경들은 목에서부터 얼굴 아래부분, 머리덮개부분, 가슴벽 윗부분의 감각을 지배한다. 작은뒤통수신경(소후두신경, lesser occipital n., C2)은 목빗

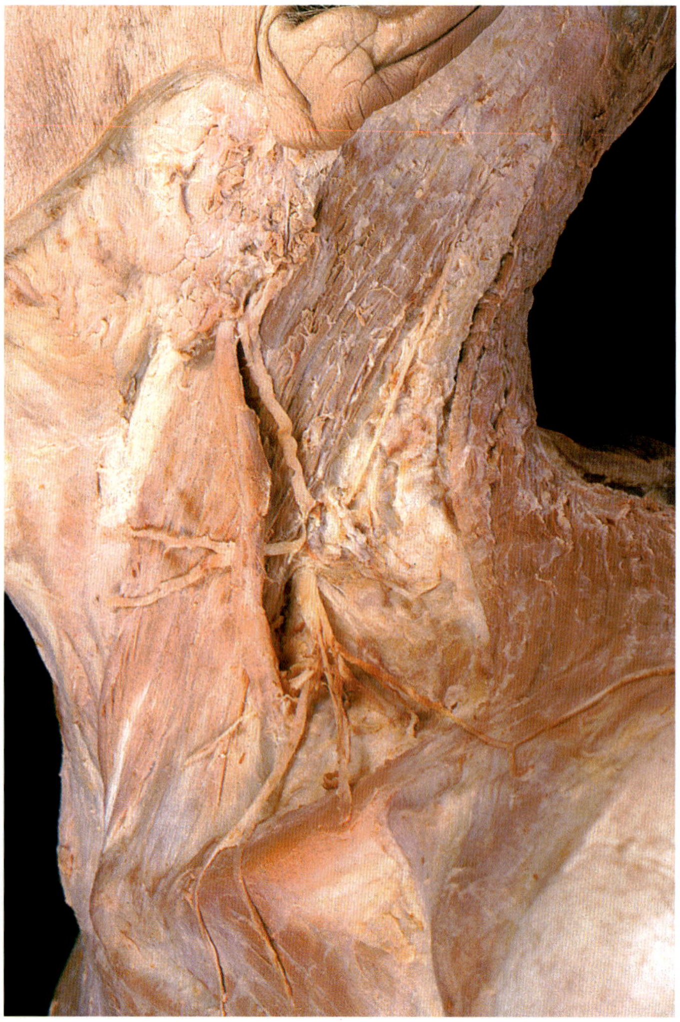

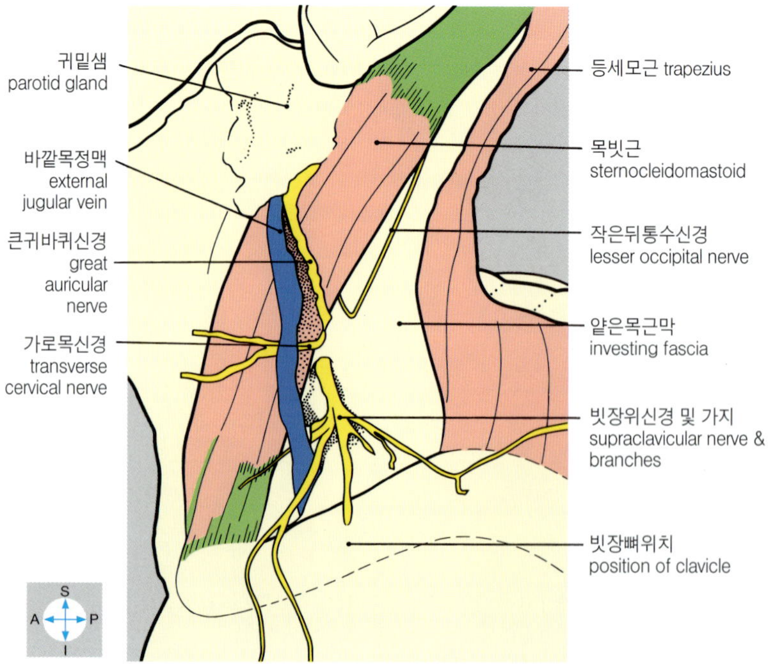

그림 7.7 뒷목삼각의 경계와 천장. 바깥목정맥과 목신경얼기의 피부가지들이 뒷목삼각의 천장부분에 위치한다.

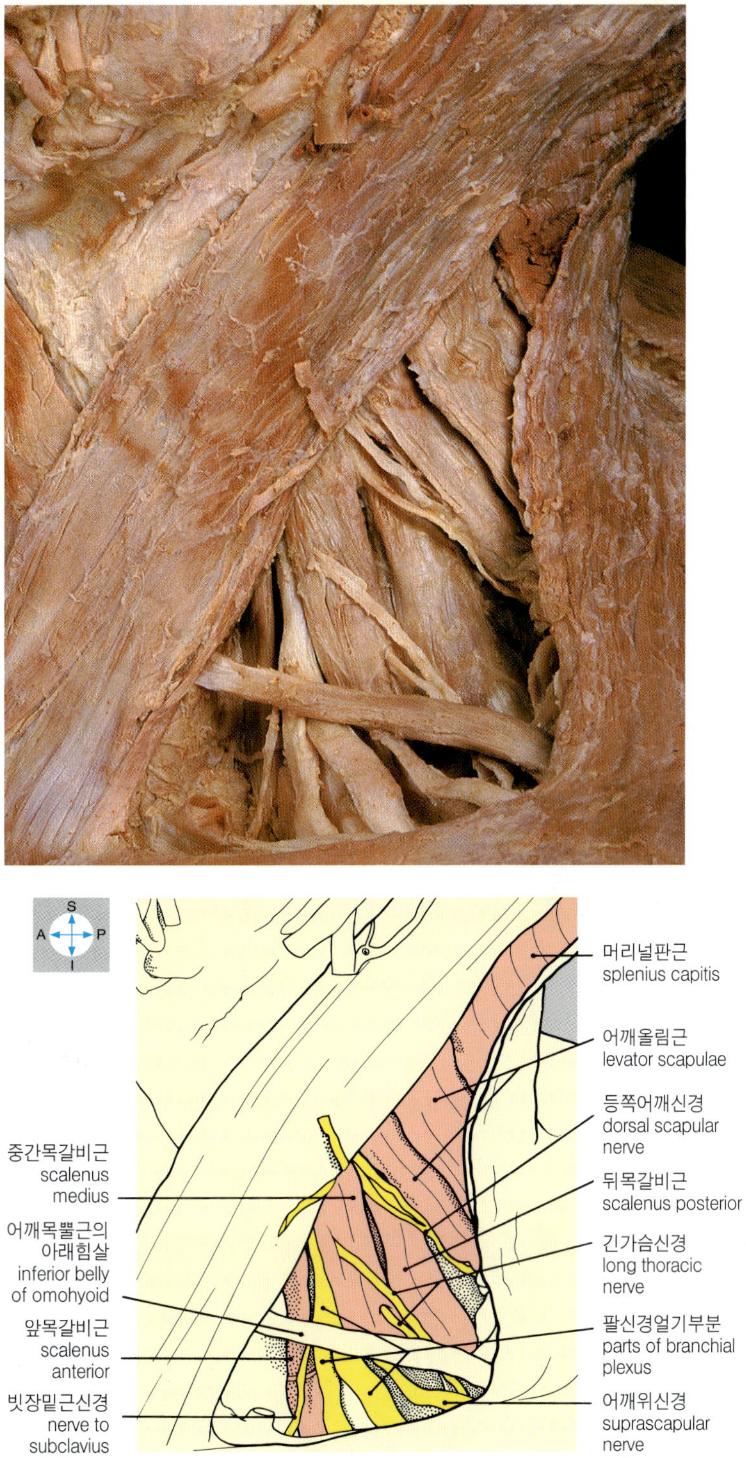

그림 7.8 척추앞근막을 제거한 곳의 뒷목삼각의 바닥. 어깨목뿔근의 아래힘살이 뒷목삼각에 위치한다.

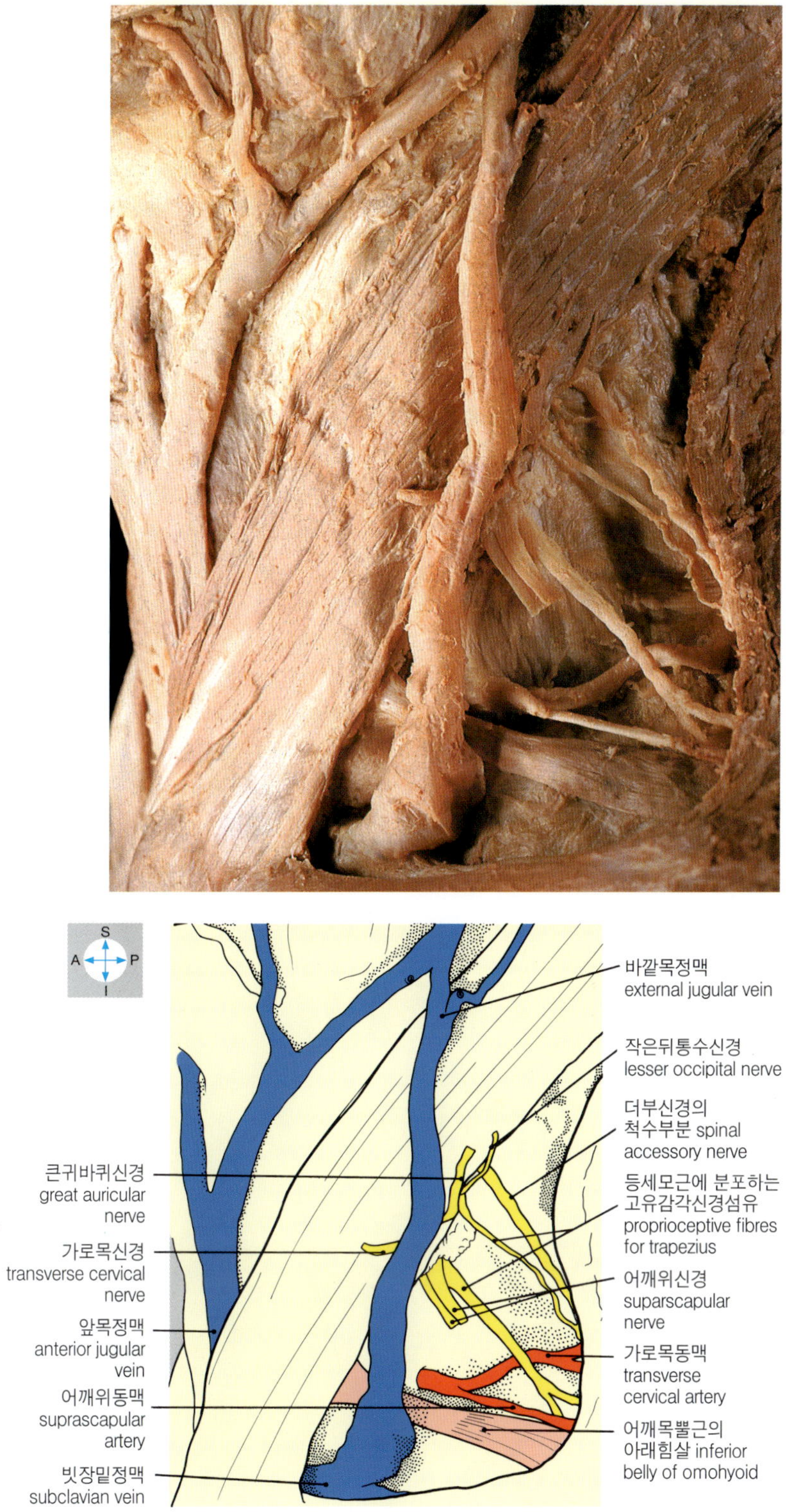

그림 7.9 뒷목삼각의 내용물. 바깥목정맥은 앞목정맥과 연결된다.

근의 뒤모서리를 따라 올라가서 머리덮개 뒤통수부위의 감각을 지배한다. 큰귓바퀴신경(대이개신경, great auricular n., C2, C3)은 목빗근을 가로질러 올라가 귀밑샘을 덮고 있는 피부와 귓바퀴 아래부분 피부의 감각을 지배한다. 가로목신경(경횡신경, transverse cervical n., C2, C3)은 목빗근과 앞목삼각을 수평으로 가로지른 후 앞목삼각과 목빗근을 덮고 있는 피부의 감각을 지배한다. 마지막으로 빗장위신경(쇄골상신경, supraclavicular n., C3, C4)은 앞가슴의 위쪽부분과 어깨부위에 분포한다.

앞목삼각(Anterior triangle of neck)

앞목삼각의 경계는 안쪽으로 목의 정중선, 뒤가쪽으로 목빗근의 앞모서리, 위쪽으로 아래턱뼈의 아래모서리이다. 편의상 목뿔뼈(설골, hyoid bone) 윗부분에 해당하는 삼각부분은 턱목뿔근(악설골근 mylohyoid m.)과 관련된 부분에서 설명하겠다.

천장(Roof)

앞목삼각의 천장은 뒤목삼각과 비슷하게 얕은목근막으로 구성된다(그림 7.10). 얕은목근막의 표면에는 넓은목근(광경근, platysma)과 앞목정맥(전경정맥, anterior jugular vein)이 위치한다. 앞목정맥은 앞목삼각의 천장을 관통하여 목빗근을 지나 바깥목정맥이 빗장밑정맥에 합쳐지기 전에 바깥목정맥에 합류된다.

바닥(Floor)

앞목삼각의 바닥은 기관앞근막으로 되어 있으며 뒤가쪽으로는 목혈관신경집으로 구성된다. 기관앞근막은 갑상샘을 둘러싸고(그림 7.13), 아래부위에는 후두와 기관이 놓여있다. 가쪽으로는 온목동맥, 속목정맥, 미주신경이 목혈관신경집내에 위치한다.

내용물(Contents)

앞목삼각에는 목뿔아래근육(설골하근육, infrahyoid m.)인 복장목뿔근(흉골설골근, sternohyoid m.), 복장방패근(흉골갑상근, sternothyroid m.), 방패목뿔근(갑상설골근, thryohyoid m.), 어깨목뿔근(견갑설골근, omohyoid m.)과 이 근육들에 분포하는 신경들이 있다. 복장목뿔근은 가장 얕은층에 위치하는 목뿔아래근육이다. 복장목뿔근은 아래쪽으로 복장뼈자루의 깊은면에서 일어나서 위쪽으로 목뿔뼈 몸통의 아래모서리에 닿는다. 복장목뿔근의 깊은 곳에는 복장방패근과 방패목뿔근이 위치한다. 복장방패근은 복장뼈자루에서 일어나서 방패연골(갑상연골, thyroid cartilage)의 빗선에 닿는다. 방패목뿔근은 방패연골에서 일어나 목뿔뼈몸통 아래모서리에 닿는다. 어깨목뿔근은 중간힘줄로 연결된 두 힘살근육이다. 아래힘살은 어깨뼈 위모서리 안쪽과 위가로어깨인대(상견갑횡인대, superior transverse scapular ligament)에서 일어나서 뒤목삼각을 가로질러 목빗근의 안쪽에서 중간힘줄에 닿는다. 중간힘줄은 얕은목근막에 의해서 빗장뼈에 고정된다. 위힘살은 목뿔뼈 몸통의 아래모서리에서 일어나서 수직으로 내려온다.

위의 모든 4개의 근육들은 첫째~셋째목신경이 분포한다. 방패목뿔근은 혀밑신경과 동반하는 첫째목신경이 분포하고, 다른 근육들은 목신경고리에 의해서 지배받는다. 기능적으로 목뿔아래근육들은 목뿔뼈와 후두를 아래로 내려준다.

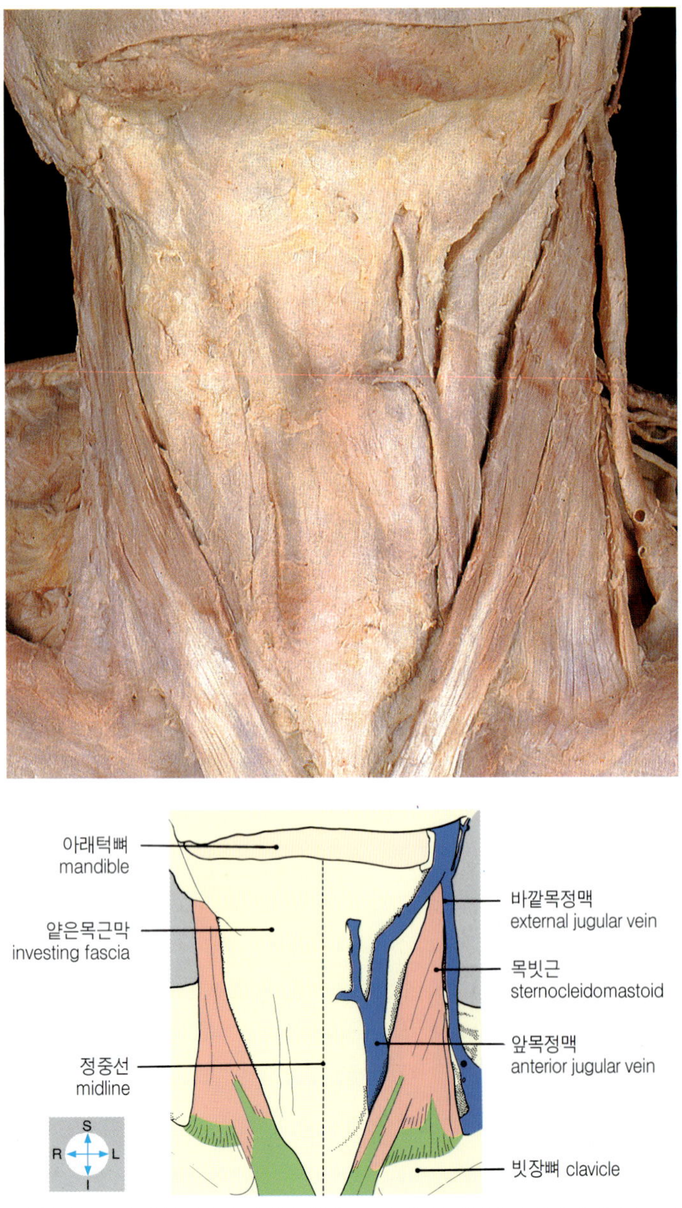

그림 7.10 목의 앞목삼각의 경계와 천장. 목의 정중선이 앞목삼각을 양쪽으로 나눈다.

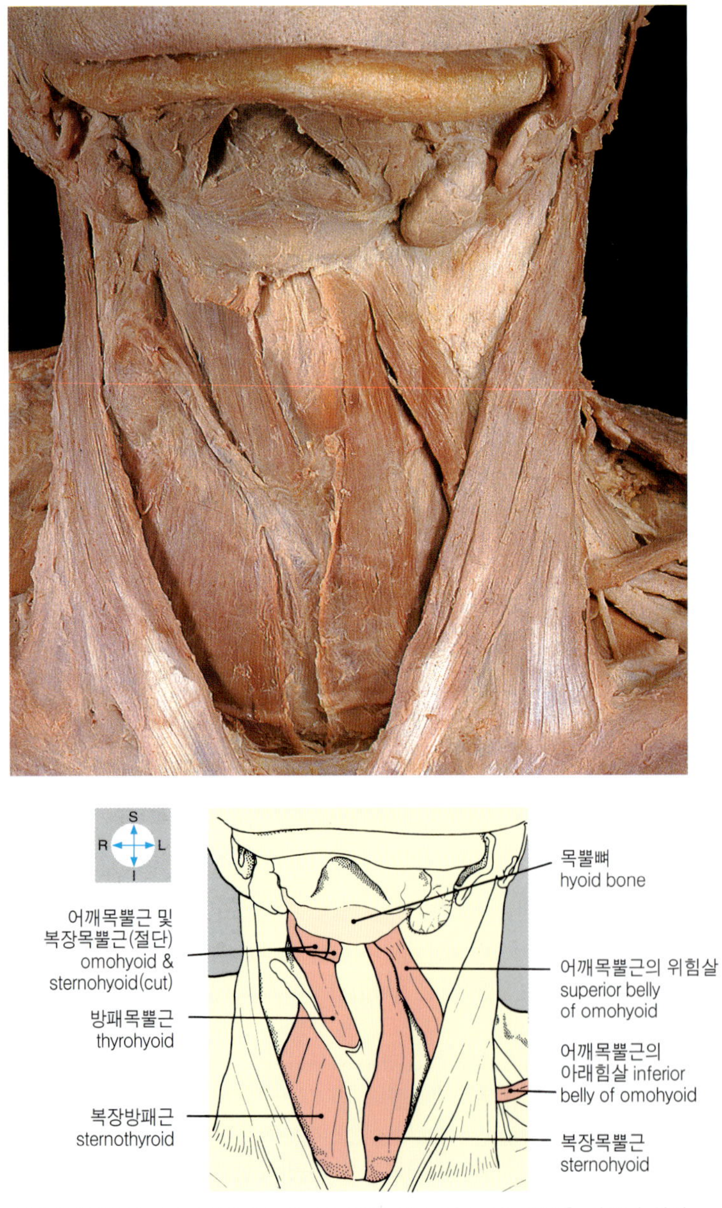

그림 7.11 앞목삼각의 내용물들. 오른쪽 어깨목뿔근과 복장목뿔근은 안쪽에 위치한 복장방패근과 방패방패근을 관찰하기 위해서 잘랐다.

목신경고리(Ansa cervicalis)

목빗근 아래에서 위뿌리와 아래뿌리가 만나 고리를 형성하여 목신경고리를 이룬다(그림 7.12). 위뿌리는 혀밑신경과 함께하는 첫째목신경에 의해서 이루어지고, 아래뿌리는 둘째, 셋째목신경이 이루어 이 두 뿌리가 만나서 목신경고리를 형성한다. 이 신경들은 목뿔아래근육의 운동성분을 지배한다.

갑상샘(Thyroid gland)

갑상샘은 기관앞근막으로 둘러싸인 혈액이 풍부한 내분비기관이며, 기관의 앞쪽과 가쪽에 부착되어 있는 구조물이다. 삼킬 때에 후두와 갑상샘이 동시에 올라가기 위해서 근막으로 갑상샘은 후두에 부착되어 있다. 갑상샘 두 개의 가쪽엽은 셋째기관지연골 정중앙부위에서 갑상샘잘룩(isthmus)으로 연결되어 있다. 작은 피라미드엽이 종종 존재하며 잘룩부분에서 위쪽방향으로 올라가 있는 형태이다. 각각의 가쪽엽은 방패연골을 따라 비스듬하게 위로 올라가 좁아지는 형태이며, 갑상샘의 아래면은 다섯째기관연골 높이에 위치해 있다.

갑상샘 잘룩부분의 앞쪽에는 복장방패근과 앞목정맥이 위치한다. 갑상샘의 가쪽엽은 다른 목뿔아래근육과 목빗근의 앞모서리에 덮여있다. 뒤가쪽에는 목혈관신경집이, 뒤안쪽에는 후두, 기관과 식도가 위치한다. 식도와 기관 사이에서 되돌이후두신경(반회신경, recurrent laryngeal n.)은 후두를 향해 위쪽으로 주행한다. 위 · 아래 덧갑상샘(부갑상선, accessory thyroid gland)은 갑상샘 가쪽엽의 뒷면에 붙어 있다.

갑상샘은 혈관이 발달되어 있으며 위갑상동맥(상갑상동맥, superior thyroid a.)과 아래갑상동맥(하갑상동맥, inferior thyroid a.)으로부터 혈액을 공급받는다. 위갑상동맥은 바깥목동맥의 가지로서 갑상샘의 윗부분에서부터 아래로 내려온다. 아래갑상동맥은 빗장밑동맥의 가지인 갑상목동맥의 가지로서 목혈관신경집 뒤를 지나 갑상샘 뒷면으로 들어간다. 갑상샘의 혈액은 위, 중간, 아래갑상정맥으로 배출된다. 위, 중간갑상정맥은 속목정맥으로 유입되며 아래갑상정맥은 팔머리정맥으로 유입된다. 갑상샘의 림프는 목림프관을 통해 유입된다.

목의 뿌리(Root of neck)

목의 뿌리부분은 위세로칸(종격상부, superior mediastinum)과 바로 연결되는 부분이다. 목의 뿌리 정중앙부분에는 기관과 식도가 위치하고 위

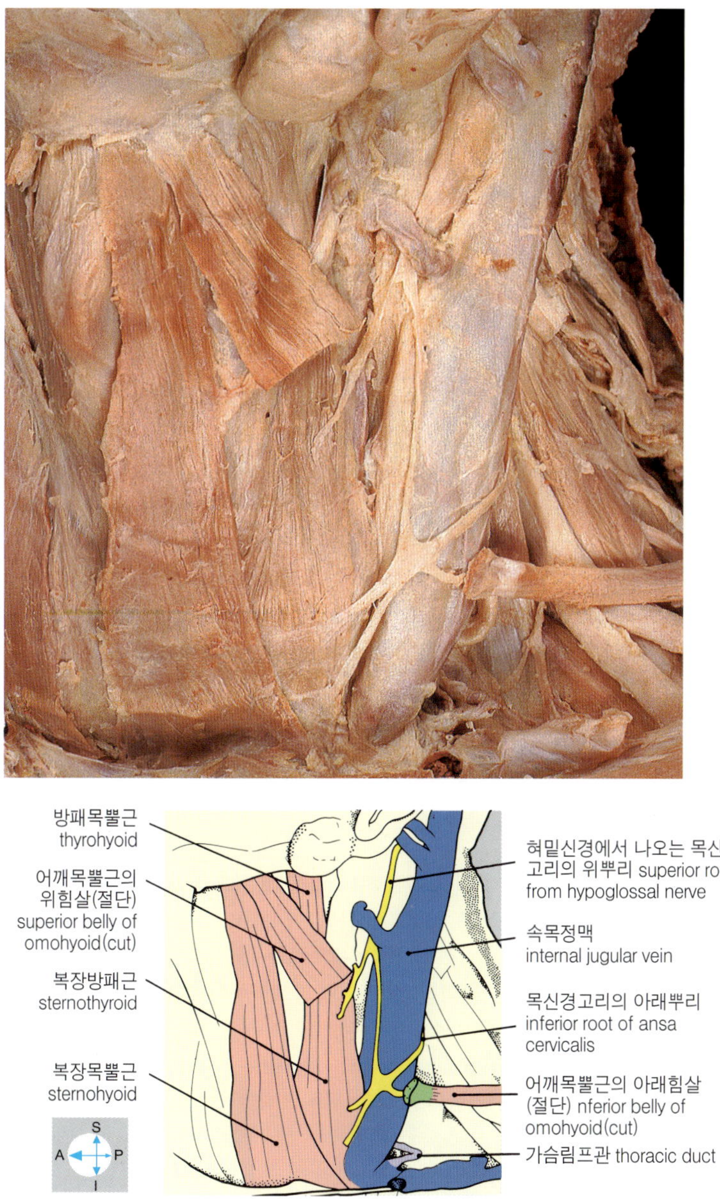

그림 7.12 속목정맥에 위치한 목신경고리. 목신경고리의 가지들은 목뿔아래근육들에 분포한다.

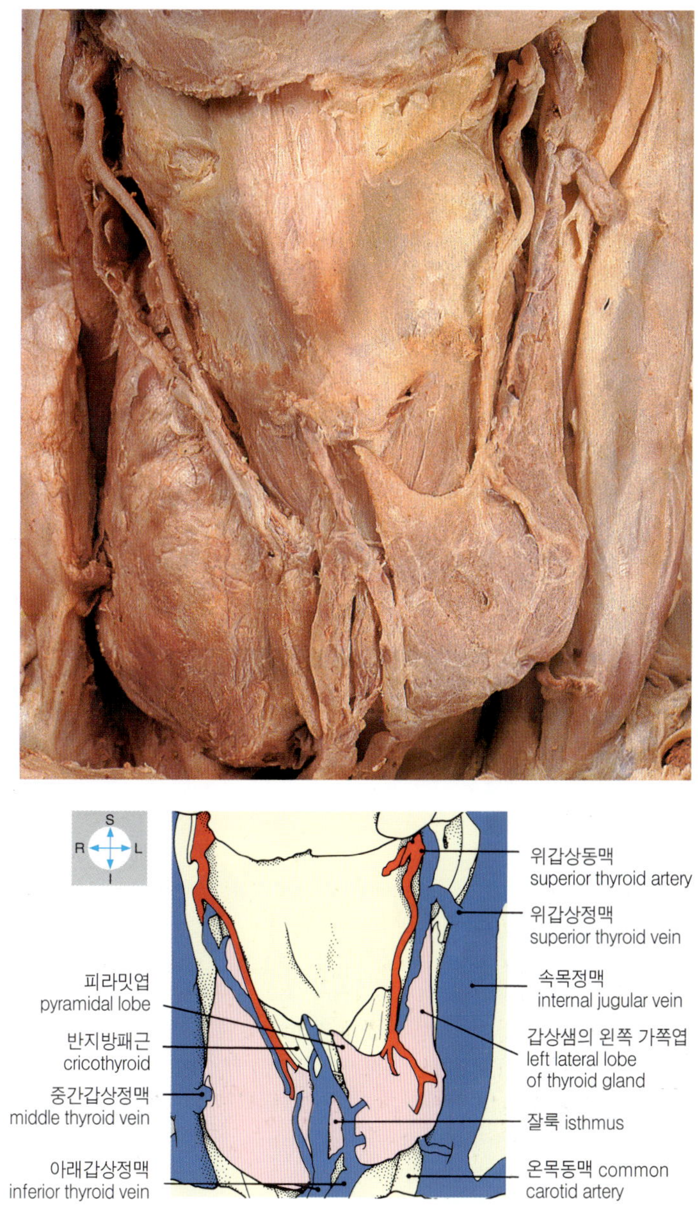

그림 7.13 기관앞근막을 제거한 후에 관찰되는 갑상샘과 이에 분포하는 혈관.

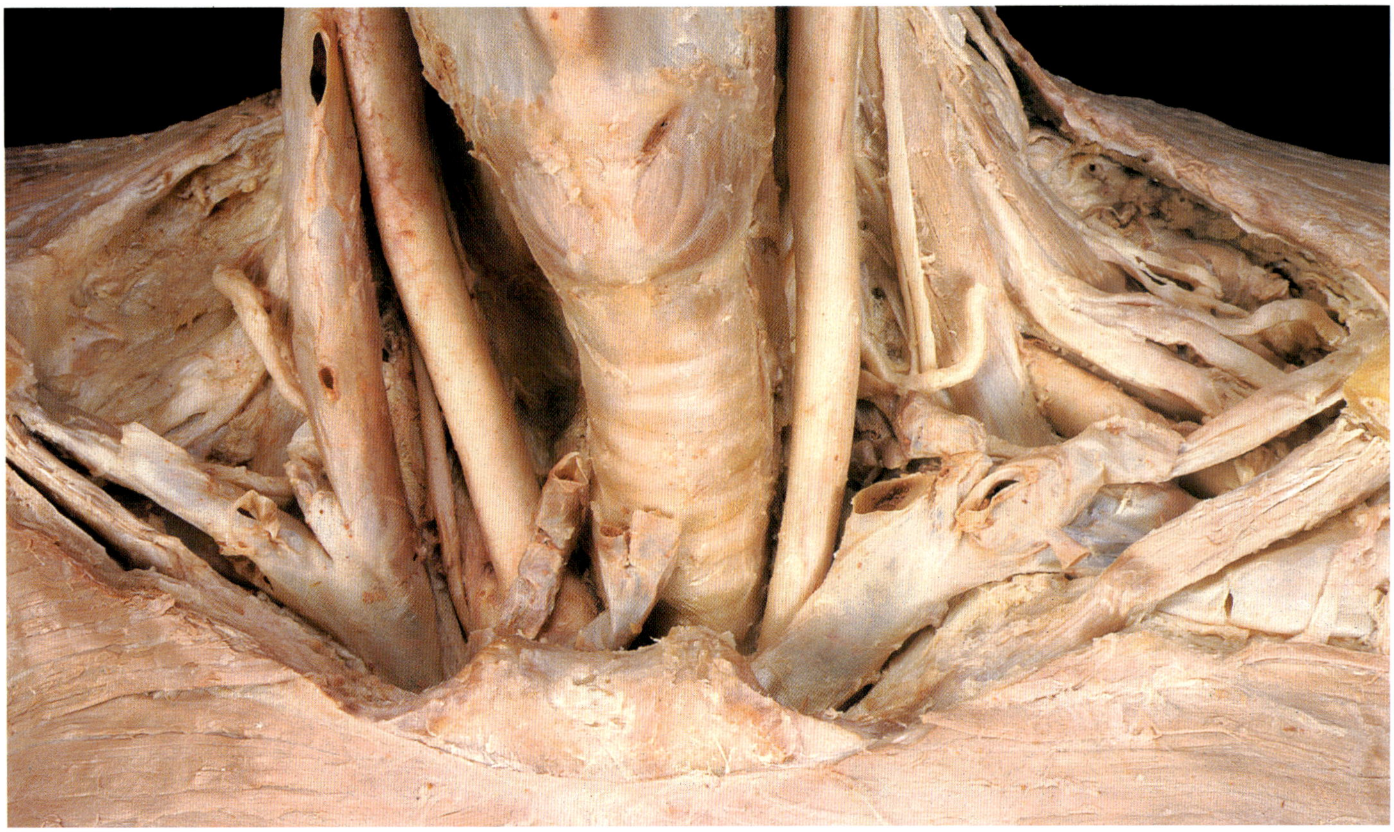

세로칸으로 연결된다(그림 7.14). 목의 뿌리부분에 존재하는 다른 구조물들은 여러 신경들과 혈관, 목갈비근들이다.

정맥(Veins)

양쪽의 빗장밑정맥은 겨드랑정맥(액와정맥, axillary v.)의 연장된 정맥으로 첫째 갈비뼈의 바깥 모서리에서 시작된다(그림 7.14). 빗장밑정맥은 앞목갈비근(전사각근, scalenus anterior m.)의 닿는 곳 앞에서 갈비뼈를 지나가고, 이 부위에서 바깥목정맥으로 유입된다. 빗장밑정맥과 속목정맥은 앞목갈비근의 안쪽모서리에서 만나 팔머리정맥을 이룬다. 팔머리정맥은 기관을 따라 내려가서 가슴으로 들어간다. 속목정맥과 빗장밑정맥이 합쳐지는 곳으로 목에서 나오는 림프관이 유입된다. 왼쪽에서는 림프관이 가슴림프관(흉관, thoracic duct)으로 합쳐진다. 가슴림프관은 식도를 따라서 이동하며 허파의 꼭대기부분의 가쪽을 지난다. 가슴림프관은 목혈관신경집과 척추동맥사이를 지나며 가로막신경과 빗장밑동맥 앞을 지난다. 가슴림프관으로 다리, 골반, 배, 왼쪽 팔, 왼쪽 머리, 왼쪽 목, 왼쪽 가슴의 림프가 유입된다. 오른쪽 목의 림프가 모이는 오른림프관도 속목정맥과 빗장밑정맥이 합쳐지는 곳으로 유입된다. 오른림프관은 오른쪽 팔, 오른쪽 머리, 오른쪽 목, 오른쪽 가슴의 림프가 유입된다.

동맥(Arteries)

왼쪽 온목동맥과 빗장밑동맥은 기관과 식도의 왼쪽면 가슴부위에서 시작한다(그림 7.14). 오른쪽 온목동맥과 빗장밑동맥은 팔머리동맥에서 시작한다. 양쪽의 온목동맥은 목혈관신경집에 둘러싸여 가지를 내지 않고 목으로 올라간다. 양쪽의 빗장밑동맥은 첫째 갈비뼈 윗면과 앞목갈비근 뒤에서 가쪽으로 주행하여 겨드랑 부위로 들어가 겨드랑동맥이 된다.

빗장밑동맥의 세 개 가지인 속가슴동맥(내흉동맥, internal thoracic a.), 갑상목동맥(갑상경동맥, thyrocervical trunk), 척추동맥(추골동맥, vertebral a.)은 앞목갈비근의 안쪽에서 일어난다. 속가슴동맥은 가슴으로 들어가서 앞가슴벽과 배벽에 분지한다. 갑상목동맥은 짧으며 아래갑상동맥(하갑상선동맥, inferior thyroid a.), 어깨위동맥(견갑상동맥, suprascapular a.),

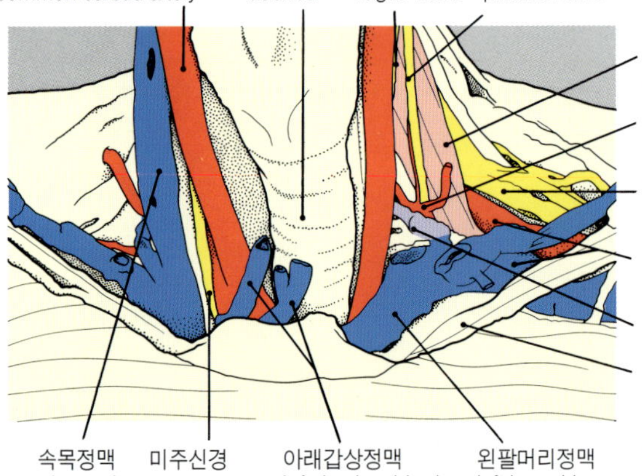

그림 7.14 빗장뼈, 기관앞막, 갑상샘, 목혈관신경집, 속목정맥을 제거한 후에 관찰되는 목의 뿌리부분.

가로목동맥(경횡동맥, transverse cervical a.)의 가지를 낸다. 어깨위동맥은 어깨뼈와 이 부위의 구조물에 분포하며, 가로목동맥은 뒤목부분의 표면구조물에 분포한다. 척추동맥은 앞목갈비근의 안쪽에서 뒤위쪽으로 주행하여 여섯째 목뼈의 가로돌기부위로 이동한다(그림 7.15). 여섯째 목뼈에서부터 첫째 목뼈의 가로구멍을 통과하여 머리뼈의 큰구멍(대후두공, foramen magnum)을 통해 머리뼈안으로 들어간다.

목갈비동맥(늑경동맥간, costocervical trunk)은 앞목갈비근의 안쪽에서 빗장밑동맥에서 일어나 위가슴막을 따라 뒤쪽으로 이동하면서 첫째, 둘째 갈비사이공간(intercostal space)에 분포하는 맨위갈비사이동맥(최상늑간동맥, superior intercostal a.)과 깊은목근육에 분포하는 깊은목동맥(심경동맥, deep cervical a.)으로 나뉜다.

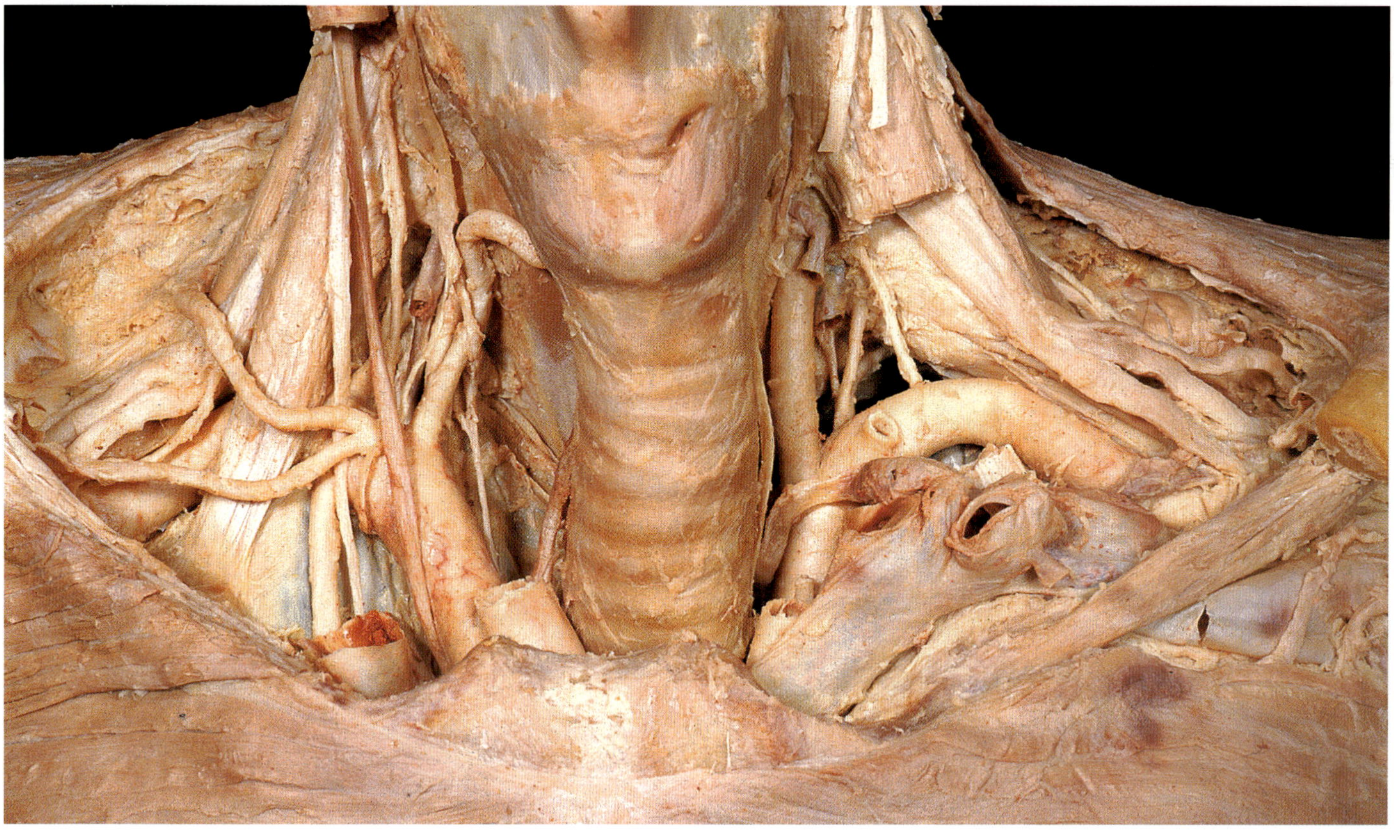

신경(Nerves)

미주신경(vagus n.), 가로막신경(횡격막신경, phrenic n.), 목교감신경줄기(경교감신경간, cervical sympathetic chain), 팔신경얼기의 일부가 목의 뿌리부위를 지난다. 미주신경은 목혈관신경집에서 온목동맥과 속목정맥 사이에 위치하며, 가로막신경의 안쪽을 따라 위세로칸으로 들어간다(그림 7.14). 오른쪽 되돌이후두신경(반회신경, recurrent laryngeal n.)은 미주신경에서 나뉘며 빗장밑동맥을 감고 기관과 식도의 가쪽면에 형성된 고랑을 따라 올라간다. 왼쪽 되돌이후두신경은 오른쪽과 유사하게 진행하지만 가슴부위의 미주신경에서 일어나 대동맥활(대동맥궁, aortic arch)을 감고 올라간다.

가로막신경은 셋째~다섯째목신경의 앞뿌리부분이 모여서 형성되며 척주앞근막 아래에 있는 앞목갈비근 앞면에서 아래쪽으로 내려간다. 가로막신경은 미주신경의 가쪽에 있는 동맥과 정맥의 사이를 지나서 가슴우리로 들어간다.

교감신경줄기(교감신경간, sympathetic trunk)는 척주앞근막에 둘러싸여 있으며 목뼈 몸통부위를 따라 위치한다. 교감신경줄기는 아래, 중간, 위목신경절 3개의 교감신경절을 갖는다. 아래목신경절은 종종 첫째가슴신경절과 합쳐져 별신경절(성상신경절, stellate ganglion) 또는 목가슴신경절(경흉신경절, cervicothoracic ganglion)을 이룬다. 이 신경절은 첫째갈비뼈의 목부분 앞에서 가슴으로 연결된다. 중간목신경절과 아래목신경절은 빗장밑동맥을 감고 도는 빗장밑신경고리(쇄골하고리, ansa subclavia)와 연결되기도 한다.

팔신경얼기는 아래쪽 4개의 목신경과 첫째가슴신경의 앞가지에서 일어난다(그림 7.14). 이 신경들은 부분적으로 앞목갈비근에 의해 덮여 있고 팔신경얼기의 뿌리를 구성한다. 이 신경들은 합쳐져서 팔신경얼기의 줄기를 형성하고 근육의 가쪽경계 뒤에서 나온다. 팔신경얼기는 겨드랑집(액와집, axillary sheath)에 둘러 싸여 겨드랑동맥과 함께 위팔로 계속된다.

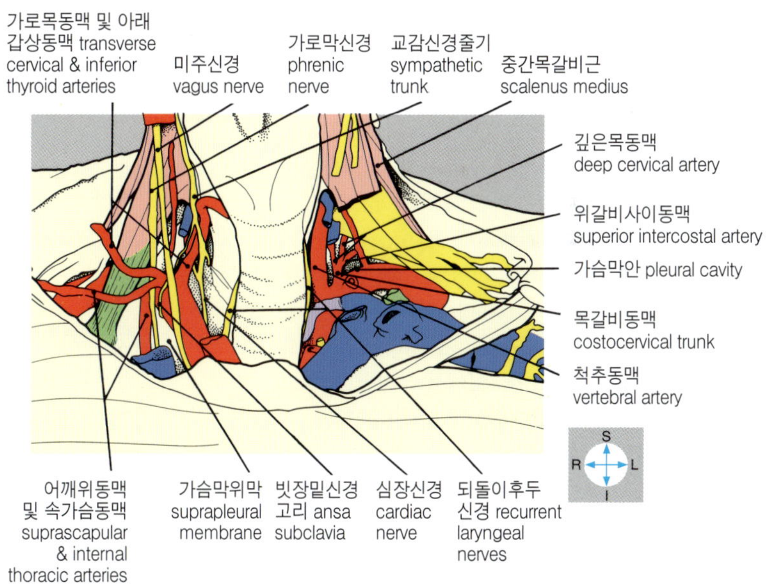

그림 7.15 왼쪽 미주신경, 왼쪽 앞목갈비근, 양쪽 온목동맥, 양쪽 큰정맥들을 제거한 후에 관찰되는 목의 뿌리의 깊은부분.

목갈비근(Scalene muscles)

앞목갈비근은 척추앞근육들 중에 가장 앞에 위치하는 근육이다(그림 7.15). 앞목갈비근은 위로 셋째~여섯째목뼈의 가로돌기에서 일어나 아래로 달려 첫째 갈비뼈의 목갈비근결절(사각근결절, scalene tubercle)에 닿는다. 중간목갈비근과 뒤목갈비근은 아래 6개의 목뼈 가로돌기에서 일어나 첫째와 둘째 갈비뼈에 닿는다. 척추앞근육들은 모두 목신경에 지배를 받는다. 이 근육들은 첫째와 둘째갈비뼈를 들어 올리며 목을 옆으로 굽게 한다.

목혈관신경집의 내용물 (Contents of carotid sheath)

목혈관신경집은 목의 근막층에서 시작하며 머리뼈의 아래부분부터 위세로칸(종격상부, superior mediastinum)까지 주행한다. 목혈관신경집의 내용물은 온목동맥(총경동맥, common carotid a.), 속목동맥(내경동맥, internal carotid a.), 바깥목동맥(외경동맥, external caortid a.)의 일부, 속목정맥(내경정맥, internal jugular v.), 혀인두신경(설인신경, glossopharyngeal n.)의 일부, 미주신경(vagus n.)의 일부, 더부신경(부신경, accessory n.)의 일부이다.

목동맥(Carotid arteries)

왼쪽의 바깥목동맥은 대동맥활에서, 오른쪽은 팔머리동맥에서 나와 목혈관신경집에 둘러싸여 목으로 이동한다. 방패연골의 위쪽에서 속목동맥과 바깥목동맥으로 나뉜다(그림 7.17). 속목동맥이 시작하는 곳에서 혈관이 확장되어 목동맥팽대(경동맥동, carotid sinus)를 형성한다. 속목동맥은 목혈관신경집에 싸여서 교감신경줄기와 함께 머리뼈의 목동맥관(경동맥관, carotid canal)을 통해 머리뼈공간으로 들어간다. 머리뼈공간에서 속목동맥은 대뇌에 분포하는 앞대뇌동맥(전대뇌동맥, anterior cerebral a.)과 중간대뇌동맥(중대뇌동맥, middle cerebral a.)으로 나뉘며, 눈확구조물에 영양을 공급하는 눈동맥(안동맥, ophthalmic a.)으로 나뉜다.

바깥목동맥은 목혈관신경집에서 나와 가쪽위로 주행하여 귀밑샘(이하선, parotid gland)의 깊은부위로 들어가서 위턱동맥(상악동맥, maxillary a.)과 얕은관자동맥(천측두동맥, superficial temporal n.)으로 나뉜다. 바깥목동맥과 속목동맥은 붓돌기(경상돌기, styloid process), 붓인두근(경상인두근, stylopharyngeus m.), 혀인두신경, 미주신경의 인두가지에 의해서 분리된다.

바깥목동맥은 머리뼈 바깥의 머리부분과 목의 윗부분에 분포하는 8개의 가지를 갖는다. 첫째가지는 오름인두동맥(상행인두동맥, ascending pharyngeal a.)이며, 인두의 바깥부분을 따라서 올라가면서 분포한다. 둘째가지는 위갑상동맥(상갑상동맥, superior thyroid a.)이며, 바깥목동맥의 앞쪽에서 나와 아래쪽으로 이동하여 갑상샘과 후두에 분포한다. 혀동맥(설동맥, lingual a.)은 바깥목동맥의 앞쪽에서 나와 혀의 아래면으로 들어간다. 얼굴동맥(안면동맥, facial a.)은 편도에 분포한 후 아래턱뼈 몸통으로 내려간 후 턱밑샘을 지나 아래턱뼈의 아래면에서 깨물근(교근, masseter m.)의 앞면을 따라서 올라가면서 얼굴 표면에 혈액을 공급한다(그림 7.35).

뒤통수동맥(후두동맥, occipital a.)은 바깥목동맥의 뒤쪽에서 나오며 목빗근의 깊은면에서 뒤위쪽으로 주행한다(그림 7.17, 그림 7.24 참조). 뒤통수동맥은 뒤목삼각부분을 지나며 머리덮개의 뒷부분에 혈액을 공급한다. 뒤귓바퀴동맥(후이개동맥, posterior auricular a.)은 귓바퀴의 아래면에서 바깥목동맥으로부터 나오며 뒤위쪽으로 주행하여 귓바퀴와 머리덮개에 혈액을 공급한다.

바깥목동맥의 최종가지인 위턱동맥과 얕은관자동맥은 귀밑샘속에서 나뉜다. 얕은관자동맥은 머리덮개의 바깥부분에 분포하며 위턱동맥은 관자아래우묵(측두하와, infratemporal fossa), 날개입천장오목(익구개와, pterygopalatine fossa), 코의 가쪽부위에 분포한다. 교감신경의 신경절후섬유는 바깥목동맥과 함께 주행한다.

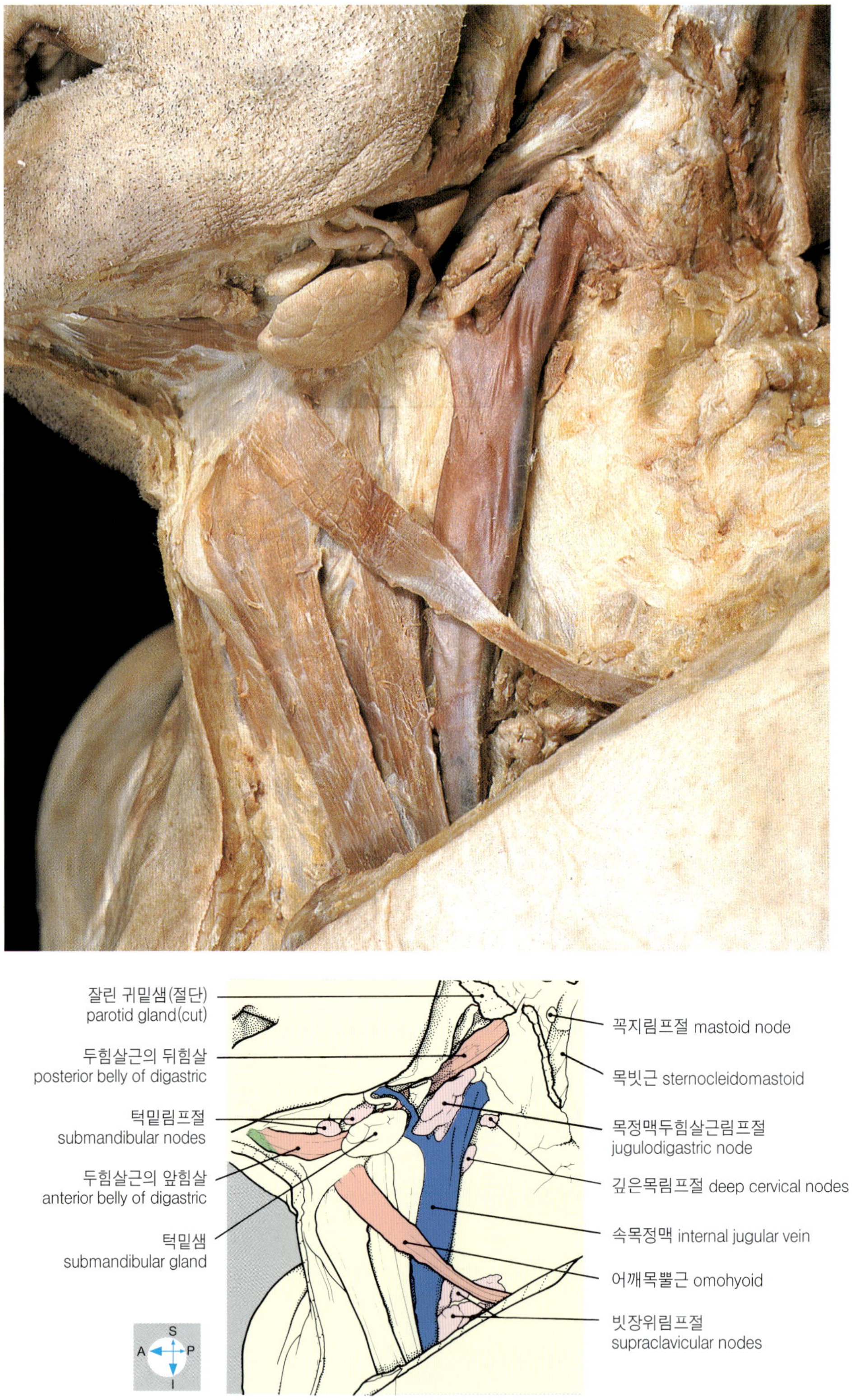

그림 7.16 목빗근과 귀밑샘을 제거한 후에 관찰되는 속목정맥과 목에 위치한 림프절들.

속목정맥(Internal jugular vein)

속목정맥은 구불정맥동굴(시상정맥동, sigmoid sinus)과 아래바위정맥동굴(하추체정맥동, inferior petrosal sinus)이 목정맥구멍(경정맥공, jugular foramen)에서 합쳐져서 형성된다. 속목정맥은 목혈관신경집에 둘러싸여 목으로 내려오고 얼굴정맥, 혀정맥, 인두정맥, 위갑상정맥, 중간갑상정맥들로부터 정맥혈액을 받는다. 속목정맥은 또한 아래턱뒤정맥(하악후정맥, retromandibular vein)의 앞가지를 통해 바깥목정맥과 교통한다. 속목정맥은 빗장밑정맥(쇄골하정맥,

subclavian v.)과 합쳐지면서 팔머리정맥(완두정맥, brachiocephalic v.)을 형성한다.

신경(Nerves)

목혈관신경집내에 있는 혀인두신경, 미주신경 더부신경들은 목정맥구멍을 통해서 머리뼈공간으로부터 나온다. 혀인두신경은 아래쪽으로 이동한 후 목혈관신경집에서 나온다. 붓인두근의 가쪽 뒤쪽 부분을 둘러싸며 혀의 뒤 1/3 부분에 분포한다. 혀인두신경은 붓인두근에 분포하며 목팽대부분에 감각신경가지를 낸다.

미주신경은 위쪽으로는 목정맥구멍 부위와 아래쪽으로는 머리뼈 바닥부위에 2개의 감각신경절을 가지고 있으며 이 사이에는 더부신경의 뇌뿌리를 받는다(그림 7.17). 미주신경은 목혈관신경집의 뒷부분에서 속목동맥과 속목정맥사이를 따라서 내려가며, 가슴우리로 들어가기 전에 인두, 위후두, 심장가지를 낸다. 인두가지는 속목동맥과 바깥목동맥사이의 앞부분을 지나며 인두얼기를 형성하면서 인두의 바깥부분에 분포한다. 위후두신경은 위갑상동맥, 정맥과 같이 주행하며 후두에 분포한다. 심장가지는 교감신경줄기와 합쳐져서 가슴으로 들어간다. 오른쪽 미주신경은 오른쪽 빗장밑동맥을 감싸면서 올라가는 오른쪽 되돌이후두신경을 분지한다. 되돌이후두신경은 후두에 분포한다. 왼쪽 되돌이후두신경은 가슴부위에서 미주신경으로부터 분지되어 대동맥활을 감싸고 올라간다.

더부신경은 뒤머리뼈우묵에서 뇌뿌리와 척수뿌리가 합쳐져서 형성된다. 이 신경은 목정맥구멍에서 미주신경과 합쳐진 뇌부분과 목빗근(흉쇄유돌근, sternocleidomastod m.)과 등세모근(승모근, trapezius m.)에 분포하는 척수부분으로 나뉜다.

림프(Lymphatics)

머리와 목의 구조물들의 림프관은 혈관들과 동행하며 얕은층과 깊은층의 림프절로 연결된다.

얕은층림프절(Superficial lymph nodes)

얕은층의 림프절들은 머리의 아래부분에 불완전한 원을 형성한다. 턱끝밑림프절(이하임파절, submental lymph nodes)은 두힘살근의 앞힘살의 아래쪽에 위치하며 혀의 끝부분과 턱끝부분으로부터 림프를 받아들인다. 턱밑림프절(악하임파절, submandibular lymph nodes)은 턱밑샘(악하선, submandibular gland)의 얕은층에 위치하며 턱끝밑림프절과 혀의 앞 2/3 부분, 치아, 잇몸, 입안 바닥부분, 코, 얼굴, 머리덮개의 앞부분에서 림프를 받아들인다. 귀밑샘림프절(이하선임파절, parotid lymph node)은 귀밑샘 내에 위치하며, 꼭지림프절(유돌일파절, mastoid lymph nodes)은 꼭지돌기(유양돌기 mastoid process)의 가쪽면에, 뒤통수림프절(후두임파절, occipital lymph node)은 뒤목삼각의 꼭지점부위에 각각 위치한다. 귀밑샘림프절, 뒤통수림프절과 꼭지림프절은 얼굴, 머리덮개와 바깥귀에서 림프액을 받아들인다. 모든 얕은층림프절의 림프액은 깊은목림프절로 유입된다.

깊은목림프절(Deep cervical lymph nodes)

깊은목림프절은 목혈관신경집의 안과 바깥면에 고리를 형성한다. 2개의 깊은목림프절이 특히 임상적 의의가 있다. 목정맥두힘살근림프절(경정맥이복근임파절, jugulodigastric lymph nodes)은 혀와 편도에서 림프액을 받아들이며 목정맥어깨목뿔근림프절(경정맥견갑설골근임파절, jugulo-omohyoid lymph nodes)은 혀에서 림프액을 받아들인다.

깊은목림프절은 목림프관줄기(경임파본간, jugular trunk)로 유입되며 이는 다시 왼쪽은 가슴림프관으로 오른쪽은 오른림프관으로 유입된다.

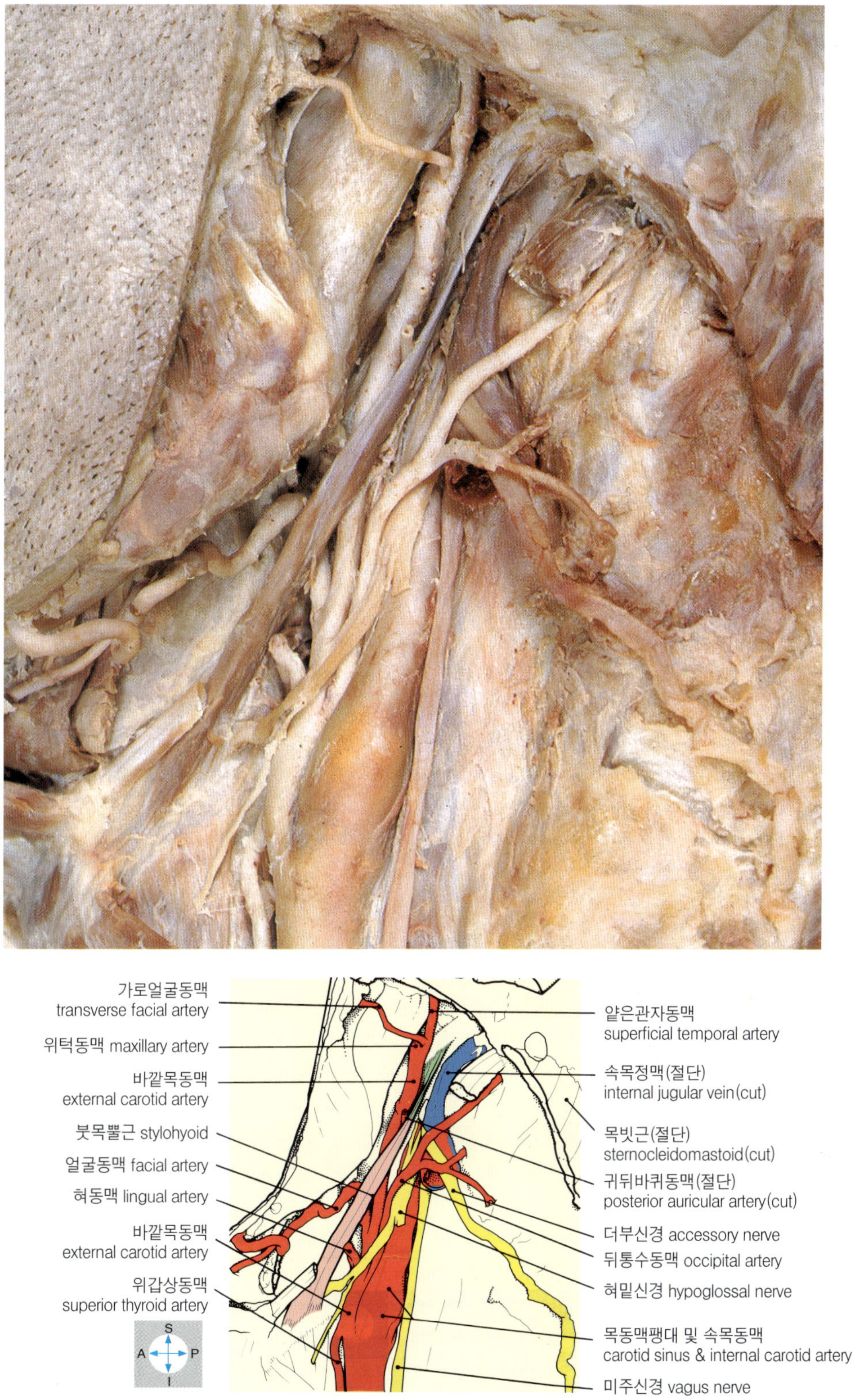

그림 7.17 속목정맥과 목혈관신경집, 두힘살근의 뒤힘살을 제거한 후에 관찰되는 바깥목동맥의 가지들과 미주신경, 더부신경, 혀밑신경.

얼굴과 머리덮개의 표층 구조물 (Superficial structures of face and scalp)

얼굴과 머리덮개의 피부밑조직은 혈관이 풍부하고 여러 신경들이 분포한다. 대부분의 신경은 삼차신경의 가지와 목신경의 일부이며 피부의 감각을 담당한다. 또한 얼굴표정근이라고 불리는 얼굴근육, 머리덮개, 목의 앞부분의 근육을 지배하는 얼굴신경의 운동가지가 분포한다.

얼굴표정근 (Muscles of facial expression)

일반적으로, 이 근육들은 얼굴에 존재하는 구멍들(눈, 코, 입) 주변에서 조임근(sphincter) 또는 이완근(dilator)으로 존재한다(그림 7.18). 대부분 얼굴표정근은 한쪽은 뼈에, 다른 한쪽은 피부에 부착한다.

눈주위(Palpebral fissure)

눈주위의 조임근은 눈둘레근(안륜근, orbicularis oculi m.)이며, 이 근육은 안쪽의 눈꺼풀부분과 바깥쪽의 눈확부분으로 구분된다. 눈꺼풀부분은 눈꺼풀내에 위치하며 안쪽눈꺼풀인대와 가쪽눈꺼풀인대에 부착한다. 눈확부분은 안쪽눈꺼풀인대에만 부착하며 눈확모서리부분에 근육섬유가 분포한다. 눈둘레근의 두 부분 모두 눈꺼풀을 닫게 하는 기능이 있으며, 눈확부분은 눈을 찡그릴때 강하게 눈꺼풀을 닫아주며, 눈꺼풀부위는 눈을 살짝 감게 한다. 눈확에 있는 위눈꺼풀올림근(상안검거근, levator palpebrae superioris m.)과 머리덮개의 뒤통수이마근(후두전두근, occipitofrontalis m.)은 눈을 뜨게 한다. 뒤통수이마근은 이마힘살(전두근, frontal belly)과 뒤통수힘살(후두근 occipital belly)로 구분되며, 이 두 부분은 머리덮개널힘줄(epicranial aponeurosis)에 의해서 연결되어 있다. 머리덮개널힘줄은 머리뼈의 윗부분에 움직일 수 있는 층을 형성한다. 뒤

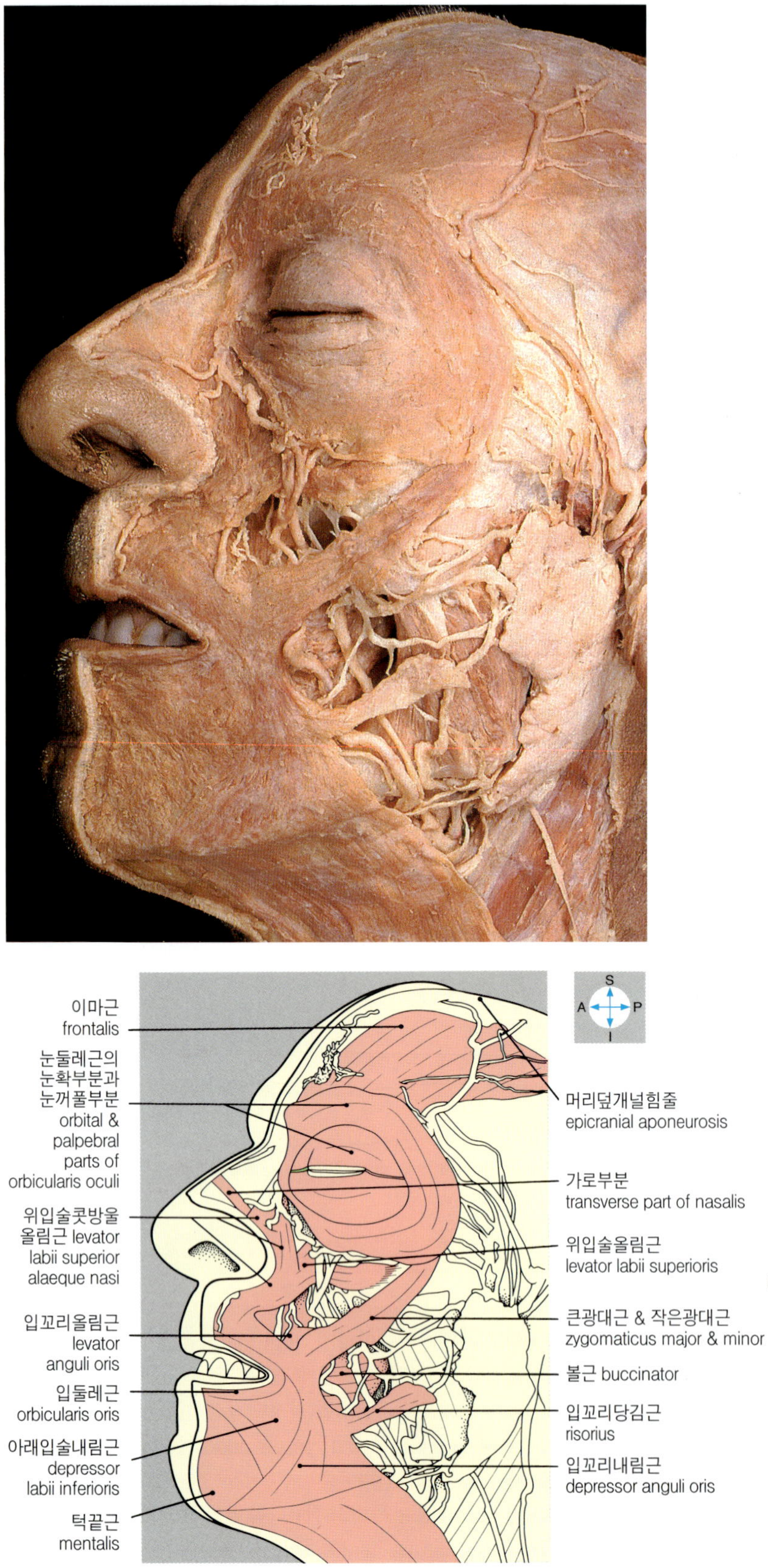

그림 7.18 피부과 피부밑지방을 제거한 후에 관찰되는 얼굴표정근육들.

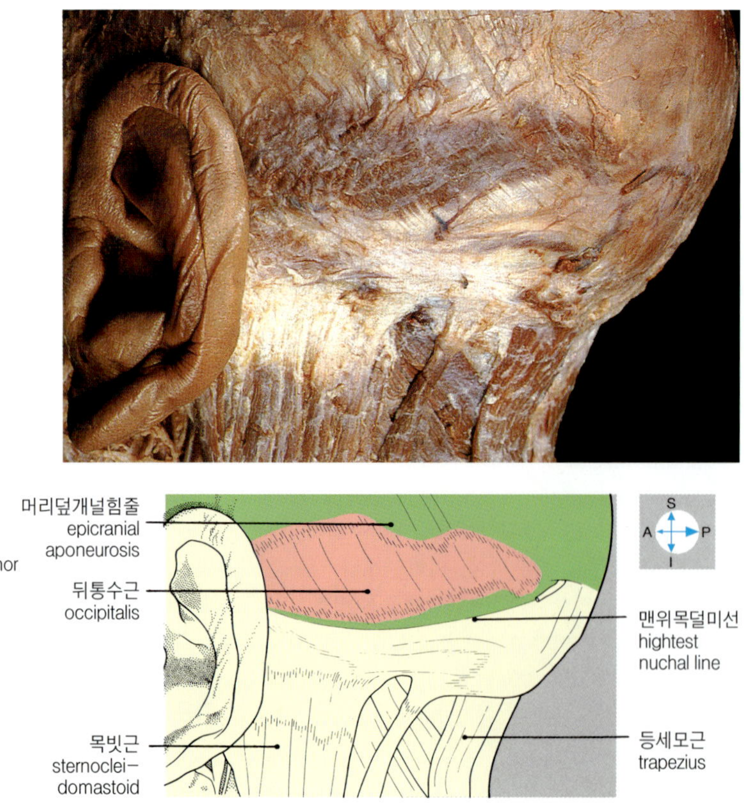

그림 7.19 뒤통수근과 일부 머리덮개널힘줄이 관찰되는 뒤통수부분.

통수힘살은 뒤통수뼈의 위목덜미선(superior nuchal line)에서 부착하여 머리덮개널힘줄과 연결된다(그림 7.19). 이마힘살은 머리덮개널힘줄에서 일어나 눈썹주위의 피부, 눈둘레근과 피부에 닿는다. 뒤통수힘살이 머리덮개널힘줄에 고정되어 이마힘살이 수축하면 눈썹이 위로 올라간다.

콧구멍(Nostrils)

콧구멍 주위에는 가로부분(transverse part)과 방울부분(alar part)으로 이루어진 코근(비근, nasalis m.)이 있으며, 콧구멍의 크기를 조절해준다.

입(Mouth)

입둘레근(구륜근, orbicularis oris m.)은 입술 주위를 둘러싸고 있으며 아래턱뼈와 위턱뼈의 정중앙 근처에 부착하며 입을 닫아주는 기능을 한다. 또한 입을 열어주는 기능을 하는 근육도 입둘레근에 부착한다. 위입술콧방울올림근(상순비익거근, levator labii superioris alaeque nasi m.)은 윗입술의 중앙부위에 부착하여 입을 열어준다. 이 근육은 눈확의 안쪽부위에서 일어나 아래로 내려가서 콧날개부위를 지나 위입술에 닿는다. 반면 입꼬리올림근(구각거근, levator anguli oris m.)은 입꼬리를 향해 비스듬하게 위치하며 약간 더 깊은 곳에 위치한다. 다른 입을 열어주는 2가지 근육은 광대뼈에 부착하는 작은광대근(소관골근, zygomaticus minor m.)과 큰광대근(대관골근, zygomaticus major m.)이 있다. 아래턱뼈에 부착하는 입을 열어주는 근육은 가쪽에서부터 안쪽으로 부착하는 순서대로 입꼬리내림근(구각하체근, depressor anguli oris m.), 아래입술내림근(하순하체근, depressor labii inferioris m.), 턱끝근(이근, mentalis m.)이 있다.

볼근(협근, buccinator m.)은 뺨에 위치하며 다른 입을 열어주는 근육보다 깊게 위치한다. 앞쪽으로는 입둘레근과 합쳐지며 뒤쪽으로는 아래턱뼈의 셋째큰어금니 높이의 가쪽표면에 부착한다. 볼근은 셋째큰어금니 뒤를 지나 날개아래턱솔기(익돌하악봉선, pterygomandibular raphe)와 나비뼈의 날개갈고리(익상구, pterygoid hamulus)에 부착한다. 이 근육은 앞으로는 위턱첫째큰어금니까지 위턱뼈의 바깥면을 따라서 부착한다. 볼근은 입안뜰(구강전정, oral vestibule)의 크기를 조절한다.

넓은목근(광경근, platysma)은 얼굴표정근에서 가장 큰 근육이다. 넓은목근은 아래턱뼈의 아래면에서 시작하여 목의 피부밑조직으로 내려가면서 앞가슴부위에서 끝난다. 넓은목근 중 일부섬유는 입꼬리당김근(소근, risorius m.)처럼 입꼬리부위에 부착한다. 넓은목근은 목의 피부를 당겨서 슬픈 표정을 짓는 데 작용한다.

귀(Ear)

사람에 있어서 귀 주위근육은 거의 퇴화되었다.

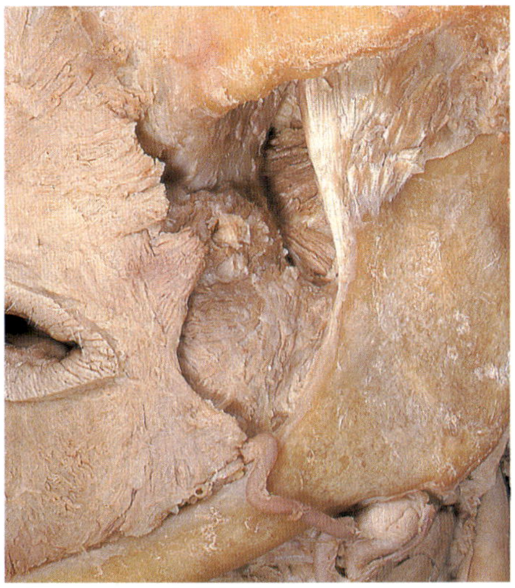

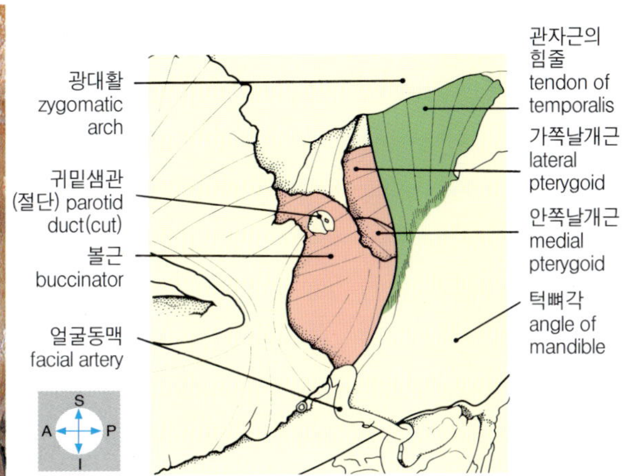

그림 7.20 표면의 얼굴표정근, 귀밑샘, 귀밑샘관, 깨물근을 제거한 후 관찰되는 볼근.

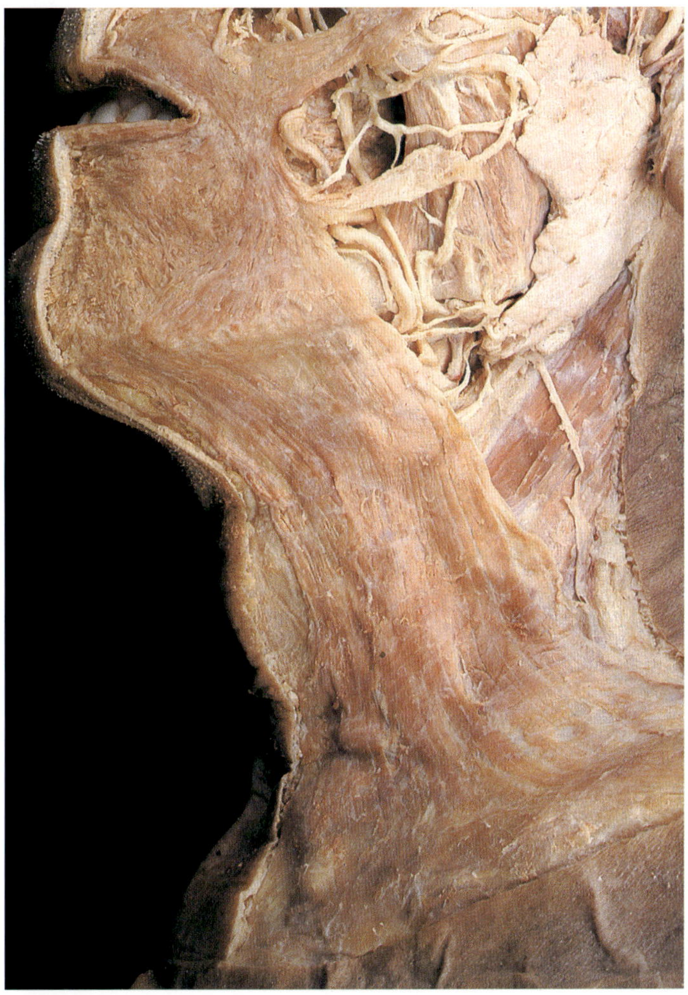

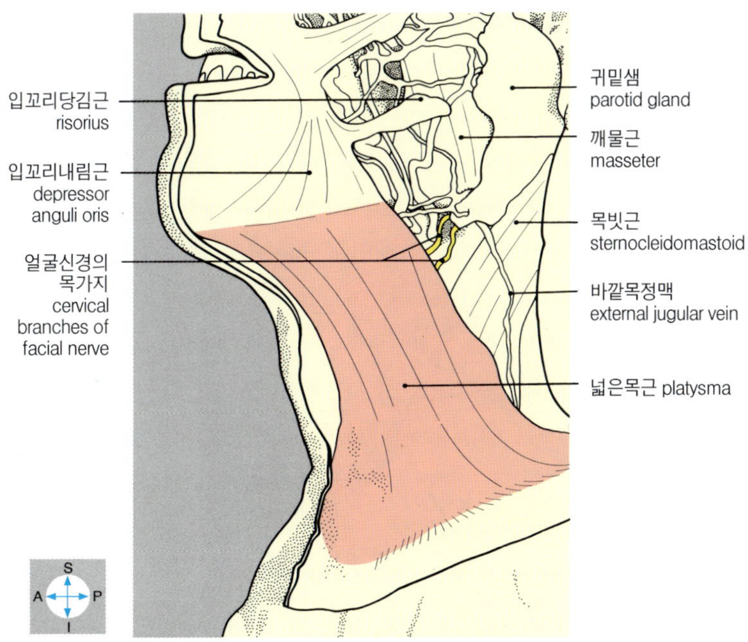

그림 7.21 얼굴표정근 중에 가장 큰 넓은 목근과 이에 분포하는 신경.

얼굴신경(Facial nerve)

모든 얼굴표정근들의 운동은 얼굴신경(안면신경, facial n.)의 지배를 받는다. 뒤통수근과 귀근육의 일부는 뒤귓바퀴가지(후이개가지, posterior auricular branch)의 지배를 받고 그 외의 다른 근육들은 귀밑샘의 앞 경계에서 나오는 5개 신경가지의 지배를 받는다. 관자가지(측두지, temporal branch)는 뒤귓바퀴가지가 지배하지 않는 귀근육과 이마근을 지배한다. 광대가지(관골지, zygomatic branch)는 눈으로 가서 눈꺼풀 위아래에 있는 근육들을 지배한다. 셋째가지인 볼가지(협가지, buccal branch)는 윗입술 근육과 볼근을 지배한다. 턱모서리가지(악하연지, marginal mandibular branch)는 아래턱의 아래면을 지나면서 아래입술근육을 지배한다. 목가지(경지, cervical branch)는 내려가서 넓은목근을 지배한다.

얼굴의 혈액공급(Blood supply of face)

얼굴 표면 대부분의 구조물은 바깥목동맥(외경동맥, external carotid a.)의 가지인 얼굴동맥(안면동맥, facial a.)으로부터 혈액을 공급받는다(그림 7.22). 얼굴동맥은 쉽게 촉지되는 아래턱뼈의 아래 경계부분에서 꺾이면서 얼굴로 들어간다. 얼굴동맥은 눈확의 안쪽부위를 향해서 꼬불꼬불 위로 주행한다. 귀 앞쪽의 얼굴부위는 얕은관자동맥(천측두동맥, superficial temporal a.)의 가지인 가로얼굴동맥(안면횡동맥, transverse facial a.)이 분포한다. 눈확으로부터 나오는 눈동맥(안동맥, ophthalmic a.)의 가지인 눈확위동맥(안와상동맥, supraorbital a.)과 도르래위동맥(활차상동맥, supratrochlear a.)은 이마부위에 분포한다.

얼굴에서 나오는 혈액은 얼굴정맥(안면정맥, facial v.)으로 합류된다(그림 7.22). 얼굴정맥은 얼굴동맥과 같이 주행한다. 얼굴정맥은 눈확위정맥(안와상정맥, supraorbital v.)과 도르래위정맥(활차상정맥, supratrochlear v.)을 받으며 눈확의 눈정맥과 교통한다. 얼굴의 가쪽에서 나오는 혈액은 얕은관자정맥(천측두정맥, superficial temporal vein)에 합류한다.

감각신경(Sensory nerve)

얼굴의 감각신경은 삼차신경(trigeminal n.)의 세 가지들에 의해서 지배된다.

머리덮개(Scalp)

머리덮개의 경계는 뒤쪽으로는 뒤통수뼈의 위목덜미선(상항선, superior nuchal line), 앞위쪽으로는 눈확모서리(orbital margin), 가쪽으로는 바깥

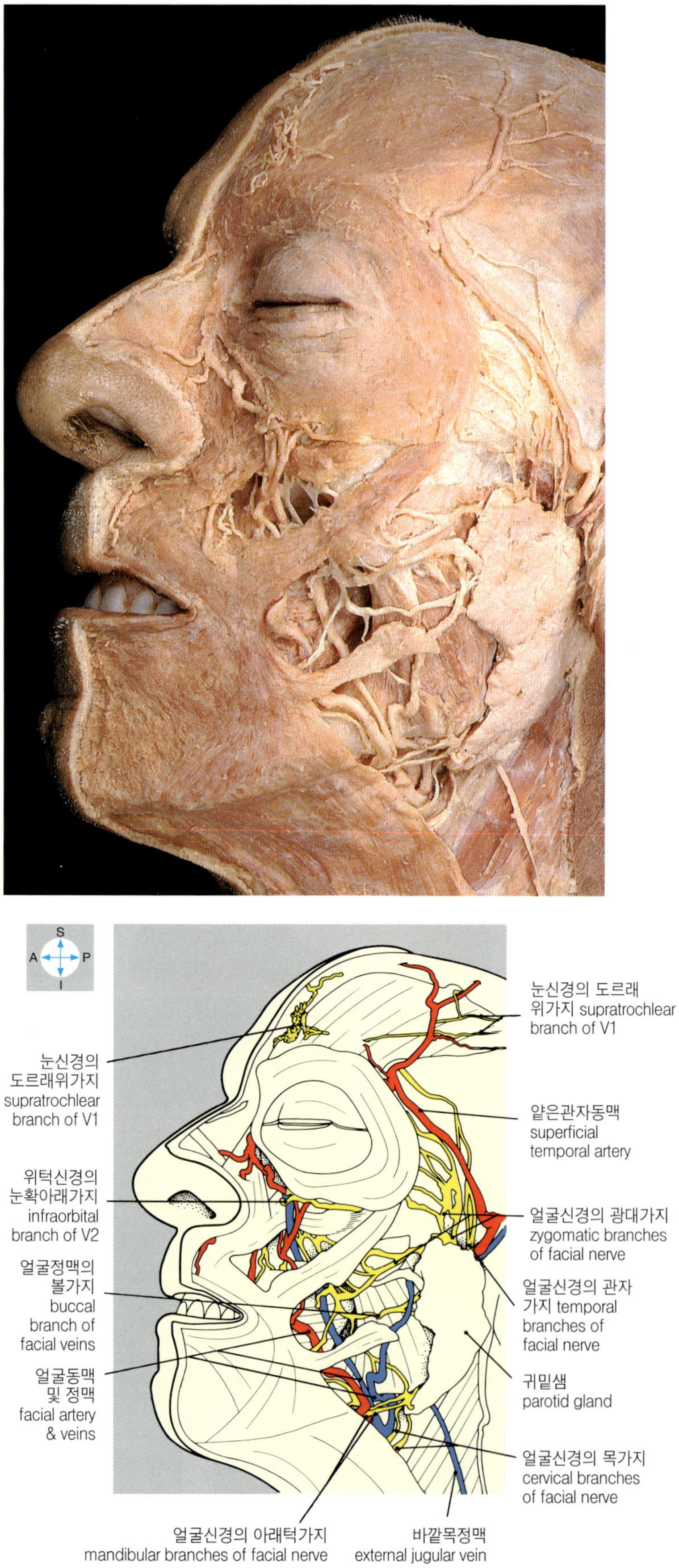

그림 7.22 얼굴에 분포하는 신경과 혈관. 사진 속에서 얼굴정맥이 두 갈래로 이루어져있다. 이런 변이는 흔한 경우이다.

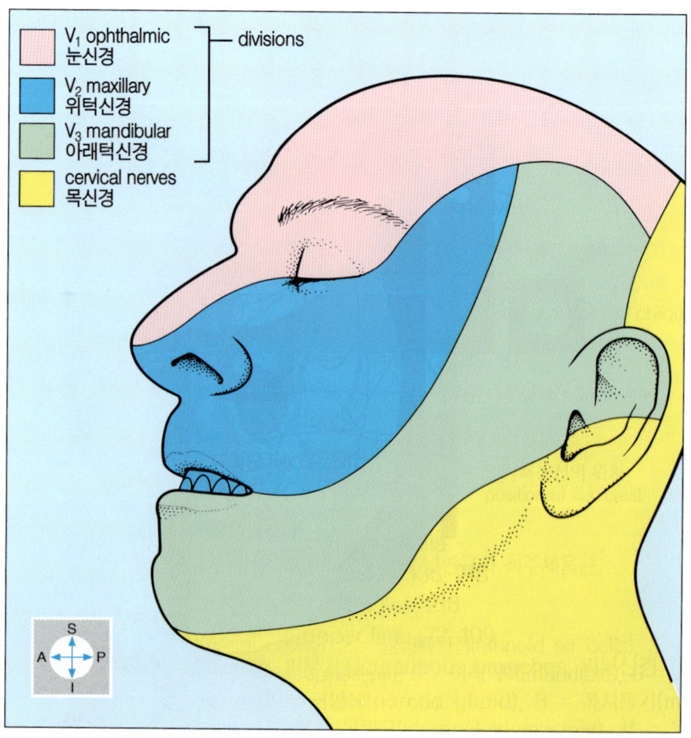

그림 7.23 얼굴의 피부감각신경 분포. 삼차신경의 세 신경의 감각신경섬유가 얼굴의 감각을 담당한다.

귓길(외이도, external acoustic meatus)과 광대활(관골궁, zygomatic arch)이다. 머리덮개는 머리뼈에 부착하는 두 개의 기능층을 포함한다. 뼈의 뼈막에 해당하는 머리뼈막(두개골막, pericranium)은 뼈에 부착되어 있다. 머리뼈막은 머리뼈봉합부위에는 단단히 부착되어 있지만 머리뼈에는 느슨하게 부착되어 있어 머리뼈막 아래부분에서 출혈이 났을 때, 혈액은 각각의 뼈 부위에 한정되어 있다. 머리뼈막 위에 있는 층은 피부, 성긴결합조직(소성결합조직, loose connective tissue), 머리덮개널힘줄(두피건막, epicranial aponeurosis)로 나뉘어진다. 이 층은 마치 한 층처럼 움직인다.

머리덮개의 신경과 동맥은 주변에서 공급된다. 이 신경과 혈관들은 같이 주행하므로 함께 설명하고자 한다. 앞부분에는 눈확위동맥, 정맥, 신경과 도르래위동맥, 정맥, 신경이 분포한다. 이 신경들은 삼차신경의 첫째가지인 눈신경가지(ophthalmic branch)에서 분지된다. 혈관들은 눈확의 눈동맥, 눈정맥과 교통한다.

눈확의 가쪽에 위치하는 삼차신경의 위턱신경가지인 광대관자신경(관골측두신경, zygomaticotemporal n.)은 같은 이름의 혈관들과 함께 머리덮개로 올라간다. 삼차신경의 아래턱신경가지인 귓바퀴관자신경(이개측두신경, auriculotemporal n.)은 귀의 바로 앞에 위치하며 머리덮개로 주행한다. 귓바퀴관자신경은 얕은관자혈관과 함께 주행한다.

귀 뒤에 있는 머리덮개부위는 뒤귓바퀴혈관(후이개혈관, posterior auricular vessel)과 함께 주행하는 둘째목신경의 앞가지인 작은뒤통수신경(소후두신경, lesser occipital nerve)이 분포한다. 머리덮개 뒷부분의 중앙부분은 큰뒤통수신경(대후두신경, greater occipital nerve)이 뒤통수혈관(후두혈관, occipital vessel)과 함께 분포한다.

머리덮개의 혈액은 머리뼈의 판사이정맥(diploic vein)을 통해 머리뼈내의 정맥굴(정맥동)로 유입되기도 한다.

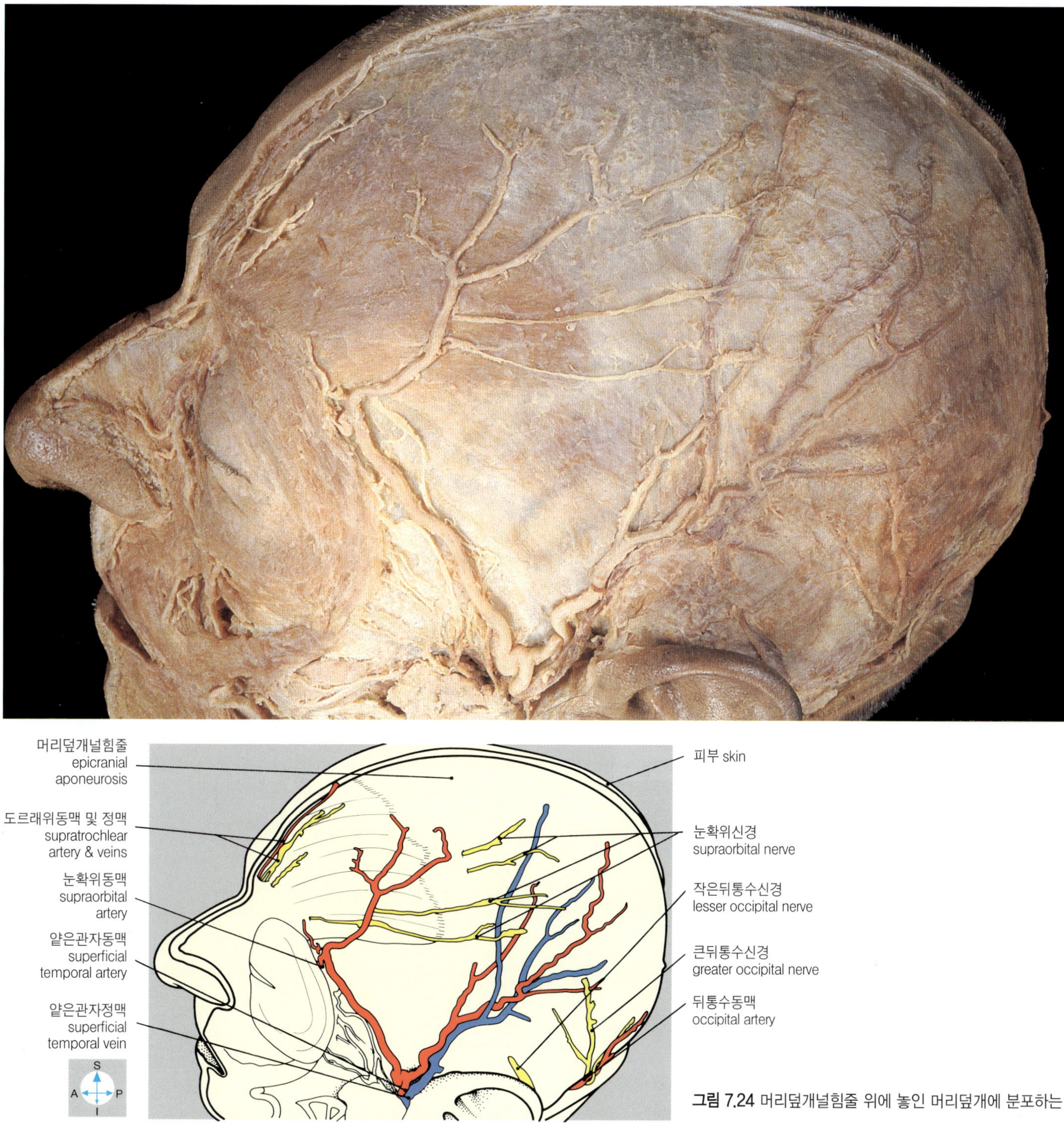

그림 7.24 머리덮개널힘줄 위에 놓인 머리덮개에 분포하는 신경과 혈관.

귀밑샘(Parotid gland)

귀밑샘(이하선, parotid gland)은 피라미드모양의 제일 큰 침샘이다(그림 7.25). 귀밑샘의 바닥부분은 목빗근(흉쇄유돌근, sternocleidomastoid m.)의 앞경계와 아래턱뼈의 턱뼈가지(ramus of mandible) 사이에 위치한다. 귀밑샘의 꼭지점 부분은 붓돌기(경상돌기, styloid process)를 향해 깊게 위치한다. 귀밑샘은 위로는 바깥귀길(외이도 external acoustic meatus)과 턱관절(악관절, temporomandibular joint) 사이에 위치한다. 귀밑샘에 염증이 있을 때 턱관절이 움직이면서 통증이 생길 수 있다.

귀밑샘은 아래턱뼈, 깨물근(교근, masseter m.), 안쪽날개근(내측익돌근, medial pterygoid m.)의 앞에 위치한다. 귀밑샘의 뒤쪽으로는 관자아래우묵(측두하와, infratemporal fossa)과 붓기관(styloid apparatus)이 있다. 목혈관신경집과 인두벽에 의해서 붓기관과 귀밑샘은 분리된다.

목을 싸고 있는 근막은 둘로 갈라져 귀밑샘을 감싼다. 얕은층은 광대활(관골궁, zygomatic arch)에 부착하여 앞으로 이동하여 볼의 조직들과 합쳐진다. 깊은층은 관자뼈의 고막틀부분(tympanic part)에 부착하며 붓돌기와 아래턱뼈의 턱뼈각부분 사이에 두꺼워져서 붓아래턱인대(경상하악인대, stylomandibular ligament)가 된다.

귀밑샘관(이하선관, parotid duct)은 깨물근의 표면을 따라서 앞쪽으로 이동하다가 이 근육의 앞모서리에 이르고, 안쪽으로 휘어 볼근(협근, buccinator m.)을 뚫고 위턱둘째큰어금니높이의 입안뜰(구강전정, oral vestibule)에 비스듬하게 열린다. 깨물근이 수축하면 귀밑샘관은 이 근육의 앞경계에서 만져진다. 덧귀밑샘은 주행하는 귀밑샘관 주변에 존재하기도 한다.

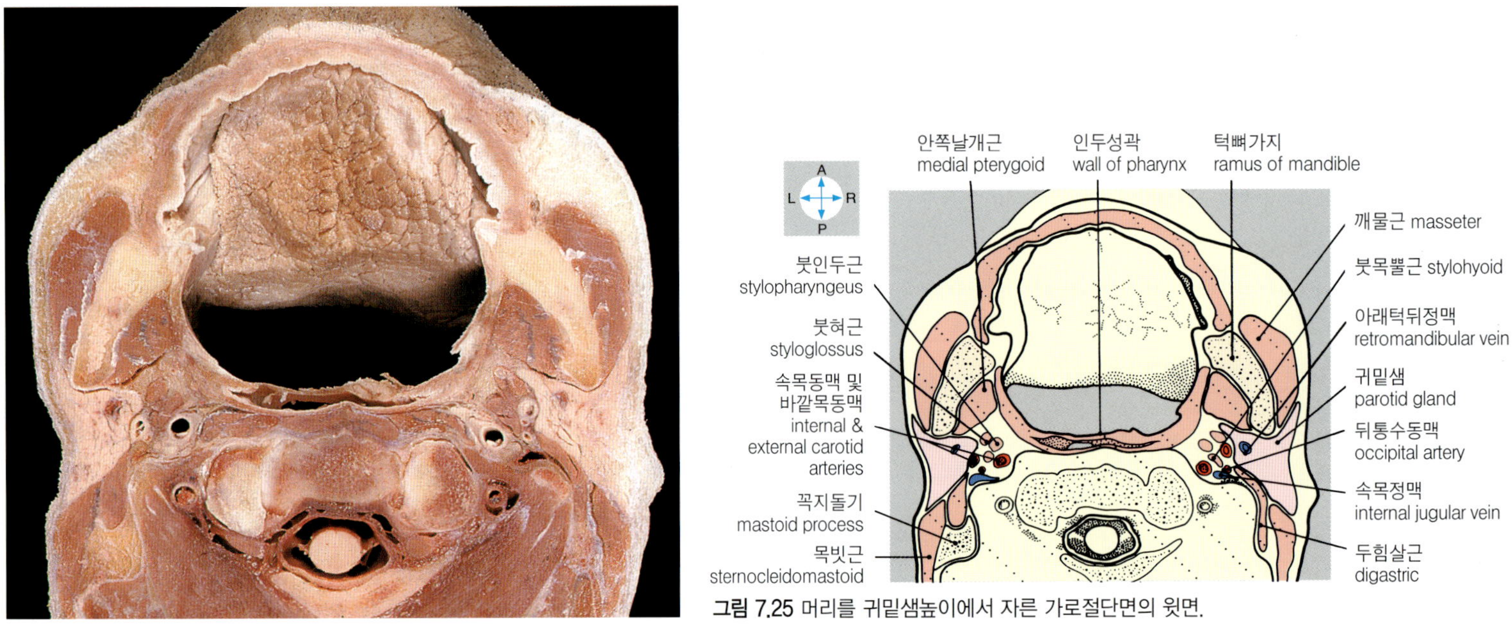

그림 7.25 머리를 귀밑샘높이에서 자른 가로절단면의 윗면.

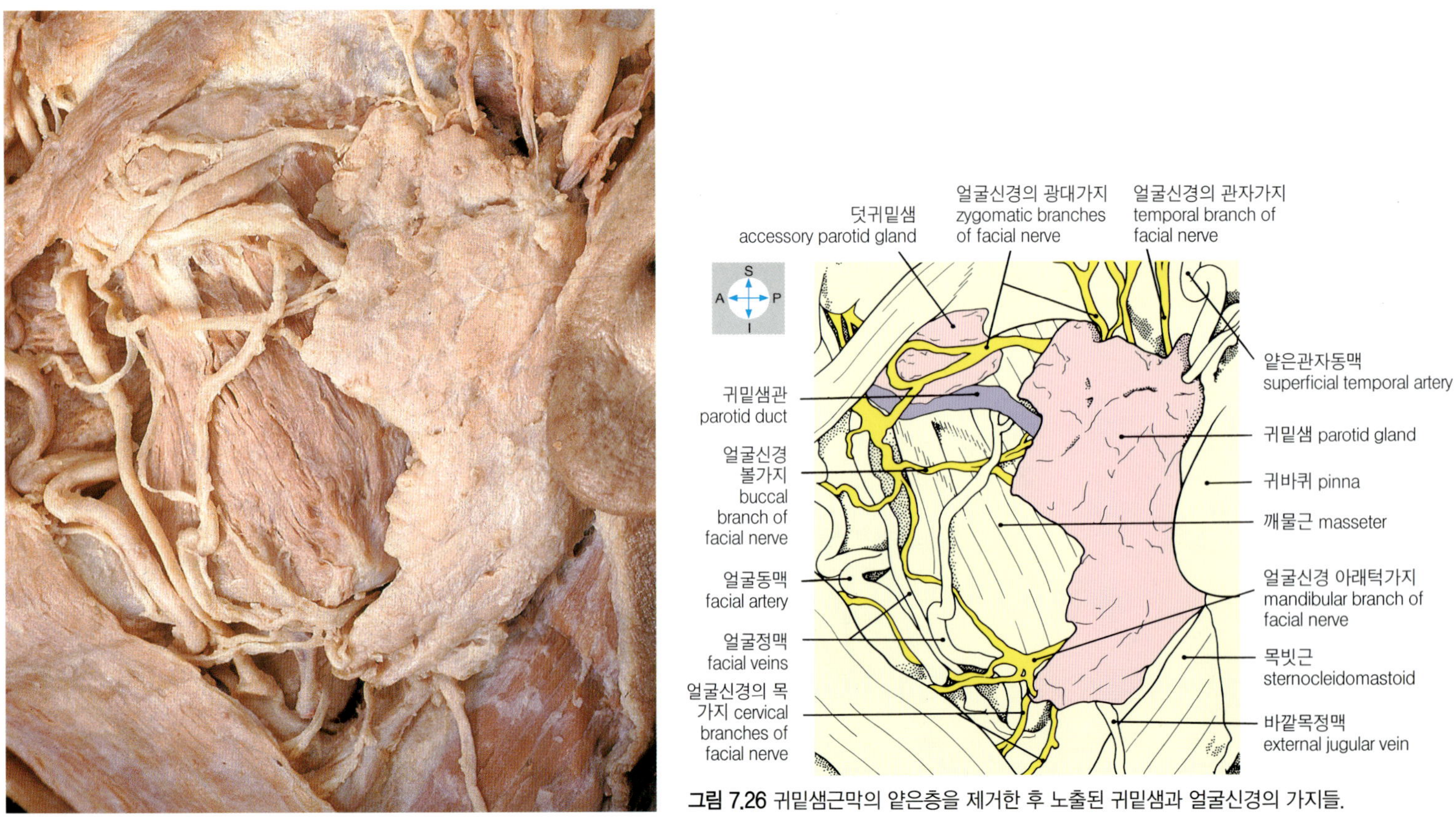

그림 7.26 귀밑샘근막의 얕은층을 제거한 후 노출된 귀밑샘과 얼굴신경의 가지들.

귀밑샘을 지나는 구조물 (Structure traversing parotid gland)

귀밑샘의 얕은층에는 얼굴로 가는 얼굴신경의 가지들이 존재하고, 아래턱뒤정맥(하악후정맥, retromandibular vein)의 얕은층가지가 지난다. 귀밑샘의 깊은층에는 바깥목동맥(외경동맥, external carotid a.)의 마지막가지가 지난다.

얼굴신경(Facial n., VII)

얼굴신경은 머리뼈에서 붓꼭지구멍(경상하악공, stylomastoid foramen)으로 빠져나와 귀밑샘의 뒤경계로 들어와 앞으로 나아간다. 귀밑샘으로 들어가기 전에 두 개의 가지를 낸다. 뒤귓바퀴신경(후이개신경, posterior auricular n.)은 바깥귀길(외이도, external acoustic meatus)뒤를 지나 뒤통수근(후두근, occipitalis)과 귓바퀴근육들(이개근육들, auricular muscles)에 분포한다. 나머지 신경가지는 두힘살근(이복근, digastric m.)의 뒤힘살과 붓목뿔근(경돌설골근, stylohyoid m.)을 지배한다. 귀밑샘내에서 얼굴신경은 5개의 가지로 나뉜다(그림 7.26). 이 신경가지들은 귀밑샘을 빠져 나와 얼굴표정근에 분포한다.

아래턱뒤정맥(Retromandibular vein)

귀밑샘내에서 얕은관자정맥(천측두정맥, superficial temporal v.)과 위턱정맥(악정맥, maxillary v.)이 합쳐져서 아래턱뒤정맥(하악후정맥, retromandibular v.)이 된다(그림 7.27). 아래턱뒤정맥은 귀밑샘 아래쪽에서 앞가지와 뒷가지로 나뉜다. 앞가지는 얼굴정맥과 합쳐져 속목정맥(내경정맥, internal jugular v.)으로 들어간다. 뒷가지는 뒤귓바퀴정맥(후이개정맥, posterior auricular v.)과 합쳐져 바깥목정맥(외경정맥, external jugular v.)이 된다.

바깥목동맥의 마지막가지 (Termination of external carotid artery)

바깥목동맥은 귀밑샘의 아래로 들어와 위로 주행하면서 아래턱뼈의 목(neck of mandible)높이에서 위턱동맥(악동맥, maxillary a.)과 얕은관자동맥(천측두동맥, superficial temporal a.)으로 나뉜다(그림 7.28). 얕은관자동맥은 바깥귀길과 턱관절 사이로 올라가서 관자부위에 혈액을 공급한다. 얕은관자동맥은 턱관절 윗부분에서 촉진된다.

여러 개의 림프절이 귀밑샘근막아래에 존재한다.

신경혈관분포(Neurovascular supply)

귀밑샘은 샘을 가로지르는 혈관으로부터 혈액을 공급받는다. 부교감 분비신경섬유가 귀밑샘을 구불구불하게 지난다. 신경절이전섬유(preganglionic fiber)는 뇌줄기의 아래침분비핵(inferior salivatory nucleus)에서 나와 혀인두신경(설인신경, glossopharyngeal n.)의 고막틀가지(tympanic branch)가 되어 중간귀의 고막틀신경얼기(고실신경총, tympanic plexus)를 형성하고, 이 중 작은바위신경(소추체신경, lesser petrosal n.)은 머리뼈 밖으로 나와 귀신경절(이신경절, otic ganglion)에서 신경연접을 한다. 부교감성신경절이후섬유(postganglionic fiber)는 아래턱신경의 가지인 귓바퀴관자신경(후이개신경, auriculotemporal n.)과 함께 주행한다. 한편 교감성신경절이후섬유는 바깥목동맥과 함께 주행한다.

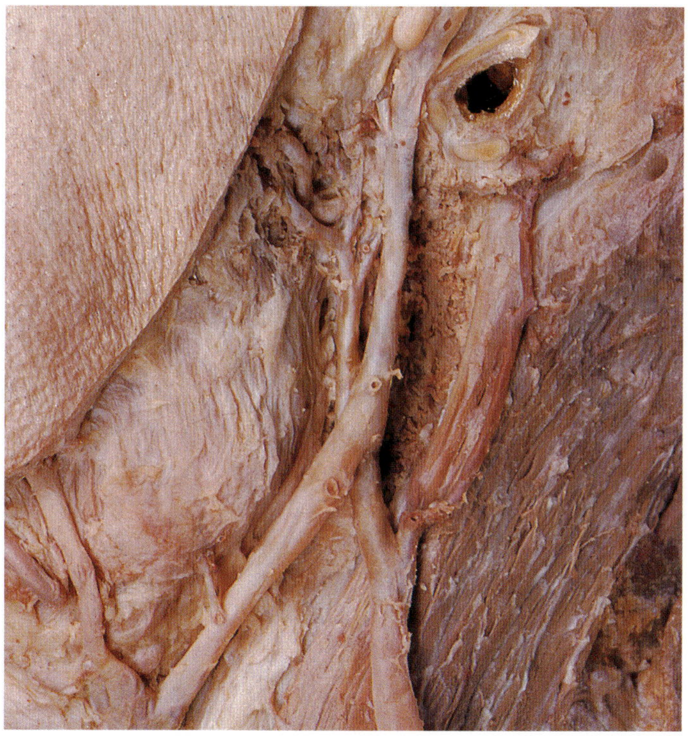

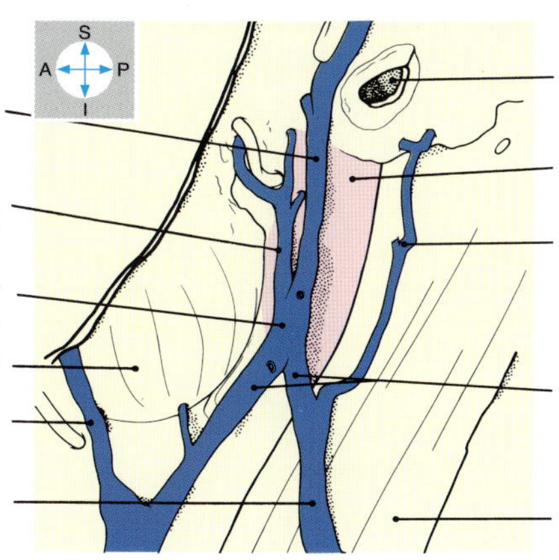

그림 7.27 귀밑샘의 얕은부분을 제거한 후 관찰되는 아래턱뒤정맥과 이 정맥과 연결되는 정맥들.

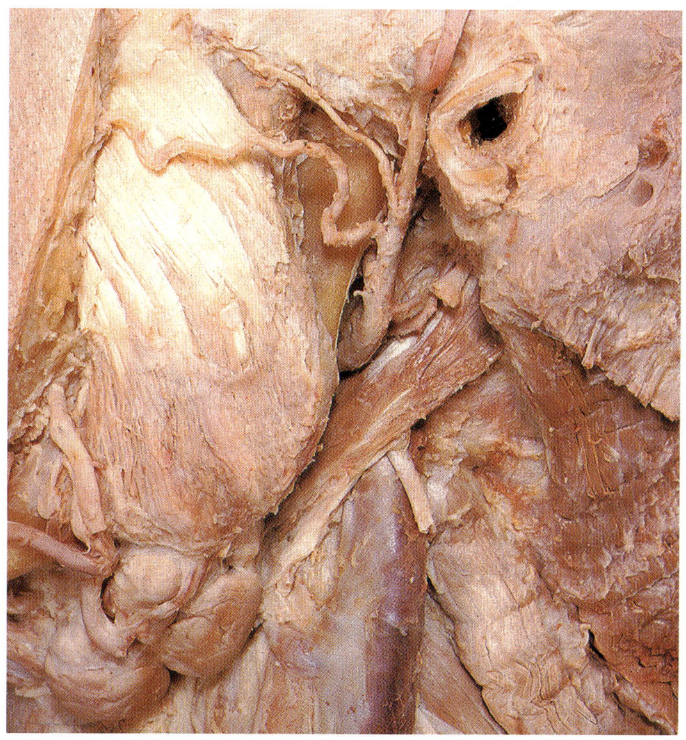

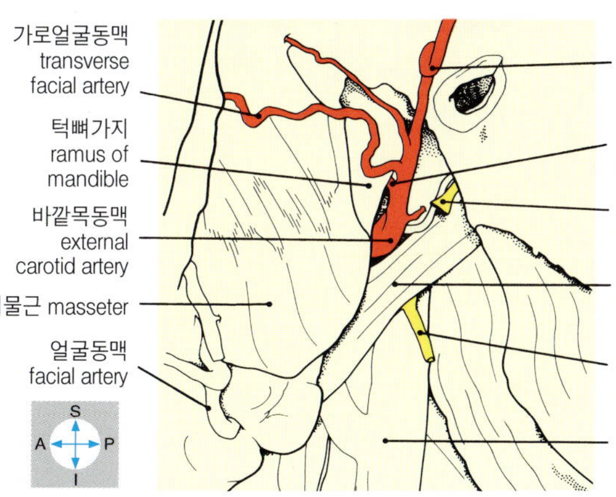

그림 7.28 귀밑샘을 완전히 제거한 후 관찰되는 바깥목동맥과 마지막 가지인 위턱동맥과 얕은관자동맥.

깨물근, 관자근, 관자아래우묵 (Masseter, Temporalis and Infratemporal fossa)

깨물근(Masseter)

깨물근은 광대활에서 일어나 뒤아래쪽으로 내려와 아래턱 턱뼈각근처의 가지부분 가쪽에 닿는다(그림 7.29, 7.31). 깨물근은 강하게 아래턱뼈를 올려주는 근육이며 치아를 꽉 깨물었을 때 쉽게 만질 수 있다. 삼차신경의 아래턱신경의 깨물근 가지의 신경지배를 받는다.

관자근(Temporalis)

관자근은 아래관자선(하측두선, inferior temporal line)에 둘러싸인 뼈부분에 부착하는 커다란 부챗살모양의 근육이다. 근육을 덮는 얕은층의 근막은 위관자선(상측두선, superior temporal line)에 부착한다. 근육과 근막은 광대활 밑을 지나 아래로 내려와 근육돌기(근돌기, coronoid process)와 아래턱뼈의 앞안쪽면(anteromedial aspect)에 닿는다(그림 7.31). 관자근은 입을 닫을때 아래턱뼈를 올리며 뒤쪽섬유는 아래턱뼈를 뒤로 후퇴시킨다. 관자근은 근육의 깊은면에 존재하는 아래턱신경의 깊은관자가지(심측두지, deep temporal branch)의 신경지배를 받는다.

관자아래우묵(Infratemporal fossa)

관자아래우묵은 가쪽으로 턱뼈가지, 안쪽으로 인두의 가쪽벽, 나비뼈의 날개돌기 사이에 위치한다. 관자우묵은 앞쪽으로 위턱뼈몸통 뒷면과 뒤쪽으로 붓돌기와 붓돌기에 부착한 근육들에 의해서 경계된다. 관자아래우묵의 지붕은 머리뼈의 바닥을 이루는 관자뼈와 나비뼈에 의해서 경계되어지고 아래로는 턱뼈목으로 연결된다.

관자아래우묵내에는 안쪽날개근, 가쪽날개근, 아래턱신경과 그 가지들, 위턱동맥과 그 가지들이 존재한다. 턱관절은 관자아래우묵근처에 위치한다.

날개근들(Pterygoid muscles)

안쪽날개근과 가쪽날개근은 각각 2개의 머리뼈 부착부위를 가지고 있다. 가쪽날개근의 위갈래는 나비뼈 큰날개의 아래면에 부착하고, 아래갈래는 가쪽날개판의 가쪽면에 부착한다. 위갈래와 아래갈래는 아래쪽으로 내려와 턱뼈목과 턱관절주머니에 부착한다. 가쪽날개근은 턱뼈목과 관절원반을 앞으로 당겨주어 아래턱을 아래로 내려 입을 열게 한다.

가쪽날개근의 아래갈래는 안쪽날개근의 두 갈래에 의해 둘러싸여 있다. 안쪽날개근의 깊은갈래는 가쪽날개판의 안쪽면에 부착한다. 얕은갈래는 위턱뼈 거친면에 부착한다. 깊은갈래와 얕은갈래는 비스듬하게 뒤아래쪽으로 내려와 아래턱뼈의 안쪽면에 부착한다. 이 근육은 아래턱뼈를 강하게 올려준다.

턱관절(Temporomandibular joint)

턱관절은 윤활관절(synovial joint)이다. 아래턱뼈의 머리와 관자뼈의 관절우묵(articular fossa), 관절융기(articular eminence)와 연결된다. 섬유연골이 관절면을 덮으며, 관절공간을 둘로 나누어주는 관절원반(articular disc)이 존재한다. 연골로 덮여있지 않은 부분은 윤활막(synovial membrane)으로 덮여있다.

관절을 싸고 있는 섬유주머니는 턱뼈목부위와 관절연골 경계부위에 부착한다. 앞으로는 관절원반의 경계부위에 단단하게 부착되어 있는 가쪽날개근에 부착되어 있다. 옆쪽의 관절주머니는 두꺼워져서 광대활의 뿌리부분에서 뒤아래쪽으로 향하여 턱뼈목을 감싸는 가쪽인대(측방인대, lateral ligament)를 형성한다. 2개의 부속인대는 관절의 안쪽에 존재하지만 관절주머니에 부착하지는 않는다. 나비아래턱인대(접형하악인대, sphenomandibular ligament)는 나비뼈의 가시(spine of sphenoid)에서부터 턱뼈구멍(하악공,

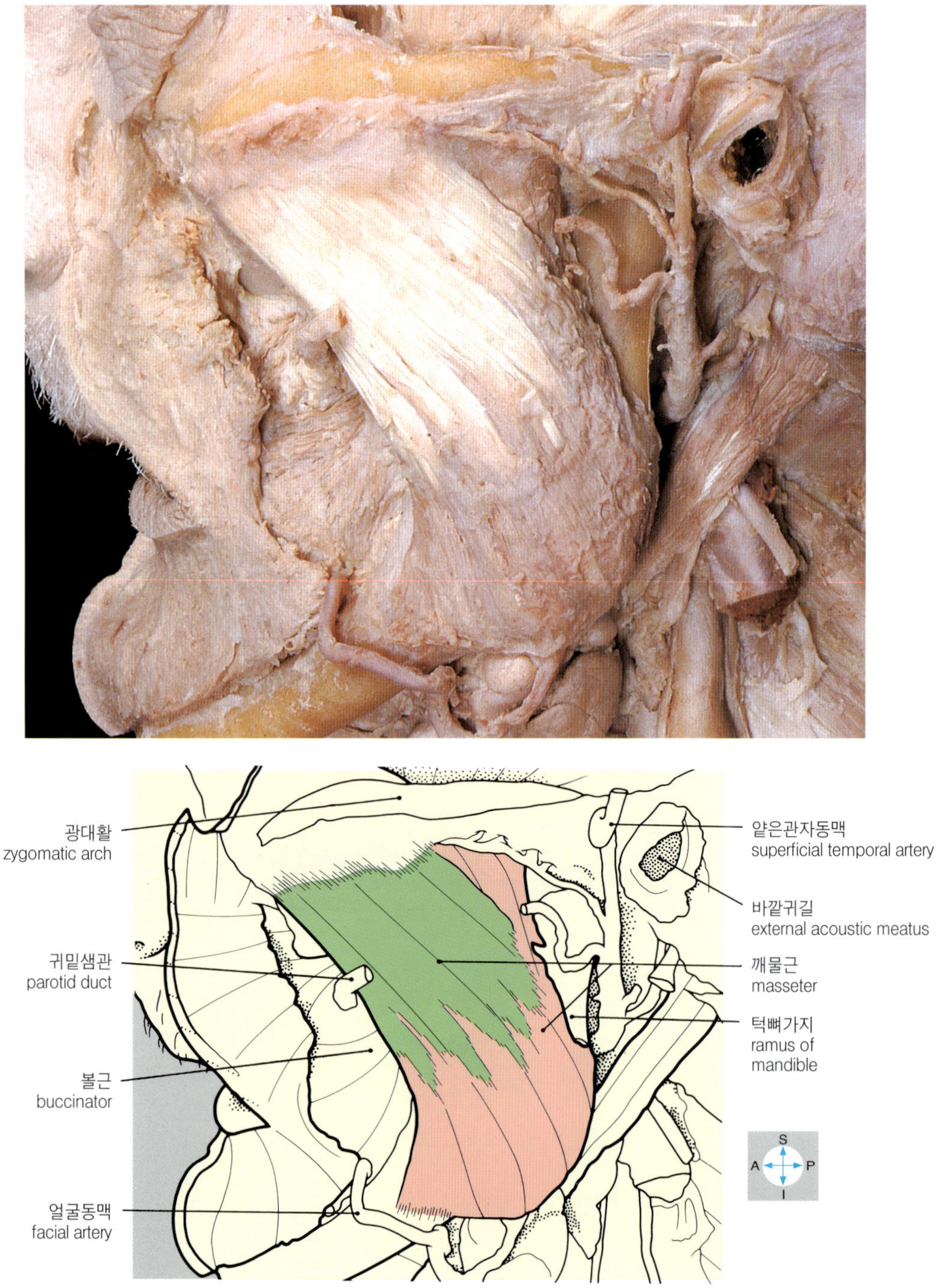

그림 7.29 귀밑샘을 제거한 후에 관찰되는 깨물근. 깨물근은 광대활과 아래턱뼈각에 부착한다.

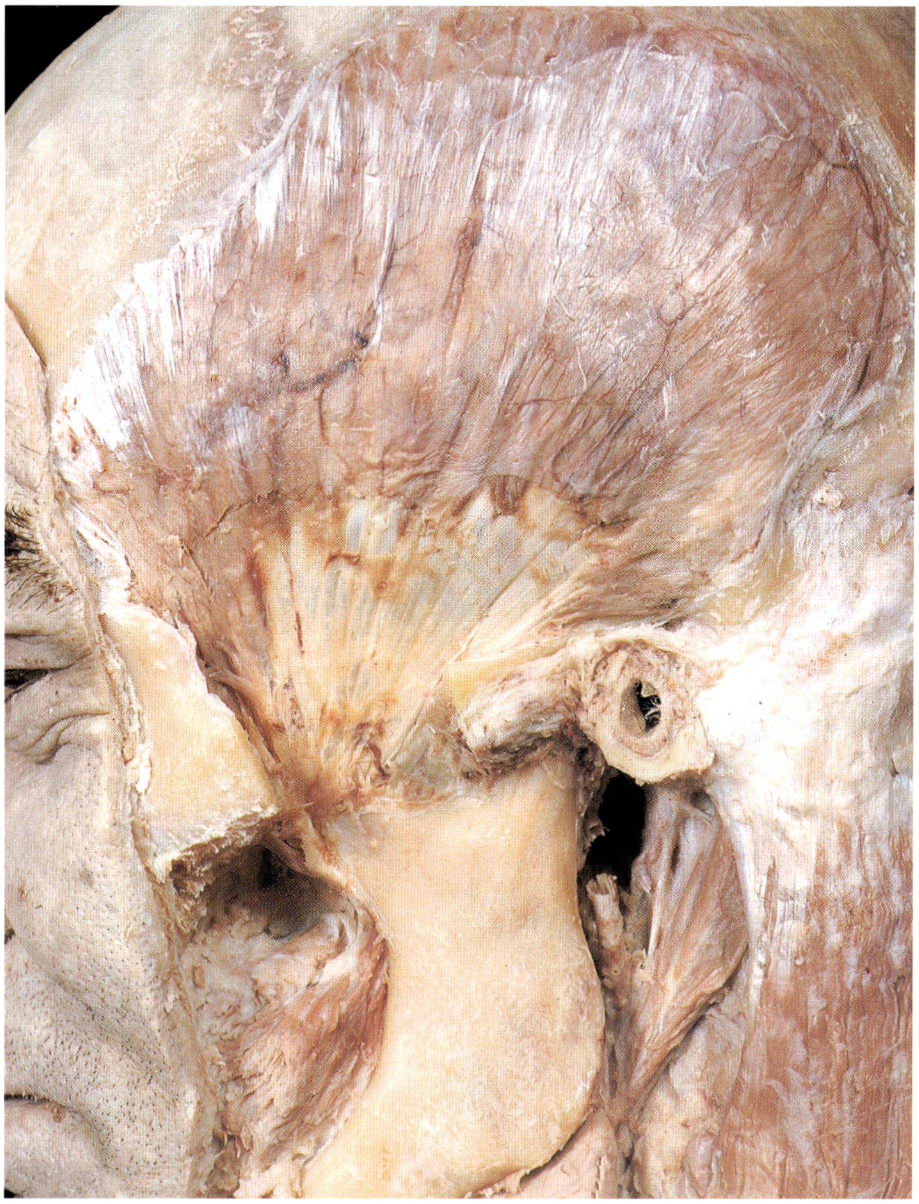

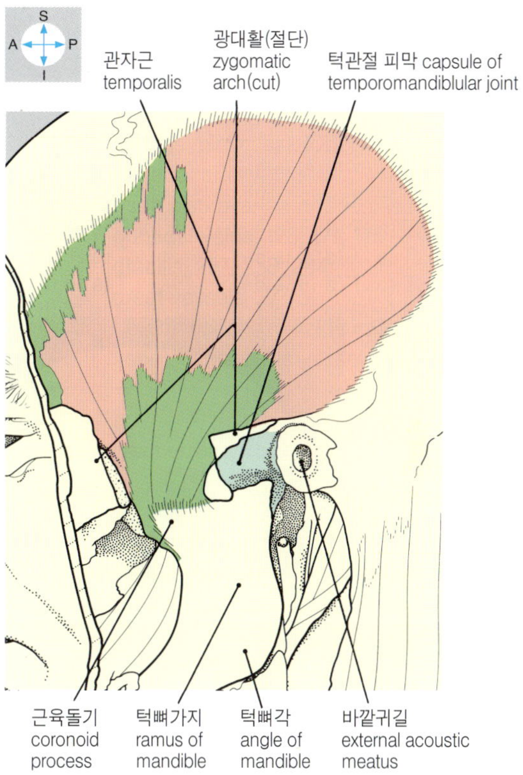

그림 7.30 깨물근과 광대활일부, 관자근막을 제거한 후에 관찰되는 관자근.

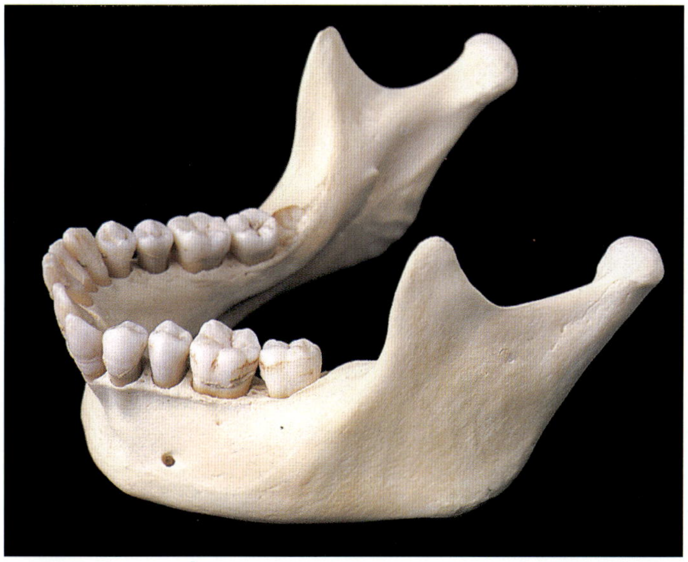

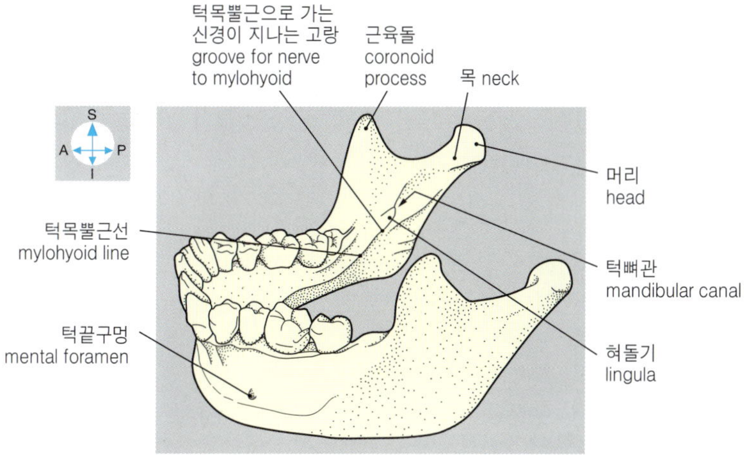

그림 7.31 오른쪽 사랑니가 일부 맹출된 아래턱뼈.

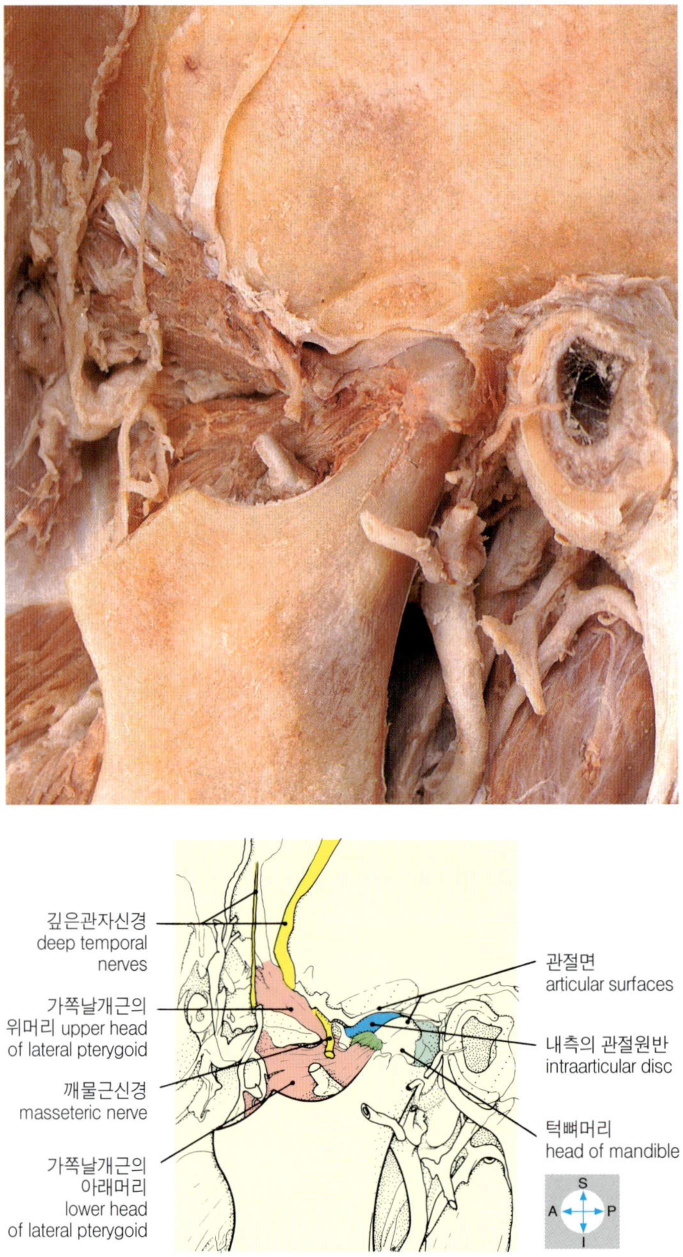

그림 7.32 가쪽 관절주머니를 제거한 후에 관찰되는 턱관절.

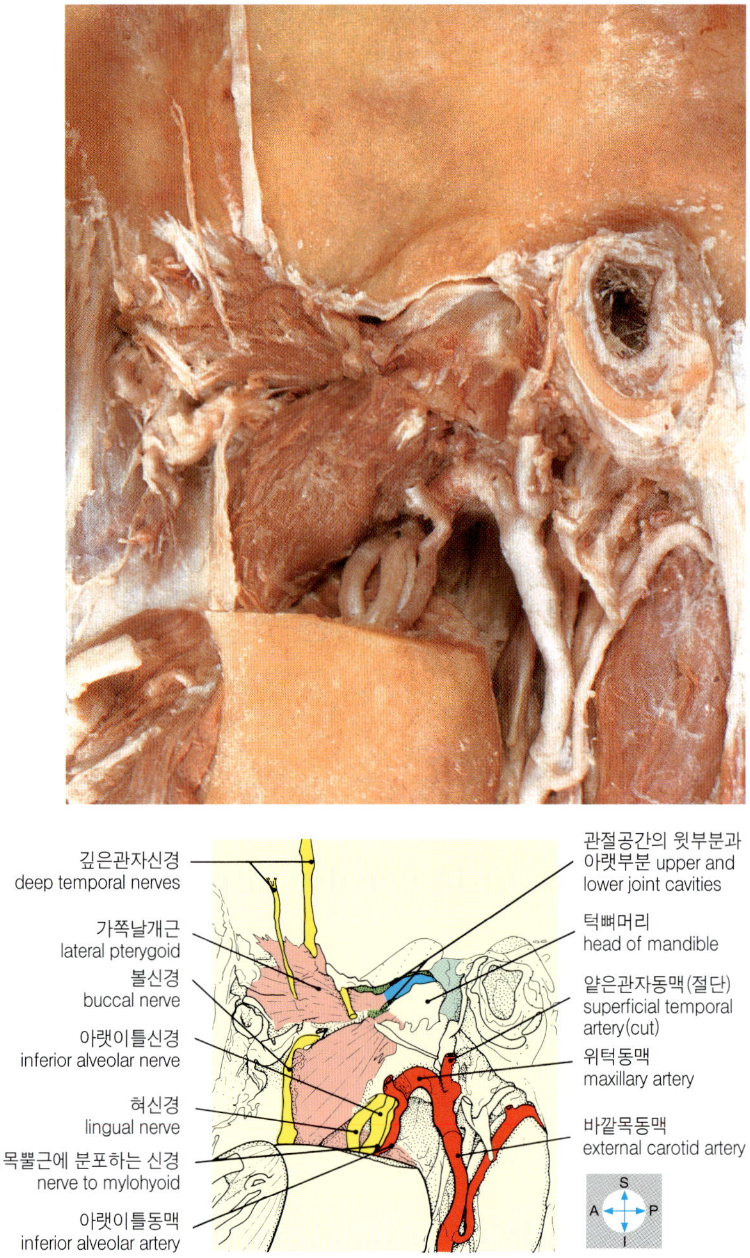

그림 7.33 아래턱뼈를 부분적으로 제거한 후에 관찰되는 관자아래우묵의 내용물들.

mandibular foramen) 근처의 혀돌기(lingula)에 부착한다. 붓아래턱인대(경상하악인대, stylomandibular ligament)는 귀밑샘막이 두꺼워져서 붓돌기에서부터 턱뼈각에 부착한다.

턱관절은 삼차신경 가지인 아래턱신경의 귓바퀴관자가지(이개측두신경, auriculotemporal branch)와 깨물근가지(masseteric branch)의 신경지배를 받는다.

관절움직임은 아래턱의 전진, 후진, 폐구, 개구를 포함한다. 아래턱의 머리는 턱관절오목내에서 회전뿐만 아니라 관절원반과 함께 관절융기를 향해 전진하기도 한다. 오른쪽턱과 왼쪽턱이 번갈아가면서 전진과 후퇴를 반복하면 씹을 때 나타나는 연마운동(grinding movements)이 일어난다. 이 운동에 관여하는 근육들은 저작근육들이다. 깨물근, 관자근, 안쪽날개근이 수축하면 입이 다물어진다. 가쪽날개근은 아래턱을 전진시키며 두힘살근(악이복근, digastric m.)과 턱목뿔근(악하설근, mylohyoid m.)과 함께 수축하면 입을 개구한다. 관자근의 뒷가지가 수축하면 턱은 후퇴한다. 아래턱이 완전히 열린 상태에서 관절이 불완전하고 턱뼈의 탈구가 일어나면 아래턱뼈의 관절돌기가 관절융기 앞으로 이동하여 결과적으로 입이 다물어지지 않게 된다.

삼차신경의 아래턱가지(Mandibular division of trigeminal nerve)

삼차신경의 아래턱가지는 감각신경과 운동신경을 모두 포함하며 나비뼈의 타원구멍(타원공, foramen ovale)을 통해 나와서 관자아래우묵에 들어간다. 두 개의 작은 신경가지가 주신경가지에서 나온다. 첫째가지는 위로 올라가 뇌막동맥구멍(foramen spinosum)으로 들어가 중간머리뼈우묵 뇌막의 감각을 받는다. 다른 가지는 운동신경으로 안쪽날개근의 운동을 지배하고, 이 중 작은 신경가지가 일어나 귀신경절(아래턱신경의 주가지의 안쪽에 위치하는 신경절)을 지나 고막긴장근(tensor tympani m.)과 입천장긴장근(tensor veli palatini m)에 분포한다.

주가지는 가쪽날개근과 입천장긴장근의 사이를 지나 앞가지와 뒤가지로 나뉜다. 앞가지는 주로 운동신경으로 깨물근가지, 깊은관자가지, 가쪽날개근가지, 볼가지로 나뉜다. 깨물근신경은 가쪽날개근위에서 옆으로 휘어 깨물근으로 들어간다(그림 7.32). 2~3개의 깊은관자신경은 위로 올라가 관자근에 들어가서(그림 7.33) 분포하며 더 나아간 신경가지들은 가쪽날개근의 안쪽으로 들어간다. 볼신경은 가쪽날개근의 위갈래와 아래갈래

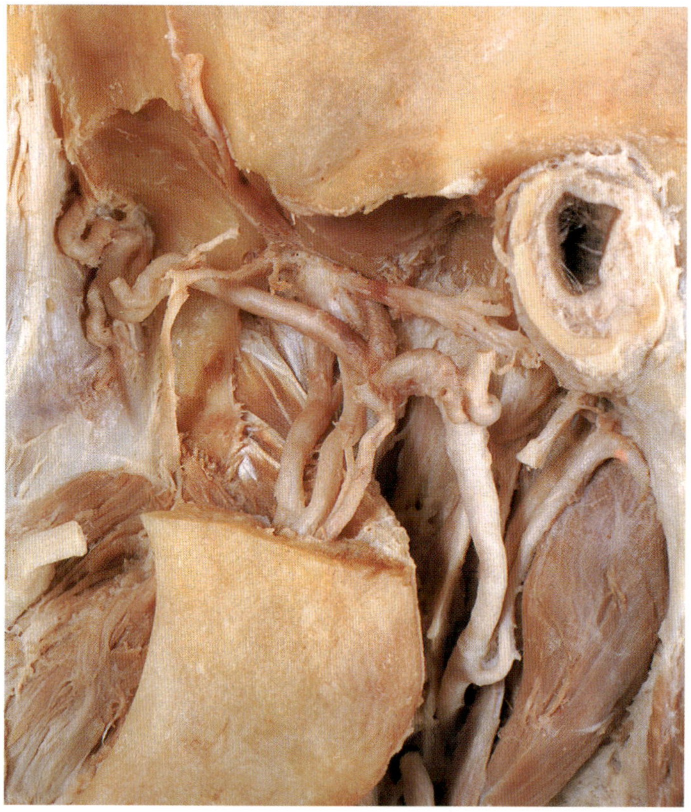

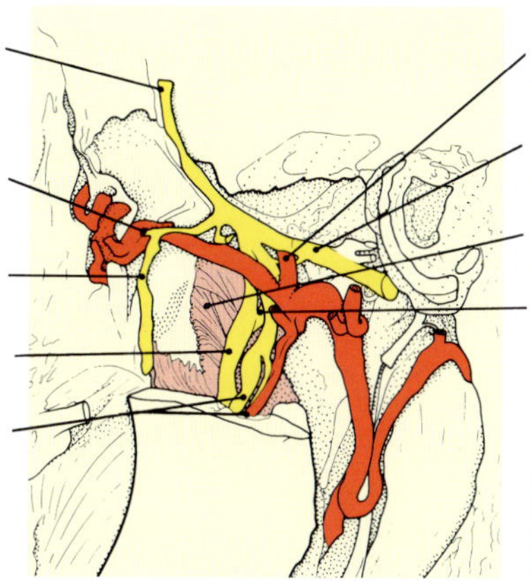

그림 7.34 아래턱의 관절돌기와 가쪽날개근을 제거한 후에 관찰되는 삼차신경의 아래턱신경 가지들, 위턱동맥의 가지들.

사이에서 나와 앞으로 이동해 볼의 피부와 볼점막의 감각을 지배한다. 이 신경은 볼근에는 분포하지 않는다.

아래턱신경의 뒤가지는 주로 감각신경이고 귓바퀴관자신경(이개측두신경, auriculotemporal n.), 혀신경(설신경, lingual n.)과 아래이틀신경(하치조신경, inferior alveolar n.)의 세 가지로 나뉜다. 귓바퀴관자신경은 중간뇌막동맥(middle meningeal a.)을 싸고 있는 2개의 뿌리로 구성된다(그림 7.34). 이 신경은 턱관절의 뒤에서 구부려져 위로 향하며 또한 얕은관자동맥과 같이 주행한다. 이 신경은 귀밑샘에 타액을 분비하는 부교감신경섬유와 같이 동행하며 관자부위, 귓바퀴 절반의 윗부분, 바깥귓길 대부분의 감각을 담당한다.

혀신경은 위인두수축근 아래를 지나 안쪽으로 꺽이면서 안쪽날개근과 가쪽날개근 사이를 지나 앞아래쪽으로 내려간다. 앞으로 주행하여 입안바닥(구강저, floor of mouth)에서 목뿔혀근(설골설근, hyoglossus m.)의 옆으로 지나간다. 이 근육의 앞경계에서 안쪽으로 꺽여 턱밑샘관의 아래로 지나 혀끝으로 들어간다. 이 신경은 혀의 앞 2/3 부위의 일반감각을 담당한다. 가쪽날개근의 아래경계부위 근처에서 고실끈신경(고삭신경, chorda tympani n. 얼굴신경의 가지)과 합쳐진다. 관자뼈에서 나온 고실끈신경은 바위고막틀틈새(petrotympanic fissure)를 통해 머리뼈공간 밖으로 나온다. 고실끈신경은 혀의 앞 2/3 부위의 맛을 느끼는 신경을 가지며 턱밑신경절에서 연접하는 연접이전부교감신경을 포함하면서 혀신경과 같이 주행한다.

아래이틀신경은 가쪽날개근의 안쪽에서 내려오며 턱목뿔근(악설골근, mylohyoid m.)과 두힘살근(악이복근, digastric m.)의 앞갈래에 분포하는 운동신경을 아래로 분지한다(그림 7.33, 그림 7.34). 아래이틀신경은 턱뼈가지에 있는 턱뼈구멍(mandibular foramen)으로 들어가서 턱뼈관(mandibular canal)을 지나면서 아래턱 치아에 분포한다. 턱끝가지(mental branch)는 턱을 싸고 있는 피부에 분포하며 턱끝구멍(mental foramen)으로 나온다.

위턱동맥(Maxillary a.)

위턱동맥은 바깥목동맥의 마지막가지로 귀밑샘에서 나오며 관자아래우묵에서 가쪽날개근의 안쪽에 위치하며 앞위쪽으로 주행하여 날개위턱틈새(익상악열, pterygomaxillary fissure)를 통해 날개입천장우묵(익구개와, pterygopalatine fossa)으로 들어가서 마지막가지들을 낸다. 이 혈관들은 위턱신경의 가지들과 대응해서 존재한다.

관자아래우묵에서 위턱동맥은 깨물근, 관자근, 날개근들에 혈액을 공급하는 가지들을 낸다. 또한 중간뇌막동맥은 가쪽날개근의 깊은면에서 나와 귓바퀴관자신경 2개의 뿌리 사이로 지나간다. 중간뇌막동맥은 뇌막동맥구멍(foramen spinosum)으로 들어가 중간머리뼈우묵의 뇌막에 혈액을 공급한다.

위턱동맥은 아래이틀동맥(하치조동맥, inferior alveolar a.)을 분지하며 이 동맥은 아래이틀신경과 함께 턱뼈관을 주행한다. 위턱동맥의 작은 가지들은 중간귀와 바깥귓길에도 혈액을 공급한다.

날개근정맥얼기(Pterygoid plexus)

날개입천장우묵내의 정맥들은 날개위턱틈새를 지나 관자아래우묵에 이르는 정맥얼기를 형성한다. 이 정맥얼기는 날개근들사이에 위치한다. 이 날개근정맥얼기(익돌근정맥총, pterygoid plexus)는 머리뼈공간내의 해면정맥굴(cavernous sinus), 눈확아래정맥(infraorbital v.), 눈정맥(ophthalmic v.)과 중요한 교통을 갖는다. 날개근정맥얼기는 위턱정맥으로 되어 아래턱뒤정맥(하악후정맥, retromandibular v.)으로 들어간다.

두힘살근과 붓돌기근육들(Digastric and styloid muscles)

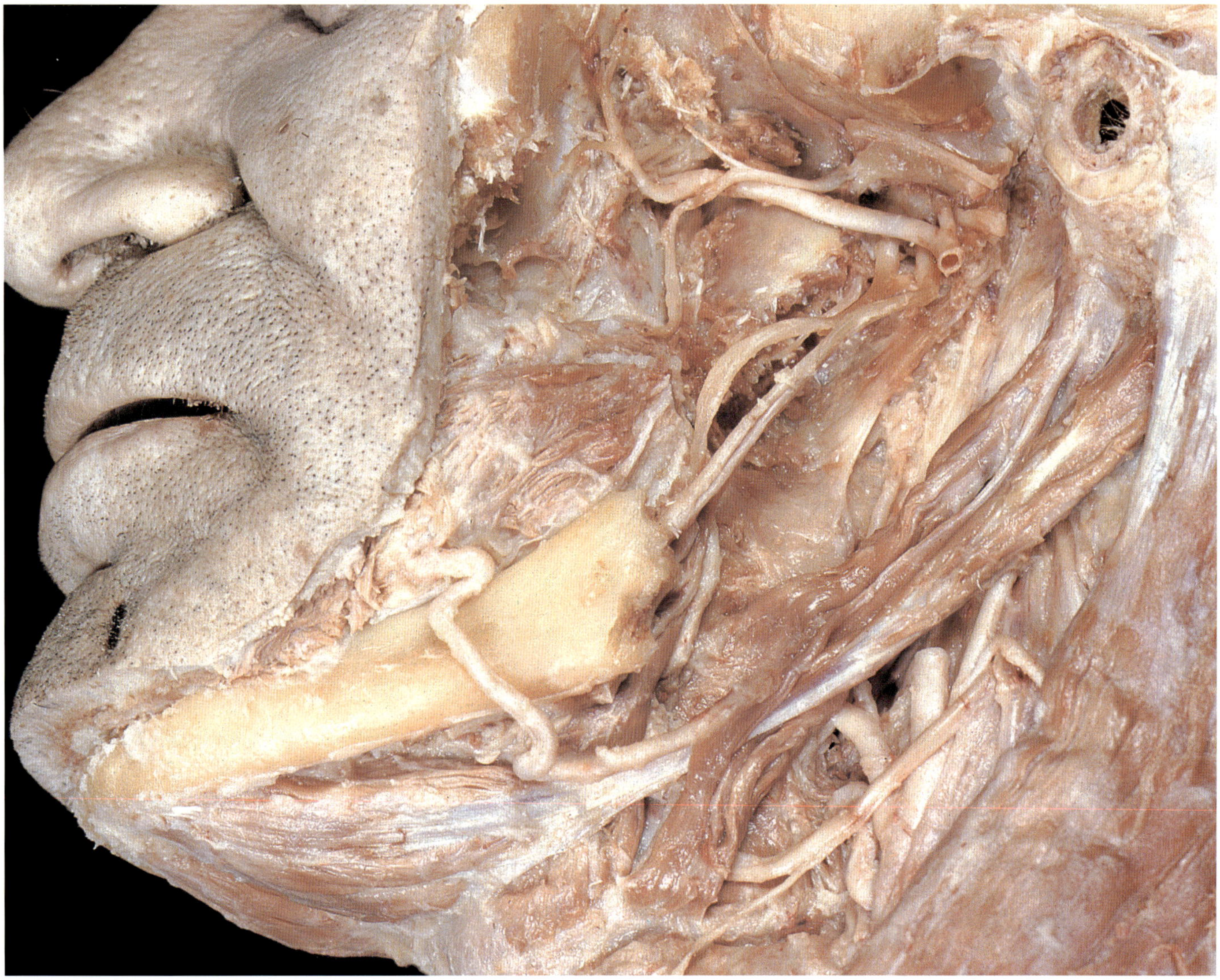

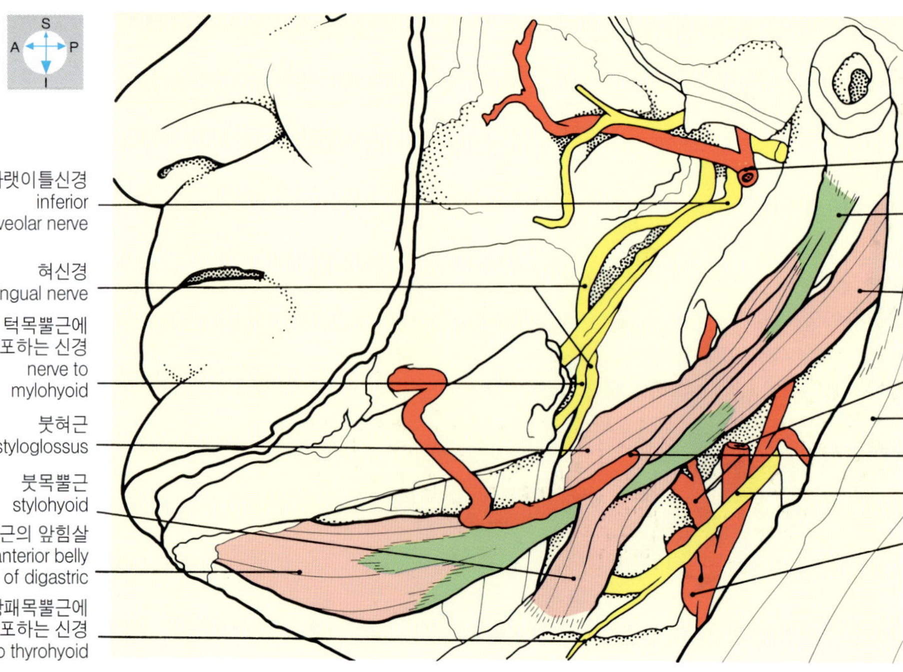

그림 7.35 아래턱을 제거한 후에 관찰되는 두힘살근과 붓목뿔근. 턱밑샘의 얕은층도 제거하였다.

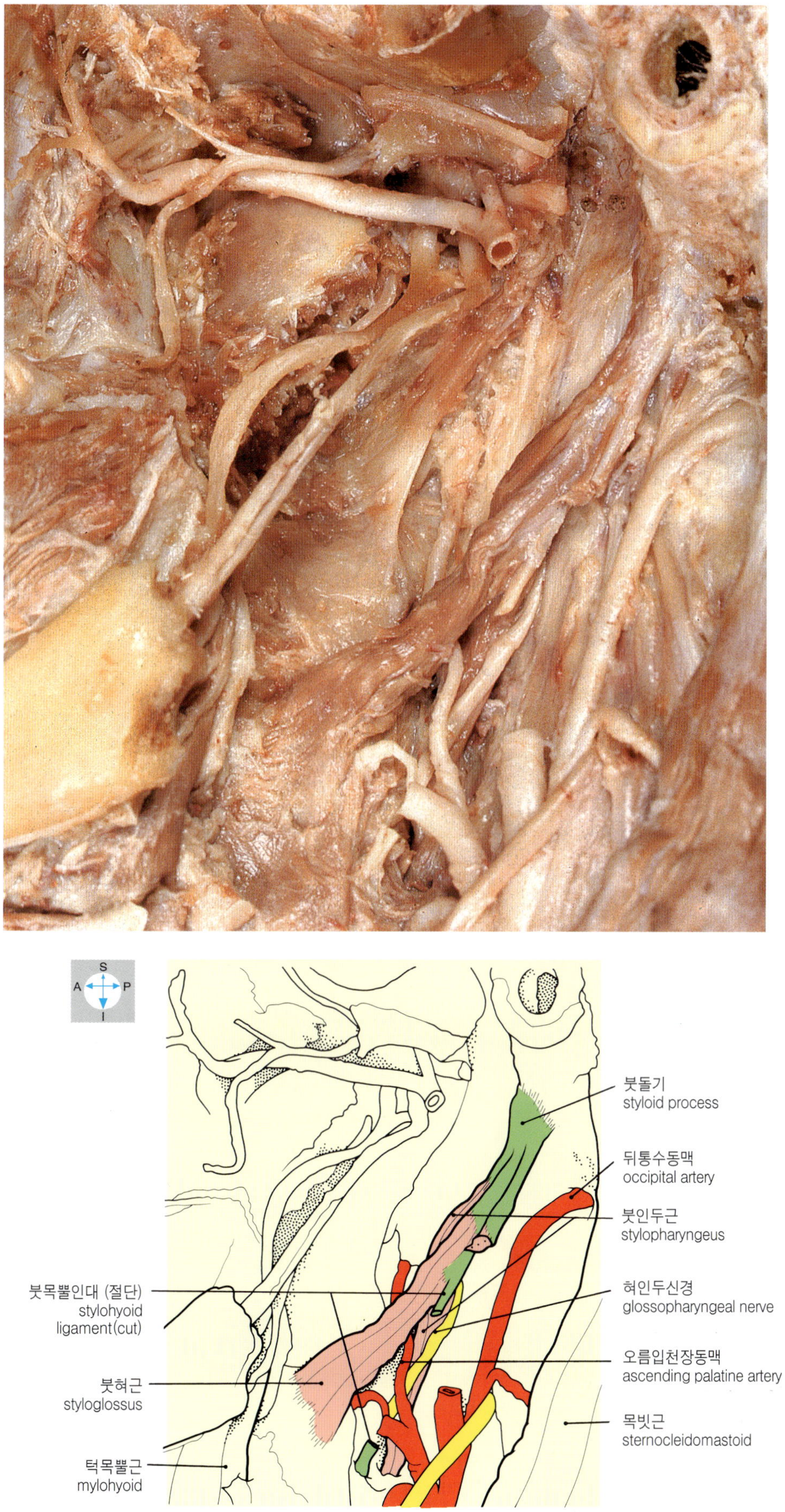

그림 7.36 두힘살근, 붓목뿔근, 붓목뿔인대를 제거한 후에 관찰되는 붓인두근과 붓혀근.

두힘살근(Digastric)

두힘살근은 중간힘줄로 연결된 앞힘살(anterior belly)과 뒤힘살(posterior belly)로 이루어진다. 뒤힘살은 꼭지돌기(mastoid process)의 안쪽에 부착하여 앞아래쪽으로 내려와 목뿔뼈근처의 중간힘줄로 연결된다. 중간힘줄은 붓목뿔근(경돌설골근, stylohyod m.)을 관통하며 목뿔뼈에 근막고리로 부착한다. 앞힘살은 중간힘줄에 연결되어서 앞쪽으로 이동하여 아래턱뼈의 정중앙의 아래부위에 부착한다. 두힘살근은 삼킴(연하, swalloing)시에 목뿔뼈를 끌어올리고 입을 벌릴 때 가쪽날개근과 턱목뿔근이 아래턱을 아래로 당겨주는 일을 도와준다. 뒤힘살의 운동신경은 얼굴신경이 분포하고, 앞힘살은 삼차신경의 아래턱신경 중 아래이틀신경의 턱목뿔근가지가 분포한다.

붓돌기의 근육들 (Muscles of styloid process)

붓목뿔근(경돌설골근, stylohyoid m.), 붓인두근(경상인두근, stylopharyngeus m)과 붓혀근(경상설근, styloglossus m.)은 붓돌기에서 일어나 각각 목뿔뼈, 인두, 혀에 닿는다.

붓목뿔근은 붓돌기의 뒷면에서 일어나 앞아래쪽으로 내려와 목뿔뼈의 작은뿔에 닿는다(그림 7.35). 이 근육과 힘줄(tendon)은 목뿔뼈 근처의 두힘살근의 중간힘줄을 관통한다. 붓목뿔근은 목뿔뼈를 들어올리며 얼굴신경이 분포한다.

붓인두근은 붓돌기 뿌리의 안쪽면에서 일어나 안쪽아래로 내려와 위인두수축근의 가쪽에 닿는다. 이 근육은 위인두수축근과 중간인두수축근 사이의 인두벽에 들어가 인두의 다른 인두근육들과 합쳐진다. 이 근육은 삼킴시에 인두와 후두를 올리며 혀인두신경에 지배받는 유일한 근육이다.

붓혀근은 붓돌기의 끝과 붓목뿔인대의 위쪽에서 일어나 앞안쪽으로 내려와 위인두수축근과 중간인두수축근을 지나 혀로 들어간다. 이 근육은 혀를 올리거나 뒤로 후퇴시키며 혀의 다른 근육들과 마찬가지로 혀밑신경(설하신경, hypoglossal n.)의 지배를 받는다.

턱목뿔근과 이와 관련된 구조물들(Mylohyoid and related structures)

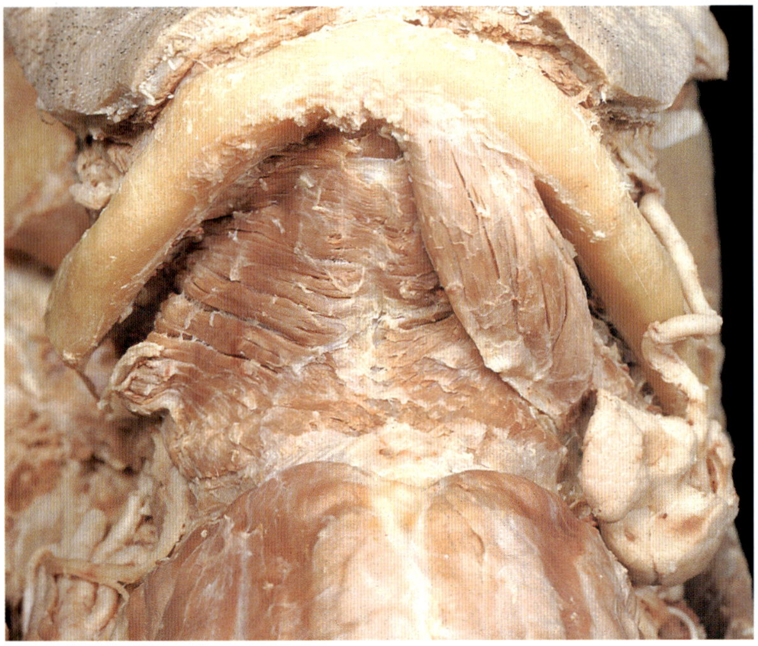

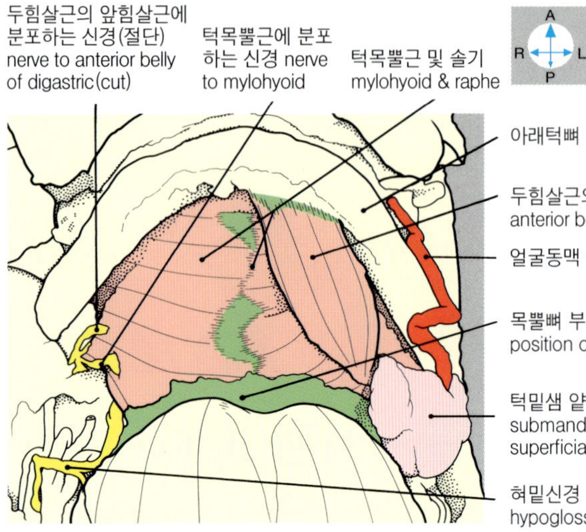

그림 7.37 오른쪽 두힘살근의 앞힘살과 턱밑샘의 얕은부분을 제거한 후에 관찰되는 턱목뿔근.

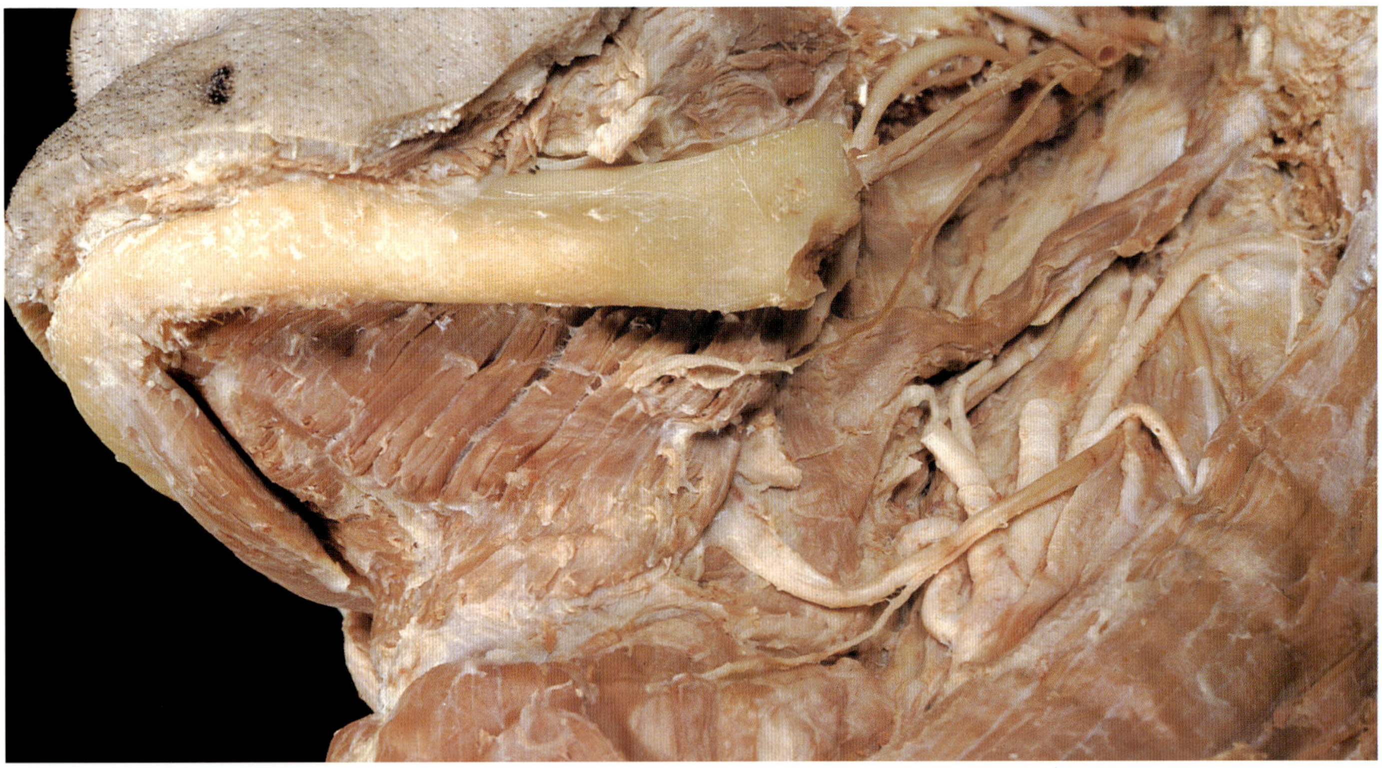

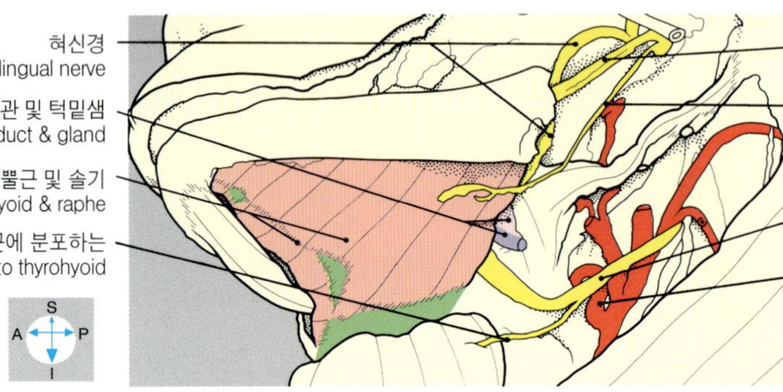

그림 7.38 턱목뿔근 위를 지나는 혀밑신경, 혀신경과 턱밑샘관.

턱목뿔근은 아래턱뼈 몸통에 부착한 후에 양쪽의 근육이 가운데서 만나서 근육판을 이룬다. 양측의 턱목뿔근의 근섬유는 내측아래방향으로 기울어진 후에 얕은고랑을 형성하면서 정중앙에서 만난다. 이 얕은 고랑은 아래뒤방향으로 이어지고 목뿔뼈의 양쪽면에 위치한 양측의 목뿔근의 뒤경계에서 끝이 난다.

양측의 목뿔근은 혀와 입안을 목의 얕은 표층과 분리한다. 턱목뿔근의 아래쪽에 두힘살근의 앞힘살, 넓은목근, 얼굴동맥, 얼굴정맥, 턱밑샘의 얕은부분이 위치한다. 턱밑샘은 턱목뿔근의 뒤경계를 싸고 있다. 턱밑샘의 깊은부분과 턱밑샘관은 턱목뿔근의 위쪽에 위치한다. 또한 턱목뿔근의 위부분에는 혀밑샘과 혀와 관련된 혈관, 신경 및 턱끝목뿔근이 위치한다.

턱목뿔근(Mylohyoid m.)

턱목뿔근은 턱뼈몸통의 안쪽에 있는 턱목뿔근선(mylohyoid line)에 부착한다(그림 7.37, 7.38). 대부분의 섬유는 반대쪽의 근육과 합쳐져서 중앙솔기(midline raphe)를 형성한다. 그러나 근육의 뒤쪽경계에 있는 섬유들은 목뿔뼈로 내려와 부착한다. 턱목뿔근은 삼킴시에 턱목뿔뼈와 혀를 올려주고 개구시에 목뿔뼈가 고정되어있을 때 아래턱뼈를 아래로 당겨주는 것을 도와준다. 이 근육은 아래턱신경의 가지인 아래이틀신경 턱목뿔가지의 지배를 받는다.

턱끝목뿔근(Geniohyoid m.)

턱목뿔근 위에 있는 작은 근육인 턱끝목뿔근은 정중앙부위에 위치하며 아래턱뼈의 아래턱끝가시(inferior mental spine)에서부터 목뿔뼈의 몸통부분에 부착한다. 혀밑신경(설하신경, hypoglossal n.)과 같이 주행하는 첫째목신경의 신경섬유가 분포하며 턱끝목뿔근은 목뿔뼈를 올리고 아래턱뼈를 아래로 당겨준다.

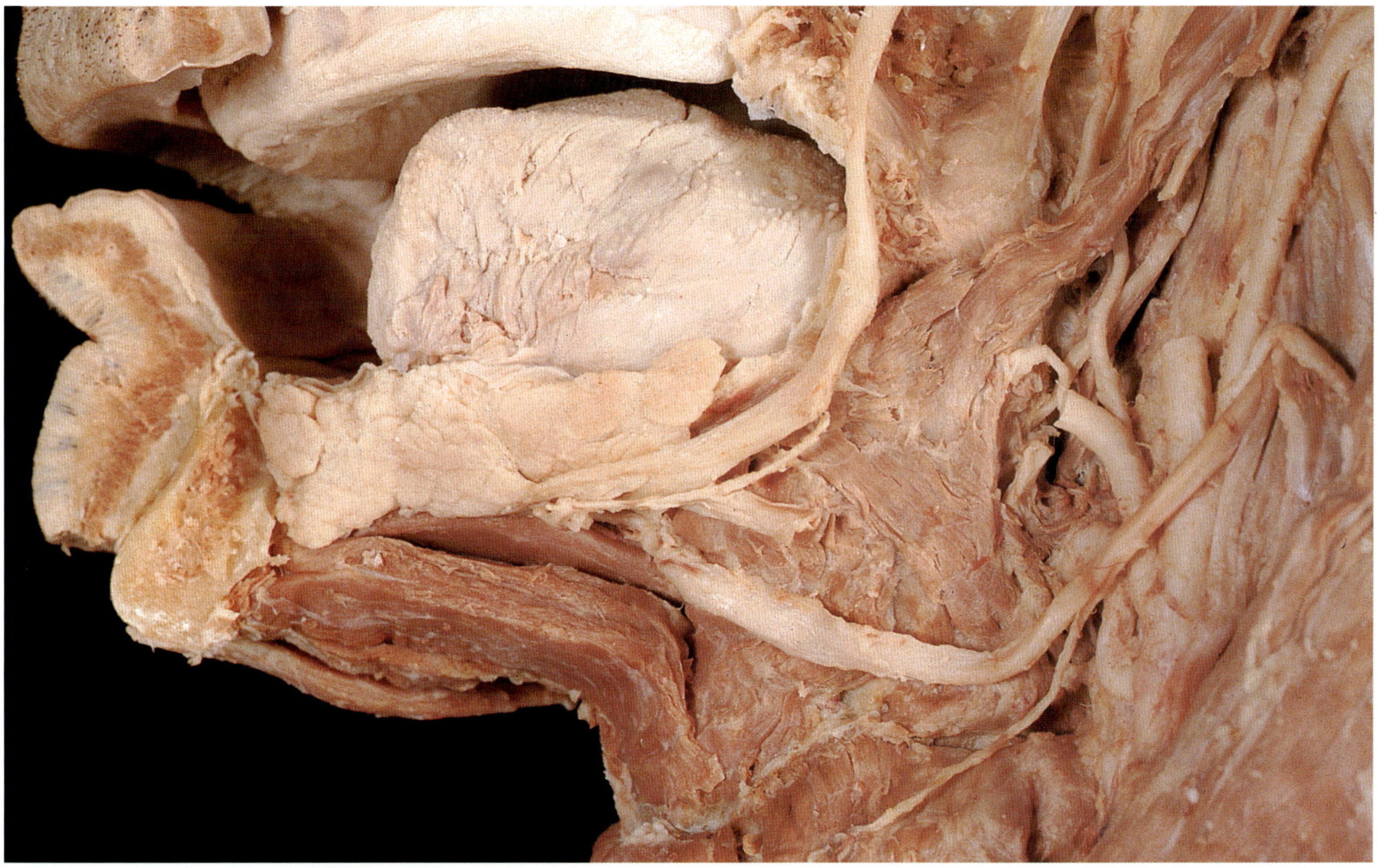

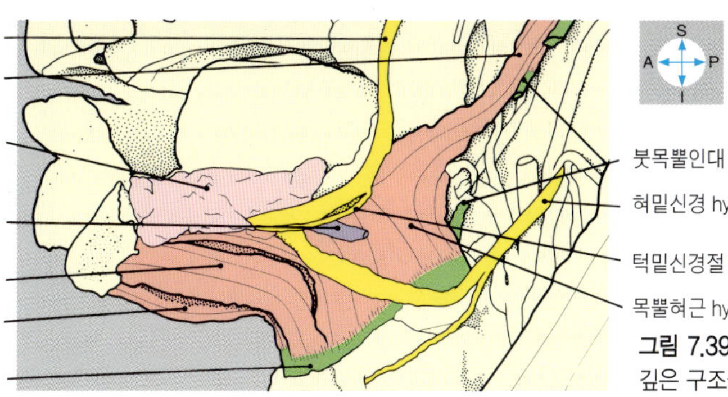

그림 7.39 아래턱뼈와 턱목뿔근의 일부를 제거한 후에 관찰되는 턱목뿔근 안쪽의 깊은 구조물들. 턱밑신경절은 사진상에서 늘려져 있다.

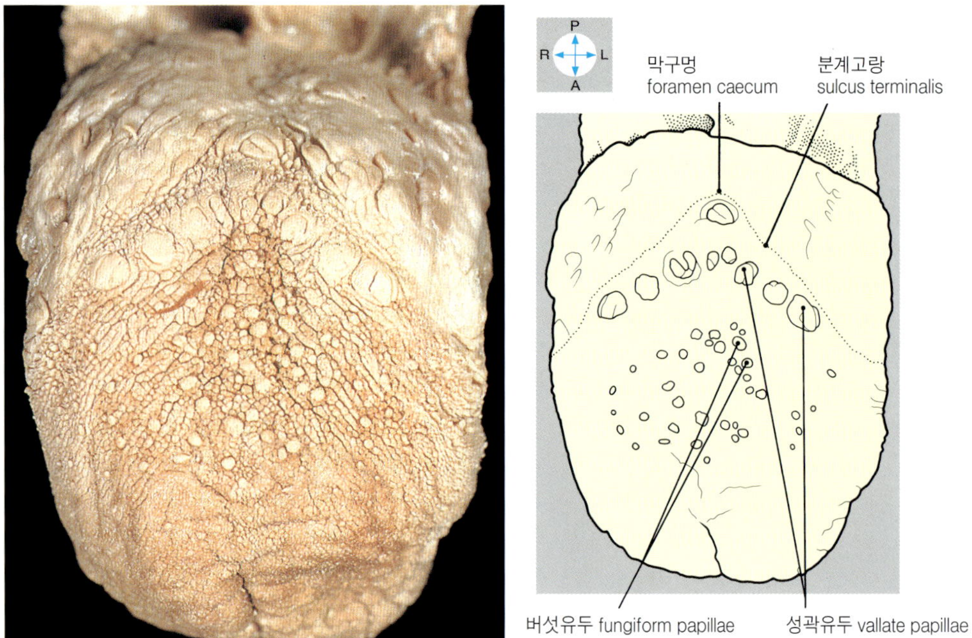

그림 7.40 혀 표면 특징들.

혀(Tongue)

혀는 대부분이 입안에 위치하는 근육 기관이며, 혀의 일부 뒷부분은 입인두(구강인두, oropharynx)에 위치한다.

표면특징(Surface features)

혀는 아래면까지 앞쪽과 가쪽으로 연결되는 점막으로 덮여있다. 혀끝의 밑부분에 점막이 정중앙부위에 주름을 형성하는데 이것을 혀주름띠(설소대, ligual frenulum)라 한다. 혀등은 V자 모양의 고랑(groove)인 분계고랑(terminal sulcus)에 의해 앞쪽 2/3 부분과 뒤쪽 1/3 부분으로 나뉜다. 정중앙에 오목한 혀막구멍(foramen cecum)은 분계고랑 끝에 위치한다. 성곽유두(vallate papilla)는 분계고랑을 따라서 배열된 둥근 돌출물이다. 혀점막의 일반감각신경과 맛봉오리(미뢰, taste bud) 신경섬유는 뇌로 들어간다. 혀의 앞쪽 2/3 부분에는 혀신경이 분포한다. 이 혀신경은 삼차신경의 가지인 아래턱신경으로 합쳐져서 뇌로 연결된다. 그러나 맛을 담당하는 신경은 얼굴신경의 가지인 고실끈신경에 의해서 뇌로 들어간다. 혀의 뒤쪽 1/3은 일반감각신경, 맛을 담당하는 신경 모두 혀인두신경이 담당한다.

근육(Muscles)

혀의 근육은 기능적으로 혀바깥근육과 혀자체근육으로 나눈다. 일반적으로 혀바깥근육은 혀의 위치를 바꾸며, 혀자체근육은 혀의 모양을 바꾼다.

혀바깥근육은 붓혀근(경돌설근, styloglossus m.), 목뿔혀근(설골설근, hyoglossus m.), 턱끝혀근(이설근, genioglossus m.)을 포함한다. 목뿔혀근은 목뿔뼈의 몸통과 큰뿔에서 일어나 위앞쪽으로 주행하여 혀의 가쪽부위에 닿는다. 목뿔혀근은 혀의 가쪽부위를 아래로 당긴다. 턱끝혀근은 혀의 많은 부피를 차지하며 아래턱뼈의 아래턱끝가시(inferior mental spine)에서 일어나 혀 대부분의 정중앙부위에 닿는다. 턱끝혀근의 윗섬유는 혀끝으로 가고 아래섬유는 혀의 뒤아래부위로 지난다. 턱끝혀근은 혀를 앞아래쪽으로 당겨주고 앞쪽의 섬유는 혀끝을 후퇴시킨다.

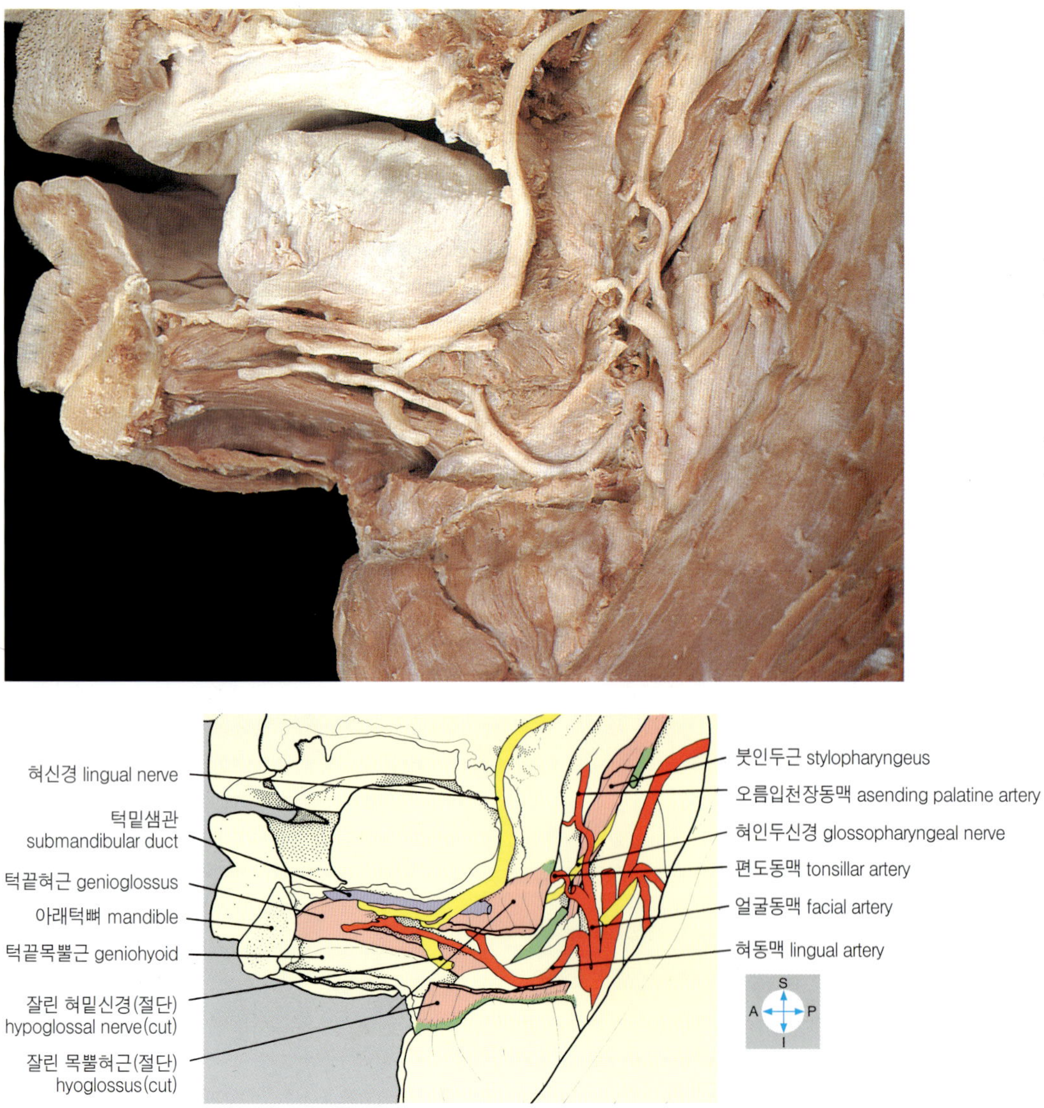

그림 7.41 혀밑샘과 목뿔혀근을 제거한 후에 관찰되는 혀바닥부분의 깊은 곳에 위치한 구조물들.

입천장혀근(구개설근, palatoglossus m.)은 물렁입천장(연구개, soft palate)에서 일어나 내려와 뒤쪽의 혀 가쪽부위로 들어간다. 이 근육은 혀를 올려주며 입천장을 구성하는 근육으로 분류된다.

혀자체근육은 세로근(longitudinal), 가로근(transverse), 수직근(vertical)으로 이루어진다. 혀의 모양은 이 근육들의 수축에 따라 달라진다.

혀밑신경은 혀바깥근육과 혀자체근육에 운동신경을 공급한다.

혈액공급(Blood supply)

바깥목동맥의 앞쪽에서 나온 혀동맥은 목뿔뼈의 큰뿔 위로 올라와 목뿔혀근(설골설근, hyoglossus m.)의 안쪽면을 지나 혀끝으로 주행한다(그림 7.41). 혀동맥은 혀에 위치한 구조물에 혈액을 공급하며 혀끝에서 끝난다. 정맥은 속목정맥으로 들어간다.

턱밑샘과 혀밑샘(Submandibular gland and sublingual gland)

턱밑샘의 얕은부위는 턱목뿔근 아래에 놓이고 아래턱의 안쪽면 아래에 위치한다(그림 7.37). 턱밑샘의 깊은부위는 턱목뿔근의 뒤쪽경계부위까지 연장되어 근육위에 위치한다(그림 7.38). 턱밑샘 얕은부위의 가쪽면은 아래턱뼈의 아래면을 향해서 주행하는 얼굴동맥에 의해서 눌리게 된다. 턱밑샘의 깊은부분에서 턱밑샘관이 나와 앞으로 이동하여 혀밑에 위치하는 혀주름띠의 중앙선 근처에서 열린다. 여러 개의 작은 혀밑샘들이 턱밑샘관 근처의 점막에 위치한다. 이 작은 혀밑샘들은 턱밑샘관에 합쳐져서 열리거나 아니면 직접 입안으로 열린다. 혀밑샘과 턱밑샘 모두 턱밑신경절로부터 부교감분비신경을 받는다(그림 7.39). 신경절이전섬유는 혀신경과 고실끈신경과 함께 턱밑신경절에 도달한다.

혀밑신경(Hypoglossal nerve)

12번째 뇌신경인 혀밑신경은 혀밑신경관을 통해 머리뼈공간을 빠져나와 속목동맥과 속목정맥 사이를 지나 내려가서 뒤통수동맥이 바깥목동맥에서 나뉘는 곳 앞쪽으로 이동한다(그림 7.38). 그 곳에서 목신경고리(ansa cervicalis)의 위뿌리(superior root)도 나온다. 혀밑신경은 계속 앞으로 이동하여 혀동맥을 지나 턱목뿔근(mylohyoid m.)과 목뿔혀근(hyoglossus m.) 사이로 들어가 혀의 근육들에 분포하면서 혀끝으로 이동한다. 갑상목뿔근(thyrohyoid m.)과 턱끝목뿔근(geniohyoid m.)으로 분지하는 신경은 혀밑신경과 첫째 목신경이 합쳐져서 분포한다.

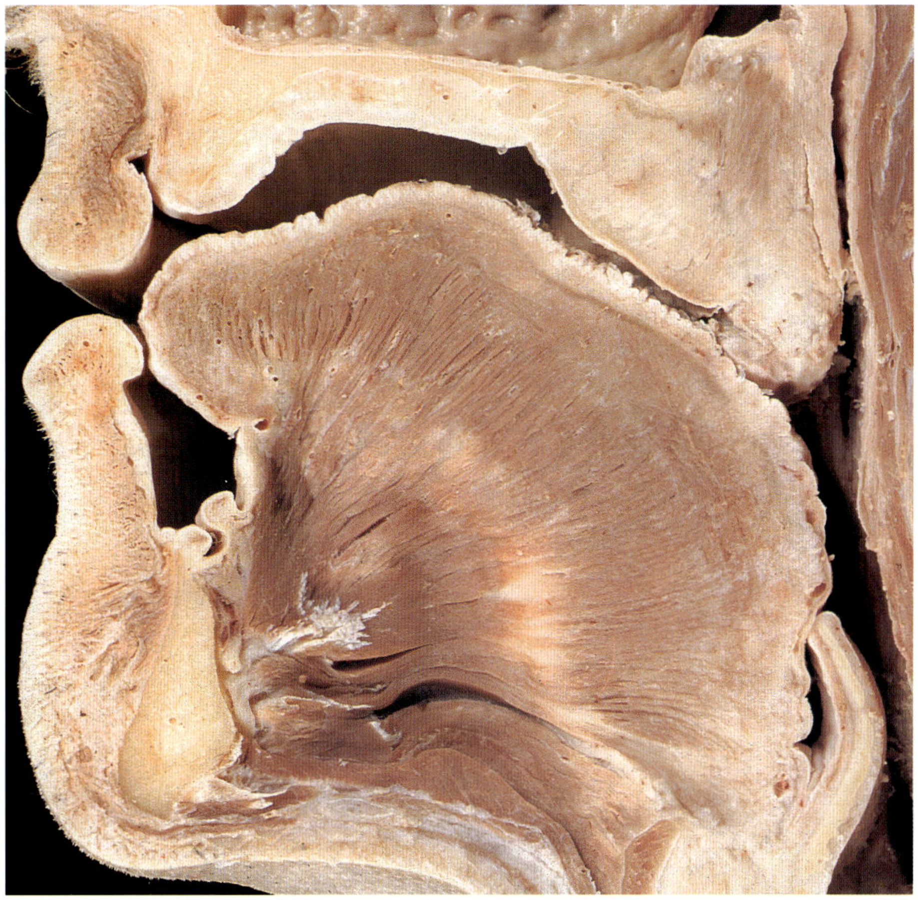

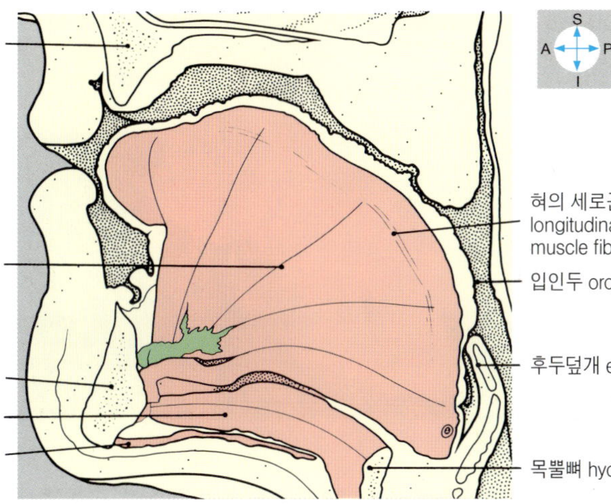

그림 7.42 혀와 주변 구조물들의 시상절단면.

혀인두신경(Glossopharyngeal n.)

혀인두신경은 목정맥구멍을 통해 머리뼈공간을 빠져나온다(그림 7.41). 목동맥은 목혈관신경집(경동맥초, carotid sheath)내를 지나다가 앞쪽으로 내려가 붓인두근(경돌인두근, stylopharyngeal m.)에 다달아 신경을 내고 위인두수추근과 아래인두수축근 사이를 지나 혀의 뒷부분으로 들어간다. 혀인두신경은 혀의 뒤 1/3 부분, 입인두(oropharynx)와 물렁입천장의 일부 가쪽벽의 감각과 미각을 담당한다. 혀인두신경은 목동맥팽대(carotid sinus)와 목동맥소체(carotid body)에 분포하는 자율신경인 목동맥팽대신경(carotid sinus n.)을 분지한다. 고실가지(tympanic branch)는 중간귀(middle ear)에 있는 고실신경얼기(tympanic plexus)를 지난다. 작은바위신경(lesser petrosal n.)은 고실신경얼기에서 나온다.

날개입천장오목 (Pterygopalatine fossa)

날개입천장오목은 뒤로는 나비뼈의 날개돌기(pterygoid process), 안쪽으로는 입천장뼈(구개골, palatine bone), 앞으로는 위턱뼈(maxilla)로 둘러싸여 있다(그림 7.43). 날개입천장오목은 틈새모양이며 가쪽으로 날개위턱틈새(pterygo-maxillary fissure)를 통해 관자아래우묵(infratemporal fossa)으로 연결된다. 날개입천장오목은 삼차신경의 가지인 위턱신경, 날개입천장신경절, 위턱동맥, 위턱정맥, 림프절을 포함한다. 날개입천장오목은 원형구멍(foramen rotundum)으로 중간머리우묵, 날개관(pterygoid canal)으로 파열구멍(foamen lacerum), 아래눈확틈새(inferior orbital fissure)으로 눈확(orbit), 나비입천장구멍(sphenopalatine foramen)으로 코안(nasal cavity), 큰입천장관(greater palatine canal)과 작은입천장관(lesser palatine canal)으로 입천장과 교통한다.

삼차신경의 위턱신경(Maxillary division of the trigeminal nerve)

위턱신경은 원형구멍을 통해 머리뼈공간을 나와 날개입천장오목에 도달한 후 앞으로 이동하여 아래눈확틈새를 통해 눈확으로 들어간다. 위턱신경은 눈확아래신경(infraorbital n.)이 되어 눈확아래관(infraorbital canal)을 통해 얼굴에 도달한다. 위턱신경의 가지들은 날개입천장오목, 눈확의 바닥과 얼굴에 분포한다. 날개입천장오목에서 위턱신경으로부터 나온 2개의 신경가지가 날개입천장신경절에 매달린다(그림 7.45). 뒤위이틀신경(후상치조신경, posterior superior alveolar n.)은 날개입천장오목에서 나와 위턱굴의 뒷벽으로 들어가서 위턱어금니로 들어간다. 눈확의 바닥에서는 앞위이틀신경과 중간이틀신경이 분지하며 내려와서 위턱굴의 앞벽으로 들어간다(그림 7.44). 뒤위이틀신경은 위턱뼈, 위턱굴, 이틀돌기와 위턱 어금니에 분포한다. 광대신경은 눈확의 바닥에서 분지되며 가쪽벽으로 올라가 광대관자신경(zygomaticotemporal n.)과 광대얼굴신경(zygomaticofacial n.)으로 나뉜다. 이 신경가지들은 광대뼈를 통과하여 얼굴피부에 분포한다. 광대관자신경의 가지들은 날개입천장신경절에서 나오는 신경절이후 부교감신경과 같이 주행하여 눈

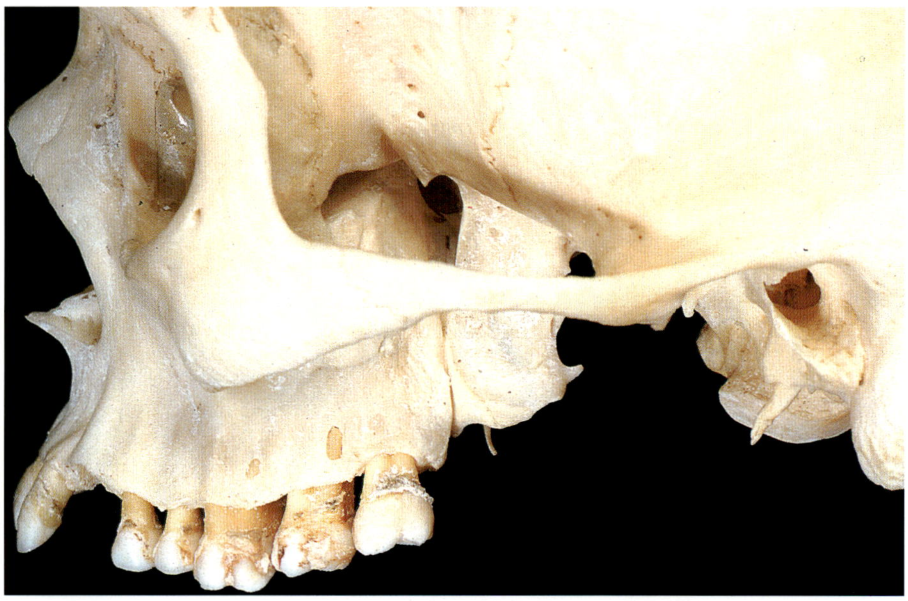

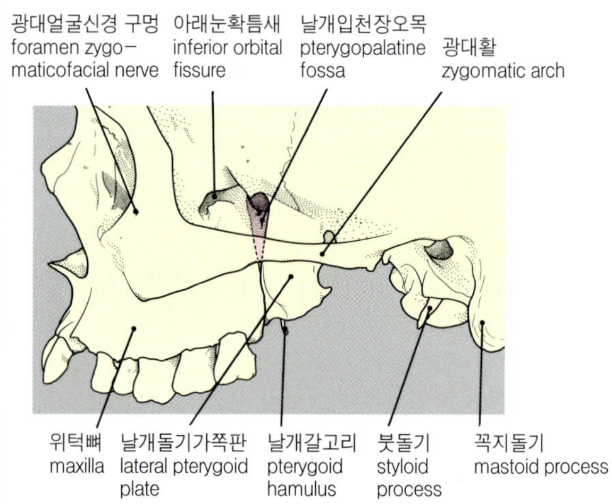

그림 7.43 위턱뼈와 날개돌기가쪽판에 의해서 경계되는 날개입천장우묵.

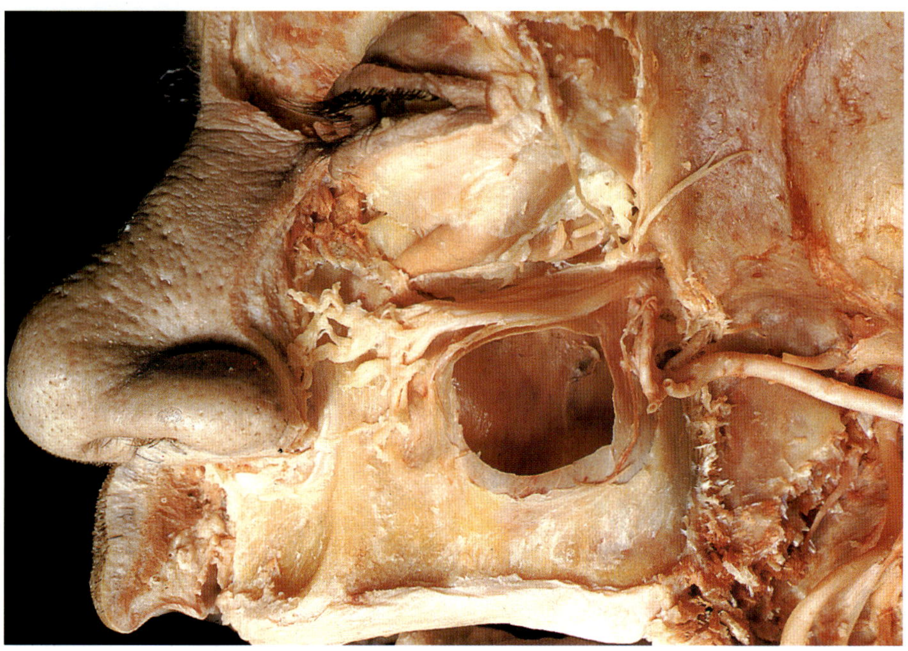

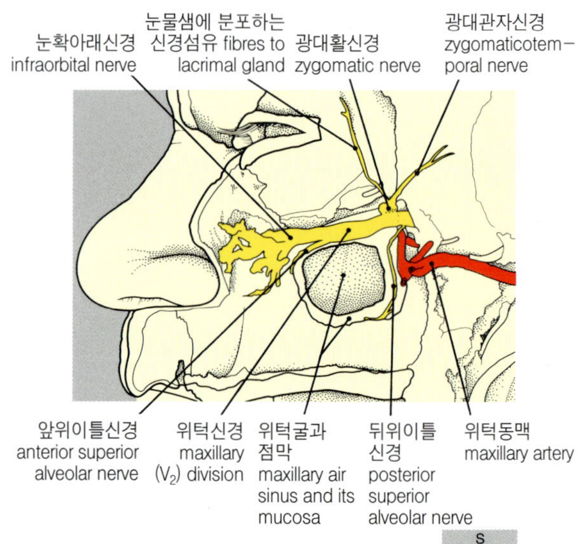

그림 7.44 눈확의 가쪽벽 일부와 위턱굴을 제거한 후에 관찰되는 위턱신경과 위턱동맥들.

물샘으로 들어간다(그림 7.44). 눈확아래신경은 눈확아래구멍을 통해 얼굴로 내려가 뺨, 아래눈꺼풀, 윗입술과 코의 가쪽부위에 분포한다.

날개입천장신경절 (Pterygopalatine ganglion)

날개입천장신경절은 날개입천장오목에 있으며 감각신경, 부교감신경과 교감신경이 지난다. 입천장, 코, 코인두에서 나온 감각신경은 신경절과 연접하지 않고 위턱신경으로 들어간다. 신경절로 이동하는 신경절이전 부교감신경은 뇌에서 나온 얼굴신경의 분지인 큰바위신경(greater petrosal n.)이다. 이 신경은 관자뼈의 바위부분에서 나와 중간머리뼈우묵을 지나 파열구멍(foramen lacerum)을 통해 머리뼈공간 밖으로 나온다. 이 부교감신경은 목동맥얼기에서 나온 혈관운동성(vasomotor) 신경절이후교감신경섬유와 같이 주행한다. 이 교감신경은 날개관(pterygoid canal)을 통해 날개입천장신경절에 도달한다. 신경절에서 부교감신경은 연접한 후 신경절이후부교감신경이 되어 코와 입천장 점막에 분포한다. 눈물샘에 분포하는 분비성 부교감신경은 위턱신경가지로 들어가 광대신경가지와 함께 주행한다. 신경절은 부교감신경의 특성 때문에 건초열신경절(hay fever ganglion)이라는 별명을 갖게 되었다. 교감신경은 신경절과 연접하지 않고 통과한다.

날개입천장신경절은 가쪽코신경(lateral nasal n.), 인두신경(pharyngeal n.), 코입천장신경(nasopalatine n.), 큰입천장신경(greater palatine n.)과 작은입천장신경(lesser palatine n.)의 가지가 있다. 가쪽코신경은 나비입천장구멍을 통해 코의 가쪽벽에 들어가 분포한다. 코입천장신경은 나비뼈의 앞쪽벽을 지나 코중격으로 들어가 보습뼈(서골, vomer)의 위에 있는 고랑(구, groove)을 따라 앞아래쪽으로 내려가 앞니관(incisive canal)을 지나 단단입천장의 앞부위에 분포한다. 이 신경은 단단입천장의 앞부분과 코중격의 감각을 담당한다. 큰입천장신경과 작은입천장신경은 입천장관으로 들어가 단단입천장의 입천장구멍으로 나온다. 큰입천장신경은 단단입천장에 분포하며, 작은입천장신경은 물렁입천장에 분포한다.

혈관(Vessels)

위턱동맥은 관자아래우묵에서 날개입천장으로 들어가 마지막가지들을 낸다. 이 혈관가지들은 신경절에서 나온 신경들과 같은 이름이며 같이 주행한다. 정맥은 날개근정맥얼기로 유입되어 관자아래우묵으로 연결된다. 아래눈확틈새와 위눈확틈새를 통해서 해면정맥굴(cavernous sinus)과 교통한다.

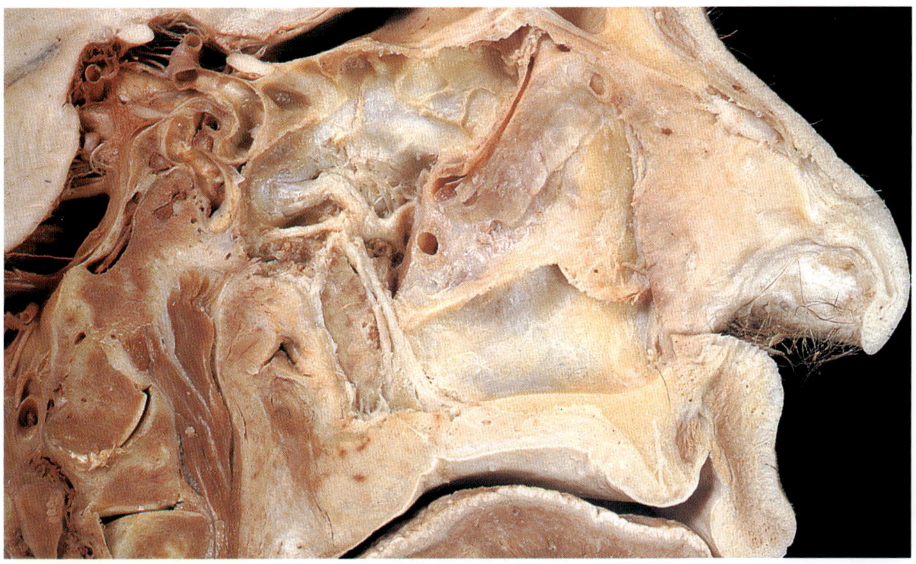

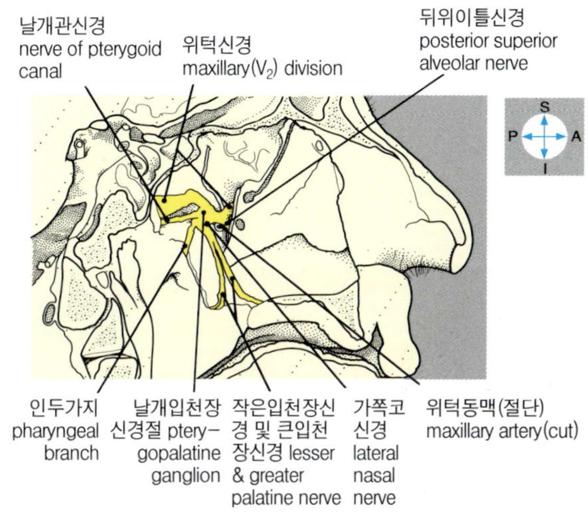

그림 7.45 코의 가쪽벽에 위치한 뼈를 제거한 후에 관찰되는 날개입천장의 내용물을 코의 안쪽면에서 관찰.

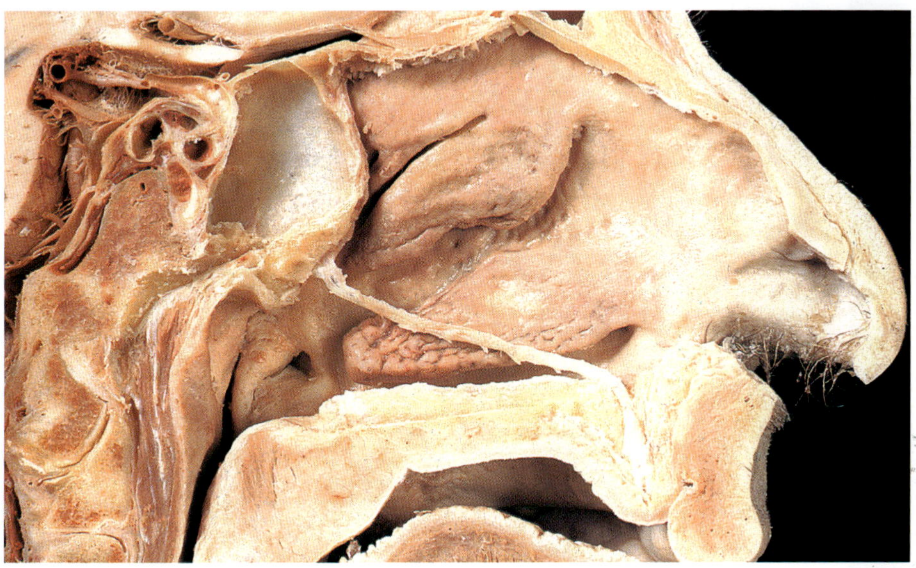

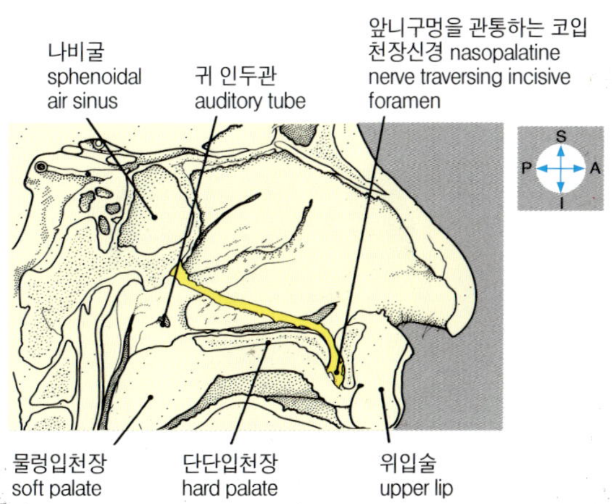

그림 7.46 코중격을 제거한 후에 관찰되는 왼쪽 코입천장신경을 보여주는 시상단면.

코안과 코곁동굴 (Nasal cavities and paranasal sinus)

코안(Nasal cavities)

양쪽의 코안은 얼굴뼈 중앙, 눈확과 상악굴의 안쪽에 위치한다(그림 7.47). 코안은 입천장으로 입안, 벌집체판으로 앞머리뼈우묵, 코중격에 의해 오른쪽과 왼쪽 코안으로 나뉜다. 코안은 앞쪽으로는 코안뜰(비전정, vestibule)로 이행되고, 이 부분은 연골로 이루어진 바깥코로 둘러싸이고 콧구멍(비공, nostrils)을 통해 얼굴쪽으로 열리게 된다. 코안은 뒤쪽으로는 뒤콧구멍(후비공, choanae)을 통해 코인두로 열린다. 코안은 가쪽벽에 위치한 위, 중간, 아래코선반(nasal concha)에 의해서 공간이 나뉜다(그림 7.48). 코안에 나뉘어진 공간을 위, 중간, 아래콧길(nasal meatus)이라고 한다. 위코선반의 윗부분에 위치한 공간은 나비벌집오목(접형사골오목, sphenoethmoidal recess)이라고 한다. 코곁굴(부비동, paranasal sinus)과 코눈물관(비누관, nasolacrimal duct)은 이러한 콧길들과 나비벌집오목으로 연결된다. 코안과 코곁굴은 호흡상피로 덮여있고 코안뜰 부위는 중층편평상피로 덮여 있다.

코의 뼈대(Bony walls)

코안을 양쪽으로 나누는 코중격(nasal septum)의 윗부분은 벌집뼈의 수직판(perpendicular plate of the ethmoid)으로 이루어진다. 수직판은 위로는 벌집뼈의 볏돌기(계관, crista galli)로 연결되어 있다. 코중격의 뒤아래부분은 보습뼈(서골, vomer)로 이루어진다. 코중격의 앞부분은 유리연골(hyaline cartilage)로 이루어지며 바깥코까지 연결된다.

코천정은 코뼈, 이마뼈, 벌집뼈의 벌집체판(사판, cribriform plate), 나비뼈의 몸통으로 이루어진다. 후각점막에 분포한 후각신경은 벌집체판의 작은 구멍을 통해 앞머리뼈우묵으로 들어가 후각망울(olfactory bulb)을 이룬다(그림 7.50).

코바닥은 위턱뼈의 입천장돌기와 입천장뼈의 수평판으로 이루어진 단단입천장(경구개, hard palate)이다.

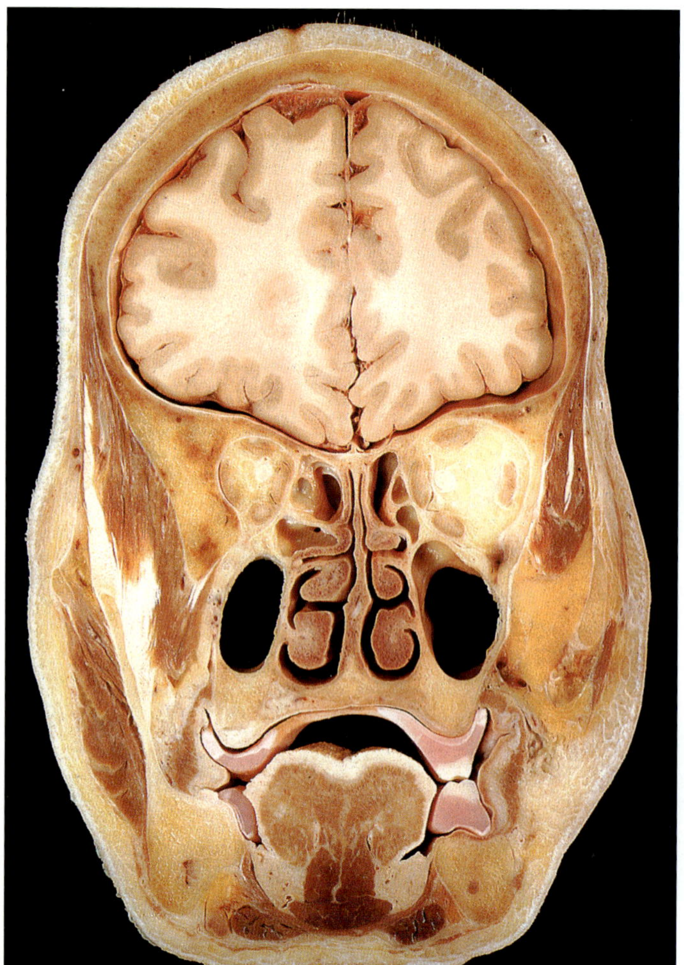

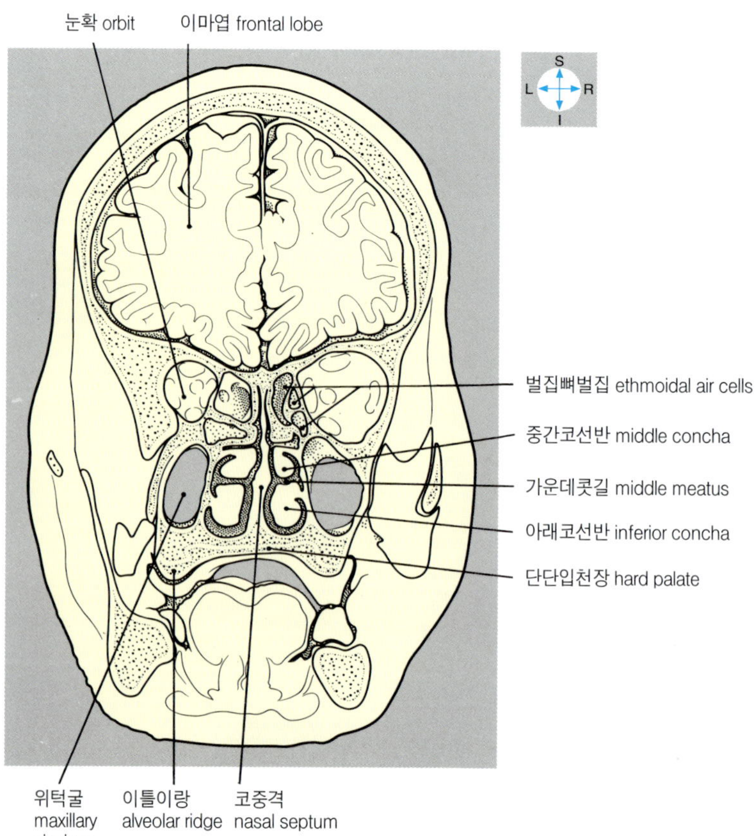

그림 7.47 눈확과 코안을 보여주는 관상단면. 뒤쪽면. 그림 7.83, 그림 7.91과 비교.

아래코선반, 위턱뼈, 눈물뼈, 벌집뼈, 입천장뼈, 나비뼈가 코의 가쪽벽을 이룬다. 위턱뼈는 위턱굴을 가지고 있으며 코가쪽벽의 앞아래부분을 형성한다. 위턱뼈, 벌집뼈와 눈물뼈 일부가 아래콧길에서 열리는 코눈물관을 덮는다. 벌집뼈의 벌집체판에 부착한 벌집뼈미로(사골미로, ethmoidal labyrinth)에는 많은 벌집뼈 벌집(ethmoidal air cells)이 있다. 벌집뼈미로의 안쪽으로 작은 위코선반과 큰중간코선반이 붙어있다. 벌집들은 중간콧길로 불룩해져 벌집뼈융기(사골포, ethmoidal bulla)를 형성한다. 이 융기는 융기 하방 부위에 반달틈새(반월열공, semilunar hiatus)가 위치하여 벌집뼈와 위턱뼈를 구별해준다. 반달틈새의 뒤쪽경계는 입천장뼈의 수직판으로 이루어진다. 코뼈 가쪽벽의 가장 뒤쪽은 나비뼈의 날개돌기 안쪽판(내측익상판, medial pterygoid plate)이 형성한다. 독립된 뼈인 아래코선반은 위턱뼈와 입천장뼈 일부를 덮는다.

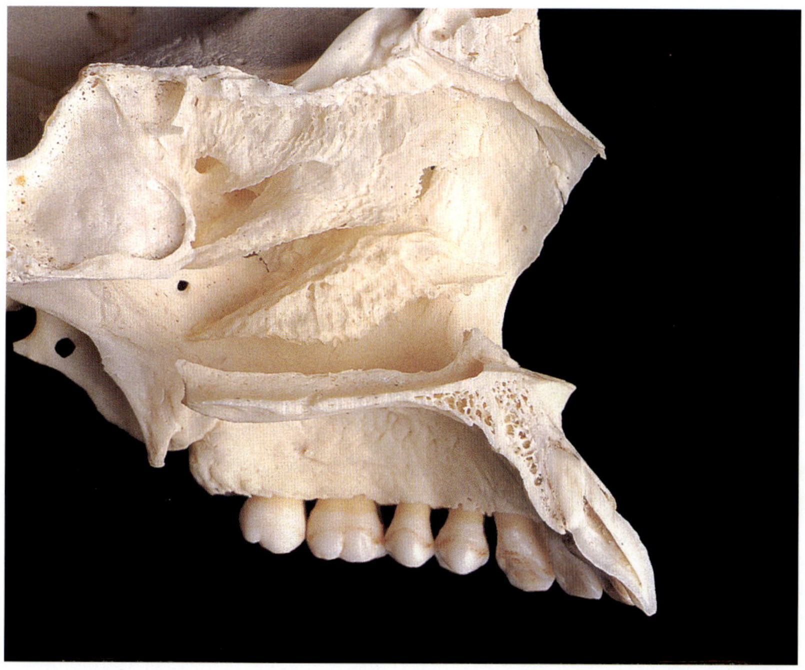

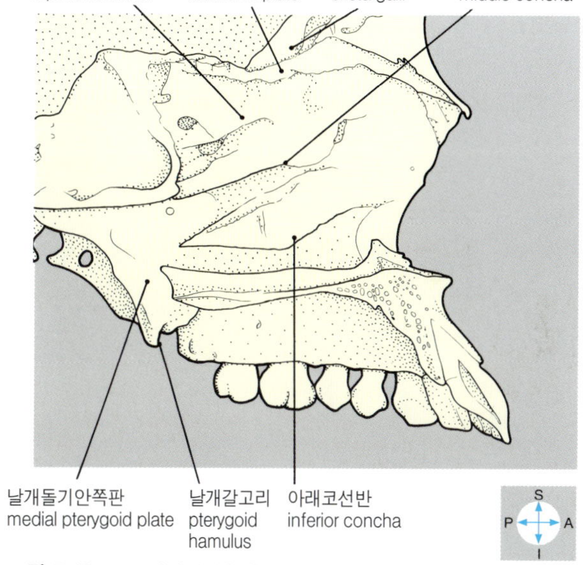

그림 7.48 코를 시상절단한 후 코중격을 제거하였을 때 관찰되는 코안의 가쪽벽의 뼈.

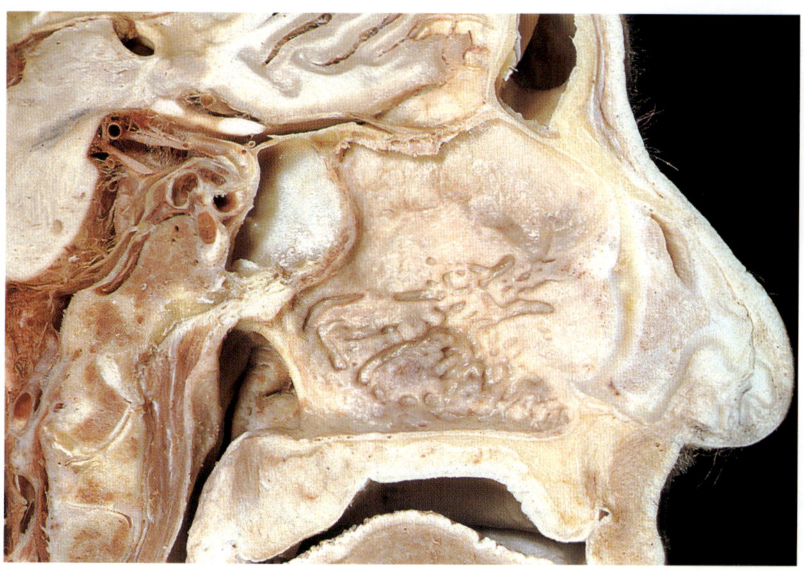

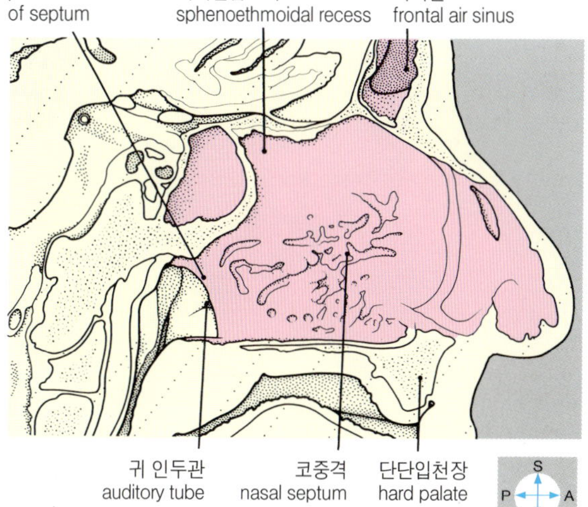

그림 7.49 코중격의 바로 옆 오른쪽의 시상절단면.

감각신경지배(Sensory nerve supply)

코안에 분포된 체성감각신경은 주로 삼차신경의 두 번째 가지인 위턱신경이다. 날개입천장신경절(익구개신경절, pterygopalatine ganglion)에서 나온 가쪽코신경(lateral nasal n.)이 가쪽벽 대부분에 분포하고, 코입천장신경(비구개신경, nasopalatine n.)이 코중격에 분포한다. 큰입천장신경과 작은입천장신경(greater and lesser palatine n.)은 가쪽벽의 뒷부분과 코안바닥에 분포한다. 눈신경(안신경, ophthalmic n.)의 앞벌집신경은 코중격의 앞위쪽과 가쪽벽에 분포하며 바깥코신경(external nasal nerve)으로 분지하여 코의 바깥쪽 대부분에 분포한다.

혈관분포(Blood supply)

코안의 벽들은 대부분 위턱동맥의 가지들에 의해서 혈액이 공급된다. 이 혈관들은 날개입천장오목에서 분지되며 혈관 가지들의 이름은 동반하는 신경과 같다. 코중격의 앞아래부분은 혈관이 매우 풍부하여 코피(epistaxis)가 자주 일어난다.

코안의 정맥은 날개근정맥얼기, 얼굴정맥, 눈정맥으로 배출된다.

코곁굴(Paranasal air sinuses)

이마뼈, 벌집뼈, 나비뼈, 위턱뼈 속에 코곁굴이 위치한다. 이 코곁굴들은 코안과 연결된다. 코곁굴은 점막으로 둘러싸여 있으며 공기로 채워져 있다. 이마굴은 뇌의 이마엽(전두엽, frontal lobe)과 밀접하게 연결되어 있으며 이마뼈의 수직부분과 수평부분에 위치한다. 이마굴의 크기는 다양하며 이마코관을 통해 깔대기(infundibulum)로 배출되며 중간콧길의 반달틈새로 열린다. 이마굴은 삼차신경의 첫째가지인 눈신경의 눈확위신경(안와상신경, supraorbital n.)이 분포한다.

위턱굴은 위턱뼈의 몸통을 차지하며 눈확의 아래부분과 입천장과 이틀부분의 위에 위치한다. 위턱굴은 반달틈새를 통해 중간콧길로 열린다. 반달틈새가 위턱굴보다 위에 위치하므로 점액이나 농의 배출이 제한적으로 이루어진다.

위턱굴의 신경지배는 위이틀신경(상치조신경,

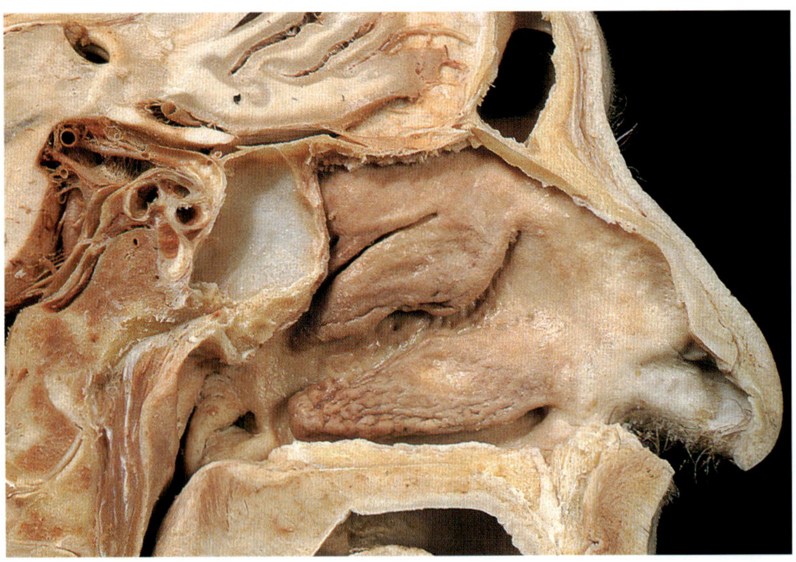

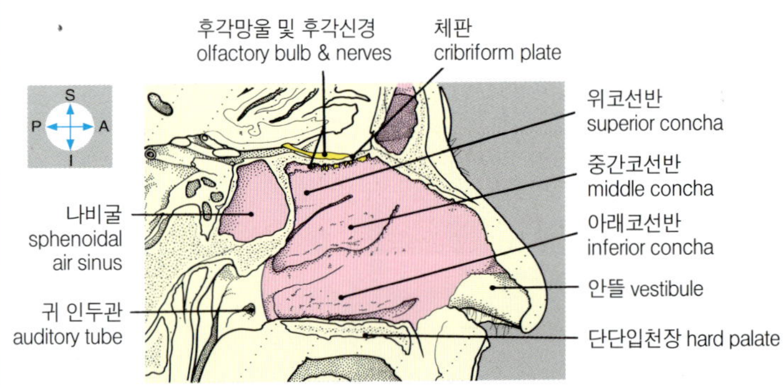

그림 7.50 코안의 가쪽벽을 보여주기 위해서 코중격을 제거한 후의 시상절단면.

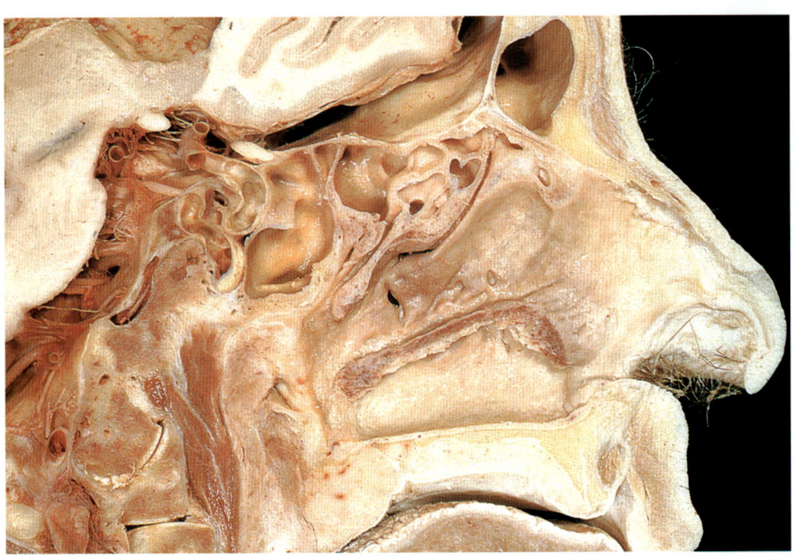

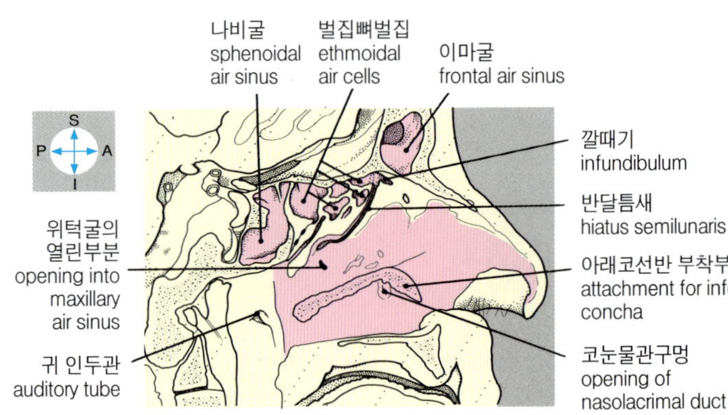

그림 7.51 코선반들, 벌집뼈융기, 코의 가쪽벽을 제거한 후의 시상절단면.

superior alveolar nerves)에 의해 이루어진다. 벌집굴은 세부분으로 앞, 중간, 뒤벌집으로 나뉜다. 앞벌집은 깔대기를 통해 중간콧길로 열리고 중간벌집은 벌집뼈융기를 형성하여 중간콧길로 열린다. 앞벌집과 중간벌집은 앞벌집신경의 지배를 받는다. 뒤벌집은 뒤벌집신경의 지배를 받으며 위콧길로 열린다.

나비굴은 나비뼈 몸통의 말안장(sella turcica) 아래쪽에 위치한다. 나비굴은 나비벌집오목으로 열린다. 나비굴은 날개입천장신경절에서 나온 인두신경(pharyngeal branch)의 지배를 받는다.

코곁굴에 염증이 생기면(sinusitis) 코곁굴의 점막이 두꺼워져 코안과의 교통이 어렵게 된다.

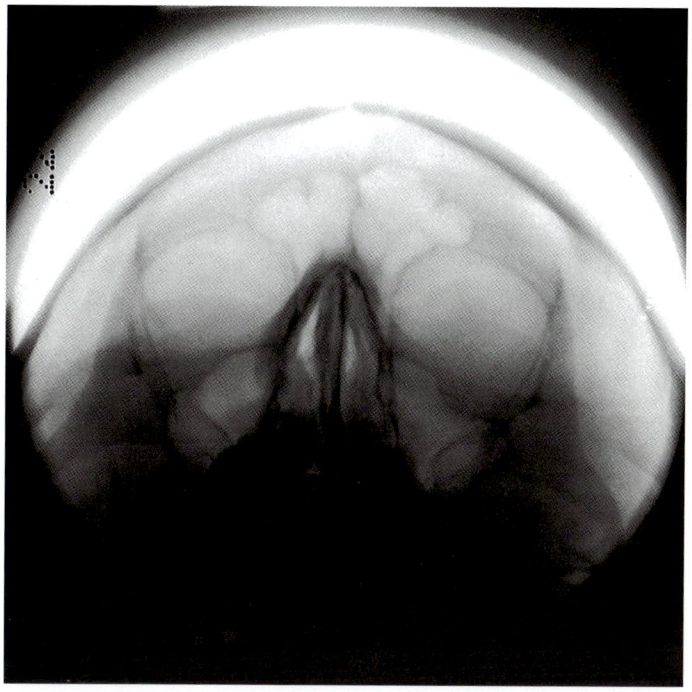

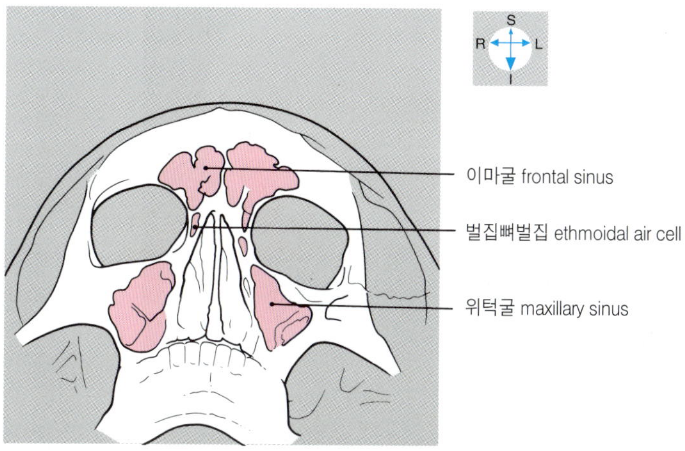

그림 7.52 코옆동굴들을 보여주는 뒤통수-턱끝 방향의 방사선사진.

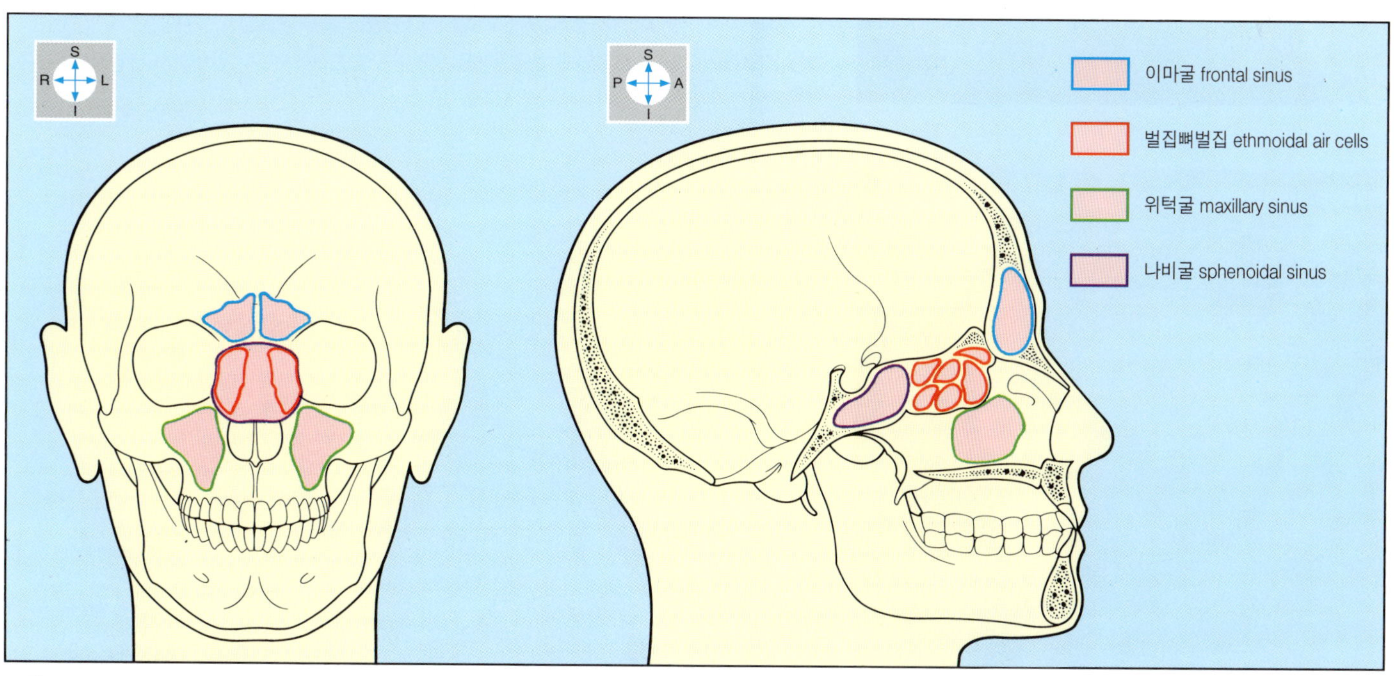

그림 7.53 코옆동굴들의 위치.

입천장(Palate)

입천장은 단단입천장(경구개, hard palate)과 물렁입천장(연구개, soft palate)으로 이루어진다(그림 7.54). 단단입천장은 입안과 코안을 분리하고 뒤에 위치한 물렁입천장은 입인두(구인두, oropharynx)와 코인두(비인두, nasopharynx)를 분리한다.

단단입천장(Hard palate)

단단입천장의 뼈는 앞쪽은 위턱뼈의 입천장돌기와 뒤쪽은 입천장뼈의 수평판으로 이루어진다(그림 7.81). 단단입천장은 앞부분과 가쪽부분은 이틀돌기로 둘러싸여 있다. 물렁입천장은 단단입천장 뒷부분에 위치한다. 삼차신경의 둘째가지인 위턱신경(상악신경, maxillary n.)의 입천장가지가 단단입천장에 분포한다. 코입천장신경(비구개신경, nasopalatine n.)은 앞니구멍(절치공, incisive foramen)에서 나와 단단입천장의 앞부분에 분포한다. 큰입천장신경(대구개신경, greater palatine n.)은 큰입천장구멍(대구개공, greater palatine foramen)에서 나와 단단입천장의 뒷부분에 분포한다.

물렁입천장(Soft palate)

물렁입천장은 단단입천장의 뒷부분에 위치하며 인두부분으로 돌출되어 있다. 물렁입천장이 위로 올라가면 입인두와 코인두를 분리한다. 물렁입천장에는 5개의 근육이 부착되어 있다. 물렁입천장의 뒤쪽부위에는 목젖(구개수, uvula)이 형성되어 정중앙의 아래쪽으로 돌출되어 있다.

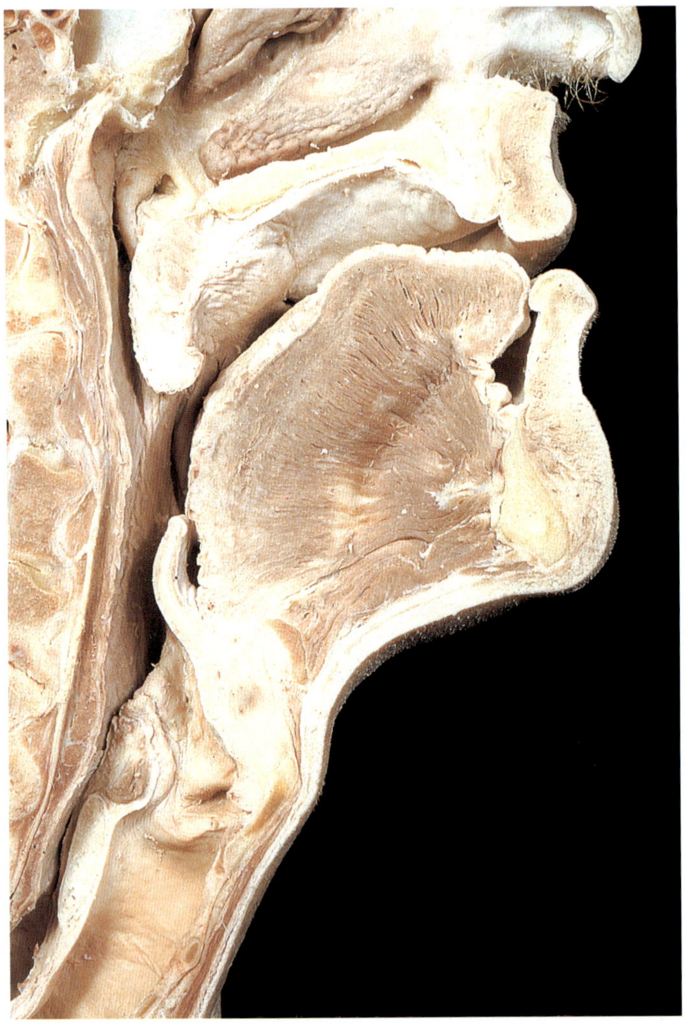

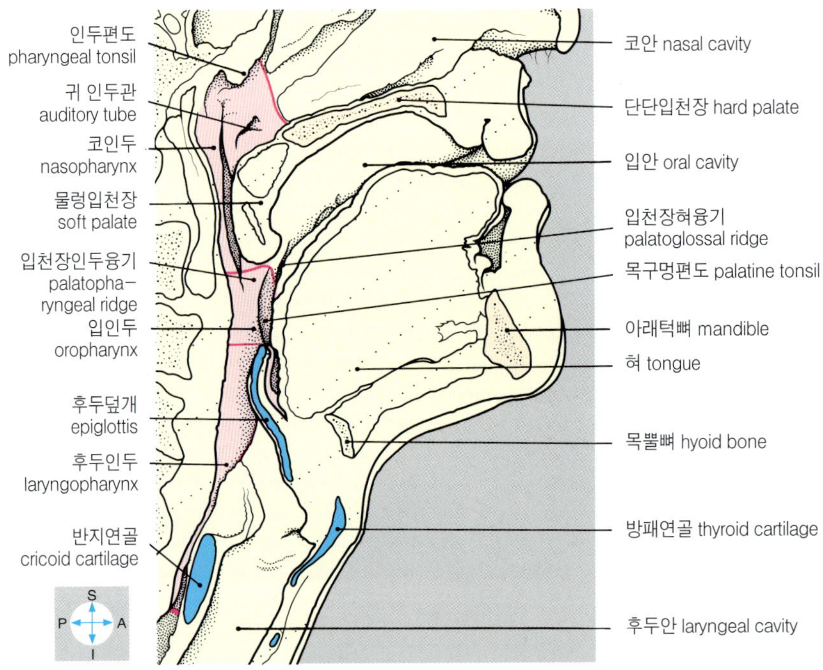

그림 7.54 코안, 입안, 후두안의 연결관계를 보여주는 입천장에서부터 인두까지 연결되는 시상절단면.

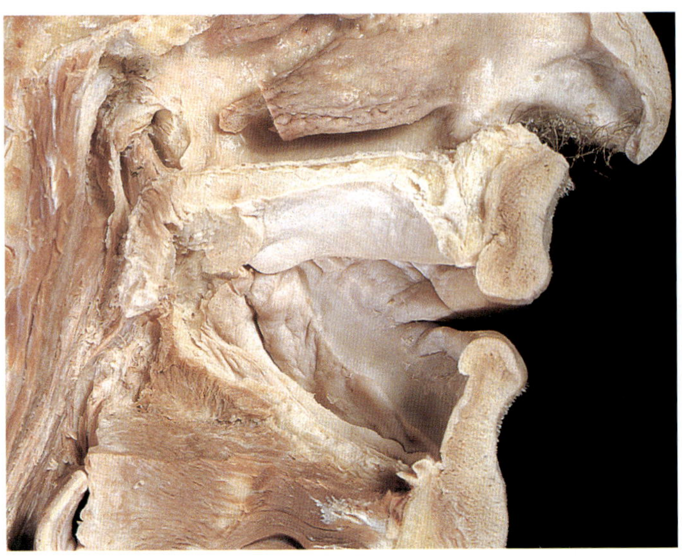

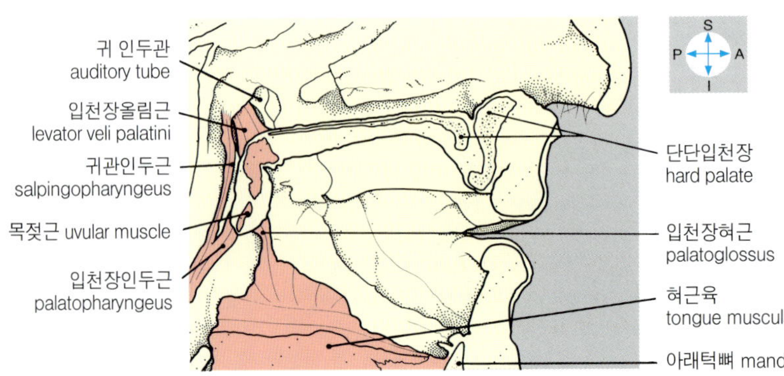

그림 7.55 물렁입천장의 근육들을 관찰하기 위해서 그림 7.54보다 더 깊이 해부한 사진.

물렁입천장 근육들(Soft palate muscles)

입천장긴장근(구개범장근, tensor veli palatini m.)(그림 7.56)은 나비뼈가시(접형골극, sphenoidal spine), 배오목(주상와, scaphoid fossa)과 귀관연골(cartiliginous portion of auditory tube)에서 일어난다. 이후 입천장근육은 인두벽의 바깥쪽에 위치한 나비뼈 안쪽날개판과 가쪽날개판 사이를 지나 날개갈고리(pterygoid hamulus)의 바로 위에서 인대를 형성한다. 날개갈고리에서 인대를 형성한 후에 안쪽으로 꺾여서 물렁입천장으로 들어가 단단입천장의 뒷부분에 부착하여 입천장널힘줄(palatine aponeurosis)을 형성한다. 입천장널힘줄은 다른 근육들이 부착하는 물렁입천장의 기본구조물이다. 입천장긴장근은 삼차신경의 셋째가지인 아래턱신경의 지배를 받고 물렁입천장을 긴장시킨다.

입천장올림근(구개거근, levator veli palatini m.)(그림 7.55, 7.56)은 관자뼈의 바위부분의 아래면과 귀인두관에서 일어난다. 이 근육은 안쪽날개판의 안쪽으로 내려가 입천장널힘줄에 부착한다. 이 근육은 인두신경얼기(pharyngeal plexus)의 지배를 받는다. 입천장올림근은 음식물을 삼킬 때 음식물이 코안으로 들어가지 않도록 물렁입천장을 올려준다.

입천장혀근(구개설근, palatoglossus m.)은 입천장널힘줄에서 일어나 혀의 뒤가쪽부분으로 내려가 닿는다. 입천장혀근은 입안의 입천장혀활(구개설궁, palatoglossal arch)을 형성한다(그림 7.54). 양쪽의 입천장혀활은 입안의 뒤쪽경계이자 입인두의 입구를 형성한다. 입천장혀근은 인두신경얼기의 지배를 받으며 물렁입천장을 아래로 내려주며 혀의 뒷부분을 올려준다. 또한 이 근육은 입천장혀활을 정중선으로 모아 입인두 입구를 좁혀준다.

입천장인두근(구개인두근, palatopharyngeus m.)(그림 7.55, 7.56)은 물렁입천장의 아래면에서 일어난다. 입천장인두근의 수직부분은 뒤아래쪽으로 이동하여 인두의 근육층으로 들어간다. 이 근육은 입천장인두활을 형성하며 물렁입천장을 아래로 내려준다. 입천장인두근의 수평부분은 뒤쪽으로 이동하여 수축하면 물렁입천장을 올려준다. 이 근육은 인두신경얼기의 지배를 받는다.

목젖근(구개수근, uvula m.)(그림 7.55, 7.56)은 인두신경얼기의 지배를 받는다. 이 근육은 물렁입천장내에 있으며 목젖을 올려준다. 물렁입천장의 신경이 편측으로 마비되면 목젖이 마비된 쪽의 반대편으로 이동하게 된다.

물렁입천장의 감각신경은 삼차신경의 위턱신경 가지인 작은입천장신경의 지배를 받으며, 입천장의 아래면 가쪽으로는 혀인두신경(IX)의 지배를 일부 받는다.

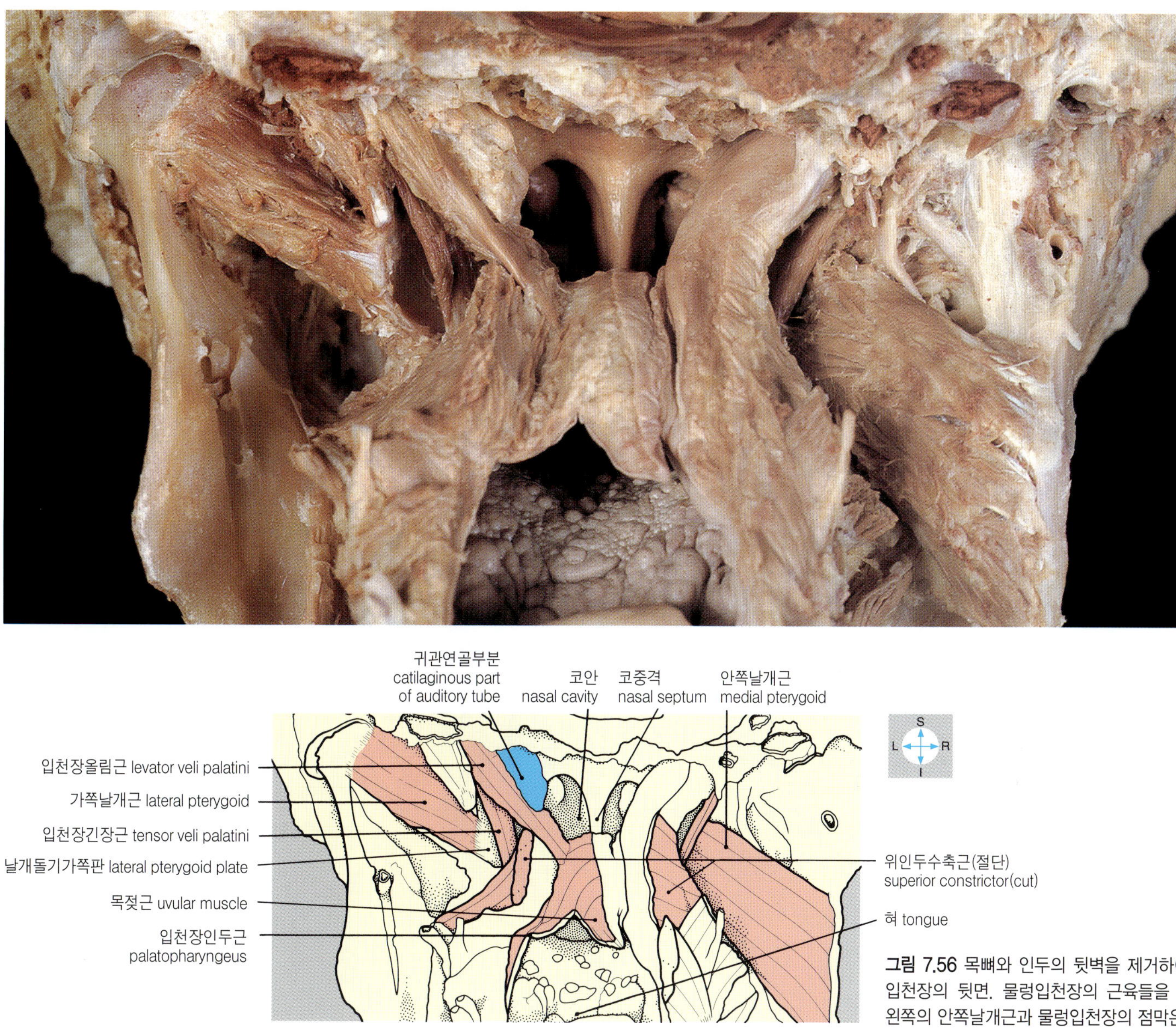

그림 7.56 목뼈와 인두의 뒷벽을 제거하여 관찰되는 물렁입천장의 뒷면. 물렁입천장의 근육들을 관찰하기 위해서 왼쪽의 안쪽날개근과 물렁입천장의 점막은 제거하였다.

인두(Pharynx)

인두는 식도까지 연결되는 근육으로 형성된 관이며 코안, 입안, 후두부분과 연결된다(그림 7.54). 인두는 코인두(비인두, nasopharynx), 입인두(구인두, oropharynx), 후두인두(laryngopharynx)의 세 부분으로 나뉜다. 코인두는 머리뼈의 바닥부위에 부착하며 앞쪽으로는 뒤콧구멍과 연결된다. 아래로는 물렁입천장의 높이에서 입인두와 연결된다. 입인두는 앞으로는 입천장혀활과 연결되고 아래로는 후두덮개(epiglottis)에서 후두인두와 연결된다. 후두인두는 후두 뒷부분에 위치하며 아래로는 반지연골(윤상연골, cricoid cartilage) 높이에서 식도로 연결된다. 인두의 근육은 불완전하게 바깥돌림층과 속세로층으로 형성된다. 인두근육의 내층은 근막으로 쌓여있고 점막으로 덮여있다.

근육(Muscles)

바깥돌림층은 세 개의 수축근육으로 구성된다. 이 근육들은 나비뼈의 인두결절(pharyngeal tubercle)에서 일어나 내려와 인두의 뒷부분에 위치한 정중솔기(midline raphe)에 닿는다(그림 7.57, 7.58).

위인두수축근(상인두수축근, superior pharyngeal constrictor m.)은 앞쪽으로는 나비뼈 안쪽날개판의 아래부분과 날개아래턱솔기, 아래턱뼈의 턱목뿔근선의 뒤쪽면에서 일어난다. 위인두수축근은 뒤쪽으로는 인두결절과 정중솔기에 닿는다.

중간인두수축근(중인두수축근, middle pharyngeal constrictor m.)은 붓목뿔인대(경상설골인대, stylohyoid ligament)의 아래부분과 목뿔뼈(설골, hyoid bone)의 큰뿔과 작은뿔 사이에서 일어난다. 중간인두수축근은 뒤쪽으로는 정중솔기에 닿으며 부채꼴모양으로 퍼져 위인두수축근을 덮는다.

아래인두수축근(하인두수축근, inferior pharyngeal constrictor m.)은 방패연골(갑상연골, thyroid cartilage)의 빗선(oblique line), 반지연골(윤상연골, cricoid cartilage)의 가쪽면, 반지갑상근(cricothyroid m.)을 싸고 있는 근막에서 일어난다. 이 근육의 위쪽 부분은 위로 올라가 정중솔기에 부착하며 중간인두수축근을 덮는다. 이 근육의 아래쪽 부분은 반지인두근(cricopharyngeus m.)으로 알려진 부분으로 수평으로 이동해 정중솔기 아래쪽에 위치한 인두공간으로 지나간다.

속세로근육층은 붓인두근(경상인두근, stylopharygeus m.), 입천장인두근(구개인두근, palatopharyngeus m.) 귀관인두근(salpingopharyngeus m.)으로 구성된다. 붓인두근은 붓돌기와 위인두수축근의 가쪽에 부착한다. 이 근육은 위인두수축근과 중간인두수축근 사이로 내려와 두 인두수축근 안쪽에 위치한 다른 속세로근육들과 합쳐진다(그림 7.58). 입천장인두근은 물렁입천장에서 뒤아래방향으로 내려오고 귀관인두근은 귀관으로부터 내려온다. 이 두 근육들은 인두수축근의 안쪽에 부착한다(그림 7.55). 세로근육들은 아래쪽으로는 방패연골의 뒤쪽모서리부위에 부착한다.

음식물을 삼킬 때 인두수축근육들은 인두를 수축하여 음식물을 아래로 밀어 식도로 보낸다. 이 때에 세로근육들은 수축하여 인두를 짧게 해주며 후두는 위로 올려주어 후두덮개로 덮는 것을 도와준다. 후두덮개의 형태 때문에 음식물이 조롱박오목(piriform fossa)쪽으로 이동하게 한다. 동시에 물렁입천장이 코인두입구를 막아서 음식물이 코인두로 가는 것을 방지한다.

신경분포(Nerve supply)

인두신경얼기(그림 7.57)는 인두의 바깥층에 분포하며 혀인두신경과 미주신경의 인두가지들로 구성된다. 인두신경얼기의 운동가지는 더부신경의 뇌뿌리에서 나와 미주신경의 인두가지를 따라온 신경으로 구성된다. 이 신경은 붓인두근(혀인두신경의 지배를 받음)을 제외한 인두근육의 모든 근육의 운동을 지배한다.

혀인두신경의 감각신경 가지는 인두신경얼기로 들어가 입인두부분에 분포한다. 미주신경의 가지인 후두신경은 후두인두부분에 분포한다. 코인두부분은 위턱신경의 인두가지가 분포한다.

인두결절근막과 귀인두관 (Pharyngobasilar fascia and auditory tube)

인두근육의 안쪽층은 인두결절근막으로 덮여있다. 이 근막은 위쪽으로는 인두의 벽에 부착하고 머리뼈의 바닥까지 이어서 부착되어 있다. 아래쪽으로는 점점 얇아져서 인두근육의 막과 합쳐진다.

귀관(유스타키오관)은 인두결절근막을 관통하여 위인두수축근 위의 코인두로 열린다(그림 7.54, 7.56). 귀관은 가쪽으로 주행하여 중간귀의 공간으로 연결된다.

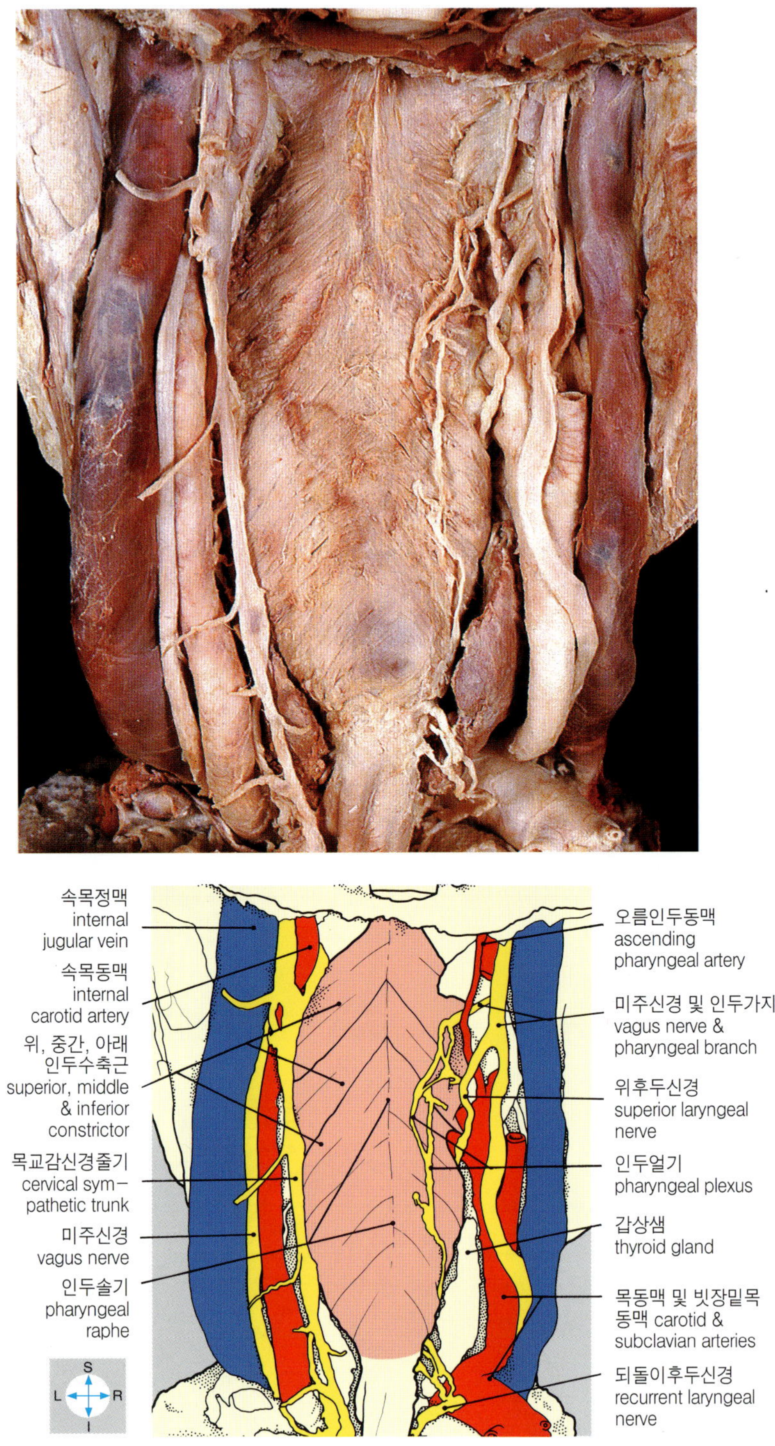

그림 7.57 목뼈, 머리뼈의 뒷부분, 오른쪽 교감신경줄기, 오른쪽 속목동맥의 일부를 제거한 후의 인두근육들의 뒷면.

림프조직(Lymphoid tissue)

인두림프조직은 근육과 점막 사이의 인두벽에 위치한다(그림 7.54). 아이들은 종종 인두림프조직이 감염된다. 이 중 목구멍편도(구개편도, palatine tonsil)는 입천장혀활(구개설궁, palatoglossal ridges)과 입천장인두활(구개인두궁, palatopharyngeal arch) 사이에 위치하며 얼굴동맥의 가지인 편도가지로부터 풍부한 혈액공급을 갖는다. 인두편도(pharyngeal tonsils, adenoids)는 코인두의 천장쪽 귀관 근처에 위치한다. 인두편도가 부으면 인두편도는 귀관을 한쪽 또는 양쪽 모두를 막게 되어 중간귀 질환을 유발하게 된다. 혀의 뒤쪽 1/3에 위치하는 혀인두는 작은 림프 결절들이 모여서 형성된다.

혈액공급(Blood supply)

인두는 얼굴, 혀, 위턱동맥의 가지들로부터 혈액을 공급받는다. 또한 바깥목동맥의 가지인 오름인두동맥(상행인두동맥, ascending pharyngeal a.)은 바깥목동맥으로부터 직접 분지되어 인두의 바깥면에 위치한 붓돌기근육들의 안쪽에서 위로 주행한다(그림 7.57).

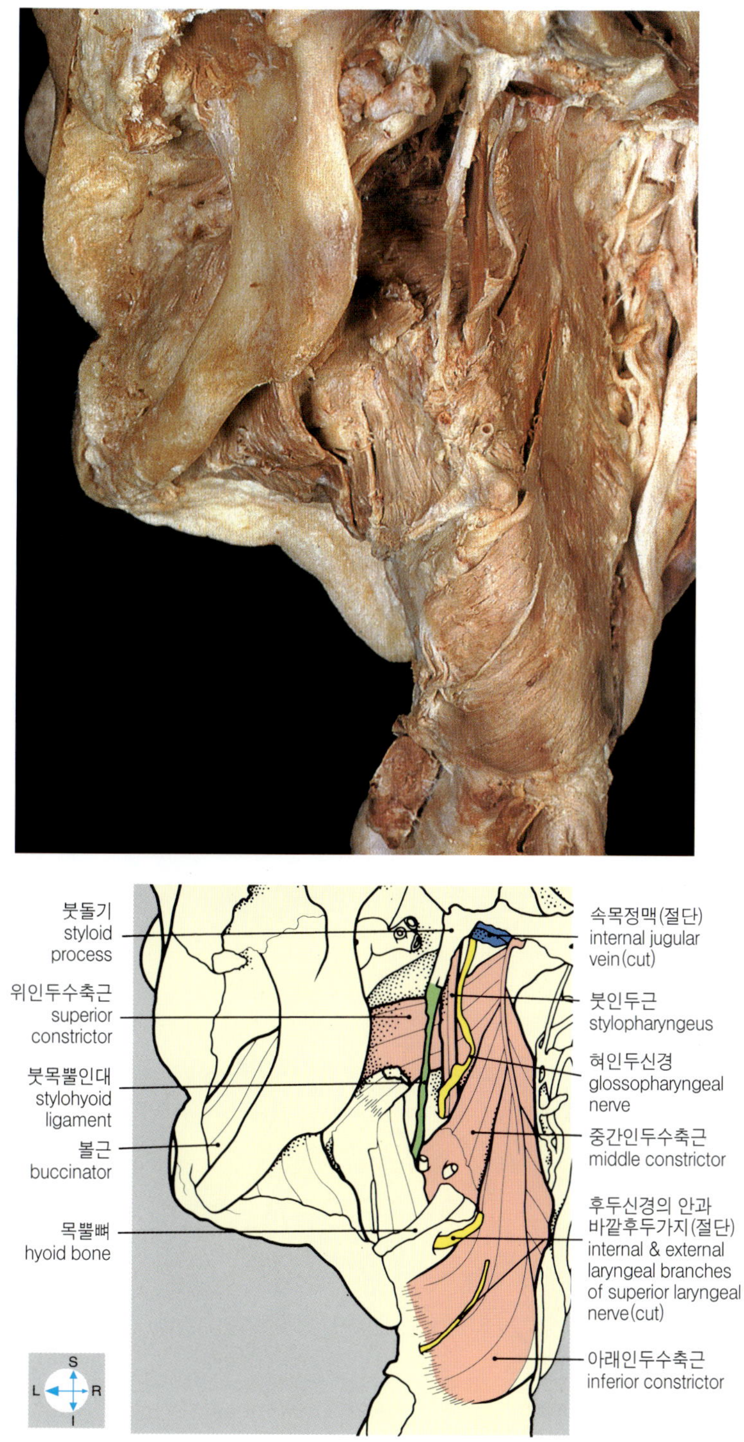

그림 7.58 인두근육들의 뒷경사면.

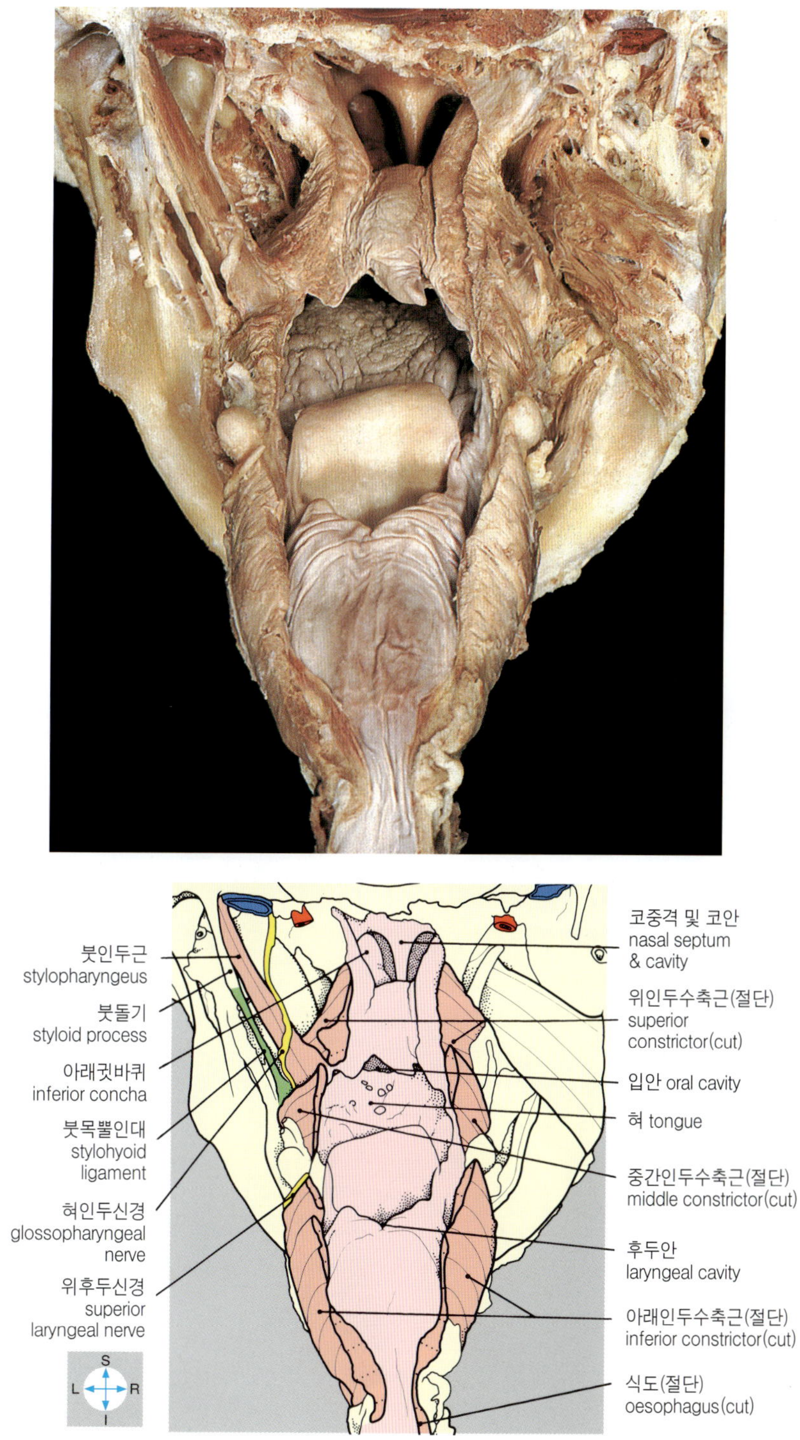

그림 7.59 인두의 안쪽면. 윗 그림의 표본에서는 오른쪽에 안쪽날개근과 왼쪽의 붓돌기가 남아있다.

후두(Larynx)

후두는 발성을 담당하며 호흡길(respiratory tract) 아래부분 입구를 막아주는 기능이 있다. 후두는 목에 위치하며, 후두인두(laryngopharynx)와 연결된다(그림 7.60, 7.61).

후두는 아래로는 기도(trachea)와 연결된다. 후두는 뼈, 연골, 성대, 성대주름과 이들을 움직이는 근육으로 구성된다. 후두의 앞쪽으로는 목뿔아래근육(infrahyoid strap muscles)이 위치한다.

뼈대(Skeleton)

후두는 방패연골(thyroid cartilage), 반지연골(cricoid cartilage), 모뿔연골(arytenoid cartilage), 후두덮개(epiglottis), 목뿔뼈(hyoid bone)로 뼈대가 형성된다. 방패연골은 편평한 두 판이 정중앙에서 후두융기(laryngeal prominence, Adam' s apple)로 합쳐진다(그림 7.66, 7.67). 방패연골 판의 뒤 모서리부분은 분리되어 있고 위아래로 뻗은 돌기를 각각 위뿔 및 아래뿔이라고 한다. 아래뿔은 반지연골과 윤활관절의 형태로 연결된다.

반지연골은 방패연골 아래 부분에 위치하며, 앞쪽은 좁은 고리처럼 생겨 반지모양을 하고 있고 뒤쪽은 넓어 판 모양을 갖는다. 반지연골의 아래 부분은 편평한 반면 윗부분은 뒤위쪽으로 경사지게 위치한다. 반지방패관절은 반지연골의 앞부분을 위쪽으로 움직이게 하고 뒷부분 판을 뒤쪽으로 움직이게 한다.

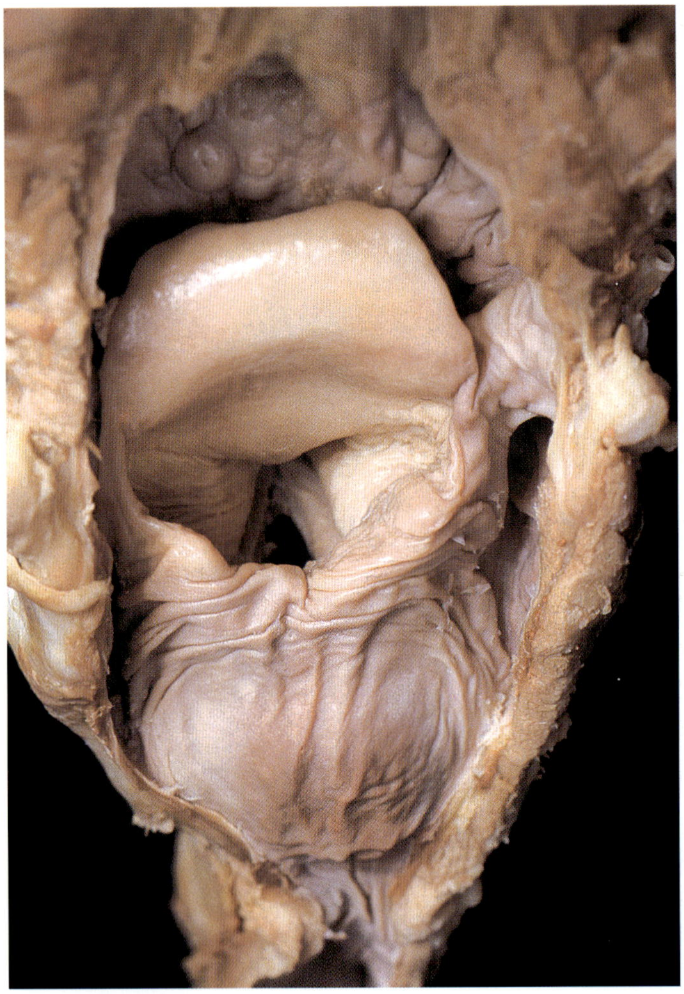

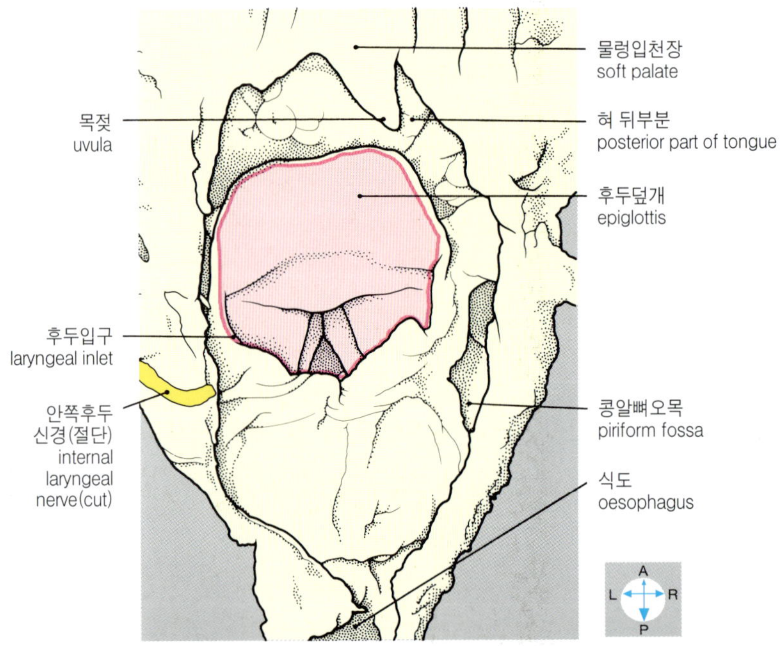

그림 7.60 후두의 뒤윗면이 열린 후두인두를 통해서 관찰된다. 후두의 공간은 후두어귀를 통해서 관찰된다.

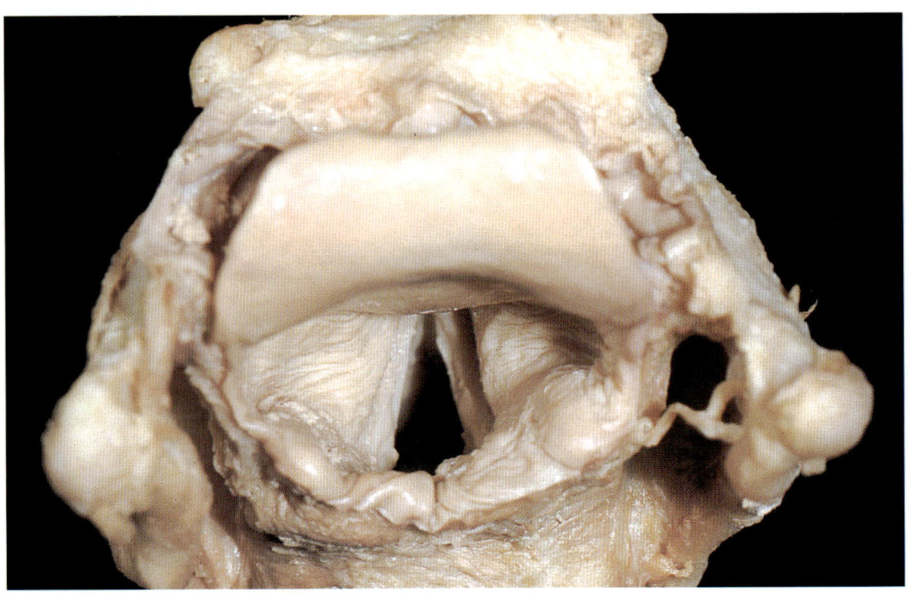

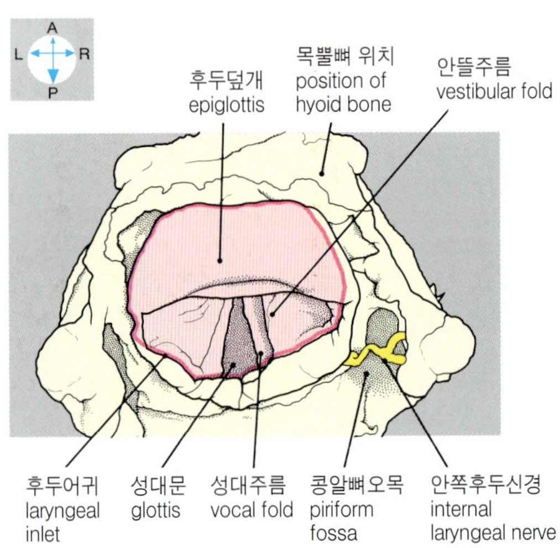

그림 7.61 후두의 윗면. 후두인두의 점막은 안쪽후두신경을 관찰하기 위해서 제거하였다.

반지연골의 판은 방패연골 뿐만 아니라 모뿔연골과도 관절을 이룬다. 반지연골 뒤판의 정중앙 좌, 우측으로 관절면이 위치하여 양쪽의 모뿔연골과 각각 윤활관절을 형성한다.

두 개의 모뿔연골은 꼭대기 부분이 위에 위치하고 바닥면은 반지연골 윗부분에 위치하는 피라미드 형태이다(그림 7.63, 7.66, 7.70). 모뿔연골은 4개의 면(내측면, 뒷면, 앞가쪽면, 아래면)과 두 개의 돌기를 갖는다. 성대주름(vocal folds)이 부착하는 성대돌기(vocal process)는 앞쪽에 위치하며 가쪽에는 근육돌기(muscular process)가 위치한다. 양쪽의 모뿔연골은 수직축을 중심으로 회전할 수 있다. 게다가 모뿔연골은 반지연골 관절면의 정중앙으로부터 가쪽과 아래쪽 방향으로 미끄러질 수 있다.

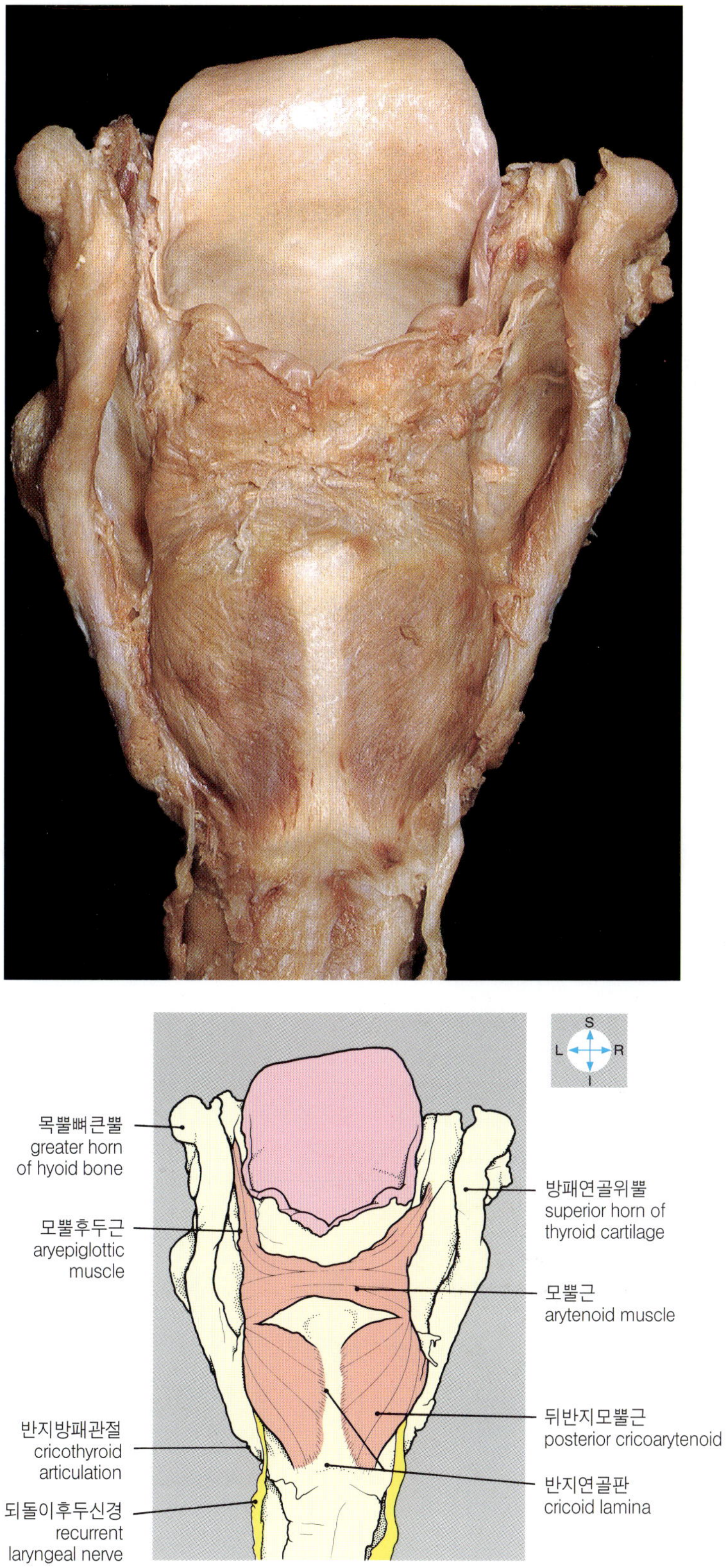

그림 7.62 후두인두의 점막을 제거하면 일부 후두의 내인성 근육들이 관찰된다.

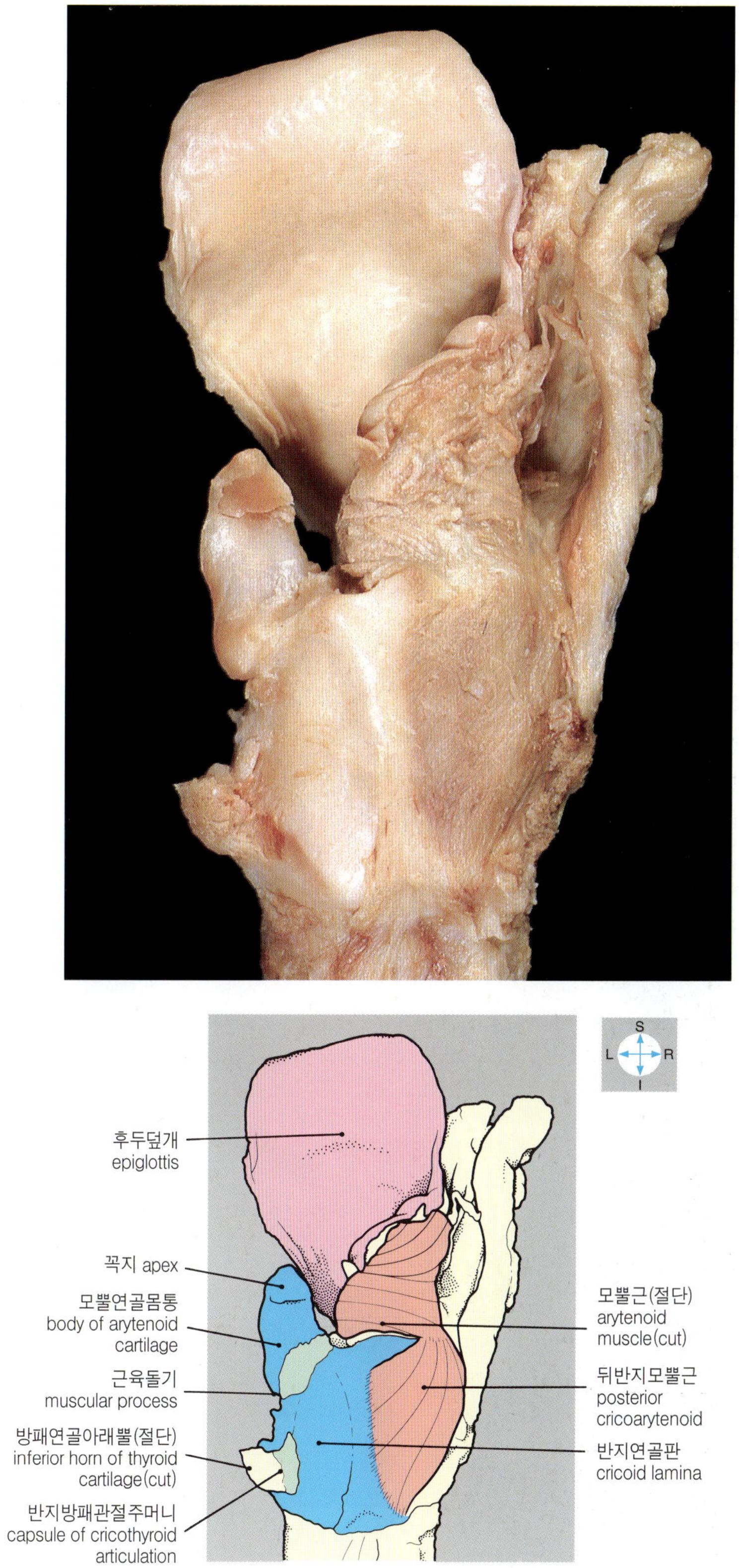

그림 7.63 왼쪽 후두의 대부분의 연조직들을 제거한 후에 관찰되는 반지연골과 모뿔연골.

후두덮개는 방패연골 안쪽면의 정중선에 부착하며 후두융기 아래면에 위치한다(그림 7.63, 7.66). 후두덮개는 뒤위쪽으로 혀의 뒤까지 연장된다. 삼키는 동안에 후두덮개는 후두입구를 막아준다.

목뿔뼈는 후두의 제일 위에 위치하는 뼈대이다(그림 7.61, 7.66). 목뿔뼈는 몸통, 큰뿔, 작은뿔로 구성된다.

막과 인대(Membranes and ligaments)

여러 개의 막들이 후두뼈대에 부착하여 뼈대 사이의 틈을 막아준다. 탄력원뿔(conus elastics, cricovocal membrane)은 탄력적이며 아래로는 반지연골의 윗부분에 부착한다. 이 탄력원뿔은 앞의 정중앙으로는 방패연골의 아래면에 부착하고 비탄력적인 반지방패인대(cricothyroid ligament)를 형성한다. 뒤쪽으로는 모뿔연골의 성대돌기에 부착한다. 이 막은 위쪽으로는 모뿔연골과 방패연골 사이를 주행하며 성대주름(참성대)의 바닥을 이룬다.

비탄력적인 네모막(quadrangular membrane)은 뒤쪽으로는 모뿔연골의 꼭대기 부분과 몸통에 부착하고 앞쪽으로는 후두덮개의 가쪽 가장자리 부분의 아래부분에 부착한다(그림 7.65). 이 면의 아래부분은 후두안뜰주름(거짓성대)을 형성하고 윗부분은 모뿔덮개주름(aryepiglottic folds, 후두입구)을 형성한다.

방패목뿔막(thyrohyoid membrane)은 방패연골과 목뿔뼈 사이의 틈을 막아준다(그림 7.67). 뒷부분은 양쪽이 부착되지 않고 두꺼워져서 두 개의 가쪽방패목뿔인대(lateral thyrohyoid ligaments)를 형성하고 정중앙부분은 두꺼워져서 한 개의 정중방패목뿔인대(median thyrohyoid ligament)를 형성한다.

점막은 후두의 안쪽에 위치한다(그림 7.64). 점막의 상피는 전형적인 호흡상피의 형태이나 성대주름과 모뿔덮개주름은 중층편평상피(stratified squamous epithelium)으로 덮여있다. 점막은 성대주름과 안뜰주름 사이가 확장되어 주머니(saccule)를 형성한다. 이 부분은 많은 점액샘이 있어서 점액을 분비하여 성대주름의 습도를 유지한다.

후두 자체근육(Intrinsic muscles)

후두 자체근육은 성대주름과 모뿔후두덮개주름의 위치와 팽팽함을 조절하고 후두구멍을 조절하여 후두로의 공기의 흐름을 변화시키고 성대문(glottis)을 열고 닫는데 작용한다. 음식물을 삼키는 동안에는 성대문과 후두입구 모두 좁아지나 기침할 때와 발음할 때는 성대문만 좁아진다. 깊이 숨을 들이쉴 때는 성대문이 넓어진다. 이 근육들은 순서대로 대칭적으로 움직인다.

반지방패근(crycothyroid m.)은 반지연골의 앞가쪽 부분과 방패연골의 아래쪽 모서리, 아래뿔 근처 부분에 부착한다. 이 근육은 반지연골의 앞부분을 들어 올리고 뒤판을 뒤쪽으로 기울이면서 결과적으로 성대주름을 팽팽하게 하고 성대주름을 길게 한다. 이 근육은 목소리의 음높이를 높이고 성대문을 좁히는 효과가 있다.

방패모뿔근(thyroarytenoid m.)은 탄력원뿔의 근처에 위치한 방패연골의 뒷면에 부착한다. 이 근육섬유는 뒤로 지나가 모뿔연골의 몸통근처와 성대돌기에 도달하게 된다. 이 근육은 성대주름을 느슨하게 해 주어 반지방패근과 반대작용을 한다. 이 근육의 일부인 성대근(vocalis)은 성대주름의 자유모서리에 위치한다. 성대근은 성대주름의 모서리를 경직되게 하고 소리 낼 때 성대주름의 긴장을 조절한다.

두 개의 근육이 모뿔연골의 근육돌기에 부착한다. 가쪽반지모뿔근(lateral cricoarytenoid m.)은 반지연골의 가쪽에서 시작하여 뒤위쪽으로 주행하여 모뿔연골의 근육돌기에 부착한다. 이 근육은 수직축을 중심으로 모뿔연골을 회전시키켜 성대주름을 모아서 성대문을 닫는다. 뒤반지모뿔근(posterior cricoarytenoid m.)은 반지연골판에서 앞위쪽으로 주행하여 모뿔연골의 근육돌기에

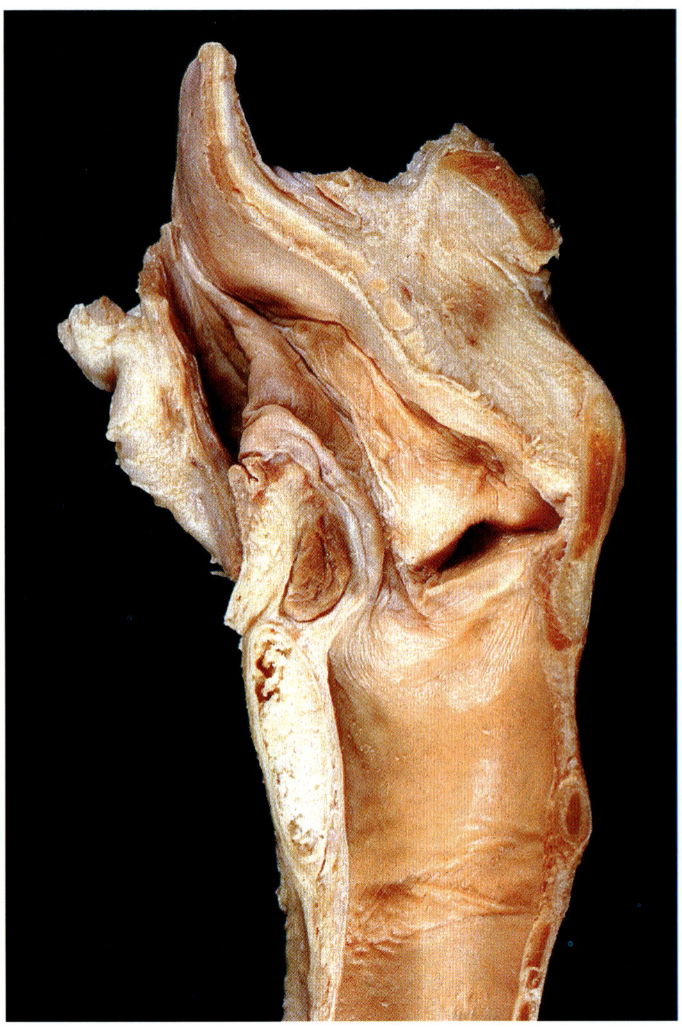

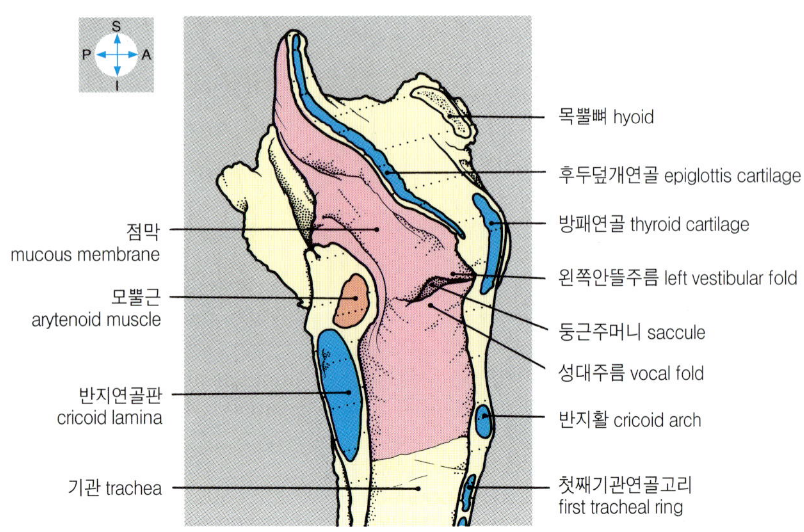

그림 7.64 후두의 공간과 점막을 보여주는 정중 시상절단면.

부착한다(그림 7.62, 7.68). 이 근육은 가쪽반지모뿔근과 반대되는 작용을 한다. 모뿔연골을 회전시켜 성대주름을 벌여주고 성대문을 여는 작용을 한다. 가쪽반지모뿔근과 뒤반지모뿔근의 자발적인 수축은 모뿔연골을 반지연골판 아래로 미끄러지게 하여 모뿔연골을 분리시킨다. 모뿔근(arytenoid m.)은 모뿔연골 몸통 사이의 틈을 채우고 가로모뿔근과 빗모뿔근으로 나뉜다(그림 7.62, 7.64). 이 근육은 모뿔연골에 근접해 있으며 성대문을 닫는다. 빗모뿔근은 모뿔후두덮개 근육과 마찬가지로 모뿔후두덮개주름으로 연결된다(그림 7.68). 이 근육들은 후두입구를 닫는 데 작용하며 음식을 삼킬 때 매우 중요하다.

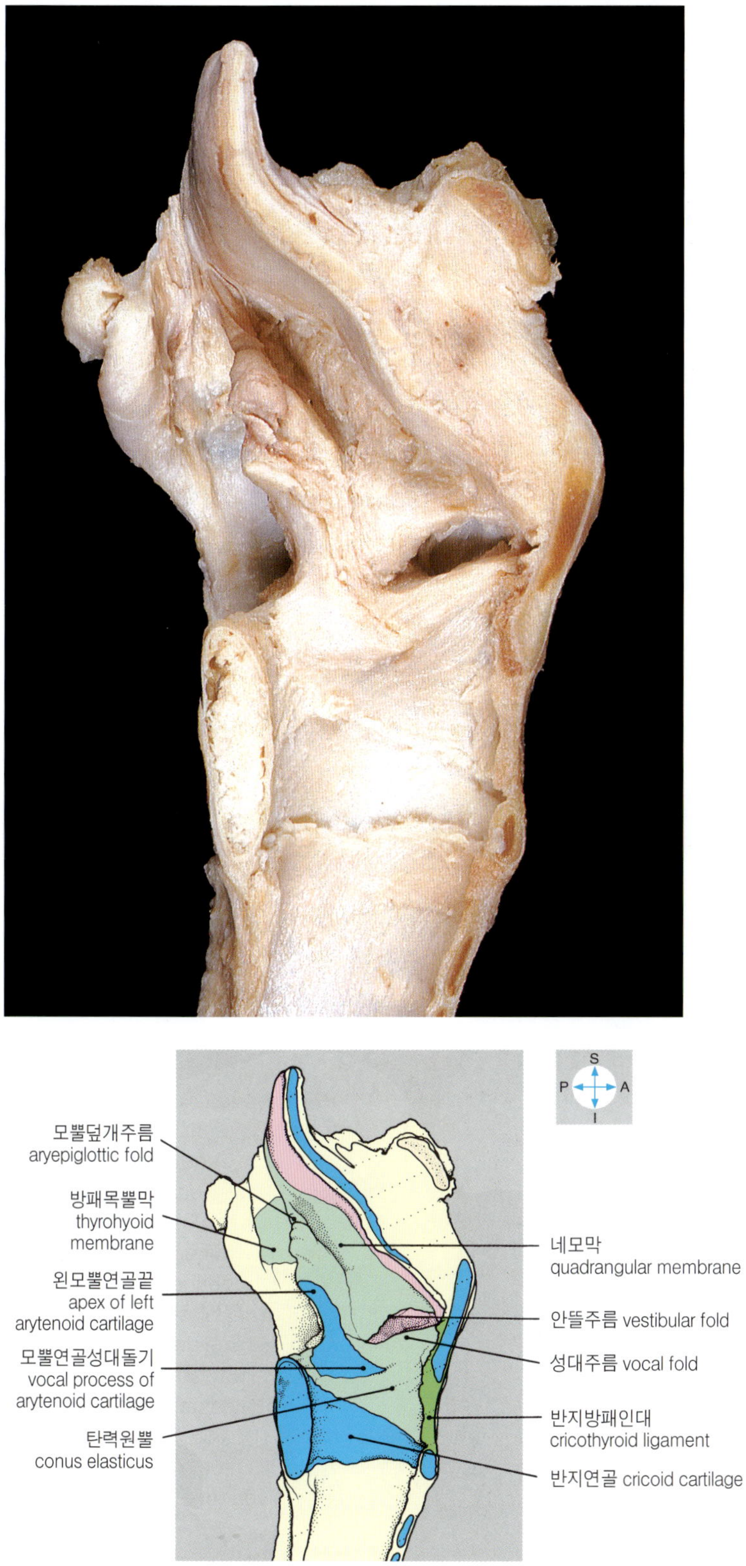

그림 7.65 대부분의 점막을 제거하여 관찰되는 후두의 점막과 막.

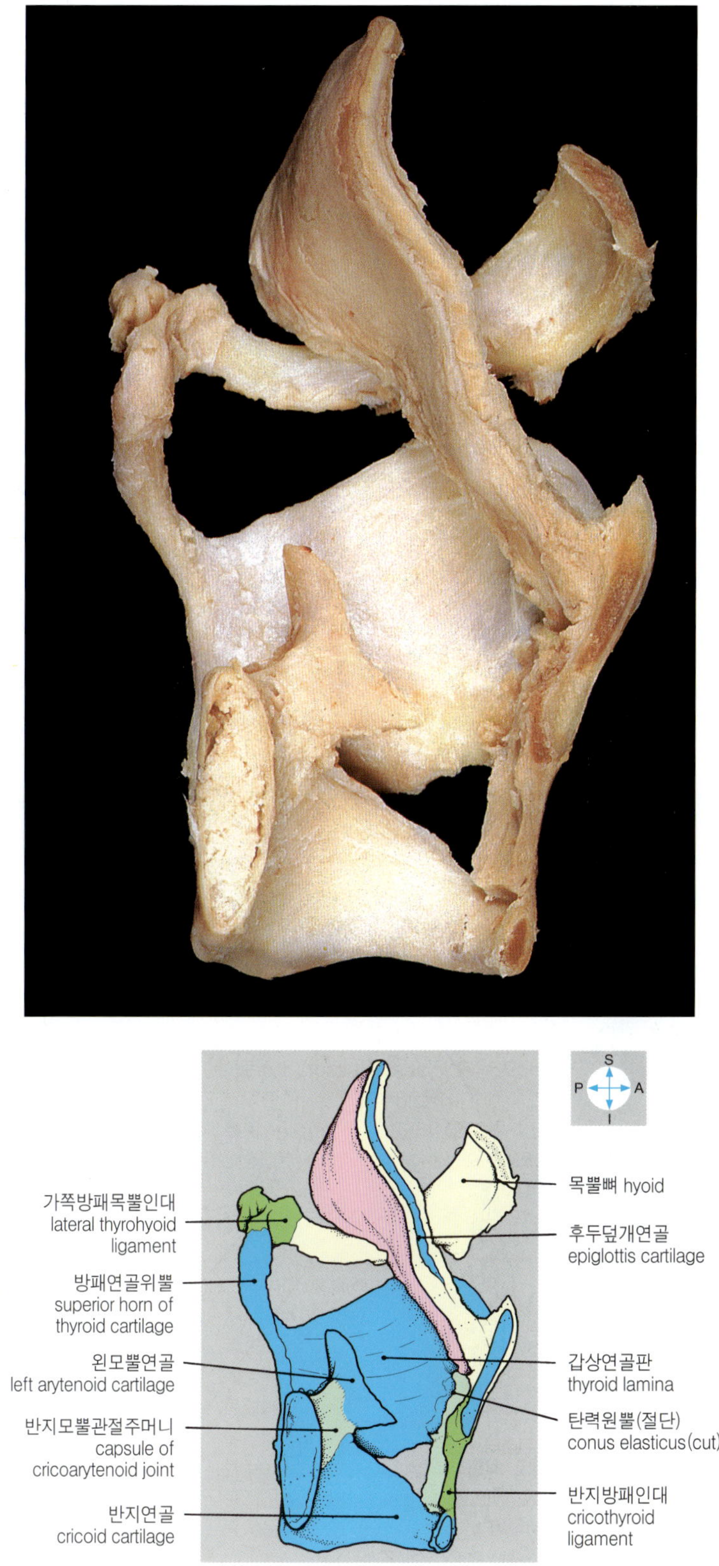

그림 7.66 막을 제거하여 관찰되는 후두의 뼈대.

신경분포(Nerve supply)

후두에는 미주신경의 가지인 되돌이후두신경과 위후두신경이 분포한다. 되돌이후두신경은 목에 위치한 기도와 식도 사이에서 위로 올라온다(그림 7.67, 7.68). 이 신경은 아래인두수축근의 아래부분을 지나 반지방패관절의 뒷부분에서 후두로 들어간다.

되돌이후두신경은 반지방패근을 제외한 모든 후두 자체근육에 운동신경을 담당하고 성대주름 아래부분에 위치한 모든 후두와 후두인두부분의 모든 구조에 감각신경을 분지한다.

위후두신경은 머리뼈 아래부분에서 미주신경

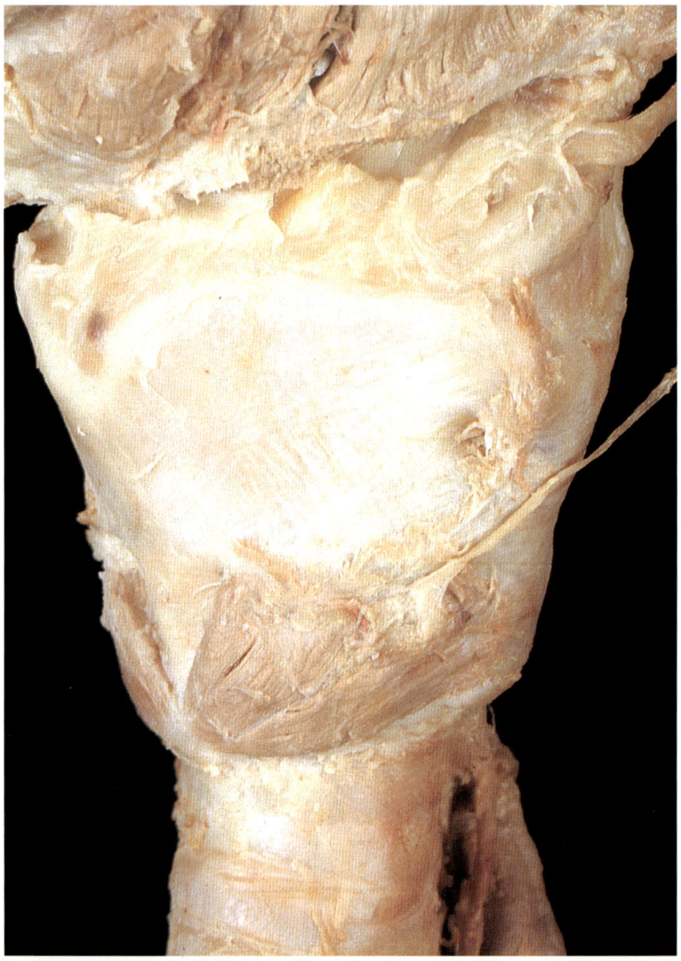

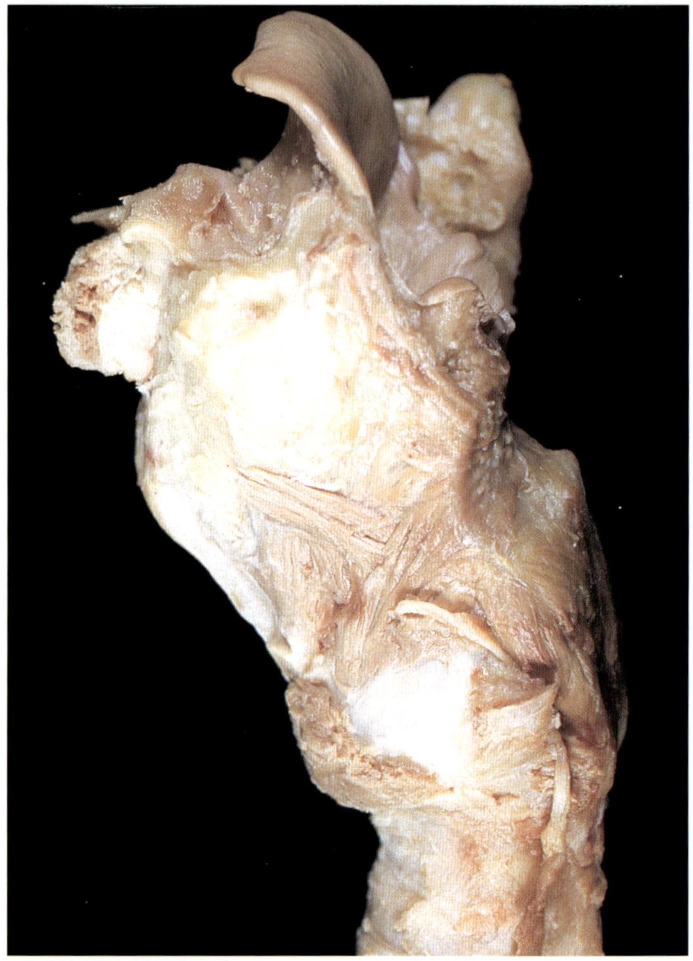

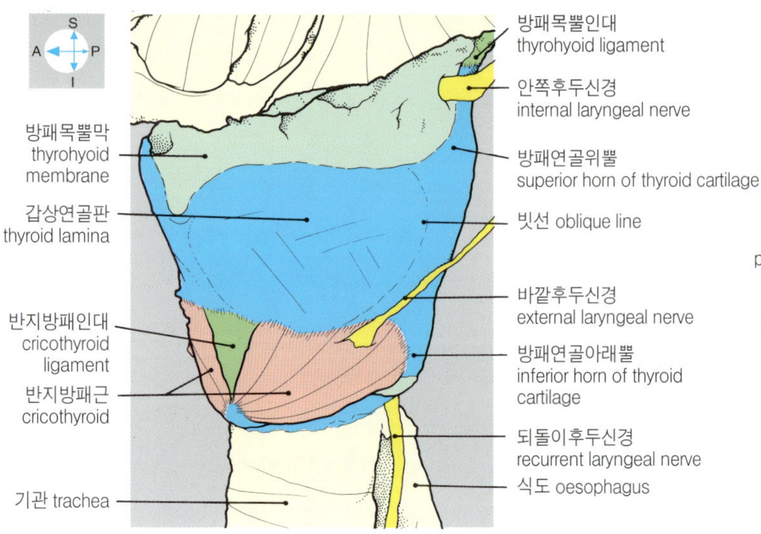

그림 7.67 후두의 앞옆면.

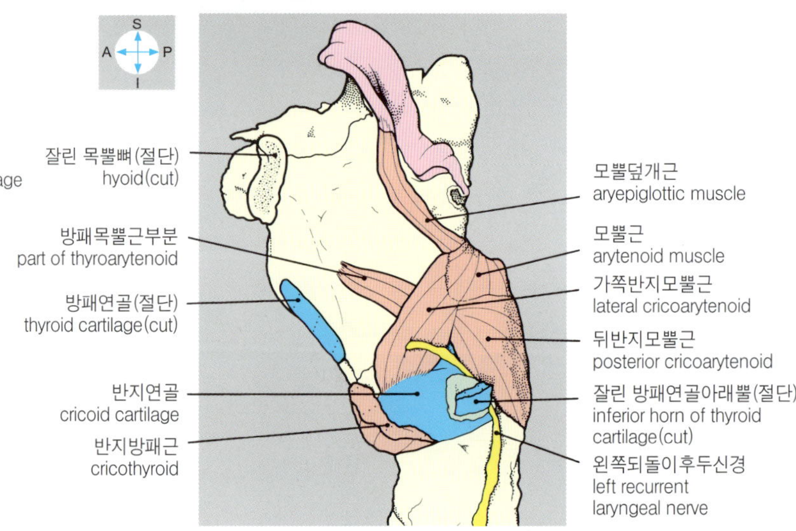

그림 7.68 방패연골과 목뿔뼈의 반을 절단한 후에 관찰되는 깊은 부위의 후두 내인성 근육들.

으로부터 분지되고 방패목뿔막까지 내려가 여기서 운동신경인 바깥가지와 감각신경인 속가지로 나뉜다(그림 7.57, 7.67). 바깥가지는 후두의 바깥면으로 내려가 반지방패근에 분포한다. 속가지는 방패목뿔막을 뚫고 후두로 들어가 성대주름 위에 존재하는 후두와 후두인두의 점막에 분포하는 감각신경이다.

혈관 분포(Blood supply)

위 및 아래갑상동맥의 후두가지들이 후두에 분포하며 정맥은 위 및 중간갑상정맥으로 들어가 속목정맥으로 합쳐진다(그림 7.13, 7.15 참조).

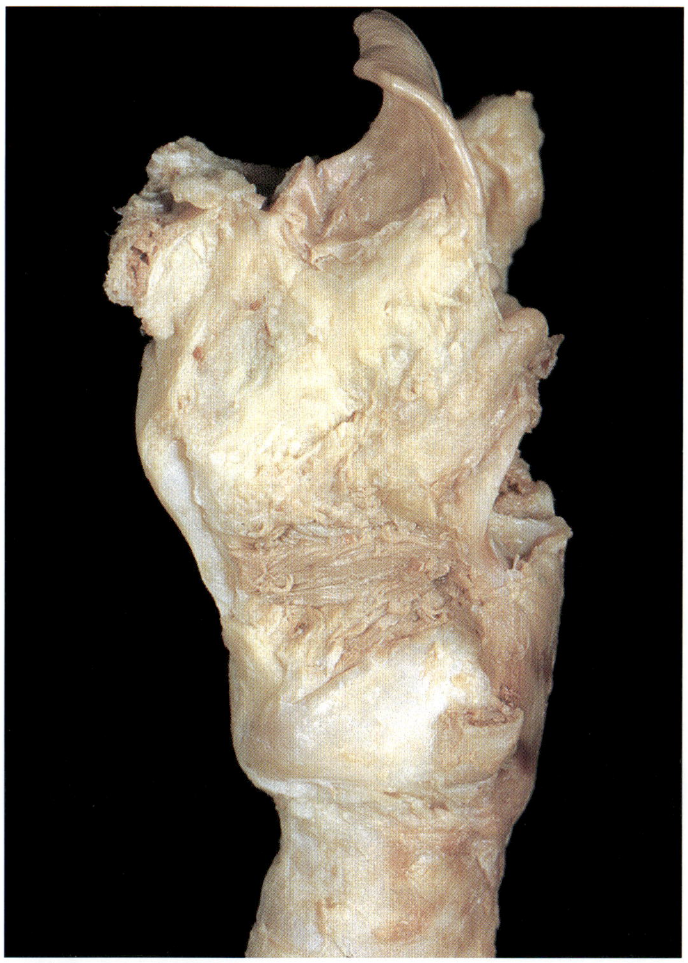

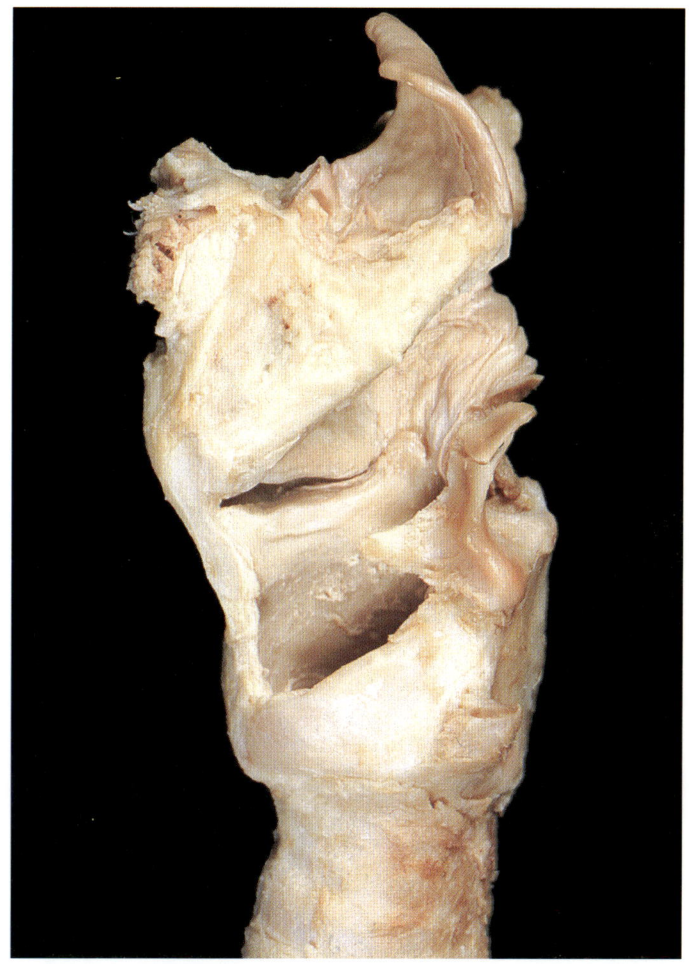

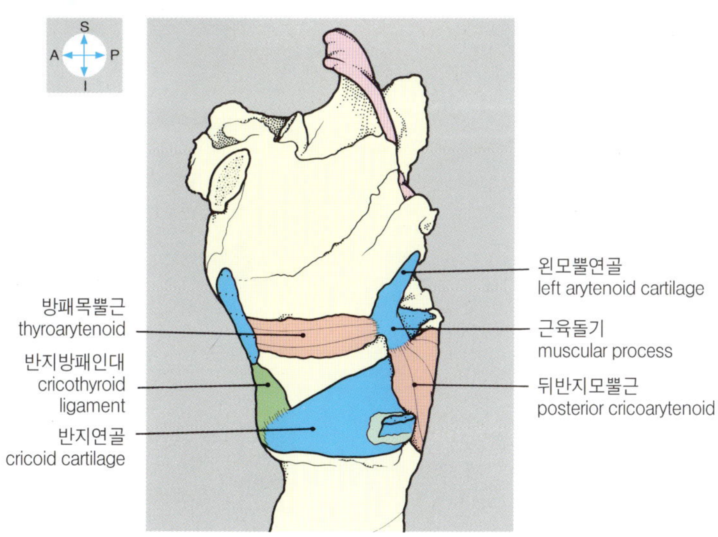

그림 7.69 가쪽 반지모뿔근, 모뿔사이근, 모뿔덮개근들을 제거한 후에 관찰되는 방패모뿔연골과 모뿔연골.

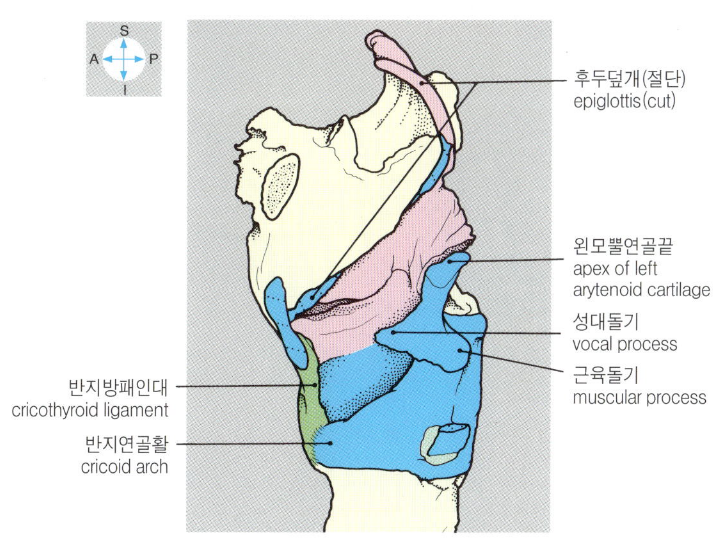

그림 7.70 왼쪽의 후두근육들과 막들을 제거한 후에 관찰되는 후두를 형성하는 연골들.

머리뼈와 내용물 (Cranium and contents)

뇌머리뼈(neurocranium)는 뇌와 관련된 구조물을 덮고 있는 머리뼈의 일부분을 말한다. 뇌머리뼈 안쪽면의 구조와 연관된 중요한 뇌의 표면 구조물들이 있다(그림 7.72, 7.73).

뼈의 특징(Bony features)

머리뼈덮개는 4개의 편평한 뼈로 이루어진다. 앞쪽으로는 이마뼈(frontal bone), 뒤쪽으로는 뒤통수뼈(occipital bone), 양쪽으로는 두 개의 마루뼈(parietal bone)가 머리뼈를 덮고 있다(그림 7.71). 이마뼈와 마루뼈는 관상봉합(coronal suture)에서 만나고, 두 개의 마루뼈는 시상봉합(sagittal suture)으로 만난다. 뒤쪽에서 한 개의 뒤통수뼈와 두 개의 마루뼈는 시옷봉합(rambdoidal suture)으로 만난다. 머리덮개뼈 안쪽면의 정중면에는 앞에서 뒤로 얕은 위시상정맥굴고랑(groove for superior sagittal venous sinus)이 있고 이 고랑은 속뒤통수뼈융기(internal occipital protuberance)에서 끝난다(그림 7.74). 양쪽의 이마뼈는 관자뼈 비늘부분과 나비뼈의 큰날개부분과 연결되어 머리뼈덮개의 옆면을 이룬다.

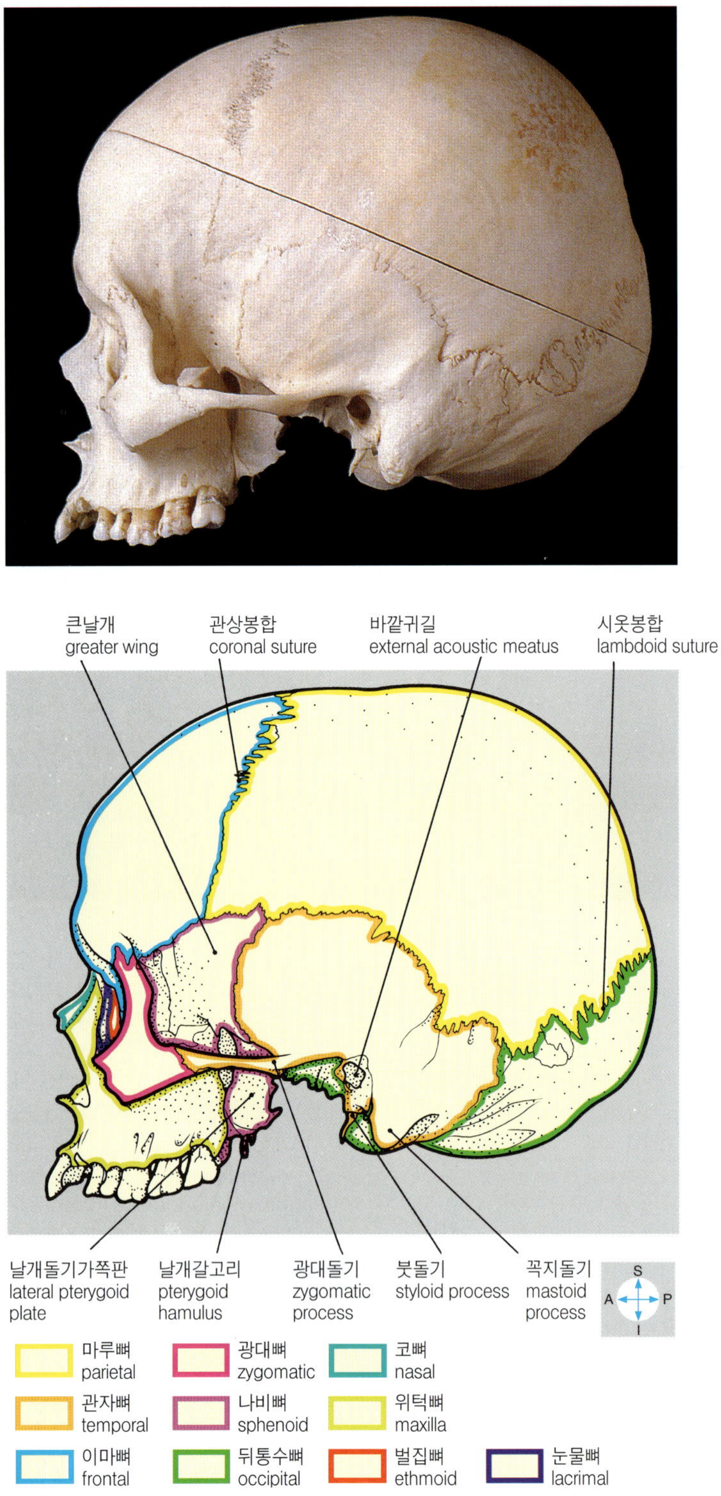

그림 7.71 머리뼈를 이루는 낱개뼈를 보여주는 가쪽면(아래턱뼈 제외).

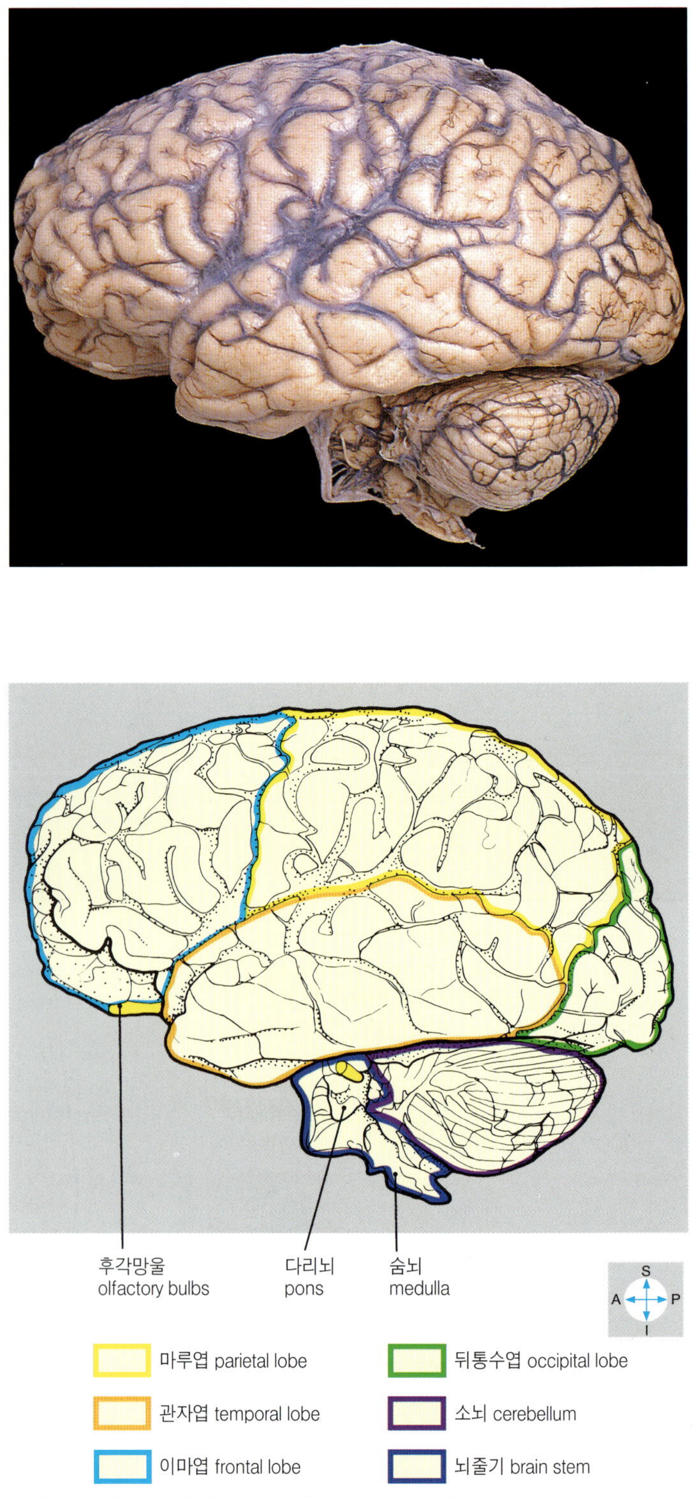

그림 7.72 대뇌반구와 마름뇌를 보여주는 뇌의 가쪽면.

머리뼈안의 바닥은 계단모양으로 앞머리뼈우묵, 중간머리뼈우묵 및 뒤머리뼈우묵으로 되어 있다(그림 7.74). 앞머리뼈우묵은 뇌의 이마엽을 담고 있다. 앞머리뼈우묵은 가쪽으로는 이마뼈, 가운데는 벌집뼈의 볏돌기와 체판으로 뒤쪽으로는 나비뼈의 작은날개로 이루어진다. 벌집체판의 여러 작은 구멍으로는 코안과 교통한다.

중간머리뼈우묵은 뇌의 관자엽을 담고 있다. 중간머리뼈우묵은 나비뼈의 큰날개와 몸통으로 이루어진다. 이 우묵의 뒤쪽 경계는 관자뼈의 바위부분이고 앞쪽 경계는 이마뼈의 작은날개이다. 작은날개에는 시각신경관이 있어서 눈확과 교통한다. 작은날개와 큰날개 사이에는 위눈확틈새가 있어서 눈확과 교통한다. 큰날개에는 원형구멍(날개입천장오목으로 연결), 타원구멍, 뇌막동맥구멍(두 개의 구멍 모두 관자아래우묵으로 연결)이 있다. 나비뼈의 큰날개와 몸통의 연결부분과 관자뼈의 바위부분의 꼭지점 사이에는 관자아래우묵의 천장부분을 이루는 파열구멍이 있다. 나비뼈의 몸통 중앙부분은 파여 있는데 이 부분이 안장결절이다. 안장결절은 양쪽의 앞침대돌기와 뒤침대돌기로 경계 지어진다. 이곳에는 뇌하수체가 위치한다.

뒤머리뼈우묵은 소뇌, 숨뇌, 다리뇌를 담는다. 이 우묵은 큰구멍을 통해 척수와 연결된다. 이 우묵의 바닥은 뒤통수뼈가 주로 이루고, 앞쪽 경계는 나비뼈의 몸통과 관자뼈의 바위부분의 뒷모서리부분으로 이루어진다. 큰구멍의 앞쪽에 위치한 뒤통수뼈와 나비뼈가 융합되어 형성된 비스듬틀에는 뇌줄기가 놓인다. 관자뼈 바위부분의 뒷면에는 속귓구멍이 열리고 관자뼈와 뒤통수뼈의 융합부분에는 목정맥구멍이 위치한다. 뒤통수뼈에 위치한 속뒤통수뼈융기의 옆으로는 가로정맥굴고랑이 시작되며, 이 고랑은 구불정맥굴고랑으로 계속되어 목정맥구멍에서 끝난다. 혀밑신경관은 큰구멍 앞쪽의 양쪽면에 위치한다(그림 7.81).

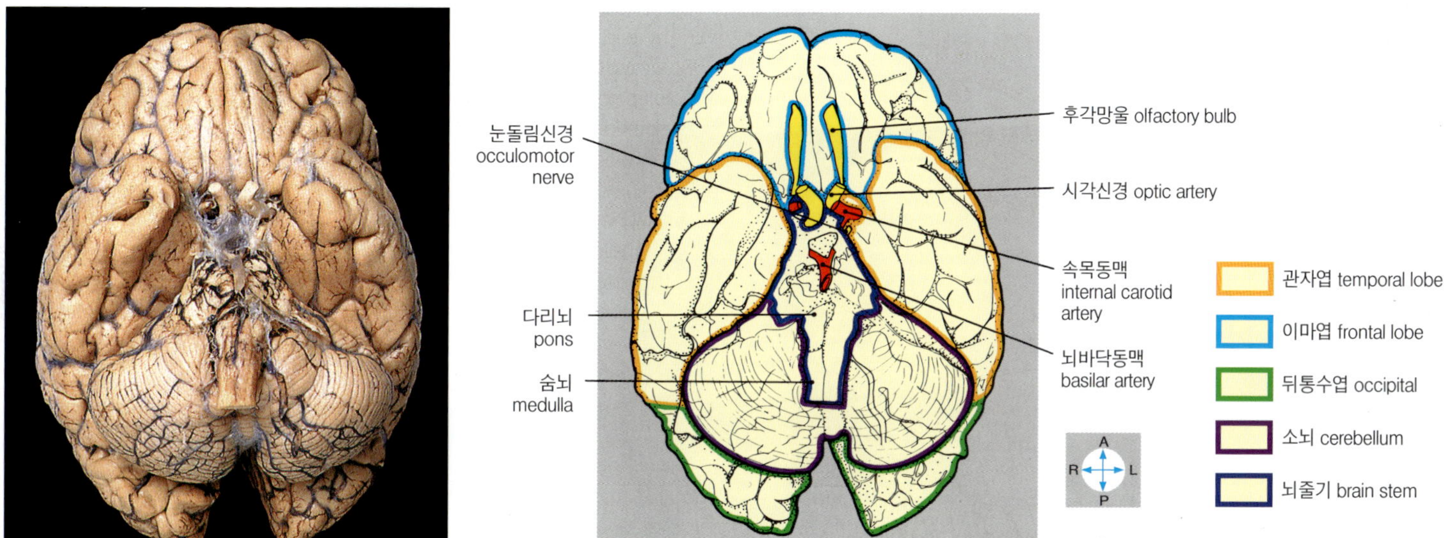

그림 7.73 뇌의 아랫면.

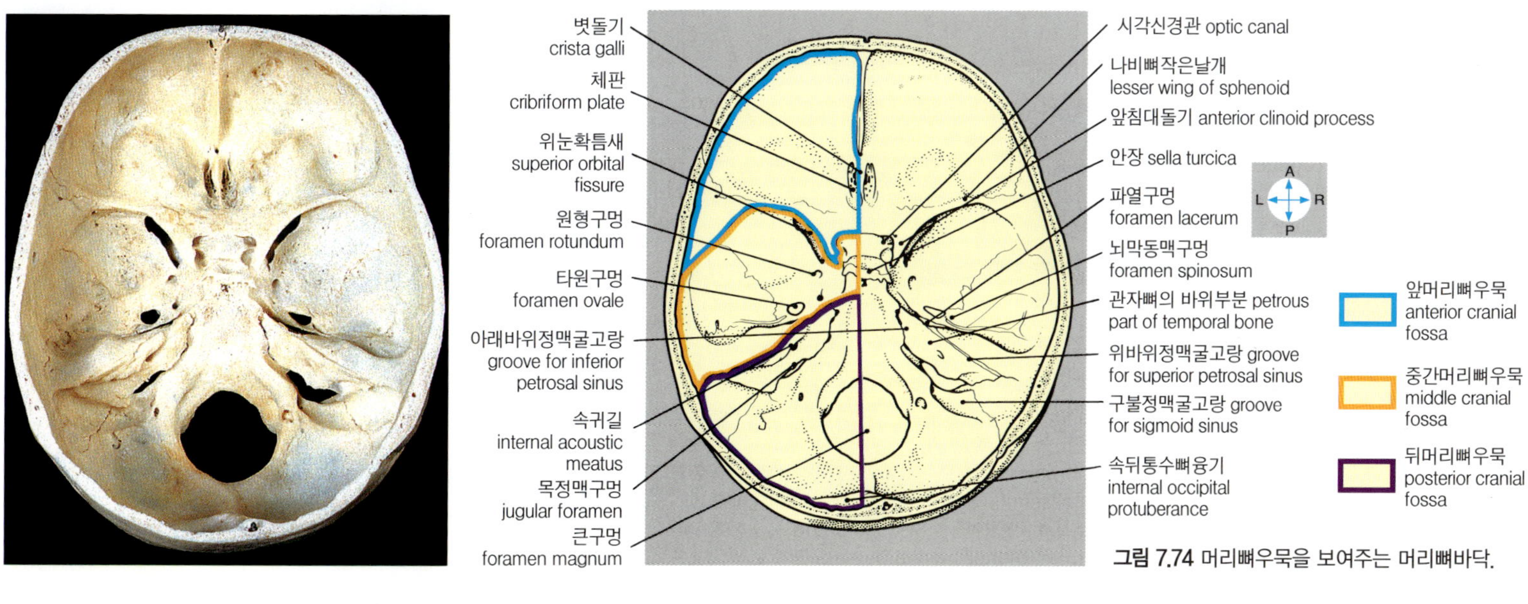

그림 7.74 머리뼈우묵을 보여주는 머리뼈바닥.

뇌막(Menings)

뇌를 싸고 있는 3층의 막이 있는데 바깥쪽에서부터 경질막, 거미막, 연질막이라고 한다.

경질막(Dura mater)

경질막은 바깥으로는 뼈막과 안쪽으로는 뇌막으로 이루어진다. 경질막의 뼈막 부분은 머리뼈 공간의 뼈 부분에 부착하고 봉합과 구멍에도 연결된다. 일반적으로 경질막의 뼈막 부분과 뇌막 부분이 연결되어 있지만 어떤 곳에서는 두 막이 분리되어 주름을 형성하기도 한다.

이 주름의 가장 큰 부분은 양쪽 대뇌반구 사이로 지나는 대뇌낫이다(그림 7.75, 7.76).

대뇌낫의 앞쪽에서는 벌집뼈의 볏돌기에 붙는다. 대뇌낫은 아래로는 뇌들보까지 연결되고 이마뼈, 마루뼈, 뒤통수뼈에 부착한다. 대뇌낫은 뒤쪽으로는 소뇌천막부분과 연결된다. 소뇌천막은 뒤머리뼈우묵에서 불완전한 천장을 이루고 대뇌의 뒤통수엽과 소뇌를 분리한다. 소뇌천막의 양쪽면은 대뇌낫과 연결된 정중앙선을 향해서 위방향으로 경사진다. 소뇌천막의 앞쪽면은 자유모서리로 된 공간이 위치하여 뇌줄기가 놓인다. 앞쪽면에 놓인 자유모서리는 두꺼워져서 앞쪽으로 확장되어 앞침대돌기까지 연결된다. 소뇌천막의 양쪽면은 뒤통수뼈의 안쪽면에 위치한 속뒤통수뼈융기부터 가로정맥고랑을 따라서 부착하고 관자뼈의 바위부분의 위모서리를 따라서 이동하면서 마지막으로 뒤침대돌기까지 연결된다. 소뇌낫은 소뇌천막의 뒷부분에서 수직방향으로 내려와 소뇌를 두 개의 소뇌반구로 분리한다. 안장가로막은 나비뼈 말안장의 천장에 형성된 것으로 앞침대돌기와 뒤침대돌기에 부착하고 뇌하수체가 지나는 구멍을 형성한다.

경질막정맥굴(Dural venous sinuses)

경질막정맥굴은 경질막 두 층 사이에 내피세포로 싸인 공간을 말한다(그림 7.76). 경질막정맥굴은 뼈에 근접해서 고랑을 형성하고 뇌와 뇌막으로부터 혈액을 받는다. 경질막정맥굴은 혈액 뿐만 아니라 뇌의 거미막하공간의 맥락얼기에서 생성된 뇌척수액(cerebrospinal fluid)을 받는다. 이 경질막정맥굴의 특징은 판막이 없다는 것이다.

위시상정맥굴은 대뇌낫(falx cerebri)의 부착부분인 정중면 상에 위치한다(그림 7.75, 7.76). 경질막정맥굴은 뒤쪽으로 이동하며 방(lacuna)으로 불리우는 확장된 부분이 있다. 이 방으로는 거미막과립이 있어서 뇌척수액의 흡수가 일어난다. 위시상정맥굴(superior sagittal sinus)은 많은 뇌정맥으로부터 혈액을 받는다. 위시상정맥굴은 속뒤통수뼈융기부위로 이동한 후 양옆으로 이동하는데 주로 오른쪽으로 이동하여 소뇌천막에 부착한 부분에서 가로정맥굴을 형성한다(그림 7.77). 관자뼈의 바위부분에 도착하기 전에 가로정맥굴

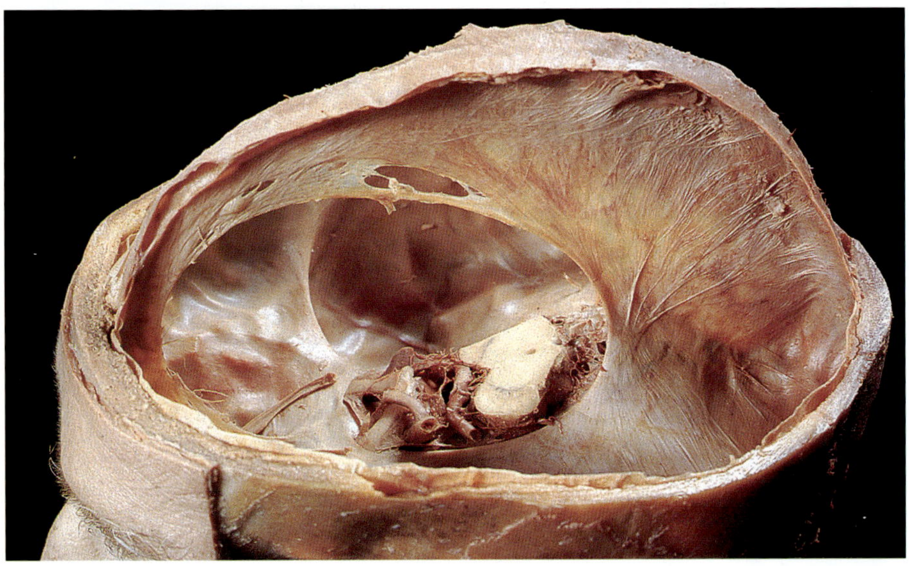

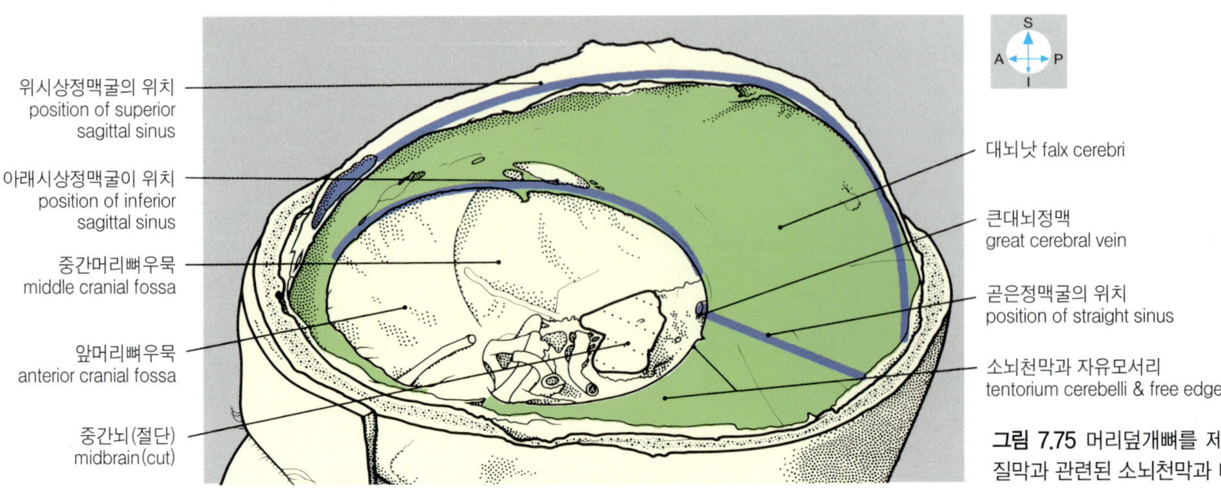

그림 7.75 머리덮개뼈를 제거한 후에 나타나는 대뇌반구와 경질막과 관련된 소뇌천막과 대뇌낫.

은 아래로 이동하여 구불정맥굴이 된다(그림 7.78). 구불정맥굴은 S-자 모양으로 이동하여 목정맥구멍에서 속목정맥으로 계속된다. 아래바위정맥굴은 대뇌낫의 자유모서리 부분에 위치한다(그림 7.75). 아래바위정맥굴은 뒤로 주행하여 소뇌천막에서 큰대뇌정맥과 합쳐져 대뇌반구사이의 구조물로 이동한다. 이 정맥들은 합쳐져서 곧은정맥굴을 이룬다(그림 7.75~7.77). 곧은정맥굴은 소뇌천막과 대뇌낫이 부착한 부위에서 속뒤통수뼈융기까지 뒤로 이동한다. 속뒤통수뼈융기에서 곧은정맥굴은 주로 왼쪽의 가로정맥굴로 이동한 후 구불정맥굴, 속목정맥으로 계속된다.

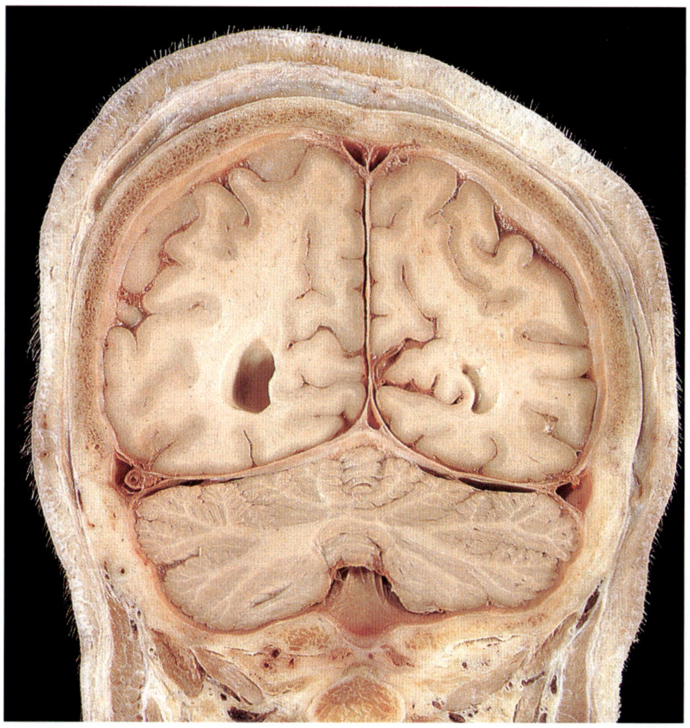

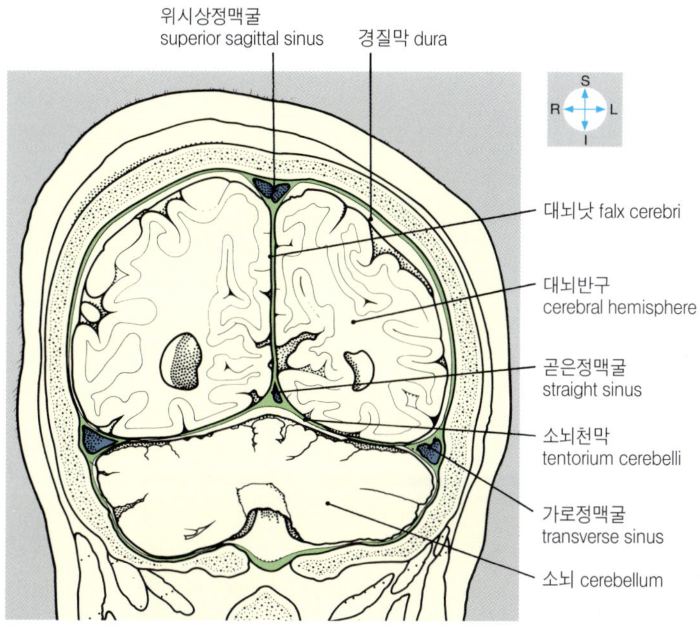

그림 7.76 경질막과 정맥동굴을 보여주는 뒷머리뼈우묵의 관상절단면.

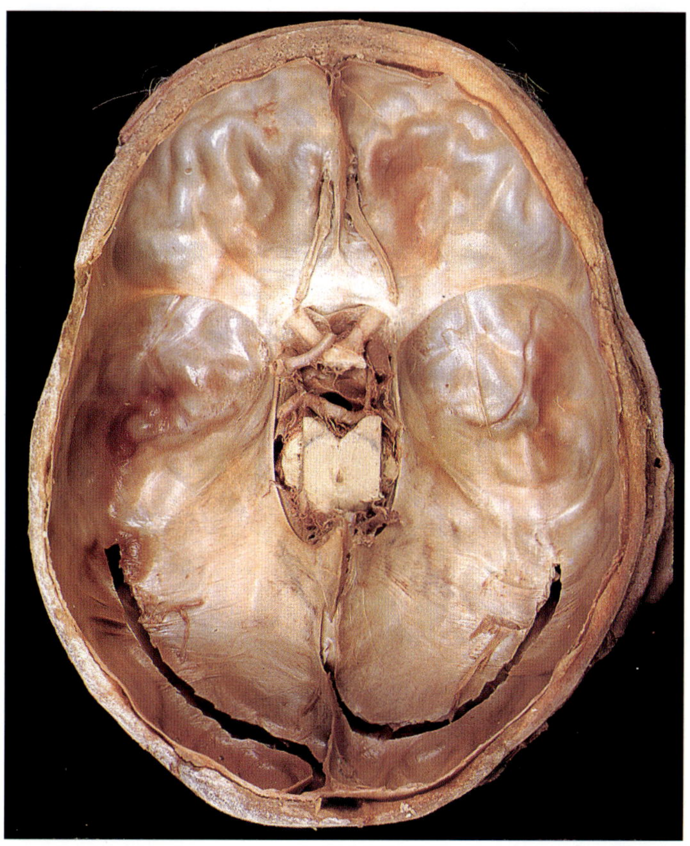

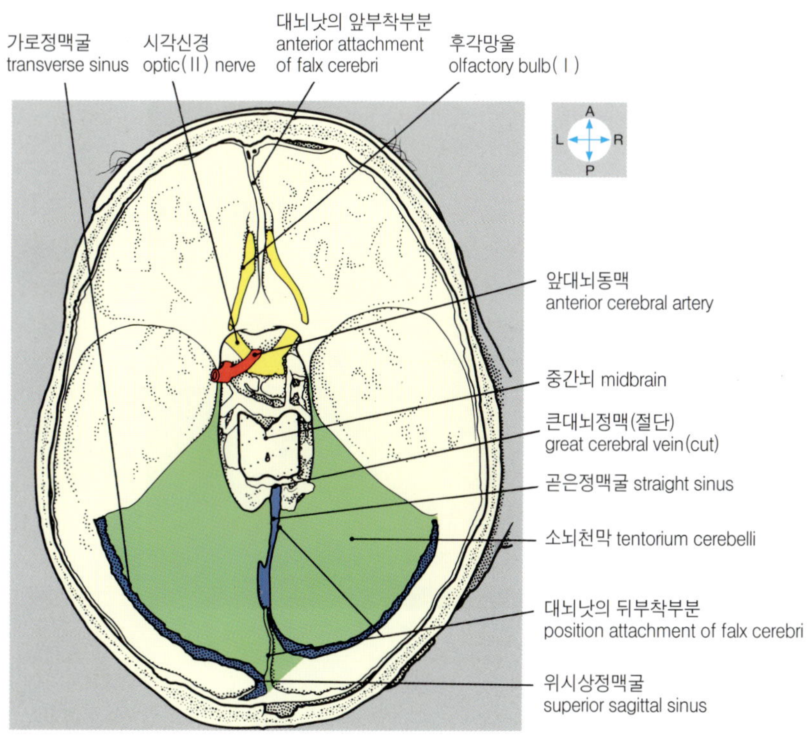

그림 7.77 대뇌낫과 대뇌반구를 제거한 후에 관찰되는 소뇌천막의 윗면. 정맥동굴들은 노출되어 있다. 사진의 표본에서는 곧은정맥굴은 오른쪽으로 연결되고 위시상정맥은 왼쪽으로 연결된다.

해면정맥굴은 나비뼈 몸통에 위치한 뇌하수체의 양쪽에 놓인다(그림 7.78, 7.79). 해면정맥굴은 스폰지처럼 많은 정맥조직들이 얽혀있다. 양쪽의 해면정맥굴은 서로 연결되어 있으며 눈확의 위 눈확틈새를 통해 연결되는 눈정맥으로부터 혈액을 받는다. 해면정맥굴은 위눈확틈새와 아래눈확틈새를 통해 눈정맥과 날개근얼기정맥으로부터 혈액을 받는다. 해면정맥굴은 뒤로 이동하여 위바위정맥굴과 아래바위정맥굴로 들어간다. 위바위정맥굴은 관자뼈의 바위부분의 위모서리를 따라 이동하다가 가로정맥굴과 구불정맥굴이 만나는 곳에서 끝난다. 아래바위정맥굴은 뒤머리뼈우묵으로 내려가 목정맥구멍에서 구불정맥굴과 만나서 속목정맥을 형성한다.

거미막(Arachnoid mater)

거미막은 뇌막의 가운데층으로 경질막에 느슨하게 부착한다. 거미막과 연질막 사이에는 거미막밑공간이 위치한다. 거미막밑공간에는 뇌척수액이 존재하고 뇌신경과 뇌에 공급되는 동맥들이 위치한다

연질막(Pia mater)

연질막은 뇌막의 깊은층으로 뇌의 표면을 바싹 싸며 뇌의 이랑과 고랑을 따라서 모양을 유지한다.

뇌막혈관(Meningeal vessels)

머리뼈 속으로 들어간 많은 동맥 중에서도 특히 위턱동맥에서 나온 중간뇌막동맥은 뇌막동맥구멍으로 들어와 뇌막에 혈액을 공급한다. 중간뇌막동맥은 중간머리뼈우묵에서 가쪽으로 이동해 관자뼈의 비늘부분으로 주행한 후에 이마뼈와 마루뼈 부분으로 나뉘어져 분포한다(그림 7.78). 중간뇌막동맥 가지들은 머리뼈의 가쪽면의 안쪽에서 위쪽방향으로 주행하면서 머리뼈 안쪽에 위치한 뇌막에 혈액을 공급한다. 뇌막정맥은 동맥을 따라서 위치하며 뇌막정맥굴과 머리뼈 밖에 위치한 정맥들과 교통한다.

뇌막층 사이에 동맥과 정맥에서 출혈이 생기면 머리뼈 내의 압력이 높아지게 된다. 경질막외 혈종은 경질막과 머리뼈 사이에 혈관외유출 때문에 생긴다. 경질막아래 혈종은 경질막과 거미막 사이에 출혈에 의해서 형성된다. 거미막아래공간을 지나는 혈관에서 혈액이 유출되면, 거미막아래 출혈을 유발되고 이 혈액들은 뇌척수액과 섞이게 된다.

뇌의 동맥분포(Arterial supply to brain)

뇌는 척추동맥과 속목동맥으로부터 혈액을 공급받는다(그림 7.79). 척추동맥은 뒤머리뼈우묵의 큰구멍을 통해 머리뼈 속으로 들어간다. 척추동맥은 앞위쪽으로 이동하여 비스듬틀의 정중앙에서 양쪽의 척추동맥이 합쳐져 뇌바닥동맥(기저동맥, basilar a.)을 이룬다. 척추동맥과 뇌바닥동맥에서 나온 동맥가지들은 뇌줄기와 소뇌에 분포하며 뇌바닥동맥은 다리뇌의 위경계에서 양쪽의 뒤대뇌동맥(posterior cerebral a.)으로 나뉜다.

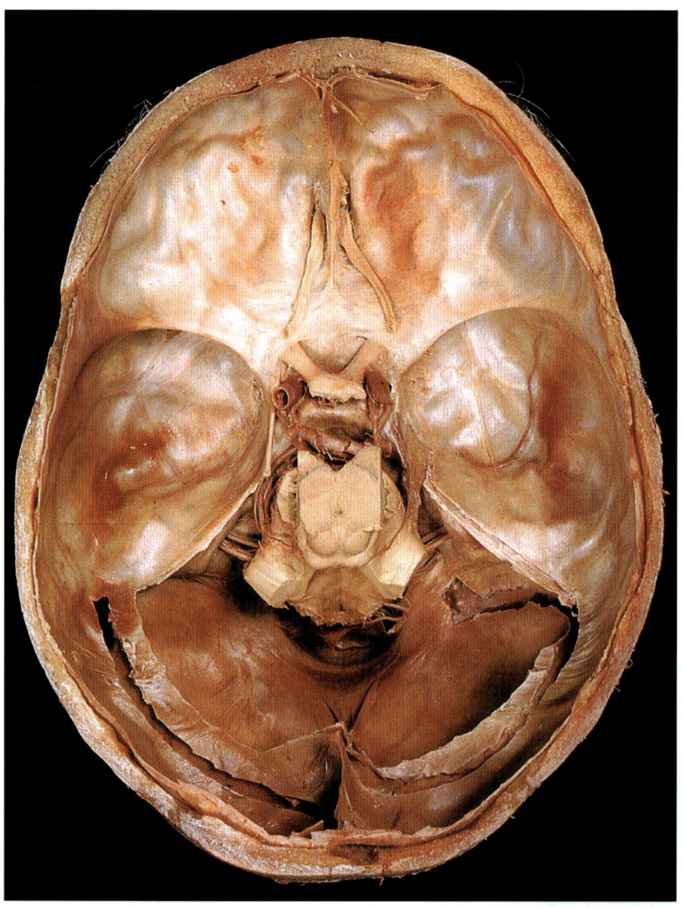

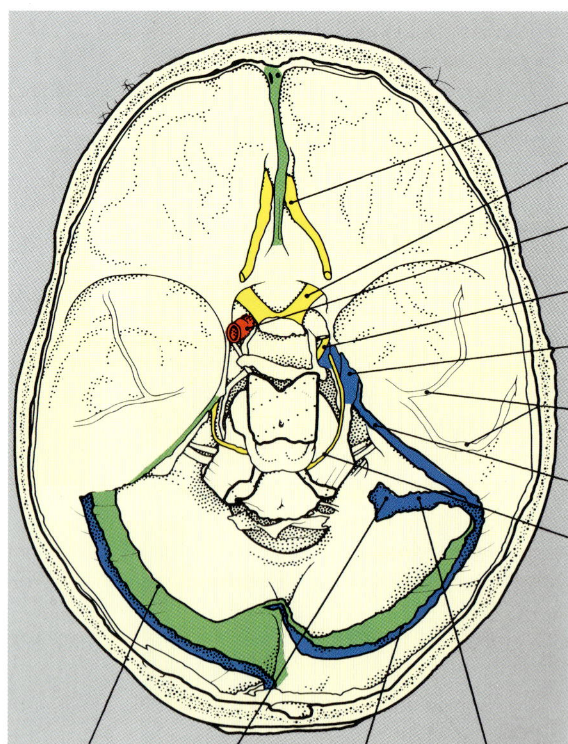

그림 7.78 소뇌천막과 소뇌를 제거한 후에 뒷머리뼈우묵의 안쪽면. 정맥굴이 더 많이 노출되었다.

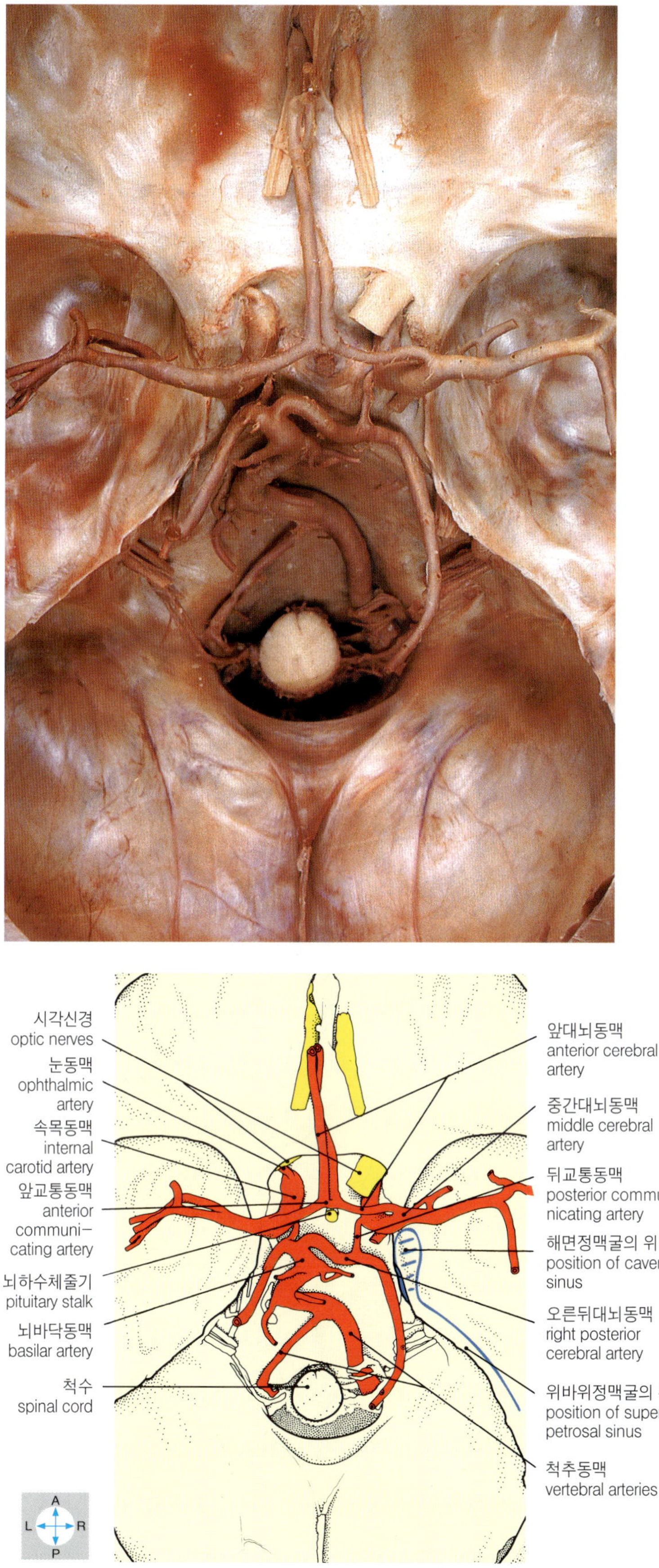

그림 7.79 뇌를 완전히 제거한 후에 관찰되는 동맥순환. 바닥동맥과 척추동맥이 위의 표본에서는 비대칭이다.

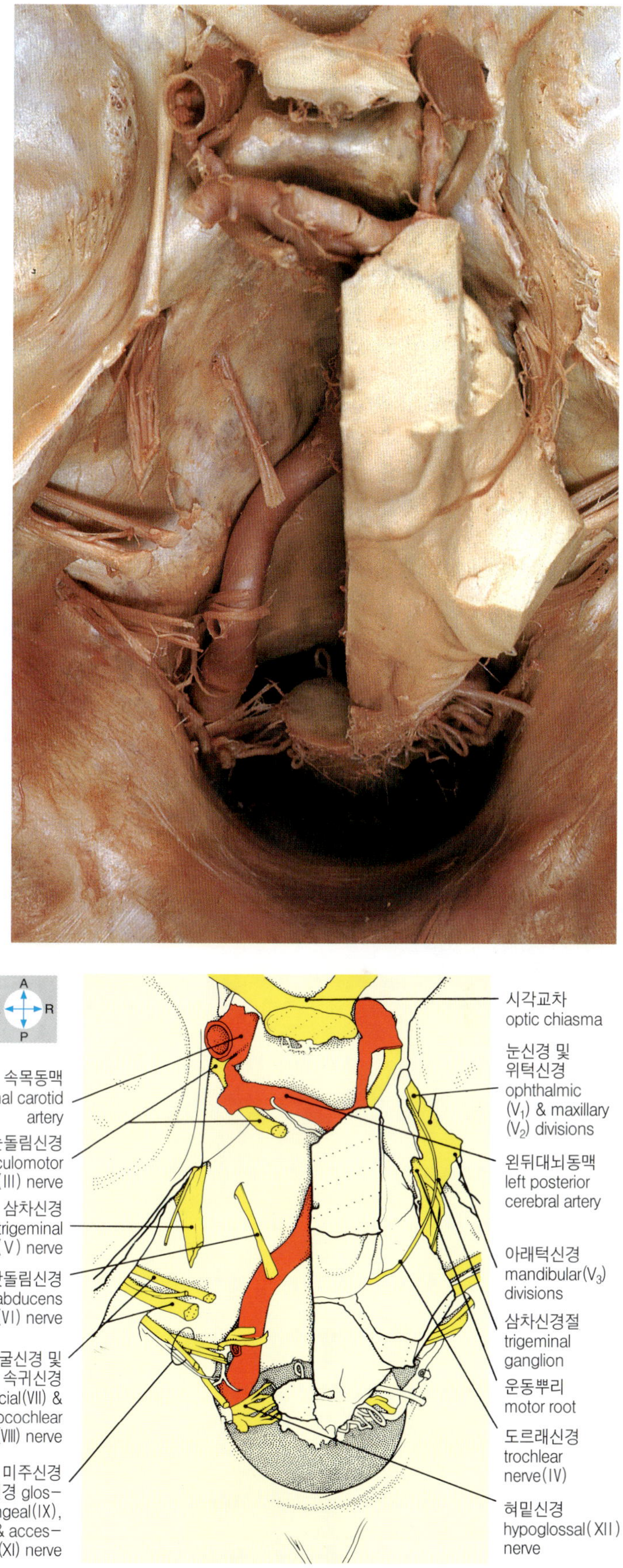

그림 7.80 대부분의 뇌를 제거한 후에 관찰되는 뇌신경들. 오른쪽 삼차신경절 위의 경질막을 제거되었다.

뒤대뇌동맥은 대뇌반구의 뒤쪽부분에 들어가기 전에 뒤교통동맥을 내어 앞쪽으로 진행하여 대뇌동맥고리(circle of Willis)를 형성하여 속목동맥과 연결된다.

속목동맥은 목동맥관을 지나 중간머리뼈우묵으로 들어가며 파열구멍(foramen lacerum)의 윗부분에 열리게 된다. 속목동맥은 앞쪽으로 이동하여 해면정맥굴(cavernous sinus)로 들어가 위로 이동하며 해면정맥굴 천정을 뚫고 나온다. 속목동맥은 앞침대돌기(anterior clinoid process) 근처에서 눈동맥 가지를 내어 시각신경관을 통해 눈확으로 들어간다. 속목동맥의 끝가지는 앞대뇌동맥과 중간대뇌동맥이다. 중간대뇌동맥은 대뇌반구의 가쪽에 분포하고 앞대뇌동맥은 양쪽 이마엽 사이를 지나 대뇌반구의 안쪽에 분포한다.

대뇌동맥고리는 속목동맥과 척추동맥 사이에 형성된다(그림 7.79). 두 개의 앞대뇌동맥은 앞교통동맥을 통해 서로 연결된다. 또한 뒤교통동맥은 앞대뇌동맥과 뇌바닥동맥에서 갈라진 뒤대뇌동맥을 연결하여 대뇌동맥고리를 형성한다.

뇌신경(Cranial nerves)

12쌍의 뇌신경은 여러 구멍들을 통해 머리뼈 밖으로 나간다(그림 7.78, 7.80). 후각신경(olfactory n.)은 많은 짧은 신경가지가 코안에서 시작하여 벌집체판을 통과하여 머리뼈안으로 들어와 후각망울로 끝난다.

시각신경(optic n.)은 눈확에서 시각신경관을 통해 머리뼈안으로 들어와 뇌하수체 줄기의 앞쪽에서 좌, 우 시각신경이 합쳐져 시각교차를 이룬다. 시각교차에서 시각로가 나와서 뒤쪽으로 이동하여 뇌로 들어간다.

눈돌림신경(oculomotor n.)과 도르래신경(trochlear n.)은 해면정맥굴의 가쪽벽을 따라서 앞쪽으로 주행하며, 갓돌림신경(abducent n.)은 해면정맥굴의 중앙을 따라서 주행한다. 위의 세 신경들은 위눈확틈새를 통해 머리뼈안에서 눈확으로 이동한다.

삼차신경(trigeminal n.)의 감각 신경절은 관자뼈 바위부분의 꼭지점부분에 삼차신경자국에 위치하며 경질막으로 덮여있다. 삼차신경절의 앞쪽 면에서 세 개의 신경이 나온다. 눈신경(ophthalmic n.)은 위눈확틈새를 통해 눈확에서 머리뼈안으로 이동한 후에 해면정맥굴의 가쪽벽을 따라서 주행한 후 신경절에 도달한다. 위턱신경(maxillary n.)은 원형구멍을 통해 날개입천장오목에서 머리뼈안으로 이동한 후에 해면정맥굴의 아래모서리를 따라서 뒤쪽으로 주행한 후 신경절에 도달한다. 눈신경과 위턱신경은 감각신경으로만 이루어진 반면 아래턱신경(mandibular n.)은 감각신경과 운동신경이 모두 존재하는 혼합신경이다. 아래턱신경의 감각신경은 관자아래우묵에서 타원구멍을 통해서 머리뼈안으로 들어온다. 아래턱신경의 운동신경은 감각신경과 동반하지만 신경절을 관통하지는 않는다.

얼굴신경(facial n.)은 관자뼈의 속귀길을 통해 머리뼈 밖으로 나가고 속귀신경은 관자뼈의 속귀길을 통해 머리뼈 안으로 들어온다.

혀인두신경(glossopharyngeal n.)과 미주신경(vagus n.), 더부신경(accessory n.)은 목정맥구멍(jugular foramen)을 통해 머리뼈 밖으로 나온 후 목혈관신경집으로 들어간다.

마지막 신경인 혀밑신경(hypoglossal n.)은 혀밑신경관을 통해 머리뼈에서 나온다.

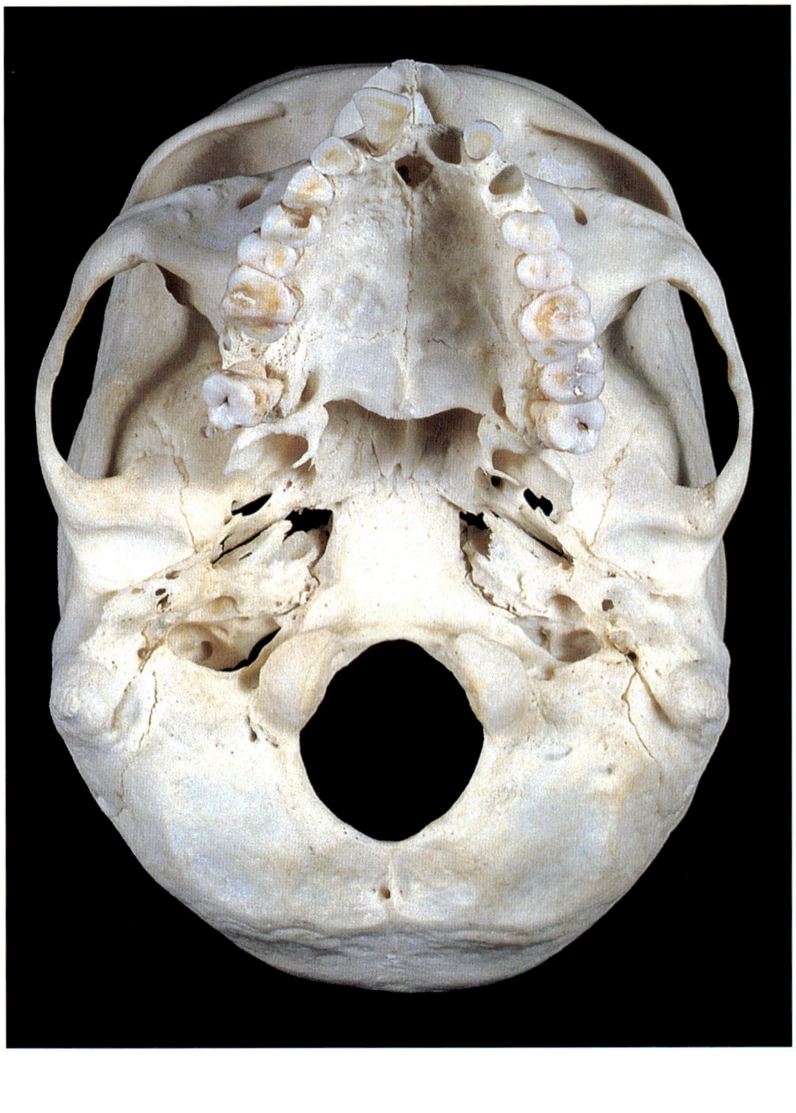

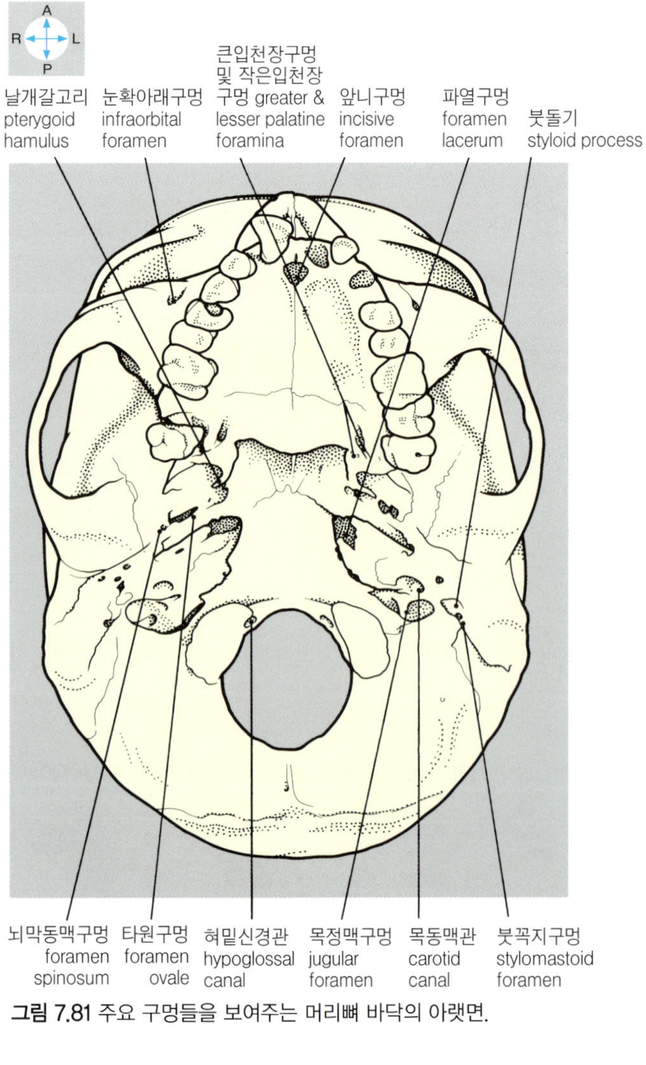

그림 7.81 주요 구멍들을 보여주는 머리뼈 바닥의 아랫면.

눈확(Orbit)

눈확은 꼭지점이 뒤쪽에 위치하고 바닥이 앞쪽에 위치한 피라미드모양이다(그림 7.82). 뼈들은 눈확을 위쪽으로는 앞머리뼈우묵, 안쪽으로는 코안과 벌집굴들, 아래쪽으로는 위턱굴, 가쪽으로는 얼굴의 가쪽면과 관자우묵으로 분리한다(그림 7.83). 눈확의 앞쪽으로는 눈꺼풀에 의해서 가려지는 사각형의 입구가 위치한다. 눈확 내에는 눈동자, 안구근육, II, III, IV, V-1, V-2, VI번 뇌신경, 혈관, 림프관, 지방 등이 위치한다.

눈확뼈(Bony walls)

눈확의 천정은 이마뼈가 이룬다. 이마뼈는 앞쪽에 이마굴을 가지고 있다. 눈확의 가쪽벽은 앞으로는 광대뼈가, 뒤로는 나비뼈의 큰날개가 이룬다. 눈확의 바닥은 앞으로는 위턱뼈가, 뒤로는 나비뼈의 큰날개가 이룬다. 눈확의 안쪽벽은 앞으로

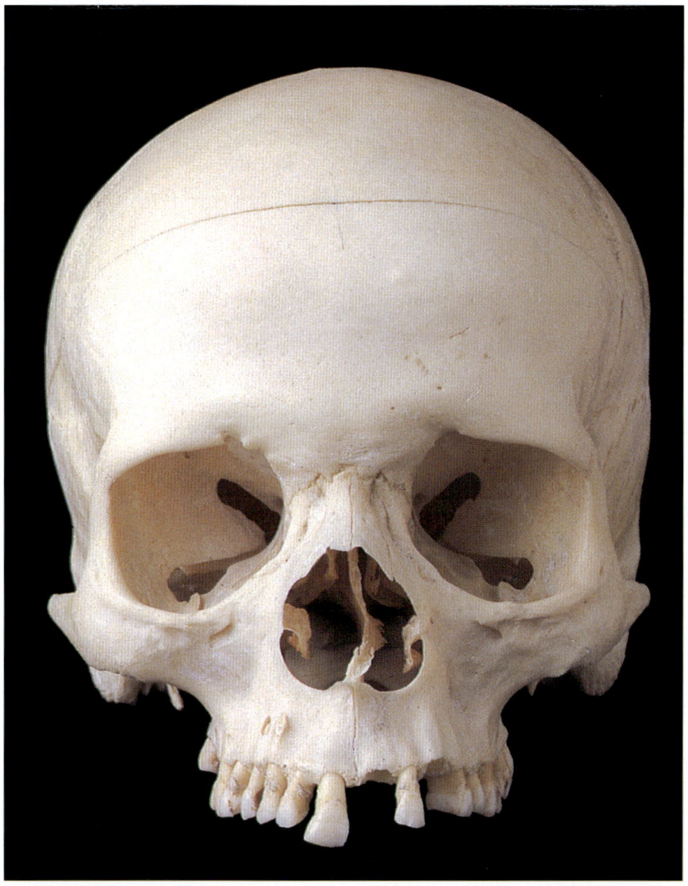

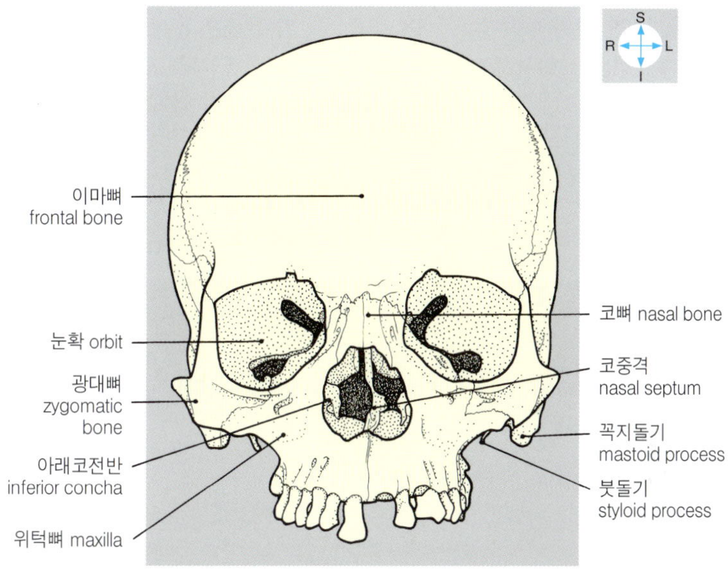

그림 7.82 아래턱뼈 없는 머리뼈의 앞면.

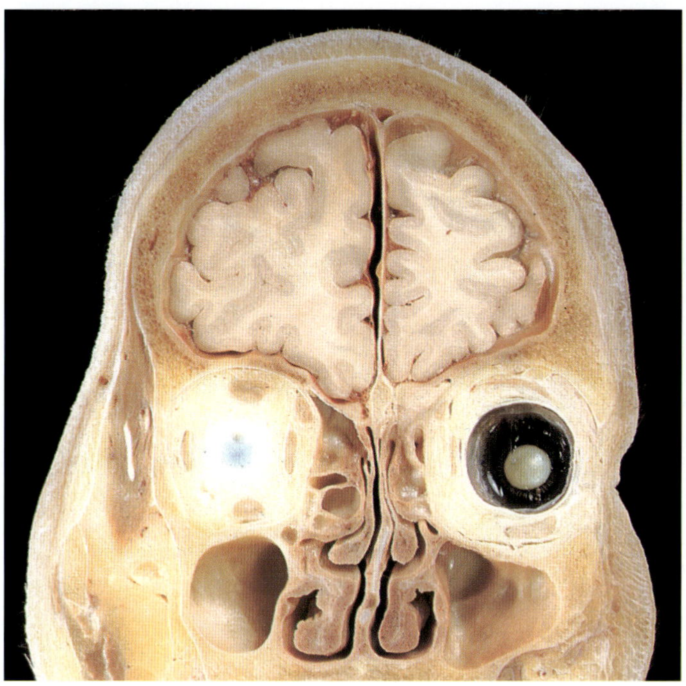

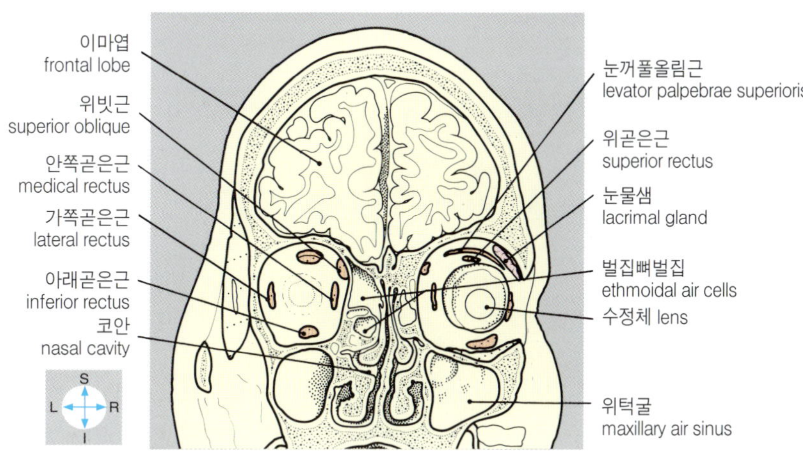

그림 7.83 눈근육들과 눈확의 관계를 보여주는 관상절단면. 왼쪽보다 오른쪽에서 앞쪽을 지나는 절단면으로 뒤쪽에서 관찰한 사진. 그림 7.41, 그림 7.91과 비교.

부터 위턱뼈, 눈물뼈, 벌집뼈, 나비뼈 순으로 이루어진다. 눈확의 안쪽벽은 얼굴의 정중선에 평행하게 위치한 반면에 가쪽벽은 앞쪽과 가쪽으로 벌어진다.

눈확에 위치한 구멍인 위눈확틈새, 아래눈확틈새를 통해서 여러 구조물들이 지나간다. 안쪽벽의 앞쪽에는 위턱뼈와 눈물뼈로 형성된 눈물고랑이라는 얕은 고랑이 있다. 코눈물뼈관은 눈물고랑에서 시작하여 코안의 아래콧길로 연결된다. 앞벌집구멍과 뒤벌집구멍은 눈확의 안쪽벽을 관통하여 코안의 가쪽벽과 연결한다. 눈확의 꼭지점 부위에는 시각신경관과 위눈확틈새가 있어서 중간머리뼈우묵과 교통하고, 아래눈확틈새로는 날개입천장오목과 교통한다.

안구의 막층(Fascial Layers)

근막집, 안구집은 안구의 공막에 부착하지는 않지만 둘러싸주면서 안구의 운동을 원활하게 해준다. 안구집은 각막의 경계에서 안구에 부착한다. 각막의 아래부분은 두꺼워져 걸이인대를 이루고 가쪽과 안쪽부분은 두꺼워져 제한인대가 된다. 안구집은 안구를 움직이는 6개의 근육을 둘러싼다. 눈확의 앞쪽에는 눈꺼풀을 이루는 섬유층으로 형성된 눈확가로막으로 덮여 있다.

눈꺼풀, 결막, 눈물기관 (Eyelids, conjunctiva and lacrimal apparatus)

눈꺼풀내에서 눈확가로막이 두꺼워져서 눈꺼풀판을 형성한다(그림 7.85, 7.86). 위, 아래 눈꺼풀은 눈꺼풀틈새에 의해서 나뉜다. 눈꺼풀판 앞면에는 눈둘레근과 피부가 놓인다. 위눈꺼풀올림근은 위눈꺼풀판의 위모서리에 부착하며 아래곧은근의 일부가 아래눈꺼풀판의 아래모서리에 부착한다. 눈꺼풀판의 뒷면에는 눈꺼풀샘이 있고 결막으로 덮여있다. 결막상피는 안구를 덮고 있고 각막과 경계부위에서 섞인다. 위, 아래 눈꺼풀에는 기름샘과 연관된 속눈썹을 가지고 있다(이 곳에 염증이 생기면 다래끼가 된다). 속눈썹은 안쪽으로 눈물소관의 입구주변인 눈물점이 있는 곳까지 부착한다. 눈물소관은 눈물이 눈물고랑에 위치한 눈물주머니까지 이동하는 통로가 되고 눈물주머니의 눈물은 코눈물관을 따라서 코안의 아래코선반 아래로 이동한다(그림 7.51 참조).

눈물샘은 눈확의 가쪽위쪽의 위눈꺼풀 안쪽에 위치하고(그림 7.85, 7.86, 7.88), 위눈꺼풀올림근 힘줄의 가쪽 모서리에 의해서 깊게 눌리게 된다. 눈물샘의 작은 관은 샘의 깊은 부위에서 시작하여 결막주머니로 연결된다. 눈물샘에서 만들어진 눈물은 눈꺼풀을 닫을 때 각막을 지나 안쪽으로 이동한다. 눈꺼풀을 닫아주는 반사(눈깜빡임)는 각막이 자극받거나 건조할 때 시작된다. 눈꺼풀샘에서 분비되는 기름성분은 눈물이 증발되는 것을 지연시켜 준다.

안구근육(Extraocular muscles)

눈확에 있는 근육들은 대부분 골격근육이나 눈꺼풀을 움직이는 근육들은 민무늬근육이다.

안구근육은 4개의 곧은근과 2개의 빗근, 위눈꺼풀에 부착하는 위눈꺼풀올림근으로 구성된다(그림 7.85, 7.87). 위눈꺼풀올림근은 안구근육 중에 가장 위에 위치하는 근육으로 나비뼈 작은날개에서 일어나 앞쪽으로 주행하다가 위눈꺼풀판을 지나 위눈꺼풀에 닿는다.

안쪽곧은근, 가쪽곧은근, 위곧은근, 아래곧은근의 뒷부분은 눈신경관과 위눈확틈새의 일부분을 둘러싸는 온힘줄고리에 부착한다(그림 7.86, 7.87; 그림 7.89, 7.90 참조). 위의 근육들은 온힘줄고리에 일어난 후 앞쪽으로 주행하여 각각 명칭에 해당하는 공막부위에 부착한다.

위의 근육들은 시각신경관을 꼭지점으로 하고 안구를 둘러싸는 부위가 바닥부분인 원뿔모양을 이룬다. 신경과 혈관들은 눈확에 들어와서 근육의 바깥면으로 주행한다.

위빗근의 뒷부분은 온힘줄고리 근처의 나비뼈 작은날개 부분에 부착한다. 위빗근은 앞쪽으로 주행하여 눈확의 안쪽벽과 천정 사이를 지나 도르래부분에서 인대를 형성한 후 가쪽으로 방향을 바꿔 위곧은근 아래 공막의 가쪽 뒤 부분으로 닿는다.

아래빗근은 눈확의 앞부분에 모두 부착하게 된다. 아래빗근은 코눈물관 가쪽의 눈확바닥에 부착한다. 이 근육은 뒤가쪽으로 주행하여 안구의 아래가쪽부분인 아래곧은근 아래부분에 부착한다(그림 7.85, 7.86).

안구의 근육은 세 개의 신경의 지배를 받는다. 갓돌림신경은 가쪽곧은근, 도르래신경은 위빗근을 지배한다. 나머지 근육들은 눈돌림신경 운동가지의 지배를 받는다(그림 7.88, 7.90).

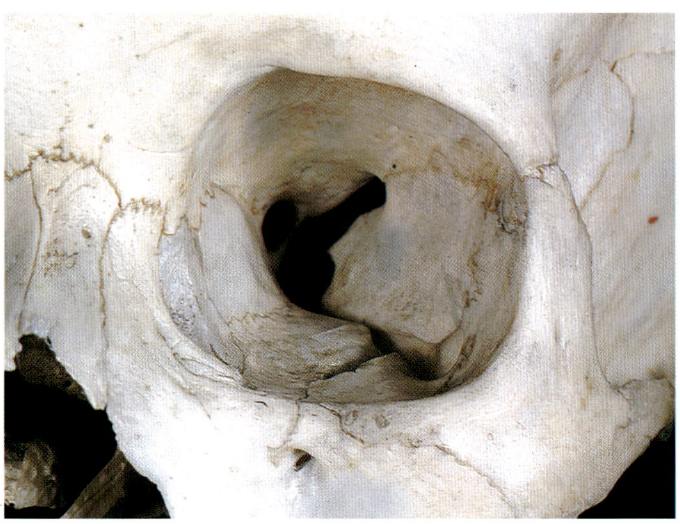

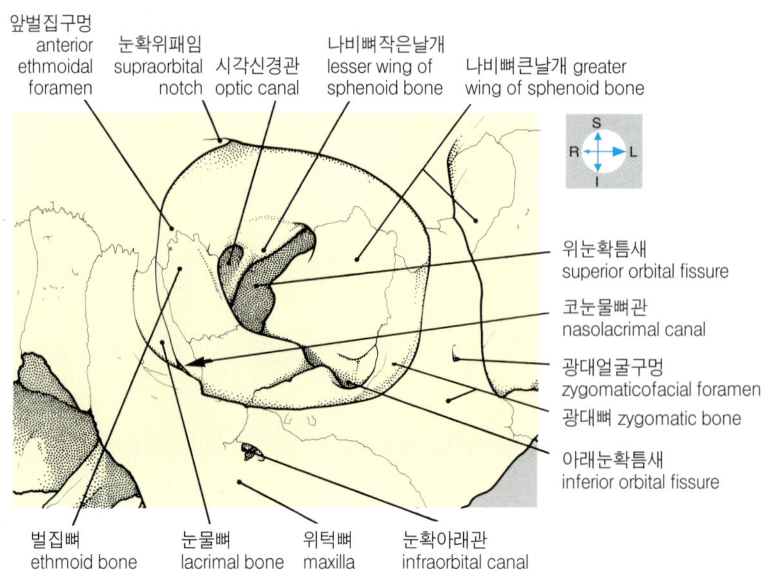

그림 7.84 왼쪽 눈확의 벽을 이루는 뼈들과 틈새, 구멍들.

안구와 눈꺼풀의 움직임 (Movements of eyeball and eyelid)

주시하는 방향에 따라서 안구의 근육이 다르게 수축한다. 안구는 위쪽, 아래쪽, 안쪽, 가쪽을 주시하는 방향에 따라서 안구근육이 수축하여 안구는 회전하게 된다. 앞뒤축을 중심으로 회전하는 것도 일어난다. 안구근육은 눈확내에서 안구의 위치를 안정화하는데도 기여한다. 곧은근이 부착한 온힘줄고리에서는 안구를 뒤로 당겨주어 위치를 안정화시키고 위빗근은 안구를 앞쪽으로 당겨주어 위치를 안정화시킨다.

안쪽곧은근은 안구를 안쪽으로 돌리고 가쪽곧은근은 안구를 가쪽으로 돌린다. 위곧은근은 안구를 올리고 안으로 모은다. 아래곧은근은 안구를 내리고 안으로 모은다. 두 개의 빗근은 안구를 가쪽으로 돌린다. 아래빗근은 시야를 위로 올리고 위빗근은 시야를 내린다. 일반적인 눈 운동의 여러 안구근육들이 수축과 이완이 협력에 의하여 균형이 맞춰지고 눈꺼풀의 운동과 같이 일어난다. 위눈꺼풀올림근은 위눈꺼풀을 올려주고 아래곧은근은 아래눈꺼풀을 내려준다.

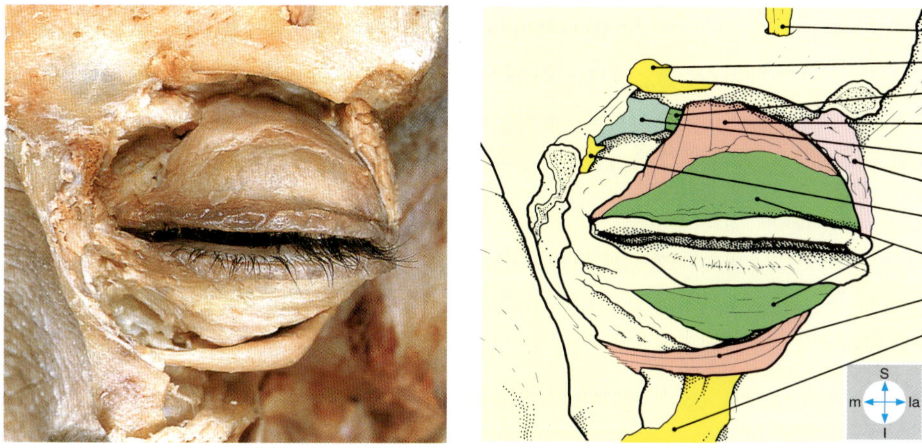

그림 7.85 눈확의 가쪽벽일부, 바닥일부, 눈껴풀 일부를 제거한 후에 관찰되는 왼쪽 눈확의 구조물들. 눈확위신경은 이마뼈의 눈확위관에 위치한다.

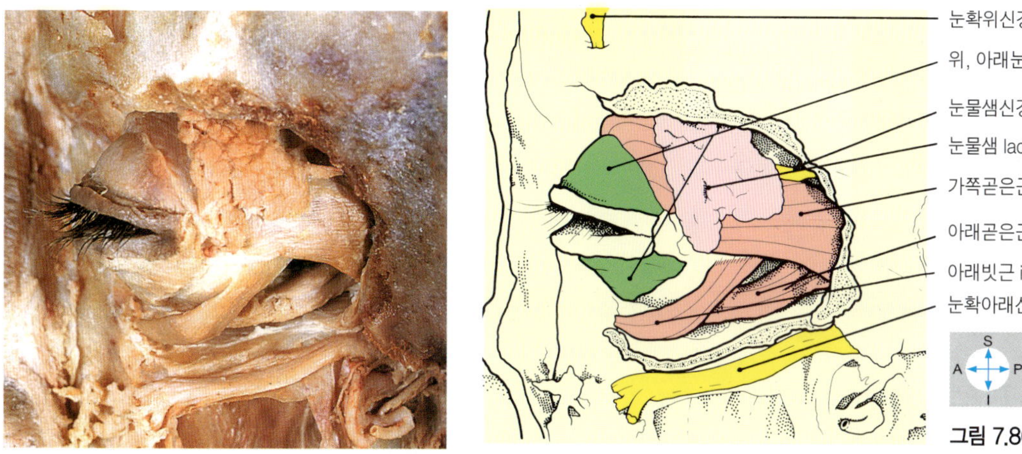

그림 7.86 그림 7.85의 가쪽면.

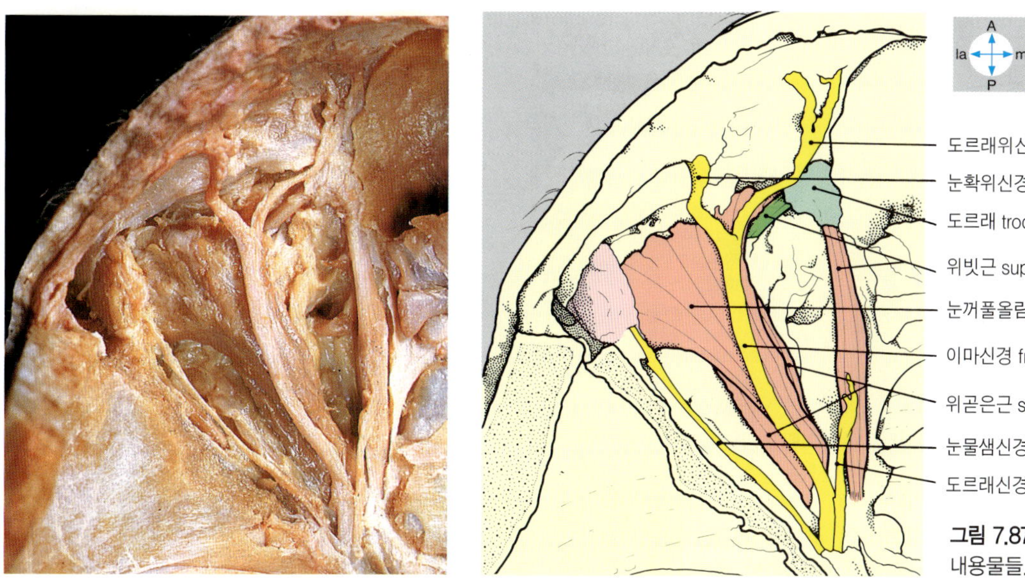

그림 7.87 이마뼈의 눈확판을 제거한 후에 위쪽에서 관찰되는 눈확의 내용물들.

신경(Nerves)

눈확에는 중간머리뼈우묵과 날개입천장오목에서 여러 신경들이 들어온다. 시각신경은 시각을 담당하며 눈동맥과 함께 시각신경관을 지난다. 시각신경은 뇌막과 뇌척수액으로 둘러싸여 있고 곧은근원뿔내를 주행하다가 안구에 들어간다. 다른 신경들은 위눈확틈새를 통해 눈확으로 들어간다.

눈돌림신경은 위눈확틈새를 통해 곧은근원뿔내로 들어온다(그림 7.88, 7.90). 눈돌림신경은 윗가지와 아래가지로 나뉘어져 눈확에 들어온다. 윗가지는 위곧은근과 위눈꺼풀올림근에 분포하고 아래가지는 아래곧은근, 아래빗근, 안쪽곧은근, 섬모체신경절에 분포한다. 아래곧은근과 위눈꺼풀올림근의 민무늬근에 분포하는 교감신경섬유는 해면정맥동굴에서 눈돌림신경과 합쳐져서 같이 주행한다.

도르래신경은 위눈확틈새를 통해 눈확으로 들어와 곧은근원뿔의 위를 지나 위빗근에 분포한다(그림 7.88).

갓돌림신경은 위눈확틈새를 통해 눈확으로 들어와 가쪽곧은근 안쪽으로 주행하여 이 근육에 분포한다(그림 7.89, 7.90).

삼차신경의 가지인 눈신경은 위눈확틈새를 통해 눈확으로 들어가기 직전에 이마신경, 눈물샘신경, 코섬모체신경으로 나뉜다. 눈물샘신경은 곧은근원뿔의 가쪽을 따라서 눈확의 천정과 가쪽 사이를 지나 앞으로 주행한다. 이 신경은 눈물샘에 분포하는 광대신경에서 나온 부교감신경과 합쳐진다. 눈물샘신경은 눈물샘과 위눈꺼풀의 가쪽부위에 분포하는 감각신경이다.

이마신경은 위눈꺼풀올림근의 윗면에 위치하고 도르래위신경과 눈확위신경으로 나뉜다(그림 7.87). 눈확위신경은 눈확의 윗모서리에 있는 눈확위패임으로 나오며 위눈꺼풀, 이마, 머리덮개, 이마굴에 감각을 담당한다. 도르래위신경은 눈확의 도르래의 위에서 나오며 눈확위신경보다 안쪽에 위치하며 위눈꺼풀, 이마, 머리덮개 안쪽의 감각을 담당한다(그림 7.85, 7.87 참조).

코섬모체신경은 곧은근원뿔내에 위치하며 시각신경을 가로질러 눈확의 안쪽벽을 따라서 앞쪽으로 이동하여 도르래 아래부분까지 도달한다. 코섬모체신경은 섬모체신경절에 이르는 신경, 두 개의 긴섬모체신경, 도르래아래신경, 앞벌집신경, 뒤벌집신경으로 분지한다. 긴섬모체신경은 해면정맥굴에서 코섬모체신경과 합쳐지는 혈관수축성 교감신경을 동반하며 앞쪽으로 이동하여 안구내의 혈관에 분포한다. 앞벌집신경과 뒤벌집신경은 같은 이름의 구멍을 통과하여 벌집굴에 분포한다. 앞벌집신경은 이마뼈와 벌집뼈사이를 지나 벌집체판의 윗면을 통과한다. 앞머리뼈우묵을 벗어난 앞벌집신경은 벌집체판을 지난 후 바깥코신경처럼 코뼈의 안쪽면을 지나 코끝까지 도달한다. 앞벌집신경은 코의 정중선에 가까운 피부의 감각과 코중격의 감각을 담당한다. 도르래아래신경은 위눈꺼풀 안쪽부위의 감각을 담당한다(그림 7.85 참조).

자율신경(Autonomic nerves)

섬모체신경절은 안구의 뒤, 시각신경의 가쪽에 위치한다. 섬모체신경절에는 코섬모체신경절에서부터 오는 감각신경섬유, 해면정맥굴안에서 속목동맥얼기에서 오는 교감신경섬유와 눈돌림신경에서 오는 부교감신경이 지난다. 위의 3개의 신경 중에서 눈돌림신경에서 오는 부교감신경만 섬모체신경절에서 연접한다. 섬모체신경절의 앞부분에서 나오는 짧은섬모체신경은 안구(각막포함)의 일반감각을 담당하는 신경, 동공수축근과 섬모체근육에 분포하는 부교감신경, 동공확대근에 분포하는 교감신경을 포함한다.

혈관수축성 교감신경은 코섬모체신경의 가지인 긴섬모체신경에 합류하여 안구에 도달한다. 다른 눈확내에 위치하는 교감신경은 위눈꺼풀올림근과 아래곧은근의 민무늬근에 분포하는 눈돌림신경과 합류하여 분포한다. 삼차신경의 가지인 위턱신경의 광대신경과 교통하는 눈물샘신경을 통하여 부교감신경이 눈물샘에 분포한다. 이 부교감신경의 세포체는 날개입천장신경절에 위치한다.

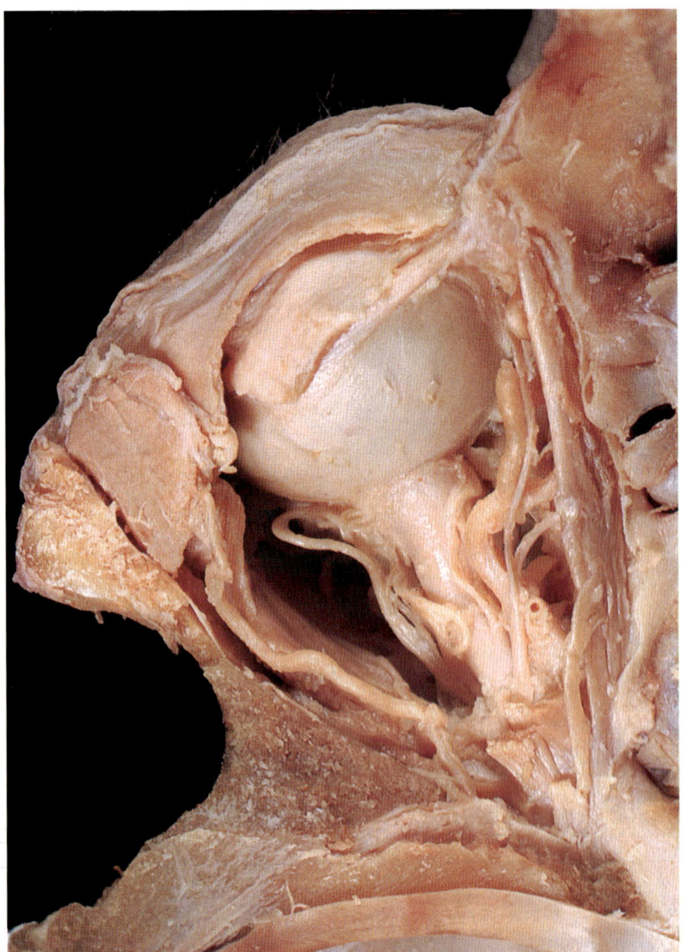

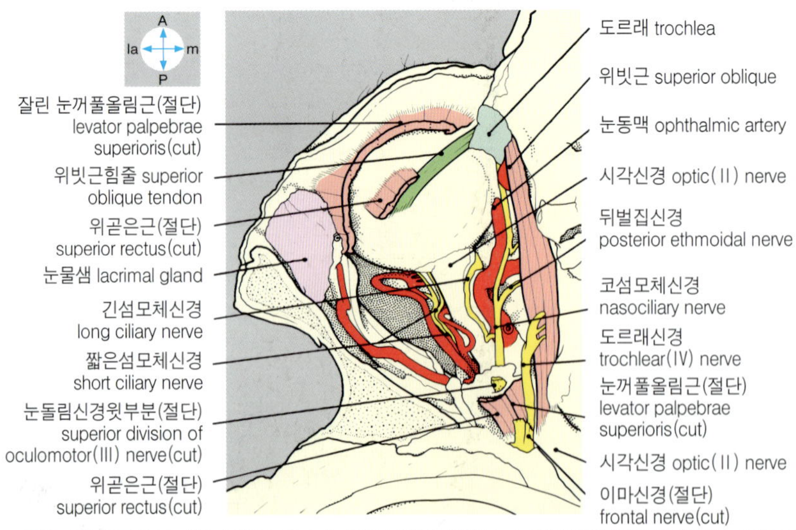

그림 7.88 위곧은근, 위눈꺼풀올림근, 눈돌림신경의 윗부분, 눈확부위의 지방을 제거한 후에 관찰되는 눈확의 구조물들.

혈관(Vessels)

눈동맥은 중간머리뼈우묵내에서 속목동맥의 가지로 분지되며 시각신경관에서 시각신경의 아래쪽을 따라서 눈확으로 들어온다. 눈동맥은 시각신경의 위를 지나는 코섬모체신경과 함께 눈확의 안쪽벽을 따라서 앞쪽으로 주행한다. 눈동맥의 첫째가지는 망막중심동맥으로 눈신경에 들어가 안구를 지나 망막에 분포한다. 망막중심동맥이 막히게 되면 시각을 잃게 된다. 망막중심동맥을 제외한 눈동맥의 다른 가지들은 삼차신경의 첫째가지인 눈신경을 동반한다. 눈동맥에는 앞벌집동맥, 뒤벌집동맥, 안구근육에 분포하는 동맥들이 있다.

안구와 주변 조직의 정맥들은 위눈정맥과 아래눈정맥으로 합류된다. 위눈정맥은 뒤쪽으로 이동하여 해면정맥굴로 들어가고 아래눈정맥은 아래 눈확틈새를 통해서 날개입천장오목에 있는 날개근정맥얼기로 들어간다. 위눈정맥과 아래눈정맥은 두 개 모두 얼굴정맥과 교통한다.

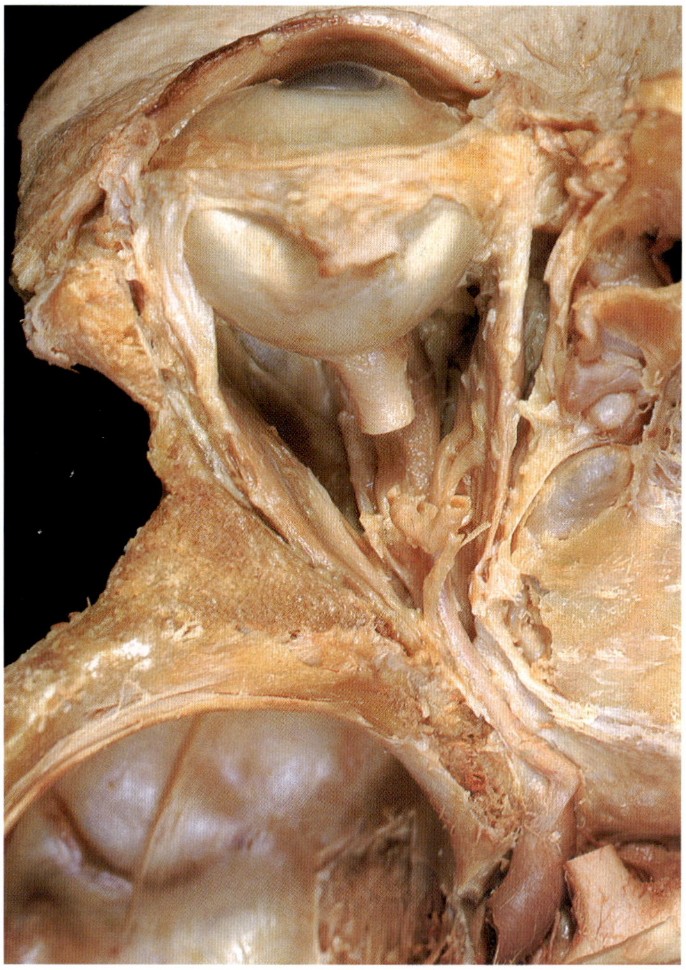

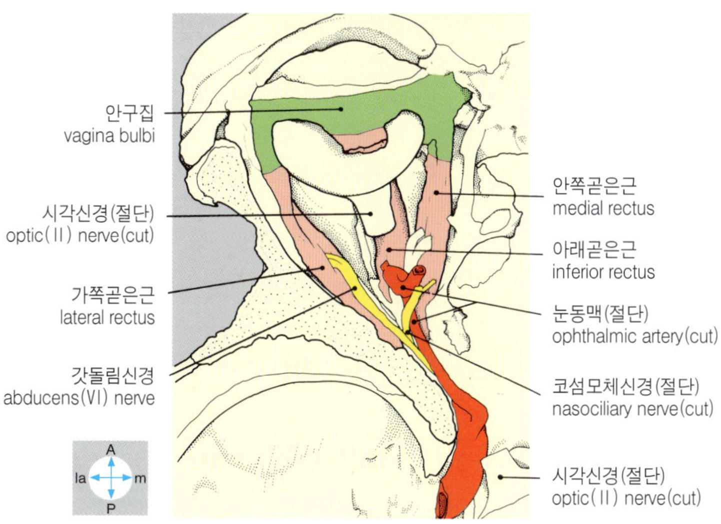

그림 7.89 위눈꺼풀, 시각신경일부, 위빗근이 제거된 후에 관찰되는 눈확의 근육들.

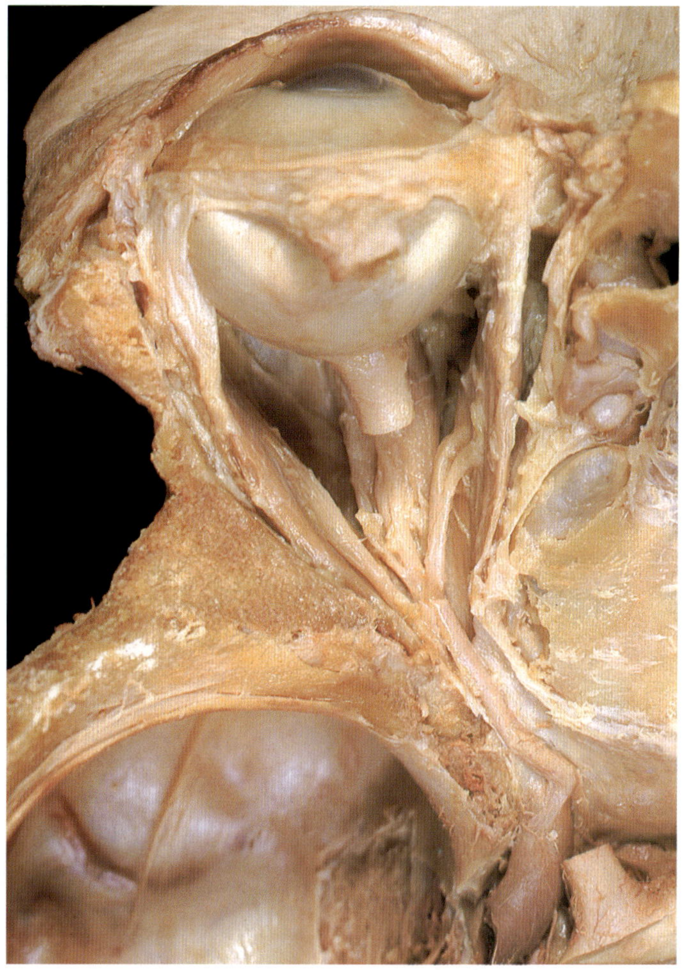

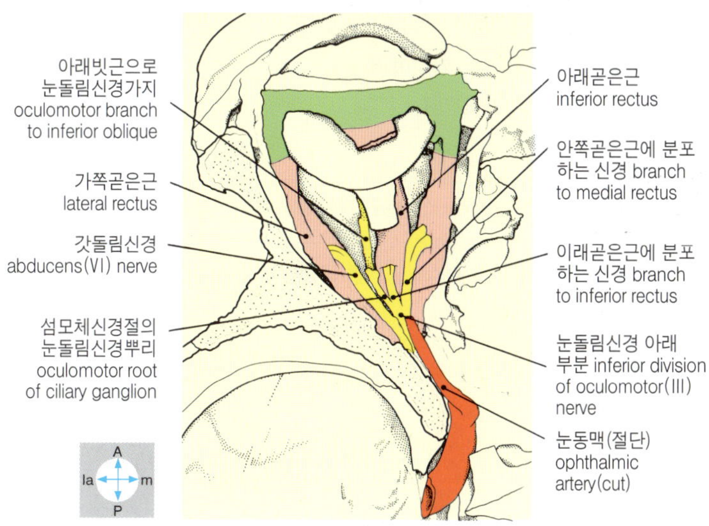

그림 7.90 눈동맥의 뒤가지일부와 코섬모신경을 자른 후에 관찰되는 눈돌림신경의 아랫부분.

연습문제

아래의 완성되지 않은 각 설명 뒤에는 다섯 개의 제시된 답 혹은 완전한 설명이 있다. 어느 것이 맞고 틀린지를 결정하라. 답은 367쪽에 있다.

1. 속목동맥은:
a) 오른쪽에서는 팔머리동맥으로부터 나온다.
b) 첫째~여섯째목뼈의 가로구멍을 지난다.
c) 눈확에 들어가는 가지가 있다.
d) 바닥동맥을 형성한다
e) 앞대뇌동맥을 분지한다.

2. 후두에서는:
a) 위후두신경이 안뜰주름의 감각을 담당한다.
b) 반지방패근이 수축하면 음의 높이가 낮아진다.
c) 반지연골은 완벽한 원형을 이룬다.
d) 모뿔사이근은 성대주름을 모아준다.
e) 성대주름의 상피는 호흡상피이다.

3. 속목정맥은:
a) 구불정맥굴과 연결된다.
b) 팔머리정맥으로 들어간다.
c) 혀정맥으로부터 혈액을 받는다.
d) 아래턱뒤정맥과 교통한다.
e) 앞가쪽표면에 목신경고리를 가지고 있다.

4. 아래턱뼈의 관절돌기는:
a) 안쪽날개근과 가쪽날개근이 함께 수축하면 안쪽으로 움직인다.
b) 관절원반에 의해 관자뼈와 분리된다.
c) 가쪽날개근이 수축하면 뒤쪽으로 움직인다.
d) 관자근이 수축하면 뒤쪽으로 움직인다.
e) 종종 뒤쪽으로 변이된다.

5. 머리뼈내의 경질막은:
a) 뇌막층과 뼈막층이 쉽게 분리된다.
b) 소뇌천막을 형성한다.
c) 대뇌낫의 자유모서리 부분에서 구불정맥굴을 형성한다.
d) 뇌척수액에 의해서 거미막과 분리된다.
e) 안장가로막을 형성한다.

6. 갑상샘은:
a) 두 번째 세 번째기관연골높이에 잘록부위가 있다.
b) 빗장밑동맥의 가지로부터 혈액을 공급받는다.
c) 척추앞근막으로 둘러싸여있다.
d) 되돌이후두신경과 밀접한 관계가 있다.
e) 음식물을 삼키는 동안에 위로 올라간다.

7. 혀밑신경은:
a) 머리뼈에서 목정맥구멍을 통과한다.
b) 혀 앞 2/3의 감각신경을 가지고 있다.
c) 턱끝혀근에 분포한다.
d) 목신경고리의 C1섬유를 동반한다.
e) 손상 받으면 혀를 앞으로 내밀었을 때 신경이 손상받은 쪽으로 혀가 이동한다.

8. 속귀길에서 얼굴신경이 절단되면:
a) 볼근이 마비된다.
b) 혀의 앞 2/3의 미각이 소실된다.
c) 깨물근이 마비된다.
d) 귀밑샘의 분비가 안된다.
e) 등자근이 마비된다.

9. 위턱동굴은:
a) 바닥이 단단입천장 높이이다.
b) 삼차신경의 눈신경으로부터 감각을 지배받는다.
c) 송곳니의 뿌리부분에 움푹 들어간다.
d) 눈확의 바닥이 천정을 형성한다.
e) 아래콧길에 열린다.

10. 삼차신경의 가지인 위턱신경은:
a) 해면정맥굴과 관련된다.
b) 아래눈꺼풀의 감각을 담당한다.
c) 원형구멍을 통과한다.
d) 코중격의 일부분의 감각을 담당한다.
e) 단단입천장의 감각을 담당한다.

11. 미주신경은:
a) 목정맥구멍을 통과한다.
b) 목혈관신경집내를 통과한다.
c) 후두인두의 감각을 담당한다.
d) 붓인두근의 운동을 담당한다.
e) 턱밑샘에 분포하는 신경섬유와 동반한다.

12. 목에서는:
a) 가로막신경은 빗장밑동맥의 뒤쪽을 지난다.
b) 왼쪽 미주신경은 되돌이후두신경 가지를 낸다.
c) 앞목갈비근은 빗장밑정맥의 뒤에 놓인다.
d) 가슴림프관은 왼쪽의 빗장밑정맥과 속목정맥이 합쳐지는 부분으로 들어간다.
e) 복장목뿔근은 목신경고리의 지배를 받는다.

13. 혀인두신경은:
a) 인두수축근의 운동신경이다.
b) 귀밑샘을 관통한다.
c) 혀의 뒤 1/3의 일반감각을 담당한다.
d) 붓인두근의 운동신경이다.
e) 후두의 일반감각신경섬유를 함유한다.

14. 코안과 코를 이루는 벽에 대해서:
a) 코눈물관은 중간콧길에 열린다.
b) 아래코선반은 벌집뼈의 일부이다.
c) 코중격은 삼차신경의 가지인 아래턱신경의 지배를 받는다.
d) 보습뼈는 코중격의 앞쪽을 형성한다.
e) 나비굴은 중간콧길에 열린다.

15. 머리뼈안에 대해서는:
a) 위시상정맥굴은 가로정맥굴로 들어간다.
b) 중간뇌막동맥에서 출혈이 생기면 경질막외혈종이 생긴다.
c) 삼차신경절은 관자뼈의 바위부분 꼭지점부분에 위치한다.
d) 속목동맥에서 뒤대뇌동맥이 분지된다.
e) 관자엽은 앞머리뼈오목에 놓인다.

16. 눈확에 대해서는:
a) 가쪽곧은근은 4번째 뇌신경의 지배를 받는다.
b) 위빗근은 눈을 모아준다.
c) 눈돌림신경은 동공수축근에 분포하는 부교감신경을 동반한다.
d) 눈물샘의 분비신경은 코섬모체신경과 동반한다.
e) 눈동맥은 위눈확틈새를 통과한다.

임상문제

답은 368쪽에 있다.

사례연구 1

50세 여성이 오른쪽 얼굴이 통증 없이 부어서 의사를 찾아왔다. 검사결과 양성 귀밑샘 종양으로 진단되어 부분적인 귀밑샘절제를 시행하였다. 마취에서 회복되는 동안에 환자는 오른쪽 입에서 침을 줄줄 흘리고 오른쪽 눈을 감는 데 불편함을 호소하였다. 몇 주가 지나자 위의 증상들은 사라졌으나 종양을 제거한 부분의 피부에서 식사시에 땀이 많이 흐르는 것이 관찰되었다.

질문

1. 귀밑샘이 정상적인 기능 여부를 어떻게 검사할 것인가?
2. 왜 환자는 수술 직후에 입과 눈 부위에 불편함을 호소한 것인가?
3. 왜 수술 후에 불편감이 사라졌는가?
4. 왜 식사시에 땀이 많이 흐르는가?

사례연구 2

즐거운 파티를 보낸 다음 날 아침에 20세의 남학생이 일어나서 크게 하품을 하였다. 남학생은 툭 하는 소리를 듣고 입이 다물어지지 않았다. 그 뒤로 남학생은 얼굴의 양쪽 귀 앞부분에 심한 통증이 느껴졌다. 남학생은 지금 말하는 것도 먹는 것도 힘든 상태이다.

질문

1. 무슨 일이 일어난 건가?
2. 어떤 해부학적 상태가 이 상황을 설명할 수 있는가?
3. 해부학적 지식을 바탕으로 치료법에 대해서 설명하라.

사례연구 3

35세 여성이 체중이 줄고, 불안, 떨림을 호소하며 의사를 방문했다. 의사는 그녀가 눈이 앞으로 튀어나온 것을 관찰하고 갑상선기능항진증으로 진단하였다. 앉아 있는 환자의 뒤편에 서서 의사는 갑상샘을 검사하기 위해서 환자의 후두융기 하방의 목을 만졌다.

질문

1. 의사는 갑상샘을 검사하기 위해서 환자에게 무엇을 한다고 이야기 하여야 하는가?

위의 환자는 치료하기 위해서 부분적인 갑상샘절제를 시행하였다. 환자는 수술 시행 후 쉰 목소리를 갖게 되었다.

2. 왜 목소리가 변했는가?
3. 어떻게 수술하는 의사들은 위의 문제들을 피할 수 있는가?
4. 위의 구조물 이외의 갑상샘절제수술을 시행할 때 손상받기 쉬운 구조물들은 어떤 것들이 있는가?

사례연구 4

일반개업의로부터 의뢰된 14세의 소년이 응급으로 병원에 내원하였다. 소년은 지난 여러 달 동안 여드름이 있었고 몇일 전부터 여드름 상태가 악화되었다. 소년은 왼쪽 뺨 부위에 여드름 융기를 짜내었고 그로부터 36시간 뒤에 왼쪽에서 사물이 이중으로 보였다. 병원에 오기 몇 시간 전에는 왼쪽얼굴의 중간 부분에 통증을 느꼈고 모든 방향에서 사물이 이중으로 보였다.

질문

1. 소년의 병명은 무엇인가?
2. 왜 소년은 왼쪽에서 사물이 이중으로 보였는가?
3. 위의 병이 진행을 해부학적 구조로 설명하라.
4. 만약에 소년이 위의 상태에서 치료받지 못한다면 그 다음에 어떤 문제가 발생하겠는가?

그림문제

표시된 부분의 명칭을 기입하여라. 답은 페이지 아래쪽에 표시되어 있다.

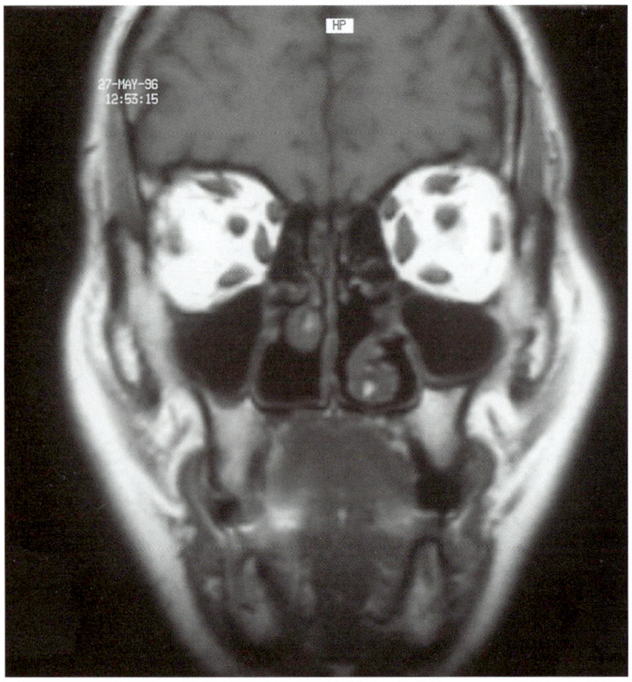

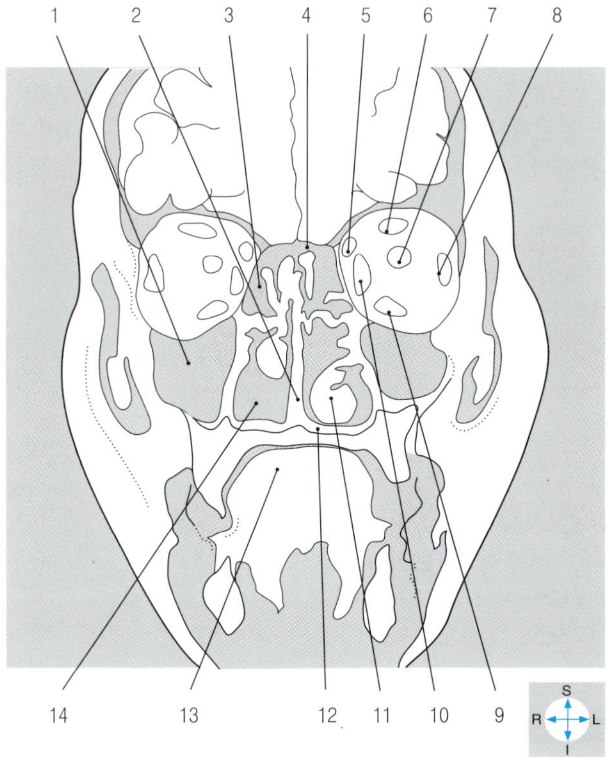

그림 7.91 눈확과 코안을 보여주는 관상 MR 사진. 그림 7.47과 그림 7.97과 비교.

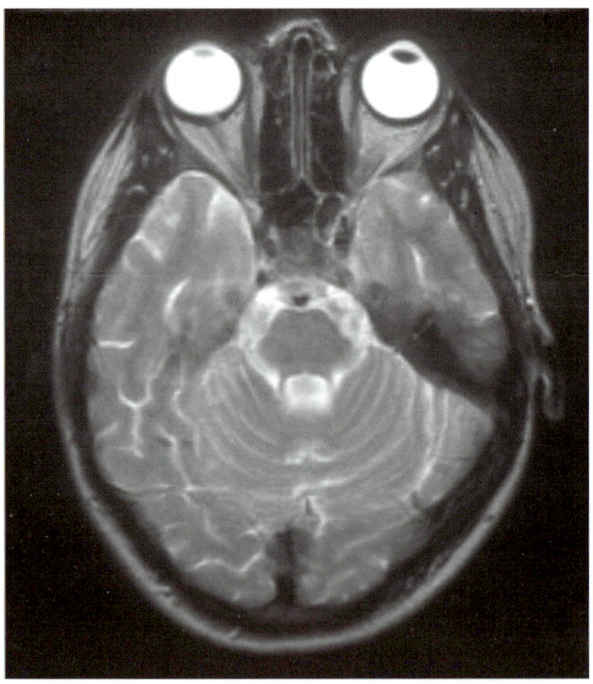

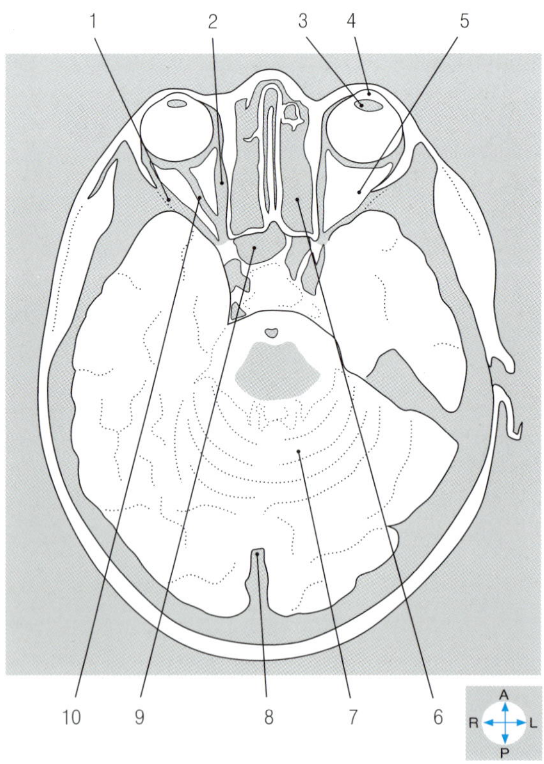

그림 7.92 눈확을 보여주는 가로절단면 MR 사진. 그림 7.99와 비교.

정답

그림 7.91 1 = 위턱굴(maxillary sinus), 2 = 코중격(nasal septum), 3 = 벌집뼈굴(ethmoidal air cells), 4 = 체판(cribriform plate), 5 = 위빗근(superior oblique), 6 = 위곧은근(superior rectus), 7 = 시각신경(optic nerve), 8 = 가쪽곧은근(lateral rectus), 9 = 아래곧은근(inferior rectus), 10 = 안쪽곧은근(medial rectus), 11 = 아래코선반(inferior concha), 12 = 단단입천장(hard palate), 13 = 혀(tongue), 14 = 코안(nasal cavity).

그림 7.92 1 = 가쪽곧은근(lateral rectus), 2 = 안쪽곧은근(medial rectus), 3 = 수정체(lens), 4 = 앞안구방(anterior chamber), 5 = 안구뒤지방(retrobulbar fat), 6 = 벌집뼈벌집(ethmoidal air cells), 7 = 소뇌(cerebellum), 8 = 소뇌낫을 포함하는 뒤 소뇌틈새(posterior cerebellar notch containing falx cerebelli), 9 = 나비굴(sphenoid sinus), 10 = 시각신경(optic nerve).

지시된 구조를 자세하게 식별하라. 답은 아래쪽에 있다.

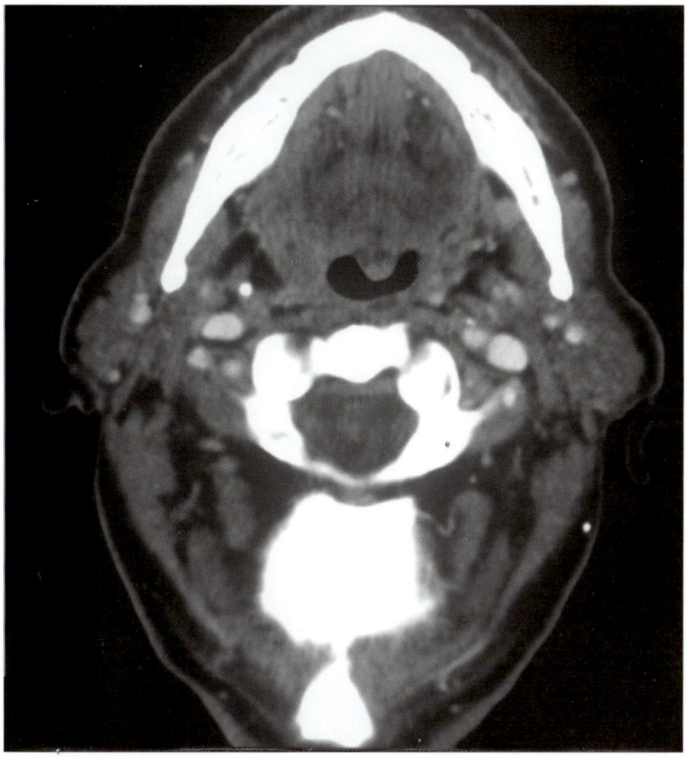

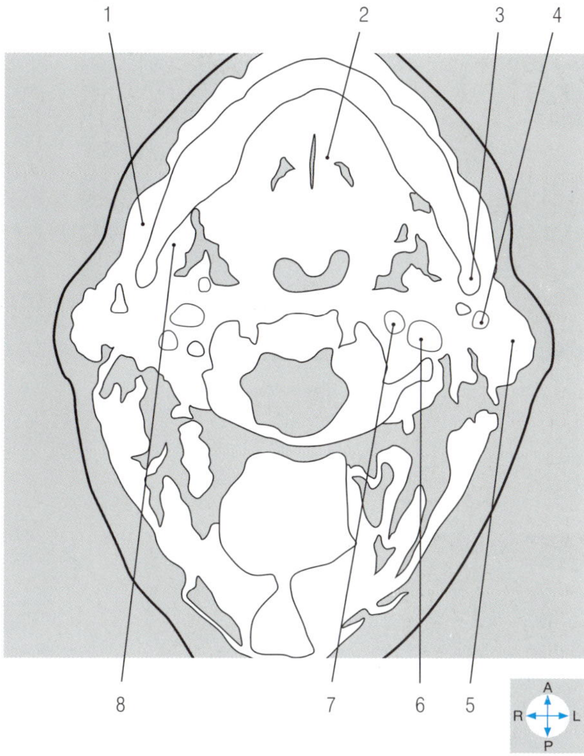

그림 7.93 두 번째목뼈높이의 가로절단면 CT 사진. 그림 7.25, 그림 7.101과 비교.

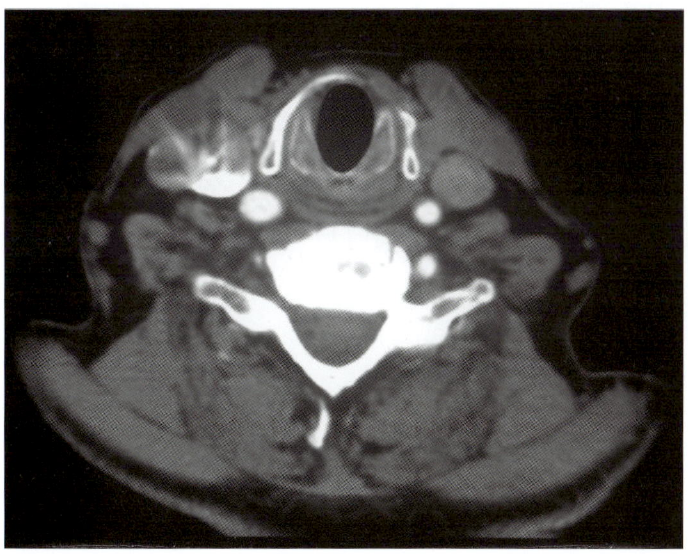

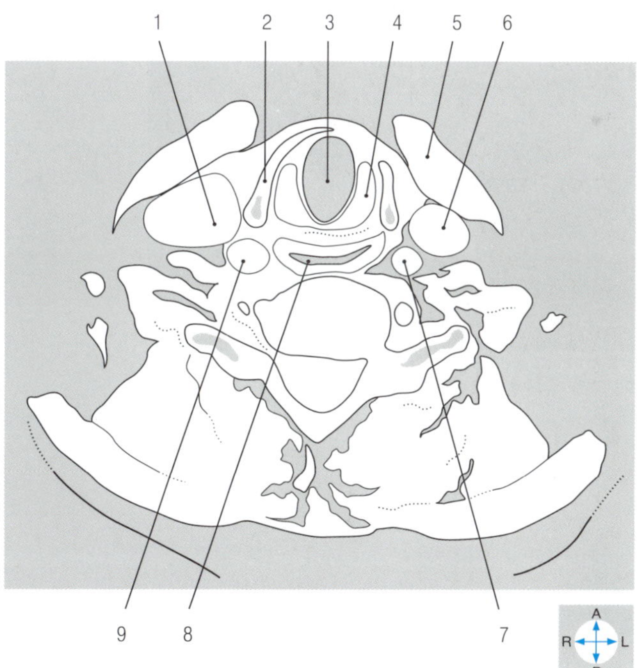

그림 7. 94 다섯 번째목뼈높이에서 가로절단면 CT 사진. 그림 7.5와 비교.

정답

그림 7.93 1 = 깨물근(masseter), 2 = 턱끝혀근(genioglossus), 3 = 아래턱뼈의 턱뼈가지(ramus of mandible), 4 = 바깥목동맥(external carotid artery), 5 = 귀밑샘(parotid gland), 6 = 속목정맥(internal jugular vein), 7 = 속목동맥(internal carotid artery), 8 = 안쪽날개근(medial pterygoid).

그림 7.94 1 = 오른쪽 속목정맥(right internal jugular vein), 2 = 방패연골판(lamina of thyroid cartilage), 3 = 후두공간(cavity of larynx), 4 = 반지연골(cricoid cartilage), 5 = 목빗근(sternocleidomastoid), 6 = 왼쪽 속목정맥(left internal jugular vein), 7 = 왼쪽 온목동맥(left common carotid artery), 8 = 후두인두(laryngopharynx), 9 = 오른쪽 온목동맥(right common carotid artery).

지시된 구조를 자세하게 식별하라. 답은 아래쪽에 있다.

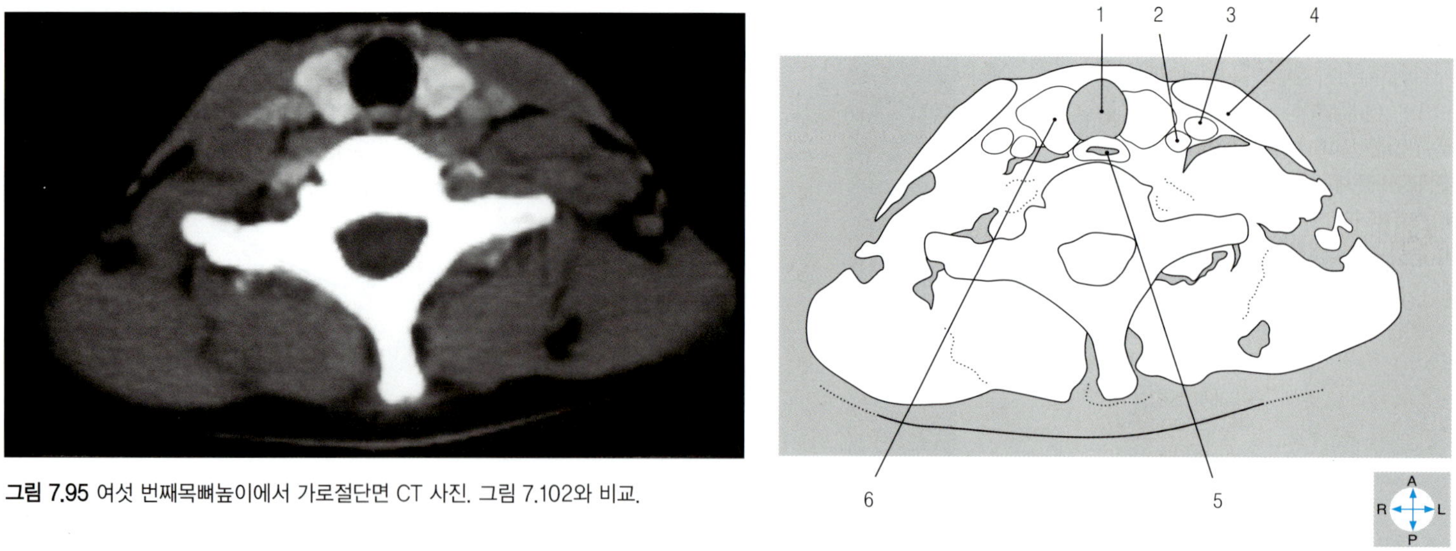

그림 7.95 여섯 번째목뼈높이에서 가로절단면 CT 사진. 그림 7.102와 비교.

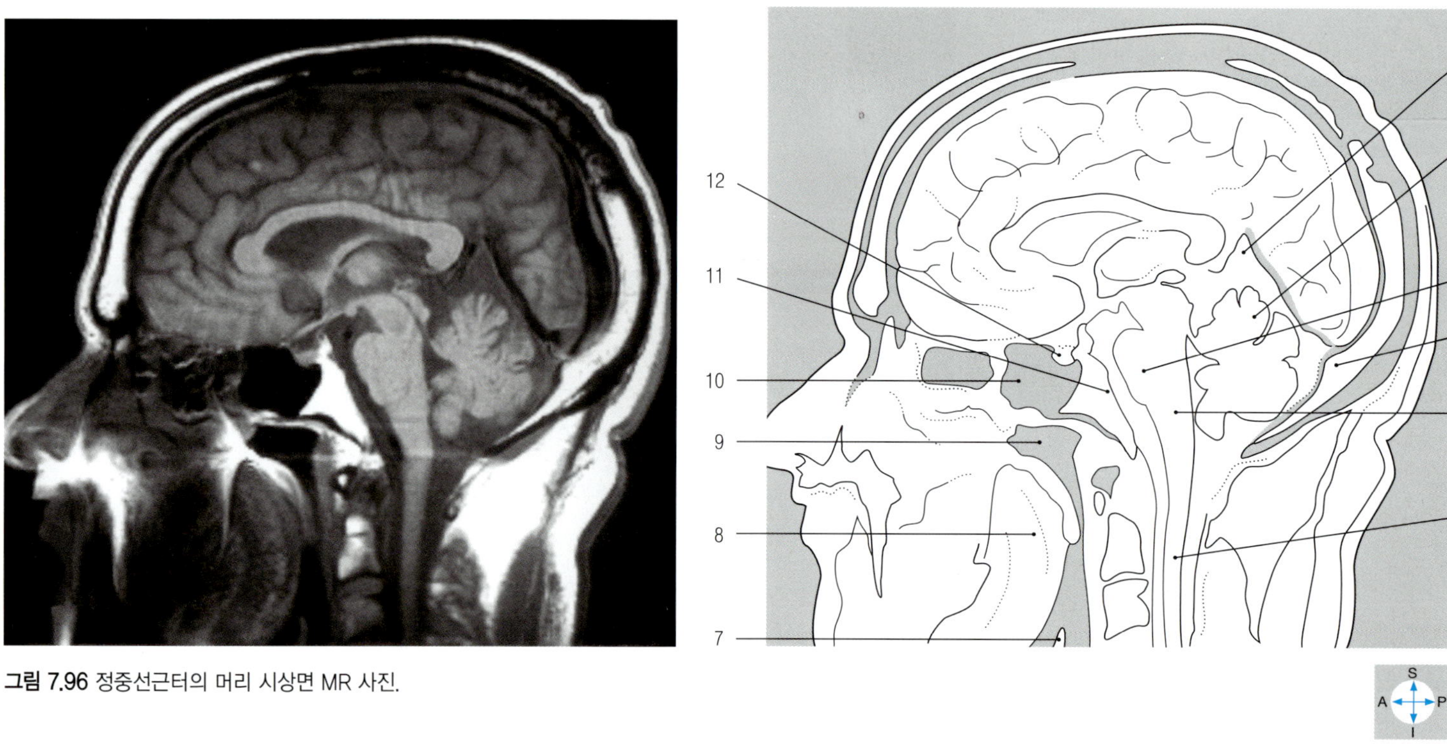

그림 7.96 정중선근터의 머리 시상면 MR 사진.

정답

그림 7.95 1 = 기관(trachea), 2 = 온목동맥(common carotid artery), 3 = 속목정맥(internal jugular vein), 4 = 목빗근(sternocleidomastoid), 5 = 식도(oesophagus), 6 = 갑상샘의 가쪽엽(lateral lobe of thyroid gland).

그림 7.96 1 = 소뇌천막(tentorium cerebelli), 2 = 소뇌(cerebellum), 3 = 교뇌(pons), 4 = 안쪽후두융기(internal occipital protuberance), 5 = 숨뇌(medulla oblongata), 6 = 목척수(cervical spinal cord), 7 = 후두덮개(epiglottis), 8 = 혀근육(tongue musculature), 9 = 코인두(nasopharynx), 10 = 나비굴(sphenoid sinus), 11 = 비스듬틀(clivus), 12 = 뇌하수체(pituitary gland)

지시된 구조를 자세하게 식별하라. 답은 아래쪽에 있다.

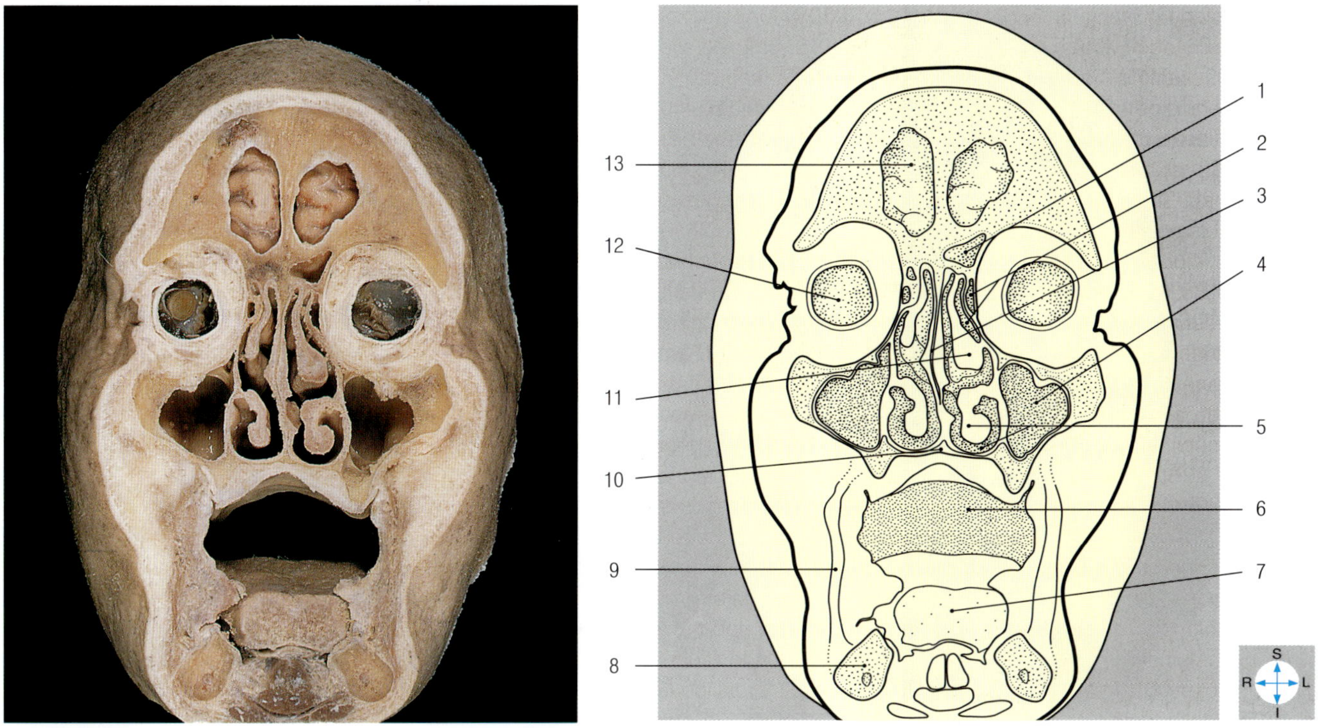

그림 7.97 눈확과 코안을 보여주는 관상절단면. 앞에서 본 모습. 그림 7.91과 비교.

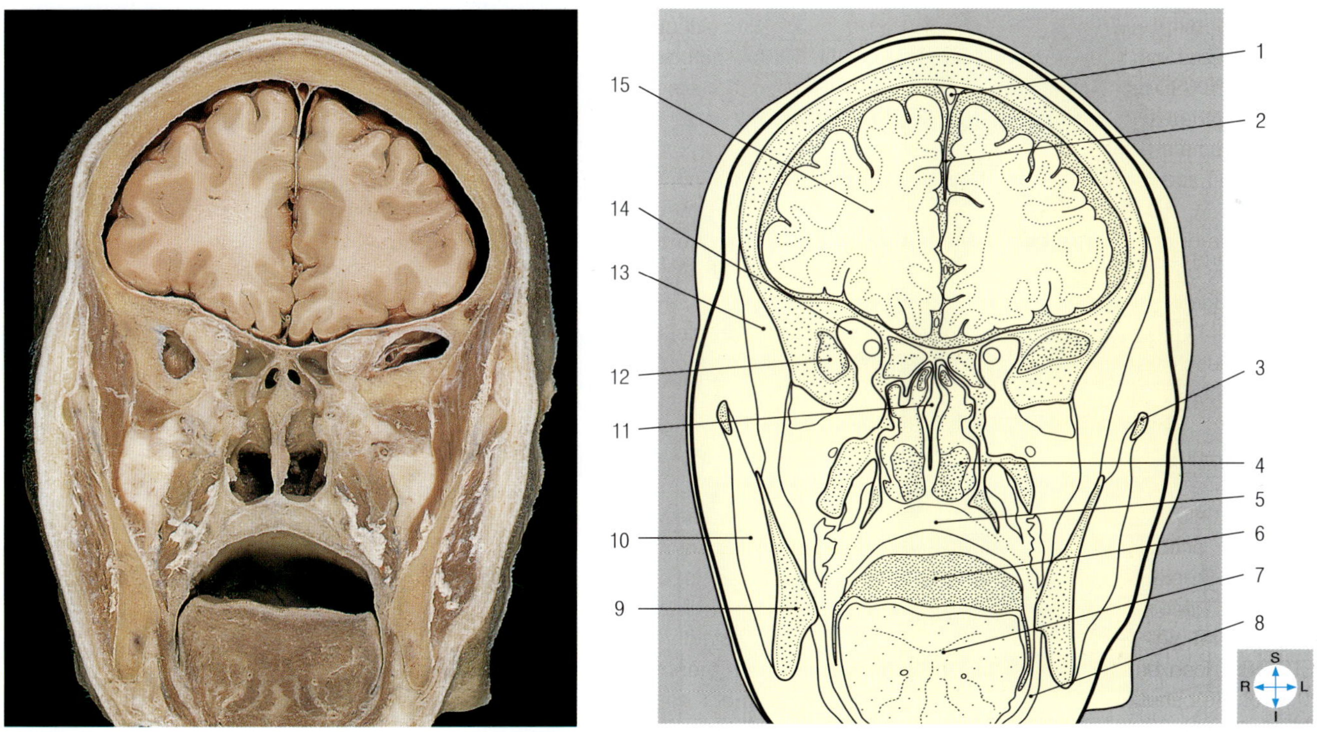

그림 7.98 물렁입천장과 뒤코구멍을 보여주는 관상절단면. 앞에서 본 모습.

정답

그림 7.97 1 = 이마굴(frontal sinus), 2 = 벌집뼈벌집(ethmoid air cells), 3 = 코중격(nasal septum), 4 = 위턱굴(maxillary sinus), 5 = 아래코선반과 아래콧길(inferior concha and meatus), 6 = 입안(oral cavity), 7 = 혀(tongue), 8 = 아래턱뼈(mandible), 9 = 볼근(buccinator), 10 = 단단입천장(hard palate), 11 = 중간코선반(middle concha), 12 = 안구(eyeball).

그림 7.98 1 = 위시상정맥굴(superior sagittal sinus), 2 = 대뇌낫(falx cerebri), 3 = 광대활(zygomatic arch), 4 = 코인두(nasopharynx), 5 = 물렁입천장(soft palate), 6 = 입안(oral cavity), 7 = 혀(tongue), 8 = 턱목뿔근(mylohyoid), 9 = 아래턱뼈(mandible), 10 = 깨물근(masseter), 11 = 코중격(nasal septum), 12 = 관자엽(temporal lobe), 13 = 관자근(temporalis), 14 = 눈확의 꼭지점(apex of orbit), 15 = 대뇌반구(cerebral hemisphere).

지시된 구조를 자세하게 식별하라. 답은 아래쪽에 있다.

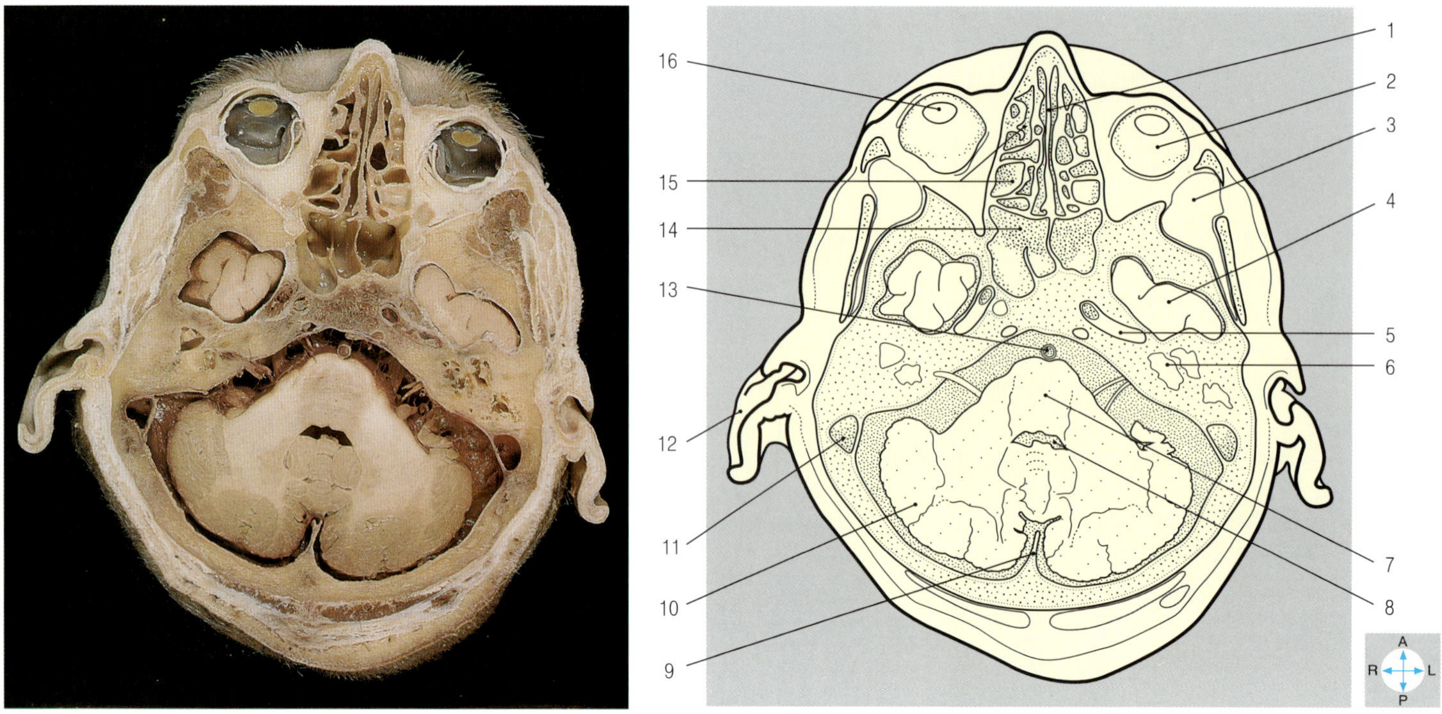

그림. 7.99 눈확과 뒷머리뼈우묵을 보여주는 가로절단면. 아랫면에서 관찰. 그림 7.92와 비교.

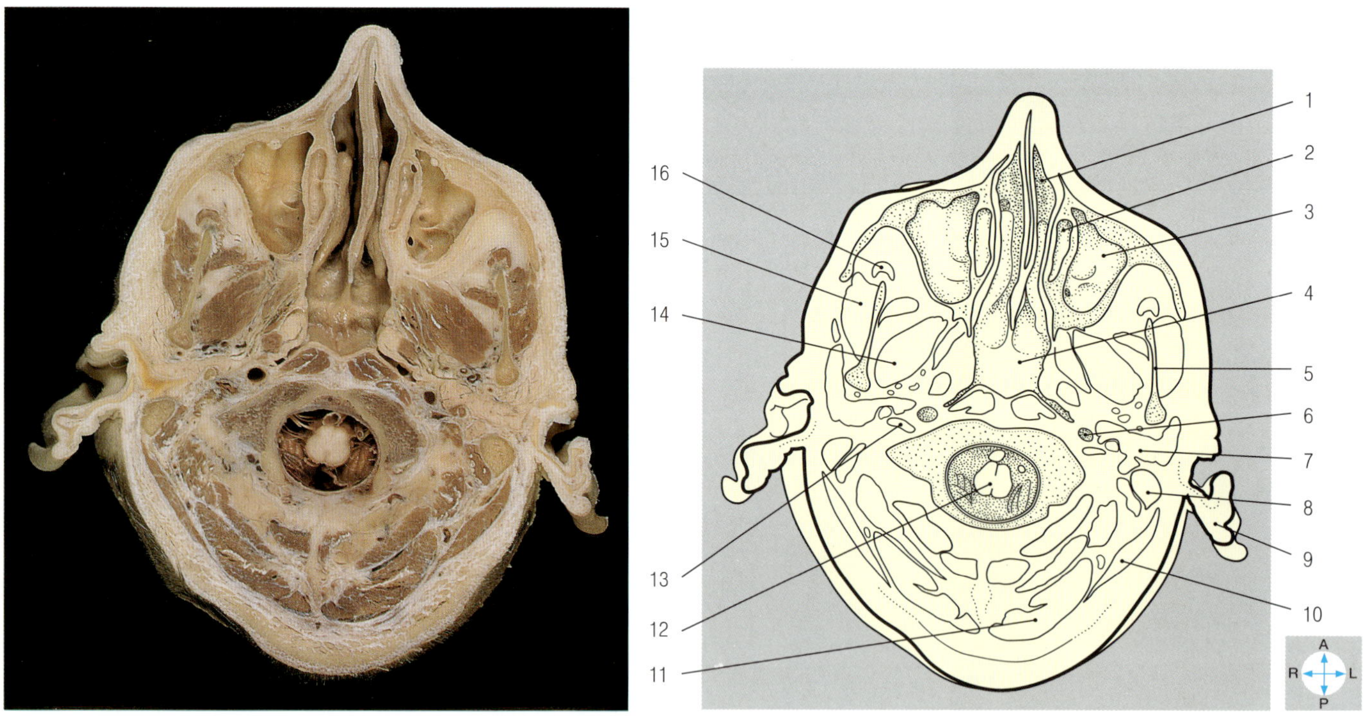

그림 7.100 위턱뼈굴과 코안을 보여주는 가로절단면. 아랫면에서 관찰.

정답

그림 7.99 1 = 코중격(nasal septum), 2 = 안구(eyeball), 3 = 관자근(temporalis), 4 = 관자엽(temporal lobe), 5 = 속목동맥관(carotid canal), 6 = 속귀(inner ear), 7 = 교뇌(pons), 8 = 4번째 뇌실(fourth ventricle), 9 = 소뇌천막(falx cerebelli), 10 = 소뇌(cerebellum), 11 = 구불정맥굴(sigmoid sinus), 12 = 귓바퀴(pinna), 13 = 바닥동맥(basilar artery), 14 = 나비굴(sphenoid sinus), 15 = 벌집뼈벌집(ethmoidal air cells), 16 = 수정체(lens).

그림 7.100 1 = 코안(nasal cavity), 2 = 벌집뼈벌집(ethnoid air cells), 3 = 위턱굴(maxillary sinus), 4 = 코인두(nasopharynx), 5 = 아래턱뼈(mandible), 6 = 속목동맥(internal carotid artery), 7 = 귀밑샘(parotid gland), 8 = 꼭지돌기(mastoid process), 9 = 귓바퀴(pinna), 10 = 목빗근(sternocleidomastoid), 11 = 등세모근(trapezius), 12 = 목척수(cervical spinal cord), 13 = 속목정맥(internal jugular vein), 14 = 가쪽날개근(lateral pterygoid), 15 = 깨물근(masseter), 16 = 관자근(temporalis).

지시된 구조를 자세하게 식별하라. 답은 아래쪽에 있다.

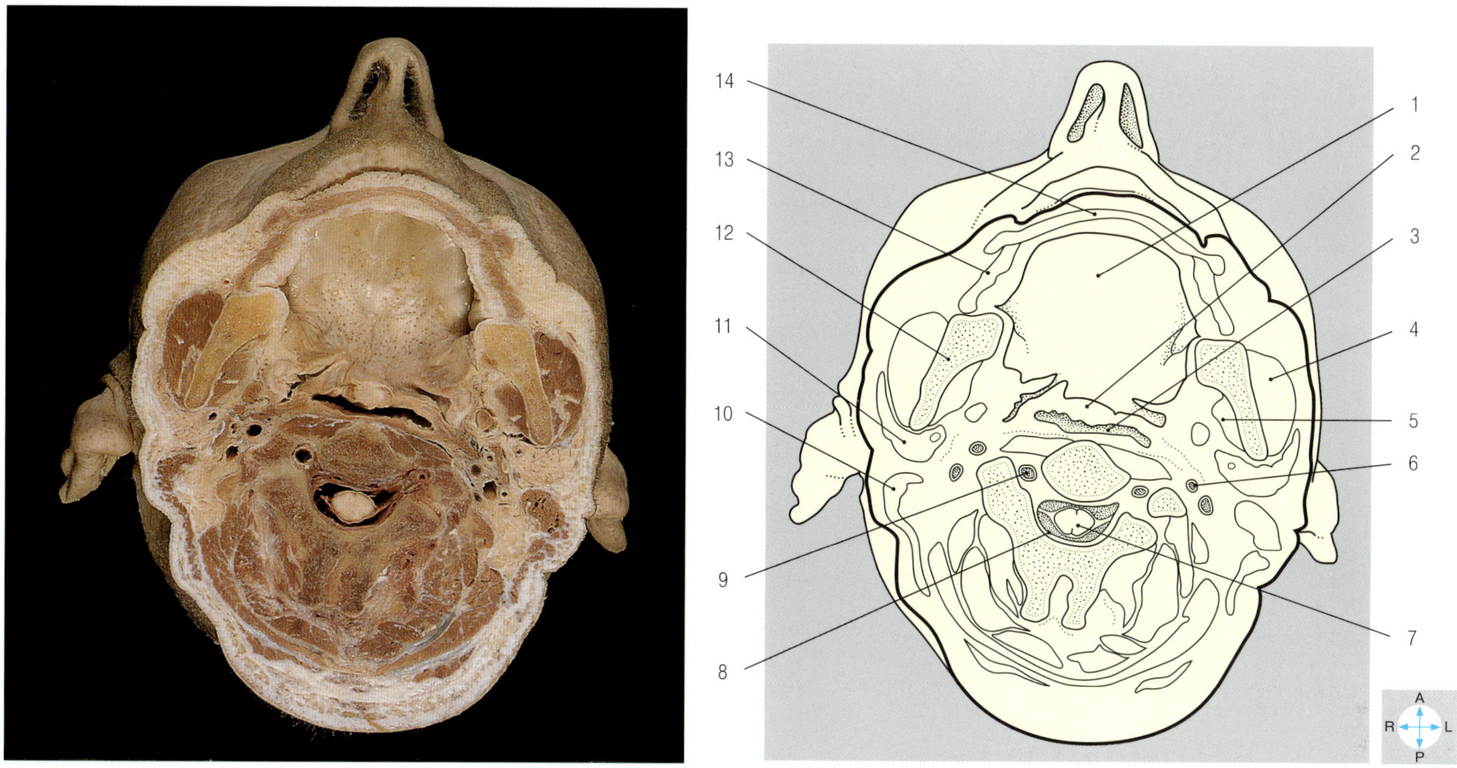

그림 7.101 둘째목뼈높이에서 가로절단면. 아랫면에서 관찰. 그림 7.93과 비교.

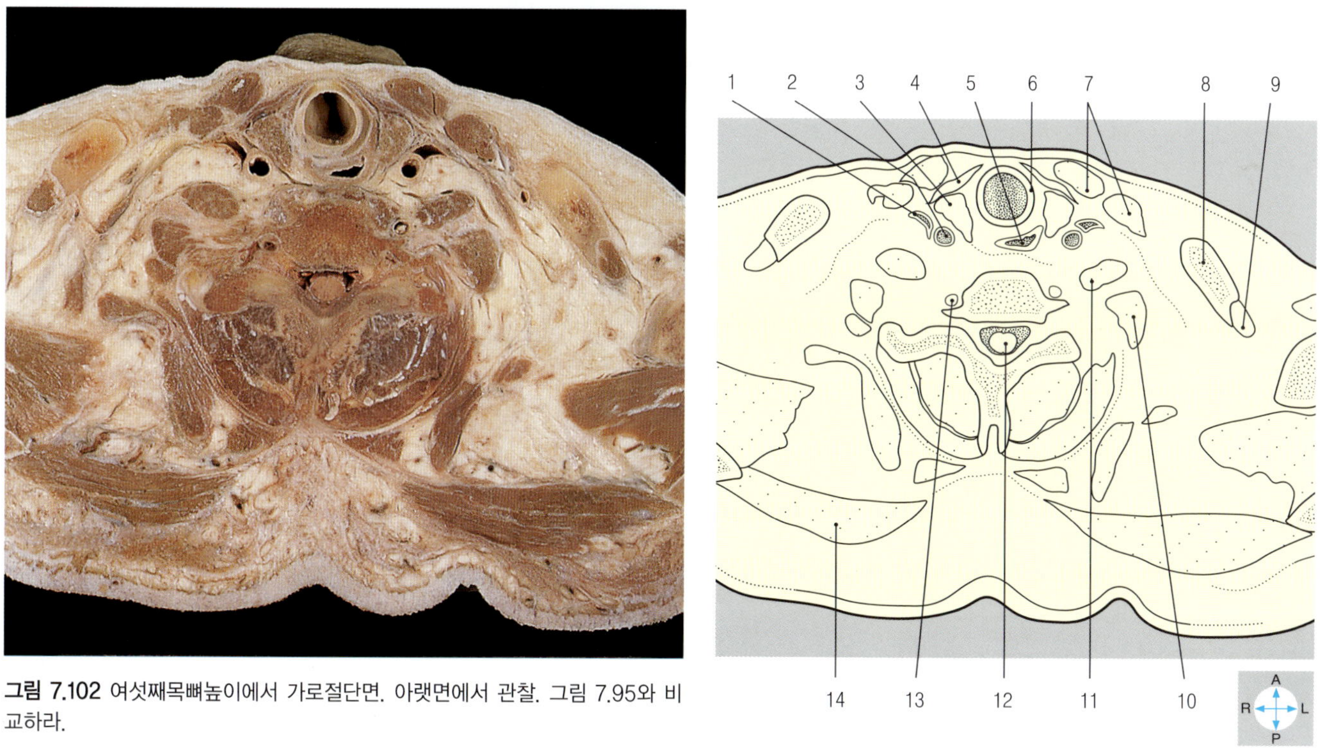

그림 7.102 여섯째목뼈높이에서 가로절단면. 아랫면에서 관찰. 그림 7.95와 비교하라.

정답

그림 7.101 1 = 단단입천장(hard palate), 2 = 물렁입천장(soft palate), 3 = 입인두(oropharynx), 4 = 깨물근(masseter), 5 = 안쪽날개근(medial pterygoid), 6 = 속목동맥(internal carotid artery), 7 = 목척수(cervical spinal cord), 8 = 경질막(dura mater), 9 = 척추동맥(vertebral artery), 10 = 목빗근(sternocleidomastoid), 11 = 귀밑샘(parotid gland), 12 = 아래턱뼈(mandible), 13 = 볼근(buccinator), 14 = 아랫입술의 입둘레근(orbicularis oris in lower lip).

그림 7.102 1 = 속목정맥(internal jugular vein), 2 = 온목동맥(common carotid artery), 3 = 갑상샘(thyroid gland), 4 = 목뿔뼈아래근육(strap muscle), 5 = 후두인두(laryngopharynx), 6 = 반지연골(cricoid cartilage), 7 = 목빗근(sternocleidomastoid), 8 = 빗장뼈(clavicle), 9 = 빗장밑근(subclavius), 10 = 중간목갈비근(scalenus medius), 11 = 앞목갈비근(scalenus anterior), 12 = 척수(spinal cord), 13 = 척추동맥(vertebral artery), 14 = 등세모근(trapezius).

제 8 장 등 Back

서론

등은 척추, 척추사이관절, 인대와 뒤쪽, 가쪽면을 싸는 근육으로 이루어져있다. 척주(vertebral column)는 척수와 척수막을 둘러싼다(그림 8.1).

척주는 목뼈(7), 등뼈(12), 허리뼈(5), 엉치뼈(5개의 척추가 융합되어 엉치뼈를 이룸), 꼬리뼈로 이루어진다(그림 8.2).

일반적으로 하나의 척추뼈는 척추뼈몸통(body), 두 개의 고리뿌리(pedicles), 두 개의 고리판(laminae), 두 개의 가로돌기(transverse processes), 하나의 가시돌기(spinous process)로 구성된다(그림 8.3).

척추뼈몸통과 척추뼈고리(vertebral arch, 고리뿌리와 고리판으로 이루어짐)은 척주관(vertebral canal)을 둘러싼다. 척주관 안에는 척수와 뇌척수막이 있다(그림 8.5).

각각 한쌍의 위, 아래관절돌기는 인접한 척추뼈의 대응하는 관절돌기와 윤활관절을 이룬다. 이웃한 척추뼈몸통은 척추사이원반으로 연결된다(그림 8.2). 각각의 척추뼈는 위치에 따라 특징적인 생김새를 갖는다.

척주는 앞뒤쪽으로 굽이를 이루고 있다. 성인에서, 등뼈(등굽이)와 엉치뼈, 꼬리뼈(엉치굽이)는 앞쪽으로 오목한 굽이를 이루고(일차굽이), 목뼈(목굽이)와 허리뼈(허리굽이)는 뒤쪽으로 오목한 굽이를 이루고 있다(이차굽이)(그림 8.2).

인접한 척추뼈 사이의 움직임은 제한되어 있지만, 모든 관절부위가 움직임이 합쳐져 척주 전체의 큰 운동을 가능하게 한다.

폄과 굽힘은 척주의 길이에 따라 일어나며 특히 목뼈에서 두드러진다. 가쪽 굽힘은 목뼈와 허리뼈 부위에서, 회전은 위쪽 등뼈 부위에서 가장 잘 일어난다.

등의 근육은 얕은층과 중간층, 깊은층 근육으로 분류된다(그림 8.4). 얕은층 근육(등세모근[trapezius], 넓은등근[latissimus dorsi], 어깨올림근[levator scapulae], 큰마름근[rhomboid major], 작은마름근[rhomboid minor])은 위팔

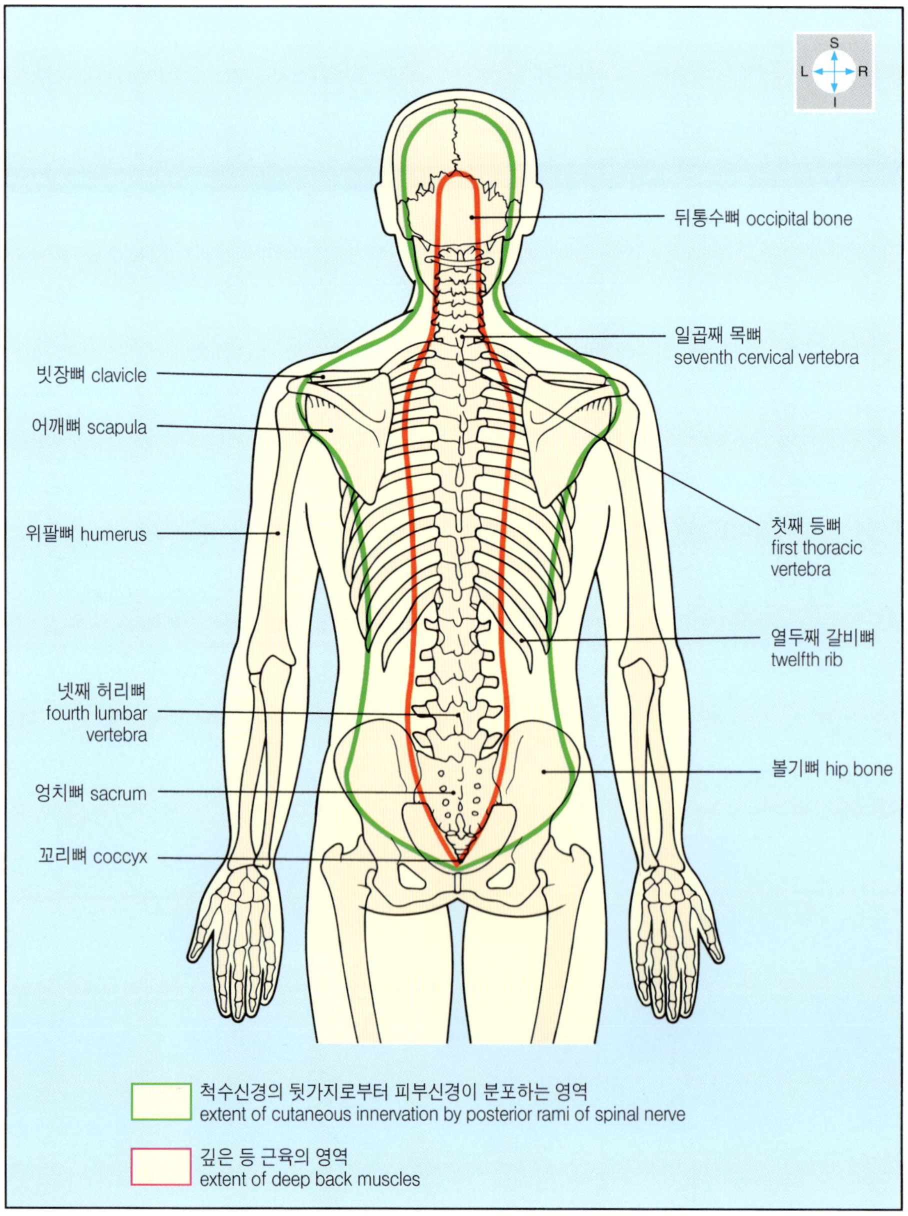

그림 8.1 등의 뒷면.

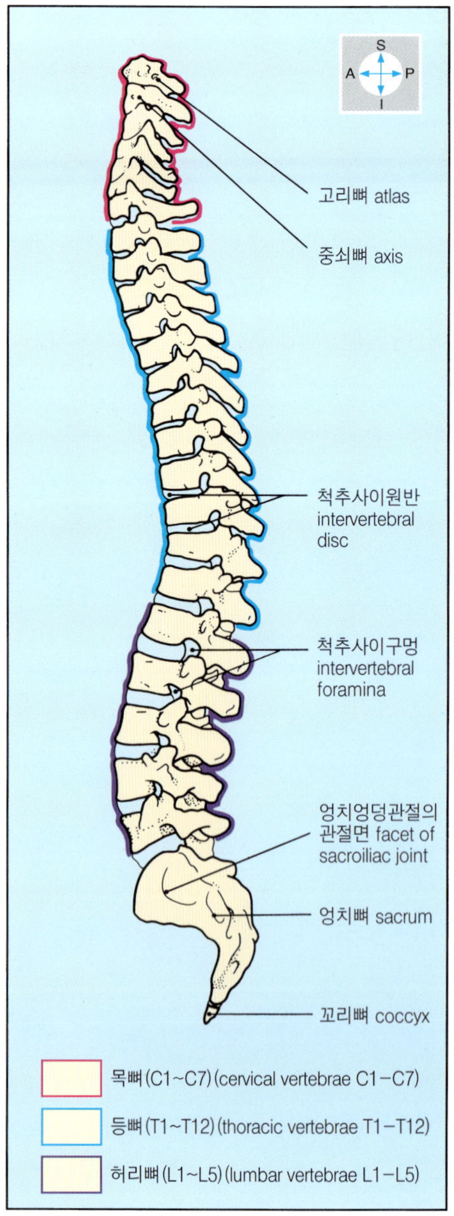

그림 8.2 가쪽에서 본 척주의 모습.

에 작용한다(97, 98쪽 참조). 중간층근육(위뒤톱니근[serratus posterior superior], 아래뒤톱니근[serratus posterior inferior])은 호흡에 관여한다.

깊은층근육(360쪽 참조)은 널판근(splenius)과 척주세움근(erector spinae), 가로돌기가시근육(transversospinalis), 머리뼈바닥과 엉치뼈, 그 사이의 척추를 연결하는 근육들을 포함한다. 척주세움근은 엉덩갈비근(iliocostalis), 가시근(spinalis), 가장긴근(longissimus)의 이름이 붙은 근육들로 나누어지는데, 이것은 대개 척추뼈 여러 개 정도의 길이이다. 척주세움근 깊은 곳에는 비스듬하게 달려 인접한 척추뼈에 붙는 가로돌기가시근육이 있다(그림 8.4). 가로돌기가시근육은 반가시근(semispinalis), 뭇갈래근(multifidus), 돌림근(rotatores)을 포함한다. 깊은층 근육은 모두 척수신경 뒷가지의 분포를 받는다(그림 8.5).

척주관안에는 척수를 싸주는 경질막(dura mater), 거미막(arachnoid mater), 연질막(pia mater) 세 층의 뇌척수막이 있다. 경질막은 바깥층이며, 큰구멍에 붙어 뇌의 경질막으로 계속된다(그림 8.29 참조). 아래쪽으로는 둘째엉치뼈분절에 부착된다. 거미막은 경질막의 아래층이며, 연질막은 척수와 척수신경의 뿌리를 감싸는 구조이다. 거미막와 연질막 사이의 거미막밑공간(subarachnoid space)에는 뇌척수액(cerebrospinal fluid)이 차 있다.

뇌척수막으로 싸여있는 척수는 숨뇌(medulla oblongata)가 연속된 것이다. 성인에서 척수는 아래쪽으로 둘째 허리뼈 높이까지 뻗어있다. 척수는 쌍으로 된 척수신경을 낸다(목 8, 가슴 12, 허리 5, 엉치 5, 꼬리 3). 허리, 엉치, 꼬리신경의 뿌리는 척수의 아래쪽 끝을 지나 계속 늘어져 있는데 이것을 말총(cauda equina)이라고 한다(그림 8.30). 척수신경은 척추사이구멍을 통해 척주관을 빠져나와 앞뿌리와 뒤뿌리로 나뉜다(그림 8.5). 뒤뿌리는 등의 깊은층근육과 피부에 분포한다(그림 8.1).

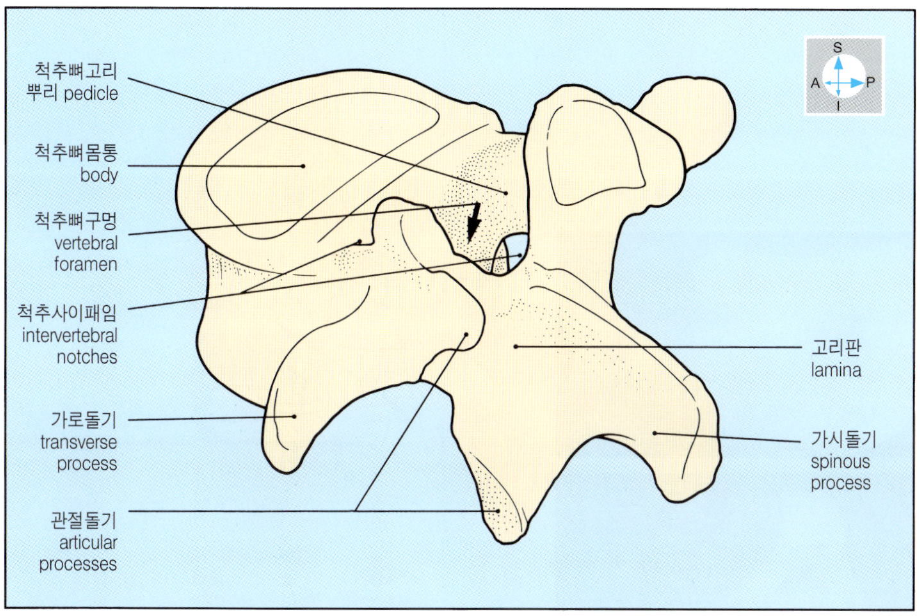

그림 8.3 돌기, 척추뼈구멍, 척추사이패임이 보이는 허리뼈의 모습.

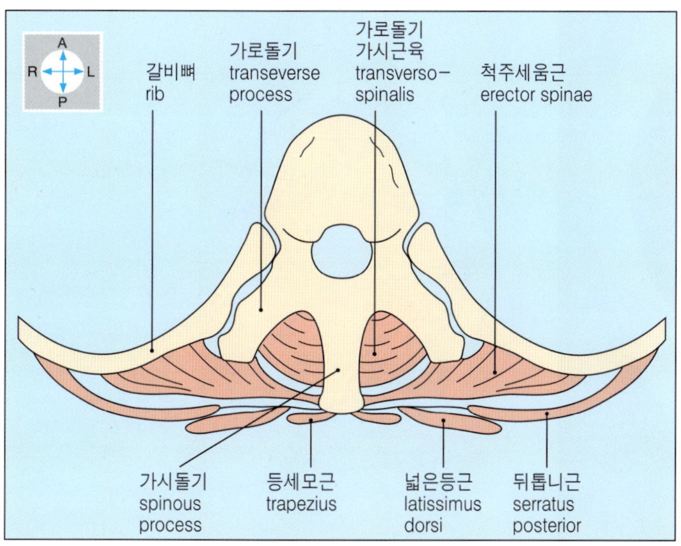

그림 8.4 등의 주요 근육으로 둘러싸인 등뼈. 아랫면.

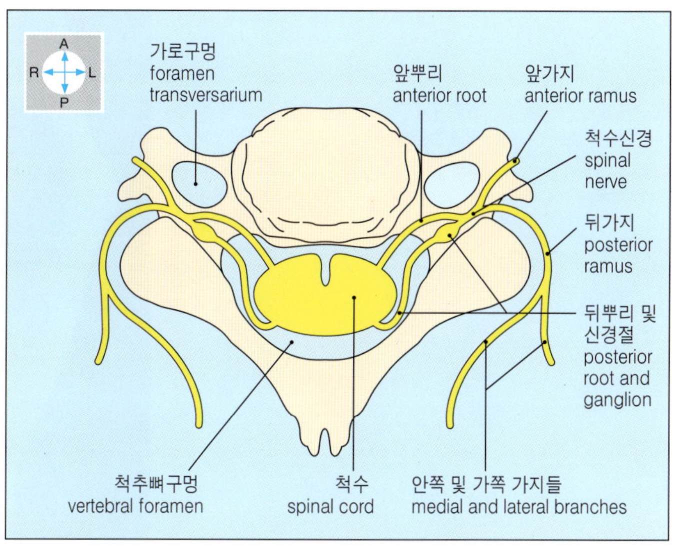

그림 8.5 척수와 한 쌍의 척수신경이 있는 목뼈. 아랫면.

척추뼈와 관절(Vertebrae and joints)

목뼈(Cervical vertebrae)

일곱 개의 목뼈는 비교적 작고, 척수의 목부분을 감싸기에 충분한 크기의 척주관을 감싸고 있다. 각각의 가로돌기에는 척추혈관이 통과하는 가로구멍이 있다. 모든 가시돌기는 목덜미인대(ligamentum nuchae)라는 강한 정중섬유인대에 연결되어있다.

첫째, 둘째, 일곱째목뼈는 특징적인 모양인 반면, 나머지 네 개의 목뼈는 일반적인 형태를 갖고 있다(그림 8.6). 일반적인 목뼈의 가시돌기는 짧고 끝이 두 갈래로 갈라져 있으며, 가로돌기에는 앞결절과 뒤결절이 있다. 위관절면은 비스듬히 뒤위쪽을 향하기 때문에 가쪽 굽힘과 회전은 항상 함께 일어난다.

첫째 목뼈인 고리뼈(atlas, 그림 8.7)에는 앞고리와 뒤고리, 비교적 큰 가로돌기와 두개의 가쪽덩이가 있다. 고리뼈는 몸통이 없고, 가시돌기는 결절로 표현된다. 각각의 가쪽덩이의 위면은 뒤통수뼈관절융기와 관절을 이룬다. 고리뒤통수관절은 굽힘과 폄이 가능하다(끄덕임운동).

둘째 목뼈인 중쇠뼈(axis, 그림 8.8)는 일반적 목뼈와 비슷한 모양이나 수직으로 돌출된 치아돌기(dens, odontoid process)가 있는 것이 특징이다. 이것은 몸통에서 위쪽으로 뻗어있으며, 중쇠뼈의 몸통에 해당한다. 치아돌기는 날개인대(alar ligament), 치아끝인대(apical dental ligament), 고리가로인대(transverse atlantal ligament)로 고정되어 고리뼈 앞고리의 뒤면과 윤활관절을 이룬다. 가쪽고리중쇠관절과 치아돌기의 중쇠관절면은 고개를 돌리도록 한다.

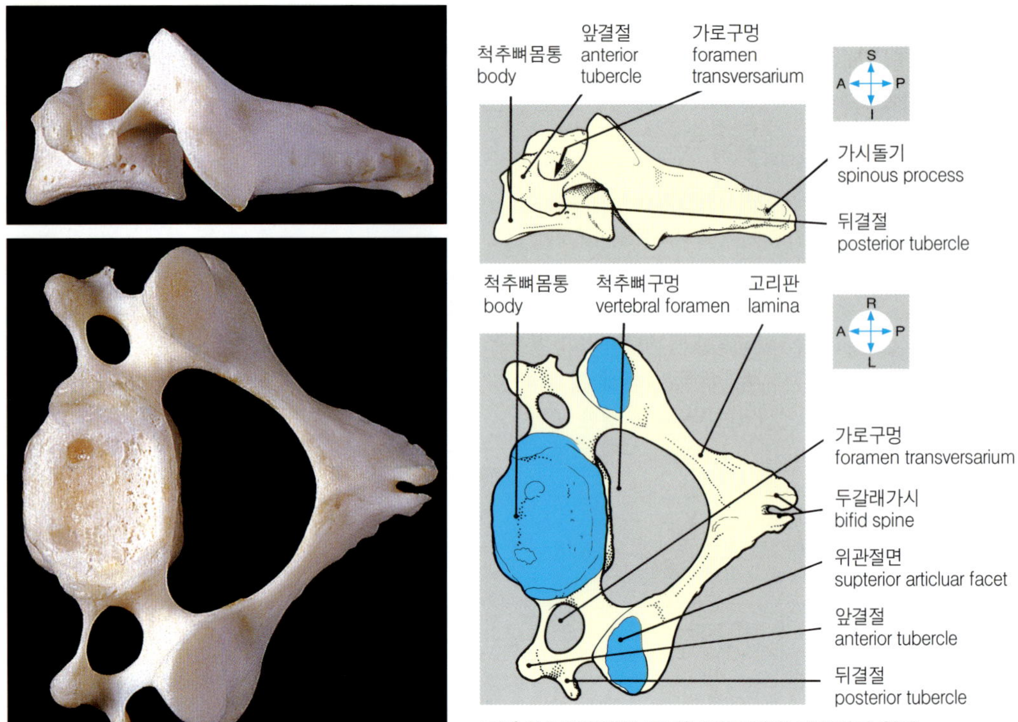

그림 8.6 일반적인 목뼈(넷째목뼈)의 가쪽면과 윗면.

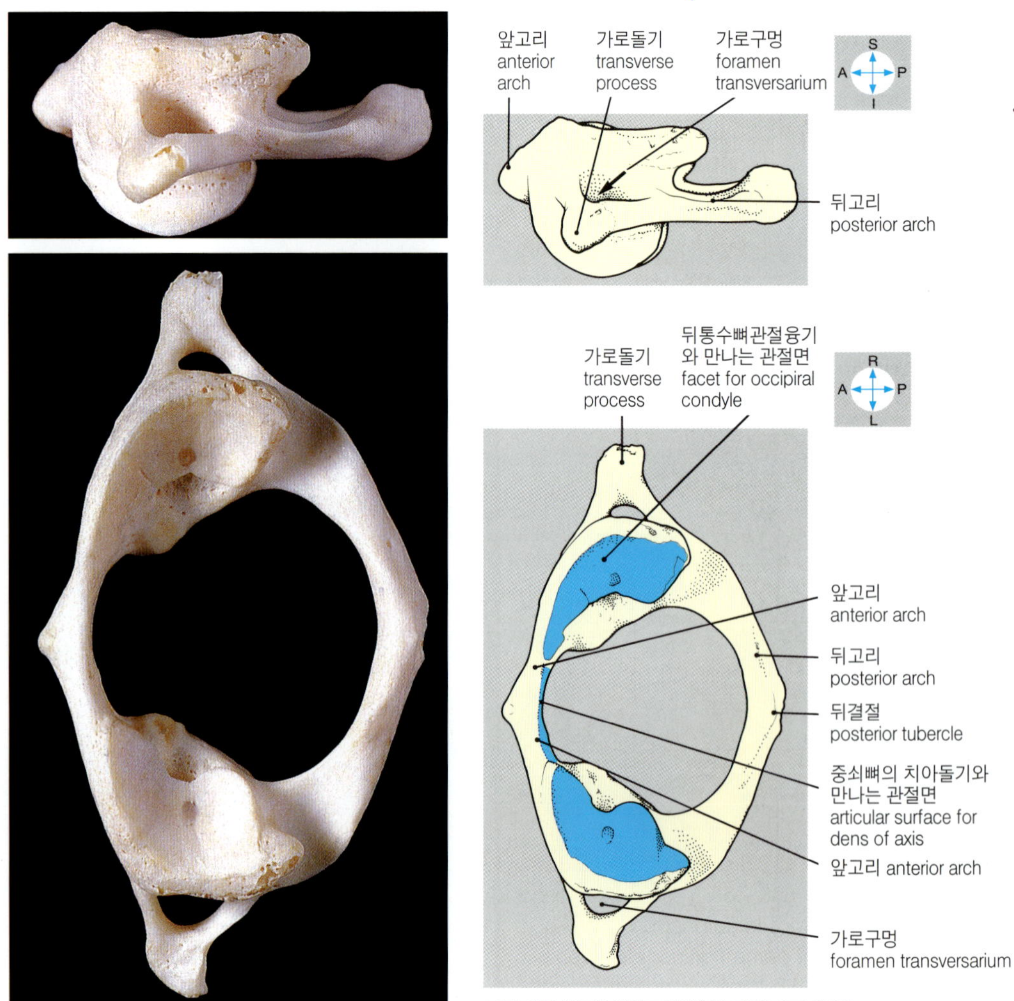

그림 8.7 첫째목뼈(고리뼈)의 가쪽면과 윗면.

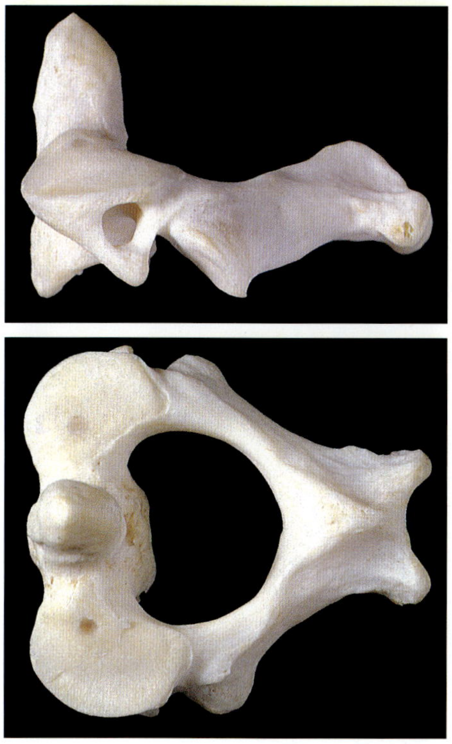

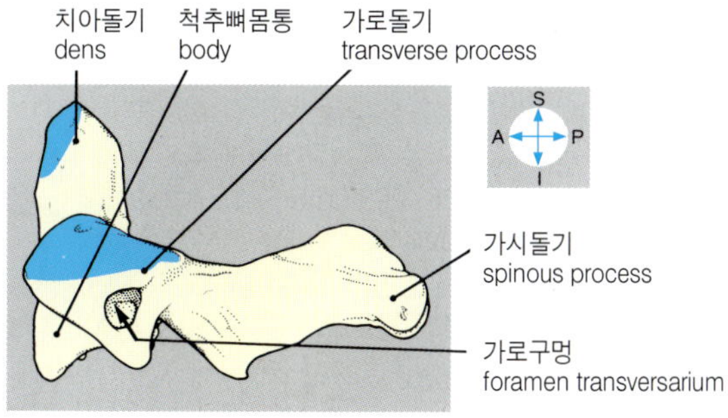

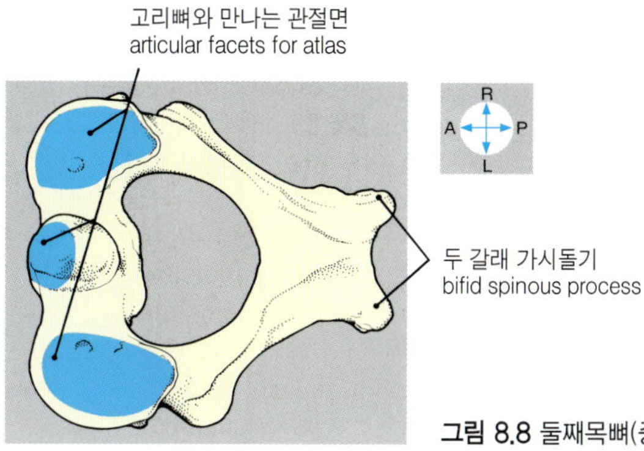

그림 8.8 둘째목뼈(중쇠뼈)의 가쪽면과 윗면.

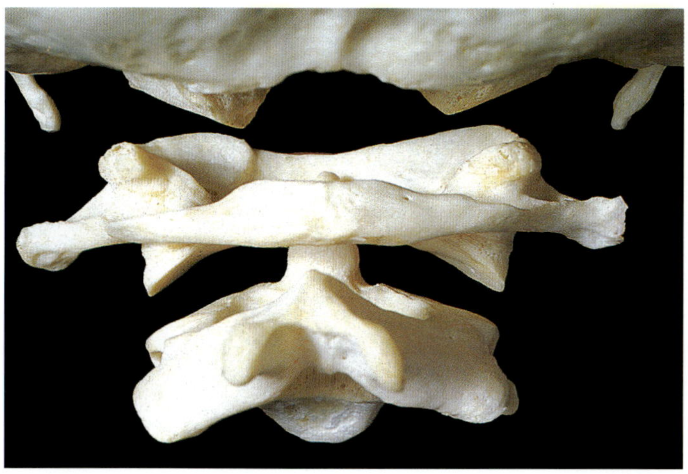

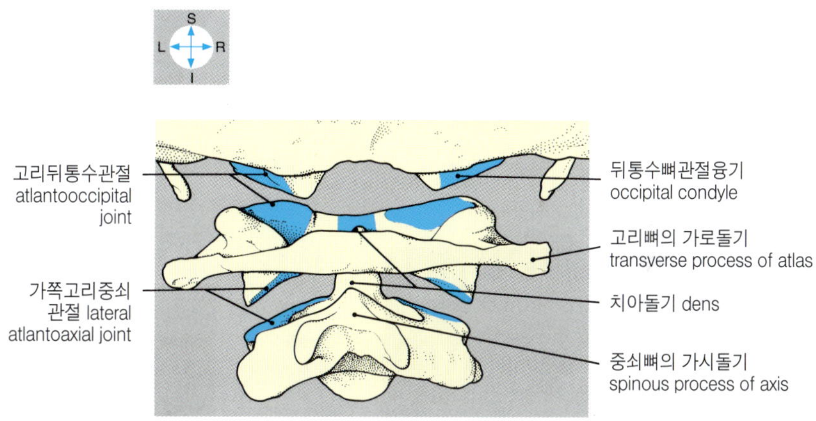

그림 8.9 머리뼈바닥, 고리뼈와 중쇠뼈의 뒷면.

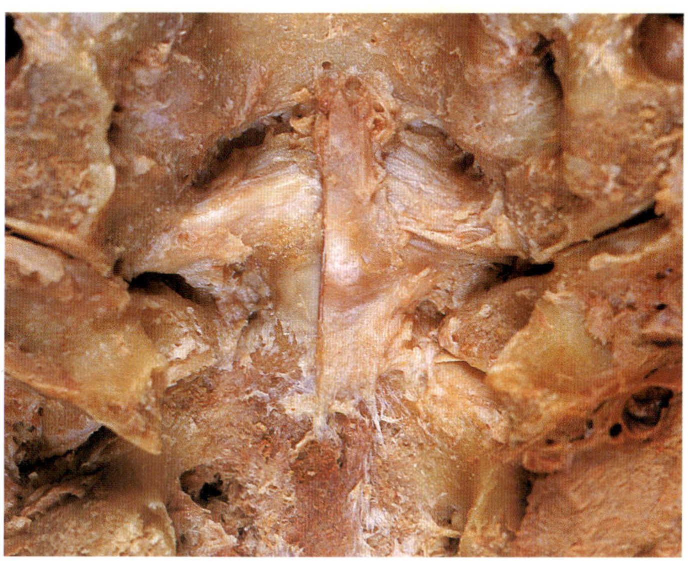

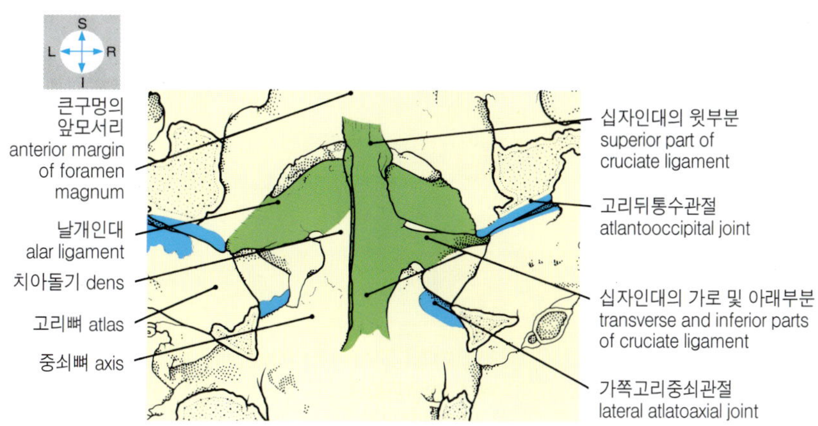

그림 8.10 고리중쇠관절의 인대. 뒤세로인대, 척수, 뇌척수막, 척추뼈고리와 머리뼈의 뒷부분은 제거되었다. 십자인대의 왼쪽 부분은 떼어내었다.

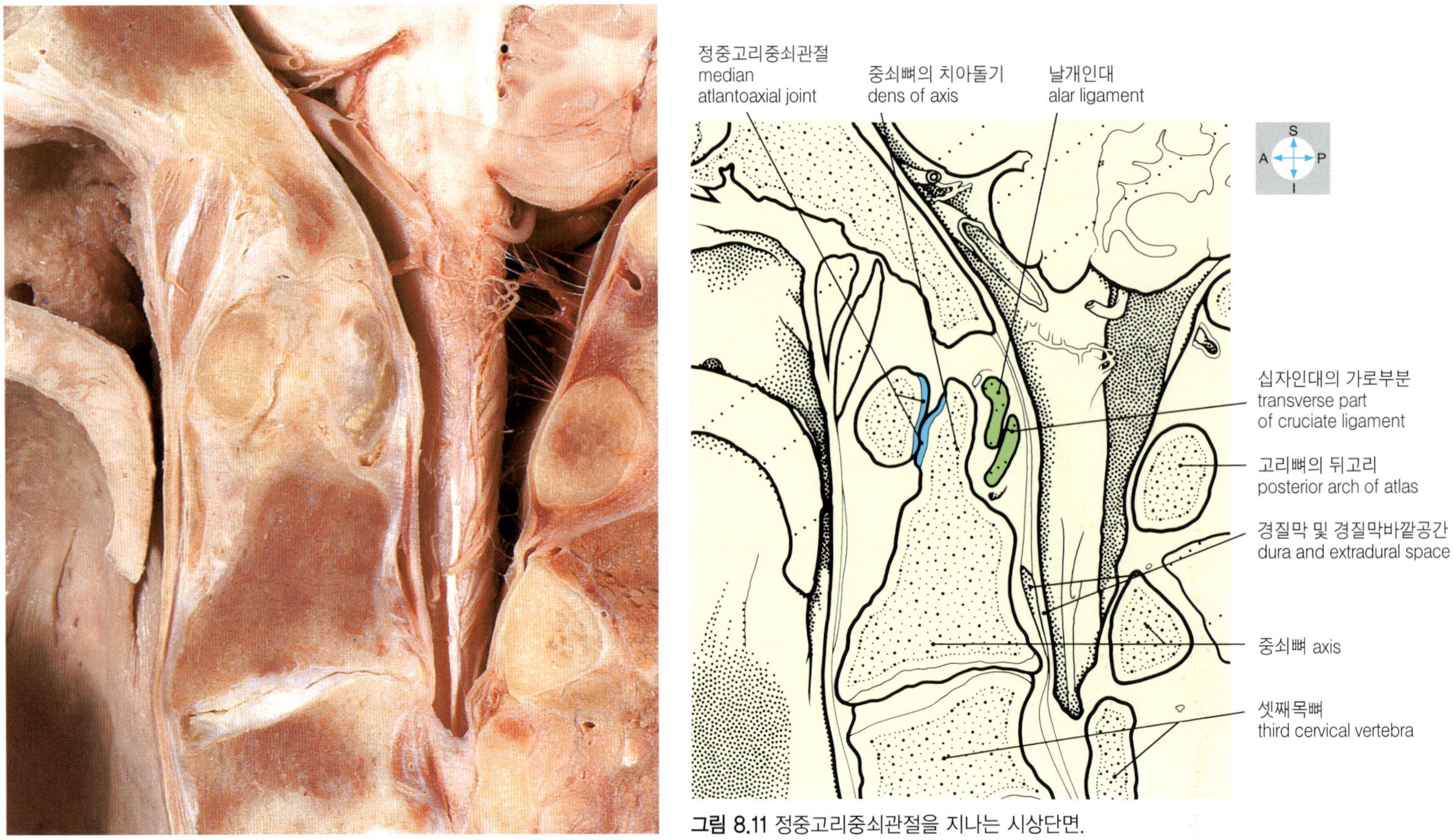

그림 8.11 정중고리중쇠관절을 지나는 시상단면.

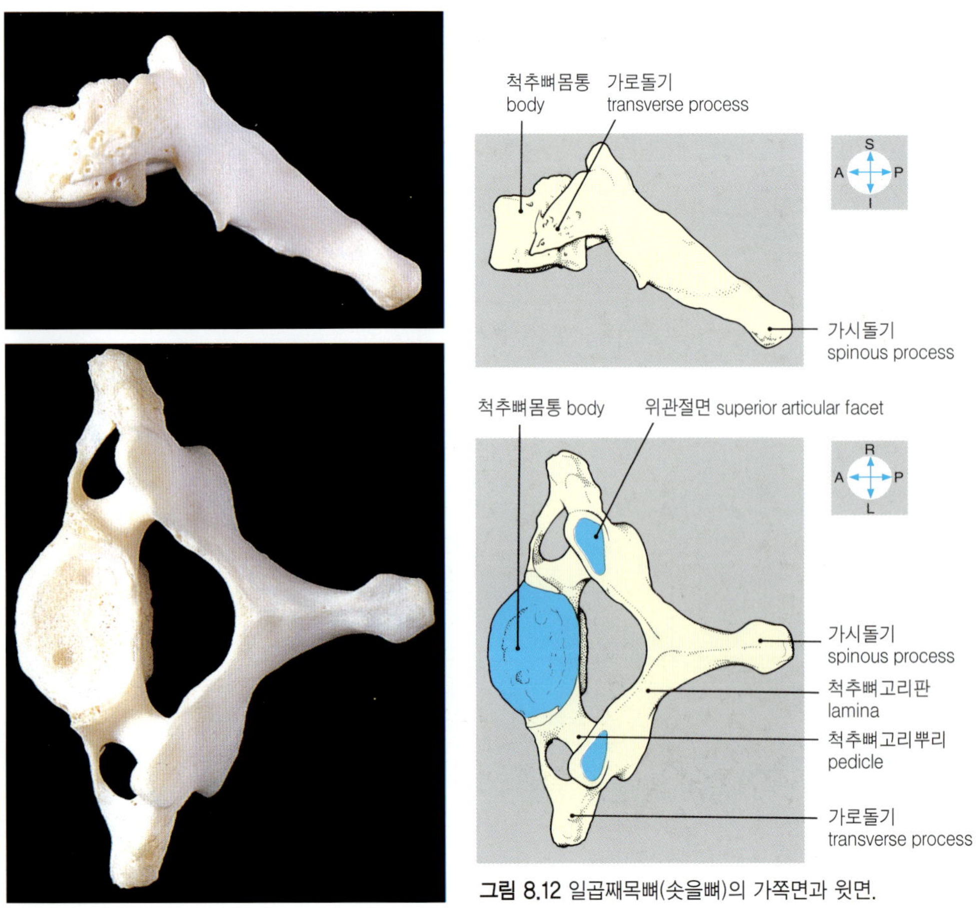

그림 8.12 일곱째목뼈(솟을뼈)의 가쪽면과 윗면.

일곱째 목뼈의 길고 갈라지지 않은 가시돌기는 목덜미인대에 붙는다(그림 8.12). 이 가시돌기는 쉽게 만져지므로 일곱째 목뼈를 솟을뼈(vertebral prominens)라고 부른다. 일곱째 목뼈의 가로구멍(foramina transversaria)에는 척추정맥이 지나가지만, 동맥은 지나가지 않는다. 전체 척주의 관절은 굽힘, 폄, 회전, 가쪽 굽힘 운동을 하게 하며, 등세모근(trapezius)과 목빗근(sternocleidomastoid)이 관여한 척추앞뒤 근육이 이 운동을 돕는다(그림 8.13). 척추앞근육에는 목갈비근육(scalene group)과 긴목근(longus colli group)이 있다(293쪽 참조). 긴목근은 머리뼈바닥에서 척주의 앞쪽으로 내려가 가슴부분까지 닿는다.

부분적인 골절이나, 탈골 등 목뼈의 부상은 척수를 손상시켜 사지마비 혹은 사망까지 이르게 한다. 과다한 젖힘에 의한 외상의 경우 고리중쇠관절은 자칫하면 손상되기 쉽다.

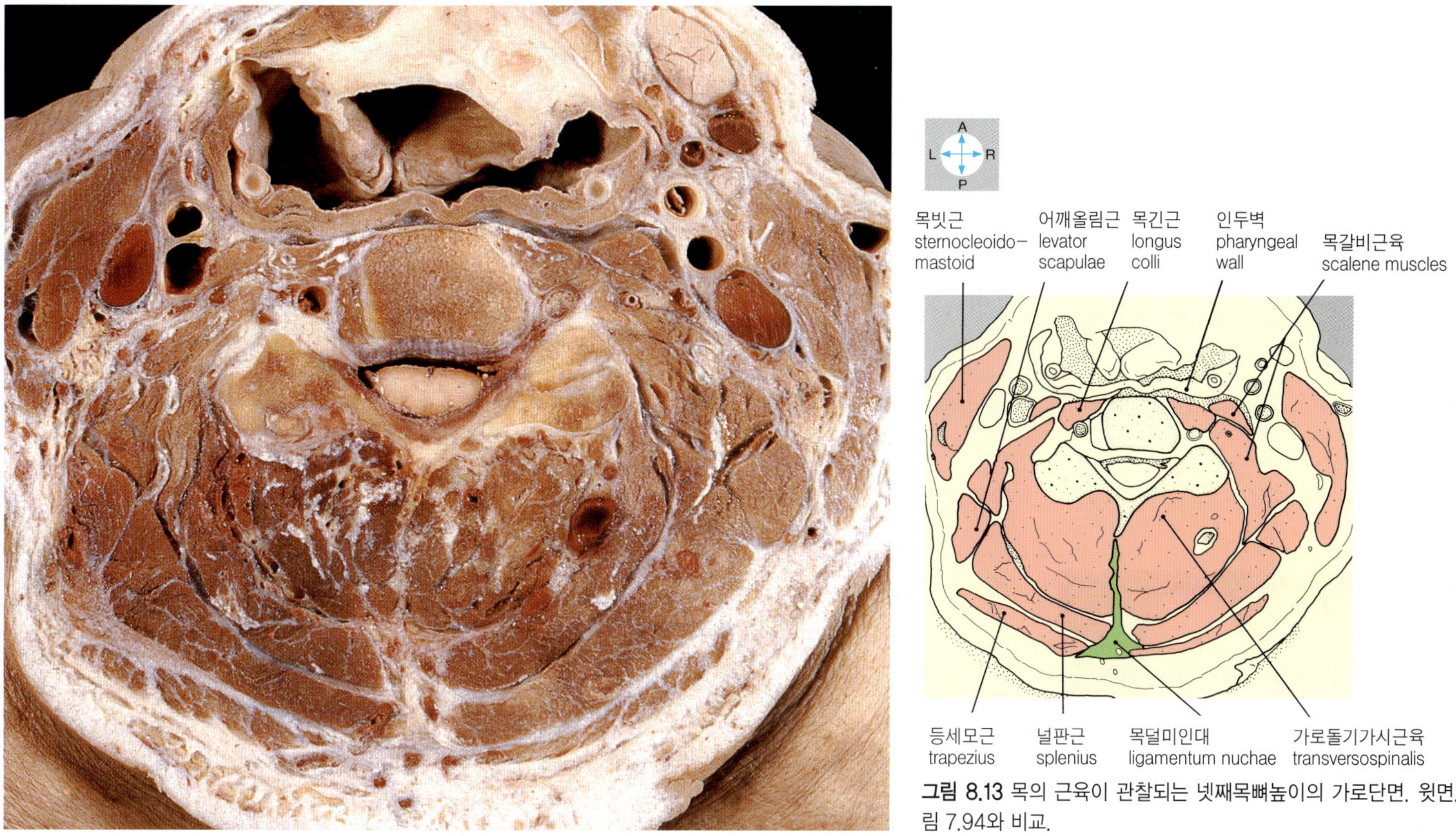

그림 8.13 목의 근육이 관찰되는 넷째목뼈높이의 가로단면. 윗면. 그림 7.94와 비교.

등뼈(Thoracic vertebrae)

열두 등뼈의 몸통은 아래쪽으로 내려가면서 점점 커진다. 등뼈의 몸통에는 갈비뼈머리와 윤활관절을 이루는 특징적인 갈비오목이 있다(그림 8.14). 일반적으로 척추뼈몸통은 양쪽 고리뿌리 부분에 각각 한쌍의 오목을 갖고 있다. 위갈비오목은 각각의 등뼈와 대응하는 갈비뼈와 만난다. 그러나 첫째, 열째, 열한째, 열두째 등뼈에는 한쪽에 고유의 갈비뼈와 관절을 이루는 하나의 오목만이 있다. 척주관은 목뼈 부위보다 작다.

가로돌기는 뒤가쪽을 향하며, 일반적으로 돌기끝에 대응하는 갈비뼈결절과 닿는 오목이 있다. 가시돌기는 길고 아래쪽으로 경사져있다. 관절돌기 오목사이의 관절면은 대부분 수직이고, 회전운동을 한다. 그러나 등뼈 부분의 모든 운동은 가슴우리에 의해 한정된다.

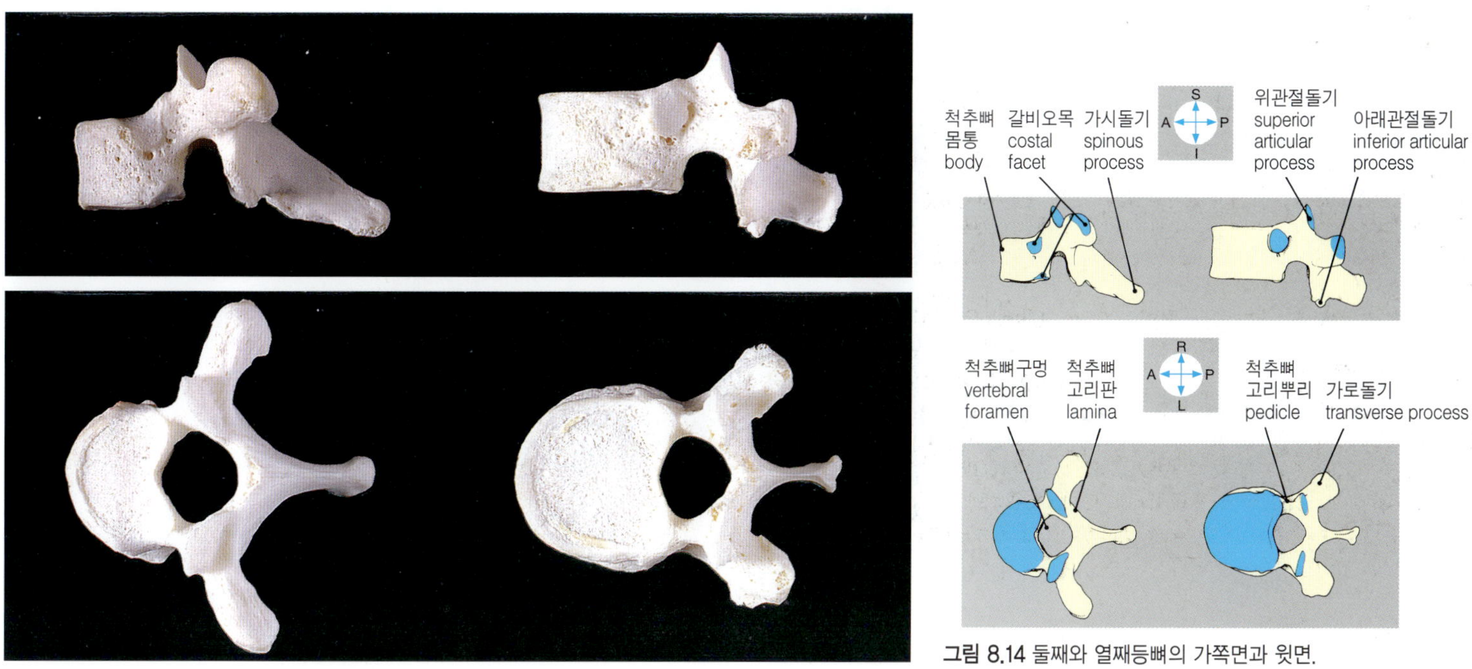

그림 8.14 둘째와 열째등뼈의 가쪽면과 윗면.

허리뼈(Lumber vertebrae)

위쪽 네 허리뼈는 서로 매우 비슷하다. 척추뼈구멍은 적당한 크기이지만(그림 8.15), 몸통은 비교적 크고, 오목한 부분이 있다. 가로돌기의 끝은 점점 가늘어지고, 아래가쪽을 향한다. 가시돌기는 깊고 직사각형이다. 위관절돌기의 오목은 안쪽을 향하고, 바로 위 척추뼈의 아래관절돌기의 가쪽부분을 '움켜쥔다'. 때문에 넓은 범위의 굽힘과 폄, 가쪽굽힘은 가능하지만, 회전은 어렵다.

다섯째 허리뼈의 가로돌기는 짧고, 가시돌기(그림 8.16)는 각이 덜 져있다. 아래관절오목은 넓으며, 앞쪽을 향한다. 이것은 엉치뼈(sacrum)와 관절을 이루고, 척추가 앞쪽으로 탈골되는 것을 막는다. 하나 혹은 두 개의 가로돌기는 엉치뼈의 위쪽과 융합되어있기 때문에 방사선사진의 해석을 어렵게 한다.

엉치뼈와 꼬리뼈 (Sacral and coccygeal vertebrae)

엉치뼈는 다섯 개의 척추뼈가 융합되어 이루어진 삼각형 모양의 뼈이다. 엉치뼈의 위쪽면은 허리뼈의 위쪽면과 비슷하며, 허리엉치원반(lumbosacral disc)을 지닌다(그림 8.17, 8.18).

엉치뼈끝 아래에는 작은 하나의 뼈이거나, 네 개의 척추뼈의 흔적으로 남아있는 꼬리뼈(coccyx)가 있다(그림 8.18). 꼬리뼈와 엉치뼈는 융합되어 있음에도 불구하고, 대개 작은 척추사이원반을 통해 관절을 이룬다. 꼬리뼈는 뒤쪽, 아래쪽으로 경사를 이루고, 앞쪽으로 오목하다. 융합된 고리뿌리와 고리판은 엉치뼈관(sacral canal, 단면은 삼각형)을 둘러싸며, 뒤아래쪽으로 V모양의 엉치뼈틈새(sacral hiatus)에서 열린다. 엉치뼈관에는 엉치신경과 꼬리신경의 뿌리부분인 말총이 있다. 위쪽 네 개의 엉치신경의 앞가지는 앞엉치뼈구멍(anterior sacral foramina)을 지나 골반으로 들어가 엉치신경얼기(sacral plexus)를 이

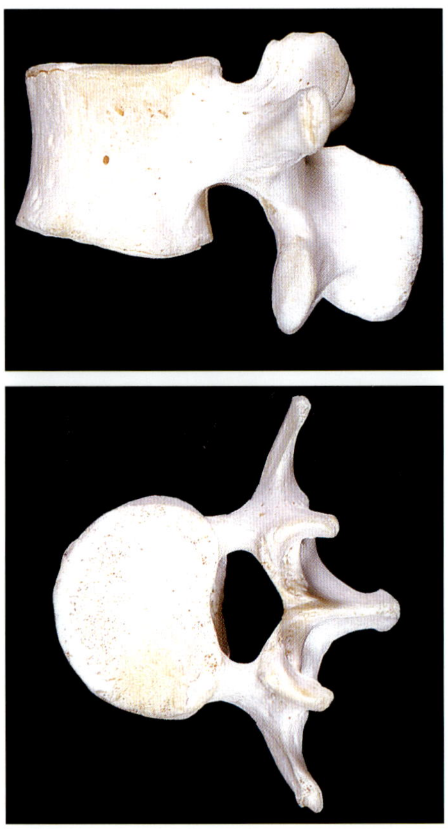

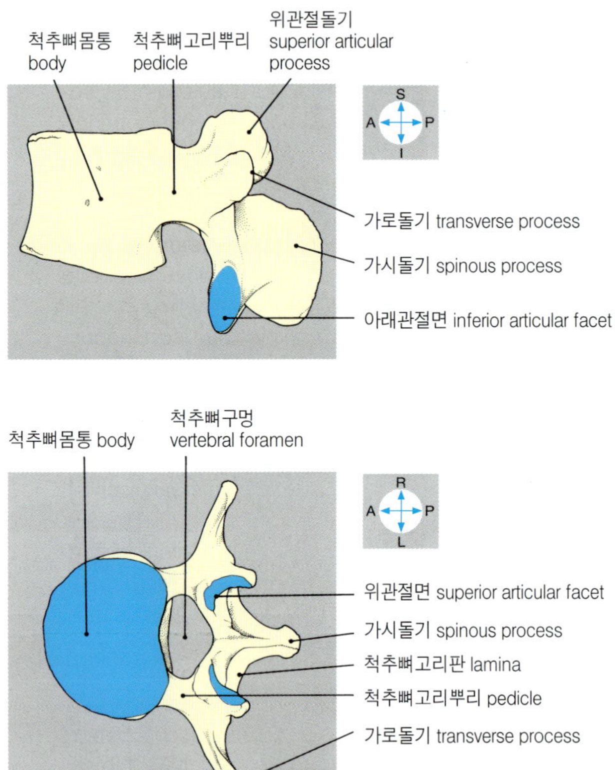

그림 8.15 일반적인 허리뼈의 가쪽면과 윗면.

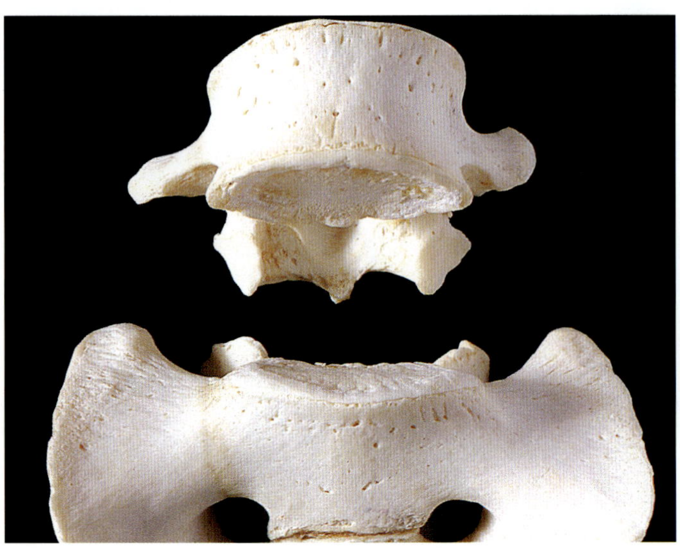

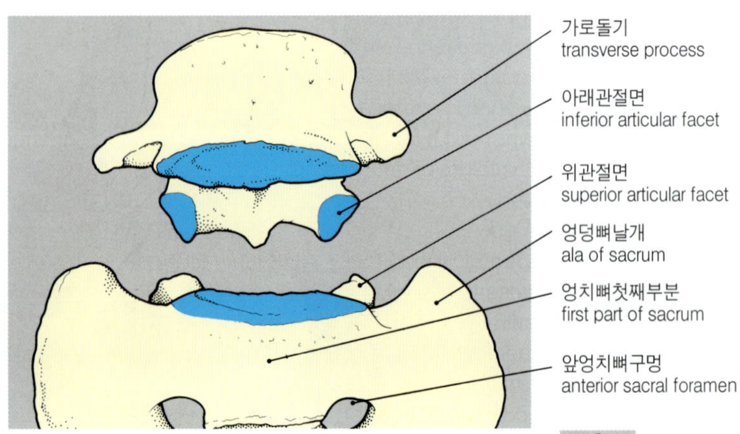

그림 8.16 다섯째허리뼈와 엉치뼈 위쪽의 앞모습.

룬다. 뒤가지는 뒤엉치뼈구멍(posterior sacral foramina)을 가로지른다(그림 8.17). 구멍의 가쪽에는 엉덩뼈와 관절을 이루는 관절면이 있는 가쪽덩이(lateral mass)가 있다(그림 8.18). 엉치엉덩관절은 윤활관절이지만, 관절면이 불규칙하고, 뒤뼈사이인대가 두껍기 때문에 거의 움직이지 않는다. 각각의 관절은 또한 엉치엉덩인대(sacroiliac ligament)와 엉덩허리인대(iliolumbar ligament), 엉치가시인대(sacrospinous ligament), 엉치결절인대(sacrotuberous ligament)의 지지를 받는다. 몸무게는 허리엉치원반을 통해 아래쪽으로 작용하여 엉치뼈의 아래부분을 뒤쪽으로 밀리도록 하나, 엉치결절인대와 엉치가시인대가 이 움직임을 방지한다(그림 8.20).

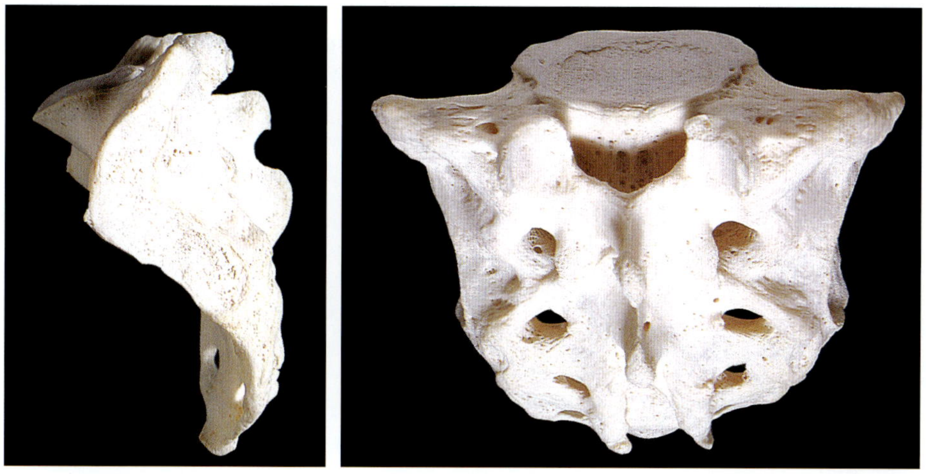

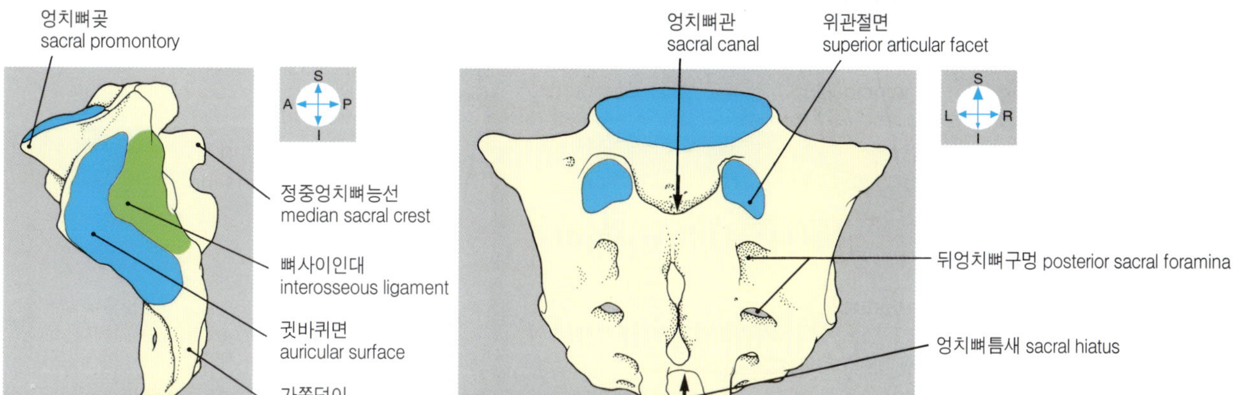

그림 8.17 엉치뼈의 가쪽면과 뒤위쪽면.

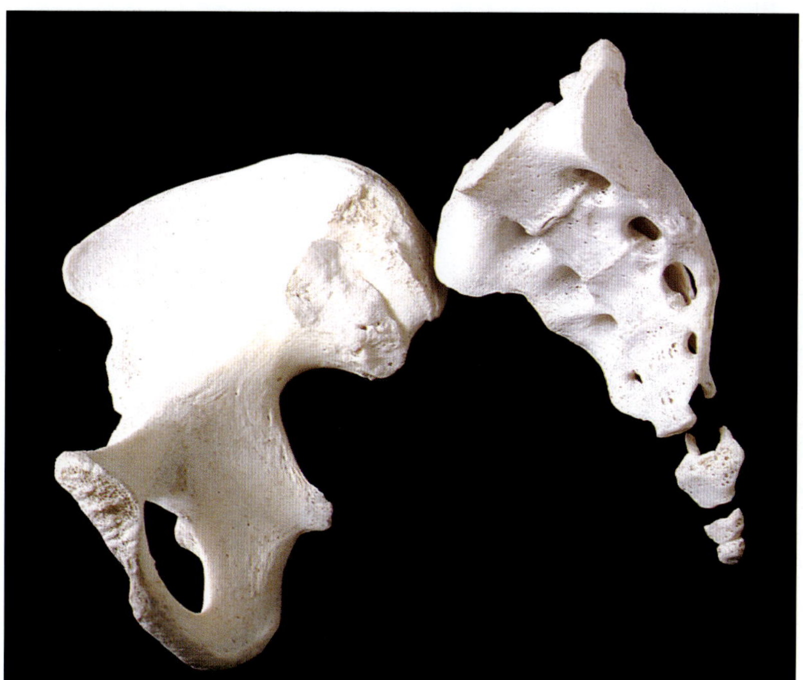

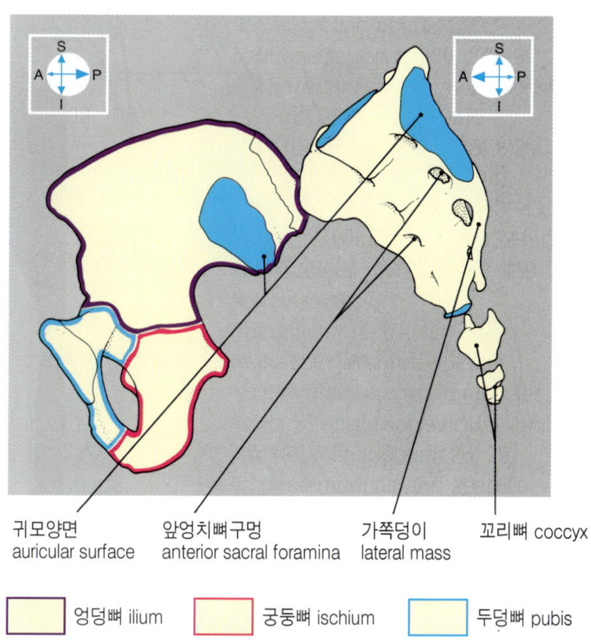

그림 8.18 엉치뼈, 꼬리뼈, 오른쪽 볼기뼈의 모습.

척추사이원반(Intervertebral discs)

척추사이원반은 인접한 두 척추뼈몸통을 연결하고, 척주 전체에서 섬유연골관절(fibrocartilaginous joint)의 역할을 한다(그림 8.19). 척추뼈몸통처럼 원반도 위에서부터 아래로 내려갈수록 그 크기가 점차 증가하여 다섯째 허리뼈와 엉치뼈 사이의 허리엉덩원반은 그 크기가 가장 크다. 각각의 원반은 속질핵(nucleus pulposus)을 감싸고 있는 섬유테(laminated anulus fibrosus)로 구성되어 있다. 속질핵은 원반의 뒤쪽 표면에 가까이 있기 때문에 원반이 손상받았을 때 뒤쪽으로 이탈되기 쉽다.

척추사이인대(Intervertebral ligaments)

앞, 뒤세로인대(anterior and posterior longitudinal ligament)가 척추사이원반을 보강한다(그림 8.21, 8.22). 이 인대들은 척추뼈몸통과 척추사이원반에 붙어 척추사이원반을 아래쪽으로는 엉치뼈로, 위쪽으로는 목뼈와 머리뼈로 고정시킨다. 다른 인대들은 인접한 척추뼈의 고리판, 가시돌기, 가로돌기를 연결한다. 황색인대(ligamenta flava)는 척추관 안에서 고리판들을 연결한다. 이 인대들은 탄력섬유의 비율이 높기 때문에 노란색으로 보이고, 척주의 굽힘운동 후에 직립자세로 돌아가는것을 돕는다. 가시끝인대(supraspinous ligament)와 가시사이인대(interspinous ligament)는 등뼈와 허리뼈에서 인접한 척추뼈의 가시돌기를 연결한다. 척추바늘찌르기(lumbar puncture)를 할 때 이 인대를 통해 바늘을 찔러 뇌척수액을 뽑는다. 목뼈부위에서 가시끝인대와 가시사이인대는 목덜미인대로 대체된다. 목덜미인대는 바깥뒤통수뼈융기와 능선(external occipital protuberance and crest)에서부터 모든 목뼈의 가시돌기에 붙는다. 가로사이인대는 인접한 척추뼈의 가로돌기를 연결한다. 다섯째 허리뼈와 엉덩뼈능선(iliac crest)을 연결하는 엉덩허리인대는 허리엉치관절을 보강한다(그림 8.23).

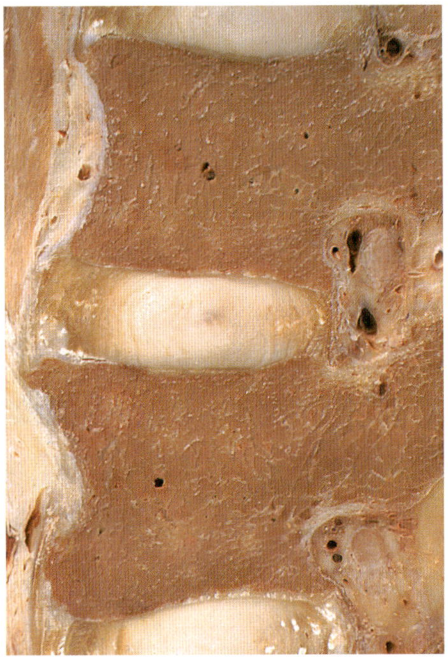

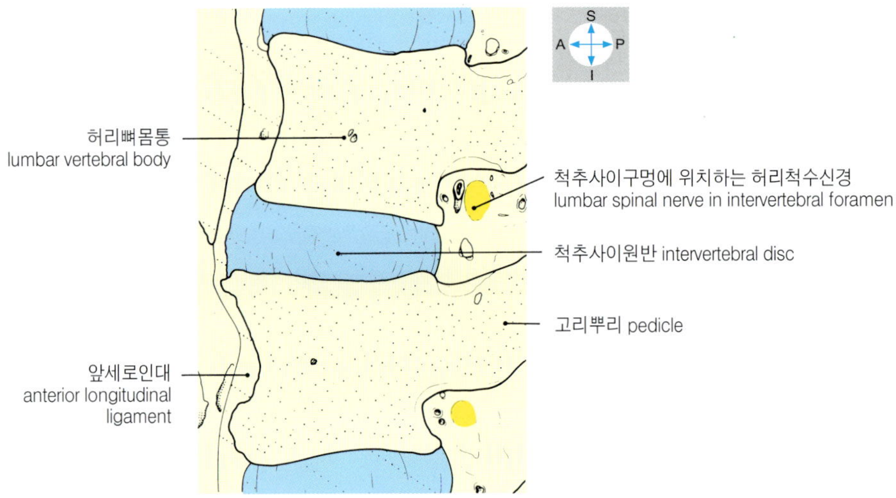

그림 8.19 허리쪽 척주의 시상단면.

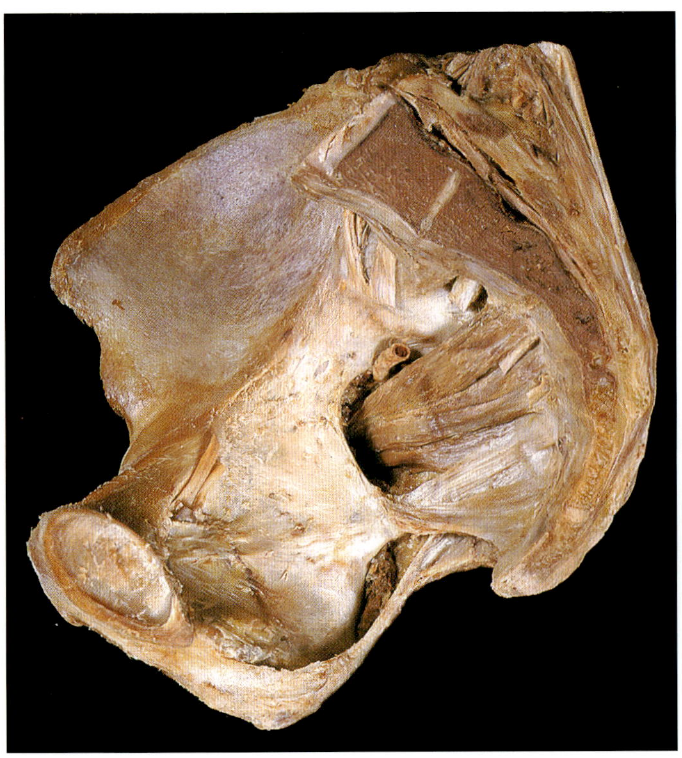

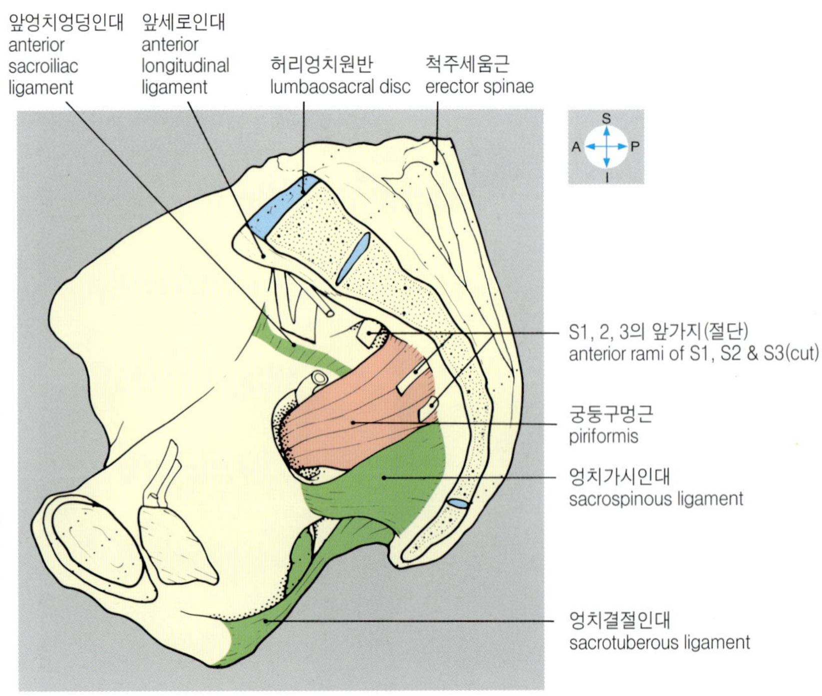

그림 8.20 오른쪽 골반에서 관찰되는 엉치뼈, 꼬리뼈의 시상단면.

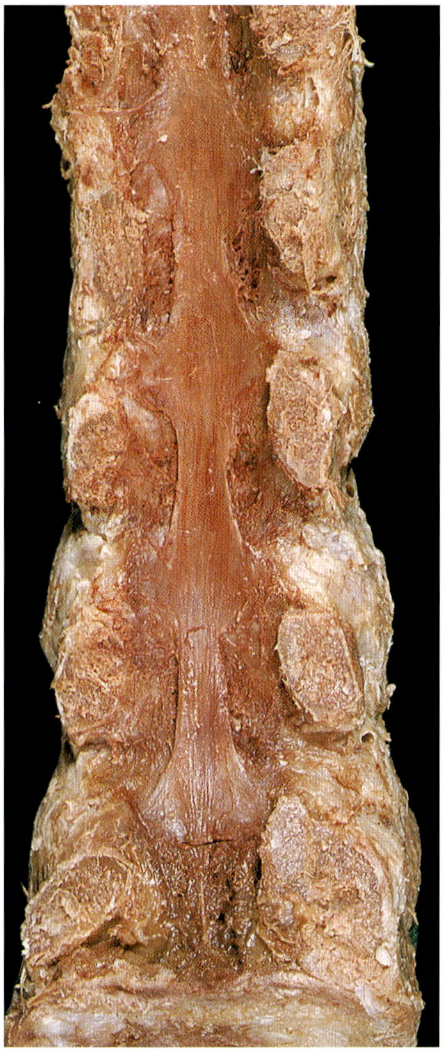

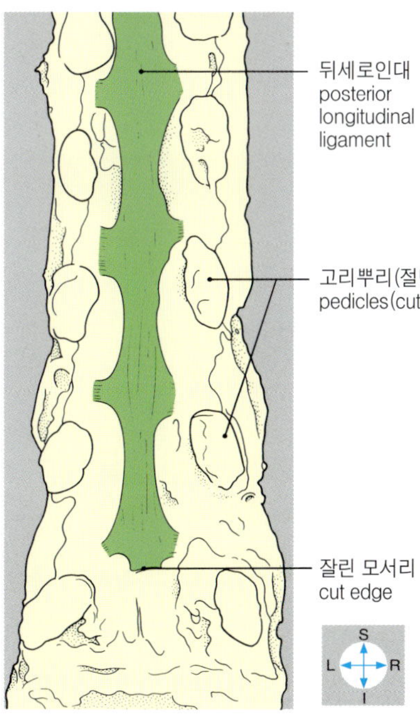

그림 8.21 척추뼈고리, 뇌척수막, 척수를 제거하여 드러난 뒤세로인대.

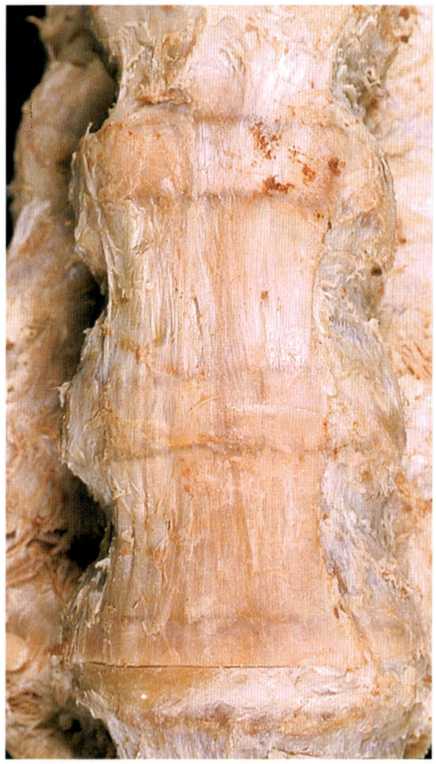

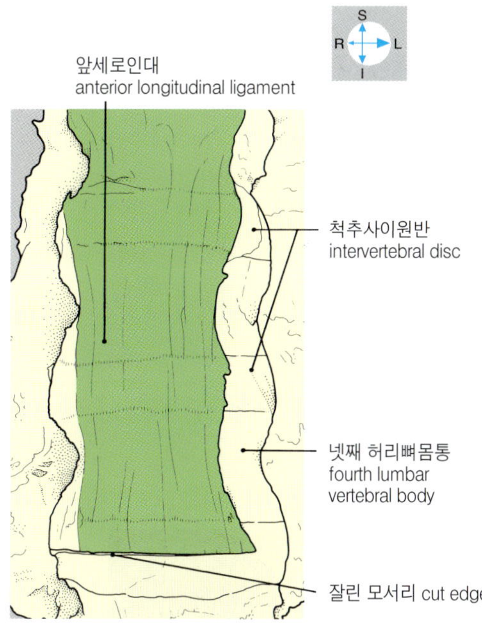

그림 8.22 허리뼈의 앞세로인대.

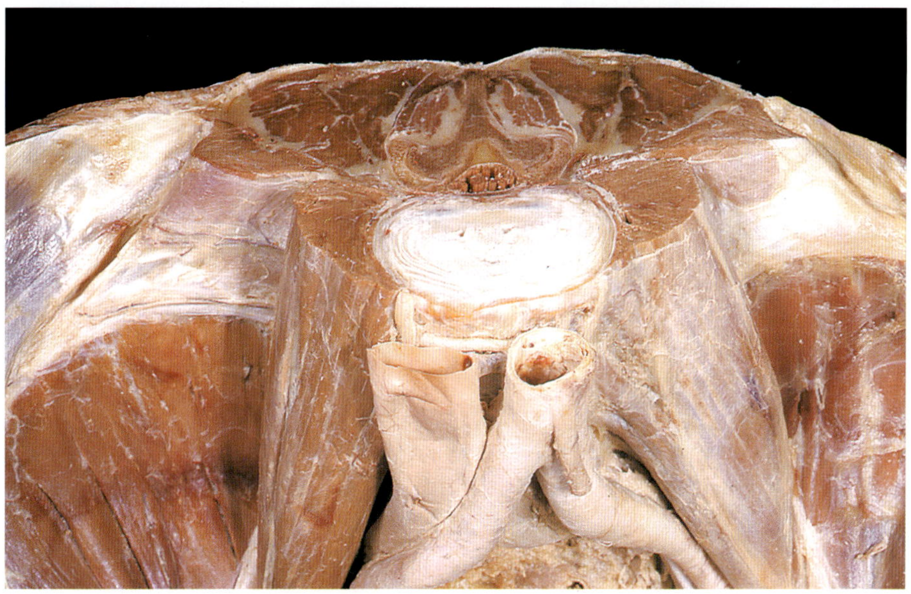

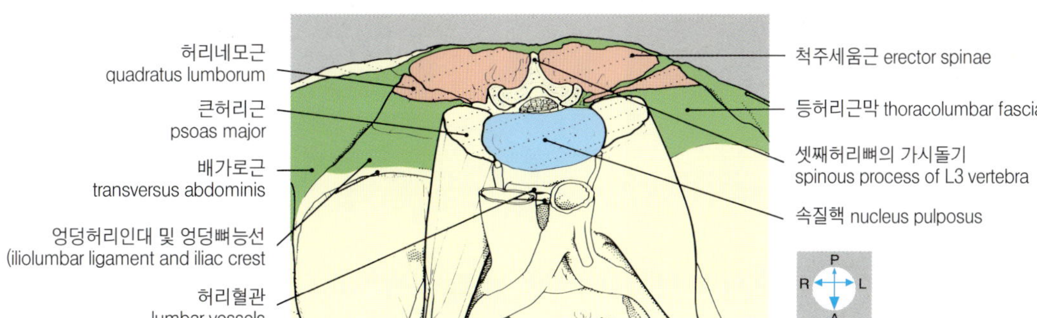

그림 8.23 셋째와 넷째허리뼈사이 척추사이원반 높이의 가로단면.

근육(Muscles)

척주세움근(erector spinae)은 허리부분에서는 등허리근막에, 등부분에서는 뒤톱니근(serratus posterior)에, 목에서는 널판근(splenius)에 덮여 있다. 허리부분에서 등허리근막(thoracolumbar fascia)은 세 층으로 되어있고, 척주세움근을 뒤쪽에서, 허리네모근(quadratus lumborum)을 앞쪽에서 둘러싼다(그림 8.23). 이 두 근육의 가쪽 모서리에서, 근막의 층은 융합되어 배가로근(transversus abdominis)으로 붙는다(그림 8.23).

위뒤톱니근(serratus posterior superior)은 아래쪽 목뼈, 위쪽 등뼈의 가시돌기와 위쪽 갈비뼈를, 아래뒤톱니근(serratus posterior inferior)은 아래쪽 등뼈와 위쪽 허리뼈의 가시돌기와 아래쪽 갈비뼈를 연결하는 약한 호흡근육이다. 이 근육에는 가슴신경의 앞가지(갈비사이신경)가 분포한다.

널판근(Splenius muscles)

널판근은 목덜미인대의 아래쪽과 위쪽 등뼈 가시돌기의 안쪽에 붙는다(그림 8.26). 위부분은 머리널판근이며 꼭지돌기의 가쪽, 위목덜미선에 붙는다. 아래부분, 즉 목널판근은 위쪽 목뼈 가로돌기의 가쪽으로 붙는다.

척주세움근(Erector spinae)

척주세움근의 각 부분은(그림 8.28) 척추의 가시돌기와 가로돌기 사이의 공간에 자리한다. 이 근육은 아래쪽으로 엉치뼈 뒤면과 엉덩뼈능선의 뒤면으로 닿는다. 허리부분에서 뚜렷한 수직의 근육덩이를 이루고(그림 8.32), 척추뼈의 가시돌기와 가로돌기에 붙는다. 위쪽허리부분에서 이 근육

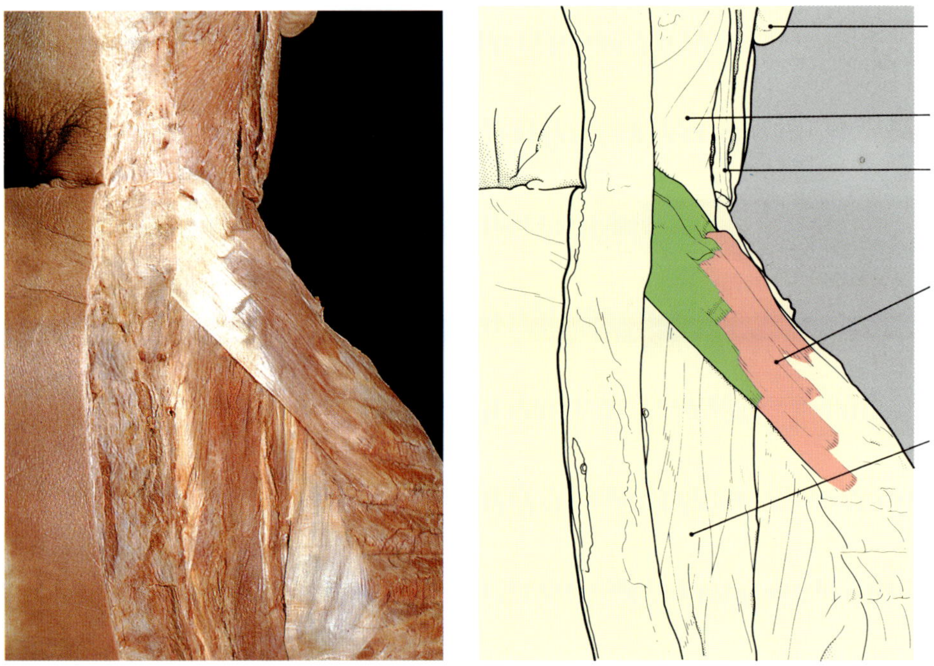

그림 8.24 위뒤톱니근. 팔이음뼈와 근육을 제거.

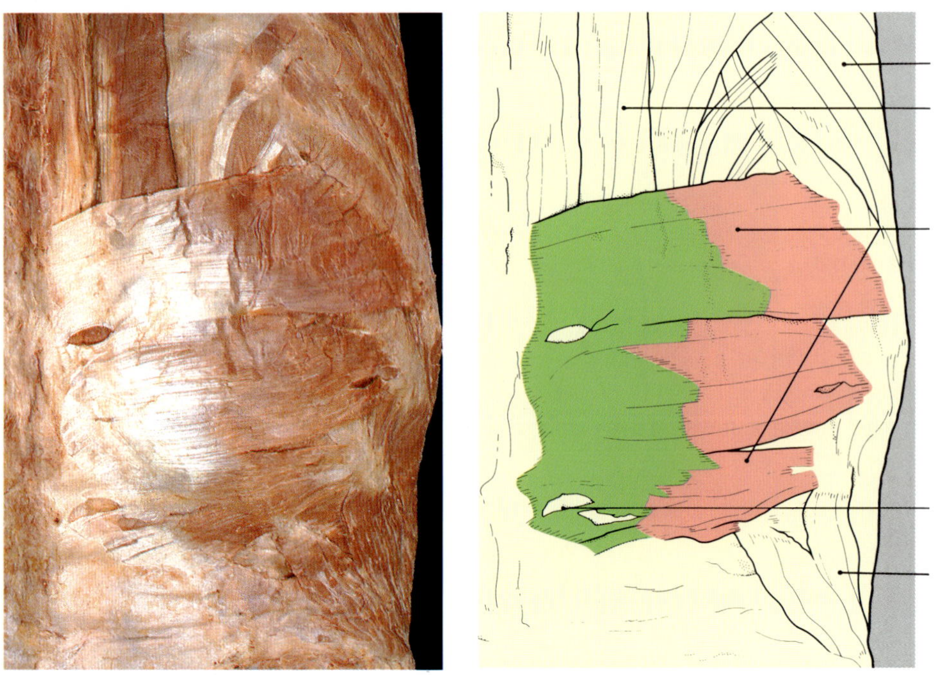

그림 8.25 아래뒤톱니근. 넓은등근을 제거.

은 세 개의 기둥으로 나뉜다. 가쪽기둥은 엉덩갈비근(iliocostalis)을 이루며, 갈비뼈각과 아래쪽 등뼈의 가로돌기로 부착한다. 가운데는 가장긴근(longissimus)을 이루며, 갈비뼈와 목뼈, 등뼈의 가로돌기로 부착한다. 척주세움근의 가장 안쪽부분은 가시근(spinalis)을 이루며 위쪽 허리뼈, 등뼈와 아래쪽 목뼈의 가시돌기로 부착한다.

척주세움근은 척수신경의 뒤가지의 분포를 받는다.

가로돌기가시근육(Transversospinalis)

가로돌기가시근육은 비스듬하게 달리며(그림 8.27), 척주세움근에 덮여 있다(그림 8.4). 이 근육은 위쪽 척추뼈의 가로돌기와 가시돌기를 연결한다. 반가시근(semispinalis)은 가로돌기가시근육 중 가장 길고, 바깥쪽에 위치하며, 아래쪽 등뼈의 가로돌기와 위쪽 등뼈와 목뼈의 가시돌기를 연결한다. 뭇갈래근(multifidus)은 반가시근의 깊은층에 위치한다. 이 근육의 섬유는 각 척추뼈의 가로돌기에서 하나 혹은 세 분절 위쪽 가시돌기로 부착한다. 가로돌기가시근육의 가장 깊은층 섬유는 돌림근(rotatores)을 이루며, 척추뼈고리판과 아래쪽 척추뼈의 가로돌기를 연결한다. 돌림근은 등뼈 부위에서 가장 발달했다.

가로돌기가시근육은 척수신경 뒤가지의 분포를 받는다.

작용(Actions)

양쪽 깊은층 근육이 동시에 수축하면 척주를 펴고, 굽힘운동을 조절하고 막는다.

한쪽만 수축하면 가쪽 굽힘과 회전 운동이 일어난다. 배빗근(abdominal oblique)이 이 작용을 돕는다. 작은 근육들은 자세를 유지하는 데에 중요하다.

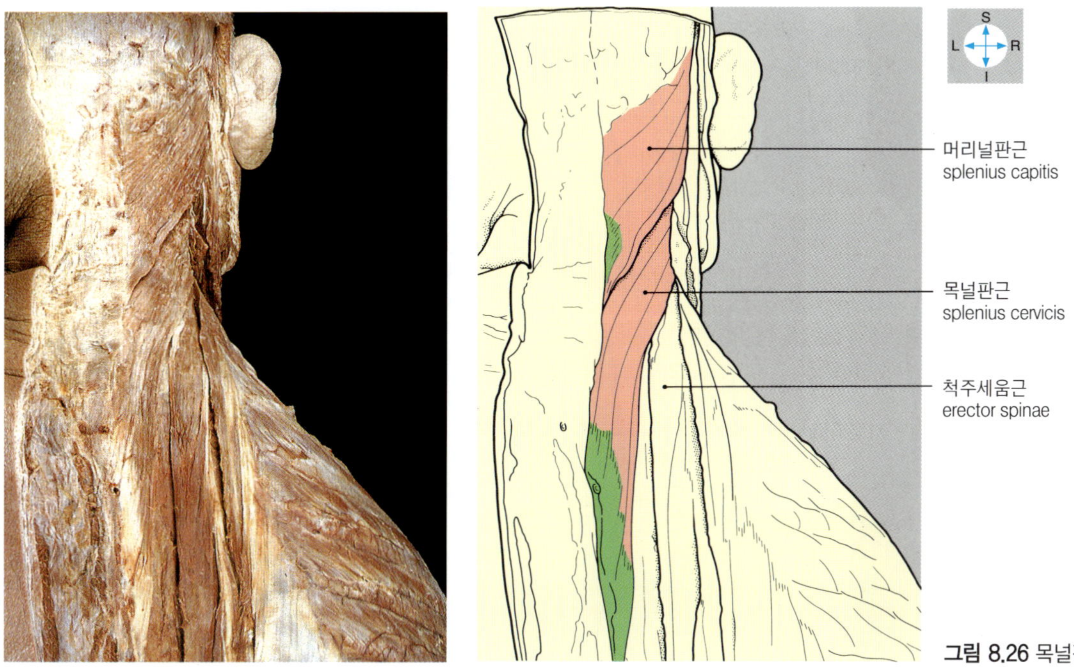

그림 8.26 목널판근과 머리널판근. 위뒤톱니근을 잘라내었음.

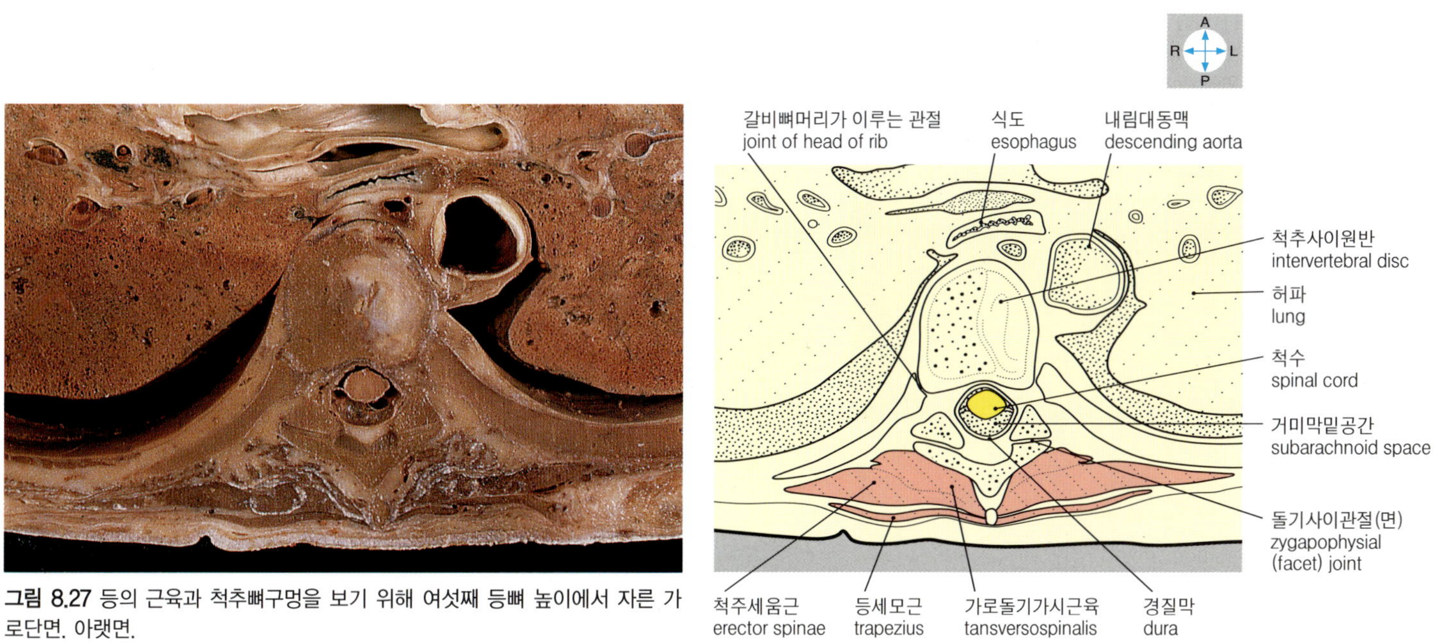

그림 8.27 등의 근육과 척추뼈구멍을 보기 위해 여섯째 등뼈 높이에서 자른 가로단면. 아랫면.

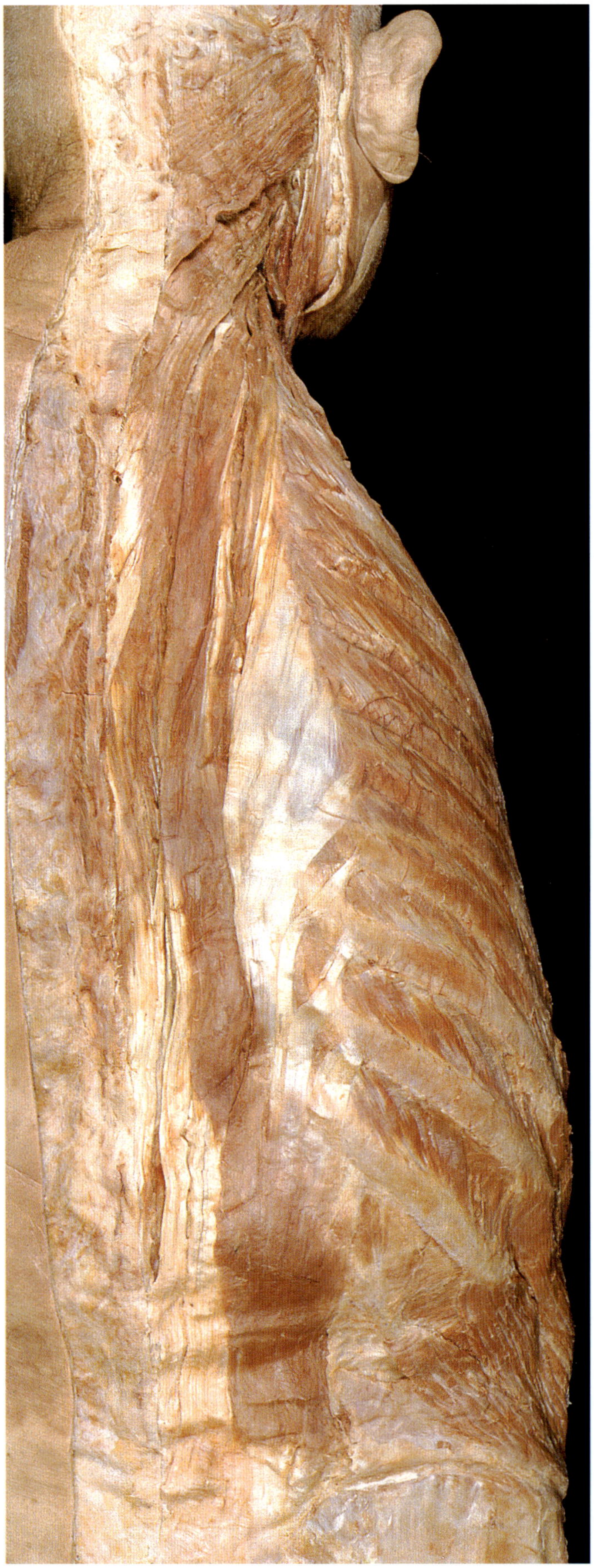

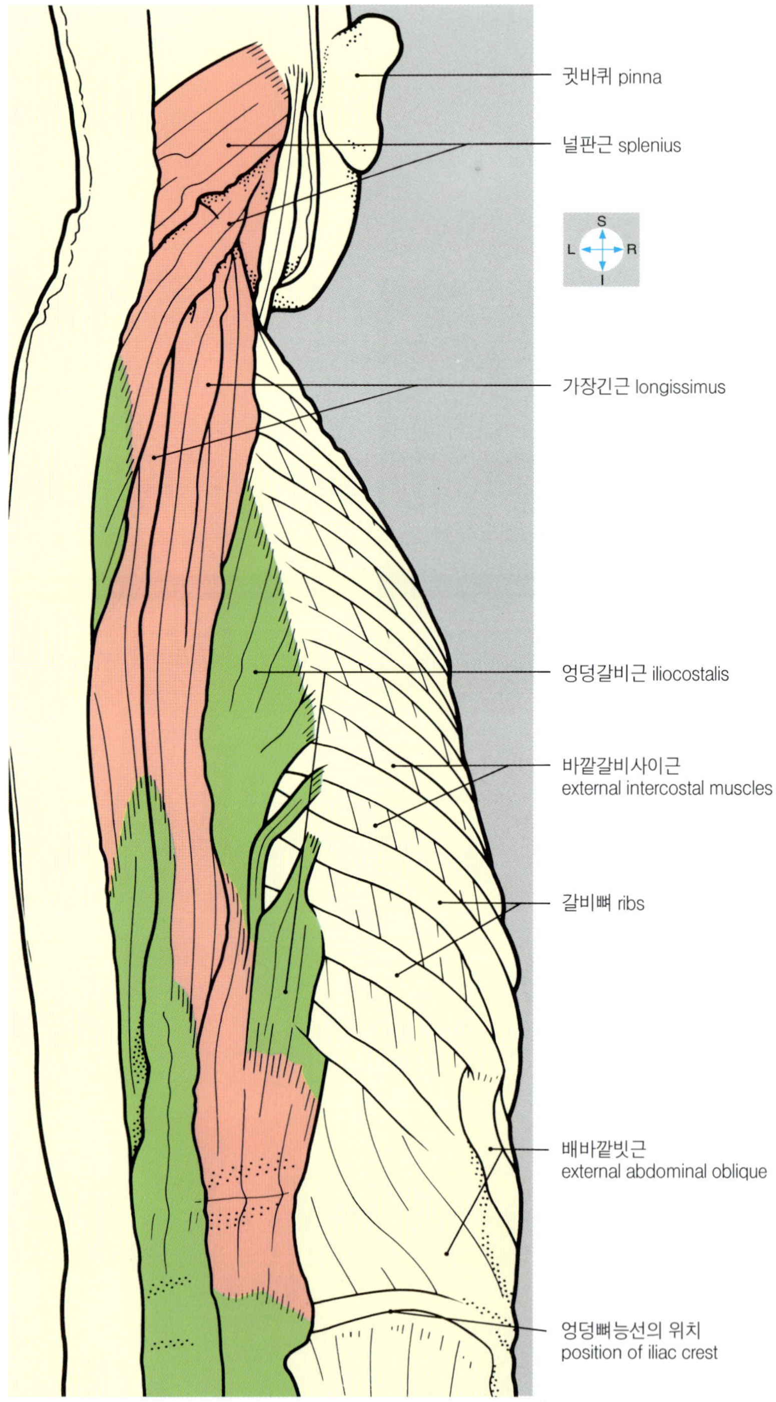

그림 8.28 덮고있던 다른 근육과 근막을 제거하여 드러난 널판근과 척주세움근.

뇌척수막(Menings)

척수는 세 층의 뇌척수막으로 둘러싸여 있다(경질막, 거미막, 연질막; 그림 8.29). 뇌척수막은 머리뼈 큰구멍을 통해 뇌막으로 계속된다.

경질막(Dura mater)

척수를 싸고 있는 경질막은 뇌막의 안쪽층(막층)에 해당하는 집을 이룬다(330 참조). 척수막은 경질막바깥공간(epidural space)에서 척주관의 뼈막과 분리된다(그림 8.11, 8.27). 경질막바깥공간에는 지방, 혈관, 성긴결합조직이 있다. 경질막바깥마취(epidural anaesthesia)를 할 때 마취제는 이 공간에 투여된다.

척수막은 척주관 안에서 큰구멍(foramen magnum)의 모서리, 섬유(fibrous slip)를 통해 뒤세로인대로 붙는다. 아래쪽으로 경질막은 종말끈을 둘러싼다(그림 8.30). 둘째엉치뼈높이에서 경질막은 종말끈에 부착되고, 이것은 꼬리뼈 뒤위로 계속되어 뼈막과 융합된다.

각 척수신경뿌리는 척수신경의 신경바깥막과 융합되기 전에 척추사이구멍으로 뻗어나온 경질막에 싸여있다.

거미막(Arachnoid mater)

거미막은 척주관 안에서 척수와 신경을 싸는 얇은 막이다. 위쪽으로 거미막은 큰구멍을 통해 뇌거미막으로 계속되고, 아래쪽으로 둘째엉치뼈높이에서 끝난다. 거미막은 거미막과 연질막 사이에서 거미막밑공간을 가로지르는 많은 얇은 섬유로 연질막과 연결되어있다. 이 공간은 뇌척수액으로 차있고, 척수에 혈액을 공급하는 혈관이 지나간다. 뇌척수액은 셋째와 넷째 또는 넷째와 다섯째허리뼈의 척추뼈고리에 바늘을 넣어 채취된다. 척수가 끝나는 지점 아래의 거미막밑공간에도 바늘을 찌를수 있다.

연질막(Pia mater)

연질막은 척수와 신경을 가장 가까이에서 싸고 있으며, 혈관이 많이 분포된 층이다. 척수신경의 앞, 뒤뿌리 사이에서 연질막은 치아인대(ligamentum denticulatum)를 이루어 경질막에 붙는다. 연질막은 척수의 끝을 싸고 꼬리뼈의 뒤표면까지 종말끈(filum terminale)으로 계속된다.

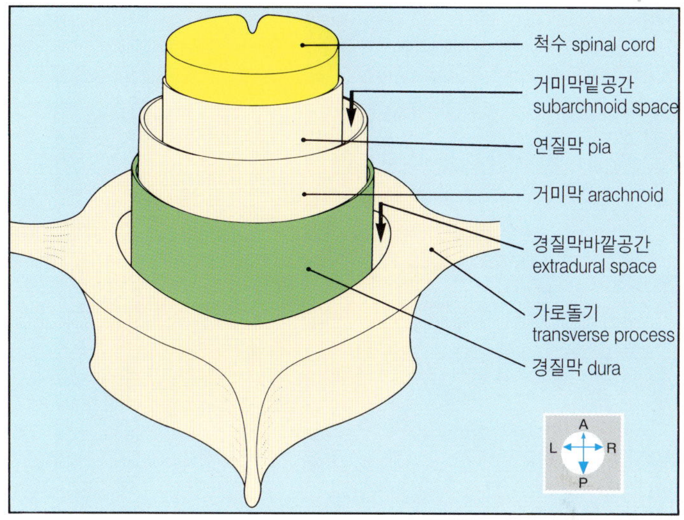

그림 8.29 척수막.

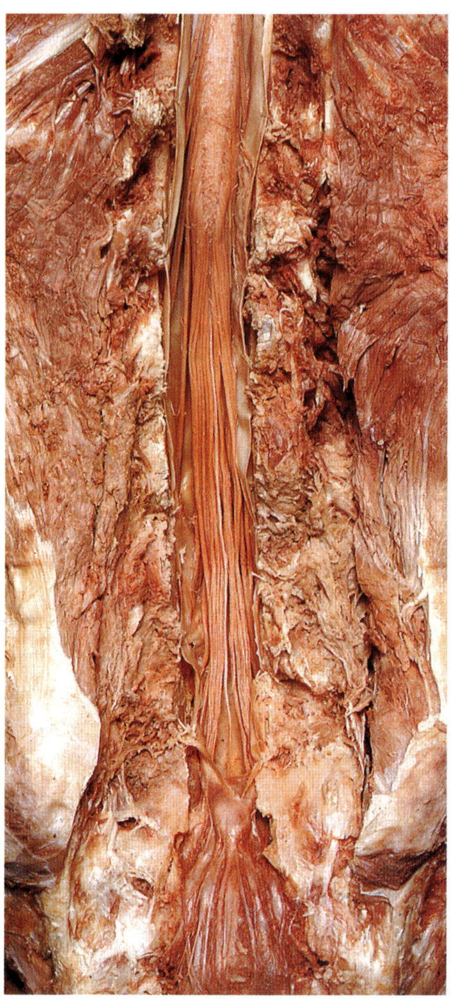

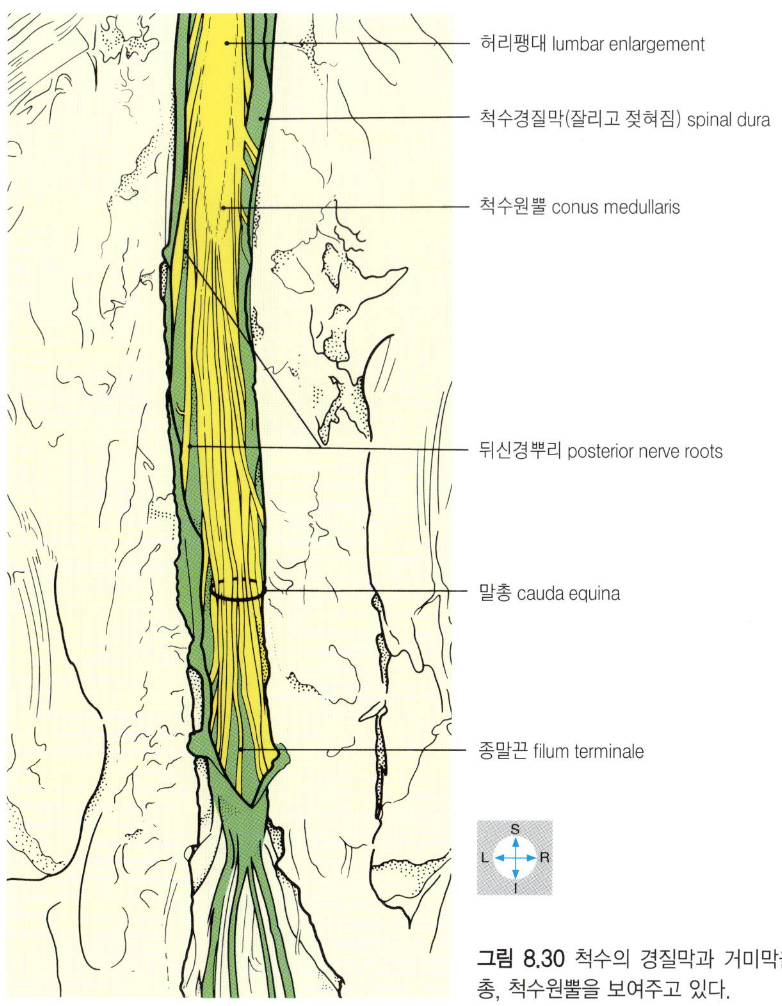

그림 8.30 척수의 경질막과 거미막을 가쪽으로 젖혀 허리팽대, 말총, 척수원뿔을 보여주고 있다.

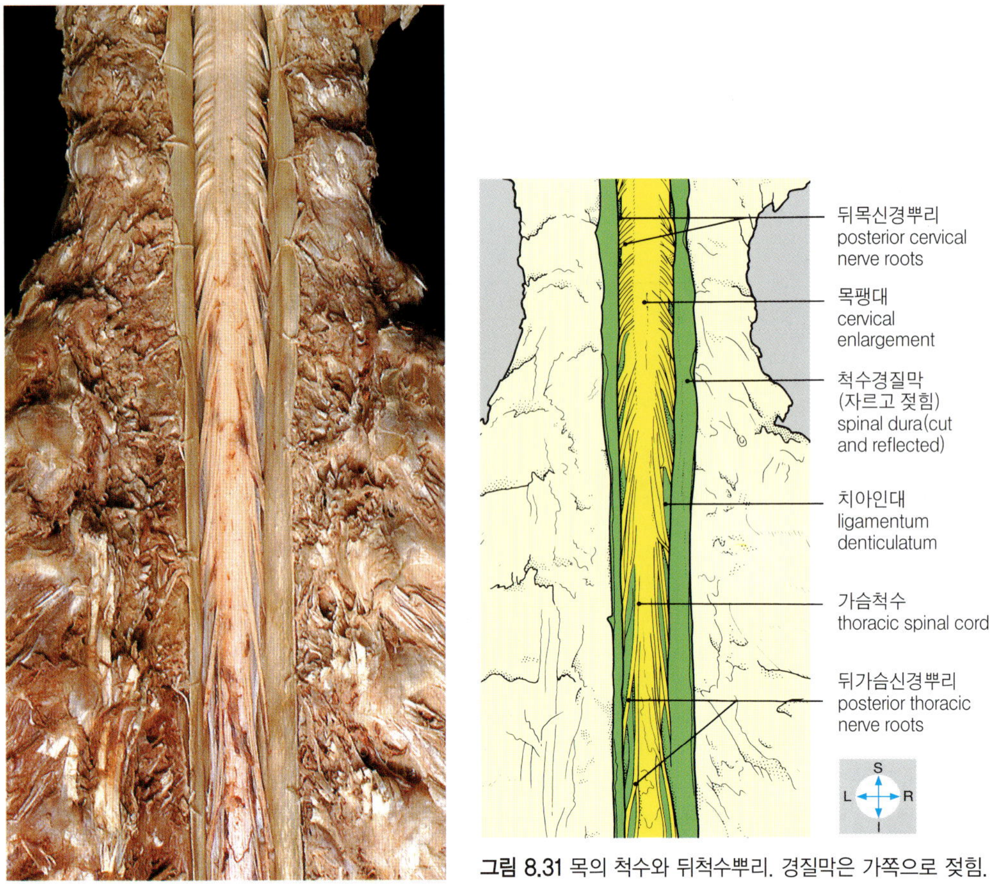

그림 8.31 목의 척수와 뒤척수뿌리. 경질막은 가쪽으로 젖힘.

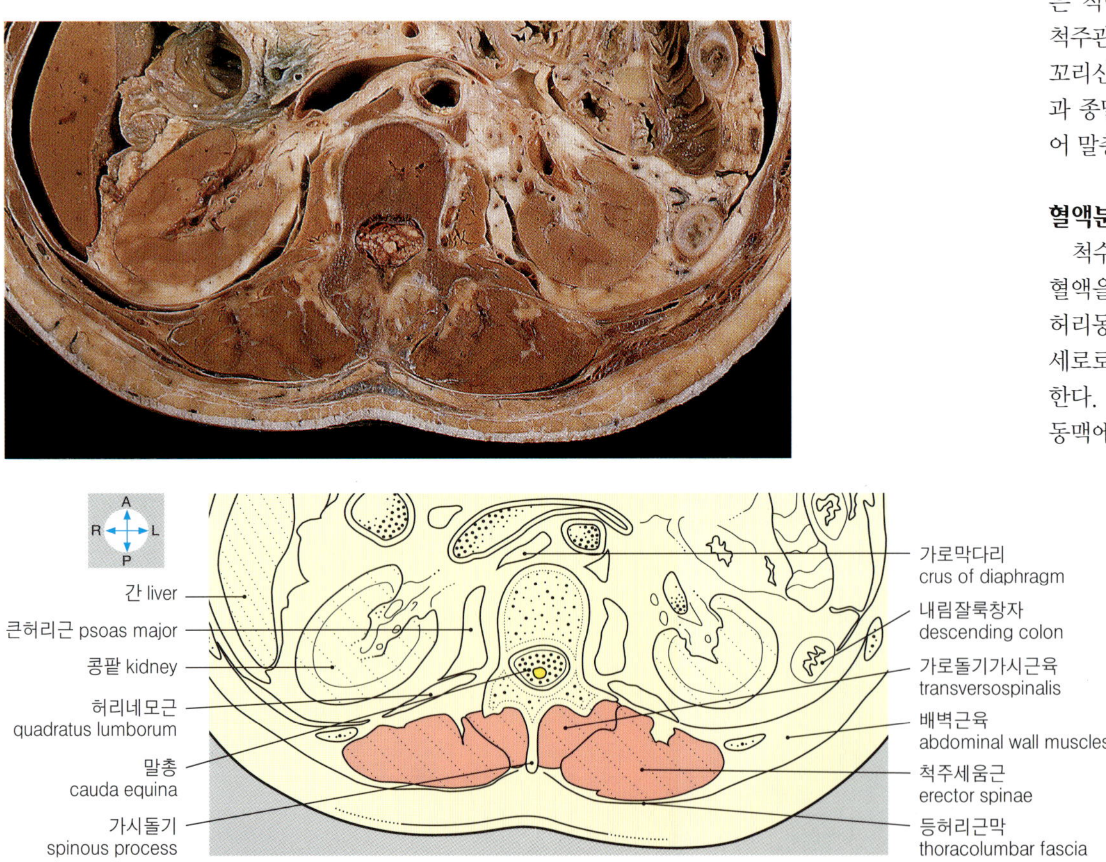

그림 8.32 등근육과 척추뼈구멍의 내용물을 보여 주는 첫째허리뼈높이의 가로단면.

척수(Spinal cord)

표면의 특징(Surface features)

고리뼈의 위모서리에서 척수는 바로 숨뇌와 연결된다. 아래쪽으로는 허리뼈의 첫째척추사이원반까지 뻗어 척수원뿔로 끝난다. 가로단면에서 척수는 앞뒤지름이 더 작은 타원형이다. 척수는 팔과 다리에 분포하는 부분의 세포체 수가 증가하여, 목과 허리팽대에서 넓어져 있다.

척수의 앞면에는 앞정중틈새(anterior median fissure)이 있고, 뒤쪽에는 더 얕은 뒤정중고랑(posterior median sulcus)이 있다. 각 뒤가쪽고랑(posterolateral sulcus)에는 뒤신경뿌리가 부착된다.

척수신경뿌리(Spinal nerve roots)

척수신경은 앞, 뒤신경뿌리를 통해 척수에 부착된다(그림 8.31). 척수가 한 쌍의 앞, 뒤신경뿌리와 만나는 부분을 척수분절이라고 한다.

각 앞척수뿌리는 척수에서 작은 신경뿌리 다발로 나온다. 뒤척수뿌리는 비슷한 신경뿌리다발형태로 뒤가쪽 고랑으로 들어간다. 앞, 뒤뿌리는 거미막밑공간을 지나 해당하는 척추사이공간에서 합쳐져서 하나의 척수신경을 이룬다. 뒤뿌리는 앞뒤척수뿌리가 만나는 부분 바로 옆에 있는 신경절 때문에 특징적이다.

척수가 척주보다 짧기 때문에 아래쪽 척수신경은 적당한 척추사이구멍으로 빠져나가기 전에는 척주관 안에서 아래로 내려간다. 이런 허리, 엉치, 꼬리신경 뿌리들은 척수원뿔(conus medullaris)과 종말끈(filum terminale) 주위에서 다발을 지어 말총(cauda equina)을 이룬다(그림 8.32).

혈액분포(Blood supply)

척수는 척추동맥에서 일어난 척수동맥을 통해 혈액을 공급받으며, 깊은목동맥, 갈비사이동맥, 허리동맥으로부터도 혈액을 받는다. 이 혈관들은 세로로 연결가지를 이루어 척수길이 전체에 분포한다. 정맥혈은 세로 연결가지 다발을 통해 나가 동맥에 대응하는 정맥가지로 비워진다.

연습문제

아래의 완성되지 않은 각 설명 뒤에는 다섯 개의 제시된 답 또는 완전한 설명이 있다. 어느 것이 맞고 틀린지를 결정하라. 답은 367쪽에 있다.

1. **걷거나 뛰는 동안 정상적으로 일어나는 것은:**
   a) 허리척추사이관절의 가쪽굽힘
   b) 엉덩관절의 운동
   c) 볼기근육의 수축
   d) 엉치엉덩관절의 운동
   e) 가슴척주의 회전

2. **고리뼈와 중쇠뼈 사이의 관절과 관련하여:**
   a) 모두 윤활관절이다.
   b) 머리의 회전을 허용한다.
   c) 날개인대의 지지를 받는다.
   d) 탈구되면 보통 치명적이다.

3. **엉치엉덩관절은:**
   a) 섬유관절이다.
   b) 엉치뼈의 아래부분이 앞쪽으로 회전하는 것을 허용한다.
   c) 온엉덩동맥의 뒤쪽과 관계가 있다.
   d) 엉덩허리인대에 의해 안정된다.

4. **척추뼈의 허리부분은:**
   a) 척주에서 가장 움직임이 적은 부위다.
   b) 꼭지돌기가 존재하는 척추뼈이다(mamillary process).
   c) 배곧은근에 의해 굽힘이 이루어진다.
   d) 이차굽이가 존재한다.
   e) 아래 척추뼈몸통과 중첩되는 가시돌기가 있다.

5. **척수는:**
   a) 여덟 쌍의 목신경이 일어난다.
   b) 위로는 숨뇌로 이어진다.
   c) 연질막과 밀접한 관계가 있다.
   d) 척주관의 전 길이에 걸쳐 존재한다.
   e) 뇌척수액과의 사이에 거미막이 존재한다.

6. **셋째 및 넷째 척추뼈사이의 척추사이원반은:**
   a) 가장 작은 척추사이원반이다.
   b) 앞쪽으로 배대동맥과 관련된다.
   c) 큰허리근이 붙는 곳이 있다.
   d) 뒤쪽으로 말총과 관련된다.
   e) 둘째 허리신경과 밀접히 관련된다.

7. **고리뼈는:**
   a) 가시돌기가 없다.
   b) 가로구멍이 없다.
   c) 척추뼈몸통이 있다.
   d) 머리뼈와 관절을 이루어 끄덕이는 운동을 허용한다.
   e) 큰 가로돌기가 있다.

8. **척추사이원반은:**
   a) 이웃하는 척추뼈몸통 사이에 있다.
   b) 앞 및 뒤세로인대와 밀접한 관계가 있다.
   c) 이차연골관절이다(secondary cartilaginous joints).
   d) 척추사이구멍의 모서리 일부를 이룬다.
   e) 척주굽이를 이루는데 관여한다.

9. **엉치뼈는:**
   a) 보통 다섯 개의 척추뼈가 융합되어 만들어진다.
   b) 앞쪽으로 오목하다.
   c) 엉덩뼈, 궁둥뼈와 인대에 의해 결합된다.
   d) 다섯째 허리뼈의 관절돌기와 윤활관절을 이룬다.
   e) 양쪽에 날개가 존재하며, 다섯째 허리신경의 앞가지가 가로지르게 된다.

10. **가슴척주(thoracic vertebral column)는:**
    a) 앞쪽으로 오목한 일차굽이가 존재한다.
    b) 12개의 척추뼈로 구성되어 있다.
    c) 갈비뼈머리와 관절을 이룬다.
    d) 전 길이에 걸쳐 앞쪽에 식도와 맞닿아있다.
    e) 갈비뼈에 의해 제한되는 가쪽굽힘을 허용한다.

11. **등허리근막은:**
    a) 배가로근이 붙는 부위가 존재한다.
    b) 큰허리근을 폐쇄한다.
    c) 뼈와 붙는 부위가 없다.
    d) 배바깥빗근과 붙는 부위가 있다.
    e) 넓은등근이 붙는 부위가 있다.

12. **척수경질막은:**
    a) 척추뼈의 뼈막에 붙어있다.
    b) 척수동맥보다 깊은 곳에 위치한다.
    c) 척추정맥얼기보다 얕은 곳에 위치한다.
    d) 둘째허리뼈의 높이에서 끝난다.
    e) 큰구멍의 모서리에 붙는다.

13. **전형적인 목뼈의 돌기는:**
    a) 두 쌍의 윤활관절이 있다.
    b) 하나의 두갈래가시돌기(bifid spinous process)가 있다.
    c) 상대적으로 넓은 척추뼈구멍이 존재한다.
    d) 상대적으로 작은 척추뼈몸통이 존재한다.
    e) 가로구멍이 있다.

14. **척주관은:**
    a) 척추동맥이 지나간다.
    b) 황색인대가 있다.
    c) 정맥얼기가 있다.
    d) 머리를 돌리면 좁아진다.
    e) 목뼈 척추사이원반의 앞가쪽에 놓인다.

15. **넷째 및 다섯째허리뼈 높이에서 척추바늘찌르기와 관련된 것은:**
    a) 척수는 척추뼈보다 높은 곳에서 끝난다.
    b) 이 높이에서 인대는 가늘어지고 천자를 하기가 쉽다.
    c) 가시돌기와 중첩되지 않는다.
    d) 이 높이보다 아래에 있는 척주에서 나오는 척수신경들은 별로 중요하지 않다.
    e) 거미막밑공간은 다섯째 허리뼈높이보다 아래로 연장된다.

16. **넷째 및 다섯째목뼈 사이의 관절이 허용하는 운동은:**
    a) 돌림
    b) 돌림과 같이 일어나는 굽힘
    c) 순수한 폄 운동
    d) 가쪽 굽힘
    e) 돌림과 같이 일어나는 가쪽 굽힘

임상문제

답은 368쪽에 있다.

사례연구 1

45세인 남자환자가 머리 뒤로 퍼져나가는 두통을 겪기 시작했다. 몇 년 전 교통사고로 인한 편타성 손상(whiplash injury)을 제외하곤 의학적인 병력은 없었다. 주치의는 환자의 목을 주의 깊게 관찰하였고, 목을 움직이는 데 다소 제한이 있다는 것 외에는 특징적인 소견을 발견할 수 없었다. 목 부위의 척주 방사선사진은 작은 뼈곁돌기(osteophyte)를 수반한 조기퇴행성변화(early degenerative change)의 소견을 보여주었다.

그를 방문한 물리치료사 친구는 그가 낮고 편한 의자에 구부정하게 앉아 앞 위쪽을 향해 긴장시킨 자세로 텔레비전을 시청하는 것을 발견하였다. 그는 텔레비전을 보다 낮은 높이로 놓고 등 뒤의 공간에 편안한 쿠션을 놓고 보면 보다 편안할 것이라고 제안했다. 물리치료사가 다시 방문하였을 때에 텔레비전의 위치가 바뀌고 환자는 쿠션을 사용하며 다시는 두통을 경험하지 않았다는 것을 알았다. 그는 다시 정원사로 고용되었다.

문제:

1. 목뼈의 어느 관절에서 움직임이 일어나는가?
2. 정상적인 척주에서는 어떤 굽이들이 존재하며, 위에서 묘사한 자세로 앉는다면 어떤 영향을 받겠는가?
3. 목의 뒤에서 느껴지는 통증의 원인은 무엇인가?

사례연구 2

40세인 남자환자는 2년 전 이웃집의 가구를 옮기는 것을 도와준 뒤로 간헐적으로 등의 아래부위에 통증(low backache)을 겪어왔다. 가끔 왼쪽다리 바깥쪽을 따라 따끔거림을 느껴왔으며, 이러한 느낌은 보통 며칠간 지속되었다. 등의 통증을 경감시키기 위해서 카펫이 깔린 거실 바닥에 누워 있곤 했다.

등을 구부리고 며칠 뒤에 그는 등에 갑작스런 심한 통증과 함께 왼쪽다리의 무릎아래 뒤부위에 따끔거림을 느꼈다. 그의 주치의는 환자의 척주가 오른쪽으로 볼록하게 휘어 있으며, 허리뼈의 운동이 심한 통증을 유발하면서 근육 강직에 의해 제한 받는다는 것을 발견했다. 그의 다리에 감각이상이나 근무력증 등의 소견을 보이지는 않았으며, 발목반사의 부재 등의 비정상적인 반사소견 또한 보이지 않았다. 다리를 편 채로 들어 올리면 부차적으로 등의 통증이 악화되었고, 방사선학적으로 다섯째 허리뼈와 첫째엉치뼈 사이에 관절원반공간이 좁아지는 것처럼 보였다. 자기공명장치로 해당 높이의 뒤가쪽 원반이 약간 삐져나온 것을 확인하였다.

문제:

1. 무릎 아래 다리의 뒤가쪽표면과 관련 있는 피부분절을 무엇인가?
2. 발목반사로 어느 분절을 테스트할 수 있을까?
3. 다섯째 허리뼈 아래 척추사이구멍으로 지나는 척수신경은 무엇인가?
4. 척추사이구멍의 경계는 무엇인가?
5. 왜 넷째 및 다섯째허리뼈사이의 관절원반이 빠져나오는 것이 첫째 엉치신경과 관련지어 증상을 나타내는가?

사례연구 3

50세인 남자환자는 3달간 찌부둥한 느낌을 받아 왔으며 체중이 감소하였다. 복부에 갑자기 심한 통증을 느꼈고, 복막염이 의심되어 병원에 입원하였다.

외과의는 자세한 병력을 청취하였고, 복부의 통증이 주요한 소견이지만 몇 주간 등에 통증이 있어왔고 현재 더 악화되는 상태라는 것 또한 알아냈다. 복부의 팽창이나 국소적인 소견은 보이지 않았으며, 창자의 청진음은 정상으로 들렸다. 혈액검사결과 백혈구 수치는 정상이었으나 헤모글로빈 수치는 낮았다. 가슴과 배의 방사선검사는 척수의 질병을 인지하여 추가적인 촬영을 시행하였다. 몇 개의 척추뼈는 증가한 뼈의 형성구역을 보여주었고(골경화증), 다른 부위는 뼈가 파괴되는 구역을 보여주었다(골용해증). 열째 및 열한번째 등뼈몸통이 붕괴되는 소견을 보여주었다. 부차적인 검사는 산(acid)과 알칼리성 인산분해효소(alkaline phosphatase)의 혈장 농도가 높아져 있는 것을 보여주었다. 환자는 전립샘 조직이 포함된 암 조직편이 발견되어 비뇨기과의사에서 의뢰되었다.

문제:

1. 복부의 통증의 원인은 무엇인가?
2. 전립샘과 같은 골반 장기의 질병이 척추뼈몸통으로 퍼져나가는 경로는 무엇인가?
3. 환자가 무기력한 이유는 무엇인가?

사례연구 4

이전에는 건강하였던 30세인 아이의 엄마가 아이를 학교에 데려다 주고 쓰러졌다. 사고 및 응급상황에서 환자는 착란(confused) 증세를 보였고 방의 조명이 매우 밝게 보이는 증상을 보이는 심한 전반적 두통(generalized headache)을 호소하였다. 신체검사 결과 180/110의 혈압을 보였고, 목부위 척주가 제한된 운동의 명백한 소견을 보였다.

병원에 입원한 후 신경과 의사는 눈부심(photophobia), 목의 뻣뻣함 및 상승된 혈압의 증상을 확인하였다. 척추바늘찌르기를 시행하여 뇌척수액에 혈액이 발견되었다.

문제:

1. 뇌척수액은 어디에 존재하는가?
2. 보통 어떻게 뇌척수액을 얻는가?
3. 안전하게 척추바늘찌르기를 시행하는 높이는 어디며, 어떤 층들이 관통되는가?
4. 목의 척추에 관련된 질환의 병력이 없음에도 왜 환자의 목이 뻣뻣한가?

연습문제 정답

가슴(Thorax)
1 a) T; b) T; c) T; d) F; e) F
2 a) F; b) T; c) T; d) T; e) T
3 a) T; b) F; c) T; d) T; e) F
4 a) T; b) T; c) T; d) T; e) T
5 a) T; b) F; c) T; d) F; e) T
6 a) F; b) T; c) T; d) F; e) T
7 a) T; b) F; c) T; d) T; e) F
8 a) T; b) F; c) T; d) F; e) T
9 a) T; b) T; c) T; d) T; e) T
10 a) T; b) T; c) F; d) T; e) F
11 a) F; b) T; c) F; d) T; e) T
12 a) F; b) T; c) T; d) T; e) T
13 a) T; b) T; c) F; d) F; e) F
14 a) F; b) T; c) T; d) F; e) T
15 a) F; b) T; c) T; d) F; e) T
16 a) F; b) F; c) T; d) T; e) F

위팔(Upper Limb)
1 a) T; b) F; c) T; d) T; e) T
2 a) F; b) T; c) T; d) F; e) T
3 a) T; b) T; c) F; d) T; e) T
4 a) T; b) T; c) T; d) T; e) T
5 a) T; b) T; c) T; d) T; e) F
6 a) F; b) F; c) T; d) T; e) T
7 a) T; b) T; c) F; d) T; e) T
8 a) F; b) T; c) F; d) T; e) F
9 a) T; b) F; c) T; d) T; e) F
10 a) T; b) T; c) F; d) F; e) T
11 a) T; b) F; c) F; d) F; e) F
12 a) F; b) T; c) T; d) T; e) T
13 a) F; b) T; c) T; d) F; e) F
14 a) F; b) F; c) T; d) T; e) F
15 a) F; b) T; c) T; d) T; e) T
16 a) T; b) T; c) T; d) T; e) F

배(Abdomen)
1 a) T; b) T; c) T; d) F; e) F
2 a) F; b) T; c) T; d) T; e) F
3 a) F; b) T; c) T; d) T; e) F
4 a) T; b) T; c) T; d) F; e) F
5 a) T; b) F; c) T; d) F; e) T
6 a) F; b) T; c) T; d) T; e) F
7 a) T; b) T; c) F; d) F; e) T
8 a) F; b) F; c) F; d) T; e) T
9 a) T; b) T; c) F; d) T; e) T
10 a) T; b) T; c) T; d) F; e) T
11 a) T; b) T; c) T; d) F; e) T
12 a) T; b) F; c) T; d) T; e) F
13 a) T; b) T; c) T; d) T; e) T
14 a) T; b) T; c) F; d) T; e) F
15 a) F; b) T; c) T; d) T; e) F
16 a) T; b) T; c) F; d) T; e) F

골반과 샅(Pelvis and Perineum)
1 a) F; b) T; c) F; d) T; e) T
2 a) F; b) T; c) T; d) F; e) T
3 a) T; b) F; c) T; d) T; e) F
4 a) T; b) F; c) T; d) F; e) T
5 a) T; b) T; c) F; d) T; e) T
6 a) T; b) T; c) F; d) T; e) F
7 a) T; b) F; c) T; d) T; e) F
8 a) T; b) F; c) T; d) T; e) F
9 a) F; b) T; c) T; d) T; e) T

10 a) F; b) T; c) T; d) T; e) F
11 a) T; b) T; c) T; d) F; e) F
12 a) T; b) T; c) F; d) T; e) T
13 a) T; b) T; c) T; d) F; e) T
14 a) T; b) T; c) T; d) F; e) T
15 a) F; b) T; c) T; d) T; e) F
16 a) T; b) T; c) F; d) T; e) F

다리(Lower Limb)
1 a) T; b) T; c) F; d) T; e) T
2 a) T; b) T; c) T; d) F; e) T
3 a) T; b) F; c) F; d) T; e) T
4 a) T; b) T; c) T; d) T; e) F
5 a) T; b) T; c) T; d) F; e) T
6 a) T; b) T; c) F; d) T; e) T
7 a) T; b) T; c) T; d) T; e) T
8 a) T; b) T; c) T; d) T; e) F
9 a) F; b) T; c) T; d) T; e) T
10 a) T; b) T; c) T; d) F; e) T
11 a) T; b) T; c) T; d) T; e) F
12 a) T; b) F; c) F; d) T; e) T
13 a) T; b) T; c) T; d) T; e) F
14 a) T; b) T; c) T; d) F; e) T
15 a) T; b) F; c) T; d) T; e) T
16 a) F; b) T; c) T; d) T; e) T

머리와 목(Head and Neck)
1 a) F; b) F; c) T; d) F; e) T
2 a) T; b) F; c) T; d) T; e) F
3 a) T; b) T; c) T; d) T; e) T
4 a) T; b) T; c) F; d) T; e) F
5 a) F; b) T; c) F; d) F; e) T
6 a) T; b) T; c) F; d) T; e) T
7 a) F; b) F; c) T; d) T; e) T
8 a) T; b) T; c) F; d) F; e) T
9 a) T; b) F; c) T; d) T; e) F
10 a) T; b) T; c) T; d) T; e) T
11 a) T; b) T; c) T; d) T; e) F
12 a) F; b) F; c) T; d) T; e) T
13 a) F; b) F; c) T; d) T; e) F
14 a) F; b) F; c) F; d) F; e) F
15 a) T; b) T; c) T; d) F; e) F
16 a) F; b) F; c) T; d) F; e) F

등(Back)
1 a) T; b) T; c) T; d) F; e) T
2 a) T; b) T; c) T; d) T; e) F
3 a) F; b) F; c) T; d) T; e) T
4 a) F; b) T; c) T; d) T; e) F
5 a) T; b) T; c) T; d) F; e) F
6 a) F; b) T; c) T; d) T; e) F
7 a) T; b) F; c) F; d) T; e) T
8 a) T; b) T; c) T; d) T; e) T
9 a) T; b) T; c) T; d) T; e) T
10 a) T; b) T; c) T; d) F; e) T
11 a) T; b) F; c) F; d) F; e) T
12 a) F; b) F; c) F; d) F; e) T
13 a) T; b) T; c) T; d) T; e) T
14 a) F; b) T; c) T; d) F; e) F
15 a) T; b) F; c) T; d) F; e) T
16 a) T; b) T; c) T; d) T; e) T

임상문제 정답

가슴(Thorax)

사례연구 1

1. 이학적 검사(physical examination)는 (i) 겨드랑(axilla), (ii) 반대쪽 가슴(opposite breast), (iii) 빗장위부위와 빗장아래부위(supra-and infraclavicular regions), (iv) 복장옆부위(parasternal region)에서 이루어져야 한다. 흔히 이 부위로 유방암이 림프를 통해 전이된다.
2. 큰가슴근(pectoralis major).
3. 수술 중 앞톱니근(serratus anterior)에 분포하는 신경(긴가슴신경[long thoracic nerve])이 손상되었다.
4. 겨드랑으로 가는 사지에 있는 대부분의 림프를 수술로 제거한다.

사례연구 2

1. 병변에 왼되돌이후두신경(left recurrent laryngeal nerve)이 손상되어서 후두근육(laryngeal muscles)의 신경분포에 영향을 주었다.
2. 왼가로막신경(left phrenic nerve), 대동맥 활(aortic arch), 왼기관지(left bronchus), 왼허파동맥과 왼허파정맥(left pulmonary artery and vein).
3. 가로막 신경(phrenic nerve).
4. 공기가 엽(lobe) 내의 기관지나무(bronchial tree)로 흡수되므로 허파왼쪽위엽은 허탈(collapse)이 된다.

사례연구 3

1. 연관통이 자율신경(autonomic nerves)을 통해 척수 목부분 여덟째와 가슴첫째 부분으로 있었다.
2. 심장동맥(coronary artery)의 혈류 감소는 심장근육과 전도조직에 손상을 야기한다.
3. 오른심장동맥(right cororonary artery)은 대개 동방결절(SA node)과 방실결절(AV node)에 분포한다.
4. 방실사이고랑(coronary sulcus)에서 오른과 왼심장동맥(right and left coronary arteries) 사이와 심장끝(apex of heart)에서 앞과 뒤심실사이동맥(anterior and posterior interventricular arteries) 사이.

사례연구 4

1. 왼빗장밑동맥(left subclavian artery)이 이는곳을 지난 부위에서 대동맥협착(coarctation of the aorta).
2. 갈비사이동맥(intercostal arteries). 혈액은 앞갈비사이동맥에서 뒤갈비사이동맥으로 흘러서 내림대동맥(descending thoracic aorta)으로 들어간다.
3. 첫 두 개의 갈비사이공간(intercostal spaces)에서 앞과 뒤갈비사이동맥(anterior and posterior intercostal arteries)은 협착(각각 속가슴동맥[internal thoracic artery]과 목갈비동맥[costocervical trunk])의 몸쪽에서 일어난다.
4. 네. 특히 심실수축(ventricular contraction)동안 대동맥(aorta)의 좁아진 부분에 의한 난류(turbulence).

위팔(upper Limb)

사례연구 1

1. 승모판막(mitral valve), 왼심실(left ventricle), 대동맥판막(aortic valve), 오름대동맥(ascending aorta), 대동맥활(aortic arch), 팔머리동맥(brachiocephalic artery), 오른빗장밑동맥(right subclavian artery)과 겨드랑동맥(axillary artery).
2. 깊은위팔동맥(arteria profunda brachii)과 같은 주요 가지에서 동맥 지름의 갑작스런 감소.
3. 감각과 운동의 결여가 뚜렷하다: 그녀 손의 절단(amputation)이 필요할 것이다.
4. 어깨동맥(scapular arteries)의 가지를 포함한 연결과 곁가지.

사례연구 2

1. 아래운동신경세포(lower motor neuron) 문제에서 근육크기 손실(소모): 손목굴(carpal tunnel)에서 정중신경(median nerve).
2. 통증 없이 엄지손가락을 베임: 엄지, 검지, 가운데 손가락 앞면 감각 손상.
3. 절개를 피부주름을 따라 더 크고 평행하게 하면 흉터가 덜 생기게 된다.
4. 손에서 정중신경의 되돌이가지(recurrent branch of median nerve), 자신경(ulnar nerve).

사례연구 3

1. 얕은 접시오목(glenoid fossa), 느슨한 관절주머니(lax joint capsule).
2. 외과목(surgical neck)에서 겨드랑신경(axillary nerve): 어깨세모근(deltoid)의 이는곳에서 피부감각(cutaneous sensation).
3. 바깥돌림을 막기 위해서이며, 이는 불안정성이 생기게 한다.
4. 통증은 불사용위축[disuse atrophy(소모)]이 되게 하여, 근육약화가 손상을 더 심하게 한다.
5. 조정가능한 인대처럼 작용하는 근육둘레띠(rotator cuff muscles)의 근력.

사례연구 4

1. 폄근 공통힘줄과 관절융기위능선(supracondylar ridge)에서 아래팔의 얕은 폄근.
2. 손목관절(wrist joint)에서 가쪽벌림(lateral deviation)과 폄(extension).
3. 긴노쪽손목폄근(extensors carpi radialis longus)과 짧은노쪽손목폄근(extensors carpi radialis bevis).

4. 어떤 세게 쥐기(powerful grip)라도 손목의 세 폄근에 의한 손목의 폄(extension)을 필요로 한다.

배(abdomen)

사례연구 1

1. 간접샅굴탈장(indirect inguinal hernia).
2. 샅굴(inguinal canal)을 따라 음낭(scrotum) 속으로 초상돌기(processus vaginalis)가 있다: 고환(testis)의 앞쪽에서 복막안(peritoneal cavity)과 고환집막(tunica vaginalis) 사이에 관모양의 연결이 있다.
3. 탈장(hernia)은 배안압력이 높을 때에만 나타났다(예. 기침 또는 울때). 창자(intestine)는 초상돌기(processus vaginalis)를 따라 앞뒤로 미끄러질 수 있다.
4. 작은창자(small intestine)의 고리(loop).
5. 창자고리는 탈장주머니(hernial sac)에 걸렸고, 그 지름은 막히게 되었다.
6. 그는 배의 창자를 대체하고 깊은샅굴구멍(deep inguinal ring)에서 초상돌기를 막을 것이다.

사례연구 2

1. 쇼크(shock)의 일반적 징후(signs) 외에, 배에 누름통증(tender abdomen)과 왼쪽어깨에 통증이 있었다. 왼쪽어깨의 통증은 가로막의 아랫면의 자극으로부터의 (혈액에 의해) 연관통(referred pain)으로 보인다.
2. 기관은 그 단단한 정도가 약해서 쉽게 파열된다. 왼쪽아래 갈비뼈 뒤쪽에 걸리게 된다. 이것은 혈관분포가 풍부하여 출혈이 많다.
3. 큰주머니(greater sac).

사례연구 3

1. 알코올중독으로 인한 간염(hepatitis).
2. 병력 외에도 간(liver)이 커지고 통증이 있다.
3. 간(liver)은 가로막(diaphragm) 바로 아래에 위치하므로 가로막(diaphragm)이 수축할 때 간(liver)은 내려가게 된다.
4. 간으로 들어가는 문맥혈액의 막힘은 문맥(portal vein)과 그 지류의 혈압을 높게 한다. 문맥대정맥연결(portacaval anastomoses)이 확장되어서 혈액이 심장으로 가는 다른 길을 제공한다. 연결의 한 부위는 점막밑정맥(식도정맥류[oesophageal varices])이 확장되는 식도(oesophagus)의 벽에 위치한다.
5. 곧창자(rectum)와 항문관(anal canal)의 벽; 배꼽에서 펴지는 간낫인대(falciform ligament) 내와 배벽에서 메두사의 머리(caput medusae); 샘창자(duodenum)와 같이, 뒤배벽과 복막뒤소화기관(retroperitoneal digestive organ) 사이.

사례연구 4

1. 오른요관(right ureter): 그는 요관산통(ureteric colic)을 가지고 있다: 요관으로 내려오는 콩팥돌(kidney stone)의 통증.
2. 환자는 비뇨생식계통(genitourinary system)의 문제를 나타내는 징후(signs)를 가지고 있다. 곧창자검사(rectal examination)는 이 계통의 부분인 전립샘(prostate gland)을 촉지할 수 있게 한다. 그 외에 다음과 같은 통증을 없애는 것이 좋다: 골반(pelvis)에서 염증성 막창자꼬리(inflamed appendix)는 곧창자(rectum)의 오른쪽에 통증을 생기게 할 수 있다.
3. 허리척추뼈의 가로돌기(lumbar vertebral transverse processes) 끝 부위의 수직선, 엉치엉덩관절(sacroiliac joint)을 가로지르고, 궁둥뼈가시(ischial spine)를 지나 방광(bladder)을 향해 안쪽으로 경사져 들어간다.
4. 필름은 방광을 보여준다. 분비중인 콩팥과 양쪽의 콩팥, 콩팥술잔, 콩팥깔때기 및 요관을 보여주고 있다.

골반과 샅(Pelvis and perineum)

사례연구 1

1. 음부신경은 대부분의 샅에 분포한다. 피부와 항문(아래곧창자가지) 및 대부분의 질(뒤음순가지)에 분포한다.
2. 궁둥뼈가시 부근에서 음부신경이 볼기부분에서 샅으로 들어간다.

사례연구 2

1. 오른쪽 자궁관에서 임신되었고, 출혈이 의해 주위 샅부위를 자극하고 있다.
2. 오른쪽 질천장에서의 압통. 확장되고 출혈소견이 있는 자궁관이 질 근처에 위치한다.
3. 복막안으로 출혈이 있다고 가정하고 있다. 환자가 편평히 누워서 간호 받는다면 혈액은 골반에서 가로막밑부분으로 들어가 가로막의 아래벽에 분포하는 가로막신경에 의한 전형적인 연관통이 유발될 것이다.

사례연구 3

1. 방광보다 요관의 혈압이 더 높게 유지된다.
2. 바깥요도조임근(요도조임근)과 항문올림근(골반바닥). 이 근육들은 요도를 압박하고 이들의 윗부분을 골반안에 유지시켜주며, 웃을 때의 경우처럼 비슷한 정도로 압력을 증가시켜주어 방광을 잡아준다. 계획된 술식에 의해 이러한 근육들의 길이를 줄여주어야 한다.
3. 골반의 바닥은 어린 시기에 늘어난다. 그래서 두덩꼬리근 사이의 간격은 보다 넓어지며, 방광은 보다 낮은 위치로 내려간다. 이상이 없는 경우에 남자의 전립샘은 방광의 조절에 도움을 준다.
4. 척수신경(S2-4)에서 나온 부교감신경.

사례연구 4

1. 암은 창자간막 혈관, 배대동맥 및 목의 뿌리부분에 있는 가슴림프관에 동반하는 림프혈관을 타고 전이되었을 것이다.
2. 그는 간의 비대로 검진 받았을 것이며 간문맥계에 의한 혈액과 관련된 전이된 암의 부분(secondary cancer)일 것이다.
3. 꼬리뼈, 질, 전립샘 및 방광.

다리(Lower limb)

사례연구 1

1. 무릎뼈 바로 위의 넙다리네갈래근에 아래로 강한 압력을 가하면 무릎위주머니의 액(fluid)에 무릎부위에서 윤활공간으로의 힘이 가해진다. 흘러나온 액은 넙다리뼈에서부터 무릎뒤로 축적될 것이다. 무릎뼈를 뒤쪽으로 움직이면 넙다리뼈의 무릎면쪽으로 두드리는 느낌이 들 것이다.
2. 안쪽반달.
3. 안쪽곁인대(tibial collateral ligament).
4. 관절주머니바깥: 무릎인대, 정강 및 종아리동반인대, 빗오금인대. 관절주머니안쪽: 앞 및 뒤십자인대, 빗오금인대. 동반인대는 안쪽과 가쪽을 안정시키며, 과하게 펴지는 것을 제한한다. 십자인대, 빗오금인대는 앞뒤로의 안적과 과하게 펴짐을 제한한다. 반달넙다리인대는 넙다리가 회전할 때 가쪽인대를 넙다리뼈머리쪽으로 잡아준다.

사례연구 2

1. 큰두렁정맥.
2. 부종(swelling)은 큰두렁정맥의 벽 바깥쪽으로 팽창하여 일어난 것이다. 이 정맥에 의해 넙다리정맥으로 배출된다. 기침에 의한 떨림은 아랫배에 압력을 주어 결과적으로 정맥체계에 아래부분으로 압력을 주게 된다.
3. 발, 장딴지 및 넙다리의 근육펌프메카니즘(muscle pump mechanism). 근육의 조임은 깊은정맥을 짜주고 배출시킨다. 혈액은 심장을 향해 흐르게 되며, 판막은 한 방향으로 흐르게 한다.

사례연구 3

1. 샅고랑인대의 중간부분 바로아래 표면에 위치하는 넙다리동맥.
2. 샅고랑부위의 넙다리, 무릎부위의 오금, 안쪽복사뒤의 뒤정강, 발의 발등동맥.
3. 오금에서 위안쪽, 위가쪽, 아래안쪽, 아래가쪽무릎동맥; 앞 및 뒤정강동맥에서 되돌이무릎동맥; 넙다리동맥에서 무릎내림동맥.

사례연구 4

1. 궁둥신경. 정강신경.
2. 척수앞뿔, 앞신경뿌리, 척수신경 및 그 가지와 관련됨. 이들은 근육의 소모와 이완마비로 특징지어지는 아래운동뉴런을 포함하고 있다.

머리와 목(Head and neck)

사례연구 1

1. 환자에게 신 것을 삼키게 하면, 위턱둘째큰어금니 반대편의 볼에서 귀밑샘관이 열리는 것이 관찰된다.
2. 표정에 관여하는 운동신경인 얼굴신경이 귀밑샘 안에 있으며, 수술 중에 종종 손상 받는다.
3. 신경은 끊어지기보다는 신장되어 종종 기능의 회복이 일어난다.
4. 귀밑샘으로가는 일부 부교감신경은 수술에 의해 잘릴 수 있는데, 회복되는 동안 피부에 있는 땀샘에 분포할 수 있다. 이때 침샘이 자극되면 땀을 분비하는 작용을 일으킨다.

사례연구 2

1. 학생은 양쪽으로 턱관절을 변위시켰다.
2. 아래턱뼈의 몸통은 보통 때보다 앞으로 이동되어 있고, 지금은 턱관절의 관절융기 앞에 위치한다. 입을 닫는 것과 관련된 근육의 정상적인 수축은 단지 융기의 앞에서 보다 강하게 잡아줄 뿐이다.
3. 입을 다무는 근육을 이완시키고 아래턱을 아래로 이동시켜 아래턱뼈몸통을 관절오목으로 미끄러지도록 한다.

사례연구 3

1. 환자에게 삼키라고 할 수 있다. 삼킴은 인두에 붙어있는 기관앞근막 안에 있는 갑상샘처럼 후두도 위로 들어 올리도록 한다.
2. 되돌이후두신경은 갑상샘의 뒤쪽에 있으며 수술에 의해 손상받기 쉽다.
3. 좋은 수술 방법은 다치기 쉬운 구조를 확인하고 그것을 피하기 위한 부차적인 처치를 하는 것이다.
4. 부갑상샘은 또한 갑상샘의 가쪽엽의 뒷면에 있다.

사례연구 4

1. 왼쪽의 해면정맥굴에 혈전증.
2. 눈돌림신경이 해면정맥굴 몸통을 지나며, 눈확의 가쪽곧은근에 분포한다.
3. 얼굴면의 고름에 의한 감염은 눈정맥이나 깊은얼굴정맥에 의해 혈전증이 일어날 수 있는 해면정맥굴로 이동할 수 있다. 감염은 고름을 짤 때 유입된다.
4. 혈전증은 눈돌림, 도르래 및 위턱신경에 퍼져있으며, 눈확의 동맥분포에 영향을 주기 시작할 수도 있다. 치료를 하지 않으면 궁극적으로 뇌막염이 일어나고 죽을 수도 있다.

등(Back)

사례연구 1

1. 고리중쇠관절, 회전; 고리뒤통수관절, 끄덕임; 다른 척추사이관절, 굽힘, 폄, 회전을 동반한 가쪽돌림.
2. 앞쪽으로 목굽이, 앞쪽으로 가슴굽이, 앞쪽으로 허리굽이: 정상적인 목 및 허리 곡선이 소실되며 위쪽 목관절의 폄이 증가된다.
3. 위쪽 목신경의 뿌리에 자극.

사례연구 2

1. 다섯째허리뼈.
2. 첫째꼬리뼈.
3. 다섯째허리뼈.
4. 위, 아래척추뼈패임(뿌리), 척추사이원반, 면관절(facet joint)

사례연구 3

1. T10, 11, 12가 포함된 아래쪽 가슴척수신경에 의한 통증.
2. 골반정맥얼기, 속 및 바깥척추정맥얼기, 척추뼈몸통정맥과 연결된 판막이 없는 정맥.
3. 척추뼈 안의 정상적인 혈구형성골수가 전이된 암으로 바뀐다.

사례연구 4

1. 뇌와 척수의 거미막밑공간안 및 뇌의 정맥계.
2. 척추뼈고리사이의 안쪽으로 들어가기 위해 척주를 굽힌 채 척추허리천자를 시행.
3. L3/L4 또는 L4/L5 사이의 척수원뿔 아래쪽으로. 피부, 근막, 위 또는 아래척수인대와 황색인대, 경질막바깥공간, 경질막, 거미막.
4. 목의 운동은 근육의 반사적인 수축을 자극하는데, 이는 거미막밑공간의 출혈이 경질막을 자극하여 경질막의 수용체의 민감성을 증가시키기 때문이다.

찾아보기(국문)

[ㄹ]

[ㅁ]

[ㅅ]

[ㅇ]

찾아보기(영문)

[C]

[G]

[H]

[W]

[X]

[Z]

인체해부학 *제4판*

Human Anatomy – *Color Atlas and Text*

발행일 2008년 2월 25일
저 자 J.A. Gosling et al.
역 자 대한구강해부학회
발행인 최 용 원
편 집 이 유 미
표 지 이 유 미
발행처 **대한나래출판사**
등 록 제6-0365호(1994. 12. 14)

주 소 서울특별시 동대문구 용두동 102-65
전 화 (02) 922-0840
팩 스 (02) 922-0841
이메일 dhpub@chol.com

Copyright © 2008 DaehanNarae Publishing, Inc.

ISBN 978-89-5741-104-9 **정가 55,000원**

본 서는 Elsevier Mosby와의 협약에 의해 **대한나래출판사**에서 발행합니다. 본 서의 내용 중 본사의 서면동의 없이 일부 또는 전부를 무단으로 복제하는 것은 법으로 금지되어 있습니다.

* 파본은 교환해 드립니다.

www.dhpub.com